体内药物分析

【第三版】

主编 | 邓远雄　李晓宇　汪电雷

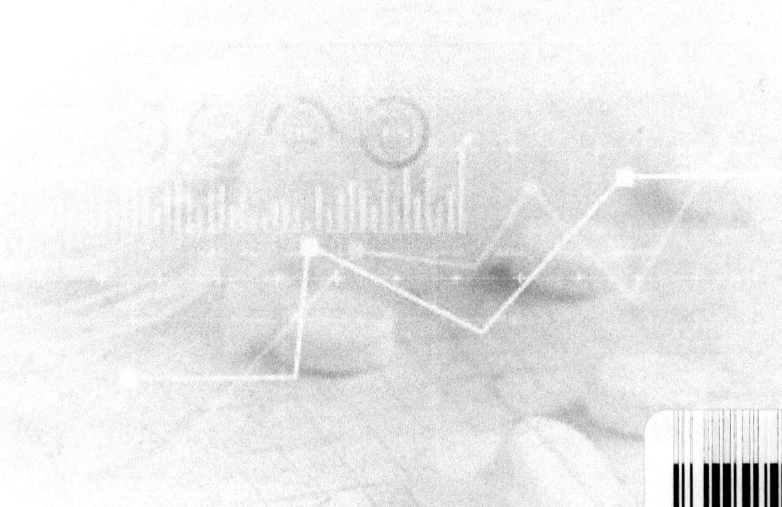

中南大學出版社
www.csupress.com.cn
·长沙·

图书在版编目(CIP)数据

体内药物分析 / 邓远雄, 李晓宇, 汪电雷主编.
3版. --长沙: 中南大学出版社, 2024.11.
ISBN 978-7-5487-5873-0
Ⅰ. R917
中国国家版本馆CIP数据核字第2024GZ8954号

体内药物分析(第三版)

TINEI YAOWU FENXI

邓远雄　李晓宇　汪电雷　主编

□**出 版 人**　林绵优
□**责任编辑**　孙娟娟
□**责任印制**　唐　曦
□**出版发行**　中南大学出版社
社址: 长沙市麓山南路　邮编: 410083
发行科电话: 0731-88876770　传真: 0731-88710482
□**印　　装**　广东虎彩云印刷有限公司

□**开　　本**　787 mm×1092 mm　1/16　□**印张** 29.75　□**字数** 739千字
□**互联网+图书　二维码内容**　图片6张
□**版　　次**　2024年11月第3版　□**印次** 2024年11月第1次印刷
□**书　　号**　ISBN 978-7-5487-5873-0
□**定　　价**　98.00元

编委会

◎ **主　编**

邓远雄　李晓宇　汪电雷

◎ **副主编**

冯雪梅　刘秀美　张晓杰　郝　刚

◎ **编　委**（按姓氏笔画排序）

邓远雄　（湖南师范大学）

冯雪梅　（上海交通大学）

刘秀美　（山东大学）

朱　倩　（安徽医科大学）

李三望　（中南大学湘雅二医院）

李晓宇　（复旦大学附属中山医院）

汪电雷　（安徽中医药大学）

张　培　（中国药科大学）

张晓杰　（山西医科大学附属阳煤集团总医院）

郝　刚　（苏州市职业大学）

俞蕴莉　（苏州大学附属第二医院）

谢非凡　（中南大学）

前言

Foreword

体内药物分析作为药学类相关专业本科生和研究生的核心课程，已在各医药类院校开设多年。随着近年来新药研究的快速发展，新药筛选和新药评价成为新药研究中的重要环节，特别是新药的药物动力学筛选和评价迅速发展，这使得体内药物分析技术在新药研发、新药评价和临床合理用药的研究中的作用越来越重要。因此，我们组织了湖南师范大学、复旦大学、中国药科大学、上海交通大学、山东大学、安徽中医药大学、中南大学、安徽医科大学、苏州大学附属第二医院、山西医科大学附属阳泉阳煤集团总医院、苏州市职业大学等单位从事体内药物分析教学和科研的一线教师和临床药师在第一版、第二版的基础上重新编写了《体内药物分析》(第三版)。体内药物分析(第三版)的内容较前面两版的内容有较多的修改。本书反映了体内药物分析领域的新理论、新技术、新方法和相关指导原则的要求，体现了体内药物分析在手性药物分析研究、中药分析研究、生物技术药物分析研究、新药药代动力学研究、治疗药物监测研究以及药物相互作用研究等领域的科学研究的成果。全书在编写上力求内容的实用性和技术先进性相统一，在一定程度上反映了本学科目前的技术水平。

全书共分15章，本着科学性、先进性和实用性相结合的原则，将全书内容分为3个部分：第一部分(1~3章)为总论，包括体内药物分析的性质、特点、生物样品的预处理方法以及体内药物分析方法的建立与评价。第二部分(4~8章)为常用的体内药物分析技术，包括高效液相色谱与液-质联用技术、气相色谱与气-质联用技术、毛细管电泳及联用技术、免疫分析技术和成像技术。第三部分(9~15章)为体内药物分析方法在各领域的应用，包括在手性药物分析研究、中药分析研究、生物技术药物分析研究、新药药代动力学研究、治疗药物监测研究以及药物相互作用研究等领域的应用。为便于读者更好地学习和掌握本书内容，每章后面附有思考题。

本书既介绍了体内药物分析的基本知识，又反映了体内药物分析的新方法及其在新领域的应用。如在第二部分体内药物分析技术中增加了目前的新技术——成像技术的介绍，在应用领域我们增加了在中药研究和药物相互作用研究中的应用，这是本书的特色。本书适合于药学类专业本科生、研究生教学使用，也可作为新药研究、临床药代动力学研究、临床药理研究以及临床药师培训等相关人员的学习、参考用书。

本书第1、10章由邓远雄编写；第2章由李三望编写；第13章由俞蕴莉编写；第3、4、5章由郝刚编写；第6章由刘秀美编写；第7章由谢非凡编写；第8章由李晓宇编写；第9章由张晓杰编写；第11章由朱倩编写；第12章由汪电雷编写；第14章由张培编写；第15章由冯雪梅编写。限于编者的水平与经验，书中难免有些不妥之处，恳请读者提出宝贵的意见及建议，以便不断修订完善。

在本书编写过程中，中南大学出版社对编写的组织工作、内容的编排形式等方面给予了大量的指导，湖南省优秀研究生教材项目为本书的出版提供资助，各编委所在的单位亦给予了大力支持，在此一并致以深深的谢意。

限于编者的水平和经验有限，书中难免存在疏漏和不妥之处，恳请读者提出宝贵意见和建议，以便不断修订和完善。

邓远雄

2024年6月于长沙

目录

Contents

第 1 章

绪　论

1.1　体内药物分析的性质与意义

1.1.1　体内药物分析的性质

体内药物分析（pharmaceutical analysis in biological samples），又称生物医药分析（biomedical analysis），是一门研究药物及其代谢产物在生物体内数量和质量变化规律的方法学学科，是药物分析的重要分支之一。通过体内药物分析，可以获得药物或其代谢物的药代动力学参数，了解其在体内的吸收（absorption）、分布（distribution）、代谢（metabolism）和排泄（excretion）的情况，也可以了解其与机体内的生物大分子（如蛋白质分子）之间的相互作用的情况，探索其在体内的代谢途径和代谢方式，为新药研究和药物的临床应用提供科学依据。

1.1.2　体内药物分析的意义

以前，对药物质量的控制主要是通过理化方法和生物学方法对药物进行鉴别、杂质检查和含量测定等工作，根据药品质量标准的要求来控制药品的质量。随着研究的深入，对药物质量控制由静态控制进入了全面质量控制，对药物在体内的吸收、分布、代谢和排泄过程与药物疗效进行研究，针对"化学上等效而生物学上不等效"等问题对药物质量进行全面质量控制。对药物的药代动力学和生物等效性研究必然要涉及生物体内药物含量（浓度）的测定，这就需要采用体内药物分析的方法和手段来进行研究。同时，随着临床药学和临床药理学的发展，对药物与机体的相互作用研究和个体化给药研究成了这些学科的研究热点，而这些研究离不开体内药物分析。此外，对药物滥用的检测和中药的现代化研究（如中药药代动力学研究）等也离不开体内药物分析。因此，体内药物分析具有重要意义，具体体现在以下几个方面。

1. 对新药进行评价，为新药研究开发提供依据

（1）新药评价：世界各国对新药的研究开发都非常重视，而且新药的研究开发也是推动药学各学科发展的重要力量。在新药的研究开发过程中，新药的筛选和评价极为重要，

其中新药的药代动力学评价和新药制剂的生物等效性评价是新药评价的重要研究内容。新药的药代动力学评价包括临床前药代动力学评价和临床药代动力学评价。临床前药代动力学研究就是采用动物体内和体外的研究方法，研究药物在动物体内的动态变化规律，获得药物的基本药代动力学参数，阐明药物的吸收、分布、代谢和排泄的过程和特点。临床前药代动力学评价在新药的研究与开发过程中起着极其重要的作用。在新药的临床前评价中，药代动力学评价既是一项独立的评价，也与其他新药评价密切联系。例如，在新药的药效学和毒理学评价中，药物的药代动力学行为及其药代动力学参数是决定药效或毒性大小的基础；在药物制剂的研究中，临床前药代动力学研究结果是评价药物制剂特性的重要依据，其结果为制剂处方的设计和优化提供重要信息。新药的临床药代动力学研究的受试对象是人，因而又称人体药代动力学试验。新药的临床药代动力学研究的目的是阐明药物在人体内的吸收、分布、代谢和排泄的动态变化规律，全面了解药物和人体之间的相互作用，为临床制定合理的用药方案提供依据。临床药代动力学的研究内容包括：①健康志愿者的药代动力学研究，包括药物代谢物的药代动力学研究和药-药之间的相互作用研究；②目标适应证患者的药代动力学研究，研究药物在适应证患者中的药代动力学特点，探讨药物的药动学与药效学之间的关系（即 PK-PD 关系），研究其治疗血药浓度的范围，为该药物的临床用药方案的制定提供依据；③特殊人群中的药代动力学研究，即研究药物在一些特殊人群中的药代动力学，如药物在老年患者中的药代动力学、药物在儿童患者中的药代动力学、药物在肝功能损害的患者中的药代动力学和药物在肾功能损害的患者中的药代动力学等。在新药的药代动力学评价中，首先要测定机体内的药物浓度，而这就需要建立药物体内分析的方法。因此，体内药物分析是新药药代动力学评价的基础，在新药的评价中具有重要意义。

（2）新药发现与新药制剂开发：新药发现是创新药物研究的起点和关键。药物代谢研究是新药发现的有效途径之一。通过对药物的代谢物的研究，可能发现一些代谢物具有更强的活性和更小的副作用，从而进一步开发成新药。例如，通过对抗过敏药氯雷他定的代谢研究，发现其代谢产物去羧氯雷他定具有比母药氯雷他定更强的抗组胺受体作用，从而具有更好的抗过敏效应，目前已被开发成新药。通过对特非那定的代谢研究发现其代谢产物非索非那定具有毒副作用小、作用时间长的优点，目前已被开发成了新型抗组胺药物。通过对解热镇痛药物非那西丁的代谢研究，发现其代谢物扑热息痛的镇痛作用更强，且不导致高铁血红蛋白血症及溶血性贫血，因而将扑热息痛开发成了新的解热镇痛药物，取代了非那西丁。这种通过对药物代谢产物的研究发现新药的例子还有不少。此外，通过对药物的代谢进行研究，针对其代谢导致的问题，从而进行结构改造，使药物具备更好的特性。例如，通过对 6-巯基嘌呤的代谢研究发现其在体内容易代谢失活，因而对其结构进行改造以保护巯基，从而导致了新药巯唑嘌呤的开发。由此可见，药物代谢研究对新药发现和新药开发具有重要意义，而药物代谢研究离不开体内药物分析，因此体内药物分析在新药发现和新药开发中也具有重要作用。

新药的剂型设计即新制剂开发与药代动力学研究密切相关。药物的药代动力学研究是进行剂型设计的基础。一个药物制剂在体内的吸收、分布、代谢和排泄特性既与这个药物的理化性质密切相关，也与该制剂的所使用辅料和制备工艺密切相关。因此，进行药物制剂的开发离不开药代动力学的研究，因而体内药物分析在药物制剂开发的过程也具有重要意义。

2. 指导临床合理用药

药物治疗在临床上具有极其重要的作用，其基本要求是安全和有效。当患者诊断明确后，必须正确地选择药物及其剂型、给药途径、给药剂量和给药间隔等(即给药方案)，才能有效、安全地达到预期的治疗目的。因此制定合理的给药方案非常重要，合理的给药方案能够使药物在靶部位达到最佳的治疗浓度，从而获得最佳的治疗效果和产生最小的副作用。目前临床上常用的给药方案绝大多数是多年临床用药的药效学观察的积累和总结，其给推荐的药剂量也是一种平均剂量。这种给药方案虽然有很重要的应用价值，但由于药物作用存在个体差异，这些给药方案适用于大部分人，但不适用于对药物高度敏感和耐受者。另外对于那些治疗窗较窄的药物如地高辛、氨茶碱、苯妥英钠、胺碘酮、利多卡因、环孢素等，要求血药浓度的波动范围在最低中毒浓度和最小有效浓度之间，而个体在药物的吸收、分布、消除方面的差异常常造成血药浓度的显著变化，因此对这些药物有必要进行个体化给药。

进行个体化给药方案的设计和调整，需要对血药浓度进行监测。作用部位的药物浓度决定药物效应，但测定作用部位的药物浓度通常比较困难，而多数血药浓度与作用部位的药物浓度存在平行关系，因此，通过监测血药浓度可以了解药物效应，为临床用药剂量调整提供指导，使血药浓度落在治疗窗范围内，从而避免中毒和治疗失败。但是只有当血药浓度与临床疗效相关或者血药浓度与药物的副作用相关时，进行血药浓度监测才有意义。个体化给药的基本程序具体如下：①患者经明确诊断，选择适合的药物及给药途径，并确定给药方案包括药物的剂量及给药间隔。②给药后，在观察临床疗效的同时，按一定的时间点采取适当次数的血液样本，测定其血药浓度。③根据血药浓度-时间数据计算患者个体的药代动力学参数，并结合文献资料与患者的实际情况选定合适治疗血药浓度，调整给药剂量和给药间隔。④按新的给药方案给药，并继续观察。由此可见，个体化给药的中心是根据血药浓度-时间数据计算其药代动力学参数，并进行给药剂量和给药间隔的调整。血药浓度的测定依靠体内药物分析。因此，从这个意义上讲，体内药物分析在指导临床合理用药方面具有重要意义。此外，当怀疑患者是药物中毒的时候，通过测定患者体内药物浓度可以确定其是否是药物中毒。因此，体内药物分析在临床药物中毒的诊断等方面也具有重要意义。

3. 中药现代化研究

中医中药是中华民族的瑰宝，对人民的健康和民族的繁衍作出了不可磨灭的贡献。中药是在中医药理论的指导下用于预防与治疗疾病的传统药物。几千年的临床实践证明中药在防病治病方面具有确切的疗效。临床上，中药复方是其主要用药形式。由于中药复方由少则两味，多则几十味中药组成，而每一味中药含有几十甚至上百种化学成分，所以一个中药复方含有的化学成分可能有几百种甚至更多。由于中药复方化学成分的复杂性，其防病治病的物质基础不明确，发挥疗效的作用机制也不甚明了，各药味之间的配伍机制也非常复杂，阻碍了中药的现代化研究进程。因此，利用中药药代动力学、中药血清指纹图谱等研究方法开展中药及其复方产生疗效的物质基础、作用机制以及其配伍规律等方面的研究，对促进中药现代化研究有着极其重要的意义，而这些研究方法的核心就是测定生物样本中的中药成分的浓度，这就需要建立合适的体内药物分析方法。因此，体内药物分析在中药的现代化研究中具有重要的作用。

1.2 体内药物分析的对象与特点

1.2.1 体内药物分析的对象

1. 生物样品

体内药物分析是通过分析手段了解药物在生物体内的数量与质量的变化，获得各种药代动力学参数、代谢途径等信息，从而有助于药物的研究开发与评价、指导临床用药以及中药的现代化研究。因此，生物体(包括人和动物)内药物所到之处相关的体液、组织、器官和排泄物都是体内分析的对象。其中血液样品是最为常见的生物样品，这是因为血药浓度与药理作用密切相关，通过分析血药浓度，建立血药浓度-时间曲线，估算出其药代动力学参数，研究影响药物吸收、分布、代谢和排泄各环节的因素，评价药物(制剂)的质量。除了血液样品外，尿液、唾液、胆汁、淋巴液、脑脊液、乳汁、精液和粪便等样品也是体内药物分析的对象。此外，随着药物研究水平的提高，高通量筛选技术的应用，对药物早期开发的安全性、有效性、药代动力学评价多采用体外实验方法(如 Caco-2 细胞模型、人 CYP 转基因细胞模型、动物和人肝组织匀浆、微粒体等)。这些体外实验方法的样品也是体内药物分析的对象，通过对这些样品的分析，能了解药物的吸收、代谢等信息。

2. 分析目标

体内药物分析的目的是了解药物在机体内的质量和数量的变化，因此，体内药物分析的分析目标应包括药物以及其代谢产物，获得药物在体内处置的全面信息。此外，研究药物与机体之间的相互作用时，机体内的内源性物质也是体内药物分析的分析目标之一。

1.2.2 体内药物分析的特点

体内药物分析的分析对象是生物样本，与常规的药物分析相比，体内药物分析自有其特点，其特点可以归纳为以下几点。

1. 干扰物多

体内药物分析的样品中含有很多干扰分析的杂质，包括内源性的和外源性的。内源性杂质包括样品中与待测物共存的蛋白质、多肽、脂肪酸、色素、糖类等有机物以及钠、钾、氯、碳酸盐、碳酸氢盐等无机物。这些杂质在生物样品中的含量较高，种类较多，成分复杂，在样品的前处理中很难完全去除干净，因而容易干扰生物样品中微量药物的测定。外源性的杂质则是指在生物样品的分析、处理过程中引入的杂质，如样品处理时容器中带入的杂质，这些杂质的量一般不大，但是由于生物样品中待测药物的量一般是微量的，因而这些外源性的杂质对生物样品的分析的影响也比较大，要特别注意。因为生物样品中的待测药物的量一般比较小，所以不管是内源性杂质还是外源性杂质对待测药物的分析的影响都比较大。因此，进行体内药物分析时，对生物样品一般都要进行分离、纯化后再分析，而且大多数情况下，要求分析方法具有较高的灵敏度和选择性。

2. 被测药物（或代谢物）浓度低

生物样品中待测物（药物或代谢物）的浓度在大多数情况下很低，一般在 pg/mL～μg/mL 之间。例如，大鼠血浆中的小檗碱的浓度为 0.4～6.2 ng/mL，梓醇的血药浓度为 0.2～4.5 μg/mL。也有少量的药物在生物样品中浓度较高，如丙戊酸的血药浓度高达 100 μg/mL。此外，进行药代动力学研究的时候，其峰浓度与低浓度点浓度（常为 4～5 个半衰期后）变化幅度大，低浓度点的浓度很低。因此，对样品处理的最后一步常采用富集浓缩的方法对待测组分进行浓集以方便测定。

3. 样品量少

应用像大鼠这些小动物进行试验时，其生物样品（如血样）采样量受到限制，尤其是连续取样的情况下，一次采样量受到限制，而且很难再次获得完全相同的样品。例如，采用大鼠进行药代动力学试验，每次采样量一般为 0.1～0.3 mL，分离得到的血浆或血清不超过 0.2 mL。

4. 对分析方法要求较高

由于体内药物分析的生物样品量小，其中的待测物（药物或其代谢物）浓度又低。因此，进行体内药物分析时，一般要求所采用的分析方法具有较高的灵敏度和专属性。

5. 要求较快提供分析结果

当体内药物分析用于进行治疗药物监测、滥用药物病人的救治或药物中毒患者的抢救的时候，要求尽快提供分析结果，为临床用药监护和中毒抢救提供信息。这种情况下，要求建立的分析方法简便、快速，以便快速测定，为临床服务。

6. 需要一定的仪器设备

进行体内药物分析的时候，由于生物样品中待测物浓度低，杂质干扰大，因而需要对生物样品进行前处理。而且，因为大多数情况下生物样品中的待测物是微量的，要求其分析方法具有较高的灵敏度和专属性。因此，进行体内药物分析时，要求实验室具备样品冷储、萃取、分离、浓集等预处理设备和各种高选择性、高灵敏度的分析仪器如 HPLC、LC-MS、GC、GC-MS、HPCE、LC-NMR 等。

7. 工作量大

体内药物分析常用于药代动力学研究中，不管是临床前药代动力学研究还是临床药代动力学研究，其需要测定的样品数量往往较大，需要测定数百个样品，工作量很大。例如，在新药的Ⅰ期临床药代动力学试验研究中，一般选用高、中、低三个剂量，每个剂量组要求健康志愿者 8～12 例，每例采样点不少于 12 个，可见其需要分析的样品量很大。根据测得的各受试者的血药浓度-时间数据建立受试者的药-时曲线，估算其药代动力学参数，并对其药代动力学参数进行分析。有时，这些数据的处理和阐释较为困难，工作量也大。

1.3 体内药物分析方法及其新技术、新要求

1.3.1 体内药物分析方法

体内药物分析采用的分析方法众多，可以分为以下几类：色谱法及其联用技术、免疫

法、光谱法、放射性核素标记法和生物学方法等。各种方法分别具有不同特点，实际应用的时候应根据待测物的性质、浓度范围、预处理方法、实验目的和实验室的条件等情况综合考虑，选择合适的方法进行测定。

1. 色谱法及其联用技术

色谱法包括高效液相色谱法（HPLC）、气相色谱法（GC）、高效毛细管电泳法（HPCE）和薄层色谱法（TLC）等。其中 TLC 现在很少用于体内药物分析。色谱联用技术有液相色谱-质谱联用（LC-MS）、气相色谱-质谱联用（GC-MS）、高效毛细管电泳-质谱联用（HPCE-MS）、液相色谱-核磁共振联用（LC-NMR）等。色谱法具有分离分析能力，其专属性和灵敏度较高，是体内药物分析中常用的方法。近 20 年来，随着色谱方法的普及，其在体内药物分析的方法中占据着主导地位。特别是高效液相色谱法（包括超高效液相色谱，UPLC）以及其与质谱联用（LC-MS）是体内药物分析中使用最多的方法。据不完全统计，自 1990 年开始，在公开发表的相关文献中，高效液相色谱法占体内药物分析方法总数的 50%以上。不断开发的各类型液相色谱柱和检测器，使得高效液相色谱技术适合于绝大多数药物的体内分析。特别是液相色谱与质谱、核磁共振联用，不但提高了其分析的灵敏度（将常规 HPLC 的 μg/mL 级提高到 ng/mL 级），而且能进行结果确证（与 MS^n、NMR 联用），这使得 LC-MS、LC-NMR 在药代动力学研究（特别是代谢研究）中的体内分析中非常广泛。高效液相色谱及其联用技术目前是体内药物分析的主要分析技术。气相色谱法是最先兴起的具有分离分析功能的一种色谱技术，具有分离效能高、选择性好和灵敏度高的特点。但气相色谱法存在一定的局限性，限制了它的应用。其主要适用于气态、易挥发的成分或者衍生花之后易挥发的成分的测定。GC-MS 是色谱联用技术中最早开发的一种联用技术，技术成熟，并建立了大量化合物的谱库，对未知结构的成分分析较为方便。GC 和 GC-MS 由于其局限性，在体内药物分析中主要应用于滥用药物的检测及中药中一些易挥发成分的分析。此外，另外一种色谱技术高效毛细管电泳也在体内药物分析中应用越来越广泛，特别是在中药成分的体内药物分析中应用较多。

2. 免疫分析法

免疫分析法包括酶免疫法、荧光免疫法、放射免疫法和化学发光免疫法等等，其原理是利用抗原-抗体反应来测定生物样品中药物的含量。免疫法的特点是具有较高的特异性和灵敏度，操作简单，测定快速，特别是样品的预处理简单甚至不需要进行样品处理即可直接测定。但免疫法精密度较差，而且有时候会发生代谢物干扰药物的分析。采用免疫法分析需制备特异的抗体。这些局限性限制了免疫法在体内药物分析中的应用，目前来说采用免疫分析进行体内分析的药物数量较少。

3. 放射性核素标记法

放射性核素标记法具有灵敏度高、简便等优点，与某些形态学技术（如组织病理切片、电子显微技术）结合可以确定放射性示踪剂在组织器官中的定量分布。采用放射性核素标记法测定体内样品中的药物时，有时会发现药物和其代谢物都具有标记基团，导致其特异性降低。为了保证其良好的检测特异性，应用本法测定生物样品中的药物浓度的时候最好配合色谱法进行测定。此外，采用放射性核素标记法测定需有专门的实验室，人员也必须有适当的防护措施。

4. 光谱分析法

光谱学分析法包括比色法、紫外-可见光分光光度法、荧光法和原子吸收光谱法等，其中原子吸收光谱法主要用于微量元素的测定及部分有机金属药物的测定。光谱学方法是早期体内药物分析使用的主要方法，但其选择性和灵敏度较低。随着分析技术的发展，特别是高效液相色谱技术的普及，现在光谱法在体内药物分析中的使用已经很少，仅有少数药物由于其在体内浓度较高且有较强的紫外吸收，使用紫外分光光度法进行体内生物样品中的浓度测定。此外，原子吸收光谱法用于体内微量元素的测定。光谱法的特点是简单、快速、经济，对于条件较简陋的基层单位，如果该药物的体内分析对灵敏度的要求不高，那么通过对样品进行预处理，光谱法仍有用武之地。

5. 生物学方法

生物学方法常能反应药效作用，其结果直观，但其精密度和特异性较差，且操作繁琐，因此这种方法很少应用于体内药物分析，只有无法应用其他方法测定进行测定时，才会考虑使用生物学方法进行体内生物样品中的药物测定。

1.3.2 体内药物分析方法的新要求与新技术

1. 新要求

随着与体内药物分析相关的学科的不断发展，特别是药代动力学(包括临床药代动力学)和中药药代动力学的发展，对体内药物分析方法提出了越来越高的要求。这些要求包括以下方面。

(1)高灵敏度的分析技术，一般要求其灵敏度为 μg/mL~ ng/mL，对于中药药代动力学研究，一些微量成分的体内测定甚至要求灵敏度达到 pg/mL~fg/mL。

(2)高专属性、高选择性方法的建立。对于一些药物浓度很低的生物样品的分析，干扰多，特别是代谢物的干扰，以及中药体内分析时同系物的干扰(如黄芩提取物给药后，体内黄酮类成分达到几十种)，要求建立专属性很高的体内分析方法。

(3)要求分析方法具有较高的精密度和准确度。体内药物分析主要用于药代动力学等研究，而药代动力学研究由于个体之间的差异，其 RSD 会比较大，为了减少实验误差，提高测定的准确性和试验的可重复性，要求建立的分析方法具有较高的精密度和准确度。

2. 新技术

近年来，随着联用技术的出现，一些用于体内药物分析的新技术不断发展起来。①色谱-光谱联用技术：包括 LC-MS、GC-MS 和 LC-NMR 等，新近出现的 UPLC-MS 也得到越来越多的应用。②柱切换技术(column switching，CS)：将样品处理和样品分析一体化，可以实现体内样品在线分析。③微柱液相色谱(micro-bore liquid chromatography)：有利于微量样品的分析及与质谱进行联用。④其他一些新技术如超临界流体色谱、手性色谱等。

1.4 体内药物分析的任务

1.4.1 分析方法学研究

体内药物分析的主要任务是进行方法学研究，提供最合适的分析条件。建立生物样品中药物、代谢产物或内源性物质的测定方法，并进行方法学研究，通过评价该方法的重复性、选择性、灵敏度、准确度、耐用性等来进行方法学确证。进行体内药物分析的方法学研究时，要根据待测药物的结构、性质、生物介质的种类、浓度范围等情况，建立合适的样品测定方法，其中包括样品处理方法、分析测定的参数条件和分析方法的验证等。

1.4.2 分析方法在相关研究中的应用

体内药物分析是为药物的体内研究和药物的临床研究服务的。应根据不同的需要建立合适的体内分析方法，并将其应用于各种研究中，如用于药代动力学研究、治疗药物监测、内源性物质的检测、滥用药物的检测、中药研究等。

1. 在药代动力学研究中的应用

药代动力学研究是新药研究开发的重要内容，也是体内药物分析的主要应用领域。其研究包括新药的药代动力学筛选、临床前药代动力学研究、临床药代动力学研究、生物利用度和生物等效性评价等等。其研究的具体内容包括：①药代动力学参数的测定：通过测定药物在机体内各时间点的浓度，经数学处理，计算其各种药代动力学参数。②药物在机体内的吸收、分布、代谢和排泄过程及其机制研究：包括研究药物吸收特点及其吸收机制；研究药物的组织分布特点及其与血浆蛋白结合的情况；研究药物的代谢途径和代谢产物以及催化其代谢的酶；研究药物排泄途径等等。③生物利用度和生物等效性评价：生物利用度是指药物活性成分从制剂释放出来然后吸收进入机体循环的速度和程度，通过比较受试制剂和参比制剂的 AUC 进行评价。生物等效性则是指一种药物的不同制剂在相同实验条件下，给以相同剂量，反映其吸收程度和速度的主要药代动力学参数的差异无统计学意义。生物利用度评价和生物等效性评价是药物制剂评价的重要手段。二者概念不同，但研究方法基本一致，都采用药代动力学参数法进行评价。体内药物分析为上述药代动力学研究提供准确的机体内药物浓度变化的信息，为其研究奠定方法基础。

2. 在治疗药物监测中的应用

临床用药的基本要求是安全、有效和合理，为了保证临床用药的安全和有效，对一些药物（如治疗指数比较低、个体差异大、毒性反应和该药的适应证相似的药物等等），必须进行对其进行治疗药物监测（therapeutic drug monitoring，TDM）。通过测定患者的血药浓度，调整其给药剂量和给药间隔，达到个体化给药，实现临床治疗的有效性和安全性。体内药物分析为 TDM 提供准确的血药浓度数据，参与指导临床合理用药和制定最佳药物治疗方案。

3. 在药物相互作用研究中的应用

由于疾病治疗的需要或者其他原因，合并用药在临床上常常见到。合并用药可能会导致药物发生相互作用。药物相互作用是指几种药物同时或序贯用药时药物原有的理化性质、机体对药物的作用（药代动力学）或药物对机体的作用（药效学）发生改变。药物相互作用分为：①体外相互作用；②药代动力学方面的相互作用；③药效学方面的相互作用。在药代动力学方面的相互作用中，其吸收、分布、代谢和排泄环节都有可能发生相互作用。药物之间发生药代动力学方面的相互作用包括：①单向相互作用：即一个药物（A）影响另一个药物（B）的药代动力学行为，而 B 却不影响 A 的药代动力学行为。②双向相互作用：

即合并用药的2个药物之间能相互影响其药代动力学行为，也就是一个药物(A)影响另一个药物(B)的药代动力学行为，而B也影响A的药代动力学行为。通过研究药物在药代动力学方面的相互作用，为临床用药提供指导。体内药物分析通过测定合并用药后血药浓度的变化，为药物的药代动力学相互作用研究提供信息。

4. 在药物滥用检测中的应用

对药物滥用、吸毒和运动员的兴奋剂检测，均涉及体内药物分析。通过建立合适的体内药物分析方法，对体液(如血液)、组织、毛发等生物样品中的药物(包括毒品)或其代谢物进行分析，以判断所检测的对象是否存在药物滥用(含毒品)和使用兴奋剂的情况。常见的药物滥用检测的药物包括阿片、吗啡、可待因、海洛因、苯丙胺类、巴比妥类、马钱子、苯二氮䓬类、雄激素、肾上腺皮质激素、β-受体阻断剂等。

5. 在中药研究中的应用

中药(Chinese medicines)是指以中医药学理论体系的术语表达其性味、功效和使用规律，并按中医药学理论指导其临床应用的传统药物。临床上，中药的使用主要是中药复方。由于中药复方的组成复杂，其防病治病的物质基础不明确，其发挥疗效的作用机制也不甚明了，复方中组成药味之间的配伍机制也非常复杂。通过采用药代动力学和血清指纹图谱的方法，研究中药治疗疾病的物质基础以及中药的配伍机制，促进中药的现代化。

6. 在内源性物质测定中的应用

体内内源性物质如氨基酸、脂肪酸、尿酸、肌酐、儿茶酚胺等，在机体正常的生理条件下均处于一定的浓度范围内，当这些物质在体内的浓度超出某一范围，说明机体发生了病变。因此，测定体内内源性物质可以用于疾病的诊断。微量元素是人体不可缺少的物质，微量元素缺乏将可能导致多种疾病的发生。通过测定头发中的微量元素的含量可以反映体内微量元素的水平，判断机体内微量元素的量是否正常，从而为预防、治疗与微量元素相关的疾病发挥指导作用。此外，近年来兴起的代谢组学，是研究生物体对外来刺激(包括疾病或治疗措施)引起病理生理的变化，从而导致机体内代谢物组的变化。其研究方法是通过对机体内的代谢物进行分析测定，借助多变量统计分析，将这些代谢物的改变的信息与外源性刺激(包括疾病或治疗措施)联系起来。代谢组学在重大疾病的早期诊断、药物的安全性、中医药的现代化研究方面有着极其重要的意义。体内药物分析过测定内源性物质(包括微量元素)的量，为疾病诊断、药物安全性和中医药研究奠定基础。

1.5 体内药物分析的发展及研究热点

1.5.1 体内药物分析的发展

20世纪60年代，在药学领域产生了两个新的学科：临床药理学和生物药剂学。临床药理学是研究药物在人体内的作用规律和人体与药物之间的相互作用过程的一门交叉学科，其内容包括临床药代动力学、药效学、毒副反应的性质和机制及药物相互作用等等。生物药剂学是研究药物及其剂型在体内的吸收、分布、代谢和排泄过程，阐明药物的剂型因素、机体因素和药物疗效之间的相互关系的科学。临床药理学和生物药剂学的研究内容均涉及体内药物浓度和机体药物效应之间的相互关系、药物的体内过程等内容。此外，药代动力学自20世纪30年代提出后，在20世纪60年代重新得到重视。这几个学科的共同特点都是涉及体内药物浓度的测定，这就促进了一门新的分支学科——体内药物分析的出现。20世纪70年代初期，体内药物分析在国外开始建立。20世纪70年代，体内药物分析主要是用于血药浓度监测方面。进入20世纪80年代，体内药物分析这门学科开始正式形成。进入20世纪90年代后，随着色谱分析技术和其他分析技术的发展，体内药物分析飞速发展，成为一门综合性的应用学科。

国内体内药物分析始于20世纪70年代，但发展较慢，主要是由于分析手段的制约。20世纪80年代由于色谱技术特别是HPLC的应用，体内药物分析的发展开始加速。进入20世纪90年代，由于HPLC的普及以及联用技术的应用，体内药物分析在我国发展迅速。在高等教育方面，从20世纪80年代开始，中国药科大学、沈阳药科大学开始在本科生、硕士研究生中开设体内药物分析课程。目前，除上述两所大学，还有北京大学、复旦大学、兰州大学、浙江大学等多所院校相继开设了体内药物分析课程。随着体内药物分析研究的开展，专业研究队伍的扩大，公开发表在专业杂志上的与体内药物分析相关的论文成果不断增加。此外，关于体内药物分析的专著不断出版。1984年人民卫生出版社率先出版了南京药学院吴如金教授编写的《体内药物分析》，后来陈刚主编的《治疗药物监测(理论与实践)》、陆明廉主编的《血药浓度测定与临床应用》和曾经泽主编的《生物药物分析》相继出版。特别是2000年以后，有多部体内药物分析的教材出版，如李好枝主编的《体内药物分析》(中国医药科技出版社，2003)、张君仁主编的《体内药物分析》(化学工业出版社，2002)、姚彤炜主编的《体内药物分析》(浙江大学出版社，2002第一版，2012第二版)，以及李好枝主编的《体内药物分析》(人民卫生出版社，2008)。这些教材的出版进一步促进了体内药物分析这门学科的发展。同时，随着色谱联用技术在体内药物分析中的应用，体内药物分析得到了飞速发展。

1.5.2 体内药物分析的研究热点

体内药物分析为药代动力学研究、药物相互作用研究、中药研究等服务，随着相关学科的发展，体内药物分析研究热点也在发生变化。目前体内药物分析热点有如下几个方面。

(1)药物代谢物的测定与研究：药物代谢物的测定与研究有助于了解新药的代谢途径；有助于解释血药浓度与临床药效不一致；有助于研究药物之间的相互作用，指导临床合理用药；有助于解释和预防治疗期间出现的某些不良反应；代谢物研究也有助于新药发现。因此，对药物代谢物的研究是目前体内药物分析的研究热点之一。

(2)某些生物大分子的测定：某些生物大分子如多糖、蛋白质的体内测定是目前体内药物分析的难点，特别是多糖类药物的体内分析测定。由于体内生物样品中本来就含有多糖类成分，且多糖的分子量不均一、又没有紫外吸收等特点，使得生物样品中多糖类药物成分的测定比较困难。蛋白质类药物在体内则容易降解，在体内驻留的时间短，其分析测定也较为困难。但是，多糖类药物和蛋白质类药物具有很好的疗效，必须研究其体内过程。因此，多糖、蛋白质类大分子药物的体内分析测定是目前体内药物分析的热点和难点之一。

(3)对映异构体的测定与研究：对映体药物的吸收、分布、代谢和排泄都可能存在立体选择性，可能导致不同异构体具有不同的药效和毒副作用。因此对手性药物的拆分测定也具有重要意义。手性药物的体内分析测定是研究手性药物的药代动力学的基础，具有非常重要的意义。而且，手性药物的体内分析测定也具有一定的难度。目前，手性药物的体内分析测定是目前体内药物分析的热点和难点之一。

(4)中药药代动力学的研究：中药研究方兴未艾，中药药代动力学的研究也蓬勃发展。随着现代分析技术的发展，近年来中药药代动力学的发展迅速。不论是单味中药还是复方中药，均为含有大量化学组分的巨大复方，并且其中每一成分含量甚微，这种客观存在的问题造成了中药中众多成分的药代动力学研究的困难，也导致了中药药效物质基础研究的困难。但中药要实现现代化，必须弄清其物质基础并研究其有效化学成分群的体内过程。因此，中药药代动力学是目前体内药物分析的研究热点和难点之一。

(5)方便快捷的样品制备方法和样品直接进样分析的研究：生物样品基质组成复杂，干扰多，而待测药物浓度又低，传统的样品处理方法存在回收率低、处理繁琐、工作量大的缺点。为了提高回收率和样品分析测定效率，开发方便快捷的样品处理方法，将微量的待测药物从大量复杂的生物介质中分离出来，或者研究开发出生物样品直接分析测定的方法，是目前体内药物分析的研究热点之一。

【思考题】

1. 什么是体内药物分析？体内药物分析的特点有哪些？
2. 简述体内药物分析的任务。
3. 体内药物分析的研究热点有哪些？

参考文献

[1]李好枝. 体内药物分析[M]. 北京：人民卫生出版社，2008.
[2]姚彤炜. 体内药物分析[M]. 杭州：浙江大学出版社，2012.
[3]曾苏. 临床药物代谢动力学[M]. 北京：人民卫生出版社，2007.
[4]张君，藏恒昌. 体内药物分析[M]. 北京：化学工业出版社，2002.
[5]刘昌孝. 实用药物动力学[M]. 北京：中国医药科技出版社，2003.
[6]陈东生，黄璞译. 临床药代动力学与药效动力学[M]. 北京：人民卫生出版社，2012.

第 2 章

生物样品的种类、采集、储存与前处理

2.1 生物样品的种类、采集、制备与储存

2.1.1 概述

生物样品原则上包括生物体的各种体液、组织、器官和排泄物，以及体外试验中应用的各种生物介质(如细胞悬液、微粒体孵育液、器官灌流液等)。体内药物分析常用的生物样品有血液、尿液、唾液、毛发、胆汁、粪便以及各种组织、器官等(图 2-1)，特殊情况下也采用乳汁、泪液、汗液、羊水、精液等。

生物样品种类的选择主要根据研究目的与要求进行选取。如药物动力学研究、临床治疗药物监测主要选择血液；研究药物在体内的吸收分布状况通常选用实验对象的组织、器官作为生物样品；体内内源性物质测定、药物代谢研究一般选用血液、尿液、肝微粒孵育液等；滥用药物检测通常选用血液、尿液、唾液、头发等。

生物样品的采集、制备与储存方法是否得当对体内药物分析结果的影响非常大。例如，不稳定的样品采集后没有加入稳定剂、血浆或血清未及时分离、体液样品分装保存前未混合均匀、获得的生物样品没有及时冻存、采集及处理过程中带入污染等情况都可能造成测定结果不准确。因此，选择合适的采集、制备与储存方法，确保待测组分在生物样品中的稳定性对体内药物分析具有十分重要的意义。

2.1.2 常用生物样品的种类

1. 血液(blood)

血液样品包括血浆(plasma)、血清(serum)和全血(whole blood)，其中最常用的是血浆。一般认为，当药物在体内浓度达到稳定状态时，药物在血浆中的浓度与其在作用部位的浓度密切相关，而作用部位的药物浓度与药理作用直接相关，因此血浆药物浓度能间接反映药物的疗效及毒性作用大小。血液样品是体内药物分析中最常用的生物样品，在药物动力学研究、生物利用度测定、临床治疗药物监测、滥用药物检测及体内内源性物质测定等方面均有广泛的应用。

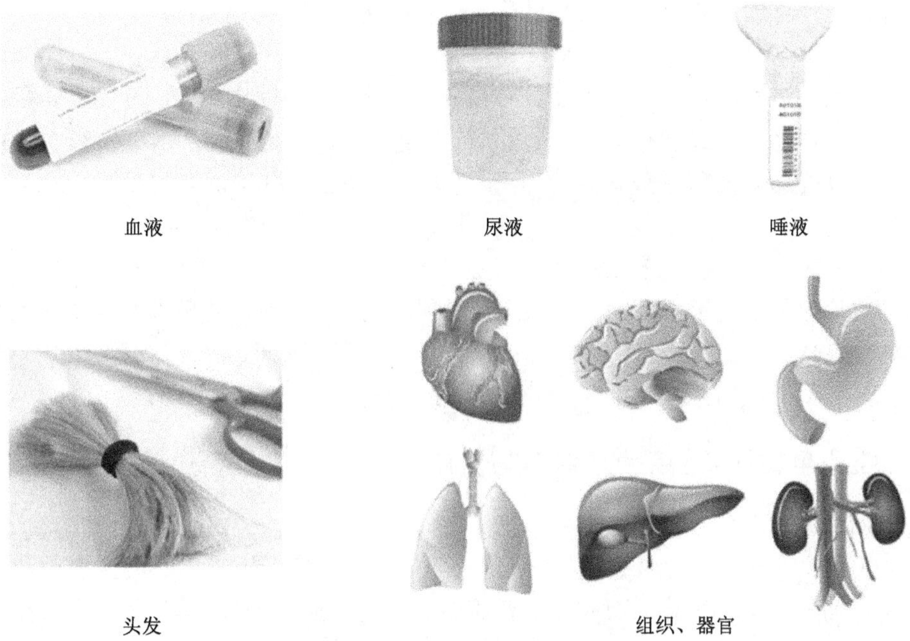

图 2-1　体内药物分析中常用的生物样品

2. 尿液(urine)

肾脏排泄是体内药物清除的主要途径之一，药物通常以原型、代谢物、缀合物等形式通过尿液排出体外。尿液样品采集方便且量大，尿液中药物浓度较高，且含有大量的代谢物，因此主要用于药物的剂量回收、药物肾清除率或生物利用度的研究、药物代谢研究。兴奋剂及滥用药物服用一段时间后可在尿液中检测到其代谢物，故尿液常作为兴奋剂检测、滥用药品检测的生物样品。尿液中的药物浓度与血药浓度相关性差，不能直接反映血药浓度，因此在药代动力学研究、药效学研究等方面应用较少。

3. 唾液(saliva)

唾液是由腮腺、颌下腺和舌下腺三对主要的唾液腺以及口腔黏膜内散在的一些小腺体分泌汇合而成的混合液体。腮腺分泌水和唾液淀粉酶，颌下腺和舌下腺分泌黏液质和浆液质的混合液。唾液中蛋白浓度低(0.3%)，内源性物质干扰小，前处理相对简单。如果唾液中的药物浓度(C_S)与血浆中的游离药物浓度(C_P)相关(即 C_S/C_P 值恒定)，则可用唾液样本代替血浆样品来进行治疗药物监测或药物动力学研究。但唾液中的药物及代谢物含量较低，且药物在唾液中的检测窗口较窄，只能获得短期的药物情况。由于唾液的 pH 值(pH 6.6~7.1)一般稍低于血浆 pH 值(pH 7.4)，因此酸性药物在唾液中主要以非电离型存在，有利于药物向血浆扩散，而在血浆的偏碱性条件下以电离型存在，不利于药物向唾液扩散，造成酸性药物在唾液中的浓度低于血浆中的浓度(表现为 S/P 值<1)，而碱性药物正好相反，在唾液中浓度比血液中高(表现为 S/P 值>1)。对于 S/P 值<1 的药物，通常其在唾液中的浓度很低，往往不适合用于药物的临床监测。对于 S/P 值约为 1 或者>1 的药物，当解离程度不受唾液 pH 变化的影响时，可采用唾液进行药物的临床监测。例如，苯妥英的 S/P 值约为 1，解离程度受 pH 值变化的影响较小，在不同患者间的个体差异小，因此可通过测定癫痫患者唾液中的苯妥英浓度进行临床治疗药物监测。

4. 头发(hair)

相对于其他生物样品而言，头发具有易获取、易保存、性质稳定、可反映长期用药信息等优点。但样品的预处理复杂、干扰多，待测组分的含量低，通常需采用精密的仪器进行测定。头发样品主要用于体内微量元素的分析、滥用药物和兴奋剂检测、法医毒物分析等。

5. 组织与器官(tissue and organs)

新药临床研究前需了解药物在各组织及脏器中的分布、贮存情况以及毒物致死案例分析中需测定各器官及组织中毒物的浓度以进行死亡原因分析时，通常需要采集肝、肺、胃、肾、心、脑等器官及机体其他组织进行药物浓度检测。

2.1.3 常用生物样品的采集、制备与储存

1. 血液样品的采集、制备与储存

(1)血液样品的采集：血液样品的采集属于损伤性取样，故采集时应注意单次采集量和总采集量均不得影响实验动物或受试者的正常生理功能，如实验动物的每次采血量不宜超过动物总血量的 10%。

实验动物的采血方法很多，可根据采血量的不同而选用不同的采血方法。如小鼠和大鼠采集少量血样时可采用尾静脉采血，采血量中等时一般选用眼眶静脉丛采血，采血量较大时需采用心脏穿刺或断头采血(图 2-2)。兔子通常采用耳缘静脉采血，当采血量较大时则需进行心脏穿刺或股动脉采血。狗一般从后肢外侧小隐静脉和前肢皮下头静脉采血，如需反复多次采血，应自远心端开始。

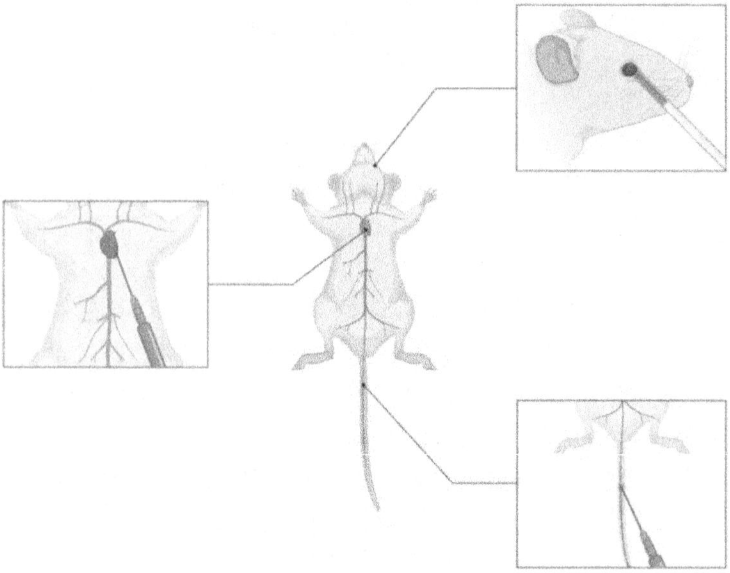

图 2-2 实验鼠常用的采血方法

受试者单次采血量较大(1~5 mL)时，通常采用静脉采血(图 2-3)。随着高灵敏度分析方法的建立，采血量可降低至 0.1~0.3 mL，此时一般采用毛细管采血(多为手指采血，新生儿可采用足底采血)。

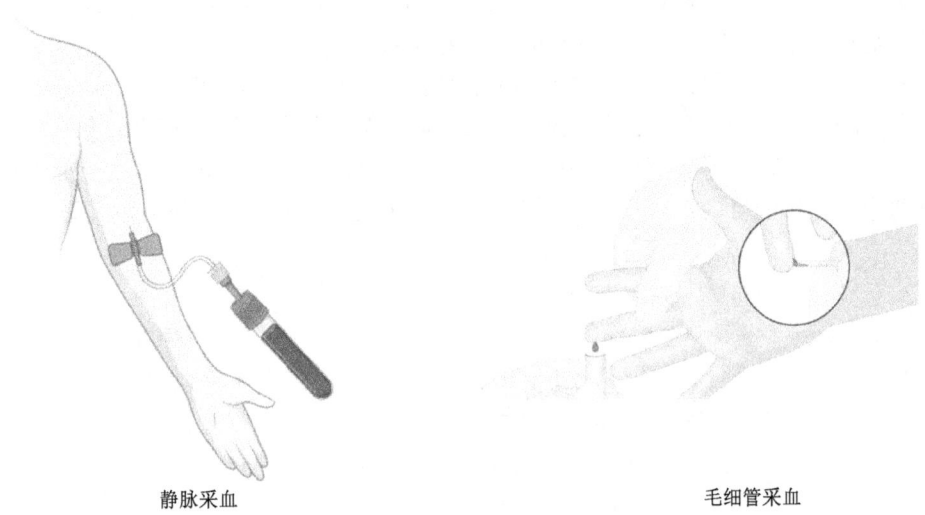

图 2-3　受试者常用的采血方法

血液样品通常采用一次性注射器进行采集，操作过程中应注意尽量避免血细胞破裂影响后续分析。需连续多次采样时建议采用留置针，以减少实验动物和受试者的痛苦。

(2) 血液样品的制备：血样采集后应根据需要及时进行血浆、血清或全血的制备，尽量在采集后 2 h 内完成制备。

血浆的制备：将采集的血液样品置于含抗凝剂的试管中，轻轻翻转试管，使血液样品与抗凝剂混合均匀，在 2500~3000 r/min 的条件下离心 5~10 min，所得的淡黄色上清液即为血浆。血浆的制取量一般为全血的 50%~60%。

血清的制备：将采集的血液样品置于不含抗凝剂的试管中，室温条件下静置约 30 min 使其自然凝结，在 2500~3000 r/min 的条件下离心 5~10 min，所得的淡黄色上清液即为血清。血清的制取量一般为全血的 20%~40%。血清与血浆的组成成分基本相同，唯一的区别是血清不含纤维蛋白原。

全血的制备：将采集的血液样品置于含抗凝剂的试管中，轻轻翻转试管，使血液样品与抗凝剂混合均匀后即得全血。全血由血浆和血细胞组成，为非均质溶液，分析前一般需将血细胞破裂，使药物释放出来后再进行分离纯化等预处理。

血浆和全血的制备过程中均需加入合适的抗凝剂。常用的抗凝剂有肝素、乙二胺四乙酸(EDTA)盐、枸橼酸盐、草酸盐等。抗凝剂以液体或固体(粉末、晶体、冻干粉)形式应用均可。选择液体抗凝剂时，应先将其均匀涂布在试管壁上，在合适温度下干燥后使用。需要注意的是，抗凝剂的存在可能会对某些测定方法产生干扰，如 EDTA 可能干扰某些带金属离子试剂的免疫测定方法。因此，实际应用时应具体情况具体分析，选择合适的抗凝剂。

（3）血液样品的储存：血液样品采集后，样品中的各种酶仍具有一定的生理活性，加上空气氧化、光照等其他因素的影响，可能导致样品的状态发生变化，故应取样后立即分析。但在实际工作中难以做到边采样边分析，因此需将样品进行适当的储存。血液样品一般置于硅化塑料试管中密封保存，短期内即进行分析的，可置于4℃冷藏保存。若需放置数日或更长时间，则应将样本置于-20℃～-80℃冷冻保存。

如果待测药物易受酶、酸、碱等影响，易被空气氧化或见光易分解，则需根据其性质选择合适的方法来确保药物的稳定性。如含酯类结构的药物会在血浆酯酶的作用下发生降解，故贮存前需在样品中加入酶抑制剂；易被氧化的药物可通过在样品中加入抗氧化剂来达到稳定药物的目的；对于见光易分解的药物，在生物采集过程中以及贮存时需注意避光。

2. 尿液样品的采集与储存

（1）尿液样品的采集：尿样的采集是无损伤性的，一般采用自然排尿的方式，简便安全。尿液中药物浓度受生理状态、食物种类、饮水多少、排汗情况等多种因素影响，变化较大，因此一般测定单位时间内排入尿中的药物总量。根据采集时间，尿液样品可分为随时尿、晨尿、白天尿、夜间尿及时间尿几种，体内药物分析主要采用时间尿（收集一段时间内的尿液）。受试者的尿液样品主要通过自然排尿采集；实验动物的尿样采集可分为两种：固定时间点采集可采用逼尿法、导尿法和输尿管插管法，连续采集常用配有粪尿分离器的代谢笼（图2-4）来收集尿液。

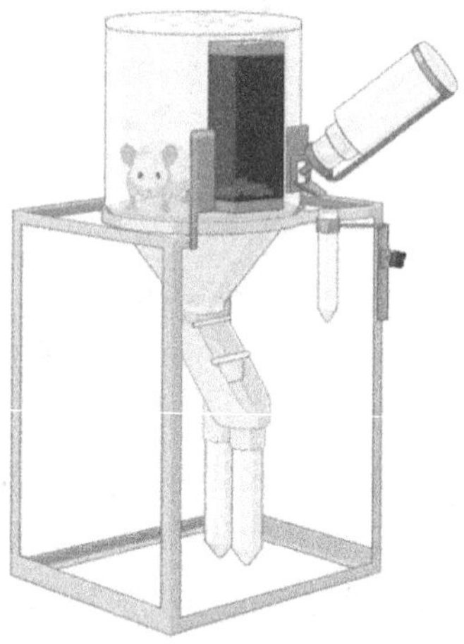

图2-4　配有粪尿分离器的实验鼠代谢笼

（2）尿液样品的储存：尿液的主要成分是水、含氮化合物（其中大部分是尿素）及盐类，pH在4.8～8.0之间。长时间放置会析出盐类，并有细菌繁殖、固体成分的崩解，从而使尿液变浑浊。因此尿液样品采集后应低温储存或加入防腐剂。保存时间在36 h以内的，可置于4℃冷藏保存。若需长时间保存，则应放置于-20℃条件下冷冻保存。

3. 唾液样品的采集、制备与储存

（1）唾液样品的采集：唾液样品的采集是非损伤性的，且不受时间、地点的限制，容易被受试者接受。唾液的采集一般在清洁口腔后15 min进行，在安静状态下，将口腔内自然流出或经舌在口内搅动后流出的混合唾液收集于试管中。若唾液分泌量过少，可转动舌尖促进唾液的分泌；也可采用一些物理（咀嚼惰性材料，如石蜡、塑料片等）或化学（在舌尖放维生素C或柠檬酸等）的方法刺激，从而在短时间内获得大量唾液，但经刺激后唾液中的药物浓度往往会受到影响。特殊情况下，可采集腮腺、颌下腺及舌下腺分泌的单一唾液。这种单一唾液的采集必须采用特殊唾液采集器。

实验动物唾液样品的采集方法有：①直接抽取法：在急性实验中，可用吸管直接插入动物口腔或用唾液腺导管抽吸唾液，此法非常简单，但从口腔抽吸唾液会有杂质混入。②制造腮腺瘘法：在慢性实验中，先用外科手术方法将腮腺导管开口移向体外，直接收集腮腺分泌的唾液，该法可收集到较纯净的唾液。

(2)唾液样品的制备与储存：唾液样品采集后，应立即在 2500～3000 r/min 的条件下离心 10 min，取上清液直接测定或冷冻保存。

4. 头发样品的采集、制备与储存

(1)头发样品的采集：头发样品的取样方便、无伤害、易被受试者接受。头发样品的采集部位没有统一的规定，根据被测物的不同选取的部位也不尽相同。用于滥用药物检测、司法鉴定等的头发样品，国外头发试验协会推荐选取后顶部的头发作为检材，一般采集枕部距头皮 2～3 mm 处长度为 1 cm 左右的头发。

(2)头发样品的储存：采集的头发样品应置于室温、干燥、暗处保存，避免阳光的直射。

5. 组织与器官的采集、制备与储存

(1)组织与器官的采集：动物处死后取仰卧位，固定四肢，先剪开胸骨，暴露胸、腹腔。先在胸腔入口处切断食管和气管，取出心和肺，然后再依次摘除腹部脏器——脾、肝、肾上腺、肾、胃、肠和盆腔器官。在解剖和取材时，应尽量减少由于器械或手术引起的机械损伤。摘取的脏器用生理盐水稍加漂洗后吸干组织、脏器表面的水分，立即称重，计算出各脏器系数(脏器重量/体重)。

(2)组织匀浆液的制备与储存：取吸干水分的组织，用剪刀快速剪碎后置于匀浆机中，加入一定比例的去离子水(一般每 0.5 g 组织加 1 mL 水，小组织如卵巢等就直接加 0.5 mL 水即可)研磨成匀浆，即得组织匀浆液。组织匀浆液最好当天使用，否则应将其冷冻保存。

2.1.3　生物样品的代表性

体内药物分析的目的是了解药物及其代谢产物在生物体内的数量和质量的变化规律。但除了在体分析外，大部分的分析方法都需将生物样品从生物体内采集出来并保存至分析阶段。如何保证所采集的生物样品内的药物浓度能真实地反映药物在生物体内的暴露情况？这就涉及到生物样品的代表性。

生物样品的代表性直接关系到所取样品的测定结果能否说明药物在体内的真实暴露情况。为了解决好这一问题，首先应该确保取样条件的标准化，包括实验动物或受试者的整体状态、食物的摄入、饮水量的控制、用药情况等，尽可能降低其他因素对生物样品内的药物浓度或对分析测定造成影响。其次，应选择适当的采集、制备与储存方法以确保生物样品内待测组分的稳定性。

除此之外，还需设计一个合理的生物样品采集方案，如在药动学研究中采样时间设计不合理就可能得到不正确的药物动力学数据，在治疗药物监测时药物浓度未达到稳态就采样会造成所获得的数据没有参考价值。因此在样品采集和贮存阶段需根据实验目的及待测药物的理化性质设计合理的采集方案，尽量考察各种可能的干扰因素，保证所分析结果能代表药物及其代谢物在体内的真实情况。

2.2 生物样品的预处理

2.2.1 概述

生物样品的预处理是体内药物分析的关键环节，直接关系到所建立的分析方法能否成功应用于实际样品的测定。生物样品具有干扰组分多、待测组分浓度低等特点，不经过分离、纯化、富集等预处理，很难实现待测组分的准确测定。

生物样品预处理的目的主要包括以下几个方面：①使待测组分从结合物、缀合物中释放出来，以便测定其总浓度；②使待测组分纯化、浓集，提高检测灵敏度；③消除干扰，提高方法的专属性；④改善分析环境，保护仪器性能。

由于不同类型的生物样品所含干扰物质有很大差别，药物在生物样品中的存在形式多样(原型、游离型、结合型、代谢物、缀合物等)且浓度差异大，加之药物的理化性质各异，因此很难对生物样品预处理规定固定的流程和方式。通常，在进行预处理方法设计时需综合考虑各种因素，如待测组分的理化性质、存在形式、浓度范围；测定目的；生物样品的类型；后续采用的分析方法。一般而言，在待测组分浓度较高，所选用的分析方法特异性较强、测定结果准确度要求不高等情况下，对样品制备的要求可以粗放一点，反之则对样品制备的要求较高。

任何一种预处理方法都应注意：①制备过程中要尽量避免被测药物及其代谢物发生化学变化；②要防止和避免被测组分的污染；③尽量少引入无关物质；④尽可能选用简单易行的处理方法。

2.2.2 常用的生物样品预处理方法

图 2-5 概括了常见生物样品的预处理流程。常用的生物样品预处理方法有去除蛋白质、缀合物水解、有机破坏、游离药物的分离、提取纯化、富集、化学衍生化等。

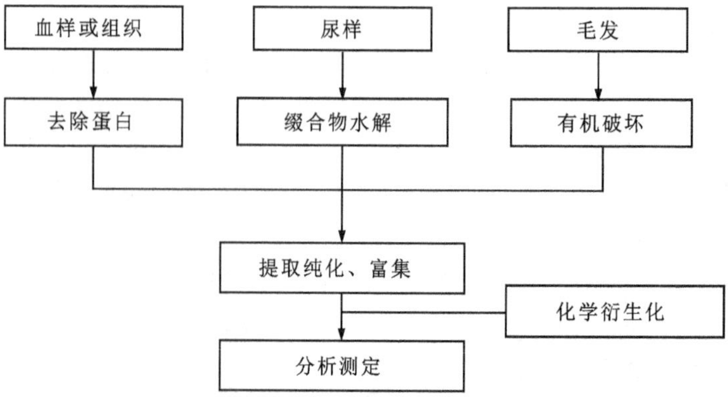

图 2-5 常见生物样品的预处理流程图

1. 去除蛋白质

去除蛋白质的目的有：①使结合型药物释放出来，便于测定药物的总浓度；②为得到相对“干净”的样品处理液，以便进行后续的提取纯化；③消除对测定的干扰，保护仪器性能。常见的需要去除蛋白质的生物样品有血样、唾液、组织匀浆等。去除蛋白质的方法很多，根据原理可分为两类：蛋白质沉淀法和蛋白质酶解法。

（1）蛋白质沉淀法：通过在生物样品中加入有机溶剂、盐、酸或重金属离子等化学试剂，使蛋白质沉淀析出。根据这些试剂的作用机理可大致分为两类：

Ⅰ. 生成不溶性盐沉淀：蛋白质为两性大分子，结构中既有氨基又有羧基。当溶液的 pH 高于蛋白质的等电点时，蛋白质的羧基带负电荷，可与带正电荷的重金属盐类结合形成不溶性盐沉淀。常用的重金属盐类主要有锌盐、铜盐、汞盐等。当溶液的 pH 低于蛋白质的等电点时，蛋白质的氨基带正电荷，可与带负电荷的酸根离子结合生成不溶性盐沉淀。常用的酸性阴离子沉淀剂有三氯乙酸、高氯酸、钨酸、焦磷酸等。

Ⅱ. 盐析和脱水：加入中性盐可使溶液的离子强度发生变化，使得蛋白质表面电荷减少，蛋白质因分子间电排斥作用减弱而凝聚；同时高浓度盐离子可与蛋白质胶粒争夺水化膜，使蛋白质失去胶体性质而析出沉淀。常用的中性盐有饱和硫酸铵、硫酸钠、氯化钠等。盐析法一般不会引起蛋白质变性，故常用于蛋白质的分离。

与水混溶的有机溶剂可与蛋白质争夺水化膜，并使水的介电常数减小，从而影响蛋白质的解离程度及所带电荷数量，增加蛋白质颗粒间的引力，使其聚集沉淀。常用的有机溶剂有甲醇、乙醇、乙腈、丙酮等。其中沉淀蛋白效果最好的是乙腈，在生物样品中加入 1.5 倍体积的乙腈即可除去 99%以上的蛋白质。该法简单方便，适合用于将脂溶性小、极性大的药物从与蛋白质结合的状态中释放出来。

需要注意的是，蛋白质沉淀法对与蛋白质结合力强的药物的回收率较差，有时会使得与之结合的药物也随蛋白质一起沉淀。

（2）蛋白质酶解法：应用蛋白质水解酶，可在温和的条件下有效地水解生物蛋白，将与蛋白结合的药物释放出来。需要注意的是，酶解需要在适宜的条件下进行。常用的酶有枯草杆菌蛋白酶、胰蛋白酶、胃蛋白酶等。其中最常用的是枯草杆菌蛋白酶，它是一种细菌性碱性蛋白分解酶，在 Ph 7.0~11.0 范围内可使蛋白质肽键降解，在 50~60℃ 具有最大活力。对于酸不稳定、热不稳定以及蛋白结合率强的药物，此法是较好的选择。但此法不适用于在碱性条件下不稳定的药物。

2. 缀合物水解

含羟基、羧基、巯基、氨基等官能团的药物分子及具有这些官能团的Ⅰ相代谢物，可与内源性物质（如葡萄糖醛酸、硫酸、甘氨酸、谷胱甘肽等）结合形成缀合物。由于缀合物的极性较母体药物强，是亲水性的或在生理 pH 值下是电离的，不易被有机溶剂提取。为了测定药物的总量，无论是直接测定还是提取纯化之前，都需将缀合物中的药物游离出来。目前常用的缀合物水解方法有：酸水解、酶水解和溶剂解。

（1）酸水解：加入适量的无机酸可使缀合物发生水解。常用的无机酸为盐酸，酸的用量、浓度、反应时间及温度随药物而异，需通过实验来确定。该方法快速简便，但不适用于遇酸不稳定的药物。

(2)酶水解：生物体内存在一些水解缀合物的酶，如葡萄糖醛酸苷酶(glucuronidase)可专一地水解葡萄糖醛酸苷缀合物，硫酸酯酶可专一地水解硫酸酯缀合物。在实际应用中常使用葡萄糖醛酸苷酶-硫酸酯酶的混合酶，在37℃、pH4.5~5.5的条件下孵育数小时进行水解。与酸水解相比，酶水解专属性强，条件温和，一般不会造成待测组分的降解。此法的缺点是酶试剂，水解过程耗时较长，以及酶试剂引入的黏液蛋白等杂质可能会对后续的测定造成干扰。

(3)溶剂解：某些硫酸酯缀合物在用有机溶剂萃取的过程中会发生水解，称之为溶剂解。该方法的水解条件也相对较温和。

需要注意的是，缀合物水解后测得的是药物的总量。如要了解药物在体内转化为缀合物的量以及缀合物占排出药物总量的比率时，则需直接测定缀合物的含量。

3. 有机破坏

生物样品中的微量金属元素和非金属元素通常以有机结合状态存在。因此，对其进行测定时，需要通过有机破坏的方式将有机物分解，使待测组分转化为易于测定的无机化合物，再采用适当的方法进行测定。常用的有机破坏方法可分为干法破坏和湿法破坏，主要用于头发、血样、尿样、组织等生物样品中无机微量金属元素的测定。

(1)干法破坏：将样品经高温灼炽或燃烧破坏，待生物介质灰化、挥发后，加入适当的试剂使待测物转变为稳定形式，再进行后续的处理。

(2)湿法破坏：将样品置于消解液中，经加热使生物基质分解、待测组分游离出来。常用的消解液为硝酸或以硝酸为主的混合酸，盐酸、氢氧化钠、过氧化氢等也可作为消解液。常用的加热方式为电热板加热法。

4. 游离药物的分离

在药物蛋白结合率测定以及游离药物的治疗药物监测时，常需将游离药物与蛋白结合药物分离，单独测定游离药物的浓度。根据游离药物与蛋白结合药物的分子量的差异，可采用平衡透析法(equilibrium dialysis)、超滤法(ultrafiltration)、超离心法和凝胶过滤法等进行分离，其中较为常用的是平衡透析法和超滤法。两者都是利用半透膜只允许小分子药物通过，而不允许大分子物质通过的原理使游离型药物与结合型药物分离，通常选用的半透膜的截留分子量为10000~30000 Da。

(1)平衡透析法：取适当大小和一定截留分子量的半透膜制成袋状，加入适量血浆(或血清)样品置于袋内，扎紧袋口，将透析袋浸入一定体积的缓冲液(模拟体液，一般pH为7.4)中，如图2-6所示。游离药物、水、无机盐等小分子物质透过半透膜不断向袋外扩散，直至透析袋内外浓度达到平衡。测定袋外缓冲液中药物浓度，即可获得血样中游离药物的浓度。

(2)超滤法：选择适当规格的超滤管(图2-7)，将血样加入至样品管后，把样品管插入收集管中，于3000~10000 r/min离心5~15 min。游离药物、水、无机盐等小分子物质通过超滤膜进入收集管，而蛋白质等大分子则被截留在样品管内。收集管滤液中药物浓度即为游离药物浓度。

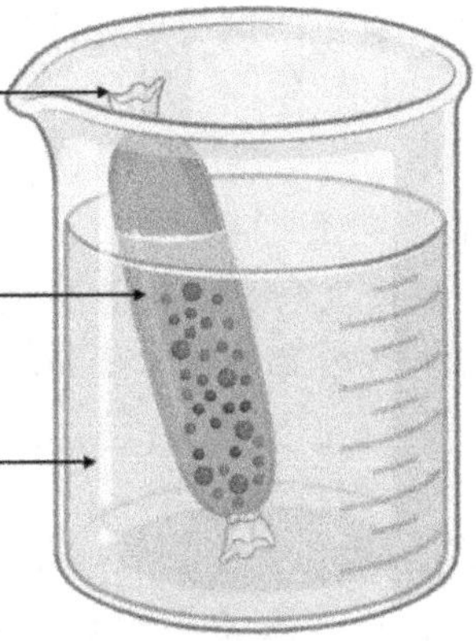

图2-6　平衡透析法示意图

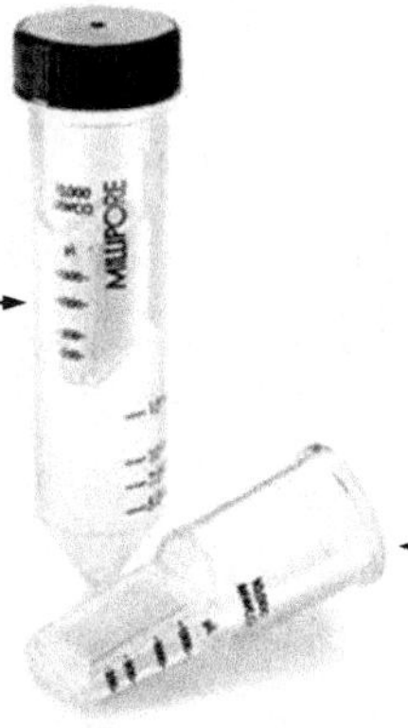

图2-7　市售超滤管

5. 提取纯化

生物样品经除去蛋白质、缀合物水解、有机破坏等处理后，仍存在大量的内源性杂质，需进一步提取纯化。目前常用的提取纯化的方法有液-液萃取技术和固相萃取技术。

(1)液-液萃取技术：液-液萃取(liquid-liquid extraction，LLE)又称溶剂萃取。它是通过利用不同组分在互不相溶的两相溶剂中的分配系数不同，以达到分离、提取或纯化的目的。由于大部分药物属于亲脂性的化合物，而生物样品中的大部分内源性杂质是强极性的内源性物质，因此，选择合适的有机溶剂进行提取，可有效地除去大部分干扰杂质。该方法经济简便，有机溶剂选择余地大，适用于多种药物的提取纯化处理。

影响液-液萃取的因素包括：有机溶剂的种类、有机相与水相的容积比、提取的次数、水相的pH和离子强度等。

①有机溶剂的种类：有机溶剂的选择直接影响液-液萃取的效率和选择性。理想的萃取溶剂应该对待测组分具有很好的亲和力，即分配系数P值要大；对内源性物质的亲和力差；与水互不相溶；沸点低，易于挥发；化学性质稳定；价廉、安全、无毒、不易燃烧；不易产生乳化；不影响后续的检测。但在实际工作中，上述条件往往不能全面兼顾，只能根据实际需要进行选择。目前常用于萃取的有机溶剂有乙醚、二氯甲烷、三氯甲烷等。

②有机相与水相的容积比及提取次数：生物样品中药物的浓度一般较低，用大量的溶剂萃取会导致药物浓度的进一步稀释，不利于后续的检测。因此，有机溶剂的用量和提取次数不宜过多，一般有机相与水相的容积比为1∶1或2∶1，且只进行一次(至多两次)提取。

③水相的pH：大多数药物是弱酸或弱碱性化合物，调节水相的pH值，可使离子型药物定量转变成非电离的形式，易被有机溶剂提取。合适的水相pH值是保证高提取率的前提，其选择的基本原则是：碱性药物在碱性条件下提取；酸性药物在酸性条件下提取；因为内源性的杂质多为酸性，中性药物一般在偏碱性的条件下提取。在液-液萃取中，为保持溶液pH值稳定，通常会在水相中加入合适的缓冲溶液，以维持提取效率的重现性。

④离子强度：水溶性中性盐如 NaCl 等，可以增加水相的离子强度，从而降低药物在水中的溶解度，增加其在有机相中的分配，有助于药物被有机溶剂提取。此外，中性盐的加入还可以减少提取时的乳化现象，有助于定量提取。

液-液萃取技术的优点在于它的选择性。通过萃取，药物能与大多数内源性物质有效分离开来。此法的缺点在于需要大量的有机溶剂（且多为有毒有害的）、提取过程中易发生乳化现象、不适用于强极性或多电荷药物的提取、难以实现自动化等。随着科技的更新与进步，液-液萃取技术也在不断地改进优化，新型的液-液萃取技术不断涌现并完善。相对于传统的液-液萃取技术而言，这些新技术操作更简便，需要的有机溶剂量更少，更易实现自动化。因此，在体内药物分析领域的应用也越来越广泛。

【应用实例：液-液萃取联合高效液相色谱串联质谱法测定人血浆中普芦卡必利的浓度】

李长印等以乙酸乙酯为萃取剂对人血浆样本中的普芦卡必利进行萃取后，再采用 LC-MS/MS 法对其进行定量检测。该方法简便、准确、灵敏、特异性强、重复性好，适用于普芦卡必利相关制剂的临床药代动力学研究。

（1）样品前处理：精密吸取血浆样品 400 μL 于 10 mL 玻璃管中，依次加入普芦卡必利-$^{13}CD_3$ 工作溶液 100 μL，1 M 氢氧化钠溶液 80 μL，乙酸乙酯 4 mL，涡旋 10 min 进行充分提取。混合溶液 2000 r/min 离心 10 min 后，吸取上清液 3 mL，于离心浓缩仪中 40℃ 挥干，加入 80%甲醇水溶液 200 μL 复溶，涡旋混匀 1 min，12000 g×5 min，4℃ 离心，取上清液 4 μL 进样至 LC-MS /MS 分析。

（2）LC-MS/MS 分析条件：目标分析物采用 Agilent 1260 高效液相串联 AB Sciex API 4000 质谱仪进行测定。色谱柱：Agilent ZORBAX SB-C18 色谱柱（3.0×100 mm，3.5 μm），Agilent ZORAX SB-C18 保护柱（4.6×12.5 mm，5 μm），采用等度洗脱，流动相为含 1 mM 乙酸铵的水：甲醇（20：80，*v/v*），流速 0.4 mL /min，柱温 35℃，进样体积 4 μL，分析时间 5 min。质谱检测条件如下：电喷雾离子源，正离子模式下采用多反应监测（MRM）模式采集数据，普芦卡必利的检测目标离子对为 m/z 368.4→196.0，去簇电压为 96 V，碰撞能量为 40 eV。普芦卡必利-$^{13}CD_3$ 的检测目标离子对为 m/z 374.4→198.0，去簇电压为 91 V，碰撞能量为 43 eV，Dwell Time 为 200 ms，碰撞室入口电压 10 V，碰撞室出口电压 14 V，碰撞气 10 psi，气帘气 25 psi，辅助气 1 为 60 psi，辅助气 2 为 65 psi，电喷雾电压为 5500 V，离子源温度为 500℃。

（3）方法学考查结果：该方法特异性良好，血浆基质中的内源性化合物和代谢物不影响普芦卡必利的准确定量。普芦卡必利的保留时间为 3.6 min。该方法在 0.05896～7.547 μg/L 范围内线性良好，精密度和准确度均有效地满足了生物样品分析测试的要求，样品的提取回收率高且稳定。

（4）实际应用：该方法被成功应用于琥珀酸普芦卡必利片在 24 名中国健康女性受试者中的药动学研究。试验结果表明，建立的分析方法适用于检测人血浆样品中普芦卡必利的浓度，可满足普芦卡必利人体药动学研究的需要。

（2）固相萃取技术：固相萃取（solid-phase extraction，SPE）是利用待测组分与干扰组分对固相萃取剂的亲和力的差别，使待测组分被选择性地保留或洗脱，以达到分离纯化的目的。与 LLE 相比，SPE 具有明显的优势：不存在乳化现象，回收率高，选择性强，样本处理时间短，有机溶剂用量少，易于自动化。

固相萃取技术是通过装有填料的固相萃取小柱来实现。固相萃取小柱的填料种类繁多，可分为亲脂型（亲脂性键合硅胶、大孔吸附树脂）、亲水型（硅胶、藻硅土和棉纤维）和离子交换型三类，其中以亲脂型填料最为常用。目前常用的固相萃取柱多为针筒形，其结构示意图见图 2-8。

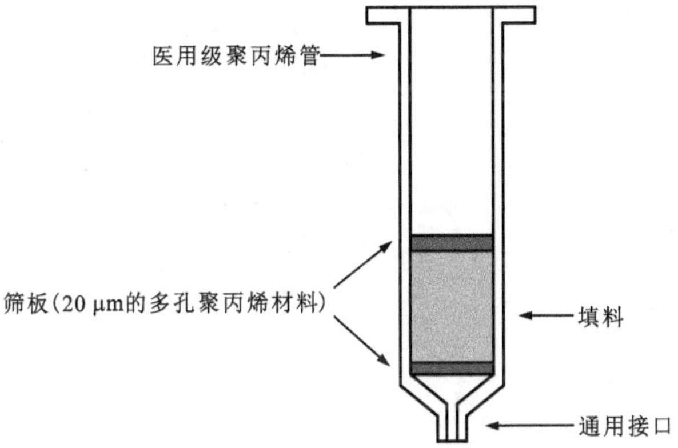

图 2-8　固相萃取小柱结构示意图

①固相萃取柱的选择：待测组分的理化性质、供试样品的体积大小、含量多少是固相萃取柱的选择依据。首先根据待测组分的极性、溶解性能、是否带电荷来选择填料的种类，并通过预试找出最适合的柱填料。然后根据待测组分的含量来选择填料量的规格，一般被萃取物的量不得超过填料量的 5%。最后根据样品的体积选择固相萃取柱的柱体积，一般柱体积应大于样品溶液的体积。

②生物样品上柱前的处理：固相填料的粒度一般为 40～80 μm，含有大分子或颗粒杂质的生物样品直接上样可能会堵塞萃取柱，因此含有大量蛋白质的血液样品和组织样品在进行 SPE 前需先进行去蛋白处理，含有颗粒杂质的样品需先经离心处理。尿液、细胞培养液等一般无须处理，可直接进行 SPE 上样。此外，根据待测组分的理化性质与填料的作用特点，需通过适当的处理（如调节样品溶液的 pH）将待测组分转化为便于吸附或洗脱的形式。

③固相萃取的步骤：如图 2-9 所示，一个完整的固相萃取步骤包括柱活化、上样、干扰物的洗涤和待测组分的洗脱四个步骤。

第一步，柱活化。为了使固相萃取柱处于良好的平衡状态，保证提取率的重现性，需对固相柱进行活化处理。对于反相柱，首先用柱填料的 6～10 倍体积的甲醇或乙腈润湿固相填料，使其溶剂化。然后用 6～10 倍体积的水或缓冲液冲洗柱子，使其良好的分离状态。对于正相柱，一般采用柱填料 6～10 倍的非极性溶剂（通常为样品溶剂）进行处理。离子交换柱一般用水或者弱缓冲液进行活化处理。

第二步，上样。去样品溶液加入固相萃取柱中，使样品液缓慢流过固相柱。

第三步，干扰物的洗涤。选择适当的溶剂冲洗固相萃取小柱，弃去洗脱液，除去与填

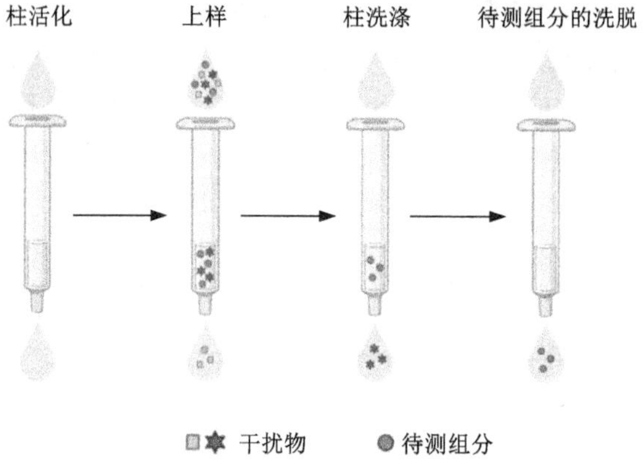

图 2-9　固相萃取的基本步骤示意图

料无作用或作用很弱的干扰物。

第四步，待测组分的洗脱。选择合适的溶剂洗脱分析物，收集洗脱液，用于进一步浓缩处理或直接进样分析。

④注意事项：在进行固相萃取操作过程中，需注意保持固相柱的湿润，以免影响提取效率。样品量应控制在固相柱的有效装载范围内，样品过载会导致回收率下降。洗脱流速要适当，流速太快会使分析物与填料不能充分接触，从而导致分离度下降，待测组分流失，回收率降低或重现性差，一般活化和洗涤的流速为 5~10 mL/min，上样和洗脱的流速以 0.2~1 mL/min 为宜。

固相萃取技术的缺点在于固相萃取小柱为一次性耗材，使用成本高。此外，对操作技术要求较高，不同批次的固相萃取柱的提取效率存在差异。自动化固相萃取装置的使用可以有效降低由人为因素造成的误差，还可与分析仪器联用实现在线分析。

【应用实例：固相萃取联合 LC-MS/MS 法测定人血浆样品中厄达替尼的浓度】

TarekElawady 等采用 Chromabond CN 固相萃取柱对血浆样本中的厄达替尼进行富集、纯化处理后，再采用丙酮对其进行洗脱。洗脱液经氮气挥干后使用甲醇复溶，再采用 LC-MS/MS 法对其进行定量分析。该方法环保、灵敏（最低定量限为 3 ng/mL）且快速（分析时间仅需 3.5 min），在临床治疗药物监测领域具有良好的应用前景。

（1）样品前处理：上样前固相萃取小柱先用 2 mL 甲醇和 1 mL 2%的二乙胺溶液进行活化处理后，精密吸取 150 μL 血浆样品上样，随后加入 75 μL 2%的二乙胺溶液和 75 μL 内标工作溶液，待以上溶液缓慢通过固相萃取小柱后，再加入 1 mL 2%的二乙胺溶液进行洗涤，最后采用 2 mL 丙酮对目标分析物进行洗脱。洗脱液在 40℃避光条件下经氮气挥干后，加入 150 μL 对固体残留物进行复溶后，取 5 uL 样品复溶液进样至 LC-MS/MS 系统分析。

（2）LC-MS/MS 分析条件：目标分析物采用 Agilent 1200 高效液相串联 Agilent 6460 三重四极杆质谱仪进行测定。色谱柱：Eclipse plus C18 柱（3.0×150 mm，5 μm）；柱温：25℃；流动相 A：0.01 M%甲酸氨溶液（pH 为 3.2），流动相 B：乙腈溶液，以流动相 A：0~2.6 min，流动相 A%为 45%；2.6~6.3 min，流动相 A%为 20%；6.3~7.8 min，流动相 A%

为 1%；7.8~9.0 min，流动相 A% 为 45%）；流速：0.48 mL/min；自动进样器温度：6℃；进样量：25 μL；分析时间：9.00 min。质谱检测条件如下：采用电喷雾离子源正离子模式检测，监测模式为多反应监测通道（MRM），炔雌醇的监测离子对：*m/z* 530.2→171.1，去簇电压：210 V，碰撞能量：47 V；驻留时间：120 ms；内标炔雌醇-d_4 的监测离子对：*m/z* 534.2→171.1，去簇电压：210 V，碰撞能量：47 V；驻留时间：120 ms。气帘气体（CUR）30 kPa，离子化温度（TEM）700℃，离子源气体 1（GS1）379 kPa，离子源气体 2（GS2）414 kPa，喷雾电压 27.5 kPa。

（3）方法学考察结果：该方法具有良好的特异性，血浆样本内的内源性物质不干扰炔雌醇测定。炔雌醇衍生化产物的保留时间为 5.7 min。炔雌醇在 2~500 pg/mL 范围内线性关系良好。血浆样品中炔雌醇的最低定量限分别为 2 pg/mL。该方法的准确度和精密度均满足分析测试的需求，提取回收率的变异系数≤15%，且无明显的基质效应。

（4）实际应用：该方法被成功应用于去氧孕烯炔雌醇片在 20 名中国健康女性受试者中的药动学研究。

6. 富集

生物样品经提取纯化后，待测组分往往被转移至较大体积的有机溶剂中，从而导致样品处理液中待测组分的浓度较低。当所采用的分析方法的灵敏度无法满足上述溶液直接测定的需求时，便需要采取适当的措施将待测组分富集后再进行测定。常用的富集方法有两种：一种是通过抽真空使溶剂挥发；另一种是直接通入气流使溶剂挥发。如图 2-10 所示，真空离心浓缩仪和氮吹仪是当前进行生物样品提取溶液富集处理的常用仪器。

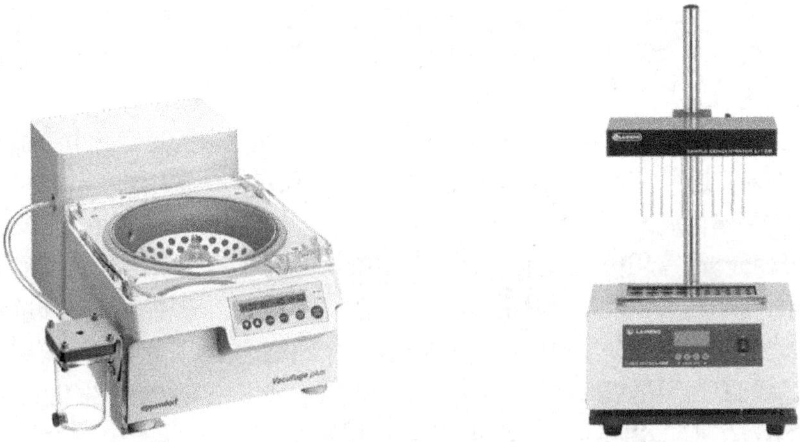

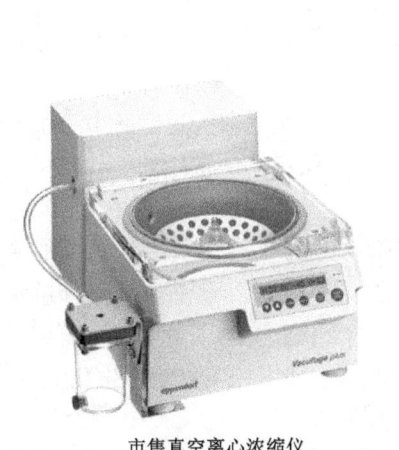

市售真空离心浓缩仪　　市售氮吹仪

图 2-10　市售真空离心浓缩仪和氮吹仪

7. 化学衍生化

大部分药物经预处理后可直接进行分析，但有一部分药物或代谢产物因极性大、挥发性差、稳定性差，或不具有紫外、荧光等检测性能，检测灵敏度低等原因，分析测定前需对其进行衍生化处理。如在气相色谱（gas chromatography，GC）分析中，为增加待测组分的热稳定性和挥发性，改善色谱分离性能，常需进行衍生化处理。在高效液相色谱(high-performance liquid chromatography，HPLC)测定中，常通过衍生化将具有强紫外吸收的基团引入至待测组分，以提高待测组分的检测性能。还有一些药物不稳定，需通过衍生化将其转化为稳定的衍生化产物后再进行后续处理。此外，手性药物的拆分常采用手性试剂衍生化法，将手性药物的两个对映体转变为非对映异构体后再采用常规色谱法进行分析。

(1)GC 分析中常用的衍生化方法：GC 分析中进行化学衍生化的目的有：①降低待测组分的极性；②提高待测组分的挥发性和热稳定性；③增强待测组分的检测性能。常用的衍生化方法有硅烷化法、烷基化法、酰化法、酯化法和卤代衍生化法等，其中应用最为广泛的是硅烷化法。

硅烷化法主要用于衍生化含羟基、氨基、羧基、巯基等极性基团的药物或代谢产物。这些基团中的活性氢被硅烷基取代后，可形成极性低、挥发性高、热稳定性好的硅烷基衍生物。目前常用的硅烷化试剂有：三甲基氯硅烷(trimethylchlorosilane，TMCS)、六甲基二硅烷(hexamethyldisilane，HMDS)、N-三甲基硅咪唑(N-trimethylsilylimidazole，TSIM)等。

烷基化法也常用于含羟基、氨基、羧基等官能团的化合物的衍生化处理。衍生化后，化合物上的活性氢原子被烷基取代，生成烷基化衍生物，降低了化合物的极性，提高了稳定性。常用的烷基化试剂有重氮甲烷(diazomethane)、碘甲烷(iodomethane)、三甲基苯基氢氧化铵(trimethylphenylammonium hydroxide，TMAH)等。

酰化法主要用于氨基化合物的衍生化处理，也可用于羟基、巯基等化合物的衍生化。酰化试剂中的酰基取代目标分析物中的活泼氢，从而使其具有更好的挥发性和稳定性。当引入的酰基中含有卤原子时，还可增强待测化合物的电负性，提高使用电子捕获检测器的灵敏度。常用的酰化试剂有酸酐、酰卤等酰化物。

酯化法主要用于含羧基化合物的衍生化处理，可提高有机酸的挥发性。常用的衍生化试剂多为醇类化合物。

卤代衍生化法主要用于增强目标分析物的电负性，使其成为适合于电子捕获检测器检测的物质。同时，还可以改善目标分析物的挥发性和稳定性。常用的卤代衍生化试剂有卤素、卤化氢、N-溴代琥珀酰亚胺等。

(2)HPLC 分析中常用的衍生化方法：在 HPLC 分析中化学衍生化的目的主要是为了改善目标分析物的色谱特性以及增强其检测性能。常见的用于增强目标分析物紫外吸收特性的衍生化试剂有对硝基苯甲酰氯、对溴代苯甲酰甲基溴、2，4-二硝基苯肼等；常用的荧光衍生化试剂有丹磺酰氯、邻苯二甲醛、荧光胺等；常用的电化学衍生化试剂有3，5-二硝基苯甲酰氯、2，4-二硝基苯肼、2，4-二硝基氟苯等。

根据衍生化反应与色谱分离的时间前后，可将衍生化方法分为柱前衍生化法和柱后衍生化法。柱前衍生化是在样品色谱分离前，将其与衍生化试剂反应，再将所得的衍生化产物注入色谱系统进行分离测定。该方法的优点是衍生化试剂、反应条件和反应时间的选择不受色谱系统的限制，一般不需要附加的仪器设备。缺点是样品中的某些杂质也会和衍生化试剂发生反应，产生干扰组分，影响后续的分析检测。柱后衍生化是待测组分经色谱分离后，即刻与衍生化试剂发生反应，生成的衍生化产物随即进入检测器检测。柱后衍生化的优点是操作简便，可连续反应以实现自动化分析。缺点是由于衍生化反应在色谱系统中进行，对衍生化试剂、反应条件和反应时间有诸多限制，还需要附加的仪器设备连续引入衍生化试剂。此外，还会导致色谱峰展宽。在实际分析中具体选用哪种衍生化方法，需视不同情况而定。

【应用实例：柱前衍生化联合 LC-MS/MS 法测定人血浆中炔雌醇的浓度】

陈晓茹等以丹磺酰氯为衍生化试剂对血浆样品内的炔雌醇进行衍生化处理后，再采用 LC-MS/MS 进行定量测定。该方法灵敏度高，精密度好，可用于炔雌醇的药动学研究。

（1）样品前处理：精密吸取 300 μL 血浆样品于洁净玻璃试管中，加入甲醇-水（50：50）15 μL，涡旋 5 min，加入 40 μL 内标混合标准溶液，涡旋混匀，加入正己烷-甲基叔丁基醚（50：50）3 mL，涡旋 2 min 混匀，于 3000 r/min 离心 5 min。取上层有机相于 40℃ 条件下，以空气气流蒸发干燥 20 min。固体残留物中加入 30 μL 浓度为 8 mg/mL 的碳酸钠溶液复溶，再加入 1 mg/mL 丹磺酰氯丙酮溶液 75 μL，涡旋混匀 2 min，60℃ 水浴中反应 10 min。反应混合溶液以空气气流吹干后，加入 300 μL 复溶液（水-乙腈-甲酸（50：50：0.2）混合溶液）进行复溶，吸取 25 μL 进样至 LC-MS/MS 系统分析。

（2）LC-MS/MS 分析条件：目标分析物的分析检测采用 AB SCIEX QTRAP™ 6500+ LC-MS/MS 系统进行。色谱柱：ZORBAX SB-C18 柱（2.1×100 mm，3.5 μm）；柱温：40℃；流动相 A：0.1%甲酸水溶液，流动相 B：0.1%甲酸乙腈溶液，梯度洗脱程序：0~2.6 min，流动相 A%为 45%；2.6~6.3 min，流动相 A%为 20%；6.3~7.8 min，流动相 A%为 1%；7.8~9.0 min，流动相 A%为 45%）；流速：0.48 mL/min；自动进样器温度：6℃；进样量：25 μL；分析时间：9.00 min。质谱检测条件如下：采用电喷雾离子源正离子模式检测，监测模式为多反应监测通道（MRM），炔雌醇的监测离子对：m/z 530.2→171.1，去簇电压：210 V，碰撞能量：47 V；驻留时间：120 ms；内标炔雌醇-d_4 的监测离子对：m/z 534.2→171.1，去簇电压：210 V，碰撞能量：47 V；驻留时间：120 ms。气帘气体（CUR）30 kPa，离子化温度（TEM）700℃，离子源气体 1（GS1）379 kPa，离子源气体 2（GS2）414 kPa，喷雾电压 27.5 kPa。

（3）方法学考察结果：该方法具有良好的特异性，血浆样本内的内源性物质不干扰炔雌醇测定。炔雌醇衍生化产物的保留时间为 5.7 min。炔雌醇在 2~500 pg/mL 范围内线性关系良好。血浆样品中炔雌醇的最低定量限分别为 2 pg/mL。该方法的准确度和精密度均满足分析测试的需求，提取回收率的变异系数≤15%，且无明显的基质效应。

（4）实际应用：该方法被成功应用于去氧孕烯炔雌醇片在 20 名中国健康女性受试者中的药动学研究。

2.2.3　生物样品预处理新技术

随着药物分析技术的不断发展，生物样品预处理技术水平迅速提高，新方法、新技术（如微波消解、在线固相萃取、固相微萃取、液相微萃取、微透析等）不断涌现并被广泛应用于体内药物分析的各个环节。这些技术的应用，大大简化了生物样品预处理的操作流程，节省了样品处理时间，有效地提高了样品处理效率。

1. 微波消解

微波消解法是一种新型高效的有机破坏方法，它通过利用微波加热封闭消解罐中的消解液和样品从而在高温增压的条件下使样品快速溶解。相对于传统的消化方法，微波消解具有诸多优势：①加热速度快，样品受热均匀，无温度梯度，无滞后效应。②消解溶液用量少。③消解能力强，效率高，需要的消解时间少。④密闭消解，减少了易挥发元素的损失，同时避免了有害气体的排放对环境造成的污染。

由于生物样品中一般含有大量的有机质，消解时会产生大量的气体。过大的样品量会使消解反应过于剧烈，故取样量不宜太大。当不知道生物样品的组成时，一般先取样0.1 g进行消解试验，根据反应的剧烈程度再决定其后的取样量。此外，为了避免微波消解过程中消解罐内压力过大造成泄气甚至消解罐的炸裂，在微波消解前需对生物样品进行一定的预处理。对于反应剧烈的样品，需要先在电热板上加热反应，使大量气体释放出来，待只有少量气体冒出时再取下进行微波消解；对于在常温下需长时间反应的难处理样品，可将准备好的样品放置过夜后再进行微波消解。

微波消解常用的消解溶剂有硝酸、盐酸、过氧化氢、氢氟酸和硼酸等。以上消解溶剂中，除硝酸外，其余的很少单独使用。一般会根据生物样品的特性，选择上述两种或多种溶剂组成混合消解液，以达到最佳的消解效果。

2. 在线固相萃取

在线固相萃取技术是一种基于二维液相色谱的新的样品前处理技术。它通过柱切换技术将固相萃取柱与色谱分离柱连接起来，实现复杂生物样品中待测组分的在线提取、富集、纯化、分离、检测一体化。

在线固相萃取过程中的流路示意图见图 2-11。如图所示，当在线固相萃取系统处于预处理状态时，通过进样器注入一定量的样品溶液，泵 A 以一定的流速泵入预处理流动相。当样品溶液通过预处理柱时，待测组分被保留在预处理柱上，内源性杂质则随预处理流动相排出，达到纯化和富集的目的。预处理结束后，系统被切换至分析状态，保留在预处理柱上的待测组分随泵 B 泵入的分析流动相进入分析柱进行分离以及后续的检测。测定结束后，系统又被切换至预处理状态，准备下次进样。

为了防止切换时系统压力过大，预处理柱不宜太长，通常为3~5 cm，填料颗粒粒径为5~40 μm。但如果取生物样品直接进样分析，填料颗粒粒径需增加，如血浆直接进样时常用的填料颗粒粒径为25~40 μm，全血直接进样时填料颗粒粒径为40~80 μm，同时还需选用较大孔径的预柱筛板。

在线固相萃取技术的优点：①在线纯化，样品前处理简单，可实现自动化操作。②可富集待测组分，提高分析灵敏度，尤其适用于不易纯化、富集的极性较大的组分。③整个过程由仪器程序控制，且进样体积较大(0.2~1.0 mL)，故分析结果精密度高，无需使用内标。该技术的缺点是易引起色谱峰展宽。为了尽量减小峰展宽，常用的方法有：①用低溶剂强度的预处理流动相，高溶剂强度的分析流动相。②选择对待测组分保留能力强的预处理填料。③必要时在预处理流动相中加入离子对试剂，以增加待测组分在预处理柱上的保留能力。

【应用实例：一种新型的快速在线固相萃取联合 LC-MS/MS 法定量测定大鼠血浆样品内甲状腺激素代谢物的浓度】

ChristianeHindrichs 等人采用 Waters Oasis HLB 在线固相萃取小柱对经蛋白沉淀和超滤

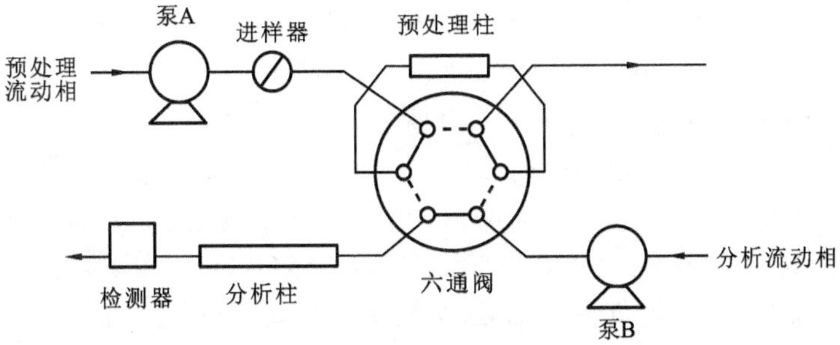

(a)预处理状态

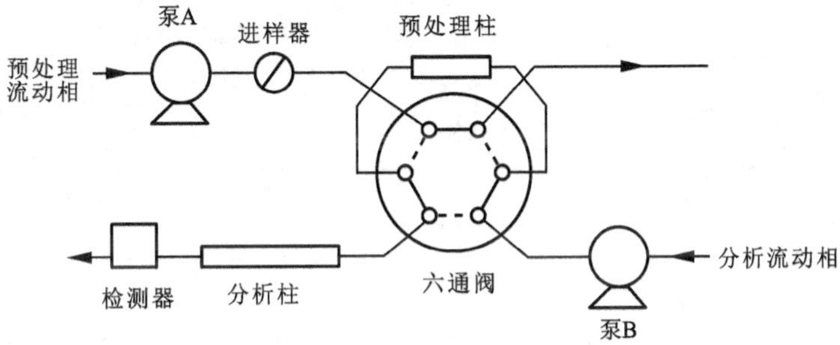

(b)分析状态

图 2-11　在线固相萃取流路示意图

离心后的大鼠血浆样本进行固相萃取，实现对 5 种甲状腺激素代谢物（甲状腺素、三碘甲状腺原氨酸、反三碘甲状腺原氨酸、二碘甲状腺原氨酸和单碘甲状腺原氨酸）的富集与纯化，再采用 LC-MS/MS 法对目标分析物进行定量测定。该方法操作简单省时，自动化程度高，且需要消耗的样品量较少（仅需 50 μL），适合用于大鼠血浆样品内甲状腺激素代谢物的定量分析。

（1）样品前处理：精密移取 50 μL 血浆样品置于洁净试管中，加入 20 μL 内标工作溶液和 200 μL 含 1%（*v/v*）甲酸的甲醇溶液，混合物在-23℃条件下充分涡旋混合 30 min 后（重复两次），将混合物转移至 0. 5 mL 的 Amicon Ultra 超滤离心管中，在 4℃ 条件下 14000 rpm 离心 30 min。将超滤液转移至洁净的玻璃试管中，样本采用 70%（*v/v*）甲醇水溶液 150 μL 润洗两次，每次润洗后混合物在 20℃ 条件下 14000 rpm 离心 15 min，将离心后的超滤液转移至同一玻璃试管中，在 40℃ 条件下氮气挥干，残留物采用 98 μL 甲醇和 42 μL 超纯水复溶。

（2）在线固相萃取条件：固相萃取柱为 Waters Oasis HLB 固相萃取小柱（10×1 mm，30 μm），在线固相萃取程序：固相萃取小柱经过 1 mL 甲醇和 1 mL 超纯水活化平衡，流速 5 mL/min；112. 5 μL 样品溶液由 500 μL 含 0. 5%（*v/v*）甲酸的甲酸水溶液上样；随后采用 500 μL 甲醇和 0. 5% 甲酸水等体积混合溶液进行柱洗涤。洗涤完成后，目标分析物采用 300 μL 甲醇进行洗脱，流速 0. 1 mL/min。

（3）LC-MS/MS 分析条件：目标分析物的分析检测采用 Symbiosis Pharma System 液相系统串联 AB SCIEX 5500 质谱仪进行。色谱柱：Raptor biphenyl 柱（2. 1×50 mm，2. 7 μm）；

流动相 A：0.1%乙酸水溶液，流动相 B：0.1%乙酸甲醇溶液，梯度洗脱程序：0~1.5 min，流动相 B：5%~40%；1.5~6.5 min，流动相 B：40%~70%；6.5~7.0 min，流动相 B：70%~100%；7.0~9.0 min，流动相 B：100%；9.0~11.5 min，流动相 B：0%；11.5~16.0 min，流动相 B：5%；流速：0.3 mL/min；分析时间：16.0 min。质谱检测条件如下：采用电喷雾离子源正离子模式检测，监测模式为多反应监测通道(MRM)，各目标分析物的监测参数见表 2-1。其他质谱检测条件如下：气帘气体 30 kPa，离子源温度 700℃，离子源气体 1(GS1)379 kPa，离子源气体 2(GS2)414 kPa，喷雾电压 27.5 kPa。

表 2-1　甲状腺素、三碘甲状腺原氨酸、反三碘甲状腺原氨酸、二碘甲状腺原氨酸和单碘甲状腺原氨酸的质谱监测参数

	甲状腺素	三碘甲状腺原氨酸	反三碘甲状腺原氨酸	二碘甲状腺原氨酸	单碘甲状腺原氨酸
母离子(m/z)	777.7	651.9	651.9	525.5	400
子离子(m/z)	731.6	605.7	605.7	479.9	354
去簇电压(V)	201	191	191	186	171
入口电压(V)	10	10	10	10	10
碰撞能(eV)	33	31	31	27	23
出口电压(V)	52	24	14	12	30

(4)方法学考察结果：该方法具有良好的特异性，试剂空白和基质空白样本内的物质均不干扰以上 5 种甲状腺激素代谢物的测定，甲状腺素、三碘甲状腺原氨酸、反三碘甲状腺原氨酸、二碘甲状腺原氨酸和单碘甲状腺原氨酸的最低定量限分别为 3.2、0.023、0.023、0.029 和 0.023 nM。该方法的准确度和精密度均有效满足分析测试的需求，测定结果与经 ELISA 法测定获得的结果具有良好的一致性。此外，该方法不存在明显的残留效应和基质效应。

(5)实际应用：该方法被应用于测定经不同剂量的丙基硫氧嘧啶处理后大鼠血浆样品内甲状腺激素代谢物的浓度。

3. 固相微萃取

固相微萃取技术(solid phase microextraction，SPME)是 20 世纪 90 年代发展起来的新型固相萃取技术。它是通过在涂渍在萃取头表面的色谱固定相或高分子吸附材料的吸附作用，将待测组分从样品基质中萃取富集起来，然后转移至色谱进样系统，通过解吸附直接进行分析。SPME 法无须有机溶剂，操作简单、快速，集采样、萃取、浓缩、进样为一体，易于实现自动化或在线联用。

(1)固相微萃取装置：如图 2-12 所示，固相微萃取装置的外形类似于色谱微量进样器，由手柄和萃取头两部分构成。萃取头是一根 1 cm 长，表面涂渍着固相吸附剂的熔融石英纤维，外套不锈钢针管以保护石英纤维不被折断。萃取头可在不锈钢针管内自由伸缩，用于萃取，吸附样品。不锈钢针管能够穿透橡胶或塑料垫片进行取样或进样。手柄用于安装或固定萃取头。

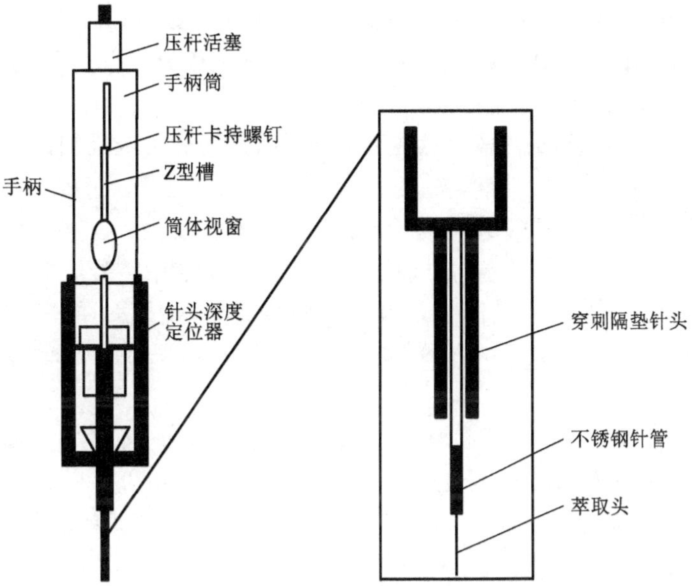

图 2-12　微萃取装置结构示意图

(2) 萃取模式与操作过程：固相微萃取有三种萃取模式：直接萃取（direct extraction SPME）、顶空萃取（headspace SPME）和膜保护萃取（membrane-protected SPME）。直接萃取是将萃取头直接插入样品溶液中进行萃取，主要用于难挥发性物质的萃取。顶空萃取是将萃取头置于样品的上部空间进行萃取，要求被萃取物质具有一定的挥发性。膜保护萃取的主要目的是为了在分析很脏的样品时保护萃取固定相，避免其受到损伤，该方法更适合于难挥发性组分的萃取。

固相微萃取的操作过程分为萃取和解吸两个步骤：①萃取过程：将不锈钢针管插入样品瓶内，推出萃取头，使其暴露在样品溶液或样品的上部空间进行萃取，同时可搅拌溶液或适当加热以加速吸附平衡。经过一段时间（2～30 min）后，抽回萃取头，拔出不锈钢针管，完成萃取过程。②解吸过程：在 GC 分析中，将不锈钢针管插入进样口，推动手柄杆使萃取头伸出。待测组分通过进样口的高温解吸，被载气带入色谱柱中。解吸完成后，收回萃取头，将针管从进样口移出。在 HPLC 分析中，将不锈钢针管插入 SPME-HPLC 接口的解吸池中，推动手柄杆伸出萃取头，切换六通阀，使流动相经过解吸池，将萃取头上的待测组分洗脱下来带入色谱柱。解吸完成后，收回萃取头，将针管从进样口移出。

(3) 注意事项：固相微萃取的萃取效果与固定相的性质（如极性、膜厚等）密切相关，故在实际分析过程中需根据被测物的分子量和极性选择适宜的萃取头。此外，固相微萃取并不能完全萃取样品中的待测组分，故需要严格控制操作条件，如取样时间、温度、萃取头浸入深度等，以保证分析结果的重现性。

4. 液相微萃取

液相微萃取（liquid phase microextraction，LPME）又称溶剂微萃取（solvent microextraction，

SME)，是在液-液萃取基础上发展起来的一种新型的样品前处理技术。它是通过将有机相制成微滴，增大与水相的接触面积，快速达到萃取平衡并提高萃取效率。液相微萃取常见的模式有三种：单滴微萃取(single drop microextraction，SDME)、中空纤维液相微萃取(hollow fiber liquid phase microextraction，HF-LPME)和分散液-液微萃取(dispersive liquid-liquid microextraction，DLLME)。

SDME 是将萃取溶剂形成单滴，悬挂于微型注射器的针头或毛细管口，然后浸入样品溶液或者悬于样品顶部空间进行萃取。该方法的主要缺点是萃取过程中，悬挂于针头或毛细管口的有机液滴易发生脱落，影响分析测试结果的精密度。

HF-LPME 是以中空纤维为载体，通过将萃取剂固定在中空纤维的微孔结构中，然后将其浸入样品溶液中进行萃取。HF-LPME 属于一种膜液相技术，能富集 100 倍以上的待测组分，适用于各种极性的化合物的萃取，溶剂消耗量少，样品净化效率高，易于实现自动化。

DLLME 相当于微型化的液液萃取，它是通过在系统里加入分散剂，提高有机萃取剂在水相中的分散，增加水相和萃取剂之间的接触表面，使待测组分在样品溶液和萃取剂之间实现快速转移，从而提高萃取效率。DLLME 的主要优点是操作简单，萃取时间短，分析成本低，环境污染小。

5. 微透析技术

微透析技术(microdialysis，MD)是以透析原理为基础发展起来的在体采样技术。它结合灌流取样和透析技术，能对存在于活体组织液中的内源性或外源性物质进行连续采样，并能与各种分析技术联用进行在线分析。其具体原理是将由半透膜制成的微透析探针植于需要取样的部位，采用与取样部位细胞间液相似的生理溶液以一定的流速(1～5 μL/min)进行持续灌注，由于半透膜内外待测组分的浓度差使得膜外的待测组分进入膜内，并被灌注液带至体外。大分子化合物如蛋白质或与蛋白质结合的药物等不能通过半透膜，故仍留在细胞外液中。

(1)微透析装置：微透析系统由微量注射泵、微透析探针、连接管、样品收集器及配套设备组成(见图 2-13)。

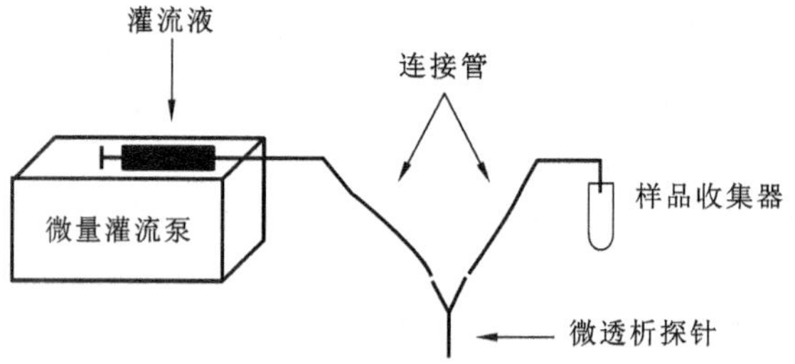

图 2-13　微透析装置示意图

微透析探针是微透析装置的核心部件，通常是由一段管式半透膜与不锈钢、石英或塑料管构成的双层通道，长度一般为 1～10 cm。半透膜由再生纤维素、聚碳酸酯或聚丙烯腈制成，截图分子量在 5000~10000 D 不等。常见的微透析探针的类型有线型、同轴型和并列分路型，其中同轴型使用最广泛。其结构及工作原理见图 2-14。探针的选择应综合考虑待研究部位如脑或脊髓、待研究部位的空间大小、待测物质的分子量大小、待测物质在透析液内浓度的数量级等因素。一般在满足实验要求的情况下，尽量选用膜长较长(回收率高)、杆和膜径较细(组织损伤小)的探头。

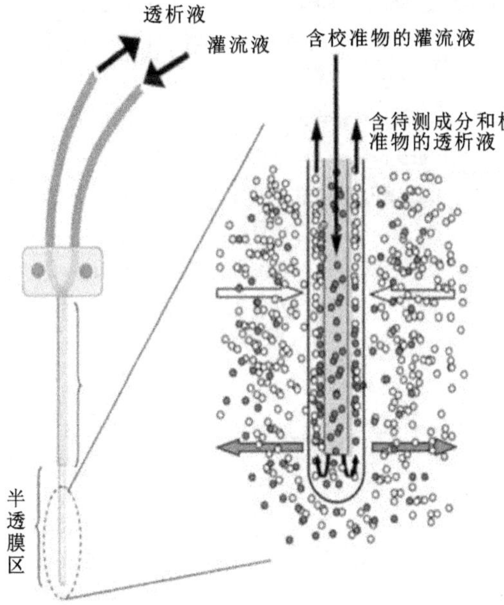

图 2-14　同轴型微透析探针的结构及工作原理示意图

(2)微透析技术的特点：微透析技术的最大优点是可在基本上不干扰实验个体正常生命过程的情况下进行在体(in vivo)、实时(real time)和在线(on line)取样，能真正地体现内源性物质或外源性物质在生物体内的动态变态，保证实验个体无体液损失，大大减少了实验所需的个体数量。此外，采集的样品溶液中不含大分子化合物，前处理简单，可直接与分析检测方法在线联用。但微透析所取得的样品量少，且透析液通常会稀释待测组分，因此对分析检测技术的灵敏度要求较高。此外，因为只有小分子物质可以通过半透膜，故该方法不适合大分子物质的采样，适用的药物范围有限。

【思考题】

1. 常用的生物样品有哪些？分别用于体内药物分析的哪些方面？
2. 常用的生物样品预处理方法有哪些？它们分别适合哪些生物样品的预处理？
3. 生物样品测定前为什么要去除蛋白质？去除蛋白质的常用方法有哪些？
4. 简述液-液萃取的原理以及影响萃取效率的因素有哪些？

参考文献

[1]李好枝. 体内药物分析[M]. 2 版. 北京：中国医药科技出版社，2011.
[2]姚彤炜. 体内药物分析[M]. 杭州：浙江大学出版社，2012.
[3]邓远雄，李晓宇. 体内药物分析[M]. 长沙：中南大学出版社，2016.
[4]于治国. 体内药物分析[M]. 3 版. 北京：中国医药科技出版社，2017.
[5]李长印，廖健城，陆明霞等. LC-MS/MS 法测定人血浆中普芦卡必利的浓度[J]. 中国药理学通报，2022，38(05)：789-794.
[6]Elawady T，Khedr A，El-Enany N，et al. LC-MS/MS determination of erdafitinib in human plasma after SPE：Investigation of the method greenness[J]. Microchemical Journal，2020，154：104555.
[7]陈晓茹，洪富美. 柱前衍生化 LC-MS/MS 法同时测定人血浆中炔雌醇和依托孕烯及其药动学研究[J]. 药学与临床研究，2021，29(04)：274-278. DOI：10. 13664/j. cnki. pcr. 2021. 04. 009.
[8]Hindrichs C，Walk T，Melching-Kollmuss S，et al. A Novel and Fast Online-SPE-LC-MS/MS Method to Quantify Thyroid Hormone Metabolites in Rat Plasma[J]. Chemical Research in Toxicology，2024，37：33-41.

第3章

体内分析方法的建立与确证

我国《新药审批办法》规定申报新药必须提供有关药代动力学研究资料。要开展药代动力学研究，首先要解决的问题就是体内微量药物及其代谢物的分离、分析方法。体内药物分析借助于现代化的仪器与技术，分析人或动物体液及各组织器官中药物及其代谢物的浓度，了解药物在体内数量和质量的变化，获得药物代谢动力学的各种参数和转变过程，以及代谢的方式、途径等信息，从而有助于药物的研究与临床合理应用。因此，体内药物分析已成为新药研究中不可缺少的重要组成部分。只有建立一个良好的体内药物分析方法，获得准确、可靠的体内药物浓度数据，才能正确反映药物在体内的浓度变化与处置过程，为新药药代动力学研究以及临床合理用药提供依据。本章将介绍体内药物分析方法的选择依据、方法建立的一般步骤以及方法学确证的基本内容与要求。

3.1 体内药物分析方法的选择依据

在分析方法建立之前，首先应了解被分析药物的结构、理化性质等信息，同时查阅相关文献资料，对文献中所用的分析方法加以总结和分析。对于尚无文献报道的药物，可以参考类似结构或同类药物的相关文献。值得注意的是，由于一个分析方法的建立涉及到众多的影响因素，仪器设备、试剂以及分析条件的差异通常会造成分析结果的不易重现。

待测药物的理化性质、在生物体内的动力学过程等信息，以及体内分析的目的与要求是建立体内药物分析方法的主要依据。

3.1.1 分析方法建立的前期准备

3.1.1.1 重视并做好文献总结、整理工作

在建立分析方法之前，首先应进行充分的文献调研，充分了解待测药物的特性及体内存在状况。文献调研主要包括三方面的内容：①药物的理化性质；②了解药物在体内的吸收、分布、代谢及排泄的大致过程，这主要通过药物的药动学参数来描述，包括半衰期、清除率、表观分布容积，口服药物还有达峰浓度及达峰时间；③文献已报道的药物分析方法及生物样品的预处理方法。通过查阅文献，总结并比较各种不同的分析条件，一般来说，

会首先选择最简单的分析条件及样品处理方法进行摸索并作进一步的调整。

对于文献尚未报道的药物，在选择样品处理方法及检测方法时，可以查阅同类药物的相关文献，同时根据药物的理化性质选择合适的方法。药物的 pKa 值、亲脂性、溶解度、分配系数都能够为样品预处理和检测方法提供线索。例如，具有亲脂性的药物可根据其 pKa 值选择在适当的 pH 值下用溶剂萃取；具有强极性或亲水性的药物，可以用沉淀蛋白、固相萃取、离子对萃取或衍生化后萃取等方法处理；具有挥发性的药物一般可以选择气相色谱法进行测定，而药物的光谱或电化学特性则决定了检测器的选择。对酸碱不稳定的药物，应当避免使用强酸或强碱性溶剂；对热不稳定的药物则应当避免高温蒸发溶剂。

3.1.1.2 明确测定的目的要求

测定的目的与要求直接影响着分析方法的建立。例如，药代动力学主要研究药物在体内的吸收、分布、代谢和排泄过程，阐明药物在人或动物体内浓度的经时变化过程、药物代谢途径和代谢产物的结构。因此，在药代动力学研究过程中，通常要求同时测定原型药物和代谢产物，并要求方法具有较宽的线性范围(需测到 C_{max} 的 1/20~1/10)、较高的灵敏度和准确度，常用方法如 HPLC，LC-MS 或 LC-MS/MS 等。然而，在临床治疗药物监测中，药物浓度通常在有效浓度范围之内，线性范围不如药代动力学研究时所要求的那么宽，但要求及时得到浓度数据反馈到临床，在分析方法上更注重简便、易行；同时，由于临床患者普遍有合并用药的现象，所建立的分析方法应具有更好的特异性和选择性，如常用 UV、RIA 或 EIA 等。在中毒患者的临床抢救中，通常药物浓度极高，因此不必强调方法的灵敏度，而应强调方法的特异性和分析速度。

3.1.1.3 实验室条件

在建立体内药物分析方法时，还应充分考虑到实验室现有的实验条件，选择可行的分析方法。另外，应当检查分析方法建立所需要的试剂、耗材是否齐全，为分析方法的开发做好充足的准备。

3.1.2 常用的体内药物分析方法

目前，用于体内药物分析的方法有很多，归纳起来主要有以下几类。

3.1.2.1 色谱分析法

色谱技术(Chromatography)是研究体内药物及其代谢物最强有力的手段，其在体内药物分析中的应用始于 20 世纪 80 年代。其分离原理是：溶于流动相(Mobile Phase)中的各组分经过固定相(Stationary Phase)时，由于与固定相发生作用(吸附、分配、离子吸引、排阻、亲和)的大小、强弱不同，在固定相中滞留时间不同，从而先后从固定相中流出。由于色谱技术具有很高的选择性和较高的灵敏度，因而可同时分析结构相似的药物和代谢物等。

色谱法中以高效液相色谱法(HPLC)最为常用，适用于分离低挥发性或非挥发性、热稳定性差的物质。按固定相和流动相的极性不同可分为正相色谱法(NPC)和反相色谱法

(RPC)，正相色谱法采用极性固定相(如聚乙二醇、氨基与腈基键合相)；流动相为相对非极性的疏水性溶剂(烷烃类如正己烷、环己烷)，常加入乙醇、异丙醇、四氢呋喃、三氯甲烷等以调节组分的保留时间。常用于分离中等极性和极性较强的化合物(如酚类、胺类、羰基类及氨基酸类等)。反相色谱法一般用非极性固定相(如 C_{18}、C_8)；流动相为水或缓冲液，常加入甲醇、乙腈、异丙醇、丙酮、四氢呋喃等与水互溶的有机溶剂以调节保留时间。适用于分离非极性和极性较弱的化合物。反相高效液相色谱法(RP-HPLC)更具有试剂价廉、方法简单和适应范围广等优点，现已成为体内药物分析方法中最重要的方法，据统计，它占整个 HPLC 应用的 80%左右。

气相色谱法(GC)以气体为流动相，根据固定相对样品中各组分吸附或溶解能力不同而进行分离。GC 在体内药物分析方法中也占有重要地位，只要在气相色谱仪允许的条件下可以气化而不分解的物质，都可以用气相色谱法测定。对部分热不稳定物质，或难以气化的物质，通过化学衍生化的方法，仍可用气相色谱法分析。毛细管气相色谱法，由于其柱效高，可分析复杂的混合物(如兴奋剂的检查)，因而在体内药物分析中具有很好的应用前景。气相色谱法可用于体液和组织中脂肪酸、甘油三酯、维生素、糖类等的分析，在药物分析中可用于抗癫痫药、中成药中挥发性成分、生物碱类药品的测定。

高效毛细管电泳(HPCE)是 20 世纪 80 年代后期发展起来的经典电泳技术和现代微柱分离相结合的产物，是一类以毛细管为分离通道，以高压直流电场为驱动力的新型液相分离分析技术。与 HPLC 相比，HPCE 分离效率高，速度快，所需样品、试剂用量少，在体内药物分析中得到广泛应用。HPCE 可以在 185~210nm 波长下进行检测，可以测定分子中不带生色团的药物，扩大了检测范围。目前 HPCE 在药物滥用监测、毒品检验、戒毒工作方面有独特的优势。

3.1.2.2　联用分析法

目前使用较广泛的联用分析法为色谱-质谱联用分析法和色谱-核磁共振联用分析法。

色谱与质谱的联用是应用于药物分析中最为广泛的技术，能够使样品的分离、定性、定量一次完成。色谱技术为质谱分析提供了纯化的试样，质谱则提供准确的结构信息。

1976 年，Hewlett-Packard 公司开发了第一台商品化 GC-MS。经过几十年的时间，GC-MS 已经发展成为一种比较成熟的分析技术，在石油化工、环境监测及农业等领域的应用非常广泛。在药物研究领域中，由于许多药物是热不稳定或难挥发性的化合物，而 GC-MS 要求样品能够气化，受到挥发性的限制，因而可以直接用 GC-MS 进行分析的样品不到已知药物总数的 20%。对于挥发性差或热不稳定的化合物，虽然可以采取水解、硅烷化等预处理方法，但增加了操作上的麻烦，而且常常破坏样品。因此，GC-MS 技术本身的特点限制了其在药物分析中的广泛应用。与 GC 相比，LC 不受样品挥发性的限制，适用范围广，可以分析热不稳定、难挥发的化合物以及蛋白质、多肽、多糖等生物大分子物质。因此，液相色谱-质谱联用(LC-MS)是目前最重要的分离分析方法之一，HPLC 的高分离性能和 MS 的高选择性，高灵敏度及丰富的结构信息相结合，已成为体内药物分析研究中强有力的工具。在液质联用系统中，HPLC 在常温环境下工作，输送、分离样品，相当于质谱的进样器；而质谱的灵敏度高(可达到 10^{-15}~10^{-12}g)，定量、定性的能力很强，所以可看成是色谱的检测器。液质联用可分为单级的LC-MS和多级的LC-MS/MS^n。LC-MS/MS技术具有比LC-MS更优越的性能，更能充分发挥质谱检测灵敏度高和特异性强的特点，特别适用于分析复杂生物基质中的痕量待测物。并由于MS/MS可以产生大量的碎片离子，弥补了LC-MS在定性鉴别上的不足，相对于LC-MS可以提供更多的结构信息，LC-MS/MS是目前在药物定性、定量研究中应用最为广泛的色谱质谱联用技术。对于药物的定量研究而言，LC-MS/MS利用其多级离子选择的特殊性质，在MRM扫描方式下，在保证质谱高灵敏度的同时，能极大地提高分析方法的特异性，减少或消除样品中无关物质的干扰，使得许多以前无法进行的痕量分析和鉴定成为可能。同时该方法可以简化生物样品的制备和分离过程，大大加快样品的分析速度，特别适合对分析速度要求较高的生物样品及临床生物样品的测定。在药物及其代谢物的定性研究中，LC-MS/MS利用母离子扫描、子离子扫描和中性丢失扫描等多种扫描方式，结合同位素标记等技术，在分离鉴定药物的新型代谢产物，确定药物体内代谢途径等研究中起到了其他分析技术所无法达到的作用。因此，目前LC-MS/MS已经广泛用于药物及其代谢物的定性和定量研究。

3.1.2.3 免疫分析法

免疫分析法(Immunoassay，IA)在体内药物分析中，尤其是在TDM中也是常用的一类分析方法。其原理是利用抗原-抗体的特异反应来测定体内药物的含量。它将分析方法与免疫原理相结合，进行超微量分析，具有灵敏度高、选择性强、操作简便、快速、用量少、样品一般不需进行预处理等优点。因此，该法特别适合分析大批量的低浓度、体液样品。其缺点是测定药物的种类受试剂盒供应的限制，且测定结果的准确度不如色谱法。根据对抗原标记方法的不同，免疫分析法可分为放射免疫分析(Radio immunoassay，RIA)、酶免疫分析(Enzyme immunoassay，EIA)、化学发光免疫分析(Chemiluminescence immunoassay，CLIA)及荧光免疫分析(Fluorescence immunoassay，FIA)等。

3.1.2.4 光谱分析法

光谱分析法(Spectroscopic Analysis,)包括比色法(Colorimetry，COL)、紫外分光光度法(Ultraviolet Spectrophotometry，UV)、荧光分光光度法(Fluorospectrophotometry，FLUOR)和原子吸收分光光度法(Atomic Absorption Spectrophotometry，AAS)。光谱分析法是体内药物分析中应用较早的方法之一。其特点是仪器结构简单，测定快速简便。但由于这些方法本身不具分离功能，易受到结构相近的其他药物、代谢物及内源性杂质的干扰，因而其应用正逐渐减少，仅适用于分析一些浓度较高、含干扰成分较少的样品。但是光谱法中的荧光分析法由于灵敏度高，可分析浓度极低的药物(10^{-13}g/mL)，而成为体内药物分析中不可缺少的方法。此外，原子吸收分光光度法在测定体液中微量金属元素方面也占有特殊的地位。

3.1.2.5 电化学分析法

电化学分析法(Electrochemical Analysis)是一类基于电池内发生电化学反应而建立起来的方法。测定时，通过选择适当的电极组成化学电池，以测定电压、电流、电阻、电量等电信号强度变化来对药物进行定性和定量分析。该类方法的特点是仪器设备简单、操作方便，易于实现测试的连续化和自动化。本法由于受到方法灵敏度和选择性的限制，不如色谱法、免疫法应用广泛，但在测定体内某些离子型化合物以及具有电活性的药物时具有独特的作用。

3.2　体内药物分析方法建立的一般步骤

3.2.1　选择合适的分析方法

分析方法的选择依据一般由药物本身的理化性质以及检测要求决定，生物样品中的药物浓度是决定分析方法的首要因素。由于生物样品中所含药物浓度或其代谢产物的浓度都很低（一般在 10^{-6} ~ 10^{-3} g · L^{-1} 范围），并且样品量通常都比较少，难以通过增加取样量的方法提高灵敏度，因此，在选择分析方法时应考虑选择灵敏度高、特异性强的方法。

3.2.2　选择合适的样品前处理方法

生物样品中含有大量内源性物质，不仅能与药物及其代谢产物结合，而且会干扰测定，因此，生物样品中的药物必须经过分离、纯化与富集，必要时还需要对待测药物进行化学改性处理，从而为测定创造良好的条件。如果生物样品的前处理不当，往往会使测定方法的回收率降低，会发生定性定量错误、色谱柱寿命缩短、仪器设备损坏等问题。一般来说，样品前处理要达到的目标为：①去除生物基质中干扰样品分析的杂质，提高分析精度和分离效果；②提高待测药物的检测灵敏度；③提高样品与流动相的兼容性，从而改善定性定量分析的重复性。对于色谱法来说，样品前处理并没有统一的方法，可以根据样品的种类、待测药物的理化性质及所选的分析方法对样品进行分离、纯化、提取与富集。常用的生物样品前处理方法有沉淀蛋白、有机溶剂提取、固相萃取、微透析等，具体内容已在本书第二章进行论述。

3.2.3　方法建立的一般步骤

3.2.3.1　检测条件的选择

取待测药物标准物质按拟定的测定方法进行分析，了解浓度与测定响应值之间（如吸光度、色谱峰高或面积等）的关系，确定线性范围、最适测定浓度、检测限和测定的最适条件（pH、温度、反应时间）等。采用色谱法测定时，可通过调整色谱柱（填料与粒径、柱长）、流动相（组分及其配比）及流速、柱温、检测波长、进样量、内标浓度及其加入量、样品预处理方法等条件，使各物质具有良好的色谱分离效果。通过选择适当的检测器，获得足够的方法灵敏度。

3.2.3.2　考察内源性物质的干扰，优化样品预处理方法

取空白生物基质，采用拟定的方法进行测定，生物基质中的内源性物质应当对待测药

物、内标无干扰(方法特异性)。如有干扰，需进一步优化样品前处理方法。

3.2.3.3 方法学验证

取空白生物基质，加入待测药物标准溶液制成模拟生物样品，采用拟定的预处理及测定方法进行分析，考察方法的线性范围、精密度与准确度、检测限以及提取回收率等技术指标，并进一步检验生物基质中内源性物质对待测药物的干扰程度，判断方法的适用性。

3.2.3.4 实际样品测定

有时用体外建立的方法去测定体内获取的实际生物样品时，会得出错误的结论。因为药物在体内可能与内源性物质结合(如与血浆蛋白结合)，或者经过各项药物代谢酶的作用后生成多个代谢产物，使得药物在体内的存在形式变得更为复杂，因此要对药物体内过程有一定程度的了解。在分析方法初步建立后，需要进行实际生物样品的测定，考察代谢产物对药物、内标的干扰情况，以及方法灵敏度，进一步验证方法的可行性。有时也采用专属性强、已证明适用于体内实样测定的步骤和方法作为对照测定，并以此来检验所建方法的可行性。

3.2.3.5 内标物的选择

内标法是一种间接或相对的校准方法。在分析测定样品中某组分含量时，加入一种内标物质以校准和消除因操作条件的波动而引起的分析结果误差，提高分析结果的准确度。使用内标法时，在样品中加入一定量的标准物质，它可被色谱柱所分离，又不受待测样品中其他组分峰的干扰，只要测定内标物和待测组分的峰面积与相对响应值，即可求出待测组分在样品中的百分含量。采用内标法定量时，内标物的选择很关键。合适的内标物应符合以下条件：①内标物应是待测样品中不存在的纯物质；②必须完全溶于待测样品中，并与样品中各组分的色谱峰能完全分离；③加入内标物的量应接近于待测组分；④色谱峰的位置应与待测组分的色谱峰位置相近，或在几个待测组分色谱峰中间。通常情况下选择的内标物质和待测组分有相似的物理化学性质(如化学结构、极性、挥发度及在溶剂中的溶解度等)、色谱行为和响应特征，最好是被分析物质的同系物。同位素标记的内标物在选择质谱为检测手段时具有独特的优势，将在下节中介绍。

3.3 方法学确证的内容与要求

由于生物样品一般来自血样、尿液或其他生物样品，具有取样量少、药物浓度低、干扰物质多(如内源性物质、代谢物、结合物和同服的其他药物等)以及个体差异大等特点，因此必须根据待测物的结构、生物介质和预期的浓度范围，建立灵敏、专一、精确、可靠的生物样品定量分析方法，并对方法进行确证。

分析方法确证分为全面确证、部分确证和交叉方法学确证三种情况。对于首次建立的生物样品分析方法、新的药物或新增代谢物定量分析，应进行全面方法确证。在其他情况下可以考虑进行部分方法确证，如生物样品分析方法在实验室间的转移、定量浓度范围改变、生物介质改变、稀少生物介质、证实复方给药后分析方法的特异性等。当试验研究的数据来自于不同的实验室、样品预处理方法有所不同、同一项目的样品分析需要在两台仪器上完成或者选用不同的分析方法进行测定的情况下，需要对每个地点和实验室进行仪器间或实验室间的可靠性确认，即进行交叉方法确证，以确保数据的可比性。交叉方法确证的结果对于判断所得数据的可靠性非常重要，要求两种分析方法的误差应不小于 15%。

方法学确证通常采用模拟生物样品和用药后的实际生物样品进行，确证内容包括方法特异性、标准曲线和定量范围、定量限、精密度与准确度、样品稳定性、提取回收率等。具体的技术指标及其基本要求如下。

3.3.1　特异性

特异性(Specificity)是指在样品中存在干扰成分的情况下，分析方法能够准确、专一地测定分析物的能力。必须证明所测定物质是受试药品的原型药物或特定活性代谢物，生物样品所含内源性物质和相应代谢物、降解产物不得干扰样品的测定，如果有几个分析物，应保证每一个分析物都不被干扰。对于色谱法至少要考察 6 个不同个体的空白生物样品色谱图、空白生物样品外加对照物质色谱图(注明浓度)及用药后的生物样品色谱图，以反映分析方法的特异性。如果采用内标方法，还需要提供空白生物样品加内标物质色谱图，以证明内标中所含杂质不干扰待测药物的分析。对于以软电离质谱为基础的检测法(LC-MS、LC-MS/MS)应注意考察分析过程中的介质效应，如离子抑制等。

接受标准：在获得的色谱图中根据保留时间来判断有无干扰峰，以干扰峰的峰面积应不大于最低定量限(LLOQ)峰面积的 20%为限，待测物的测定不被内源性物质或其他物质干扰，多个待测物间不相互干扰。

1. 内源性物质的干扰

通过比较待测药物或其活性代谢产物的标准物质、空白生物基质和模拟生物样品(空白生物基质中添加标准物质)的检测信号，如 HPLC 图谱中各待测药物或其活性代谢产物色谱峰的保留时间(t_R)、理论塔板数(n)和拖尾因子(T)是否一致，以及与内源性物质色谱峰的分离度(R)，确证内源性物质对分析方法有无干扰。

2. 代谢产物的干扰

通过比较模拟生物样品和用药后的实际生物样品的检测信号，如 HPLC 图谱中各被测药物色谱峰的 t_R、n 和 T 是否一致，以及与其他代谢产物色谱峰(在实际样品的色谱中通常随用药后的时间延长而增加)的 R，确证其他代谢产物对分析方法有无干扰。在对于结构已知的特定活性代谢产物的测定中，必要时可通过光二极管阵列检测(HPLC-PDA)和质谱检测确证被测定色谱峰的单纯性和统一性；对于结构未知的代谢产物的测定，也可采用 LC-MC-NMR 进行结构的初步推测后，考察其干扰情况。

条件允许的情况下，还应当考虑代谢物与原型药物的相互转化。在空白基质及含有低于 3 倍 LLOQ 浓度的模拟生物样品中加入代表实际生物样品中能达到的最高代谢产物浓度的目标代谢产物标准物质工作液，按样品预处理方法操作后测定原型药物的浓度，评价代谢产物向原型药物转化的程度。在新药研发的初期，并不能确证药物的代谢过程，因此这种评价并不实际。但是，当药物的代谢产物被确证之后，应当尽量在方法学确证中评价代谢产物向原型药的转化情况。

3. 合并用药的干扰

在临床实际治疗过程中，患者通常存在合并用药的情况，此时就应当考虑同时服用的其他药物对待测药物的干扰。通过比较待测药物、同时服用的药物、模拟生物样品和添加有同时服用药物的模拟生物样品的色谱图，比较色谱峰的 t_R 和 R，确证合并用药对待测药物的干扰情况。

3.3.2 标准曲线和定量范围

标准曲线（Calibration Curve）反映了待测药物浓度与仪器响应值之间的关系，一般用回归分析法（如最小二乘法、加权最小二乘法等）所得的回归方程来评价。应提供标准曲线的线性方程和相关系数，说明其线性相关程度。标准曲线高低浓度范围为定量范围，在此范围内浓度测定结果应达到试验要求的精密度和准确度。

3.3.2.1 标准曲线的制备

1. 标准曲线工作液的制备

精密称取待测药物的标准物质（对照品或标准品，或者符合标准的原料药）适量，用适当的溶剂（通常为水、甲醇或其他溶剂）溶解配制标准曲线储备液，在适宜的条件下保存备用。精密量取标准曲线储备液适量，用适当的溶剂（水、甲醇或其他溶剂）定量稀释成不同浓度的标准曲线工作液。

2. 内标溶液的制备

精密称取内标物质（对照品或标准品，或者符合标准的原料药）适量，用适当的溶剂溶解并定量稀释成一定浓度的内标储备液，在适宜的条件下保存备用。精密量取内标储备液适量，用适当的溶剂定量稀释制成内标溶液。

内标溶液的浓度一般与标准曲线上的中间浓度相当，即按拟定方法检测时，内标溶液与标准曲线中浓度的检测信号（HPLC 的峰面积或峰高）的比值接近 1。

3. 标准曲线样品的制备

配制标准曲线的样品应使用与待测样品相同的生物基质，测定不同生物样品应建立各自的标准曲线，用于建立标准曲线的标准浓度个数取决于待测药物可能的浓度范围和待测药物/响应值关系的性质。必须至少用 5~6 个浓度建立标准曲线，非线性相关可能需要更多浓度点。定量范围要能覆盖全部待测生物样品浓度范围，不得用定量范围外推的方法求算未知样品的浓度。建立标准曲线时应随行空白生物样品，但计算时不包括该点，仅用于评价干扰。标准曲线各浓度点的实测值与标示值之间的偏差在可接受的范围之内时，可判定标准曲线合格。只有合格的标准曲线才能对待测样品进行定量计算。当线性范围较宽的时候，推荐采用加权的方法对标准曲线进行计算，以使低浓度点计算得比较准确。

取空白生物基质（如血清、血浆、全血、尿等）若干份，分别加入内标溶液和标准曲线工作液适量（注意配制时加入标准曲线工作液的体积不应超过标准曲线样本总体积的 10%，以避免因大量溶剂的加入而导致标准模拟生物样品与实际样品存在较大的差异），涡旋混匀，即得到系列浓度的标准模拟生物样品。配制的标准曲线样本的浓度应尽量覆盖所有未知样本的浓度，最低定量限信噪比(S/N)应大于 5。标准曲线最高浓度应高于人或动物用药后体内的血浆药物峰浓度(C_{max})，最低浓度应低于 C_{max} 的 1/20～1/10(一般认为上限可为最高浓度的 115%，下限可为最低浓度的 80%)。同时制备空白生物基质样品(浓度为零)，配制过程中应注意防止空白基质被标准曲线工作液或内标工作液污染。

为防止因加入标准溶液中的溶剂(如甲醇、乙腈等)造成部分生物基质蛋白变性而使模拟生物样品与用药后的实际生物样品不一致，进而造成分析结果的偏差，也可先在适宜容器内加入标准曲线工作液适量，挥干溶剂后，再加入空白生物基质涡旋混匀后制成模拟生物样品。

3.3.2.2　标准曲线的计算

将标准曲线系列浓度的生物样品按拟定方法处理后测定，以待测药物的检测响应值与内标物质的响应值的比值(因变量，Y)对模拟生物样品中的药物浓度(自变量，X)，用最小二乘法或加权最小二乘法进行回归，求得回归方程($Y=a+bX$)及其相关系数(r)，并绘制标准曲线。

1. 最小二乘法

最小二乘法(又称最小平方法)是一种数学优化技术。它通过最小化误差的平方和寻找数据的最佳函数匹配。利用最小二乘法可以简便地求得未知的数据，并使得这些求得的数据与实际数据之间误差的平方和为最小。

回归分析的基本假设为：

(1)线性，即 X 和 Y 满足 $E(Y|X=x)=a+bx$，a 称为截距，b 称为斜率，又称为回归系数。

(2)独立性，即各样本必须相互独立。

(3)正态性，当给定 X 值时，相应的 Y 服从正态分布。

(4)方差齐性，即不同 X 对应 Y 的变异性完全相同，及 Y 的方差 σ^2 不依赖于 X 值的变化，即 $Y\sim N(a+bX,\ \sigma^2)$

最小二乘法就是寻找一条直线，使对应于 Xi 的各实测值 Yi 与理论回归直线 $Y=a+bX$ 上对应点的高度的差的平方和为最小。

$$b=\frac{\sum_{i=1}^{n}x_iy_i-n\bar{x}\,\bar{y}}{\sum_{i=1}^{n}x_i^2-n\bar{x}^2}$$

$$a=\bar{y}-b\bar{x}$$

$$\mathrm{r}=\frac{\sum_{i=1}^{n}(x_i-\bar{x})(y_i-\bar{y})}{\sqrt{\sum_{i=1}^{n}(x_i-\bar{x})^2}\sqrt{\sum_{i=1}^{n}(y_i-\bar{y})^2}}$$

2. 加权最小二乘法

用普通最小二乘法求算回归方程时，是以在标准曲线范围内每个浓度的测量方差齐性为前提，所以对标准曲线上的每个浓度点的绝对误差(y_i-y_i')赋予同等的重要性。但在体内药物分析中，由于标准曲线上的高低浓度相差悬殊，其测量值的方差通常并不来自同一个总体，方差非齐性，所以，当使用普通最小二乘法进行回归时，会导致低浓度点的相对误差较大，难以满足规定要求。加权最小二乘法在回归计算时增加了一个权重因子 W_i，同时使$\sum W_i(y_i-y_i')^2$ 最小，来求算回归直线的斜率和截距。使权重与绝对误差成反比，即将大的权重赋予绝对误差小的点，而小的权重赋予给绝对误差大的点。以这种方法求算的回归方程作为生物分析的标准曲线，可以使生物样品的测定结果与理论值的相对偏差在不同浓度区间内比较均衡，从而易于满足规定要求。

回归直线方程参数的计算：

回归直线方程 $Y=a+bX$ 中截距 a、斜率 b 及相关系数 r 的计算公式如下：

$$b=\frac{\sum_{i=1}^{n} w_i \times \sum_{i=1}^{n} w_i x_i y_i - \sum_{i=1}^{n} w_i x_i \times \sum_{i=1}^{n} w_i y_i}{\sum_{i=1}^{n} w_i \times \sum_{i=1}^{n} w_i x_i^2 - \left(\sum_{i=1}^{n} w_i x_i\right)^2}$$

$$a=\frac{\sum_{i=1}^{n} w_i y_i - b\sum_{i=1}^{n} w_i x_i}{\sum_{i=1}^{n} w_i}$$

$$\mathrm{r}=\sqrt{\frac{\sum_{i=1}^{n} w_i\left(a+bx_i-\frac{\sum_{i=1}^{n} w_i y_i}{\sum_{i=1}^{n} w_i}\right)^2}{\sum_{i=1}^{n} w_i\left(y_i-\frac{\sum_{i=1}^{n} w_i y_i}{\sum_{i=1}^{n} w_i}\right)^2}}$$

权重因子的选择依据是：它应使各测定点具有适当的权重，由此计算得到的标准曲线应尽可能使各浓度点测量值的相对误差都符合规范要求。通常采用的方法是，令 W_i 与测量值 Y_i 的方差成反比，即 $W_i=K/S_i^2$。式中的 S_i 可以通过对每个 Y_i 值的平行测量求得。在生物样品分析的实际工作中采用最多的是，令 $W_i=K/X_i^2$，或 $W_i=K/Y_i^2$。在某些情形下，按这两个公式确定权重因子显得对标准曲线上低浓度点加权过重，从而导致高浓度点的测量值准确度损失过多，这时，可以适当降低低浓度点的权重，如令 $W_i=K/X_i$，或 $W_i=K/Y_i$。总之，权重因子的选择有多种模式，可以根据每种分析方法的测定结果作出选择或调整。

3.3.2.3 标准曲线的接受标准

在化学药物临床药代动力学或生物等效性研究中，标准曲线应至少包括 6 个浓度（不包括零点）。在化学药物的非临床药代动力学研究中，应当用至少 5 个浓度建立标准曲线。标准曲线最高浓度应高于人或动物用药后体内的血浆药物峰浓度（C_{max}），最低浓度应低于

C_{max} 的 1/10~1/20。可接受范围一般规定为最低浓度点的偏差(RE)在±20%以内，其余浓度点的 RE 在±15%以内。回归方程的截距应接近于 0，相关系数应接近于 1，通常要求色谱法的相关系数 $r \geqslant 0.99$，生物学方法的 $r \geqslant 0.98$。需要指出的是，仅相关系数 $r>0.99$ 并不能保证实测值与标示值的 RE 在可接受的范围之内。

3.3.3　定量下限

定量下限(Lower Limit of quantitation，LLOQ)是标准曲线上的最低浓度点，表示测定样品中符合准确度和精密度要求的最低药物浓度。LLOQ 应能满足测定 3~5 个消除半衰期时样品中的药物浓度或能检测出 C_{max} 的 1/20~1/10 的药物浓度。至少应由 5 个标准样品测试结果证明。精密吸取至少 5 个以上同一空白基质至离心管中，再精密吸取一定量的标准曲线最低点工作液和内标工作液，按生物样本前处理方法处理后，用拟定方法测定，平行操作。

接受标准：响应值应为空白生物基质干扰物响应值的 5 倍以上($S/N \geqslant 5$)，其准确度应在真实浓度的 80%~120%范围内，相对标准差(RSD)应小于 20%。

应当注意定量下限和检测限(Limit of Detection，LOD)的区别。LLOQ 和 LOD 都表示该分析方法检测低浓度样品的能力。LOD 是指可在噪声水平下识别生物样品中药物的最低浓度；而 LLOQ 是指测定样品中符合准确度和精密度要求的最低药物浓度。由于定量的需要，LLOQ 的响应值测定时至少要保证 $S/N \geqslant 5$，而最低检测限(灵敏度，$S/N=3$)只需能检测到该物质即可，但不能保证定量的准确性。

3.3.4　精密度与准确度

精密度(Precision and Accuracy)是指在确定的分析条件下，相同介质中相同浓度样品的一系列测量值的分散程度。

准确度是指在确定的分析条件下，测得的生物样品浓度与真实浓度的接近程度(即质控样品的实测浓度与真实浓度的偏差)，重复测定已知浓度分析物样品可获得准确度。

3.3.4.1　制备及测定方法

一般要求选择低、中、高 3 个浓度的质控样品同时进行方法的精密度和准确度考察。低浓度通常选择在 LLOQ 的 3 倍以内；高浓度接近于标准曲线的上限；中间选一个浓度。

在体内药物分析中，通常在 1 个工作日内难以完成全部的生物样品分析。在不同工作日之间的实验条件(如仪器性能、参数、温度、湿度等)有可能发生微小的改变，进而对分析结果可能产生影响。因此，在方法精密度考察中除要考察批内精密度(Within-batch，Within-run 或 Intra-assay Precision)外，同时还应考察批间精密度(Between-batch，Between-run 或 Inter-assay Precision)。

(1)批内精密度：在一个工作日内完成，要求随行制备 1 条标准曲线，每一浓度至少制备 5 个样品，每个样品测定 1 次，用随行标准曲线分别计算每个样品的实测浓度。

(2)批间精密度：在不同天连续制备并测定 3 批样品(不少于 45 个样品)，每批样品含低、中、高三个浓度各至少 5 个样品，每 1 个工作日内完成 1 个分析批的测定，通常在 5~

6 天内完成。要求每 1 分析批内制备 1 条标准曲线，用三个分析批的随行标曲分别计算每个样品的实测浓度。

3.3.4.2 计算方法

(1)方法精密度一般用标准偏差(Standard Deviation，SD)或相对标准偏差(Relative Standard Deviation，RSD)表示，计算公式如下：

$$SD = \sqrt{\frac{\sum_{i=1}^{n}(x_i - \bar{x})^2}{n = 1}}$$

$$RSD = \frac{SD}{\bar{x}} \times 100\%$$

x_i 为同一浓度下某一样品的浓度实测值，$\bar{x}$ 为该浓度下所有样品实测浓度平均值，n 为样品数。

(2)精密度与准确度的结果通常可以用 Excel 软件处理完成。采用单因素方差分析法计算批内和批间精密度，计算公式如下：

$$\text{批内 } RSD = \frac{\sqrt{\text{组内 } MS}}{\bar{C}} \times 100\%$$

$$\text{批间 } RSD = \frac{\sqrt{\text{组间 } MS}}{\bar{C}} \times 100\%$$

MS 为方差分析得到的均方，$\bar{C}$ 为该浓度下 3 批样品实测浓度的平均值。

$$\text{准确度}(RE\%) = \left(\frac{C_{\text{实测}}}{C_{\text{加入}}}\right) \times 100\%$$

3.3.4.3 接受标准

通常用质控样品的批内和批间相对标准差(RSD)来考察方法的精密度。一般 RSD 应小于 15%，在 LLOQ 附近 RSD 应小于 20%。准确度一般应在 85%~115%范围内(一般偏差应小于 15%)，在 LLOQ 附近应在 80%~120%范围内。

3.3.5 样品稳定性

在体内药物分析中，生物样品量较大，通常不能在 1 个工作日内完成全部生物样品的测定，而是需要在多个工作日完成。根据具体情况，对含药生物样品在室温、冰冻和冻融条件下以及不同存放时间进行稳定性考察，以确定生物样品稳定的存放条件和时间，确保样品稳定的条件下进行测定。除此之外，还应注意考察储备液的稳定性以及样品处理后的溶液中待测药物的稳定性，以保证检测结果的准确性和重现性。

3.3.5.1 储备液稳定性

储备液是配制标准曲线工作液及模拟生物样品的源头，因此在稳定性验证中，首先应当考察待测药物和内标储备液在实验室的温度、湿度、光照及暴露空气等条件下的稳定性。考察配制好的待测药物和内标储备液在室温(至少6小时)或者低温条件下存放一段时间后的稳定性，存放条件和时间应按照待测物和内标化合物的性质和试验需要来决定。

接受标准：按要求存放一段时间后的储备液为供试储备液，当日新配制的储备液为对照储备液。供试储备液与对照储备液的RSD应小于等于5.0%，RE应在±5.0%以内。

3.3.5.2　生物样品稳定性

生物样品稳定性包括冻融稳定性(Freeze and Thaw Stability)、室温放置稳定性(Room Temperature Stability)和冰冻稳定性(Freeze Stability)，其中冻融稳定性和室温放置稳定性属于短期稳定性考察，冰冻稳定性属于长期稳定性考察。

稳定性考察样品要求平行制备低、中、高3个浓度的质控样品，每个浓度至少3个样品。冻融稳定性要求考察3次反复冻融情况下的稳定性，要求样本在低温状态下至少保存24小时，之后每次冻融间隔12~24小时。如果在所放置的冰冻温度下样品不稳定，则需要将样品置于-70℃进行3次反复冻融后再考察其稳定性。室温放置稳定性考察一般要求考察1个工作日(一般放置4~24小时，根据生物样本处理过程所需的时间而定)内的稳定性，如果发现在此时间段内不稳定，应当缩短放置时间重新进行考察。具体考察条件需要考虑温度、光照、空气、酶解等因素。冰冻稳定性是考察至少从生物样品采集，直至分析结束这段时间中生物样本在低温状态下保存的稳定性，样本的保存时间和保存状态与实际生物样本预计保存的条件保持一致。

接受标准：每一浓度的RE应在±15%以内。

3.3.5.3　处理后样本的稳定性

生物样品经预处理后置于进样盘进样分析测定，由于进样盘上样品的进样时间有先后，有时可能相差数小时，因此应当考察在此段时间内待测样品的稳定性。平行制备低、中、高3个浓度的质控样本，每一浓度3份，样本经过处理后考察其在室温、自动进样器、低温条件下的稳定性；若为经溶剂提取后的挥干样品，还应考察干燥提取物在室温、低温条件下的稳定性。考察时间为6~24小时(根据处理后的样本预计在不同条件下放置的时间而定)，若发现在此时间段内不稳定，则相应缩短放置时间，并重新进行考察。

接受标准：每个浓度的RE应在±15%以内。

3.3.6　提取回收率

从生物样本基质中回收得到待测物质的响应值除以待测物标准品产生的响应值即为待测物质的提取回收率(Recovery)。也可以说是将供试生物样品中待测药物提取出来供分析的比例。提取回收率主要考察在制备过程中造成的生物样品中待测药物的损失。提取回收率并不要求达到100%，而是要求方法的提取回收率稳定、精确，可重现。一般认为，提取回收率大于70%时，样品处理方法具有较好的提取回收率，而80%~90%则被普遍认为是一个可接受的限度。

取空白生物基质(如血浆)数份，按生物样品预处理方法，制备低、中、高3个浓度的质控样品，每一浓度至少5个样品，每个样品测定1次。另取等量的相同3个浓度的标准溶液，用经同法提取空白生物基质样本所得的溶液溶剂稀释至相同体积，同法测定。质控样品的响应值与未经提取处理的相应浓度的标准溶液响应值比较，按下列公式计算提取回收率(R)。

$$R=\frac{\text{质控样品的测定响应值}}{\text{未经提取处理样品的测定响应值}}\times 100\%$$

当采用内标法测定生物样品时，应同时测定内标物质的提取回收率。比较质控样品中内标的响应值与未经提取处理的相应标准溶液中的内标响应值，计算内标的提取回收率。

接受标准：考察高、中、低3个浓度质控样品的提取回收率，其结果应精密并具有可重现性。提取回收率能达到检测的灵敏度即可，其绝对值不做要求。通常3个浓度质控样品中的待测药物提取回收率都应≥50%，且高、中浓度的 *RSD*≤15%，低浓度 *RSD*≤20%；同时，内标提取回收率≥50%，*RSD*≤15%。

3.3.7 基质效应

采用质谱方法测定生物样品中的待测药物时，方法学确证需要进行基质效应(Matrix Effect，ME)考察。基质效应是指在样品测试过程中，由于待测物以外的其他物质的存在，直接或间接影响待测物响应的现象。由于质谱检测是基于化合物离子化并通过特定的质荷比来检测和定量，因此任何干扰待测物离子化的物质都可能影响检测方法的灵敏度和选择性，即存在基质效应。如果基质效应影响过大，通常会表现基质对于方法的影响很大，往往导致精密度的实验结果不符合要求，因此在方法建立之初，如果条件允许，应尽可能降低基质效应。

基质成分包含了生物样品中的内源性成分和样品前处理过程中引入的外源性成分。内源性组分包括无机盐或者胆汁中的有机盐、各种有机化合物(糖类、胺类、尿素、类脂类、肽类)和分析目标物的同类物及其代谢物。外源性组分尽管在生物样品中不存在，但同样会产生基质效应，包括处理样品的塑料管中残留的聚合物、离子对试剂、有机酸、缓冲液、SPE柱材料、抗凝管中的抗凝剂如EDTA或肝素锂等。

基质效应分为绝对基质效应(absolute ME)和相对基质效应(relative ME)，绝对基质效应用以判定基质效应对分析方法准确度的影响，相对基质效应用以判定样品间基质效应大小的差异。在方法学确证中，相对基质效应的结果直接影响方法的准确度和精密度，较绝对基质效应更为重要。

3.3.7.1 绝对基质效应的评价

利用下述方法制备两组待测样品。

对照样品：将被测物溶于非生物基质的空白溶液，如配制成甲醇、乙腈等标准溶液。

生物基质样品：提取空白生物基质，浓缩复溶形成溶液，将被测物的标准溶液加入此溶液中。

将上述对照样品和生物基质样品引入 LC/MS^n 系统进行分析，获得待测物和内标的信号强度，其中待测物或内标在生物基质样品和对照样品中信号强度的比值为绝对基质效应，可以用基质因子（matrix factor，MF）来表示，即当基质离子存在时待测物峰响应值与基质离子不存在时待测物峰响应值的比值。基质因子等于 1 表明基质效应不存在；基质因子小于 1 表明存在离子抑制；基质因子大于 1 表明可能存在离子增强，也可能是因为分析过程中由于基质不存在所造成的待测物损失。待测物与内标 MF 的比值称为内标归一化基质因子（IS-normalized MF）。

3.3.7.2 相对基质效应的评价

具体步骤如下：选择至少 6 个不同来源的生物基质，包括溶血基质、高脂血基质，如果条件允许，可以包括肝功能受损及肾功能受损患者的血浆基质，利用按照上述绝对基质效应评价方法测定 6 个不同来源生物基质中待测物和内标的 MF（待测物浓度通常选择低、中、高三个质控样品的浓度），并计算内标归一化基质效应因子，利用获得的 6 个内标归一化基质效应因子计算变异系数。

一个可靠的生物分析方法并不要求绝对 MF（或者内标归一化的 MF）接近 1。但是，如果单个受试者的 MF 之间差异大则会造成分析重现性较低。为了检验来自单个受试者的样品 MF 差异，需测定来自 6 个受试者基质的 MF（或内标定义的 MF）。MF 的差异性由相对标准偏差（RSD）来衡量，RSD 应该小于 15%。如果基质稀少并很难获得，那么可以不必对 6 种基质的 MF 进行评估。

稳定同位素标记的内标化合物可以最有效地将基质效应的影响降到很低，因为由稳定同位素标记的内标化合物所导致的基质效应与其所匹配的待测物的基质效应大体上是相似的。稳定同位素标记的内标化合物是目前降低或消除基质效应最有效的方法，应尽量使用。稳定同位素标记内标有助于使 MF 达到理论值 1，因此有效减小了内标定义的 MF 的差异性。当使用了稳定同位素标记的内标，则不必测量 6 种不同基质的内标定义的 MF。

如果由于某些特殊情况，比如全自动在线样品处理、收集和测定过程，无法中断程序按照上述流程制备得到对照样品和生物基质样品，则需要考察待测物和内标在不同生物样品（至少 6 个不同个体的来源）中响应强度的差异，以此来证明基质效应对于未知生物样本的测定结果影响可以忽略。具体步骤如下：

（1）利用至少 6 个不同来源的生物样品制备一定浓度（低、中、高三个质控样品浓度）的待测标准品溶液（每个生物样品同时至少制备 3 份）。

（2）按正常样品测定方法测定这些待测标准品溶液的浓度。

（3）计算精密度（RSD 表示）和准确度，其中 RSD 应小于 15%；而准确度平均值的偏差应在 15%以内，对任何样品，如果其准确度偏差超过 20%则需要额外考察并判断原因。

3.3.8 稀释试验

标准曲线的范围不能外延，任何浓度高于定量上限的样品，应采用相应的空白基质将其浓度稀释到标准曲线浓度范围内进行重新测定。此时必须对稀释后样品浓度测定的精密度和准确性进行验证。

将待测药物储备液稀释成一定浓度的稀释试验工作液（浓度应高于标准曲线工作液的最高浓度），制备模拟生物样本，采用与生物样品相同的空白基质进行稀释（稀释倍数视具体试验情况而定)，至少平行制备6份样品，按拟定的分析方法测定，并保证67%的样品稀释后经稀释因子校正后的浓度在其真实浓度的85%~115%之内。同时制备浓度高于定量上限的质控样品，同法稀释(并确保稀释后浓度不低于LLOQ)后测定，以确认稀释的有效性。

3.3.9 残留效应

残留效应系指高浓度进样时可能在柱子或者检测器上残留而影响低浓度样品的测定。在一份高浓度样品或ULOQ标准样品后放置一份空白样品来考察残留效应，其可允许接受的范围为空白样品中的残留量不应超过LLOQ的20%，并且不超过内标的5%。

3.3.10 系统适应性

每一分析批测定开始前应测定一份系统适应性样品，一般用相当于标准曲线中间浓度峰面积的无基质样品溶液(直接用溶剂或流动相配制)来评价柱子的理论塔板数、分离度和保留时间等。

3.3.11 微生物学和免疫学方法确证

上述分析方法学确证的内容和方法主要针对色谱法，很多参数和原则也适用于微生物学或免疫学分析，但在方法确证中应考虑到它们的一些特殊之处，如微生物学或免疫学分析的标准曲线本质上是非线性的，所以，应尽可能采用比化学分析更多的浓度点来建立标准曲线。结果的准确是关键因素，如果重复测定能够改善准确度，则应在方法确证和未知样品测定中采用同样的步骤。具体内容将在本章“3.4 生物大分子药物的分析方法确证”中进一步介绍。

3.3.12 质量控制

3.3.12.1 质量控制的意义

质量控制指在生物样品分析测定过程中，为保证测定结果的准确性和可靠性所采取的全部措施。应在生物样本分析方法确证完成以后再开始测定未知浓度生物样品。在测定生物样品中的药物浓度时应进行质量控制，以保证所建立的方法在实际应用中的可靠性。生物样品分析测定工作是一项系统性、连续性的工作，质量控制贯彻于整个测定过程之中。

3.3.12.2 质控样品

质控样品是指将已知浓度的待测药物工作液加入到空白生物基质中(如空白血浆)配制而成的模拟生物样品，用于整个分析过程的质量控制。质控样品应由不负责待测生物样品测试的人员制备，并与实际生物样品在相同条件下同时保存。制备质控样品时，不能使用制备标准曲线用的标准溶液，应单独另行制备。

经过方法学确证后的测定方法用于实际生物样品分析测定时需始终监测其精密度和

准确度，因此需要设定一定数量的质控样品。测定方法的质量控制：检测生物样本时，应确保：①每个未知样品一般测定一次，必要时可进行复测。来自同一个体的生物样品最好在同一批中测定；②在每批生物样品测定的同时应建立随行标准曲线；③每个分析批应随行测定至少各双样本的高、中、低三个浓度的质控样品，并均匀分布在未知样品测试的顺序中；④质控样品的数量根据每个批次的样品总数决定，一般要求质控样品数大于未知样品总数的5%；⑤一般中、高浓度的质控样品测定结果的偏差(RE)应小于15%，低浓度应小于20%；⑥最多允许1/3的质控样品结果超限，但不能出现在同一浓度中。如质控样品测定结果不符合上述要求，则该分析批样品测试结果作废。

3.3.12.3　真正样品再分析

真正样品再分析(Incurred Sample Reanalysis，ISR)是指对实际生物样品进行抽样再测，从而为临床前和临床生物样品分析的可靠性和重现性提供额外的数据支持。代谢物与原形药之间的相互转化、不同个体间的蛋白结合差异、样品不均匀以及质谱的基质效应等因素会影响实际生物样品测定时的重现性和准确度。通常在建立测定方法时使用QC样品可以监测这些因素并减小它们对测定结果的影响，但进行ISR以确保测定结果的可靠性仍然是非常重要的。

ISR可以认为是方法学确证的一部分，但考虑到可操作性，一般会安排在样品分析测定结束之后再进行。在动物实验中，由于动物在遗传学、饮食以及饲养等方面更具有一致性，因此，对每个种属、每个方法在每个实验室只需做一次ISR试验。在临床研究中，ISR试验应当在所有开展的临床生物样品分析测定中进行。

在药代动力学和生物利用度研究中，ISR样品应当包括达峰时间附近的样品以及消除相和药时曲线终点的样品。推荐采用总样品数的固定百分比来确定ISR的样本量大小。一般情况下，ISR样品数等于总样品数的5%~10%，大型研究中的ISR样品数应不小于总样品数的5%。

一个成功的ISR试验能够大大提高生物分析方法的可靠性，但是单独一个ISR试验不足以接受或否决任何研究的实验结果。ISR只是一个用来支持方法学表现的重要方面。在接受或否决实验结果之前，还需要考虑引入一个良好科学的评判机制并应用到整个研究当中，综合考虑各种因素后才能得出结论。对于小分子化合物(非配体结合)，要求2/3的重复分析样品的差异小于20%，对于配体结合方法，要求2/3的重复分析样品的差异小于30%。两次数据的差异性(百分误差)应按照如下的公式计算：

$$差异性(\%)=\frac{重复进样数据-原始进样数据}{两次数据平均值}\times 100\%$$

3.3.12.4　室间质量控制

室间质量控制是在实验室内部质量控制的基础上进行的，是保证结果准确可信和可比的重要措施。室间质量控制可以通过实验室间比对或参加能力验证实现，通过对质控样品的分析(分析者不知其浓度)、评价分析工作(分析方法和操作)和分析结果来实现。它可以弥补实验室内本身存在的质量保证工作能力的不足，发现实验室内难以察觉的误差，如标准溶液或量具不准确、蒸馏水或试剂纯度、分析方法和个人技能所造成的系统误差。实验室间的质量控制工作一般由一个实验室主持进行，通常将标准物质或质控样品分发给待评价的实验室，并统一分析方法，然后将各实验室的测定结果收集并进行统计分析。

实验室间质控结果评价方法，可分为偏差法和合格限法。偏差法是基于报告值与“真值”的偏离程度，它以偏离浓度的百分数或偏离的标准差表示。合格限法是在概率的基础上根据预先设置的允许偏差，计算或规定其上下合格限。

3.3.13 各国指导原则对方法学确证要求的区别

我国对生物样品分析方法学确证的要求都在相关指导原则中有规定，包括《化学药物非临床药代动力学研究技术指导原则》、《化学药物临床药代动力学研究技术指导原则》和《中华人民共和国药典》2020 年版四部<9012 生物样品定量分析方法验证指导原则>。目前国际上对生物样品分析方法确证的指导原则主要有美国 FDA 颁布的《工业指导原则/生物分析方法确证》(Guideline for Industry/Bioanalytical Method Validation, 2018)以及欧洲药品管理局颁布的《生物分析方法确证指导原则》(Guideline on Bioanalyitcal Methods Validation, 2019)。目前，国际上关于分析方法确证的指导原则是非约束性的，因为方法学确证的内容需要始终根据使用的分析方法以及分析技术的发展而不断地更新和完善。各国对于分析方法确证的要求也有不同的理解和规定。了解不同指导原则之间的异同，有助于更深刻地理解方法学确证，并正确地应用于实际方法建立与确证。表 3-1 列出了我国国家药品监督管理局(NMPA)、美国食品药品监督管理局(FDA)以及欧洲药品管理局(EMA)关于方法学确证中的一些基本内容的操作方法与接受标准。

表 3-1　NMPA、FDA 及 EMA 方法学确证内容及标准比较

验证内容	实验操作	接受标准
NMPA 指导原则		
特异性及选择性	至少 6 个不同个体的空白基质	
定量下限	制备至少 5 个样品	*S/N*>5, *RE* 在 80%~120%, *RSD*<20%
标准曲线和线性范围	至少 6 个浓度点，不包括 0 点	最低浓度点的 *RE* 在±20%以内，其余浓度点的 *RE* 在±15%以内
精密度与准确度	LLOQ、低、中、高 4 个浓度，每个浓度至少 5 个样本	*RE* 在 85%~115%，LLOQ 附近在 80%~120%范围内；*RSD*<15%，在 LLOQ 附近 *RSD*<20%
稳定性	储备液稳定性	*RSD*≤5.0%，*RE* 应在±5.0%以内

续表3-1

验证内容	实验操作	接受标准
	室温放置稳定性：3 个浓度，n = 3，放置时间为 4~24 h	每一浓度点 *RE* 应在±15%以内
	冻融稳定性：3 个浓度，n = 3，反复冻融 3 次	
	长期冰冻稳定性：3 个浓度，n = 3	
	样品处理后的溶液中分析物稳定性	
基质效应	选择质谱方法分析时进行考核，至少 6 个不同来源的空白基质	内标归一化的基质因子的 *RSD* ≤15%
	FDA 指导原则	
特异性及选择性	至少 6 种不同来源的空白基质	
定量下限	制备至少 5 个样品	*S/N*>5，*RE*<20%
标准曲线和线性范围	至少 6~8 个浓度点，不包括 0 点	最低浓度点的 *RE* 在±20%以内，其余浓度点的 *RE* 在±15%以内，包括 LLOQ 及 ULOQ 在内至少 67%的浓度点符合要求
精密度与准确度	4 个浓度，*n*≥5	*RSD*< 15%，在 LLOQ 附近 *RSD* <20%
稳定性	室温放置稳定性：3 个浓度，n = 3，放置时间为 4~24 h	
	冻融稳定性：3 个浓度，n = 3，反复冻融 3 次	
	长期冰冻稳定性：3 个浓度，n = 3	
	储备液稳定性	
基质效应	要求进行基质效应考核，至少 6 个不同来源的空白基质	*RSD*<15%
	EMA 指导原则	
特异性及选择性	至少 6 个不同来源的空白基质，空白基质中加入可能合并用药的药物及代谢产物标准物质	干扰物质响应<20%LLOQ
定量下限		*RE*<20%
标准曲线和线性范围	至少 6 个浓度点，不包括 0 点	至少 3 个浓度点的 *RE* < 15%（LLOQ<20%）

续表3-1

验证内容	实验操作	接受标准
精密度与准确度	4 个浓度(LLOQ、3 倍 LLOQ 浓度、中浓度和高浓度)，$n \geq 5$	*RE* < 15%(LLOQ < 20%)，*RSD* < 15%，在 LLOQ 附近 *RSD*<20%
稳定性	稳定性考核内容同 *FDA* 要求，2 个浓度，n=3	
基质效应	至少 6 个不同来源的空白基质	*RSD*<15%

3.4 生物大分子药物的分析方法确证

生物大分子药物被认为是 21 世纪生物技术药物研究开发中最有前景的领域，多用于治疗肿瘤、艾滋病、心脑血管病、肝炎等重大疾病。生物大分子药物大多属于蛋白质或多肽类，常用分析方法为酶联免疫吸附分析、放射免疫分析等配体结合分析法。配体结合分析法与测定小分子化合物的色谱法相比有许多不同之处，如待测物所用试剂特异性强、标准曲线通常为非线性、精密度接受范围大、不需要内标、分析待测物不需要从生物基质中分离。欧洲药品管理局(European Medicines Agency，EMEA)于 2012 年 2 月 1 日正式实施《生物分析方法验证指导原则》(Guideline on bioanlytical method validation，EMEA/CHMP/EWP/192217/2009)，首次明确规定了大分子生物药物在生物分析方法确证的指标和接受标准。大分子生物药物与小分子化学药物在物理性质、化学性质以及在体内的处置过程都有较大的区别，详见表 3-2。

表 3-2　小分子化学药物与大分子生物药物的比较

特性	小分子	大分子
分子量	较小(<1000Da)	较大(>5000Da)
结构	有机分子	蛋白质或多肽
纯度	同源	异源
溶解度	疏水性	通常亲水
稳定性	化学方面	化学、物理和生物方面
生物基质中的存在形式	外源性	内源性
合成	有机合成	生物途径
代谢	比较确定	未有明确的代谢途径，其代谢过程取决于环境及体内条件进而发生生物转化
血清结合	白蛋白	特异载体蛋白

3.4.1　对照品

由于大分子生物药物通常由细胞培养而得，因此其效价和免疫反应性批间差异很大，多数情况下没有真正意义上的“纯”大分子药物对照品。这就要求使用同一批次的药物来制备标准曲线的样品、质控样品的对照品与临床前和临床给药的对照品。批次变换时，对照品使用前要进行分析鉴别以及生物分析评价来确证分析方法是否改变。

3.4.2　特异性和选择性

与色谱法相比，以配体结合为基础的免疫分析方法对待测药物的选择性更好，但仍然应当考虑代谢物、合并用药以及内源性物质的交叉反应而造成的假阳性结果。应当选择脂血和溶血生物基质在内的至少 10 种来源的基质，制备接近于 LLOQ 浓度的样品进行方法特异性考察。由于内源性物质的干扰，在不影响方法准确度的前提下可以接受空白基质的本底超过 LLOQ 的 20%。至少 80% 样品的准确度在理论浓度的 20% 以内（LLOQ 处为 25%）。

3.4.3　标准曲线

免疫学分析的标准曲线本质上是非线性的，因此，应尽可能采用比化学分析更多的浓度点来建立标准曲线。标准曲线至少要求有 6 个浓度点，每个浓度至少 2 个样品，且应提供至少 6 条标准曲线。标准曲线上的样品浓度应在对数浓度范围内均匀分布。由于操作失误等技术问题（如加样错误）可以将某个浓度点剔除，但其他原因剔除的标准样品浓度应不改变回归模型。标准曲线各浓度点的实测值与理论值之间的偏差在可接受的范围之内时，可判定标准曲线合格。可接受范围一般规定为 LLOQ 和 ULOQ 的偏差在 25% 以内，其余浓度点的偏差在 20% 以内，至少 75% 标准样品浓度符合该标准，且必须包括 LLOQ 和 ULOQ。

3.4.4　精密度和准确度

配体结合分析法的精密度与准确度考察：至少制备 LLOQ、低浓度（3 倍 LLOQ 内）、中浓度（标准曲线几何中间浓度）、高浓度（75%～85%ULOQ）、ULOQ 五个浓度质控样品来考察分析方法的精密度、准确度和总误差。总误差描述了系统误差（计算值与理论值间的偏差）和随机误差（计算值与测定平均值间的偏差）之和。验证过程应与分析过程一致，即每个样品测定两次时，质控样品测定两次（复孔）。由于配体结合分析法的批间变异通常大于批内变异，因此需提供不同时间至少 6 批样品的批内和批间准确度和精密度。批内和批间的准确度不超过 20%，LLOQ 和 ULOQ 处不超过 25%；批内和批间精密度不超过 20%，LLOQ 和 ULOQ 处不超过 25%。而且，总误差（相对误差绝对值和变异系数之和，RE+CV）不超过 30%，LLOQ 和 ULOQ 处不超过 40%。

3.4.5　稀释线性

配体结合分析法进行稀释实验时可能出现钩状效应，即药物浓度过高导致的信号强度抑制效应。钩状效应严重时，反应甚至可不显色而出现假阴性结果。使用一步法试剂测定标本中含量可异常增高的物质(例如血清中 HBsAg、AFP 和尿液 hCG 等)时，应注意可测范围的最高值。用高亲和力的单克隆抗体制备此类试剂可削弱钩状效应。经稀释后浓度反算得到的原浓度的准确度应在理论浓度的 20%内，精密度不超过 20%。

3.4.6 稳定性

稳定性考察目的在于保证样品采集、运输、保存、处理和分析过程中样品浓度的稳定。稳定性考察包括储备液和工作液稳定性、样品冻融稳定性、室温稳定性、长期稳定性以及处理后样品的室温稳定性。使用低(3 倍 LLOQ 内)、高(75%~85%ULOQ)2 个浓度的质控样品考察稳定性，每一浓度质控样品的浓度偏差不应超过理论浓度的 20%。样品冻融稳定性考察中的冻融次数应不少于真实样品测定过程中需要冻融的次数，每次至少 12 h。

3.4.7 质量控制

配体结合分析法通常使用微孔板，一个分析批次常需要若干块微孔板，每块微孔板必须有一套标准曲线样品和质控样品，这就限制了每块板的分析量。为此，第一块和最后一块微孔板各放置一套标准曲线样品，每块微孔板都放置质控样品也可以。真实样品采用复孔分析。每块微孔板至少有低、中、高 3 个浓度的质控样品，每个浓度至少 2 份样品。至少 67%质控样品和每个浓度至少 50%样品偏差不超过 20%。

配体结合分析法用于测定真实生物样品中的大分子生物药物时，可能发生重复测定与首次测定差异很大的情况。造成这种情况的主要原因有：①蛋白结合有差异；②蛋白多肽类大分子药物的代谢物与母体药物产生不同水平的交叉反应；③与正常血浆相比，疾病状态下蛋白酶升高造成大分子不稳定；④血浆中疾病特有的伪受体和内源性抑制剂与待测配体结合，改变了配体在免疫测定中的结合特性；⑤非竞争性配体结合分析方法建立时，应使用更高浓度的药物来考察钩状效应，如未进行此项试验，则重复测定高浓度样品结果无法重现；⑥样品不均匀以及联合用药影响等。因此需要在不同日期分批再分析真实样品来评价准确度。ISR 样本量要求，如真实样品总量不足 1000 个，则取 10%真实样品再分析；如真实样品总量超过 1000 个，则取 5%真实样品再分析。建议取 C_{max} 附近及消除相的真实样品。要求至少 67%重复分析样品的差异小于 30%。

以上介绍了大分子生物药物应用配体结合分析法进行生物分析时方法确证的特点。区别于小分子化学药物采用色谱法分析时的方法学确证要求，配体结合分析法由于其分析对象、分析原理的不同，在方法确证上也具有其特殊性。随着生物医学的发展，大分子生物药物会不断涌现，对于其分析方法的确证也在不断地成熟和完善。建立可靠的分析方法获得药物在生物体内的浓度数据，是评价大分子生物药物安全性和有效性的基础。

【思考题】

1. 简述生物样本分析方法建立的步骤。
2. 生物样本分析方法学确证的内容有哪些?
3. 最低定量限和检测限的区别是什么?

4. 简述标准曲线的浓度范围、制备过程及计算方法。

5. 某一药物血药浓度测定方法的精密度试验结果如下：

第一批（μg·L^{-1}）	第二批（μg·L^{-1}）	第三批（μg·L^{-1}）
3.028	3.232	2.677
2.876	3.467	2.752
3.330	2.976	3.011
3.091	3.043	2.984
2.765	2.890	3.115

试计算该测定方法的批间精密度与批内精密度。

6. 大分子生物药物与小分子化学药物在生物样本分析方法学确证中的区别。

参考文献

[1] 李好枝. 体内药物分析[M]. 北京：中国医药科技出版社，2006.

[2] 国家药品管理局. 化学药物临床药代动力学研究技术指导原则. 2005.

[3] 国家药品管理局. 化学药物非临床药代动力学研究技术指导原则. 2005.

[4] 国家药典委员会. 中华人民共和国药典 2020 年版四部：9012 生物样品定量分析方法验证指导原则，2020.

[5] FDA guidance for industry bioanalytical method validation, US Department of Health and Human Services, Food and Drug Administration, Center for Drug Evaluation and Research (CDER), 2001.

[6] FDA guidance for industry bioanalytical method validation (draft guidance), US Department of Health and Human Services, Food and Drug Administration, Center for Drug Evaluation and Research (CDER), 2013.

[7] Guideline on bioanalytical method validation, European medicines agency, 2011.

[8] 钟大放. 以加权最小二乘法建立生物分析标准曲线的若干问题[J]. 药物分析杂志，1996；16(5)：343-346.

[9] 向平，沈敏，卓先义. 液相色谱-质谱分析中的基质效应[J]. 分析测试学报. 2009，28(6)：753-756.

[10] SMR Wille, FT Peters, V Di Fazio, et al. Practical aspects concerning validation and quality controlfor forensic and clinical bioanalytical quantitative methods[J]. Accred Qual Assur, 2011, 16: 279-292.

[11] 张双庆，范玉明. 大分子生物药物生物分析方法验证——解读欧洲药品管理局指导原则[J]. 国外医药抗生素分册. 2012，33(5)：199-203.

第 4 章

高效液相色谱及其联用技术

从 20 世纪初俄国植物学家茨维特(M. S. Tswett)提出经典液相色谱法后，色谱分析法在过去一百多年中取得了飞速的发展。作为色谱分析方法的重要分支，高效液相色谱法(High Performance Liquid Chromatography, HPLC)是 20 世纪 60 年代末发展起来的采用液体作为流动相的一种高效能色谱方法，该方法在经典液相色谱法和气相色谱法的基础上，采用了微粒固定相技术，实现了高柱效的分离能力，并伴随高压输液泵和高灵敏度检测器的研制成功，高效液相色谱法进入了蓬勃快速的发展阶段，其分析技术特点决定了 HPLC 的独特优势：①分离效能高：高效微粒固定相填料的使用大大提高了 HPLC 的分离效能，其柱效可达 5×10^3 ~ 3×10^4 块/m 理论塔板数，远高于气相色谱填充柱的柱效(10^3 块/m 理论塔板数)。②分析速度快：与经典液相色谱相比，HPLC 法采用高压输液泵进行流动相的传输，缩短了样品的分析时间，通常几分钟至几十分钟可完成一个样品的分析，而超高效液相色谱(Ultra Performance Liquid Chromatography, UPLC)的成功研发则进一步缩短了传统 HPLC 的分析时间，复杂成分的样品一般也可在几分钟内完成分析。③检测灵敏度高：高效液相色谱常用的紫外检测器的最小检测限可达 10^{-9} g，荧光检测器最小检测限可达 10^{-12} g，而高效液相色谱与质谱联用，检测灵敏度还将进一步提高。④选择性高：HPLC 法不仅可以分析不同类型的有机物及其同分异构体，还可分析在性质上极为相似的旋光异构体。⑤应用范围广：与气相色谱法相比，HPLC 法不受试样挥发性和热稳定性的限制，对于大多数的有机化合物都具有良好的分离和分析能力。⑥与气相色谱法相比，HPLC 法不需要高柱温，一般在室温下即可分析。基于上述优点，HPLC 及其各种联用技术已经逐渐成为体内药物分析领域最重要的分析手段之一。

4.1 高效液相色谱法的类型与原理

高效液相色谱采用高压输液泵将液体流动相泵入装有填充剂(即固定相)的色谱柱中，供试品由流动相带入柱内，供试品中各组分依据其在固定相及流动相中的吸附能力、分配系数、离子交换作用或分子尺寸大小差异而进行分离，并依次进入检测器，再由数据处理系统记录并处理色谱信号，这便是高效液相色谱法的一般分析过程与基本分析原理。按照溶质在固定相与流动相分离过程的物理化学原理，HPLC 又可以进一步分为吸附色谱、分配色谱、离子色谱、体积排阻色谱、亲和色谱等。

4.1.1　液-固吸附色谱

流动相为液体，固定相为固体吸附剂的色谱方法称为液—固吸附色谱法(liquid-solid adsorption chromatography)。该种色谱方法根据被测样品组分在固定相上吸附作用的不同而进行分离，常用固定相为具有吸附活性的吸附剂，如碳酸钙、硅胶、氧化铝、聚酰胺、活性炭、高分子多孔微球等。其中硅胶在经典柱色谱和薄层色谱中得到广泛应用。

液—固吸附色谱法中的固定相吸附剂表面存在分散的吸附中心，溶质分子与流动相分子在吸附剂的吸附性中心上进行竞争吸附，这种竞争作用也存在于不同溶质分子及同一溶质分子的不同官能团之间，从而形成不同溶质在吸附剂表面的吸附—解吸附平衡，这是液—固吸附色谱具有选择性分离能力的基础。如果流动相选择极性溶剂，其与固定相填料表面形成稳定结合，此时弱极性的样品组分将很快从色谱柱中流出，样品组分保留时间短；当流动相比样品组分的极性弱时，样品组分将与固定相填料表面稳定结合，从色谱柱中流出慢，样品组分保留时间长。

4.1.2　液-液分配色谱

分配色谱法(partition chromatography)是 20 世纪 40 年代由 Martin 和 Synge 提出的，该方法将液体均匀地涂渍在惰性物质(载体，也称作担体)表面上作为固定相，利用被分离组分在固定相与流动相中的溶解度差异所造成的分配系数差别而被分离，由于该种方法的固定相实际上也是液体，因此也称作液—液分配色谱(liquid-liquid chromatography，LLC)。分配色谱法中分配系数的计算如下：

$$K=\frac{C_s}{C_m}=\frac{X_s/V_s}{X_m/V_m}$$

上述公式中 C_s 为溶质分子在固定相中的浓度，C_m 为溶质分子在流动相中的浓度，V_s 为固定相的体积，V_m 为流动相的体积。分配系数 K 与待测组分性质、流动相性质、固定相性质及柱温有关。

根据固定相液体与流动相液体相对极性的差别，分配色谱法又可分为正相分配色谱和反相分配色谱。当固定相极性大于流动相极性时，称为正相分配色谱(或正相色谱，normal phase chromatography)，该类色谱中通常选择水、各种缓冲溶液、稀硫酸、甲醇、甲酰胺、丙二醇等强极性溶液或混合溶液与载体(担体)混匀后作为固定相，此时被分离组分中极性大的亲水性成分移动慢，后出峰。当固定相极性小于流动相极性时，称为反相分配色谱(或反相色谱，reversed phase chromatography)。反相色谱中常用硅油、液体石蜡等极性较小的有机溶剂作为固定液，而水、水溶液或与水混合的有机溶剂作为流动相，此时极性大的组分先流出，而极性小的组分后流出。

在分配色谱中，载体(担体)仅承担负载固定相液体的作用，因此通常选用颗粒大小均匀、自身无吸附能力且能吸留较大量固定相液体的惰性物质作为担体。通常选取硅胶、硅藻土、纤维素、淀粉、微孔聚乙烯粉等作为分配色谱的担体。由于可涂渍的固定液种类繁多，因此分配色谱法能分离水溶性及油溶性等多种类型的生物样品，并具有色谱柱再生方便、样品负载量高、分离效果好、重现性好等优点。但由于固定液在流动相中会产生微量溶解从而造成固定液流失，并污染流动相中被分离的组分，因此限制了分配色谱的使用。

4.1.3 化学键合相色谱

虽然液-液分配色谱具有较高的分离效能和温和的色谱条件，但载体表面涂渍的固定液易流失，不适用于梯度洗脱操作，成为阻碍该种方法发展的重要因素，针对这一问题，人们将各种不同的有机官能团通过化学反应共价键合到硅胶(载体)表面的游离羟基上，而生成化学键合固定相，并进而发展成键合相色谱法(bonded phase chromatography，BPC)。该种色谱方法具有均一性及热稳定性好，色谱柱柱效高、重现性好、使用寿命长，流动相和键合相的种类多，分离选择性高，适合梯度洗脱等优势。因此，化学键合相色谱已经逐渐取代液—液分配色谱，获得日益广泛的应用，在高效液相色谱法中占据极为重要的地位。

与液—液分配色谱法相似，根据键合固定相与流动相相对极性的强弱，化学键合相色谱又可分为正相键合相色谱法和反相键合相色谱法。

4.1.3.1 正相键合相色谱

在正相键合相色谱法中使用极性键合固定相。该种固定相将全多孔(或薄壳)微粒硅胶载体经过酸化处理制成表面含有大量硅醇基的载体后，再将含有腈基(-CN)，胺基($-NH_2$)，醚基(-O-)的硅烷化试剂反应生成表面具有腈基、胺基、醚基等的极性固定相。而流动相则选用非极性或弱极性的溶剂。

正相键合相色谱法的分离选择性决定于键合相的种类、流动相的强度、样品组分性质等多种因素，通常情况下样品中强极性组分容量因子 k 大，保留时间 t_R 长，后洗脱出峰。当流动相极性增强时，洗脱能力增加，样品组分 k 减小，t_R 减小。

4.1.3.2 反相键合相色谱

反相键合相色谱又称为非极性键合相色谱，键合固定相的极性小于流动相的极性，适于分离非极性、极性或离子型化合物，其应用范围比正相键合相色谱法更广泛，是高效液相色谱法最主要的分析手段。

反相键合相色谱法中键合相的表面采用弱极性的烃基，如十八烷基(C_{18})、辛烷基(C_8)、甲基、苯基等。短链烷基键合相适用于极性化合物的分离，苯基键合相适用于分离芳香化合物以及多烃基化合物(如黄酮苷类)等。而最常用的是十八烷基硅烷键合硅胶(ODS)，它是由十八烷基硅烷试剂与硅胶表面的硅醇基经多步反应生成的键合相，对各种类型的化合物具有良好的适应性，且具有载样量大，稳定性好，不易流失，适于梯度洗脱等优点，但在实际应用中需注意流动相的 pH 范围，一般在 pH 2.0~8.0 之间，否则会引起硅胶溶解。

反相键合相色谱法中的流动相常以水作为基础溶剂再加入一定量与水混溶的极性调整剂，如甲醇—水、乙腈—水等。通常情况下，甲醇—水作为流动相可以满足多数样品的分离需求，并具有黏度小、价格低等优点。而乙腈的极性更低，溶剂强度较高，黏度较小，其截止波长(190 nm)比甲醇(205 nm)短，更适用于利用化合物末端吸收进行检测。此外，在反相键合相色谱法中经常选择弱酸(如醋酸)、弱碱(如氨水)及缓冲盐(如磷酸盐、醋酸盐等)作为抑制剂，调节流动相的 pH，抑制样品组分解离，增强保留。调节流动相的离子强度还有助于改善分离效果，减少峰的拖尾。在反相键合相色谱中洗脱次序与正相色谱相反，即极性大的化合物先洗脱(k 小，t_R 亦小)，而极性小的化合物不易洗脱(k 大，t_R 亦大)。

4.1.4　其他高效液相色谱法

4.1.4.1　离子交换色谱法

离子交换色谱法是利用离子交换原理和液相色谱技术的结合来测定溶液中阳离子和阴离子的一种分离分析方法。理论上只要能在溶液中电离的物质都可以用离子交换色谱法进行分离。因此，该方法不仅可用于无机离子混合物的分离，也可用于有机物质如氨基酸、核酸、蛋白质等生物大分子的分离。离子交换色谱法中，色谱柱中的填料需含有极性基团且可以离子化，如羧酸、磺酸、季铵离子等。这些基团在一定的 pH 环境下进行解离，在水溶液中吸引相反电荷的物质，从而与其他阳离子或阴离子进行交换。离子交换剂又可分为阳离子交换剂和阴离子交换剂。其中阳离子交换剂中可解离的基团主要有磺酸($-SO_3H$)、磷酸($-PO_3H_2$)、羧酸(COOH)和酚羟基(-OH)等酸性基团；而常用阴离子交换剂中的可解离基团包括伯胺($-NH_2$)、仲胺($-NHCH_3$)、叔胺[$N-(CH3)_2$]和季胺[$-N(CH3)_2$]等碱性基团。

离子交换色谱法中流动相多采用缓冲溶液，流动相的离子强度和 pH 值将影响被测样品组分在色谱中的洗脱。样品组分电离度降低，可减少样品组分与色谱中填料的反应，从而缓慢地从色谱柱流出，增加流动相的离子强度，平衡移向不利于样品组分与柱填料反应的方向，有利于样品从色谱柱中较快地流出。

4.1.4.2　体积排阻色谱法

体积排阻色谱法(size exclusion chromatography，SEC)是利用多孔凝胶固定相的特性，基于被分离样品组分的分子量大小不同而进行分离的色谱方法，又可称为空间排阻色谱法(steric exclusion chromatography，SEC)或凝胶色谱法(gel chromatography)。该方法常用具有一定孔径的多孔填料作为固定相，流动相中小分子量的样品组分可以完全进入孔中。被测样品组分分子通过在流动相的大量溶剂与色谱柱中多孔填料固定相之间反复交换，从而按分子量大小顺序进行分离：比固定相孔径大的溶质分子不能进入孔内，迅速流出色谱柱，不能被分离；比固定相孔径小的分子才能进入孔内而产生保留，溶质分子体积越小，进入固定相孔内的概率越大，在固定相中停留(保留)的时间也就越长。这种色谱方法适用于分离天然存在的大分子，如组织提取物、核酸、蛋白质等。此外，由于体积排阻色谱法可快速提供样品按分子大小组成的情况，判断样品是简单或是复杂的混合物，并提供样品各组分的近似分子量，因此也适用于对未知样品的探索分离。

4.1.4.3 亲和色谱法

亲和色谱法(affinity chromatography, AC)又称为亲和层析，是一种利用或模拟生物分子之间的专一性结合作用，从复杂生物样品中分离并分析特殊物质的一种色谱方法。许多生物分子之间具有专一性的亲和作用，如抗体与抗原、酶与底物、药物与受体、RNA 与其互补结构的 DNA 等。将这类具有亲和作用的化合物对的一种固定在载体上，构成固定相，即可分离纯化与其具有亲和作用的另一种化合物。这种基于亲和力的结合通常是可逆的，在改变流动相条件时二者还能发生分离，从而将吸附在亲和柱上的欲纯化的物质进行洗脱，或者利用亲和色谱的专一性去除溶液中的特定分子。

亲和色谱法广泛应用于细胞中提取物分离纯化，核酸、蛋白质的提取、血浆中抗体的分离等技术领域，是各种分离模式的色谱法中选择性最高的方法，其回收率和纯化效率都很高，是体内生物大分子分离、分析的重要手段。

4.1.4.4 手性色谱法

手性色谱法(chiral chromatograph)是利用手性固定相(chiral stationary phase, CSP)或手性流动相添加剂(chiral mobile phase additive, CMPA)分离分析手性化合物的对映异构体的色谱法。实现手性分离拆分的基本原理是对映异构体与手性选择物(固定相或添加剂)形成瞬间非对映立体异构“配合物”，由于两对映异构体形成的“配合物”的稳定性不同，因而得到分离。要实现手性识别，手性化合物分子与手性固定相之间至少存在三种相互作用。这些相互作用包括氢键、偶级—偶级作用、π-π 作用、静电作用、疏水作用或空间作用。手性分离效果是多种相互作用共同产生的结果。这些相互作用通过影响包埋复合物的形成，特殊位点与分析物的键合等而改变手性分离结果。由于这种作用力较微弱，因此需要仔细调节、优化流动相和温度以达到最佳分离效果。

4.1.4.5 激光色谱法

激光色谱(lasers chromatograph)是以激光的辐射压力为驱动力，将待分离组分(或物质颗粒)按几何尺寸大小予以分离的一种色谱分离技术。

激光色谱的分离过程：欲分离的粒子随流动相(即粒子溶液本身)以一定的流速流经一个内径为 200 μm 的毛细管，将一定功率的激光束聚焦于毛细管的出口处(流动相的流出口)，激光束的入射方向与粒子在流动相中的流动方向与毛细管同轴但是二者反向。这时粒子受到两种力的作用：①流动相的推动力；②激光束的辐射压力。由于溶质粒子的折射率大于溶剂的折射率，因此溶质粒子受激光辐射压力作用而聚焦于激光束的中心线上，当溶质粒子受到的激光辐射压力大于流动相推力时，溶质粒子就会发生反转并获得一定加速度，沿激光束中心线运动，直至所受到的流动相阻力与激光辐射压力相等时，溶质才会停留。因为不同几何尺寸的溶质粒子受到激光辐射的作用力不同，它们在毛细管中的停留位置也就不同，从而达到分离。

该方法由日本科学家板今太郎于 1995 年首次提出，对高分子聚合物微球、生物细胞、生物大分子、肽、DNA、线粒体具有良好分离效果。从理论上讲，该方法可以实现单个蛋白质分子的检测。

4.1.4.6　亲水相互作用色谱法

亲水相互作用色谱法（hydrophilic interaction chromatography，HILIC）是一种用来改善在反相色谱中保留较差的强极性物质保留行为的色谱技术，通常采用强极性固定相（如硅胶键合相，极性聚合物填料或离子交换吸附剂），结合高比例有机相/低比例水相组成的流动相来实现这一目的。在 HILIC 分离模式中，溶剂洗脱能力由弱到强为：四氢呋喃<丙酮<乙腈<异丙醇<乙醇<甲醇<水，流动相中水是最强的洗脱溶剂。一般采用乙腈—水体系作为流动相，其中水相比例为 5%～40%，以保证其显著的亲水作用。HILIC 法的分析物通常是极性化合物，如极性代谢物，碳水化合物或肽。

各种类型的 HPLC 的主要分离机制与应用总结于表 4-1。

表 4-1　HPLC 按分离机理分类

类型	主要分离机理	主要分析对象或应用领域
吸附色谱	吸附能、氢键	异构体分离、族分离，制备
分配色谱	疏水分配作用	各种有机化合物的分离、分析于制备
凝胶色谱	溶质分子大小	高分子分离、分子量及其分布的测定
离子交换色谱	库仑力	无机离子、有机离子分析
离子排斥色谱	Donnan 膜平衡	有机酸、氨基酸、醇、醛分析
离子对色谱	疏水分配作用	离子性物质分析
疏水作用色谱	疏水分配作用	蛋白质分离与纯化
手性色谱	立体效应	手性异构体分离，药物纯化
亲和色谱	生化特异亲和力	蛋白、酶、抗体分离、生物医药分析
亲水色谱	分配机理、离子交换	极性代谢物，碳水化合物或肽

4.2　高效液相色谱仪

高效液相色谱法之所以在过去几十年中得到迅速的发展和广泛的应用，除了各种分离技术的发展外，仪器和实验装置的发展也是一个极为重要的因素。现在的高效液相色谱仪一般都做成一个个单独的单元组件，然后根据分析要求将各个所需单元组件组合起来。其中最基本的组件包括：输液系统（高压输液泵）、进样系统（手动/自动进样器）、分离系统（各种色谱柱及流动相）、检测系统（各种检测器）及数据处理系统（记录仪、积分仪或色谱工作站）。此外，还可根据实验需求为高效液相色谱仪配置流动相在线脱气装置、梯度洗脱装置、自动进样系统、柱后反应系统和全自动控制系统等。

高效液相色谱仪的工作流程：输液泵将流动相以稳定的流速（或压力）输送至分析体

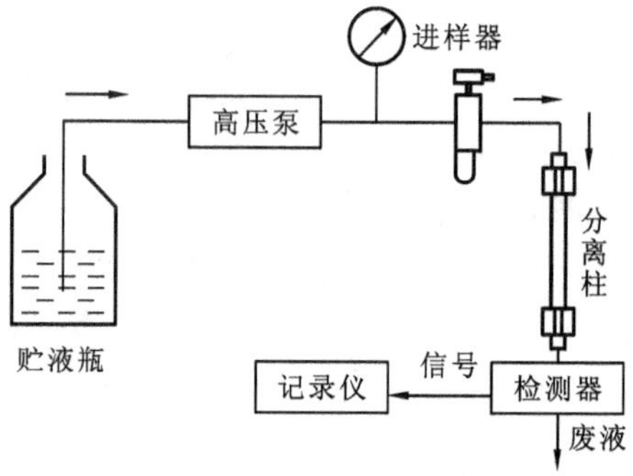

图 4-1 高效液相色谱法流程示意图

系，在色谱柱之前通过进样器将样品导入，流动相将样品带入色谱柱，在色谱柱中各组分因在固定相中理化性质(分配系数不同、吸附力大小、分子体积大小等)的不同而被分离，并依次随流动相流至检测器，检测到的信号送至数据系统记录、处理或保存。

4.2.1 贮液瓶

一般选用耐腐蚀的材料，如玻璃、不锈钢、氟塑料或特种塑料聚醚醚酮(PEEK)等作为贮液瓶，容积一般为0.5~2.0 L。贮液瓶放置位置一般高于泵体，以便保持一定的输液静压差。色谱分析过程中，贮液瓶应保持密闭，以防止流动相溶剂挥发或空气中 O_2、CO_2 溶解于已脱气的流动相中。此外，流动相放置于贮液瓶之前必须经过0.45 μm 滤膜过滤(进行液质联用分析时推荐使用0.22 μm 滤膜)，以除去溶剂中的机械杂质，防止输液管道或进样阀阻塞。

4.2.2 流动相脱气装置

流动相使用前要脱去溶解在液体中的气体，以防止洗脱过程中当流动相由色谱柱流至检测器时因压力降低而产生气泡，最终导致基线噪声增加，分析灵敏度下降。常用的脱气方法包括氮吹脱气法、加热回流法、抽真空脱气法、超声脱气法等。以上方法均为离线脱气操作，当流动相存放时间延长后又会有空气重新溶解于流动相中。目前，很多高效液相色谱仪器配有在线真空脱气装置，并串接到贮液系统中，结合膜过滤器，实现了流动相在进入输液泵前的连续真空脱气，更加适合于多元溶剂体系的脱气。

4.2.3 高压输液泵

高压输液泵是高效液相色谱仪器的关键部件，其作用是将流动相以稳定的流速或压力输送到色谱系统。因此，泵性能的好坏直接影响到整个高效液相色谱仪的质量和分析结果的可靠性。对于高效液相色谱法，输液泵应具备以下性能：①耐高压。高效液相色谱柱是将很细颗粒(3~10 μm 粒径)的填料在高压下填充到柱管中的，为了保证流动相以足够大的流速通过色谱柱，需要足够高的柱前压。通常要求泵的输出压力达到30~60 MPa 的高压。②流量准确可调。HPLC 的流动相流速一般在0.5~2 $mL \cdot min^{-1}$，输液泵的最大流量一般为 5~10 mL · min^{-1}。输液泵的流量控制精度通常要求小于±0.5%。输液泵必须能精确地调节流动相流量，这可以通过电子线路调节电机转速或冲程长短来实现。流量的测定通常采用热脉冲流量计。③流量范围宽。分析色谱流量应在 0.1~10 mL · min^{-1}，制备色谱流量则达到 100 mL · min^{-1}。④液流稳定。输液泵输出的液流应无脉动，或配套脉冲抑制器。⑤死体积小。为了快速更换溶剂和适于梯度洗脱，泵的死体积通常要求小于 0.5 mL。⑥密封性能好，耐腐蚀。

HPLC 的输液泵按照排液性质可分为恒压泵和恒流泵。对液相色谱分析来说，输液泵的流量稳定性更为重要，这是因为流速的变化会引起溶质的保留值的变化。因此，恒流泵的应用更广泛。此外，HPLC 的输液泵按照工作方式又可分为气动放大泵、液压隔膜泵、螺旋注射泵、往复柱塞泵等，几种常用输液泵的基本性能总结于表 4-2。

表 4-2　常用高压输液泵的性能比较

输液泵种类	恒流/恒压	脉冲	流动相更换	梯度洗脱	再循环
气动放大泵	恒压	无	不方便	需两台泵	不可
螺旋传动注射泵	恒流	无	不方便	需两台泵	不可
单活塞往复泵	恒流	有	方便	可以	可以
双活塞往复泵	恒流	小	方便	可以	可以
隔膜往复泵	恒流	有	方便	可以	可以

目前，绝大多数 HPLC 仪器采用柱塞往复泵。柱塞往前运动，流动相溶剂输出，流向色谱柱，柱塞往后运动，将贮液瓶中的溶剂吸入缸体，如此前后往复运动，将流动相溶剂不断地输送到色谱中。此种方法具有体积小、循环快、流量恒定、泵中残留溶剂少等优点，而双活塞往复泵在单活塞往复泵的基础上，采用两个活塞交替伸缩，往复运动，从而避免了单活塞泵液流脉冲的问题，但输液流量比单活塞泵小。无论单活塞泵还是双活塞泵，泵流速均有较好的精密度，一般标准偏差小于 1%，而泵压一般可达 400 kg/cm^2。

4.2.4　梯度洗脱装置

进行高效液相色谱分析时，通常选用两种洗脱方法，一种为等度洗脱（isocratic elution），另一种为梯度洗脱（gradient elution）。等度洗脱即在样品组分的分析周期中，流动相的组成比例和流速恒定不变的洗脱方式。而梯度洗脱又称为梯度淋洗或程序洗脱，即在一个分析周期中，按一定程度不断改变流动相的浓度配比。由于在进行多成分复杂样品的分离时，经常会碰到前面的一些成分分离不完全，而后面的一些成分分离度太大，且出峰很晚和峰型较差等现象，因此，采用等度洗脱色谱分离时无法得到良好的分离效果，此时应该考虑梯度洗脱方法进行分析。

在液相色谱中流速（压力）梯度和温度梯度效果不大，而且还会带来一些不利影响，因此，HPLC 中通常所说的梯度洗脱是指流动相梯度，即在分离过程中改变流动相的组成或浓度，由于液相色谱中洗脱液的极性变化直接影响样品组分的保留值，因此梯度洗脱可改善复杂样品的分离度，缩短分析周期，改善峰形，甚至可提高分析灵敏度。梯度洗脱装置可分为以下两种：

4.2.4.1 低压梯度洗脱装置

低压梯度又称作外梯度，该方法在输液泵前安装了一个比例阀，常压下洗脱液按预先规定的比例混合后，再由高压输液泵输入色谱柱中，所以也称作泵前混合。由于常压下液体混合往往容易形成气泡，所以低压梯度通常配置在线脱气装置。

4.2.4.2 高压梯度洗脱装置

高压梯度又称作内梯度，它是将溶剂经高压泵加压后再混合的梯度洗脱装置，一般只用于二元梯度，即用两个高压泵分别按设定的比例输送 A 和 B 两种溶液至混合器，混合器是在泵之后，即两种溶液在高压状态下进行混合(泵后混合)。该方法主要优点是，只要通过梯度程序控制器控制每台泵的输出，即能获得任意形式的梯度曲线，而且精密度高，易于自动化控制。

4.2.5 进样器

进样系统是将被分析样品导入色谱柱的装置，对于 HPLC 的进样装置，一般要求密封性好，死体积小，重复性好，流量波动小，并尽可能实现自动化。HPLC 经典的进样方式一般包括隔膜进样、停流进样、阀进样、自动进样等。目前，先进的 HPLC 仪器会装有自动进样器(如圆盘式自动进样器、链式自动进样器等)，在微计算机程序控制下可自动进行取样、进样、清洗取样系统等一系列动作，为高通量的体内生物样本分析提供了极大的便利。

4.2.6 色谱柱

色谱柱是 HPLC 分离过程的核心。一支稳定、高效的色谱柱对建立普适性强、重现性好的方法是必不可少的。不同供应商的色谱柱，甚至来源相同、认为完全一样的色谱柱之间，可能也会存在差异，尤其是不同的色谱柱在塔板数、谱峰的对称性、保留值、峰间距以及使用寿命等方面会有所不同，而这些差异对建立理想的 HPLC 方法会产生很大影响。分析工作者在实际工作中，应注意选择分离度高、柱容量大、分析速度快的色谱柱。

4.2.6.1 色谱柱结构

一根典型的色谱柱通常由柱管、压帽、卡套(密封环)、筛板(滤片)、接头、螺丝等组成。柱管多用不锈钢制成，压力不高于 70 kg/cm^2 时，也可采用厚壁玻璃或石英管，管内壁要求有很高的光洁度。为提高柱效，减小管壁效应，不锈钢柱内壁多经过抛光。也有人在不锈钢柱内壁涂敷氟塑料以提高内壁的光洁度，其效果与抛光相同。还有使用熔融硅或玻璃衬里的，用于细管柱。色谱柱两端的柱接头内装有筛板，是烧结不锈钢或钛合金。

色谱柱按用途可分为分析型和制备型两类，尺寸规格也不同：①常规分析柱(常量柱)，内径 2~5 mm(常用 4.6 mm，国内有 4 mm 和 5 mm)，柱长 10~30 cm；②窄径柱(narrow bore，又称细管径柱、半微柱 semi-microcolumn)，内径 1~2 mm，柱长 10~20 cm；

③毛细管柱(又称微柱 microcolumn)，内径 0.2~0.5 mm；④半制备柱，内径> 5 mm；⑤实验室制备柱，内径 20~40 mm，柱长 10~30 cm；⑥生产制备柱内径可达几十厘米，柱内径一般是根据柱长、填料粒径和折合流速来确定，目的是避免管壁效应。

4.2.6.2　色谱柱装填

液相色谱柱的分离作用是在填料与流动相之间进行的。硅胶基质是目前最为常用的 HPLC 柱填料。这主要是基于硅胶担体良好的物理特性。通过控制全多孔硅胶微粒的制作工艺，能够得到平均孔径变化范围宽(如 8、30、100 μm)、孔径分布范围窄和粒度选择性较大(如 10、5、3 μm)的填料。能满足大、小分子的分析及制备。大多数硅胶微粒的突出优点是它们的机械强度很高，这一点可保证填充床长时间在很高的操作压力下工作，柱效保持稳定。刚性、高强度的微粒还使柱的反压较低，寿命较长。在用于制作 HPLC 填料的材料中，硅胶基质色谱柱的柱效最高，这也是其重要优点之一。

依据填料类型，色谱柱又可分为正相柱和反相柱。正相柱多以硅胶为柱填料。根据外形可分为无定型和球型两种，其颗粒直径在 3~10 μm 的范围内。另一类正相填料是硅胶表面键合-CN，$-NH_2$ 等官能团即所谓的键合相硅胶。反相柱主要是以硅胶为基质，在其表面键合非极性的填料，如 C_{18}、C_8、C_4 等，其中 C18(Octadecylsilyl，ODS)，即十八烷基硅烷键合硅胶填料，这种填料在反相色谱中发挥着极为重要的作用，可完成高效液相色谱 70%~80%的分析任务。

4.2.7　检测器

检测器的作用是将柱流出物中样品组成和含量的变化转化为可供检测的信号，理想的检测器应该具有灵敏度高、对所有溶质具有快速反应、对流动相及温度变化不敏感、不引起柱外谱带扩展等特点。

高效液相色谱法中常用检测器包括紫外吸收、荧光、示差折光、电化学等。这些检测器利用溶质的某一物理或化学性质与流动相有差异的原理，当溶质从色谱柱流出时，会导致流动相背景值发生变化，从而在色谱图上以色谱峰的形式记录下来。

4.2.7.1　紫外检测器

紫外检测器具有灵敏度较高，线性范围宽，噪声低，适用于梯度洗脱等优点。据不完全统计，70%~80%的有机化合物都具有紫外吸收，因此紫外检测器是高效液相色谱法中最常用的检测器。

1. 原理

物质分子紫外—可见辐射是由于分子体系中外层电子激发到较高能态引起的。当辐射能量等于分子体系激发到较高能态所需的能量时，即发生吸收过程，该过程遵从朗伯—比尔(Lambert-Beer)定律，该定律是吸收光度法的基本定律，表示物质对某一单色光吸收的强弱与吸光物质浓度和厚度间的关系。

$$I = I_0 e^{-zbc}$$

$$T=\frac{I}{I_0}$$

$$A=\lg\left(\frac{1}{T}\right)$$

上式中，I 为透射光强度，I_0 为入射光强度，b 为样品池的光路长度，c 为吸光物质溶液的浓度，T 为透光率，A 为吸光度(absorbance)，又称光密度(optical density，OD)或消光值(extinction，E)。当溶液浓度单位采用 mol/L，b 的单位为 cm，则相应的吸光系数为摩尔吸光系数(molar absorptivity)或摩尔消光系数，单位为 L/(mol·cm)，用符号 ε 表示。进一步换算可得：

$$A=\varepsilon bc$$

由上式可见，吸光度与吸光系数、溶液浓度和光路长度成线性关系。紫外检测器基于 Lambert-Beer 定律，当紫外检测器样品的光路长度一定时，ε 值与 c 值越大，吸光度越大，灵敏度越高。而 ε 的数值大小取决于波长和样品物质的性质，它表明物质分子对特定波长辐射的吸收能力。因此，当同一物质在波长固定的情况下，紫外检测器的吸光度与溶液中该物质浓度成正比。

2. 单波长检测器

单波长检测器又称为固定波长检测器，是由低压汞灯提供固定波长为 254 或 280 nm 的紫外光。汞灯发射的紫外光经入射棱镜准直，再经遮光板分为一对平行光束分别进入流通池的测量臂和参比臂。经流通池吸收后的出射光，经过遮光板，出射石英棱镜及紫外滤光片，只让 254 nm(或 280 nm)的紫外光被双光电池接收。双光电池检测的光强度经对数转化成吸光度，吸光度与样品浓度呈比例。

紫外单波长检测器具有灵敏度高，稳定性好，结构简单，使用维护方便等优点，适用于 254 nm 波长附近具有最大吸收的物质(如芳香族化合物等)的分析。但是对该波长附近无吸收的物质该方法不灵敏。

3. 多波长检测器

多波长检测器的光源采用氘灯或氢灯，可在 200 nm～400 nm 范围内有较好的连续光谱，其光路与单波长检测器基本一致，由于氘灯或氢灯在某个波长的能量分配不大，因此多波长检测器的灵敏度一般低于紫外—254 检测器，但其适用范围比单波长检测器广泛。

4. 光电二极管阵列检测器

光电二极管阵列检测器，又称光电二极管矩阵检测器，表示为 DAD(diode array detector)、PDA(photo-diode array)或 PDAD(photo-diode array detector)，是 20 世纪 80 年代才出现的一种光学多通道检测器，它可以看作是 UVD 的一个分支，也有商家将其称为三维检测器。目前，该种检测器已在高效液相色谱分析中大量使用。

由于光电二极管阵列检测器在结构上的主要特点是用光电二极管阵列同时接受来自流通池的全光谱透过光。为了适应这种特点，所以它在结构和光路安排上与普通的色散型紫外-可见光检测器有重要区别。样品与光栅的相对位置正好相反的结构，经常被称为“倒光学”(reversed optics)系统。普通紫外—可见光检测器是先用单色器分光，只让特定波长的光进入流通池，而二极管阵列检测器先让所有波长的光全部进入流通池，然后通过一系列分光技术使所有波长的光在接收器上被检测，最后对二极管阵列快速扫描采集数据，从而得到时间、光强度、波长的三维图谱，其光路示意图如图 4-2 所示。

光电二极管阵列检测器可选择整个波长范围的宽谱带检测，同时得到多个波长的色谱图；其吸收光谱通常用于定性（确证是否是单一纯物质），而色谱用于定量，该方法常用于复杂样品（如生物样品、中草药）的定性、定量分析，并具有灵敏度高、噪音低、线性范围宽、对流速及温度的波动不灵敏，适用于梯度洗脱及制备色谱等优势。

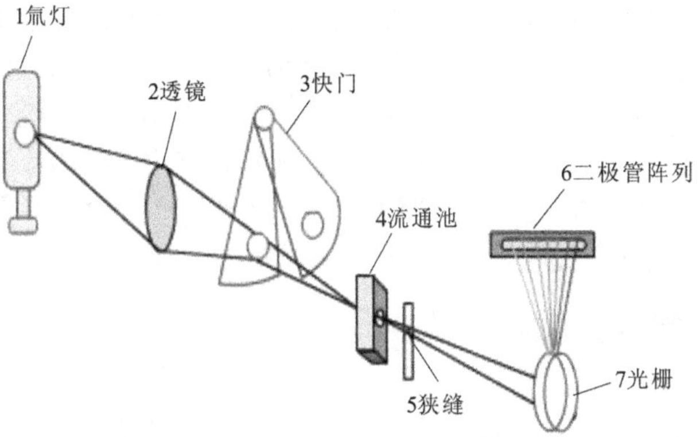

图 4-2　光电二极管阵列检测器光路图

4.2.7.2　荧光检测器

1. 原理

化合物受到紫外光激发后，发射出比激发光波更长的光，称为荧光或发射光。这些化合物包括：芳香族化合物、有机胺、维生素、激素、酶等。而有的有机化合物虽然本身不产生荧光，但可以与发荧光物质反应衍生化后进行检测。荧光检测器（fluorescence detector，FD）中，荧光强度（F）与激发光强度（I_0）及荧光物质浓度（C）之间的关系为：

$$F=2.3QKI_0\varepsilon Cl$$

式中：Q 为量子产率，K 为荧光吸收效率，ε 为摩尔吸光系数，l 为光路长度。在实验条件固定下，荧光强度与样品组分的浓度呈线性关系，这是荧光检测器进行定量分析的基本原理。

一般情况下，激发波长（λ_{ex}）与化合物的最大吸收波长（λ_{max}）相近。实验过程中选择波长时可把发射单色器固定在某一波长处，开大发射单色器的狭缝，改变激发波长进行扫描，从而得到激发光谱，光谱上的峰对应的波长即为激发波长。发射波长（λ_{em}）的选择是把激发单色器固定在 λ_{ex} 处，改变发射光波长进行扫描，得到荧光发射光谱，光谱上的峰对应的波长即为发射波长。

2. 特点

荧光检测器具有非常高的灵敏度和良好的选择性，灵敏度要比紫外检测法高 2~3 个数量级。而且所需样品量很小，特别适合于药物和生物化学样品的分析。此外，荧光检测器受外界条件的影响较小，只要选作流动相的溶剂不会发射荧光，荧光检测器就能适用于梯度洗脱。

与紫外吸收检测器相比，荧光检测器线性范围略小（约 $10^4 \sim 10^5$），并且荧光分析的干扰因素较多，影响了其测定的准确度，因此限制了该类检测器的应用范围。

4.2.7.3 电化学检测器

电化学检测器(electrochemical detector，ECD)是指利用被测物在电极上发生氧化还原反应而产生电流从而得以检测的一种方法。电化学检测器测得的电信号与发生电极反应的被测组分的摩尔数成正比。这类检测器包括极谱、库仑、安培和电导检测器等，主要用于离子检测。其中安培检测器(amperometric detector)的应用最为广泛，灵敏度也很高，适合于痕量组分的分析(检出限可达 10^{-9}g · L^{-1})，凡具有氧化还原活性的物质均能用该种检测器进行检测，如生物胺、酚、糖基化合物、巯基化合物等。此外，本身无氧化还原活性的化合物经衍生化后也能进行检测。

4.2.7.4 其他类型检测器

上述紫外、荧光及电化学检测器为高效液相色谱分析中常用的选择性检测器，它们的响应值不仅与供试样品溶液的浓度有关，还与待分析化合物的结构有关。除上述选择性检测器外，高效液相色谱法中还经常用到蒸发光散射检测器、示差折光检测器以及质谱检测器等通用型检测器。

蒸发光散射检测器(evaporative light scattering detector，ELSD)是 20 世纪 90 年代出现的通用型检测器，适用于检测挥发性低于流动相的样品组分，如糖类、高级脂肪酸、磷脂、维生素、氨基酸、甘油三酯、甾体等物质。蒸发光散射检测器在使用时要求所使用的流动相必须是挥发性的，不能含有缓冲盐。其分析原理为：流动相从色谱柱中流出后，在雾化器中与通入的气体(一般为高纯氮)混合形成液滴，加热蒸发除去流动相后，样品形成气溶胶再进入检测器并在强光或激光照射下产生光散射，用光电二极管检测散射光最终得到检测信号。ELSD 的特点决定了其可取代弥补 UV 的不足之处，扩大了应用范围，对无紫外吸收或吸收系数很小，样品浓度又低的物质也可以进行检测，且不需要柱前或柱后衍生化，可直接进样，方法简单。作为通用型检测器，ELSD 不仅可以与 HPLC 联用，还可以与凝胶渗透色谱、超临界流体色谱联用，其响应值与被测物质的官能团和光学性质无关，散射光强度依赖于粒子的大小、性状和质量，因而与浓度成一定比例。

示差折光检测器于 1942 年由 Tiselius 和 Claesson 首次提出，并在 20 世纪 60 年代末期得到开发和广泛应用，其通用性在于如果选择合适的溶剂，几乎所有物质都可通过该种检测器进行检测。任意一束光由一种介质射入另一种介质时，由于两种介质的折射率不同而发生折射现象。折射率(refactive)是一个无量纲的常数，光在真空中的速度和光在某种介质中的速度之比定义为该介质的折射率，其大小表明了介质光学密度的高低。介质的折射率随温度升高而降低。同一介质对不同波长的光，具有不同的折射率。示差折光检测器通过连续测定色谱柱流出液折射率的变化而对样品浓度进行检测，其响应值取决于柱后流出液折射率的变化，采用含有样品的流出液与不含样品的流出液的同一物理量的示差测量。

由于每种物质都有各自的折射率，因此示差折光检测器对所有物质都有响应，是一种通用型检测器，具有广泛的适用范围。它对没有紫外吸收的物质，如高分子化合物、糖类、脂肪烷烃等都能够检测。示差折光检测器具有范围宽、噪声小、运行稳定等特点。与紫外可见吸收检测器相比，示差折光检测器的灵敏度较低，一般不用于痕量分析。

4.2.8　色谱数据处理系统

色谱数据处理系统是将检测器信号变成永久性记录的装置，早期色谱数据处理装置包括记录器和积分仪等，目前，高效液相色谱法已广泛使用微处理机和色谱数据工作站来记录和处理色谱分析的数据。HPLC 通过微计算机与色谱数据工作站实现对高效液相色谱仪的控制，包括控制输液泵流速，控制多元溶剂系统流动相比例或流速变化、控制自动进样装置准确、定时的进样，选择检测器的检测条件，处理色谱分析数据结果等，从而实现全系统的自动化控制，不仅大大提高了分析速度，也改善了分析结果的准确度与精密度。

4.3　高效液相色谱分析方法的建立

高效液相色谱法是体内药物分析领域的重要技术手段，被广泛应用于对已知或未知化合物的分离与分析。通常情况下，吸附色谱、分配色谱、离子色谱、体积排阻等方法可以满足大部分化合物的分离需求，对生物大分子样品还可采用亲和色谱法。

建立高效液相色谱法一般包括如下过程：

(1)明确待分析样品及分析目的，充分了解其理化性质及实验室具备的条件，查阅文献，借鉴前人从事过的相近工作经验。

(2)体内药物分析工作中通常采用内标法进行定量，因此，了解待分析样品理化性质后，应同时确定分析过程中所用的内标物质。

(3)制备样品。对于体内药物分析工作者，建立合适的生物样品前处理过程，对高效液相色谱的分离、分析结果至关重要。

(4)根据被分析样品及内标物质的性质，选择合适的色谱分离模式。

(5)选择合适的色谱柱，确定色谱柱规格(柱长及柱内径、粒径及孔径等)。

(6)明确流动相的组成、流速及洗脱方式。

(7)结合样品及内标物质的自身特点，选择灵敏度高、重现性好的检测器。

(8)对所建立的 HPLC 方法进行方法学考查。

(9)利用所建立的 HPLC 方法开展药物分析(体内药物分析)工作。

4.3.1　样品的性质与色谱分离模式的选择

样品的溶解度、分子量大小、分子结构及分析特性等理化性质决定了其色谱分离模式的选择。在建立 HPLC 分析方法前，应对样品上述性质进行深入了解。

4.3.1.1　溶解度

若样品溶解于非极性溶剂中，表明样品为非极性化合物，可用戊烷、己烷、庚烷等溶解，通常选用吸附色谱法或正相分配色谱法、正相键合相色谱法进行分析。若样品溶解于极性溶剂中(如二氯甲烷、氯仿、乙酸乙酯、甲醇、乙腈等)，则表明样品为极性化合物，通常选择反相色谱法或反相键合相色谱法进行分析。若样品溶于水，可通过其水溶液的 pH 值判断样品离子强度，如果样品为中性或非离子型，可用反相键合相色谱法分析。若 pH 值为弱酸性，可在流动相中加入 H_2SO_4，H_3PO_4 等试剂抑制样品电离，再采用反相键合相色谱法分析；若 pH 值为弱碱性，可在流动相中加入阳离子，再用离子对色谱法进行分析；若 pH 值为强酸或强碱，则可通过离子色谱法进行分析。

4.3.1.2 分子量

对于分子量小于 2000 Da 的水溶性样品可采用吸附色谱法或分配色谱法进行分析，若样品分子量差别较大，可通过刚性凝胶的凝胶过滤色谱法进行分离。对于分子量大于 2000 Da 的水溶性样品，可采用以聚醚为基体凝胶的凝胶过滤色谱法进行分析。

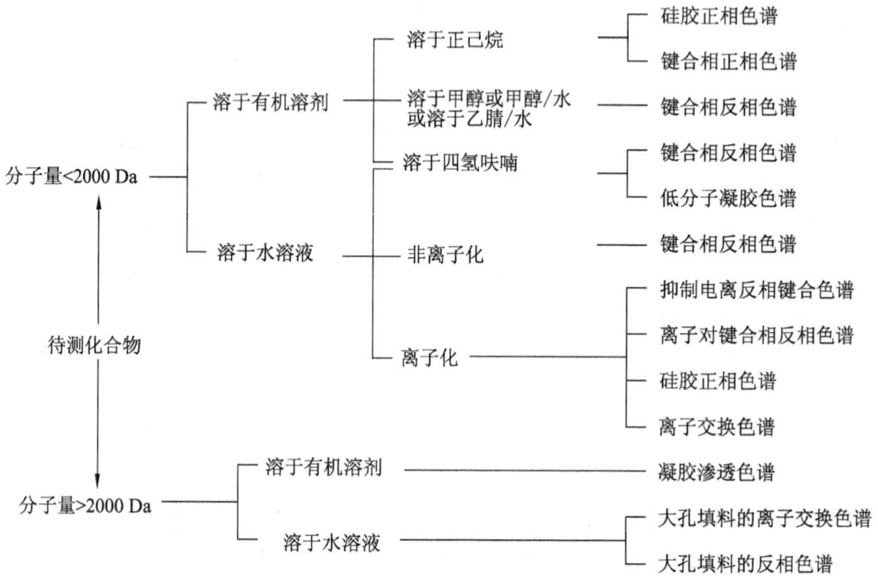

图 4-3 高效液相色谱法分离模式选择示意图

4.3.1.3 分子结构

通常对于分子结构完全不同的化合物，通过选择合适的色谱分离方法及流动相比例即可得到较好的分离效果。对特殊结构化合物的分离还应注意以下事项。

(1)同系物的分离：具有相同官能团的同系物具有分子量递增的规律，可采用吸附色谱法、分配色谱法或键合相色谱法进行分离。同系物随分子量增加保留时间增长。

(2)同分异构体：对于双键位置异构体(顺反异构体)或芳香族取代基位置不同的邻、间、对位异构体，采用吸附色谱法进行分离具有较好的效果，因为硅胶吸附剂对异构体具有高选择性。

(3)对映异构体：普通的高效液相色谱法无法对对映异构体进行分离，此时应考虑使用具有光学活性的固定相或在流动相中加入手性选择剂进行分离。

(4)生物大分子：目前对蛋白质、核酸等生物大分子的分离分析已逐渐成为体内药物分析领域的热点，由于此类物质具有大分子量的特点(1万以上)，因此，其扩散系数要比小分子物质低1~2个数量级。对该类物质采用凝胶过滤色谱法或亲和色谱法达得到较好的分离效果。

在各种色谱分离模式中，反相键合相色谱法的应用最为广泛，通过C_{18}色谱柱，以甲醇—水或乙腈—水作为流动相，经梯度洗脱，往往能获得较满意的分离结果。此外，其他色谱分离模式，如液固色谱法、体积排阻法、离子色谱法等在药物分析的工作中也得到广泛应用，各种类型的HPLC方法的应用见表4-3。

表4-3　HPLC分离模式、流动相、色谱柱选择及应用范围

方法	流动相	色谱柱	应用范围
反相HPLC	水-有机溶剂	C_{18}，C_8，苯基，氰基	能溶于水-有机混合溶液的中性或弱酸、弱碱性化合物
离子对HPLC	水-有机溶剂，缓冲液和离子对试剂	C_{18}，C_8	酸碱性化合物或离子化合物
正相HPLC	有机溶剂的混合溶剂	氰基，氨基，二醇基，硅胶	难溶或不溶于水-有机混合溶液的化合物，异构体分离以硅胶更好
离子交换色谱	缓冲溶液	阴离子交换或阳离子交换	蛋白、多肽、核酸、无机离子分离首选离子色谱
体积排阻色谱	水相(GFC)；纯有机溶剂(GPC)	GFC：二醇基；GPC：聚苯乙烯或硅胶	大分子化合物，蛋白质或聚合物
亲和色谱	缓冲溶液	亲和配基，非成键作用力，分子识别	具有亲和作用的生物大分子
疏水-相互作用色谱	缓冲溶液	类似反相填料，但疏水性小	水溶性蛋白质，疏水性随盐浓度而改变
手性色谱	水-有机溶剂	各种手性填料	旋光异构体

4.3.2　体内药物分析中内标化合物的选择

高效液相色谱法中的定量方法通常包括外标法和内标法两种方法。用待测组分的纯品作对照物质，以对照物质和样品中待测组分的响应信号相比较进行定量的方法称为外标法(external standard method)。外标法不需把标准物质加入到被测样品中，而是与被测样品在相同的色谱条件下单独测定，把得到的色谱峰面积与被测组分的色谱峰面积进行比较从而求得被测组分的含量，该方法又可分为工作曲线法和外标一点法(直接比较法)。外标法具有操作简单，定量准确等优点，是药物分析工作中常用的定量方法。但是在体内药物分析过程中，由于生物样品成分复杂，内源性干扰物质多，且样品处理过程烦琐，往往导致目标待测物的损失，使用外标法测定时，即便对照品也经同样的处理过程，也会导致对照品与样品损失的百分比不同，影响最终的测定结果。此时，应考虑使用内标法进行定量。

选择合适的化合物作为待测组分的参比物质(内标物质)，定量加到样品中，依据待测组分和参比物在检测器上的响应值(峰面积或峰高)之比和参比物加入的量进行定量分析的方法称为内标法(internal standard method)。该方法是一种间接或相对的校准方法，在生物样品处理(如浓缩、萃取、衍生化等)前加入内标化合物定量，不仅可以抵消仪器稳定性差异、进样量不够准确等原因带来的定量分析误差，还能抵消生物样品处理过程中引起的误差，并克服了标准曲线法中每次样品分析时色谱条件很难完全相同而引起的误差。此外，在没有标准对照物质时，内标法定量更为重要，是体内药物分析领域的重要定量方法。

使用内标法的关键是选择合适的内标物质。对于内标化合物的选择，通常考虑以下几个方面：①内标物必须是被测样品中不存在的化学组分，通常要求是纯物质；②内标物应具有良好的溶解性，在待测样品溶液中完全溶解，且不与被测样品组分发生化学反应；③内标物与被测组分具有相似的化学结构及理化性质且要求稳定，其色谱峰的位置应与被测组分的色谱峰位置相近，并与所有组分及内源性干扰物质完全分离；④内标物加入的量原则上应接近于被测组分的浓度，但在体内药物分析中，通常内标物的浓度与标准曲线浓度范围的中间值相近。

4.3.3 色谱柱的选择

针对待测样品理化性质选择高效液相色谱柱是实现良好色谱分离的重要因素。而柱填料是色谱柱的核心部分，不同的填料决定了色谱柱的不同用途。

4.3.3.1 硅胶基质填料

正相色谱用的固定相通常为硅胶以及其他具有极性官能团，如胺基、氰基等键合填料。硅胶表面的硅羟基极性较强，因此，分离次序依据样品中组分的极性大小，弱极性组分最先冲出色谱柱，保留时间小。

而反相色谱中常用的填料是以硅胶为基质，表面键合有极性相对较弱的官能团键合相。常用的反相填料包括 C_{18}，C_8，C_4 等，这类色谱柱是目前应用最为广泛的分析型色谱柱。

4.3.3.2 聚合物填料

聚合物填料多为聚苯乙烯—二乙烯基苯或聚甲基丙烯酸酯等，其重要特点是 pH 值范围广泛，1~14 均可使用。相对于 C_{18} 填料，聚合物填料具有更强的疏水性，其缺点是柱效一般较低。大孔聚合物对于蛋白质等样品的分离非常有效。

4.3.3.3 其他无机填料

其他无机填料如石墨化碳黑、氧化铝、氧化锆等也已经商品化并用于特殊用途的色谱分离。石墨化碳黑不需表面改性即可作为色谱保留的基础，可用于某些几何异构体的分离。氧化铝微粒刚性强，可制成稳定的色谱柱柱床。而氧化锆基质填料耐 pH 范围为 1～14，耐稳可达 100℃。

除了适用于不同分析目的的填料种类，在选择色谱柱时还要考虑色谱柱长度及内径、填料粒径等因素。对满足 HPLC 的一般分析要求，色谱柱长度通常选择 10～25 cm，柱内径一般为 4～6 mm，填料粒径一般为 3～10 μm。填料的粒径主要影响色谱柱的柱效和背压。粒径越小，分离能力越强，而柱压越大。例如，3 μm 填料填充柱的柱效比相同条件下的 5 μm 填料的柱效提高近 30%；然而，3 μm 的色谱柱的背压却是 5 μm 的 2 倍。

4.3.4　流动相的选择

高效液相色谱法是样品组分在柱填料与流动相之间通过质量交换而达到分离的目的，流动相的选择应满足以下要求：①流动相对样品具有一定的溶解能力，保证样品组分不会沉淀在色谱中；②所选择的流动相不能与被测样品发生化学反应；③流动相黏度尽量小，才能得到理想的分离效果；④流动相的理化性质与所选检测器相适应，例如，采用紫外检测器时，建议使用对紫外吸收较低的溶剂作为流动相；⑤流动相的流速选择：对于特定的色谱柱，要达到最佳柱效，应使用最佳流速。内径为 4.6 mm 的色谱柱，流速一般选择 1 mL/min 时最佳，内径为 4.0 mm 的色谱柱，流速一般为 0.8 mL/min 最佳。

在反相色谱中通常选用甲醇、乙腈、四氢呋喃、异丙醇等作为流动相的有机相。水相则根据待分析组分的特点加入酸性、碱性或缓冲盐试剂。反相色谱中水相常用的酸包括磷酸、乙酸、甲酸、三氟乙酸等；常用的碱性流动相可加入三乙胺、稀氨水等，加入氨水时应特别注意色谱柱的耐受性。对于特定分析需求的缓冲盐流动相，可加入硫酸盐、醋酸盐、枸橼酸盐等。此外，流动相中也常加入烷基磺酸钠、氢氧化四丁基铵等离子对试剂。

4.3.5　梯度洗脱的应用

进行高效液相色谱分析时，常用两种洗脱方式，一种为等度洗脱（isocratic elution），这种方法下流动相的极性、离子强度、pH 值等在分离的全过程中均保持不变，这对于复杂成分的样品，尤其是各组分保留强弱不同的样品无法实现满意的分离效果。因此，在体内药物分析中经常使用到梯度洗脱（gradient elution）。该方法是指在同一分析周期中，按一定程度不断地改变流动相的浓度配比，又称为梯度淋洗或程序洗脱。梯度洗脱常用一个弱极性的溶剂 A 和一个强极性的溶剂 B。其最一般的形式是流动相组成随时间呈线性的变化，即线性梯度，通常用于反相和正相 HPLC 及离子对色谱法。梯度洗脱过程通过改变流动相中强弱极性溶剂组成的比例，使得每个流出组分均有合适的容量因子 k'，从而达到样品组分在最短时间内实现最佳分离的目的。使用梯度洗脱方法时，反相色谱中常用强洗脱溶剂为乙腈和甲醇，弱洗脱溶剂为水（纯水、缓冲盐水溶液），正相色谱中常用的强洗脱溶剂为甲基叔丁基醚、异丙醇等，弱洗脱溶剂为正己烷。

4.3.6　检测器的选择

HPLC 中常用检测器的原理与特点已在本章第三节中进行了简单的介绍。在体内药物分析的实际工作中，检测器的选择应考虑待测样品的理化性质、分析目的与实验要求、实验室自身条件等诸多因素。基于待测样品的理化性质选择适合分析需求且高效灵敏的检测器至关重要。例如，大部分常见有机化合物及部分无机物质都具有紫外或可见光吸收基团，因此采用紫外吸收检测器可对大部分物质具有较好的分析效果。为了得到较高的灵敏度，通常选择被测物质能产生最大吸收的波长作为检测器，但应注意尽可能使用在所选检测波长下没有背景吸收的流动相，即紫外检测器的工作波长要大于所选流动相的截止波长。在某些特殊情况下(如杂质干扰等)，也可适当牺牲检测灵敏度而选择吸收稍弱的波长。在实际工作中，分析工作者通常考虑如下两点以选择紫外检测波长：①待测组分在所选波长处有较大吸收(往往不是最大吸收)；②与待测物质同时经过检测器流通池的其他物质(流动相、样品溶剂、样品杂质、干扰物质等)在所选波长下无吸收或有较小吸收。当同时检测多种物质时，还要兼顾多种物质的最大吸收波长，以选择一个合适的波长使待测组分的检测限和灵敏度均达到合适的分析要求。

当被测样品组分的最大吸收波长未知，或多种被测组分的吸收波长范围较宽时，可以考虑采用光电二极管阵列检测器，通过全波长扫描，使样品中所有组分全部可以通过检测器，从而对样品波长吸收信号进行分析。使用光电二极管阵列检测器时也应注意所用流动相的截止波长须小于检测波长。

对于能产生荧光的物质，荧光检测是一种较好的选择，甚至在实际工作中，很多分析工作者通过化学衍生化生成荧光衍生物，再进行荧光检测。这种方法之所以受到分析工作者的青睐，是因为荧光检比紫外检测器的灵敏度高 1~2 个数量级，最小检测浓度可达 0.1 ng/mL，适用于痕量分析。

除紫外检测器、荧光检测器外，结合样品分析的实际需求，示差折光检测器、电化学检测器、化学发光检测器等也在体内药物分析领域广泛应用。各种检测器性能概况如下表 4-4 所示。

目前，随着质谱技术的蓬勃发展，其与高效液相色谱联用形成的液质联用技术在体内药物分析工作中发挥着重要作用，关于液相色谱-质谱联用技术的发展与应用将在相关章节做详细的介绍，这里不再赘述。

表 4-4　HPLC 常用检测器性能比较

检测器	紫外	示差	荧光	电化学	蒸发光散射
类型	选择性	通用型	选择性	选择性	通用型
线性	2.4×10^4	10^4	10^3	10^4	10^4
最小检出量	10^{-6}	10^{-6}	10^{-9}	10^{-12}	10^{-8}
能否梯度	是	否	是	否	是
对流速	不敏感	不敏感	不敏感	敏感	不敏感
对温度	不敏感	敏感	不敏感	敏感	不敏感

4.3.7　应用实例

【应用实例：HPLC 法测定人血浆中的泊沙康唑的浓度】

泊沙康唑是一种新型三唑类广谱抗真菌药物，对念珠菌、曲霉菌和镰刀霉菌等感染具有良好的临床效果，常用于预防和治疗造血干细胞移植及急 性淋巴细胞白血病等恶性血液病患者因免疫力低下而出现的侵袭性真菌感染。分析工作者基于 HPLC 方法，建立了测定人血浆中泊沙康唑浓度的分析方法。

1. 仪器、试剂

e2695 型 Waters 高效液相色谱仪；CPA225D 型万分之一电子天平（德国 Sartorius）；泊沙康唑对照品（北京伊塔生物 科技有限公司，批号 YT87346，纯度≥ 98%）；地西泮对照品（国家麻醉品实验室，批号 1230－9601，纯度 100%）；醋酸铵（Aladdin 公司，批号 G1319026，纯度≥ 99%）；试验用水为屈臣氏蒸馏水（深圳屈臣氏有限公司）；有机试剂乙腈、甲酸均为色谱级。

2. 生物样品的处理

取血浆样品 200 μL 于 1.5 mL 的 Eppendorf 离心管中，加入内标工作液 20 μL，涡旋混匀 30 s。而后加入 0.6 mL 乙腈沉淀蛋白，涡旋振荡 1 min 后离心（离心速率 6000 $r \cdot min^{-1}$）5 min，将上清液 200 μL 置进样小瓶中，并进样 20 μL 进行测定。

3. 色谱条件

采用 Diamonsil C18（250 mm×4.6 mm，5 μm）色谱柱，流动相为乙腈–0.01 $mol \cdot L^{-1}$ 醋酸铵（使用甲酸调 pH 至 4）（58：42），流速 1.0 $mL \cdot min^{-1}$，柱温 30℃，检测波长 262 nm，进样量 20 μL。

4. 溶液配制

对照品储备液与工作液—精密称取泊沙康唑 对照品约 20 mg，于 10 mL 量瓶中，加入甲醇溶解 并定容，配制质量浓度为 2 $g \cdot L^{-1}$ 的泊沙康唑储备液。用甲醇逐级稀释该储备液，得质量浓度依次为 00、80、40、20、10、5、2.5 $mg \cdot L^{-1}$的泊沙康唑 系列工作液。储备液与系列工作液均置于–20℃低温冷冻冰箱中保存。

内标储备液与工作液—精密称取地西泮对照品约 10 mg，置 10 mL 量瓶中，加入甲醇溶解并定容，配制质量浓度为 1 $g \cdot L^{-1}$ 储备液。用甲醇稀释该储备液的质量浓度为 14 $mg \cdot L^{-1}$的内标工作液，4℃保存待用。

5. 方法学考证结果

专属性：在本研究建立的测定条件下，泊沙 康唑及内标地西泮的保留时间分别为 11.9 min 和 9.6 min，人血浆中内源性杂质不干扰待测物与内标的测定。

线性范围与最低定量限：取系列标准溶液 20 μL 于 1.5 mL 的 Eppendorf 离心管中，50℃ 水浴氮气 流吹干，加入空白血浆 200 μL，涡旋混匀 30 s，制 得含泊沙康唑 10 $mg \cdot L^{-1}$、8 $mg \cdot L^{-1}$、4 $mg \cdot L^{-1}$、2 $mg \cdot L^{-1}$、1 $mg \cdot L^{-1}$、0.5 $mg \cdot L^{-1}$、0.25 $mg \cdot L^{-1}$ 的模拟血浆样品，按“2.3”项下方法处理后测定浓 度。以血浆中泊沙康唑药物浓度为横坐标（X），泊沙康唑与内标的峰面积比值（Y）为纵坐标，加权最小二乘法进行回归模拟。得线性回归方程 为 $Y=0.346X+0.178$（$R^2=0.9995$），线性范围为 0.25~10 $mg \cdot L^{-1}$，最低定

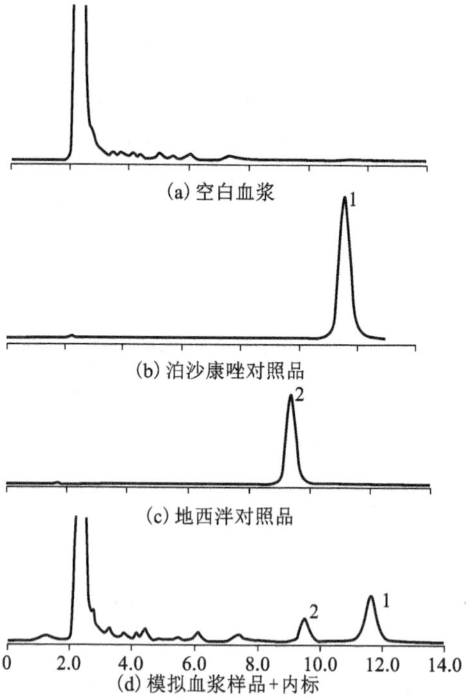

1. 泊沙康唑；2. 地西泮

图 4-4　泊沙康唑高效液相色谱图

量限为 0. 25 mg · L^{-1}。

回收率与精密度：制备待测物泊沙康唑低、中、高质量浓度（0. 5 mg · L^{-1}、2 mg · L^{-1}、8 mg · L^{-1}）的模拟血浆样品各 5 份，进样，记录泊沙康唑与内标的峰面积。所得相应浓度的峰面积与等量对照品峰面积的比值，计算可得泊沙康唑与内标的绝对回收率。代入标准曲线方程计算出的理论 浓度与实际浓度相比，可得相对回收率。连续测定 3 天，可考察泊沙康唑的日内、日间精密度。测 得待测物泊沙康唑的平均绝对回收率与相对回收率均 > 86%。日内、日间精密度的 RSD 值均 < 15%，内标地西泮平均绝对回收率为 86. 67%，表明该法精密度、准确性良好（表 4-5）。

表 4-5　人血浆中泊沙康唑精密度及回收率试验结果

ρ（加入）/（mg · L^{-1}）	ρ（测得）/（mg · L^{-1}）	精密度		绝对回收率/%	相对回收率/%
		日内 RSD/%	日间 RSD/%		
0. 5	0. 48±0. 02	3. 9	6. 3	86. 37±1. 5	96. 60±3. 7
2	2. 13±0. 06	2. 9	4. 7	92. 19±1. 4	106. 70±3. 1
8	8. 06±0. 30	3. 7	4. 8	90. 25±3. 3	100. 80±3. 8

稳定性：制备泊沙康唑低、中、高浓度（0. 5、2、8 mg · L^{-1}）的模拟血浆样品各 15 份。

分别考察样品反复冻融 3 次、处理后室温放置 12 小时及低温保存 20 天的稳定性。其 RSD 值均 < 15%，表明血浆样品在上述条件下稳定性良好。

上述方法学验证结果表明所建立的测定人血浆中泊沙康唑药物浓度的方法，结果可靠、操作简便、成本较低，便于临床批量样本测定。

4.4　超高效液相色谱法

高效液相色谱自问世至今，在分析化学及分析仪器方面不断发展变革，其重要的一个标志则是色谱柱颗粒直径尺寸的不断减小。依据 Van Deemter 曲线方程，色谱柱柱效与颗粒直径大小成反比。在实际应用中，随着色谱柱颗粒直径由 10 μm、5 μm 降低到 3.5 μm 以内，色谱分析的分辨率不断提高，分析时间得以缩短。当色谱柱颗粒直径小于 2 μm 时，HPLC 的应用前景真正得到了改变，这种小粒径填料不仅提高了色谱分辨率，还同时提供了非常有效的线性速率范围(流速/柱直径)，并显著提高了分析效率。我们将这种基于小颗粒技术而进一步开发成一系列快速、灵敏的液相分析方法称为超高效液相色谱技术(ultra performance liquid chcromatography)。

超高效液相色谱技术以小颗粒填料为特征，综合了非常低的系统体积(死体积)及快速检测手段等全新的检测技术，在保留 HPLC 原有的实用性及原理的基础上，全面提高了分析速度、灵敏度及分离度。从仪器硬件角度，超高效液相色谱技术不但需要耐压、稳定的小颗粒填料(可达 1.7 μm)，而且需要耐压的色谱系统 I(>15000 psi)、最低交叉污染的快速进样器、快速检测器及优化的系统体积等诸多方面的保障，以充分发挥小颗粒技术优势，这就需要对系统所有硬件和软件进行全面的创新，因此，超高效液相色谱并非普通 HPLC 系统改进而成，而是具有一系列独特的技术设计。目前，超高效液相色谱技术广泛地应用于药物分析、天然产物分析、代谢组学等众多生命科学研究领域。

4.4.1　超高效液相色谱的理论基础——Van Deemeter 方程

早在 1956 年，J. J van Deemter 就发表了他著名的理论：van Deemter 曲线及其方程式。最早这个理论是用在气相色谱上的，但是后来出现的液相色谱上也能应用这个理论。Van Deemeter 方程描述如下：

$$H=a\times d_p+\frac{b}{u}+c\times d_p^2\times u$$

上式中 H 为理论塔板高度(height equivalent to a theoretical plate，HETP)；d_p 为填充剂颗粒直径(particle size)；u 为线速度(linear velocity，cm · s^{-1})。通常将 $a\times d_p$ 看作 A 项，称为涡旋扩散项(eddy diffusion)；将 b/u 看作 B 项，称为分子扩散项(molecular diffusion)；将 $c\times d_p^2\times u$ 看作 C 项，称为传质阻力项(non-equilibrium)。将 A、B、C 看作常数，上式又可以转换为：

$$H=A+\frac{B}{u}+C\times u$$

这样，A，B，C 三个常数的单位分别为 cm，cm^2 · s^{-1} 及 s，在 u 一定时，A，B，C 三个

常数越小，柱效越高，色谱峰越尖锐，反之，色谱峰扩张，柱效降低。

用 Van Deemter 方程式可以解释塔板高度-流速曲线。如图 4-5 所示，该曲线上存在一个最佳流速(u（最佳)），此时 H 最小，柱效最高。在低流速时[0~u(最佳)之间]，u 越小，B/u 项越大，Cu 项越小。此时，Cu 项可以忽略，B/u 项起主导作用，u 增加则 H 降低，柱效增高。在高流速时($u>u$（最佳)时)，u 越大，Cu 越大，B/u 越小。这时 Cu 项起主导作用，u 增加，H 增加，柱效降低。

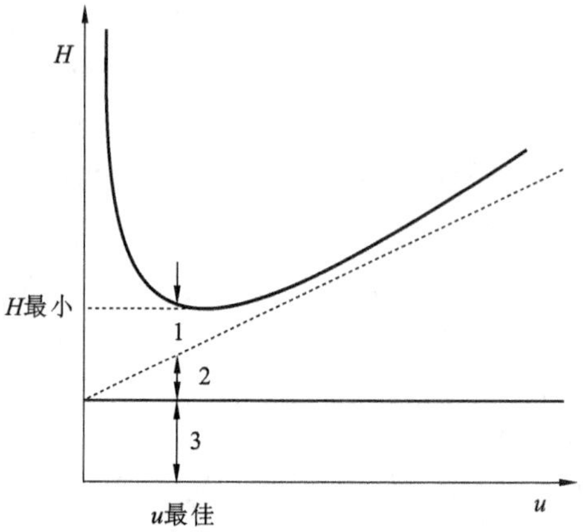

1. B/u；2. Cu；3. A

图 4-5　塔板高度-流速曲线

VanDeemter 方程进一步提示，除了改变流速以提高柱效外，通过减小色谱柱填料粒径，提高填装均匀性，减小固定液膜厚度等措施，均能提高色谱柱柱效。因此，Van Deemeter 方程是色谱科学家预测颗粒度变化而引起的色谱变化的根本依据。Van Deemeter 曲线(见图 4-6)预测最佳柱效与相应的流动相流速。由 Van Deemeter 方程得知：随着颗粒度减小，相应的理论塔板高度(HETP)也下降，得到的柱效会更高。此外，如图 4-6 所示，1.7 μm 颗粒的 HETP 最小值区域也相应扩大，这表明可以在比大颗粒更宽的流量范围内得到最高的柱效，结果可以不损失高分离度的同时来适当提高流动相的流速从而提高分析速度，这正是很多实验室采用这一技术的重要原因。

4.4.2　超高效液相色谱的特点

与普通 HPLC 相比，超高效液相色谱技术以小颗粒填料为基础，不仅大大提高了色谱柱的柱效，还具有超高分离度，超高分析速度、超高灵敏度等优势。

4.4.2.1　超高分离度

根据等度液相色谱分离的分离度(Rs)方程，分离度(Rs)与柱效(N)的平方根成正比。

$$Rs=\left(\frac{\sqrt{N}}{4}\right)\left(\frac{\alpha-1}{\alpha}\right)\left(\frac{k_2}{k_2+1}\right)$$

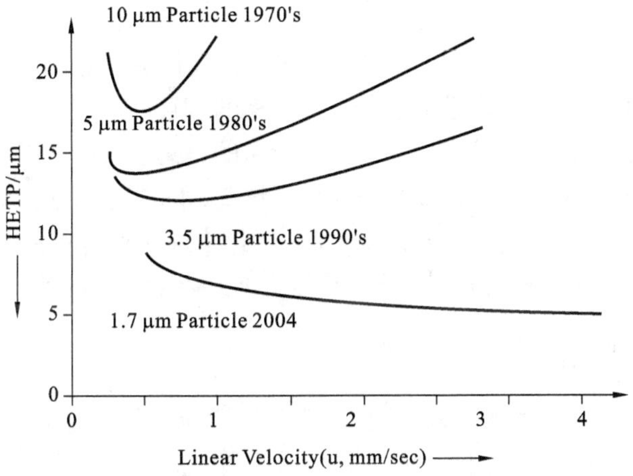

图 4-6　Van Deemeter 方程解释柱效-粒径关系示意图

按 Van Deemter 色谱理论，柱效(N)与颗粒度(dp)成反比：

$$N \propto \frac{L}{dp}$$

因此，随着 dp 的降低，N 值会增加；而 N 值增加，则 Rs 值增加。HPLC 与 UPLC 的基本分离理论，进一步说明了颗粒度大小和分离度密不可分的关系。UPLC 系统一般采用 1.7 μm 颗粒填料提供柱效，相比于比 5 μm 颗粒填料，柱效提高了 3 倍。因为分离度与粒度的平方根成反比，1.7 μm 颗粒的分离度比 5 μm 颗粒提高了 70%。在梯度分离中也具有同样的优越性，此时分离能力用峰容量衡量。由于分离能力的提高，采用 UPLC 可分离出更多的色谱峰，从而对样品提供的信息达到了一个新的水平，极大提高了对复杂生物样品的分离分析能力。

4.4.2.2　超高速度

较小的颗粒能提高分析速度而不降低分离度。因为颗粒度减小后，柱长可以按比例缩短而保持柱效不变，而且 Van Deemter 理论表明最佳流速与粒度成反比。柱长缩短会加快分离速度，而颗粒度越小，最佳流速也越大，进而可以通过提高流速来进一步加快分离速度。采用 1.7 μm 颗粒填料时，柱长可以比用 5 μm 颗粒填料时缩短 3 倍而保持柱效不变，而且使分离在高 3 倍的流速下进行，结果使分离过程快了 9 倍而分离度保持不变。

4.4.2.3　超高灵敏度

超高效液相色谱使用小颗粒技术可以得到更高的柱效(因而改善了分离度)及更窄的色谱峰宽。因为色谱峰变得更窄，峰高也就更高了；同样，当 UPLC 用于快速分析、用较短色谱柱而使柱效不变时，色谱峰高会相应增加。因此，使用超高效液相色谱技术，不仅可以在保持与 HPLC 相同分离度时提高峰高，而且在改善分离度的同时亦可提高峰高即灵敏度。

4.4.2.4 与质谱联用提高离子化效率减小基质效应

由于低流速下色谱峰扩散不大，增加了峰浓度，有利于提高离子源的效率，因而使灵敏度至少提高了 3 倍。除超高效液相色谱本身带来的速度、灵敏度和分离度的改善外，其超强分离能力有助于待测物与同其竞争电离的杂质的分离，从而可以使质谱检测器的灵敏度因离子抑制现象的减弱或克服而得到进一步的提高，同时有助于待分析组分与基质杂质的分离，在一定程度上降低了基质效应。故使用 UPLC-MS 联用，可以获得灵敏度较 HPLC-MS 联用系统大有提高的分离结果，获得更多、质量更好的信息。

4.4.3 超高效液相色谱仪

要实现超高效液相色谱分析，除了必须具有装填粒度小于 2 μm 固定相色谱柱以外，还必须提供高压溶剂输送单元、低死体积的色谱系统、快速的检测器、快速自动进样器及高效数据采集、控制系统等。

4.4.3.1 超高压输液泵

超高压输液泵要求密封、提供高压动力，并能解决高压下溶剂的压缩性及绝热升温。以 Waters 公司的 ACQUITY UPLC™ 为例，该超高压输液泵配备了独立的柱塞驱动及四个溶剂切换的两元高压梯度泵。集成改进的真空脱气技术使四个流动相溶剂及两个进样器洗针溶剂同时得到良好的脱气。1 mL · min^{-1} 流速时的耐压可达 15000 psi，从而保证了精确、可靠的梯度性能。

4.4.3.2 自动进样器

为降低死体积、减少交叉污染，超高效液相色谱的自动进样器设计使用了许多新技术，例如针内针样品探头、压力辅助进样等等。所谓“针内针”设计，实际上就是使用液相色谱管路(PEEK 材料)充当进样针以减少死体积，而“外针”是一小段硬管，用来扎破样品瓶盖，因此使用该类进样器时应注意同时使用具有预开口隔垫的进样瓶。超高效液相色谱的进样量通常为 1~5 μl，一般不超过 10 μl，有时进样量可精确到 0.1 μl。为了降低进样时的交叉污染，UPLC 采用了一强、一弱的双溶剂的进样针清洗步骤，这两个洗针溶剂也采取了脱气措施。选择合适的弱洗针液和弱洗针液的用量，还可以得到更窄的色谱峰形。

4.4.3.3 色谱柱技术

色谱柱技术应该涵盖几个方面的内容：首先是填料的合成，以得到高质量的填料颗粒，包括耐高压、耐酸碱等等。其次是颗粒的筛选，选出颗粒度分布尽可能窄的填料。最后是装填技术，以保证既堵住颗粒不使其外流，又不至于引起反压的大幅升高。目前，超高效液相色谱柱一般采用杂化颗粒技术(Hybrid Particle Technology，HPT)的第二代有机硅胶填料。这种填料使用双(三乙氧基硅)乙烷在硅胶中形成桥式乙基基团，这样合成出来的填料在其内部有了更多的“交联”结构，其机械强度有了极为显著的提高，耐压超过了 20000 psi。

4.4.3.4　高速检测器

超高效液相色谱中所使用的检测器作为整体分析策略的一部分也需进行优化。首先是速度问题，在短时间内出现如此多的色谱峰需要更快的数据采集速率相适应，至少要在 10 Hz 以上，还需要降低样品在检测池内的驻留时间，此外，同普通的 HPLC 检测器一样，信噪比也是新型检测器的追求目标。

对于可变紫外和光电二极管阵列检测器，通过使用更高强度的检测灯以及使用反射性更强的材料制成的检测流通池可以满足 UPLC 的分析需求。如果 UV 作为整个超高效液相色谱分析的最后一个检测器，出口处再需一个 250 psi 的背压调节器，以降低因溶剂压力由 UPLC 的高压降到大气压的过程中溶液出现的气泡残留而导致的背景噪声。

由于 UPLC 的谱峰相对于 HPLC 而言更高更窄，因此信噪比得到了提高。这便要求 UPLC 的检测器必须达到更高的数据采集速率。通常 HPLC 的谱峰宽度在 20 s 左右，每秒采集 1~2 个数据点是合适的，而 UPLC 的谱峰宽度只有 1~2 s，因此一般 UPLC 每秒可采集 10~20 点，最高可达到每秒 80 个点(80 Hz)。

4.4.4　应用实例

【应用实例：UPLC 法测定人血浆中卡马西平的游离浓度】

马西平为三环类抗癫痫药物，是临床治疗癫痫单纯及复杂部分性发作的首选药之一。由于卡马西平治疗窗窄，个体差异大，在临床需要进行血药浓度监测。目前，多采用高效液相色谱法或酶免疫法测定卡马西平的血药浓度，进而指导临床给药，但这些方法多是测定血浆中卡马西平的总浓度。药物吸收进入血浆后，部分会与血浆蛋白结合，然而只有血浆中游离形式的药物才能真正到达作用部位产生疗效，也仅是游离形式的药物与药理作用强度密切相关。药物分析工作者采用 UPLC 方法测定人血浆中卡马西平的游离浓度。

1. 材料与方法：

药品：卡马西平标准品，含量：99.7%，批号：100142-201105，购自中国食品药品检定研究院。仪器：ACQUITY 超高效液相色谱仪，美国 Waters 公司产品。

2. 样品前处理

取血浆样本 0.5 mL 置于超滤玻璃管中，将中空纤维以 U 型插入到玻璃管中，以 4500 r · min^{-1} 离心 5 min，所得超滤液进行 UPLC 分析，计算游离浓度。向上述超滤后剩余样本中加入丙酮 200 μL，涡旋 2 min，另取中空纤维以 U 型插入到玻璃管中，重复上述离心超滤过程，所得超滤进行总浓度分析。

3. 色谱条件与溶液配制

色谱柱：Waters UPLC BEH C18 柱 (50.0 mm×2.1 mm，1.7 μm)，流动相：乙腈-水 = 35 : 65，检测波长：254 nm，柱温：30℃，流速：0.2 mL · min^{-1}，进样量：2 μL。

取卡马西平对照品约 20 mg，置于 10 mL 量瓶中，加入甲醇溶解并稀释至刻度，摇匀，作为卡马西平储备液，其中卡马西平质量浓度为 2 mg · mL^{-1}。用水逐级稀释成质量浓度分别为 500、200、100、50、20、10、5 和 2 μg · mL^{-1} 的卡马西平标准溶液。分别取上述标准溶液 20 μL，加入空白血浆超滤液 180 μL，涡旋混匀。制备质量浓度分别为 50.0、

20.0、10.0、5.0、2.0、1.0、0.5 和 0.2 μg · mL^{-1} 线性标准溶液用于游离浓度分析。分别取上述标准溶液 20 μL，加入空白血浆 180 μL，涡旋混匀。制备质量浓度分别为 50.0、20.0、10.0、5.0、2.0、1.0、0.5 和 0.2 μg · mL^{-1} 线性标准溶液用于总浓度分析。同法制备质量浓度分别为 0.2、2.0 和 40.0 μg · mL^{-1} 的质控样本。

4. 方法学验证：

专属性：比较空白血浆超滤液、空白血浆超滤液加标样本(2 μg · mL^{-1})和临床服用卡马西平的患者血浆样本超滤液进行 UPLC 分析所得的色谱峰。卡马西平的保留时间为 2.55 min，内源性物质不干扰卡马西平的测定。

(1)专属性：

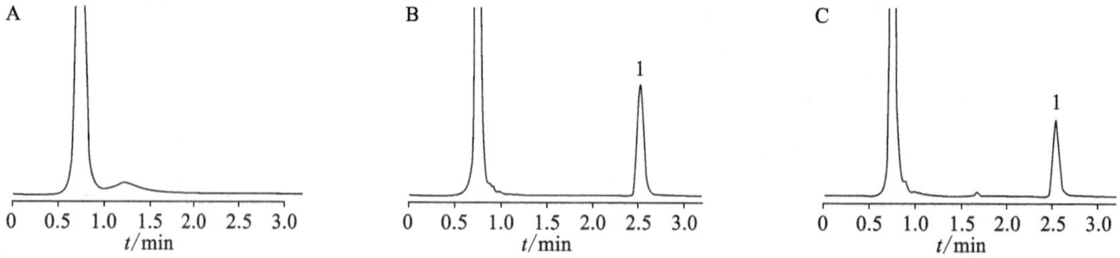

图 4-7　卡马西平的典型色谱图

①标准曲线和定量下限：取"溶液配制"项下线性标准血浆溶液 50.0、20.0、10.0、5.0、2.0、1.0、0.5 和 0.2 μg · mL^{-1}，直接进行 UPLC 分析，以相应的峰面积(A)对质量浓度(C)进行线性回归分析，计算卡马西平分析的标准曲线。以信噪比(S /N)为 3 和 10，分别计算卡马西平浓度分析的检测限(LOD)和定量限(LOQ)。血浆中游离卡马西平在 -163137661.2~50.0 μg · mL^{-1} 内线性关系均良好，标准曲线为 $y=2.04\times10^4x-4.61\times10^2$ ($r=0.9989$)，LOD 和 LOQ 分别为 0.05 和 0.2 μg · mL-^{1}。

②精密度与回收率：取"溶液配制"项下低、中、高个质量浓度(0.2、2.0 和 40.0 μg · mL $^{-1}$)的质控样本，分别进行 HPLC 分析，每个质量浓度重复 5 份，记录峰面积，按标准曲线计算真实浓度，以所得真实浓度与理论浓度的比值计算方法的回收率。在同一个分析批内，以所得峰面积计算 3 个质量浓度的批内精密度，在不同的 3 个分析批内，计算批间精密度。按"溶液配制"项下制备低、中、高 3 个质量浓度(0.2、2.0 和 40.0 μg · mL $^{-1}$)的质控样本，每个质量浓度 5 份，分别按"样品预处理"项下的方法进行处理，以中空纤维腔内溶液分析所得的峰面积与相应浓度的对照品溶液所得峰面积比值计算绝对回收率。

卡马西平游离浓度和总浓度的日内标准偏差均小于 5.06%，日间标准偏差均小于 4.84%，绝对回收率可达 91.42%~104.34%，结果见表 4-6。

表 4-6　卡马西平血浆游离浓度、总浓度的精密度和回收率结果（$n=5$）

Added (μg·mL⁻¹)	Intra-day		Inter-day		Relative recovery (%, $\bar{x}\pm s$)	Absolute recovery (%, $\bar{x}\pm s$)
	Measured (μg·mL⁻¹, $\bar{x}\pm s$)	RSD /%	Measured (μg·mL⁻¹, $\bar{x}\pm s$)	RSD /%		
Free						
0.2	0.21±0.00	1.46	0.20±0.01	2.22	102.25±1.49	98.40±3.98
2.0	1.94±0.02	0.87	1.95±0.01	0.72	96.86±0.83	102.40±3.19
40.0	41.95±0.15	0.36	41.77±0.31	0.73	104.89±0.37	100.53±0.36
Total						
0.2	0.19±0.01	5.06	0.19±0.01	4.84	98.02±4.96	104.34±6.02
2.0	2.04±0.03	1.27	1.92±0.09	4.80	102.30 ±1.29	91.42±0.99
40.0	42.60±0.39	0.92	42.63±0.22	0.52	106.49±0.98	100.38±0.89

（2）稳定性按“溶液配制”项下方法制备低、中、高 3 个质量浓度（0.2、2.0 和 40.0 μg·mL⁻¹）的质控样本，在室温下放置 12 h，用于评价室温稳定性。在-40℃下分别放置 0、7d 和 14 d，用于考察冰冻稳定性。在-40℃放置 24 h 后在室温融化，再继续-40℃放置 24 h，连续 3 个冻融循环，用于评价冻融循环稳定性。室温稳定性、冻融循环稳定性、冰冻稳定性结果显示 RSD 均小于 5.5%。表明在室温放置 12 h、冻融循环 3 次和冰冻 14 d 的稳定性良好。

5. *方法学应用*

选取 7 名癫痫患者进行卡马西平治疗药物监。常规服用卡马西平，在血药浓度达到稳态后，于次日给药前，抽取静脉血 3 mL，按照本方法测定游离浓度和总浓度，并计算血浆蛋白结合率。

表 4-7　7 例癫痫患者卡马西平血药浓度测定结果

患者	卡马西平浓度/（μg·mL⁻¹）		BRPP/%
	Total	Free	
1	12.40	2.84	77.05
2	10.78	2.17	79.86
3	24.14	4.98	79.38
4	5.85	1.39	76.17
5	8.63	2.35	72.74
6	2.54	0.55	78.30
7	9.04	3.45	61.76

4.5 液相色谱—质谱联用技术

液相色谱—质谱联用技术(LC-MS)是20世纪90年代发展成熟的分析技术，该技术以液相色谱作为分离系统，质谱作为检测系统，样品在质谱部分和流动相分离，被离子化后，经质谱的质量分析器将离子碎片按质量数分开，经检测器得到质谱图。

色谱的优势在于分离，为混合物的分离提供了最有效的选择，但其难以得到物质的结构信息，主要依靠与标准物对比来判断未知物，对无紫外吸收化合物的检测还要通过其他途径进行分析。质谱能够提供物质的结构信息，用样量也非常少，但其分析的样品需要进行纯化，具有一定的纯度之后才可以直接进行分析。而液质联用技术则体现了色谱和质谱优势的互补，将色谱对复杂样品的高分离能力，与质谱具有高选择性、高灵敏度及能够提供相对分子质量与结构信息的优点结合起来，已经成为药品质量控制、体内药物分析、药物代谢动力学等众多研究领域中不可取代的重要分析手段。伴随着超高效液相色谱法的迅速发展，超高效液相色谱与质谱联用进一步充分发挥了超高效液相色谱的超高效分离能力及质谱强大的定性、定量分析能力，在生命科学领域中展现出广阔的应用前景。

4.5.1 质谱分析的基本原理

质谱仪是一种测量带电粒子质合比的装置，利用带电粒子在电场和磁场中运动(偏转、漂移、震荡)行为进行分离与测量。在离子源中样品分子被电离和解离，得到分子离子和碎片离子，将分子离子和碎片离子引入到一个强的电场中，使之加速，加速电位通常用到6~8 kV，此时所有带单位正电荷的离子获得的动能都一样，即：$eV=mv^2/2$。

但是，不同质荷比的离子具有不同的速度，利用离子的不同质荷比及其速度差异，质量分析器可将其分离，然后由检测器测量其强度。记录后获得一张以质荷比(m/z)为横坐标，以相对强度为纵坐标的质谱图。

质谱分析过程可以分为四个基本环节：①通过合适的进样装置将样品引入并进行气化；②气化后的样品引入到离子源进行电离，即离子化过程；③电离后的离子经过适当的加速后进入质量分析器，按不同的质荷比进行分离；④经检测、记录，获得一张谱图。

4.5.2 质谱仪器的组成

典型的质谱仪一般由进样系统、离子源、分析器、检测器和记录系统等部分组成，此外，还包括真空系统和自动控制数据处理等辅助设备。

4.5.2.1 真空系统

质谱仪的离子源、质量分析器和检测器必须在高真空状态下工作，以减少本底的干扰，避免发生不必要的离子—分子反应。所以质谱反应属于单分子分解反应。利用这个特点，通过液质联用的软电离方式可以得到化合物的准分子离子，从而得到分子量。由机械真空泵(前极低真空泵)，扩散泵或分子泵(高真空泵)组成真空机组，抽取离子源和分析器部分的真空。只有在足够高的真空下，离子才能从离子源到达接收器，真空度不够则灵敏度低。

4.5.2.2　进样系统

把分析样品导入离子源的装置，包括：直接进样，GC，LC及接口，加热进样，参考物进样等。

4.5.2.3　离子源

质谱离子源的作用是将样品中的原子分子电离成为离子并使这些离子在光源系统的作用下聚成有一定几何形状和一定能量的离子束，然后进入质量分析器被分离。离子源的性能决定了离子化效率，从而决定了质谱仪的灵敏度。根据离子化方式的不同，质谱中常用的离子源有电子轰击离子源(Electron Impact Ionization，EI)，化学离子化(Chemical Ionization，CI)，解吸离子化(Desorption ionization，DI)，快原子轰击(FAB)，基质辅助激光解吸电离(Matrix assisted desorption ionization，MALDI)，电喷雾离子化(Electrospray Ionization，ESI)，大气压化学电离(Atmospheric pressure chemical ionization，APCI)等。其中ESI与APCI是最常见的离子化方式。

1. 电喷雾离子化

ESI离子源利用位于一根毛细管和质谱进口间的电势差生成离子，在电场的作用下产生以喷雾形式存在的带电液滴。在迎面吹来的热气流的作用下，液滴表面溶剂蒸发，液滴变小，液滴的电荷密度骤增。当静电排斥力等于液滴的表面张力时，液滴便发生崩解，形成更小的液滴。如此形成的小液滴以类似的方式继续崩解，于是液滴中的溶剂迅速蒸干，产生多电荷正离子，在质谱仪内被分析记录。电喷雾电离的特征之一是可生成高度带电的离子而不发生破裂，这样可将质荷比降低到各种不同类型的质量分析仪都能检测的程度。ESI属于最软的电离方式。适宜极性分子的分析，能分析小分子及大分子(如蛋白质分子多肽等)。ESI的电喷雾离子化过程包括：①形成带电荷雾滴：待测样品进入毛细管后在高电场作用下克服液体表面聚力，形成雾状，即所谓的电喷雾。当喷口处为正高压时，形成的雾滴带正电，即喷雾中正离子过量，通常为质子化的分子$[M+H]^+$或碱金属阳离子、铵离子的加合物($[M+Na]^+$，$[M+K]^+$，$[M+NH_4]^+$)等。如果反转喷雾电场，则雾滴带负电，形成去质子的阴离子$[M-H]^-$或其他阴离子。②去溶剂化：由于质谱质量分析器是在真空条件下工作的，因此带电雾滴通过轴向反气流或加热毛细管实现去溶剂化。③形成气相离子：在去溶剂过程中，带电雾滴随着溶剂蒸发而变小，直至其表面电荷斥力能够克服液滴的内聚力，发生“库伦爆炸”，液滴分散成更小的微滴。此过程反复进行，微滴逐渐减小，直至表面电荷密度及微滴表面曲率足够高，达到临界电场强度，此时，离子自发地从带电微滴中排斥，称为“场蒸发效应”或“离子蒸发”。

2. 大气压化学电离

APCI是20世纪90年代后开始应用的离子源技术。APCI先将溶液引入热雾化室，通过较高的温度使溶剂蒸发，在雾化室的尾部安装一个放电针，并加高压使之产生电晕(corona)放电，使反应气分子(加入的特定气体或气相溶剂)电离，离子化后的反应气再与样品分子发生气相碰撞化学电离。

如将溶剂或HPLC流出物注入APCI源，则溶剂(用B表示)为反应气，可形成各种正反应气离子或负反应气离子(BH^+ 、$B^{-\cdot}$)，这取决于溶剂性质，样品分子(用 A 表示)的离子化主要通过反应气质子转移或电荷转移来实现：

$$A+BH^+ \rightarrow AH^+ +B; \ A+B^{-\cdot} \rightarrow A^{-\cdot}+B$$

APCI 与 ESI 是目前应用最为广泛的两种离子源方式，总结二者区别在于：ESI 源模式下，样品先带电再喷雾，带电液滴在去溶剂化过程中形成样品离子，从而被检测，对于极性大的样品效果较好。而 APCI 源模式下，样品先形成雾滴，然后电通过晕放电针放电，在高压电弧中样品被电离，然后去溶剂化形成离子被检测，对极性小的样品效果较好。两种离子化方式均属于软电离，主要形成准分子离子，ESI 的软电离程度较 APCI 还要小，其应用范围较 APCI 大，在实际应用中，ESI 与 APCI 搭配使用的应用范围更为广泛。

除上述离子源外，质谱离子化方式还包括二次离子源(SIMS)、热喷雾离子源(TSI)、电感耦合等离子体离子源(ICP)等众多方式，实际工作中，根据检测目的及质谱检测器类型，选择合适的离子源模式，从而提高样品的离子化效率，质谱常用离子源的种类与特点如表 4-8 所示。

表 4-8　各种常见质谱离子源

离子源	缩写	类型	离子类型	应用
气体放电离子源		放电型	原子离子	最早的离子源
热致离子源	TI	热致	原子离子	同位素分析、示踪分析
火花离子源	SS	放电	原子离子	示踪分析
电子轰击源	EI	电子轰击	易挥发分子离子	小分子、GC-MS
化学源	CI	电子轰击	易挥发分子	GC-MS
大气压化学源	APCI	电子轰击	不易挥发分子离子	小分子、LC-MS
多光子电离源	MPI	光致离子	原子、分子离子	高选择性、示踪分析
大气压光致离子	APPI	光致离子	不易挥发分子离子	无极性物质
场致解析源	FD	场致电离	不易挥发分子离子	最早的软电离源
热喷雾电离源	TSI	喷雾电离	难挥发分子离子	LC-MS
电喷雾电离源	ESI	喷雾电离	不易挥发分子离子	软电离源、LC-MS
电感耦合等离子体	ICP	等离子体	原子离子	同位素分析、示踪分析
二次离子源	SIMS	离子轰击	不易挥发分子离子	半导体元素分析
快原子轰击源	FAB	原子轰击	不易挥发分子离子	软电离源、大分子分析

续表4-8

离子源	缩写	类型	离子类型	应用
激光电离源	LDI	光子轰击	不易挥发分子离子	同位素分析、示踪分析
基质辅助激光电离源	MALDI	光子轰击	不易挥发分子离子	软电离源、大分子分析

4.5.2.4 检测器

质量分析器是质谱仪器的核心，通过质量分析器分离原理的不同进行分类、命名。质量分析器也决定了质谱的灵敏度与分辨率。常见的质谱质量分析器包括：

1. 单聚焦质谱仪

仅用一个扇形磁场进行质量分析的质谱仪称为单聚焦质谱仪，单聚焦质量分析器实际上是处于扇形磁场中的真空扇形容器，因此，也称为磁扇形分析器。其工作原理如图4-8所示，在加速电压和磁场强度固定的前提下，不同质荷比(m/z)的离子，其在扇形磁场中的运动曲率半径不同，因此，经过磁偏转质量分析器后，按照 m/z 的质量大小顺序依次进入检测器，实现质量分离。

单聚焦质量分析器具有结构简单、操作方便等特点，但其分辨率小，只能分辨整数质量(又称名义质量，nominal mass)的离子。

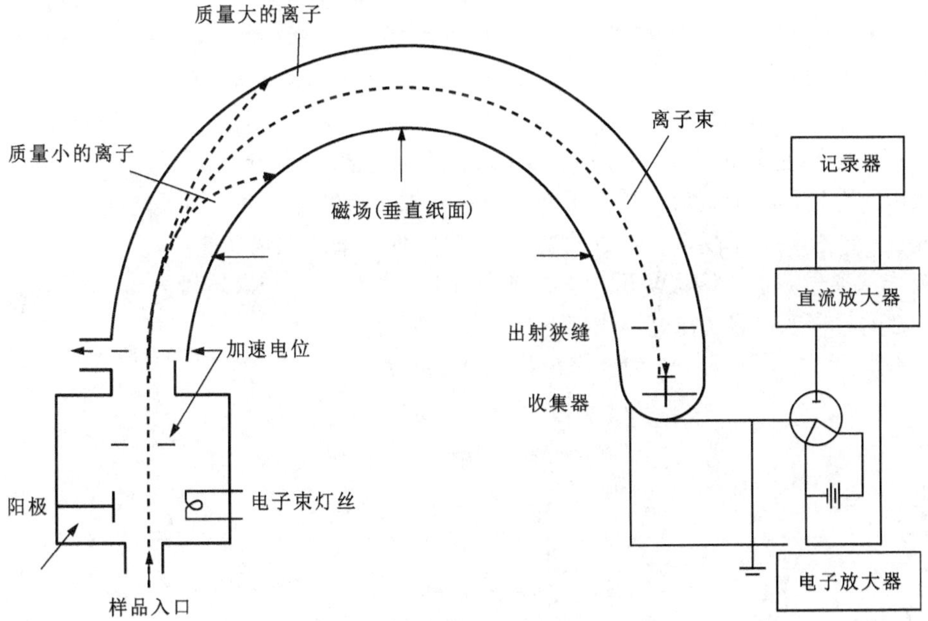

图 4-8 单聚焦质谱仪工作原理示意图

2. 双聚焦质谱仪

在单聚焦质谱仪的基础上，质量分析器除了应用一个扇形磁场外，再加上一个扇形电场(静电分析器，ESA)，以提高仪器的分辨率，即构成了双聚焦质量分析器(图 4-9)。在双聚焦质谱仪中，离子束经过扇形静电场的偏转后，离子按能量的大小顺序排列，因静电场与静磁场一样具有能量色散作用，因此当两者的能量色散数值相等，方向相反时，离子在通过扇形电场和扇形磁场之后即能达到能量聚焦，再加上方向聚焦作用，即形成“双聚焦”。双聚焦质谱仪的最大优势在于其大大提高了质谱检测的分辨率，但其扫描过程是低效率的。

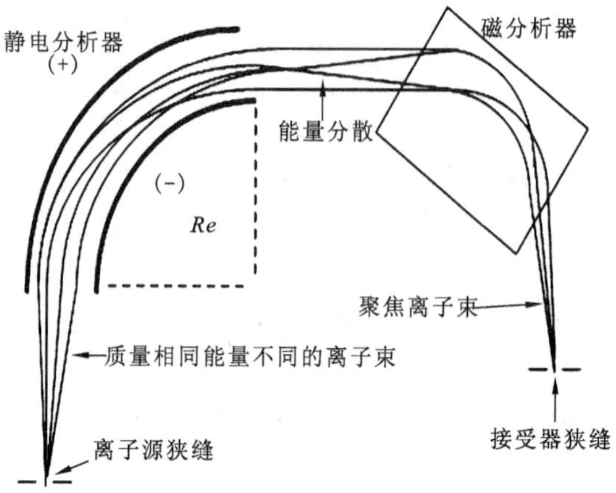

图 4-9　双聚焦质谱仪工作原理示意图

3. 四级杆质谱仪

四级杆质量分析器由四根带有特定直流电压(dc)和射频电压(rf)的平行杆组成，相对的两组杆上分别加有电压($dc+rf$)和$-(dc+rf)$，两对电极之间的电位相反，对于给定的直流和射频电压，只有特定质荷比的离子能够通过并到达检测器，其他质荷比的离子则与电极碰撞湮灭(如图 4-10 所示)。通过改变 dc/rf 可实现质谱的扫描功能。

离子从离子源进入四极场后，在场的作用下产生振动，如果质量为 m，电荷为 e 的离子从 z 方向进入四极场，在电场作用下其运动方程为：

$$\begin{cases} d^2x/dt^2+(a+2qCos2T)\cdot x=0 \\ d^2y/dt^2+(a+2qCos2T)\cdot y=0 \\ d^2z/dt^2=0 \end{cases}$$

上述公式中，a，q，T 分别为：

$$\begin{cases} a=8eV_{dc}/mr_0^2w^2 \\ q=8eV_0/mr_0^2w^2 \\ T=wt/2 \end{cases}$$

离子运动轨迹可由上述方程的解描述，数学分析表明在 a，q 取某些数值时，运动方程有稳定的解，稳定解的图形通常用 a，q 参数的稳定三角形表示，如图 4-11 所示，当离子

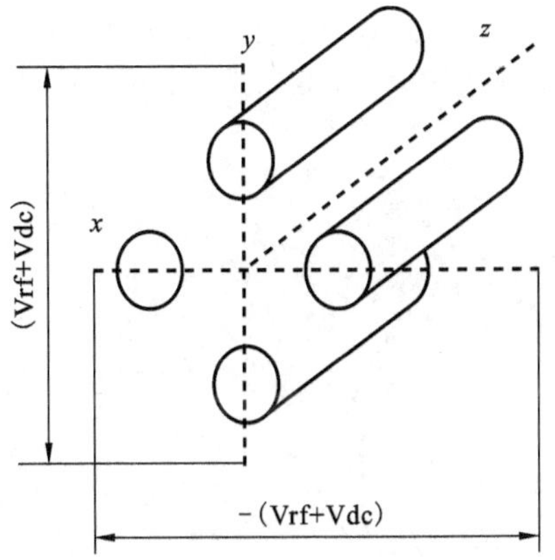

图 4-10　四级杆质谱仪工作示意图

的 a，q 值处于稳定三角形内部时，这些离子振幅是有限的，因而可通过四极场达到检测器。保持 *Vdc/Vrf* 不变的情况下，改变 *Vrf*，对应一个 *Vrf*，四级杆只允许一种质荷比的离子通过，其余离子振幅不断增多，直至碰到四级杆而被吸收，因此，通过 *Vrf* 的改变可设置质谱检测器的扫描范围，当 *Vrf* 值由一个数值变化为另一个数值时，检测器所测到的离子就会从 $m1$ 变化到 $m2$。*Vrf* 可以连续变化，也可以跳跃式改变，其不同的变化模式决定了四级杆质谱的不同扫描模式。

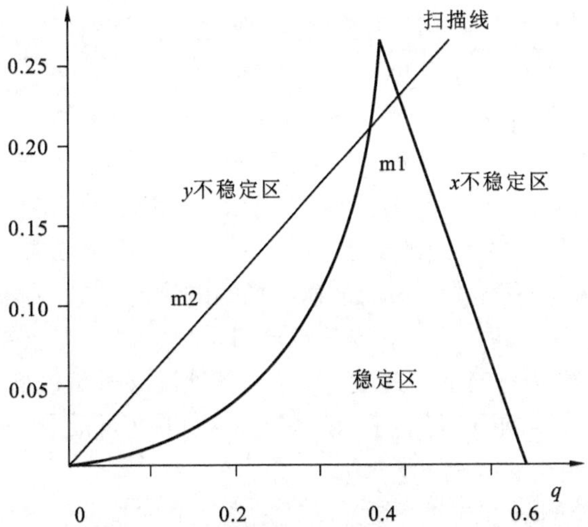

图 4-11　四级杆分析器稳定性示意图

四级杆质谱仪用电场而不用磁场，无磁滞现象，因此扫描速度快(一般几十毫秒)，且具有体积小、结构简单等优势，适合与色谱联用，是目前发展最为成熟、应用最广泛的小型质谱仪，在气相质谱联用及液相质谱联用中发挥重要的检测作用。

4. 离子肼质谱仪

离子肼质谱仪是由一个环形电极和两个呈双曲面形的端盖电极组成的三维四极场，先将离子储存在肼里，然后通过改变电场按不同质荷比将离子推出肼外进行检测。

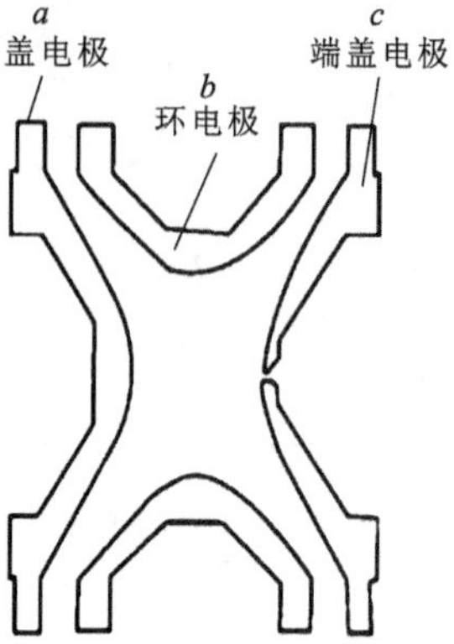

a、c 为端盖电极，b 为环电极

图 4-12　离子肼电场示意图

离子阱有全扫描和选择离子扫描功能，同时具有离子储存技术，可以选择任一质量离子进行碰撞解离，实现二级或多级 *MSn* 分析功能。但离子阱的全扫描和选择离子扫描的灵敏度是相似的。广泛应用于蛋白质组学和药物代谢分析。已经出现了很多离子阱质谱与其他分析仪器联用的技术，如气相色谱-离子阱质谱联用仪（GC-ITMS）、FTR-ITMS 联用技术。值得注意的是，由于离子肼质谱仪器检测动态范围有限，加之在离子捕获期间会有离子-分子、离子-离子相互作用的发生，在定量分析上存在一定的局限。

5. 飞行时间质谱仪（Time-of-flight mass spectrometer，TOF-MS）

飞行时间质谱仪的原理是测量离子从离子源到达检测器的时间。质量分析器是一个离子漂移管，样品在离子源中离子化后即被电场加速，由离子源产生的离子加速后进入无场漂移管中，并以恒定的速度飞向离子接受器。假设离子在电场方向上初始位移和初始速度均为零，所带电荷为 q，质量数为 m，加速电场的电势差为 V，则加速后其动能为：

$$mv^2/2=qeV$$

其中，v 为离子在电场方向上的速度，离子以此速度穿过负极板上的栅条飞向检测器，离子从负极板到达检测器的飞行时间 t 即为 TOF-MS 进行质量分析的判据，其原理如图 4-17 所示。

由于采用时间脉冲间隔方式对不同质荷比的离子同时检测，飞行时间质谱仪具有扫描速度快、质量范围宽、灵敏度好、分辨率高等特点，已经成为生命科学领域中重要的分析工具，在多肽、蛋白质、糖类、核苷酸、高聚物的分析中具有广泛的应用，尤其是新型 MALDI/TOF-MS 的出现，使得有机质谱测试很难得到信号的物质，并得到理想的谱图。

6. 傅里叶变换质谱仪

傅里叶变换质谱法（FT-MS）是基于离子在均匀磁场中的回旋运动，离子的回旋频率、半径、速率和能量是离子质量和离子电荷及磁场强度的函数。通过一个空间均匀的射频场

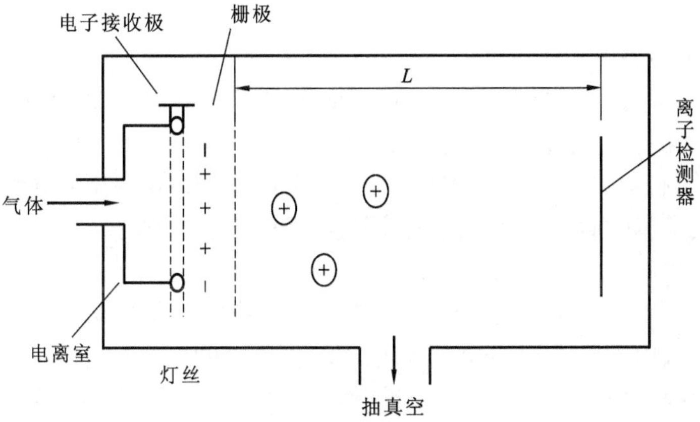

图 4-13　飞行时间质谱仪示意图

(激发电场)的作用，当离子的回旋频率与激发射频场频率相同(共振)时，离子将同相位加速至一较大的半径回旋，从而产生可被接受的象电流信号。傅里叶变换法所采用的射频范围覆盖了欲测定的质量范围，所有离子同时被激发，所检测的信号经福利叶变换处理，转变为质谱图。

FT-MS 是一种具有极高分辨率的质谱仪器，且扫描速度快、测定准确度高、质量范围宽，可与多种离子化方式连接，在化合物的分子量测定、结构确证等方面发挥着重要的作用。

7. 串联质谱检测器

将两个或更多的质量分析器连接在一起，即为串联质谱(又称作多级质谱法)。最简单的串联质谱由两个质谱串联而成(MS/MS)，其中第一个质量分析器(MS1)将离子预先分离或进行能量修饰，由第二个质量分析器(MS2)分析结果。常见的形式有串联(多联)四级杆质谱、四级杆-离子肼质谱、四级杆-飞行时间质谱、四极杆-傅里叶变化串联质谱仪等。

4.5.3　液质联用方法的建立

4.5.3.1　色谱条件的选择

1. 流动相种类

液质联用技术中常用醇—水作为流动相，甲醇和乙腈是最常见的有机相，通常正离子方式下有机相选用甲醇，负离子方式下有机相选择乙腈。此外，为了提高离子化效率，水相中通常添加低浓度挥发性电解质，如甲酸、乙酸、氨水等，水相中甲酸、乙酸浓度通常为 0.1%左右。此外，HPLC 的流动相经常添加缓冲盐，而采用质谱作为检测器时，流动相中缓冲盐应为挥发性的，如氢氧化铵、甲酸铵、乙酸铵、碳酸氢铵等，且这些缓冲盐的浓度应控制在 10 mM 以下。而磷酸盐、枸橼酸盐、硼酸盐等非发挥性盐及表面活性剂不适合 LC-MS 的使用，这是由于，不挥发的盐会在离子源内析出晶体，而表面活性剂会抑制其他化合物的电离。此外，定性分析时，有时会添加 NH_4^+、Li^+等离子，可帮助确定或判断母离子。

2. 流动相 pH 的选择

流动相的 pH 值直接影响待测组分的离子化程度。当待测组分为碱性物质时，可以在流动相中添加酸性物质(如甲酸、乙酸等)，使待测组分在流动相中形成正离子，并选用正离子模式进行监测；当待测组分为酸性物质时，可以在流动相中添加碱性物质(如氨水)，使待测组分在流动相中形成负离子，并选用负离子模式进行监测。

3. 流速及梯度选择

液质联用技术中流动相流速的选择取决于色谱柱内径及流动相的组成等多种因素。液质联用中一般选用内径 2.1 mm 的色谱柱，流速设为 300~400 μl/min。

虽然质谱选择性高，但液相色谱分离同等重要，当分析复杂生物样品时，要考虑使用梯度洗脱，从而实现快速分离。由于过快的梯度变化会影响离子化效率，因此，LC-MS 中的流动相梯度洗脱程序应尽量在满足待测组分出峰的前提下，减缓梯度变化。而等度流动相能满足分析需求时，尽量减少梯度洗脱的使用。

4.5.3.2 质谱条件的选择

1. 离子化方式的选择

目前用于有机分析的质谱离子源主要有电喷雾离子源(ESI)，大气压化学电离源(APCI)、大气压光电离源(APPI)、激光解析电离源(MALDI)等。其中，最主要的两种离子源是 ESI 和 APCI。据不完全统计，ESI 约占实际使用的 90% 以上，通过 ESI 可使大部分物质(正极性、负极性)发生电离，但对非极性化合物(如烷烃、苯等)无法电离，此时要考虑使用 APCI 源进行离子化。其他常见离子源的特征与应用见本节表 4-7。此外，当待测组分为碱性物质时，通常选用正离子模式进行监测；当待测组分为酸性物质时，通常选用负离子模式进行监测。

2. 质谱条件的选择

质谱条件的选择主要是为了改善雾化和电离状况，提高分析灵敏度，调节雾化气流量和干燥气流量可以达到最佳雾化条件，改变喷嘴电压及透镜电压可以得到最佳灵敏度。对于多级质谱仪，还要调节碰撞气流量和碰撞电压等参数。

3. 分子离子峰的判断

对于未知化合物的质谱分析，首先要确定未知化合物的分子量大小，即判断分子离子峰。通常，判断未知化合物的分子离子峰可参考以下几个方面的规律和经验：

(1)分子离子稳定性的一般规律：分子离子的稳定性与分子结构有关，碳数较多、碳链较长和有支链的分子，分裂概率较高，其分子离子的稳定性差，而具有 π 键的芳香族化合物和共轭烯烃分子，分子离子稳定，分子离子峰高。

(2)分子离子峰质量数的规律(氮规则)：由 C、H、O 组成的有机化合物，分子离子峰的质量一定是偶数，由 C、H、O、N 组成的化合物，含有奇数个 N 时，分子离子峰的质量数是奇数，含有偶数个 N 时，分子离子峰的质量则是偶数。凡不符合氮规则者，不是分子离子峰。

(3)分子离子峰与邻近峰的质量差是否合理：除上述原则外，判断分子离子峰时，还应考虑其与邻近峰的质量数差是否合理，如分子离子不可能裂解出两个以上的氢原子和小于一个甲基的基团，因此，在分子离子峰的左面不应该出现比分子离子峰的质量小 3～14 个质量单位的峰。

(4)对于复杂化合物的分析，首先尽量降低电子轰击能量或碰撞能量，减少分子离子的裂解，从而易于寻找、判断分子离子峰。

(5)正离子监测模式下，$[M+H]^+$、$[M+Na]^+$、$[M+K]^+$、$[M+Li]^+$是常见的分子离子峰，由于实验过程中使用的玻璃容器含有较多的 Na^+，因此$[M+H]^+$和$[M+Na]^+$往往同时出现。此外，在无法判断分子离子峰的时候，还可加入微量 Li^+，此时，会出现比$[M+H]^+$峰增加 6 的$[M+Li]^+$峰。

4. 碎片离子的选择

碎片离子的选择通常要求具有一定的选择性和专属性，且碎片离子峰强度高并且稳定，这样便于对待测化合物进行结构确证及定量分析。

5. 检测模式的选择

根据检测器的不同和实际分析目的确定所用的质谱检测模式。四级杆质量分析器通常具有全扫面(full scan)和选择离子监测(selected ion monitoring，SIM)两种扫描模式。全扫描模式下，四级杆质量分析器在给定的时间内扫描所有设定范围内的质荷比(m/z)及丰度，从全扫描得到的信息可以初步判断色谱流出物的组分状态，该方式可对简单的组分进行直接定量。选择离子监测模式下，四级杆质量分析器不再连续扫描质荷比，而是选择性地监测单个离子或一系列单个离子。与全扫描相比，选择离子监测模式能达到更低的检测限度，更适合定量分析。

除单级四级杆外，三级四级杆质谱(tripole stage quadrupole，TSQ)也是体内药物分析中的重要分析手段，在各种串联质谱中，TSQ 技术最为成熟，应用也最为广泛。TSQ 有三级质谱，由于第二级质谱的工作性质与其第一级和第三级不同，不起质量选择的作用，所以有时也将 TSQ 串联质谱叫做质谱/质谱(MS/MS)。测定时，样品在离子源中离子化后，通过第一级质谱(MS1)选择一定质量的离子，使其进入第二级质谱(碰撞室)，与室内的碰撞气(常用的气体为 He，Ar，N_2，CH_4 等)进行碰撞诱导裂解(collision-induced dissociation，CID 或者 collisionally-activated decomposion，CAD)，产生碎片离子，再由第三级质谱(MS2)根据质荷比对碎片离子进行选择分析，此过程见图 4-18 所示。

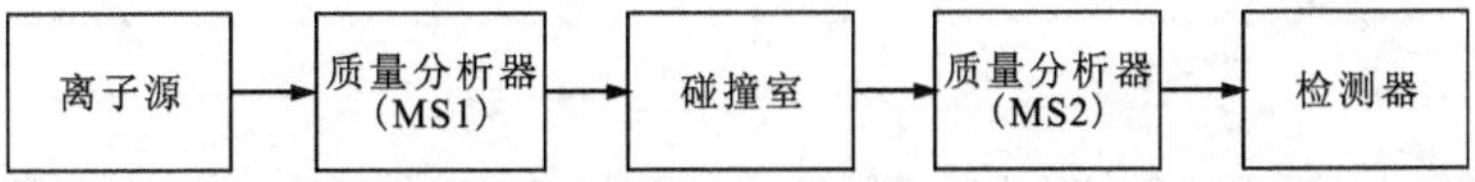

图 4-14　三级四级杆质谱示意图

三级四级杆质谱主要包括以下几种扫描模式。

(1)子离子扫描：在进行子离子扫描时，第一级质谱(MS1)处于 SIM(selected ion monitoring)的工作模式，即将所有入射离子根据质荷比进行分离，仅选择其中具有设定质荷比的离子进入碰撞室。在碰撞室中，与惰性气体进行碰撞诱导裂解，产生碎片离子。再由第三级质谱(MS2)以线性扫描的方法记录所有的碎片离子，得到子离子谱(如图4-15(A)所示)。通过子离子扫描，可以获得化合物的结构信息，并确定目标化合物最强或最具特征的碎片离子。

(2)母离子扫描：与子离子扫描相反，母离子扫描模式下，用MS2质量分析器设定一定的质荷比，而MS1质量分析器扫描能丢失指定质谱碎片的母离子(如图4-15(B)所示)，只有满足MS2设定的质荷比的离子才能被检测到，但质谱显示的满足设定要求子离子的前体离子，因此，这种扫描模式也称为前体离子扫描(precursor ion scan)。该扫描方式能够帮助追溯碎片离子的来源，对产生某种特异碎片离子的一类化合物进行快速筛选，在药物代谢途径及寻找代谢产物的研究中意义重大。

(3)中性丢失扫描：中性丢失扫描模式(neutral loss scan，NLS)是指，在设定的质量范围内，MS1和MS2同时进行线性扫描，但MS1和MS2始终保持恒定的质量差(Δm)，最终的谱图显示所有通过裂解可以产生中性碎片(Δm)的分子离子(如图4-15 (C)所示)。在该扫描模式下，离子在离开MS1和进入MS2之间这段时间内若要被检测到，其必须丢失一个中性部分，其质量等于两个MS1、MS2两个质量分析器扫描的质荷比范围之差。

中性丢失谱能生动的体现出某一类化合物的特定官能团，与母离子扫描结合，是确证药物代谢物结构的重要方法。

(4)选择反应监测：质量分析器MS1选择一个或多个母离子，经碰撞室碰撞裂解后，其子离子进入质量分析器MS2，MS2再从这些子离子中选择一个特征子离子进行监测，因此，也称为单反应监测(single reaction monitoring，SRM)。当同时选用多个特征离子进行监测反应时，又称为多重反应监测模式(Multi Reaction Monitor，MRM)，如图4-15 (D)所示。

MRM模式具有特异性强，灵敏度高、准确度高、重现性好、线性范围宽等突出优点，通过MRM模式进行定量监测是体内药物分析中定量分析的重要手段。

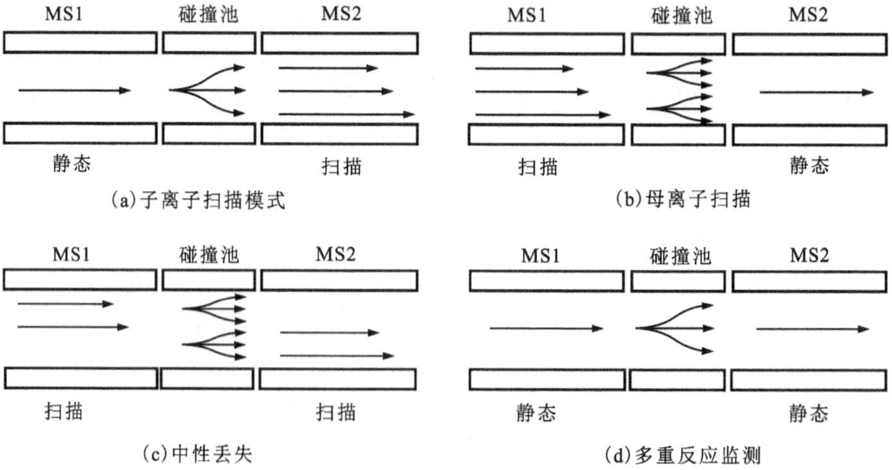

图4-15　三级四级杆质谱扫描模式示意图

4.5.4　应用实例

液质联用技术结合了液相色谱的分离能力与质谱灵敏度高、可提供结构信息等优点，不仅适合于体内微量药物及代谢产物的定量分析，还能通过结构信息推断药物在体内的代谢途径，以及基于内源性小分子化合物的代谢组学研究等。可以说，液质联用技术在体内药物分析领域中发挥着越来越重要的作用。

【应用实例：基于LC-MS/MS方法的大鼠血浆中舒必利的血药浓度检测及药代动力学研究】

非典型抗精神病药物舒必利属于苯甲酰胺类化合物，作用于中枢多巴胺(D2、D3、D4)受体，主要针对于D2受体的选择性拮抗剂，可以增加多巴胺的周转，从而具有抗抑郁作用，对淡漠、退缩、木僵、抑郁、幻觉、妄想等症状有较好的疗效。分析工作者以奥美拉唑为内标，采用LC-MS/MS建立专属、灵敏的检测方法，为舒必利的临床前研究提供有力手段。

1. 仪器、试剂

HPLC液相色谱(美国安捷伦公司，配置高压二元泵、真空脱气机、自动进样器及色谱柱温度控 制单元)；AB 4000质谱(美国AB公司，配置三重四极杆质谱检测器)，配电喷雾离子源(ESI)。

舒必利对照品(纯度：98%)；奥美拉唑对照品(纯度：99.9%)；甲醇、甲酸和甲酸铵为色谱纯，乙酸乙酯为分析纯，实验用超纯水。

2. 溶液配制

精密称取10.0 mg舒必利对照品2份，分别置于10 mL量瓶中，各加入甲醇溶解，得到最终质量浓度为1.00 $mg \cdot mL^{-1}$的储备液。用甲醇依次稀释配制系列标准曲线样品工作溶液，质量浓度分别为2000、1500、1000、500、100、50、5 $ng \cdot mL^{-1}$。

奥美拉唑(内标)储备液精密称取10.0 mg对照品，置于10 mL棕色量瓶中，加入甲醇溶解，得到最终质量浓度为1.00 $mg \cdot mL^{-1}$的内标储备液，用甲醇稀释储备液配制内标工作溶液，质量浓度为10 $\mu g \cdot mL^{-1}$。由于奥美拉唑具有光敏性，注意配制过程中全程避光。

标准曲线和质控样品溶液精密量取90 μL大鼠空白血浆，分别加入10 μL的舒必利和奥美拉唑工作溶液，配成含有舒必利质量浓度分别为200、150、100、50、10、5、0.5 $ng \cdot mL^{-1}$(定量下限，LLOQ)的标准曲线样品，质控样品的质量浓度分别为1(低浓度质控，LQC)，80(中浓度质 控，MQC)，160 $ng \cdot mL^{-1}$(高浓度质控，HQC)。

3. 生物样品前处理

100 μL血浆置于1.5 mL棕色EP管中，加入10 μL的10 $\mu g \cdot mL^{-1}$内标奥美拉唑，再加入400 μL的乙酸乙酯，涡旋5 min后15300 g离心10 min，取200 μL的上清液，下层沉淀继续加入400 μL的乙酸乙酯，重复以上操作，合并上清液，于37℃氮气流吹干，加入100 μL的甲醇，涡旋5 min，15300 g离心5 min，取80 μL的上清液，进行LC-MS/ MS分析，注意全程避光。

4. 液相及质谱条件

液相条件：色谱柱为Hedera ODS-2柱(150 mm×2.1 mm，5 μm，Hanbon Science and

Technology)，柱温 40℃。流动相是甲醇(含 0.1% 甲酸)-水(0.05%甲酸铵和 0.1%甲酸)，等度洗脱(7∶3，V/V)，流速 0.3 mL·min^{-1}。自动进样器温度 4℃，进样量 2 μL。

质谱条件：采用气动辅助电喷雾离子化(ESI)正离子方式，多重反应监测(MRM)模式。舒必利和奥美拉唑的检测离子对分别为 342.2→112.2，346.4→198.1；舒必利和奥美拉唑的去簇电压(DP)分别为 78 V，80 V；入口电压(EP)分别为 4 V，11 V；碰撞能量(CE)分别为 40 V，20 V；碰撞出口电压分别为 7 V，13 V。碰撞气压力 6 psi，气帘气压力 10 psi，离子源气体 1 压力 40 psi，离子源气体 2 压力 10 psi，离子喷射电压 5500 V，辅助加热温度 450℃。内标奥美拉唑及舒必利的结构及全扫描质谱图见图 4-16。

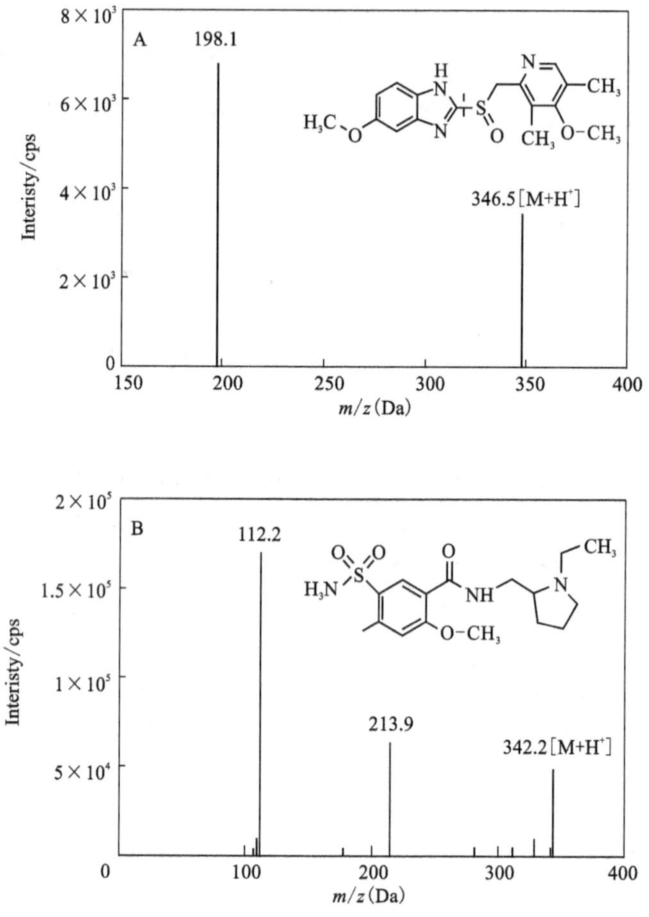

图 4-16　奥美拉唑(A)和舒必利(B)的结构及全扫描质谱图

5. 方法学验证

特异性：用 6 个不同来源的大鼠空白血浆来考察内源 性干扰，空白样品在舒必利及内标奥美拉唑保留 时间无显著干扰峰，内标奥美拉唑对舒必利无干 扰，且舒必利与奥美拉唑检测离子对不同，虽然保留时间相似，但是对测定无影响(见图 4-17)。

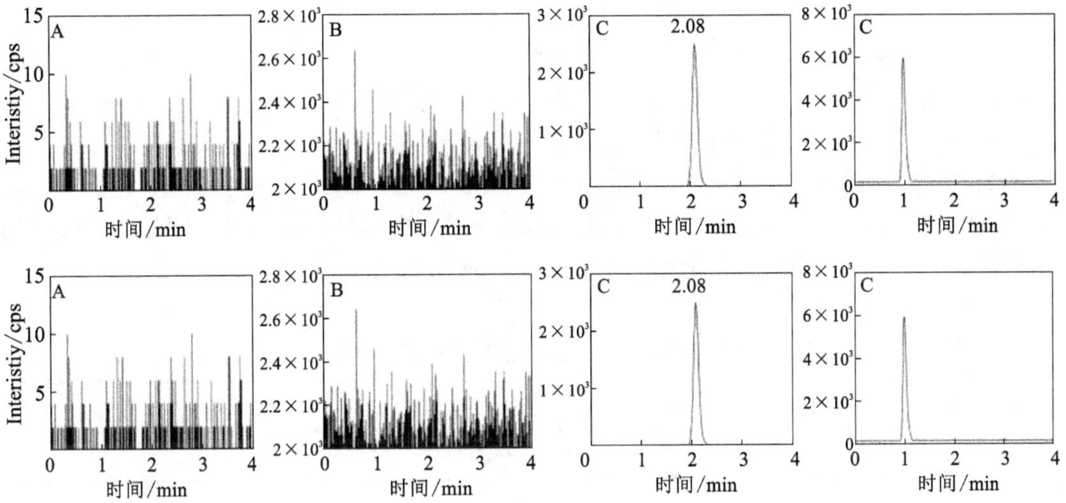

图 4-17　空白血浆(A 和 B)、50 ng · mL^{-1} 的舒必利(C)和 1 μg · mL^{-1} 的奥美拉唑(D)的色谱图

线性结果：计算待测物与内标(奥美拉唑)的峰面积比值 f(f=As/ Ai)，分别对舒必利的血药浓度 C 作权重($1/X^2$)线性回归计算，得回归方程 f=0. 027 67C+0. 1512(R^2 = 0. 9938)，线性范围在 0. 5~200 ng · mL^{-1}。

准确度与精密度：分别配制 4 个浓度水平的质控样品考察批内、批间准确度和精密度。使用分析批随行标准曲线对该分析批内的质控样品进行定量，计算质控样品的实际浓度。批内的准确度及精密度 通过分析批内 5 个重复的质控样品(包括 LQC、MQC、HQC、LLOQ)进行评估。批间准确度和 精密度通过 3 个分析批的质控样品(包括 LQC、MQC、HQC、LLOQ，每个浓度水平重复 5 次)进行评估。舒必利的高、中、低 3 个浓度水平的质控样品批内和批间精密度的 RSD 均小于 15. 0%，准确度的偏差(RE)均在±15. 0%，定量下限质控样品的精密度的 RSD 均小于 20. 0%，准确度的偏差均在±20. 0%，符合生物样品分析的要求(表 4-9)。

表 4-9　舒必利的批内与批间准确度与精密度 (n=5)

质量浓度/(ng · mL^{-1})	批内			批间		
	实际浓度/(ng · mL^{-1})	准确度(RE, %)	精密度(RSD, %)	实际浓度/(ng · mL^{-1})	准确度/(RE, %)	精密度/(RSD, %)
0. 5	0. 45±0. 01	89. 7	3. 2	0. 47±0. 02	93. 7	3. 8
1	1. 92±0. 20	95. 7	11	1. 90±0. 04	94. 6	1. 9
80	81. 07±7. 30	101. 3	9. 1	76. 24±5. 78	95. 3	7. 6
160	170. 67±22. 23	97. 3	13	167. 22±7. 15	101. 4	4. 3

提取回收率：LQC、MQC、HQC 3 个浓度的质控样品各重复 5 次，经预处理后，作为测试样品进行 LCMS/MS 分析，另将 15 个双空白样品进行样品预处理，向预处理后的双空白样品加入舒必利，奥美拉唑的溶液，使其最终浓度与 LQC、MQC、HQC 质控样品的进样浓度一致，作为对照品进行 LC-MS/MS 分析，内标的提取回收率考察质量浓度水平为 1 μg·mL^{-1}，以样品峰面积与对照品峰面积的比值计算提取回收率。结果如表 4-10 所示，低质控浓度舒必利的提取回收率在 70.23%~80.56%，中、高质控浓度的舒必利提取回收率在 77.93%~81.67%，内标奥美拉唑提取回收率在 78.99%~84.21%，且提取回收率的精密度均小于 15%，均符合生物样品测定的要求。

表 4-10　舒必利及内标奥美拉唑的提取回收率（*n*=5）

化合物	质量浓度/(ng·mL^{-1})	平均值/%	RSD/%
舒必利	1	73.20	5.7
	80	80.25	1.9
奥美拉唑	160	79.83	1.4
	1000	77.65	2.6

基质效应：使用 6 个不同来源的大鼠空白血浆（编号 A~F）来考察内标工作浓度下和待测物 LQC、MQC、HQC 浓度水平的基质效应。基质样品的配制以 6 个来源的空白血浆制备双空白样品，每个浓度水平下每个来源重复 3 次，向制备后的双空白样品中加入一定量的待测物和内标，使其浓度分别与 LQC、MQC、HQC 的进样浓度一致。同时配制含有待测物和内标的溶液样品作为对照，对照溶液的浓度分别与 LQC、MQC、HQC 的进样浓度一致，每个浓度水平的对照溶液重复进样 3 次。对于每个来源的血浆，通过计算基质样品中待测物和内标峰面积与对照溶液中相应峰面积的比值，分别得到舒必利和内标的基质因子，进一步计算得到内标归一化的基质因子。结果表明，低、中、高浓度水平下，舒必利经内标归一化的基质因子的变异系数均不大于 15.0%，与纯溶液的峰面积相比，高、中、低浓度的质控样品分别在 6 种不同的空白血浆中基质因子在 89.5%~114%，表明基质效应对舒必利测定无干扰。

稳定性试验：配制 HQC 和 LQC 两个浓度水平质控样品，每个浓度水平的质控样品混合均匀后，分装成若干份，每份 100 μL，分别考察室温放置 6 h、-20℃ 放置 30 d、反复冻融 3 次及处理后 样本 4℃ 自动进样器放置 24 h 后的稳定性。与新鲜配制的样本进行比较，以确定其生物样本的稳定性。结果表明，含舒必利的血浆样品在室温下放置 6 h 稳定性良好，Diff%（与新鲜配制的样品相比的峰面积之差，应小于 10%）约为 6.99%~8.44%；血浆样品处理后的上清液在自动进样器中放置 24 h 稳定性良好，Diff% 为 3.43%~4.40%，在-20℃ 条件下 3 次冻融循环稳定性良好，Diff% 为 1.04%~9.06%，-20℃ 放置 30d 稳定性良好，Diff% 为 2.47%~5.62%。

6. 药代动力学研究

用建立的 LC-MS/MS 方法测定大鼠血浆中舒必利的浓度，得到血药浓度曲线，如图

4-18 所示，使用 DAS 3.2.7 进行药代动力学参数的计算，舒必利消除采用非房室模型计算，药代动力学参数见表 4-11，半衰期 $t1/2$ 为(15.31±10.28)h，血药浓度峰值 Cmax 是(189.09±66.70)μg·L^{-1}，舒必利的药时曲线下的峰面积 AUC0~t 是(180.47±57.00)μg/(L·h)

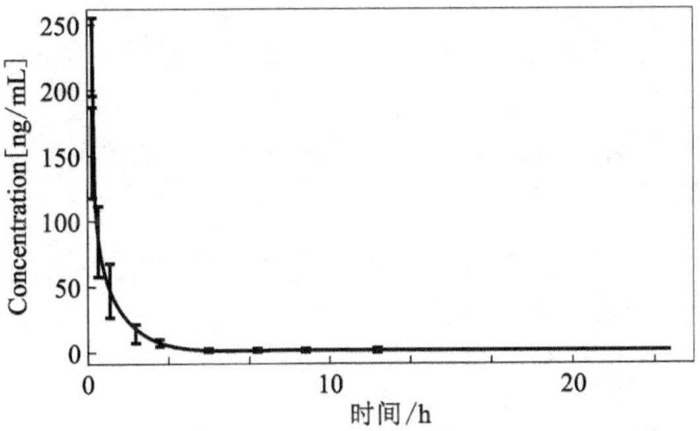

图 4-18　大鼠腹腔注射舒必利后的药时曲线

表 4-11　大鼠腹腔注射舒必利后的药代动力学参数

参数	舒必利
t_{max}/h	0.22±0.07
C_{max}/(μg·L^{-1})	189.09±66.70
$t_{1/2}$/h	15.31±10.28
$AUC_{0\sim t}$/[μg/(L·h)]	180.47±57.00
$AUC_{0\sim\infty}$/[μg/(L·h)]	197.62±51.72
$MRT_{0\sim t}$/h	2.65±0.88
CLz/F/[L/(h·kg)]	10.76±2.98

【思考题】

1. 简述常用 HPLC 法的种类和原理。
2. 简述常用 HPLC 检测器的种类和特点。
3. 简述 UPLC 与 HPLC 的主要区别及 UPLC 的分析优势。
4. 简述液质联用技术中 ESI 与 APCI 两种离子化方式的主要特点。

参考文献

[1] 李好枝. 体内药物分析[M]. 北京：中国医药科技出版社，2003.
[2] 王杰. 实用高效液相色谱法的建立[M]. 北京：科学出版社，1998.
[3] 刘文英. 药物液相色谱分析[M]. 南京：中国药科大学出版社，1998.

[4]丁黎. 药物色谱分析[M]. 北京：人民卫生出版社，2008.
[5]杭太俊. 药物分析[M]. 北京：人民卫生出版社，2011.
[6]于世林. 高效液相色谱方法及应用[M]. 北京：化学工业出版社，2005.
[7]张君仁，臧恒昌. 体内药物分析[M]. 北京：化学工业出版社，2002.
[8]汪正范，杨树民，吴侔天，等. 色谱联用技术[M]. 北京：化学工业出版社，2007.
[9]袁叶，许萌，赵晴，等. HPLC 法测定人血浆中泊沙康唑的浓度[J]. 中国临床药学杂志，2022，31(2)：136-139.
[10]董维冲，李亚前，赵梦强，等. UPLC 法测定人血浆中卡马西平的游离浓度[J]. 中国临床药理学杂质，2022，38(3)：263-266.
[11]梁媛，葛若衡，舒畅. 基于 LC-MS/MS 方法的大鼠血浆中舒必利的血药浓度检测及药代动力学研究[J]. 中南药学，2023，21(11)：2875-2879.

第 5 章

气相色谱及其联用技术

气相色谱法(Gas Chromatography, GC)是指以气体作为流动相的色谱方法。第一台气相色谱检测器由 James 和 Martin 于 1952 年发明, 1954 年 Ray 提出热导计, 开创了现代气相色谱检测器的时代, 此后至 1957 年, 填充剂、TCD 等技术不断涌现。Gloay 于 1958 年首次提出了毛细管气相色谱, 进一步促进了气相色谱法的发展。1966 年, Brody 等发明了 FPD, 1974 年,Kolb 和 Bischoff 提出了电加热的 NPD, 1976 年, 美国 HNU 公司又推出了窗式光电离检测器(PID)。进入 20 世纪 90 年代, 随着电子技术、计算机及软件技术的飞速发展, 各种新型气相色谱检测技术, 如非放射性脉冲放电电子俘获检测器(PDEC)、脉冲放电氦电离检测器(PDHID)、脉冲放电光电离检测器(PDECD)、脉冲放电检测器(PDD)及全二维 GC 等快速、高效的分离分析仪器不断发展, 进一步促进 GC 检测法的逐渐成熟。

气相色谱(GC)与液相色谱都能够对复杂样品同时进行分离、分析, 二者均是体内药物分析领域的重要手段。但与液相色谱法相比, GC 法具有很多不同的特点: ①流动相: GC 法采用气体作为流动相(即载气), 常用的载气包括氦气、氮气、氢气等。总体来讲, GC 法流动相种类少, 可选范围小, 但也同时具有操作简单, 成本低廉等优势。②固定相: 由于 GC 法的载气种类相对少, 因此其分离选择性主要通过不同的固定相来实现。目前, 已有上百种 GC 固定相可用于分离分析, 而常用的 LC 固定相也就十几种。③分析对象: GC 法能直接分离的样品主要是可挥发、且热稳定性的样品, 沸点一般不超过 500℃。统计表明, 在目前已知的化合物中, 有 20%~25%可用 GC 进行分析, 其余大多数样品则要通过特殊方式, 如顶空进样、衍生化、裂解进样等技术进行间接分析。但总体来讲, GC 法的应用范围不如 LC 法广泛。④检测技术: GC 法中常用检测器包括热导检测器(TCD)、火焰离子化检测器(FID)、电子捕获检测器(ECD)、氮磷检测器(NPD)等。与 LC 法相似, 质谱检测器(MS)在气相色谱中也是非常理想的检测器, 但由于 GC 气相流动相的特点, 其与 MS 在线联用非常容易实现, 尤其是毛细管柱气相色谱与质谱的联用已经成为药物分析的常规方法。

综上所述, 目前, 气相色谱法已经成为药物分离分析、药物代谢动力学研究、毒理学研究等药学相关领域的重要分析手段。

5.1 填充柱气相色谱

填充柱气相色谱法的色谱柱又称分离柱，是填充了色谱填料的内部抛光不锈钢柱管或塑料柱管。通常柱长为1~3 m，内径为2~3 mm。由于气相色谱法的载气种类少，因此，GC法的分离选择性主要依靠固定相的选择。根据固定相是固体还是液体，气相色谱法又可分为气—固色谱法和气—液色谱法两大类。

5.1.1 气—固色谱法

气—固色谱法的固定相通常为固体吸附剂，并基于固定相表面的吸附能力的差异实现对待测组分的分离。常用的固体吸附剂包括碳质吸附剂（活性炭、石墨化碳、碳分子筛）、氧化铝、硅胶、高分子小球等。

5.1.1.1 无机吸附剂

1. 硅胶

硅胶是一种氢键型的强极性固体吸附剂，可用于分析 N_2O、SO_2、H_2S、SF_6、CF_2、Cl_2 以及 C_1 ~ C_4 烷烃等物质。其分离能力主要取决于孔径的大小及含水量，其常见种类包括：细孔硅胶、粗孔硅胶、多孔硅球等。

2. 氧化铝

氧化铝具有较好的热稳定性和机械强度，气相色谱法中常用的氧化铝为 γ 型，具有中等极性，适合于 C_1 ~ C_4 烃类及其异构体的分析。

3. 碳素

碳素是一类非极性固体吸附剂，主要包括活性炭、石墨化碳黑、碳分子筛等种类。

活性炭具有微孔结构，比表面积大（800~1000 m^2/g），可用于分析永久气体和低沸点烃类。但由于表面活性大而不匀，会造成色谱峰的拖尾。

石墨化碳黑是炭黑在惰性气体保护下经高温（2500~3000℃）煅烧而成的石墨状细晶，表面均匀，活化点减少，改善了色谱峰形，提高了分析的重现性，适合于分离空间和结构异构体。

碳分子筛又称为碳多孔小球，是聚偏二氯乙烯小球经高温热解处理后的残留物，其疏水性强、非极性强，表面活化点少，适用于稀有气体、空气、二氧化碳、氧化亚氮、C_1 ~ C_3 烷烃类的分析。

4. 分子筛

分子筛是人工合成的硅铝酸盐，是一类极性很强的吸附剂。其表面具有分布均匀的空穴，分离性能取决于孔径的大小和其表面特性。通常包括4A（钠型）、5A（钙型）和13X（钠型）三类。

5.1.1.2 高分子多孔小球

高分子多孔小球是一类合成有机固定相，又称为高分子多孔微球或有机担体。其主要优点如下：①吸附活性低，容易得到对称峰；②对含羟基的化合物具有相对低的亲和力，羟基作用力越强，亲和力越弱；③可选择范围大，不仅可以直接使用，还能涂上固定液，从而增加色谱柱的选择性；④热稳定性较好，耐温可达250~270℃；⑤粒度均匀，机械强度高，耐腐蚀性较好。

5.1.1.3 键合固定相

以一种表面孔径粒度可以人为控制的球形多孔硅胶为基质，利用化学反应把固定液键合于载体表面制成的键合固定相。主要包括硅氧烷型、硅脂型、硅碳型等种类。其具有良好的热稳定性，防止固定液流失，提高柱效，适于快速分析。

5.1.2 气—液色谱法

气—液色谱法依据不同化合物在气相(流动相)和液相(固定相)间的分配系数不同而达到分离的目的。其固定相为涂渍在惰性多孔固体基质(载体或担体)上的液体物质，也称为固定液。

表5-1 气—液色谱与气—固色谱的特征比较

特点	气—液色谱	气—固色谱
1	分配系数小、保留时间短	吸附系数大、保留时间长
2	色谱峰对称	色谱峰经常不对称
3	保留值重现性好	吸附剂间差异大，保留值及分离性能不稳定
4	固定液一般无催化性	高温下吸附剂有催化性
5	可用于高沸点化合物的分离	适用于永久气体和低沸点烃类的分离
6	品种多，选择余地大	品种少，选择余地不大
7	高温下固定液易流失	较高柱温下不易流失

5.1.2.1 担体

1. 担体的要求

担体是一种多孔性化学惰性固体，在气液色谱中用来支撑固定液，需要满足以下要求：①表面积大；②具有化学惰性和热稳定性；③具有一定的机械强度，使涂渍和填充过程不引起粉碎；④具有适当的空隙结构，利于两相间快速传质；⑤能制成均匀的球状颗粒，利于气相渗透且填充均匀性好；⑥具有较好的浸润性，便于固定液的均匀分布。

2. 担体的分类

(1)硅藻土型担体：硅藻土型担体由硅藻土在高温下煅烧而成的多孔无机物，又可分为红色硅藻土担体和白色硅藻土担体。白色硅藻土担体具有表面积小、疏松、质脆等特点，其表面吸附作用和催化作用小，能用于高温分析，应用于分析极性组分时易得到较好的对称峰，主要用作极性固定液的担体。而红色担体具有较大的表面积和较好的机械强度，但其吸附性较大，主要用作非极性固定液的担体。

(2)非硅藻土型担体：非硅藻土型担体主要有玻璃微球、氟担体、氟氯担体、多孔性高聚物小球等，一般用于特殊组分的分析。玻璃微球担体具有表面积小、柱负荷量小等特点，其优点是能在较低的柱温下分析高沸点的物质。氟担体表面惰性好，可用于分析强极性和腐蚀性的物质，但其表面积小，机械强度低，对极性固定液的浸润性差。

5.1.2.2 固定液

固定液一般是一种高沸点的有机物液膜，通过选择不同的固定液，对不同组分的作用力不同，从而实现组分在色谱中的分离。

1. 固定液的要求

对于气相色谱法中的固定液，一般要求如下：①在色谱操作温度下蒸汽压低、热稳定性好，与被分析物质或载气不得发生不可逆的反应；②在色谱操作温度下呈液态，且黏度越低越好；③能牢固地附着在载体上，并形成均匀和结构稳定的薄层；④可以溶解被分离物质。

2. 固定液的分类

固定液按照极性分类，可以分为：①非极性固定液，如角鲨烷；②弱极性固定液，如SE-30，OV-1，OV-17 等；③中等极性固定液，如 QF-1，OV-225 等；④强极性固定液，如聚乙二醇类、聚酯类等。

除了按极性分类外，固定液还可以按照化学结构分为烃类、聚硅氧烷类、聚乙二醇类、聚酯类等。

3. 固定液的选择

固定液的选择主要取决于待测组分的性质，通常情况下，根据被分离组分和固定液分子间的相互作用关系，依据“相似相溶”原则，即固定液的性质与分离组分之间的某些相似性，如官能团、化学键、极性等，性质相似时，两种分子间的作用力就较强，被分离组分在固定液中的溶解度就较大，分配系数较大，因而保留时间长，反之，溶解度小，分配系数小，保留时间短。例如，分离极性化合物时，采用极性固定液，这时样品各组分与固定液分子间作用力主要为定向力和诱导力，各组分中极性小的化合物先出峰，极性越大的化合物出峰越晚；当分离非极性化合物时，通常采用非极性固定液，样品各组分与固定液分子间作用力主要为色散力，在没有特殊选择性时，各组分按沸点顺序出峰，沸点低的化合物先出峰；当分离非极性和极性化合物的混合物时，可采用极性固定液，这时非极性物质先出峰。

5.1.2.3 填充柱的制备

针对不同的分析目的，选择担体和固定液后，还要完成填充柱的制备工作，通常包括以下几个方面的填充技术。

1. 固定液的涂布

明确合适的固定液与担体后，根据样品的沸点及担体的比表面积决定选择固定液与担体的比例。分析气体与沸点低的样品时，通常采用高固定液配比；分析高沸点样品时，为了达到快速分析的目的，通常采用低固定液配比。两者比例范围为1%~20%，常用范围为3%~6%。

涂布固定液时，首先称取适量担体于圆底烧瓶中，再按所选比例加入固定液适量，并使有机溶剂完全淹没担体，加热回流 5~6 小时，以除去担体空隙中的气体。再置于旋转蒸发仪上，缓缓减压浓缩至溶剂挥干，置于 60~100℃烘箱中静态老化 12~24 小时，以除去残余溶剂。

2. 柱管预处理

填充柱的柱管材料包括不锈钢管和玻璃管两种，形状分为 U 形或螺旋形。不锈钢管具有耐用的特点，但不适合金属离子的分析，此时可以考虑选用玻璃管。空柱管使用前用水和有机溶剂清洗干净，然后烘干。

3. 柱的填充

一般用玻璃棉将柱的一端（接检测器一端）塞牢，经缓冲瓶与真空抽气机连接，柱的另一端接一个漏斗，缓缓倒入涂有固定液的载体，边抽真空边轻轻敲打柱管，直至装满为止。

4. 填充柱的老化

填充柱老化是为了彻底除去填充物中的残留溶剂和某些挥发性物质，还可促进固定液均匀牢固地分布在载体表面上。常温使用的填充柱，可以直接接到气相色谱仪上，冲至基线平稳即可使用。对于高温操作条件下的新装填的色谱柱，通常将色谱柱接入色谱仪中，但柱出口不与检测器相连，以防止加热时从柱内挥发出的杂质污染检测器。并在操作温度低于最高使用温度 20~30℃下通入载气，填充柱加热 12~24 小时，完成老化。老化后的填充柱与检测器相连接，若获得平稳基线即可进行样品分析。

5.2 毛细管柱气相色谱

毛细管柱（Capillary column）气相色谱法于 20 世纪 60 年代至 20 世纪 70 年代得到了快速的发展和普及，与填充柱相比，毛细管色谱法（CGC）的柱效、分离能力、分析速度均得到极大的提高，适合于复杂样品的分离分析，广泛应用于石油化工、环境监测、天然产品分析、体内药物分析等众多领域的研究。

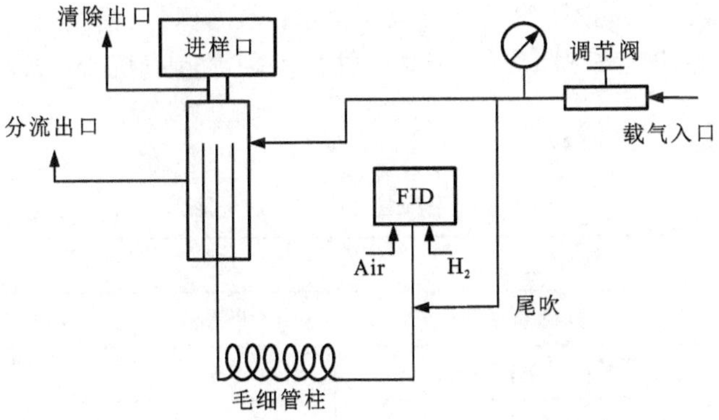

图 5-1 毛细管气相色谱仪器结构示意图

5.2.1 毛细管柱气相色谱法的特点

(1)柱效高：毛细管柱长度通常为20~50 m，柱内径为0.1~0.5 mm，每米理论塔板数为2000~5000块，因此，其柱效与填充柱相比显著提高，对于复杂样品的分离分析，往往可得到较好的结果。

(2)分析速度快：常规毛细管柱多为开管柱，载气线速度很快，因此传质速率很快，大大缩短分析时间。

(3)柱容量小：毛细管柱柱体积小，柱中固定液的涂布量小，其载样量与填充柱相比大大减小。

(4)应用范围广泛：毛细管柱气相色谱具有高效、快速的优点，在众多检测领域中均得到广泛的应用。

(5)操作要求严格：高分辨率毛细管气象色谱要求好的毛细管柱及最佳的分析条件。毛细管柱与填充柱相比，其柱容量小，因此，对进样量、载气纯度的要求更为严格。

5.2.2 毛细管色谱柱

通常情况下，一根毛细管色谱柱包括管身和固定相两个部分，管身的材质包括玻璃和石英两种。由于玻璃毛细管柱柔韧性差，容易碎裂，且表面具有一定活性，因此，现在的毛细管柱通常采用熔融二氧化硅(熔融石英，FSOT)，其表面涂上一层聚酰亚胺保护层。熔融石英管的内表面通常进行一些化学处理，以减少样品和管壁之间可能存在的相互作用，具体处理方法根据内壁上涂渍的固定相种类来确定，硅烷化是最常见的处理方式。

5.2.3 毛细管色谱柱固定相

5.2.3.1 气—液色谱固定液

气—液毛细管气相色谱的固定液通常包括聚硅氧烷、聚乙二醇等。聚硅氧烷具有良好的稳定性，是目前较为常用的固定液。标准的聚硅氧烷由多个单位的硅氧烷重复连接组成，每个硅原子与两个功能团(功能基团包括甲基、氰丙基、三氟丙基、苯基等)相连，功能基团的类型和数量决定了固定液的类型与性质。除聚硅氧烷外，几种常用的固定液如表5-2所示。

表5-2 毛细管色谱柱常用固定液

	固定液	极性	最高使用温度
1	聚甲基硅氧烷	非极性	320℃
2	5%聚苯基甲基硅氧烷	弱极性	320℃
3	氰基硅油	中等极性	240℃
4	聚乙二醇	强极性	250℃

5.2.3.2　气—固色谱固定相

将苯乙烯衍生物、氧化铝、分子筛等小颗粒物质粘合成薄层并涂布在毛细管壁表面，作为气—固色谱的固定相。

5.2.3.3　键合交联固定相

将多个聚合物链单体通过共价键进行连接形成交联固定相。将交联固定相再通过共价键与管壁表面相连，即形成键合固定相。键合固定相色谱柱的热稳定性和溶剂稳定性均有显著提高。

5.2.4　毛细管气相色谱的载气

氦气(He)、氮气(N_2)、氢气(H_2)等是气相色谱法中常用的载气，几种气体的种类选择性如图 5-2 所示，He 气的曲线比较缓和，可以得到较好的分离状态的流量也比较大。尤其是在使用毛细管柱作分析时，使用氦气作为载气比较理想。此外，H_2 气虽然可以缩短分析时间，但存在一定的危险，一般不太推荐 H_2 气作为载气。

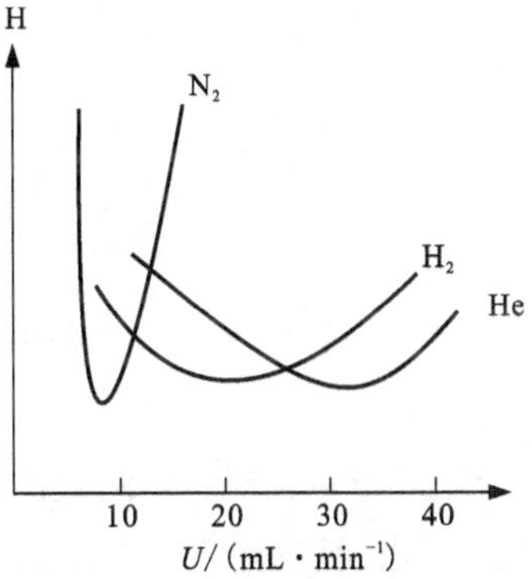

图 5-2　载气对理论踏板高度的影响

5.2.5　进样系统

气相色谱中的进样系统是将气体、液体或固体溶液试样引入色谱柱前瞬间气化、快速定量转入色谱柱的装置，通常由进样器(注射器、阀进样)和气化室组成。

填充柱进样口是较为常用且操作简单的 GC 进样方式，如图 5-3 所示，填充柱进样口采用微量注射器进样，样品在玻璃衬管中气化，然后被预热的载气带入色谱柱。填充柱进样口可配置隔垫吹扫装置，但硅胶隔垫的缺点是容易吸附样品。

与填充柱进样口相比，毛细管气相色谱法的进样量更少，对于绝大多数的液体样品进样，需要选择高效、可靠的进样系统。通常使用的液体样品进样技术包括：分流进样、不分流进样、柱头进样、程序升温进样等。

5.2.5.1　分流进样

分流进样(split injection)是指先将液体样品注入进样器的加热室中，加热室迅速升温使样品瞬间蒸发，并在大流速的载气吹扫下，样品与载气迅速混合，混合气通过分流口时大部分的混合气体被排出而少量气体进入色谱进行分析。采用分流进样方式具有以下优势：①减少进样量，从而符合毛细管色谱进样量的要求；②进样量减少，样品以较窄的带宽进入色谱柱，降低色谱峰扩张。采用分流进样时，进入进样口的载气总流量由一个总流量阀控制，而后载气分成两部分：一部分作为隔垫吹扫气，另一部分作为载气进入气化室。进入气化室的载气先与样品充分混合，大部分经分流口放空，只有小部分进入色谱柱。

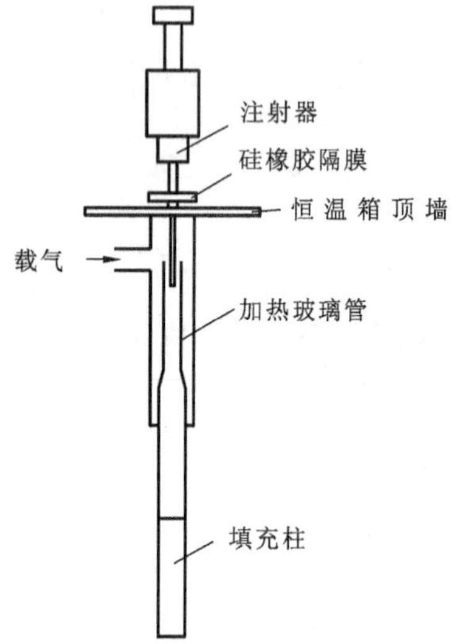

图 5-3 填充柱进样口示意图

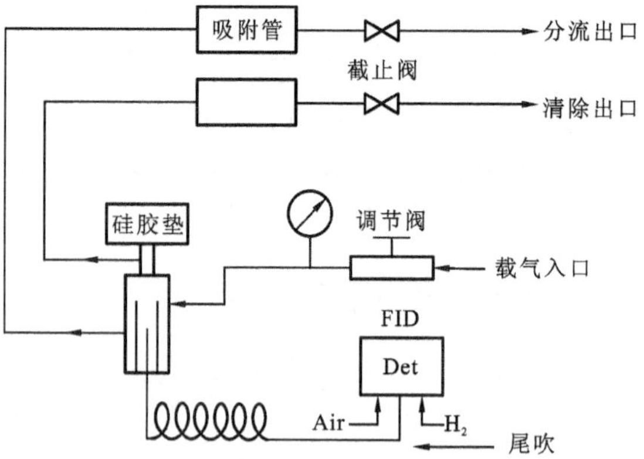

图 5-4 GC 中分流 / 不分流进样示意图

采用分流进样时，要确保样品全部蒸发并与载气充分混合均匀。通常分流进样口采用内衬管，且该种内衬管一般不是直通的，管内有缩径处或烧结板，目的是增大内衬管与样品接触的比表面积，保证样品完全气化，从而减少分流歧视。同时还能防止固体颗粒及不挥发的样品组分进入色谱柱。

在分流进样中，分流比是重要的设定参数，其定义为：

分流比=分流出口流量/柱流量

以总流量为 104 mL · min^{-1} 为例，如果隔垫吹扫气流设置为 3 mL · min^{-1}，则另外的 101 mL · min^{-1} 进入汽化室。当分流流量为 100 mL · min^{-1} 时。柱内流量为 1 mL · min^{-1}，这时分流比为 100 : 1。毛细管柱气相色谱中常用分流比为 50 : 1~500 : 1。

分流进样适合于大部分可挥发样品，包括液体和气体样品。该种进样方式具有操作简单，分流比可调节，适用范围宽等优点。尤其在毛细管气相色谱的方法开发过程中，如果对样品组成不清楚或对于一些相对"脏"的样品，通常选择分流进样方式，因此，分流进样毛细管气相色谱法的首选进样方式。但该种进样方法也存在一定的缺陷，具体如下：①由于分流进样方式中通常只有 1%~5%的样品进入色谱柱，因此不适合样品中痕量组分的分析；②对部分挥发性样品的分析重现性不高；③不适合分析热不稳定性物质。

5.2.5.2 不分流进样

对于痕量物质的分析，分流进样的方式往往效果不佳，此时，可以考虑采用不分流进样(splitess injection)。通常不分流进样方式比分流进样方式的检测灵敏度可提高 1~2 个数量级。不分流进样方式的产生始于偶然，Grob 把一个样品注入分流进样器时，分流阀没有打开，但令人惊奇的是所得到的色谱峰并未过分展宽，Grob 等研究并解释了这种现象，因此，不分流进样也称为 Grob 进样方式。不分流进样与分流进样所需的仪器相似，只是在样品导入加热衬管后迅速蒸发，此时关闭分流管并将样品导入色谱柱中，等待 20~60 秒后开启分流阀将加热的衬管中的微量蒸汽排出。待测组分在较低柱温下由于溶剂效应在色谱柱顶端再次富集，从而样品以较窄的带宽进行分离。不分流进样方法具有以下特点：①适合于程序升温操作；②可以注入较大样品体积，对痕量物质的分析具有较为理想的效果；③可使用较低的进样温度，适合热不稳定化合物的分析。

5.2.5.3　柱头进样

柱头进样方式(on-column injection)是指将液体样品在不预先加热的情况下直接注入毛细管色谱柱中，通过程序升温溶质的蒸汽压不断升高，此时开始分析。其优势是由于初始温度低于溶剂的沸点，因此避免了热歧视效应的产生。此外，由于柱头进样将分析样品全部导入色谱柱中，因此，该种方式适合于检测样品中的痕量组分和热不稳定性物质。但分析非挥发性的样品时容易在柱中形成积累，导致柱变性和柱效损失，因此，样品要经严格的预处理才能直接注入色谱柱中。

5.2.5.4　程序升温气化进样

程序升温气化进样方法(PTV)是指将气体或液体样品注入气化室处于低温的内衬管中，立即按照设定的程序升温步骤，迅速提高气化室的温度，实现样品的快速气化，然后进入色谱柱进行分离分析的进样方法。这种进样方式要求仪器气化室配备实现快速升温的程序升温电热装置，及快速降温的半导体制冷装置。配有分流阀时，又可实现分流、不分流的进样方式。实际上，PTV 进样方式综合了分流、不分流及柱头上样等技术，充分发挥了各种进样口的长处，其适应性更强，灵活性更好。

PTV 分流进样方式将样品直接注入预冷的气化室，从而防止注射器针尖歧视，抽出注射器后，打开分流阀，进样口同时开始升温。其与传统分流进样不同的是，样品不再瞬间气化，而是依据其沸点高低依次气化，从事使得样品组分依次进入色谱柱。PTV 分流进样适合大部分样品的分析，特别是开发方法或筛选样品时，首先考虑这种进样方式。

PTV 不分流进样也与传统的不分流进样方式不同，进样时气化室处于低温条件，进样口开始升温时，关闭分流阀，大部分样品进入色谱柱后再打开分流阀，使残留溶剂气体放空。因此，采用同体积衬管时，PTV 不分流进样体积比传统不分流进样大，且消除了样品分解的可能性，提高分析的重现性，适合痕量样品的分析。

PTV 进样时，还可以首先关闭分流出口阀，并设定进样口温度接近但低于溶剂的沸点，当样品缓慢注入后，进样口立即打开分流出口，并采用大的放空气体流量(最高可达 1000 mL/min)将溶剂消除，或通过缓慢升高进样口温度以加速溶剂气化过程，这种方式通常称为溶剂消除分流/不分流进样。当大部分溶剂气体放空后关闭分流出口，则为溶剂消除不分流进样；当溶剂气体放空后不关闭分流出口，则为溶剂消除分流进样。采用溶剂消除分流/不分流进样，可以简化样品处理过程，提高分析灵敏度，但样品中低沸点组分可能会随着溶剂一起放空，因此，使用该种进样方式时，应考虑样品组分的沸点范围。

5.3 气相色谱常用检测器

气相色谱法中的检测器是将流出色谱柱载气中的被分离组分的浓度(或物质量)的变化转化为电信号(电压或电流)变化的装置。气相色谱法中常用检测器包括热导检测器(TCD)、火焰离子化检测器(FID)、电子捕获检测器(ECD)、氮磷检测器(NPD)等。各种检测器按不同角度可有若干分类方法，如按照待测化合物响应值可分为通用型和选择型两大类。通用型检测器是指检测器对各种不同类型的待测化合物的响应值基本相当，或各类化合物相对响应因子之比小于10的检测器，如热导检测器(TCD)等。当检测器对某类化合物的相对响应因此比其他类大10倍以上时，可以认为该种检测器对该类化合物具有选择性的检测效果，也称为选择性检测器，如电子捕获检测器(ECD)、氮磷检测器(NPD)等。此外，按照待测样品是否被破坏，GC法检测器又可分为破坏性检测器(如FID、NPD、MSD、FPD等)和非破坏性检测器(如TCD)；按照响应值与浓度还是质量有关又可分为浓度型检测器(如TCD、PID等)和质量型检测器(如FID、NPD、FPD等)。

GC法中采用的检测器应该能瞬间真实地反映柱后载气中组分的存在及其量的快速变化，通常GC分析中理想的检测器应满足以下条件：①在无组分流出时(仅有载气通过)，其响应信号曲线(基线)平稳；②极痕量的组分进入检测器后即有响应，即灵敏度与检测线符合要求；③检测器的通用性与选择性满足分析要求；④保持高效毛细管柱的分离效能，柱后谱带不变宽；⑤检测器具有良好的线性和线性范围。

5.3.1 热导检测器

热导检测器(TCD)是利用被测组分与载气的热导率不同而产生不同响应的浓度型检测器，又称为热丝检测器(hot-wire detector，HWD)或热导计、卡他计(catherometer)，属于物理常数检测方法。

其基本原理是基于载气与样品的导热系数的差异，通过惠斯登电桥进行检测。如图5-5所示，将四支热丝组成一个惠斯登电桥，A和C室通入纯载气，B和D室通入含有样品的载气，由于A-C室与B-D室的电阻变化造成惠斯登电桥的不平衡，从而形成输出电压(或电流)，电压(或电流)的大小与样品的浓度呈正比。常用的热丝包括钨丝、铂丝、铼丝等，再由热丝组成电桥。

基于上述原理，热导检测器通常由热导池和检测电路组成，如图5-6所示，载气通过参考池腔、进样器、色谱柱，从测量池腔排出，R_1、R_2为固定电阻，R_3、R_4分别为测量臂和参考臂热丝。调节载气流速、桥电流及TCD温度一定时，从电源E流出的电流在A处分成i_1、i_2两路，于B点汇合而后回到电源。此时，两个热丝均处于被加热状态，维持一定的热丝温度Tf和池体温度Tw，一般要求Tf与Tw相差100℃以上，以保证热丝向池壁传导热量。当只有载气通过测量臂和参考臂时，由于二者气体组成相同，从热丝向池壁传导的热量相等，因此热丝温度保持恒定，热丝的阻值与温度关系如下：$R_1 \cdot R_3 = R_2 \cdot R_4$。

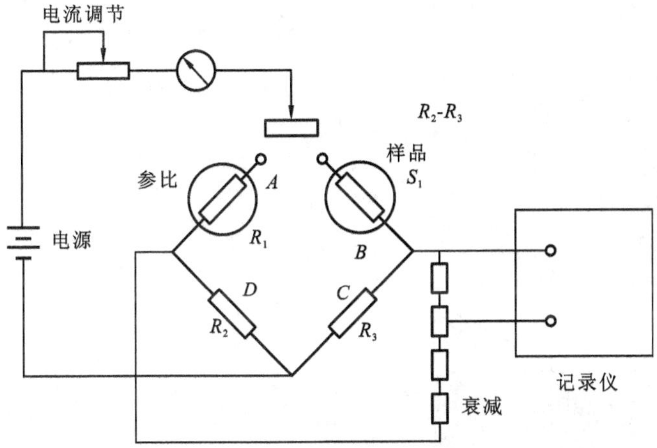

图 5-5　热导检测器中桥式电路示意图

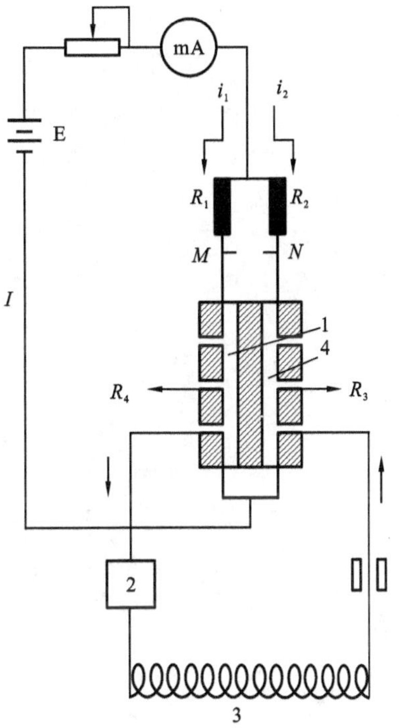

1—参考池腔；2—进样池；
3—色谱柱；4—测量池腔。

图 5-6　TCD 工作原理示意图

此时，M、N 二点电位相等，电位差为零，无信号输出。当样品从 2 处引入后，经过色谱柱分离后进入测定臂时，由于此时气体为载气与组分的混合物，其热导系数发生变化，从热丝向池壁传导的热量也不同，从而导致两臂热丝温度不同，两臂热丝阻值不同，电桥平衡破坏，M、N 两点形成电位差，产生输出信号。

热导检测器发展较早，且结构简单，定量准确，应用广泛，其最大的优势在于通用性。除载气本身外，TCD 对所有物质，无论是单质、无机物、有机物均有响应。尤其以 H_2 或 He 气作载气时，其他各类化合物的热导系数均小于上述两种气体，因此可得到较好响应。此外，TCD 还属于非破坏性检测器。但 TCD 其与其他检测器相比灵敏度较低。

5.3.2　火焰离子化检测器

1958 年，Mewillan 和 Harley 等分别研制成功了火焰离子化检测器（flame ionization detector，FID），它是典型的破坏性、质量型检测器。以氢气在空气或氧气中燃烧形成的火焰作为能源，当有机化合物进入氢气和氧气燃烧的火焰时，在高温下产生化学电离，电离产生比基流高若干个数量级的离子，在高压电场的定向作用下，形成离子流，微弱的离子流（10^{-12}～10^{-8}A）经过高电阻放大，成为与进入火焰的有机化合物量成正比的电信号，从而进行定量分析。这是 FID 检测器的基本原理。

FID 检测器的结构如图 5-7 所示，主要包括喷嘴、极化极、收集极、载气入口、氢气入口、空气入口、加热器等。通常在喷嘴处加一极化电压，氢气从管道 7 进入喷嘴，与载气（N_2）混合后由喷嘴逸出进行燃烧，助燃气（空气）从管道 6 进入，通过气体扩散器 5 均匀分布在火焰周围进行助燃。载气（N_2）本身不会被电离，而载气中的含碳有机化合物在氢火焰中燃烧产生化学电离，发生如下反应：

$$CH+O \longrightarrow CHO^{+}+e$$

$$CHO^{+}+H_2O \longrightarrow H_3O^{+}+CO$$

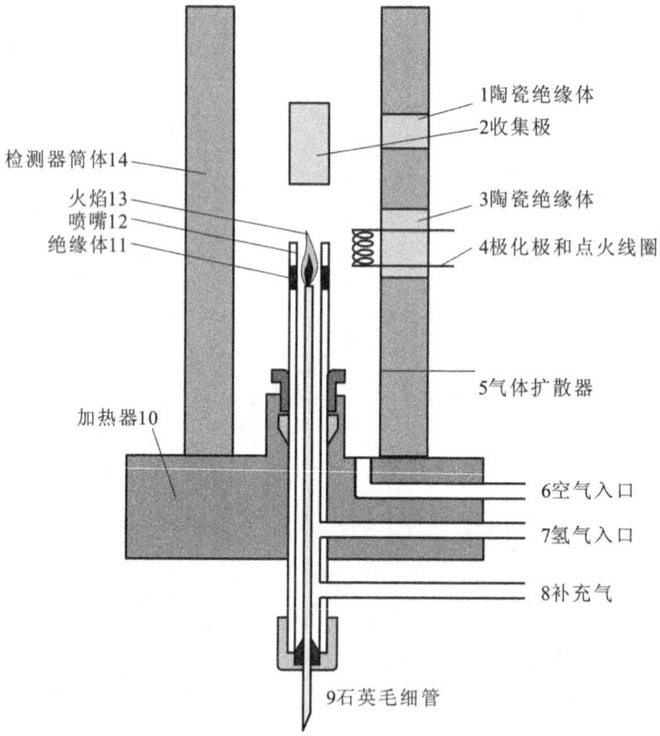

图 5-7　火焰离子化检测器示意图

在电场作用下，正离子移向收集极（负极），负离子和电子移向极化极（正极），从而产生微电流。纯载气流过时，其中的有机杂质和流失的固定液也会被电离形成正、负离子和电子，并经微电流放大器放大后，从输出衰减器中提取信号，被记录器所记录形成基流。基流也称为本底电流、背景电流。当含碳有机化合物引入时，氢火焰中显著增加了组分被电离后产生的正、负离子和电子，从而使电路中收集的微电流也显著增大，并且信号大小与单位时间进入火焰中物质的碳原子数成正比。

氢火焰检测器（FID）具有结构简单、性能优异、稳定可靠等诸多优点，尤其对几乎所有挥发性有机化合物均有响应，对所有烃类化合物（碳原子数大于 3）的相对响应值几乎相等，对含杂原子的烃类有机化合物中的同系物（碳原子数大于 3）的相对响应值也几乎相等，给化合物（尤其是含碳有机化合物）的定量带来极大方便。此外，FID 检测器还具有灵敏度高（10^{-10} ~ 10^{-13} g·s^{-1}），基流小（10^{-14} ~ 10^{-13} A），线性范围宽（10^{6} ~ 10^{7}），死体积小（小于 1 微升)，响应快(1 毫秒)，对气体流速、压力变化不敏感等诸多优势，是应用最为广泛的气相色谱检测器。但是，由于 FID 检测器同时用到多种气体，各种气体的流速比例、气体纯度、操作条件等均会对 FID 的灵敏度和线性范围均有明显的影响。影响火焰离子化检测性能的主要因素包括：①纯度要求：从 FID 检测器本身性能来讲，在常量分析时，要求氢气、氮气、空气的纯度为 99.9%以上即可，但是在痕量分析时，则要求纯度高于 99.999%，尤其空气的总烃要低于 0.1 μL/L，否则会造成 FID 的噪声和基线漂移，影响定量分析；②氢气和氮气的比例：实验表明，氮气与氢气混合后的灵敏度高于高纯氮气所产生的灵敏度，两者的混合比例对检测性能也有一定的影响，通常情况下，氮气与氢气以 1∶1~1∶1.5 为佳；③空气流速：作为 FID 检测器的助燃气，空气主要为火焰提供必需的氧气，同时还能起到吹扫 CO_2、H_2O 等燃烧物的作用。一般情况下，氢气和空气的流量比值为 1∶10 左右，空气的流速则在 300~500 mL/min 范围；④极化电压：通常极化电压设为 150~300 V，在此范围内，FID 响应值随着极化电压的增加而增加；⑤尾吹气：采用毛细管柱气相色谱法时，须同时采用尾吹气将柱后流出物迅速送到检测器以防止峰展宽。一般采用氮气作为尾吹气，流量为 30 mL/min 左右。

5.3.3　电子捕获检测器

电子捕获检测器(electron capture detector，ECD)于 1961 年问世，与 FID、色谱程序升温分析并称为气相色谱仪发展的三大突破。

ECD 检测器是放射性离子化检测器的一种，通过放射性同位素在衰变过程中放射的具有一定能量的 β 粒子作为电离源，当纯载气通过离子源时，在 β 粒子的轰击下电离成正离子和自由电子：

$$N_2 \longrightarrow 2N^+ + 2e^-$$

这些正离子和自由电子在所施加电场的作用下同时做定向移动，电子移动速度比正离子快得多，因此正离子与电子的复合的概率很小，只要条件一定就能形成离子流(基流)。当载气带有电负性组分的样品进入离子室时，亲电子的组分大量捕获电子从而形成负离子或带电负分子。因为负离子(分子)的移动速度和正离子差不多，正负离子的复合概率比正离子和电子的复合概率高 $10^6 \sim 10^7$ 倍，因而基流明显下降，仪器输出一个负极性电信号：

$$R—Cl + e \longrightarrow R—Cl^-$$

负峰信号通过放大器放大，由记录器记录，即为响应信号。ECD 检测器的响应信号随着样品组分的浓度增加而增大，所以 ECD 属于浓度型检测器。

电子捕获检测器(ECD)最主要的特征是灵敏度高、选择性好，对具有负电性的物质，如含卤素、硫、磷、氮的物质有较好的信号响应，待分析组分的电负性越强，电子吸收系数越大，ECD 检测的灵敏度越高。而对电中性的物质，如烷烃等则无信号。对于低电子捕获能力的化合物，可以采用衍生化的方法在 ECD 上获得高灵敏度，常用衍生化试剂包括三氟乙酰、五氟丙酰、七氟丁酰等衍生化试剂。此外，电子捕获检测器的主要应用限制是其检测的线性范围较窄，给定量分析造成一定困难。

5.3.4 氮磷检测器

氮磷检测器(nitrogen phosphorus detector, NPD)是一种质量型检测器，适用于分析氮，磷化合物的高灵敏度、高选择性检测器。NPD 由碱火焰电离检测器(AFID)发展而来。1964 年 Karman 和 Giuffrida 首次报道了钠火焰电离检测器，对含磷和卤素化合物有选择性地响应，以后又有多种形式。它们均是用氢火焰加热挥发性的碱金属盐，产生碱金属蒸汽，表现出对含磷、卤素和氮化合物均有极高的灵敏度和选择性。遗憾的是其背景信号和样品信号均不稳定，噪声大、热离子源寿命短，难以使用。1974 年 Kolb 和 Bischoff 提出了一种新的碱源改造方案，使检测器稳定性显著改善，灵敏度明显提高。它对含卤素化合物不敏感，而对氮、磷化合物的响应比烃类大 10000 倍，达专一性响应，故以后通称氮磷检测器。

氮磷检测器由电离室和检测电路组成，其结构与 FID 检测器相似，差异在于，NPD 在喷口与收集极之间加了一个热电离源(又称为铷珠)，常采用硅酸铷或硅酸铯等制成的玻璃或陶瓷珠，珠体为 1~5 mm^3，支撑在一根约 0.2 mm 直径的铂金丝支架上。

关于 NPD 的检测机理有不同的解释，目前主要 Kolb 提出的气相电离理论和 Patterson 与 Olah 等提出的表面电离理论。Kolb 提出的气相电离理论认为电离源被加热后，挥发出激发态铷原子，铷原子与火焰中各基团反应生成 Rb+，Rb+被负极电离源吸收还原；火焰中各基团获得电子成为负离子，形成基流。当含 N、P 化合物进入电离源的冷焰区，生成稳定的电负性基团(CN 和 PO 或 PO_2)电负性基团从气化的铷原子上获得电子生成 Rb+与负离子 CN-或 PO-、PO2-。负离子在正电位的收集极释放出一个电子，同时物出信号。Rb+又回到负电位的物表面，被吸收还原以维持电离源的长期使用。

按照加热方式、氢气流量和喷嘴极性的差异，NPD 检测器又可分为三种操作模式：火焰电离型(FI)、磷型(P)、氮磷型(NP)。其中，FI 型操作方式是将 NPD 作为 FID 检测器使用；P 型操作方式可把含氮化合物区别于其他化合物进行检测；NP 型操作方式对含氮和磷的化合物均有极高的灵敏度和专一性。

目前，NPD 检测器是对含氮、磷元素化合物灵敏度最高的检测器，对氮的灵敏度超过了 ECD 检测器，对磷的灵敏度超过了 FPD，其中，对含磷化合物的灵敏度又高于含氮化合物 5~10 倍。但其主要缺点是电离源使用寿命短(通常为 1000 小时)，随着使用时间增长检测性能变差。

5.3.5 质谱检测器

自从 1957 年 JC HomLmes 和 FA Morrell 首先实现气相色谱—质谱(Gas Chromatography-Mass spectrometry, GC-MS)联用以来，该技术随着仪器的不断完善与发展，检测技术的成熟与推广，其应用范围越来越广范。与液质联用技术相似，气相色谱-质谱联用技术综合了气相色谱法快速、高效的分离能力与质谱高灵敏度、定性鉴别能力强的特点，对复杂样品的痕量分析甚至超痕量分析，展现出强大的定性、定量检测能力，尤其在生物样品分析、代谢产物鉴定等领域发挥着重要作用。从仪器结构上讲，GC-MS 主要包含气相色谱单元、接口、质谱单元等三大组成部分(图 5-8)，其中，质谱单元又包括离子源、质量分析器、离子检测器、真空系统等。待测样品经过气相色谱系统进行分离，然后依次进入质谱检测器，最终得到样品信息。

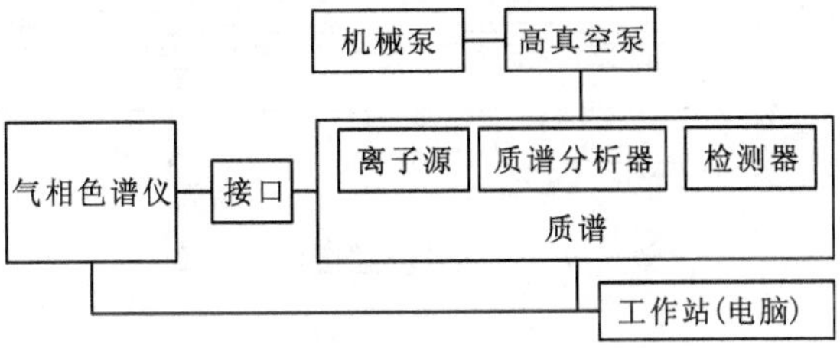

图 5-8　气相色谱-质谱装置示意图

5.3.5.1　GC-MS 的接口技术

在 GC-MS 的仪器装置中，接口技术是气相色谱与质谱联用技术的核心。接口技术连接了气相色谱的大气压工作条件和质谱仪的真空工作条件，既要将经过色谱分离的组分尽可能完全带入质谱中，又要尽量去除这些流出物所带的载气，使近似大气压的气流转变成适合离子化装置的粗真空。目前，常用的接口技术包括以下几种。

1. 直接导入型接口(direct coupling)

气相色谱法中毛细管柱的内径通常为 0.25~0.32 mm，载气流量为 1~2 mL。通过一根金属毛细管可直接引入质谱的离子源中。由于载气(氦气或氢气)是惰性气体，不会发生电离，直接被真空泵抽走，而待测样品则在电场中形成带电粒子，在电场作用下进入质量分析器。直接导入型接口实际只起到连接导入作用，并保持一定的温度，防止色谱柱流出物冷凝。使用该种接口时，气体流量一般控制在 1 $mL \cdot min^{-1}$ 左右，但载气流量超过 2 $mL \cdot min^{-1}$ 时，质谱仪的检测灵敏度将会下降。直接导入型接口的优势在于操作简单，传输率可达 100%，是目前应用较为广泛的 GC-MS 接口技术。

2. 开口分流型接口(open-split coupling)

色谱柱洗脱物只有一部分进入质谱进行分析，这种接口称为分流型接口，其中，开口分流型接口是最为常用的接口技术。如图 5-9 所示，气相色谱柱的一端插入接口，其出口正对着另一根毛细管，即限流毛细管。限流毛细管承受约为 0.1 MPa 的压降，与质谱仪的真空泵相匹配。色谱柱洗脱物的一部分定量引入质谱离子源中，内套管固定插入色谱柱的毛细管和限流毛细管，使二者出口与入口对准。再将内套管置于一个外套管中，外套管充满载气，当色谱柱的流量小于质谱的工作流量时，外套管中的氦气提供补充，当色谱柱的流量大于质谱的工作流量时，多余的色谱柱流出物及载气随着氦气流出接口。

3. 喷射式分子分离器接口

喷射式分子分离器接口根据气体在喷射过程中不同质量非分子都以超音速的同样速度运动，不同质量的分子具有不同的能量，而动量大的分子容易保持沿着喷射方向运动，动量小的分子则容易发生偏离，被真空泵抽走，分子量较小的载气在喷射过程中偏离接受口，分子量较大的待测物则经过浓缩后进入接受口。图 5-10 为 Ryhage 型喷射式分子分离

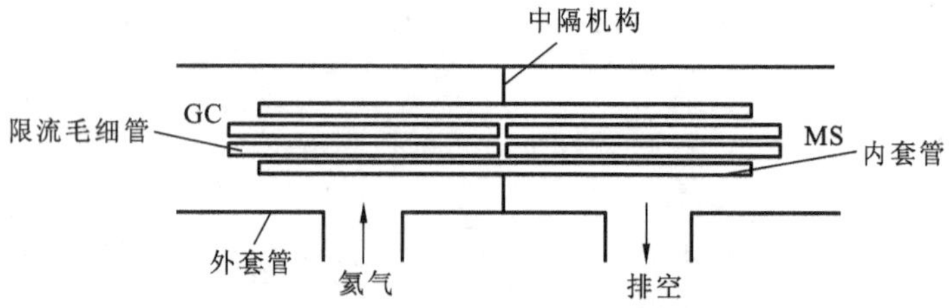

图 5-9　开口分流型接口示意图

器接口的工作原理图，气相色谱柱洗脱物进入图中左边三角形腔体后，经直径约为 0.1 mm 的喷嘴孔以超声膨胀喷射方式向外喷射，通过 0.15~0.3 mm 的行程，再进入更细的毛细管，进行第二次喷射分离。喷射式分子分离器具有体积小、热解和记忆效应小，待测样品在分离器中停留时间短等优点。

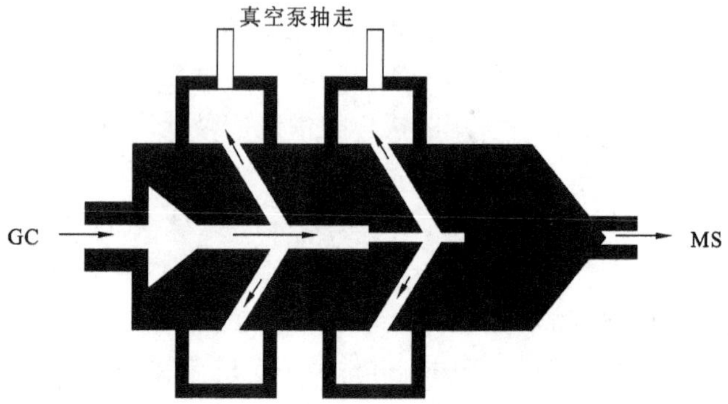

图 5-10　Ryhage 型喷射式分子分离器接口示意图

5.3.5.2　离子源与质量分析器

与液质联用技术相似，GC-MS 中离子源的作用也是将导入的被测样品分子电离成带电的离子，并在一定的光学系统下汇聚成具有一定能量的离子束，从而导入质量分析器中进行分析。目前常用于 GC-MS 的离子化方法包括电子轰击离子化(EI)、化学离子化(CI)等多种方式。

质量分析器将离子源产生的离子按其质荷比(m/z)的不同进行分离，从而得到样品的质谱图来推测样品的结构信息。与液质联用技术相似，GC-MS 中常用的质量分析器包括四级杆质量分析器、飞行时间质量分析器、离子肼质量分析器及各种质量分析器的串联应用。原则上，各种质量分析器均可通过适合的接口技术与气相色谱仪联用。

各种质谱离子源及质量分析器的特征及工作模式参见本书第 4 章相关内容，此处不作赘述。

5.4 顶空气相色谱法

顶空气相色谱分析法(GC headspace analysis，GC-HS)是指在一个密闭的热力学体系中，对液体或固体顶部蒸汽相中的有机挥发性组分采样，并进行气相色谱分析的一种测定方法。顶空分析早在 1939 年就出现了，1958 年有人用顶空 GC 分析水中的氢气含量，这是最早的 GC-HS 的应用实例。1962 年出现了商品化的顶空进样器由于 GC-HS 进样技术只取液体或固体基质上方的挥发性气相部分，因此大大减少了样品基质对分析结果的干扰，此外，GC-HS 还具有分析速度快、灵敏度高、前处理简单、操作灵活，适用范围广泛等众多优点。目前，顶空气相色谱已经成为一种广泛使用的 GC 技术。

5.4.1 顶空分析基本原理

顶空分析是通过样品基质上方的气体成分来测定这些组分在原来样品中的含量，因此，顶空分析属于间接分析方法。其基本原理是在一定条件下，气相和凝聚相(液相或固相)之间存在着分配平衡，气相的组成能间接地反映凝聚相的组成。顶空分析也可看成是一种气相萃取方法，即用气体作为“溶剂”来萃取待测样品中挥发性成分，由于高纯度气体容易得到且成本较低，因此顶空分析也是一种非常理想的样品净化方法。

如图 5-11 所示，当待测样品中的蒸气压较低时，挥发性组分(i)的色谱峰(Ai)与其蒸气压(Pi)成正比：

$$Ai = Ci \cdot Pi$$

其中，Ci 为物质种类及检测器有关的特定常数，对于热力学平衡的理想混合体系，依据拉乌尔定律可得：

$$Pi = Pi0 \cdot Xi$$

式中：$Pi0$ 为纯组分的蒸气压，Xi 为组分 i 的摩尔分数。在真实体系中，组分 i 的分压 Pi 可表示为：

$$Pi = \gamma i \cdot Pi0 \cdot Xi$$

式中：γi 称为组分 i 的活度系数，取决于溶液中组分 i 及其他组分的性质与摩尔数，还受到温度与压力的影响。

5.4.2 顶空气相色谱的分类

顶空气相色谱包括取样、进样、色谱分析等几个主要过程，根据取样和进样方式的不同，顶空气相色谱又可分为以下几种：①静态顶空分析(static headspace analysis)；②动态顶空分析(dynamice headspace ananlysis)，或称为吹扫捕获集(purge and trap ananlysis)；③顶空-固相微萃取(headspace solid-phase micro-extraction analysis)。

5.4.2.1 静态顶空分析

静态顶空分析是将液体或固体样品放置于恒温密闭的进样小瓶中，当待测样品中挥发性组分逸出并达到气—液或气—固平衡后，定量采集蒸气相进行气相色谱分析。静态顶空

GC 又称为平衡顶空 GC，或一次气相萃取。其典型分析装置如图 5-12 所示。

静态顶空气相色谱方法首先用于血液中乙醇的测定。1967 年，PE 公司生产了第一台用于气相色谱分析的自动顶空进样系统 F-40 型，主要用于血液中乙醇含量测定。静态顶空气相色谱具有样品基质干扰小、挥发性样品组分不会丢失、并且可连续进样等优点，但其灵敏度较低，且不适合较高沸点组分的分离分析。

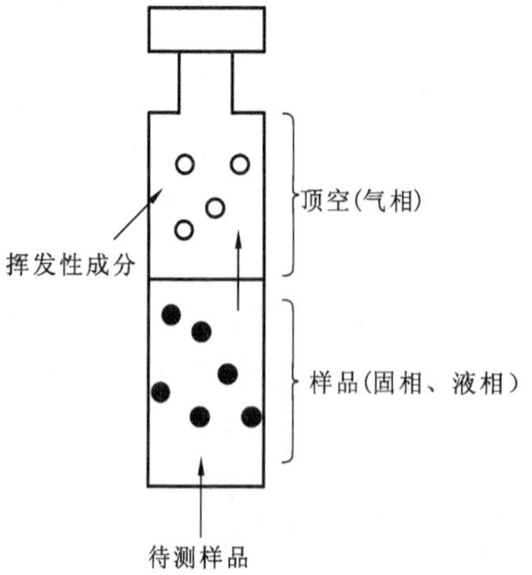

图 5-11　顶空分析原理示意图

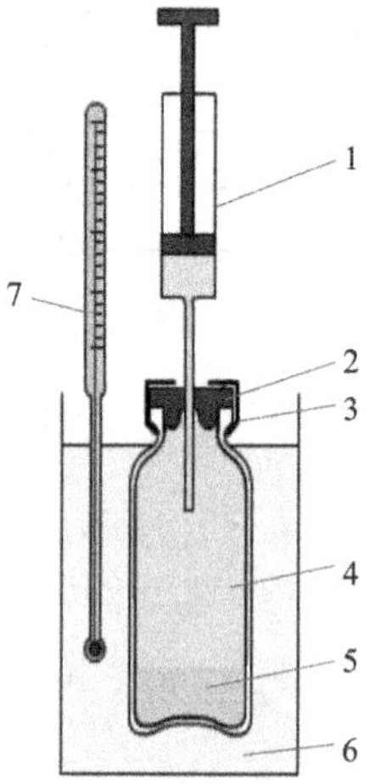

1—注射器；2—密封隔垫；3—螺帽；4—容器；5—样品；6—恒温计；7—温度计。

图 5-12　静态顶空气相色谱分析装置示意图

5.4.2.2　动态顶空分析

动态顶空进样分析是相对于静态顶空分析而言的，与静态顶空不同，动态顶空不是分析处于平衡状态的顶空样品，而是通过连续惰性气体不断通入液态样品或固体样品的表面，从而将挥发性组分从基质中“吹扫”出来，再通过一个捕集器将吹扫出来的组分吸附，经热解吸后将样品送入气相色谱中进行分离分析。动态顶空分析包括吹扫和捕集两个主要环节，因此，也被称为吹扫—捕集进样技术。其典型分析装置如图 5-13 所示。

动态顶空分析中通常采用氦气或氮气作为吹扫气(氮气的吹扫效果不如氦气好)，通过吹扫气不断吹扫，样品中挥发性组分随吹扫气逸出，当待测组分定量进入捕集器后，关闭吹扫气，同时由切换阀将捕集器接入气相色谱的载气气路，通过载气将样品引入气相色谱的分离系统。从仪器结构上讲，动态顶空分析比静态顶空分析仪器复杂，需要吹扫、捕集等装置，并且吸附-解吸附过程容易造成样品组分的丢失。但从另外角度看，由于动态顶空分析中挥发性组分通过萃取后在捕集器中再次浓缩，因此，检测灵敏度高于静态顶空分析，且能对高沸点化合物进行分析。

5.4.2.3　顶空—固相微萃取技术

固相微萃取技术(Solid-Phase Microextraction，SPME)是 20 世纪 70 年代发展起来的一

种样品预处理技术，该种技术适合于微量挥发性成分的检测，具有操作简单、使用有机溶剂少、减少基质干扰影响等特点。固相微萃取又包括固相微萃取(DI-SPME)和顶空固相微萃取(HS-SPME)，后者更为常用。顶空-固相微萃取技术将萃取头置于待分析样品的顶部空间中，通过萃取头涂层完成对顶空中有机挥发性物质的吸附和解吸附过程(图 5-14)。萃取头具有预浓缩作用，因此其分析灵敏度高于静态顶空分析，而分析的精密度要好于动态顶空分析。

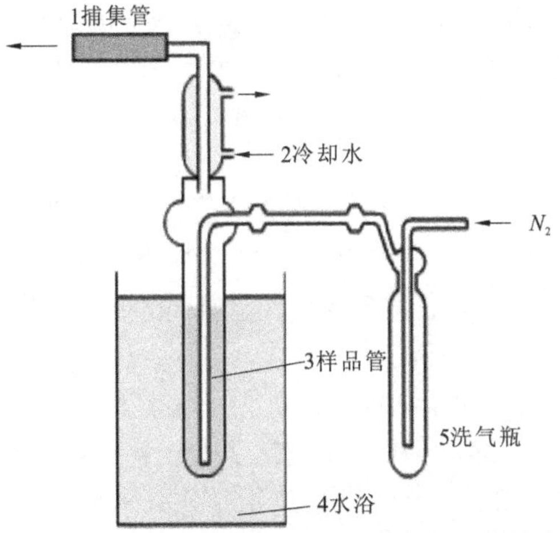

图 5-13　动态顶空气相色谱分析装置示意图

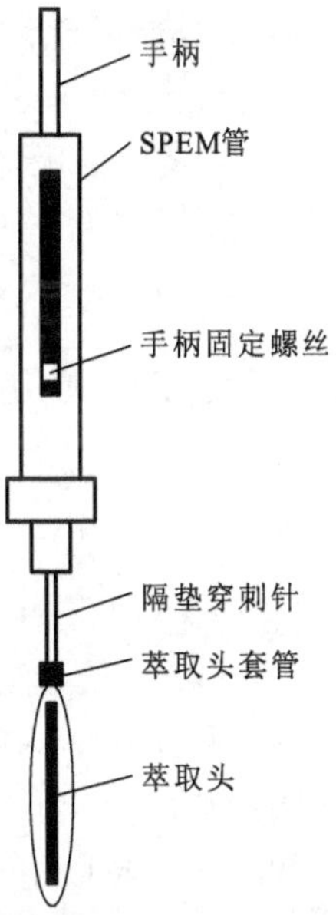

图 5-14　顶空-固相萃取装置示意图

5.5　气相色谱法在体内药物分析中的应用

气相色谱法以其操作简单、分析速度快、灵敏度高、选择性强等优势已经成为生命科学领域中重要的分析技术手段。近年来，随着气相色谱-质谱联用技术的不断发展，GC 法及 GC-MS 法在体内药物分析方面的应用也得到了广泛开展。

5.5.1　建立气相色谱分析方法

5.5.1.1　直接进行 GC 分析的化合物

气相色谱法广泛应用于气体、挥发性物质及高温下可以气化的化合物的分离、分析。基于 GC 法进行体内药物分析方法的建立时，首先应充分了解待测化合物的理化性质(如分子量、结构式、沸点、稳定性等)，其次判断待测化合物是否可直接进行 GC 分析，或是通过衍生化的方法进行 GC 分析。很多气相色谱分析工作者结合自身的工作经验，总结了气相色谱分析方法开发的一般规律，在实际工作当中，应首先结合分析目的，查阅、参考相关资料。中国药科大学的丁黎教授将化合物是否可直接进行GC分析的经验总结如下：

（1）分子量小于500 Da的化合物，若分子结构中不含有具有活泼氢的极性官能团，如—OH，—NH2，—NH—，—COOH，—SO_3H，—SH，—$CONH_2$，—CONH—，—SO_2NH_2，—SO_2NH—等，且对热稳定，一般均可采用GC法进行分析。

（2）分子量小于200 Da的小分子化合物，若分子结构中含有以下五种官能团：—OH，—SH，—NHR，—$CONH_2$，但分子结构中总的极性官能团数目不超过两个，并且对热稳定，一般均可采用GC法进行分析。

（3）对于不符合上述两条经验的化合物，又可进行如下判断：①糖类、氨基酸类、肽类、核酸类、蛋白质类等强极性化合物或者生物大分子肯定不能直接进行气相色谱分析，但糖类和氨基酸类化合物经过衍生化后可以进行GC分析；②很多分子量小于500 Da的中等极性化合物也可直接进行气相色谱分析，如硝苯地平、尼莫地平、地西泮、硝西泮等。

5.5.1.2 衍生化气相色谱法

通常可直接进行气相色谱法分析的化合物很少，但通过衍生化方法后，70%~80%的药物可进行GC分析。例如，对于分子量小于500 Da，但分子结构中含有—OH，—NH_2，—NH—，—SH，—COOH，—$CONH_2$，—CONH—等含活泼氢的极性官能团，这些化合物无法直接进行GC分析，但通过衍生化后一般可实现GC分析。

衍生化是一种利用化学变换把化合物转化成类似化学结构的物质。一般来说，一个特定功能的化合物参与衍生化反应后，溶解度、沸点、熔点、聚集态或化学成分会发生偏离，由此产生的新的化学性质可用于量化或分离。在GC法中，通常利用衍生化技术，将无法直接进行GC分析的待测化合物进行一定的结构改造，再进行GC分析。通过衍生化，可实现如下目标：①使不挥发或挥发性差的化合物变成具有一定挥发性的化合物；②降低被测组分极性，减少或消除拖尾及吸附现象；③改变样品组分理化性质，提高分离度；④提高待测组分在检测器上的响应；⑤通过衍生化获得更多结构信息。

通常，气相色谱法中的衍生化方法包括：硅烷化、酯化、卤代衍生化、酰化等。

1. 硅烷化反应

凡具有活泼氢的化合物（如醇、酚、胺、酸等）均可进行硅烷化反应，最常用的硅烷化反应试剂是三甲基硅烷（TMS），其机制为硅烷化试剂（TMS）取代极性官能团上的活泼氢。硅烷化反应后生成的衍生物具有热稳定性好，挥发性强，易于制备、色谱性能好等优点。硅烷化反应过程如下：

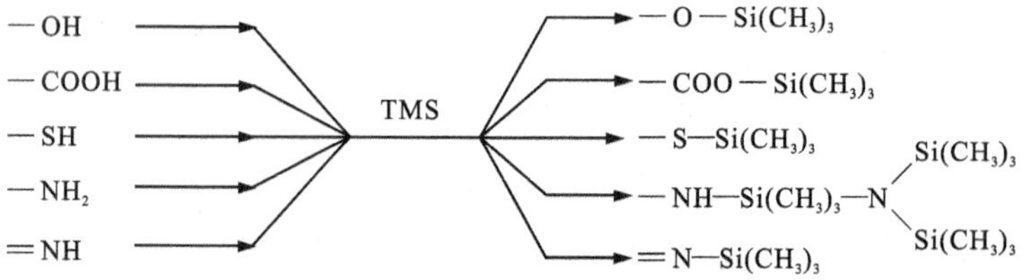

被衍生化合物的各极性官能团接受硅烷基的能力依次为：醇（伯>仲>叔）>酚>羧酸>胺（一级胺>二级胺）>酰胺。

常用硅烷化试剂包括：三甲基硅烷（TMS）、三甲基氯硅烷（TMCS）、六甲基二硅烷（HMDS）、双（三甲基硅烷基）三氯乙酰胺（BSTFA）、双（三甲基硅烷基）乙酰胺（BSA）、三甲基硅烷基咪唑（TSM）等。

2. 烷基化反应

烷基化反应是衍生试剂分子中的烷基取代化合物中的酸性氢，其反应如下：

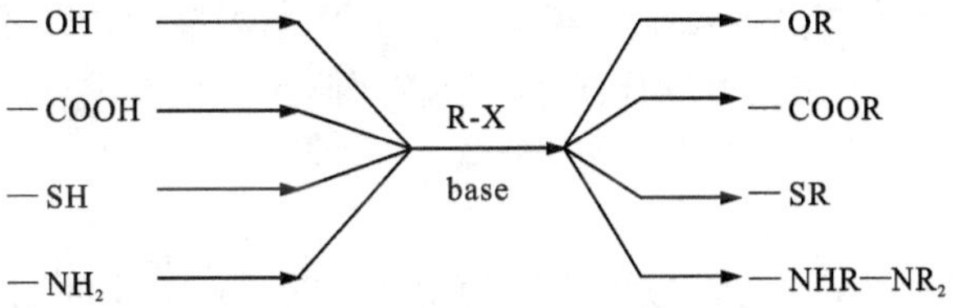

其中，X 为卤素或其他易离去基团。衍生物是醚，酯，硫醚，N-烷基胺，N-烷基酰胺等。弱酸基团的烷基化需强碱催化剂，酚羟基和羧酸羟基等酸性较强，需弱碱催化剂。

3. 酯化反应

含羧基的药物大多数挥发性差，热稳定性低，且由于该类化合物极性较强，在气相色谱法中容易产生拖尾现象，通过酯化反应形成结构相应的脂。最常用的方法为重氮甲烷衍生化，其反应如下：

$$RCOOH+CH_2=N=N \longrightarrow RCOOCH_3+N_2\uparrow$$

4. 酰化反应

酰化反应可以降低具有氨基、羟基、巯基等官能团的化合物的极性，并提高其挥发性。其反应实质是衍生试剂的酰基取代极性化合物中的活性氢。酰基化衍生试剂主要有酰卤，酸酐、酰基咪唑、酰胺及烷基氯甲酸酯等。酰化反应如下：

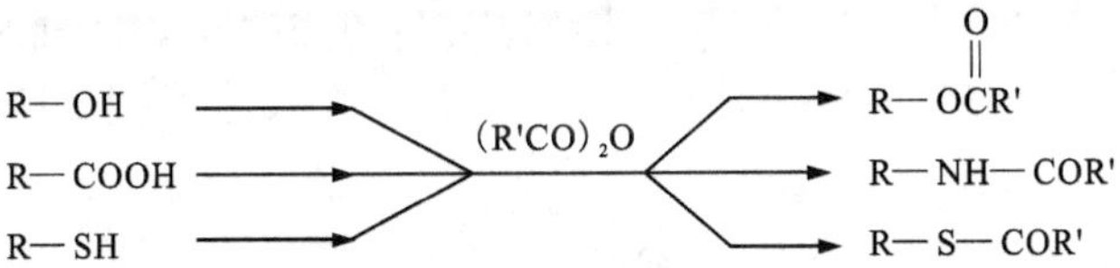

5. 卤代化反应

通过引入卤原子可使待测化合物使用电子捕获检测器，并提高灵敏度。常用卤代衍生化方法如下：

卤素法：用卤素直接作为衍生化试剂处理样品，卤素的作用是加成或取代。

$$RCH=CH_2+Cl_2 \longrightarrow RCHClCH_2Cl$$

卤化氢法：以 HCl 和 HBr 为衍生化试剂，与不饱和链发生加成反应或与羟基发生置换反应。

$$RCH=CH_2+HX \longrightarrow RCHXCH_3(X=Cl,\ Br)$$

上述各种衍生化方法需结合实际分析目的和化合物理化性质具体选用，通常判断衍生化方法是否得当的指标有：①衍生化反应是否迅速、定量进行，反应重复性如何，反应条件是否温和，且便于操作；②所选的衍生化反应是否选择性高，衍生化试剂能否单一的与目标化合物进行反应；③衍生化反应的产物是否唯一，反应的副产物和过量的衍生化试剂不得干扰目标化合物的分离及检测；④衍生化试剂要求通用性好，价格低廉并易于得到。

5.5.1.3 气相色谱法与高效液相色谱法的选择比较

在体内药物分析的实际工作中，很多化合物既可以通过气相色谱法进行分析，也可以利用高效液相色谱法进行分析，例如，人血浆中尼莫地平的测定，既可以采用 HPLC-UV 法，也可以采用 GC-ECD 法，这种情况下，应结合分析需求，综合考虑分析方法的专属性、灵敏度、分析成本及方便程度等几个因素。一般情况下认为，HPLC 法的进样准确度和精密度要好于 GC 法，但 GC 法具有操作简单，节省液体流动相等优点。

5.5.1.4 检测器的选择

结合实验室条件和分析需求，选择合适的检测器对分析方法的开发至关重要。通常情况下，对于含碳有机化合物的分析可考虑选择火焰离子化检测器(FID)，对于含有强电负性元素的化合物可选择电子捕获检测器(ECD)，对于含有氮、磷元素的化合物可选择氮磷检测器(NPD)，对于含有硫、磷元素的有机化合物可选择火焰光度检测器(FPD)，对于永久气体、水等无机物的分析可选择热导检测器(TCD)。

由于生物样品中的药物是痕量的，浓度一般较低，因此利用气相色谱法进行体内药物分析时，通常选择具有较高灵敏度和高分离效能的毛细管柱气相色谱法，而检测器通常选择电子捕获检测器或质谱检测器。

5.5.2 应用实例

【应用实例：GC-MS/MS 测定人血浆中依替唑仑的浓度及其临床应用】

1. 仪器及分析条件

Scion 456-GC-TQ 气相色谱-质谱/质谱联用仪；色谱柱：BR-5MS 毛细管柱(30 m×0.25 mm，0.25 μm)；自动进样器：CP-8400；柱温采用程序升温：起始温度 60℃，保持 2 min，以速率 20℃ · min^{-1} 升至 280℃，保持 20 min。载气：高纯氦气(纯度：99.999%)；柱流速：1 mL · min^{-1}。进样量：1 μL，分流比为 20∶1。质谱条件：EI 离子源温度 230℃，传输线温度 280℃，电离电压 70 eV。

选择 MRM 模式，扫描时间：300 ms；正离子扫描。选取 2 个离子对及其不同的碰撞电压：342.1→312.9/10.0 eV、342.1→271.9/20.0 eV 作为依替唑仑的 MRM 测定条件。以响应值最大的离子对 342.1→312.9 作为定量离子对，以 342.1→271.9 作为定性离子对。

2. 溶液配制

对照品系列工作液配制：移取 1.0 mg · mL^{-1} 依替唑仑对照品 400 μL 置于 20 mL 量瓶中，用甲醇溶解并定容，配制成 20.0 μg · mL^{-1} 的依替唑仑储备液，摇匀，置于 4℃ 冰箱储藏。分别吸取 20.0 μg · mL^{-1} 依替唑仑储备液 2.5、25.0、250.0、750.0、1500.0、2250.0、3000.0 μL，加甲醇定容至 10 mL，配制成质量浓度分别为 5.0，50.0，500.0，1500.0，3000.0，4500.0，6000.0 ng · mL^{-1} 的依替唑仑系列工作液，置于 4℃ 冰箱保存备用。150.0 ng · mL^{-1} 依替唑仑对照品溶液配制：临用前取 20.0 μg · mL^{-1} 依替唑仑储备液 75 μL 置于 10 mL 量瓶中，用甲醇定容，即得 150.0 ng · mL^{-1} 依替唑仑对照品溶液，摇匀，置于 4℃ 冰箱保存备用。

3. 样品与质控样制备

取 20.0 μg · mL^{-1} 依替唑仑储备液 7. 5 μL 置于 992. 5 μL 空白血浆中，配制成 150.0 ng · mL^{-1} 的人血浆依替唑仑对照品溶液。分别取空白血浆 450 μL，依次加入依替唑仑系列工作液 50 μL，配置成标准曲线血浆样 品，浓度分别为 0. 5、5. 0、50. 0、150. 0、300. 0、450. 0、600. 0 ng · mL^{-1}。取依替唑仑系列工作液中的 50. 0、1500. 0、4500. 0 ng · mL^{-1} 三种浓度各 100 μL，分别加入 900 μL 空白血浆，配制成 5. 0、150. 0、4 50. 0 ng · mL^{-1} 的低、中、高 3 种浓度的依替唑仑人血浆质控样品溶液，置于 4℃ 冰箱保存备用。

取 500 μL 样品于 1. 5 mL EP 管中，加入甲苯 500 μL 进行萃取，旋涡混匀 1 min，离心 5 min（18000 r · min^{-1}，离心半径 5. 7 cm），分离上层有机相并取上层有机相 1 μL 进样。

4. 方法学验证

专属性：同时取空白血浆和 150. 0 ng · mL^{-1} 的血浆对照品溶液依次进行检测，所得色谱图见图 5-15。结果表明，血样中的内源性杂质不干扰依替唑仑的测定。

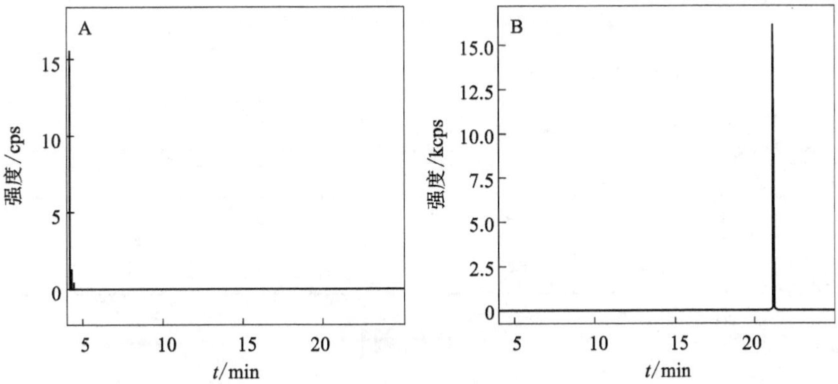

图 5-15　空白血浆（A）和依替唑仑人血浆对照品（150. 0 ng · mL^{-1}）（B）的 MRM 色谱图

标准曲线与定量下限考察：以依替唑仑血浆浓度（ng · mL−1）为横坐标（X），峰面积为纵坐标（Y），用最小二乘法进行 回归，求得回归线方程为 Y=304. 3X+1534（r=0. 995），线性范围为 0. 5～600. 0 ng · mL^{-1}，线性关系良好。以信噪比（S/N）= 10 测得此条件下依替唑仑的定量下限为 0. 5 ng · mL^{-1}。

回收率和精密度试验：低、中、高 3 种不同浓度的依替唑仑人血浆质控样品每种质量浓度 5 份，每日平行测定 5 次，连续测定 5 d，用标准曲线计算实测浓度，并与配制浓度比较，计算各浓度的方法回收率、准确度及日内、日间精密度。结果表明，3 种浓度的质控样品测定的精密度 RSD 均＜10%，方法回收率均在 90%～110%，符合生物样品分析要求（图 5-3）。

表 5-3　人血浆中依替唑仑的回收率、准确度和精密度

质量浓度/ng·mL^{-1}	萃取回收率/%	方法回收率/%	日内(n=5)			日间(n=5)		
			测定浓度/ng·mL^{-1}	RSD/%	准确度/%	测定浓度/ng·mL^{-1}	RSD/%	准确度/%
5.0	82.45±3.16	97.62±4.05	4.72±0.31	6.58	94.40	4.65±0.32	6.94	93.00
150.0	76.02±4.95	98.15±3.68	148.17±7.20	4.86	98.78	147.14±7.90	5.37	98.09
450.0	72.94±5.82	101.9414.72	441.06±7.19	1.63	98.01	437.02±9.40	2.15	97.12

稳定性：取低、中、高 3 种浓度的质控样品，每种质量浓度 5 份。分别考察样品于-20℃冷冻保存 14 d 的长期稳定性 和反复冻融 3 次(-20℃~20℃)的稳定性，结果见表 5-4。结果显示，样品在上述条件下稳定性良好。

表 5-4　人血浆中依替唑仑在不同条件下的稳定性

质量浓度/ng·mL^{-1}	血浆-20℃冻存 14 d			血浆-20℃反复冻融 3 次(-20℃~20℃)		
	测定浓度/ng·mL^{-1}	RSD/%	准确度/%	测定浓度/ng·mL^{-1}	RSD/%	准确度/%
5.0	4.58±0.33	7.26	91.60	5.37±0.42	7.85	107.40
150.0	145.92±7.41	5.08	97.28	146.85±6.05	4.12	97.90
450.0	430.82±8.79	2.04	95.74	434.82±8.52	1.96	96.63

【思考题】

1. 简述气相色谱法中填充柱的制备方法。
2. 简述毛细管气相色谱法的主要特点。
3. 比较分流进样与不分流进样的特点与应用。
4. 简述 GC 法中常用检测器及其特点。
5. 简述 GC 法中常用的衍生化方法。

参考文献

[1]李好枝. 体内药物分析[M]. 北京：中国医药科技出版社，2003.
[2]丁黎. 药物色谱分析[M]. 北京：人民卫生出版社，2008.
[3]杭太俊. 药物分析[M]. 北京：人民卫生出版社，2011.
[4]张君仁，臧恒昌[M]. 体内药物分析. 北京：化学工业出版社，2002.
[5]刘虎威. 气相色谱方法及应用[M]. 北京：化学工业出版社，2007.
[6]王玲，牛明，周青，等 GC-MS/MS 测定人血浆中依替唑仑的浓度及其临床应用[J]，中国现代应用药学，2021，38(14)：1699-1703.

第 6 章

毛细管电泳及其联用技术

毛细管电泳(capillary electrophoresis, CE)又称为高效毛细管电泳(high performance capillary electrophoresis, HPCE)，是近年来发展最快的分析技术之一。它是以毛细管为分离通道，以高压电场为驱动力，依据位于闭合电场通路中的待分析物质的电荷、大小、等电点、极性等性质的不同而实现分离的一种液相分离技术。它的出现使长期困扰我们的生物大分子，如蛋白质、核酸的分离分析有了新的转机，并使分析化学从微升水平进入纳升水平，让单细胞分析，乃至单分子分析成为可能。

6.1　毛细管电泳概述

6.1.1　毛细管电泳的沿革

电泳是指带电荷的溶质或粒子在电场中向着与其本身所带电荷相反的电极移动的现象。尽管早在 1808 年就发现了电泳现象，但直到 1937 年，才由诺贝尔奖得主瑞典科学家 Tiselius 首次制成第一台电泳仪并将电泳作为一种分离方法使用。试验中他将人血清提取的蛋白质混合液放在两段缓冲溶液之间，进行没有固定支持介质的自由界面电泳，并成功分离出人血清中白蛋白(albumin)、α_1、α_2、β、γ-球蛋白(globulin)五个主要成分。自此，电泳作为分离分析技术取得了突破性进展，并迅速在全球范围掀起研究热潮。为了降低扩散和对流等干扰作用的影响，出现了固定支持物的电泳，即样品在固定介质中进行电泳过程，如薄膜电泳、粉末电泳、凝胶电泳等。凝胶作为支持介质的引入大大促进了电泳技术的发展，使电泳技术成为分析蛋白质、核酸等生物大分子的重要手段之一。但是，电流通过电解质溶液时会有部分转化为热能(焦耳热)，沿径向存在一个抛物线型的温度梯度，继而影响缓冲液及样品的性质，造成实验条件的改变。受焦耳热的限制，早期电泳技术只能在低电场强度下进行电泳操作，分离时间长，分离效率不高。

1981 年 Jorgenson 和 Lukace 率先提出在细内径毛细管内进行电泳后，毛细管电泳才逐步从传统电泳发展为新型高效的分析分离技术。相比于传统电泳技术，毛细管电泳主要在以下方面做出了重要改进：一是采用了细内径的毛细管，使表面积和体积的比值增加，大大提高了其散热能力，减少了温度效应，使采用数千伏甚至上万伏的高压电场成为可能；

二是高压电场的使用反过来又可进一步使柱径变小，柱长增加。Jorgenson 和 Lukace 划时代的研究工作是采用 75 μm 内径石英毛细管进行电泳，电迁移进样，荧光柱上检测单酰化氨基酸，30 kV 电压下可以达到 40 万块/m 理论塔板数的高效率，并进一步研究了影响区带加宽的因素。随着 1988 年商品化毛细管电泳仪的出现，CE 开始得到迅猛发展。CE 不仅可以检测多种样品如血液、尿液、体液、组织或活体样品，而且可以分离多种组分如微量元素、药物及其代谢产物等小分子，以及蛋白质、DNA、多糖等生物大分子。CE 方法发展上较为突出的有建立新的分离模式和毛细管电泳-质谱（mass spectrometry，MS）及毛细管电泳-核磁共振（nuclear magnetic resonance，NMR）的联用技术，仪器本身也朝着多通道、微型化、集成化的方向发展。Beyor 等提出的一种毛细管电泳集成式单芯片结构，可以同时在线实现细胞的捕获、富集、纯化、聚合酶链式反应（polymerase chain reaction，PCR）和 CE 分离、荧光检测等多种功能。通过热粘合玻璃流体晶片将细胞捕获、PCR 和 CE 通道封闭到玻璃电阻温度检测（resistance temperature detection，RTD）晶片上，用于 PCR 过程中的温度传感（图 6-1）。

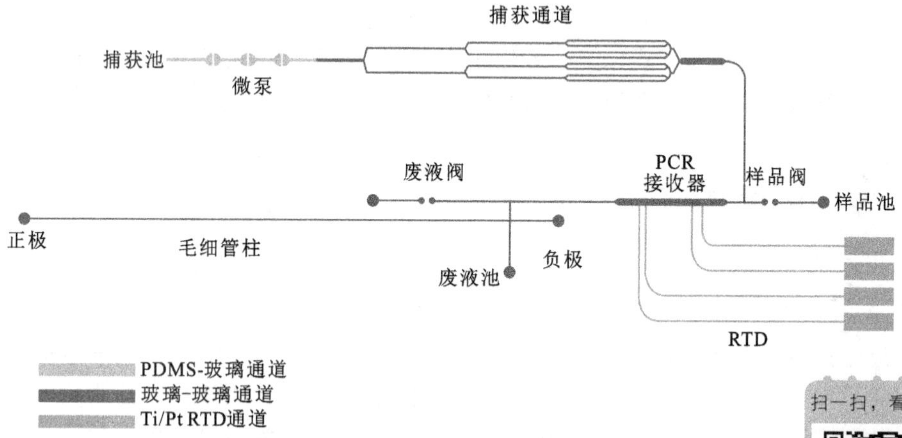

图 6-1　一种集成式毛细管电泳芯片示意图

扫一扫，看彩图

6.1.2　毛细管电泳的特点

常用的毛细管内径为 25～100 μm，外径为 375 μm 的熔融石英管，毛细管外涂有聚酰亚胺涂层增加弹性，可以很大程度地进行弯曲，方便运输和使用。使用时检测窗需除去涂层，一般移除的长度约 2 mm。

毛细管电泳的优点具体如下：①分离效率高，自由溶液 CE 的效率可达 10^5～10^6 理论板数；②分析速度快；③进样量小，为纳升级；④选择性强，通过改变操作模式和缓冲液的成分，毛细管电泳有很大的选择性；⑤分析对象广，可以说凡是需要分离的地方，都可以用到 CE；⑥自动化程度高；⑦经济环保，没有泵输运，成本相对要低。多使用无机盐水溶液做缓冲，且消耗缓冲液少，对人和环境危害小，可谓是绿色分析技术。

毛细管电泳的缺点具体如下：①制备能力弱；②检测光程短，检测灵敏度低；③分离重复性差。由于毛细管内壁的吸附作用，以及电泳过程中由冲洗、挥发等导致的缓冲瓶中缓冲语液的变化等，会引起电渗流的变化，进而会影响分离的重复性。所以在 CE 中，控制电渗流的稳定性至关重要。

6.2　毛细管电泳基本理论

6.2.1　毛细管电泳的分离原理

带电粒子在电场中受到电泳和电渗作用的影响，被分离粒子在毛细管内电解质溶液中的迁移速度等于电泳(electrophoresis，EP)速度和电渗流(electroosmotic flow，EOF)速度的矢量和(图 6-2)。

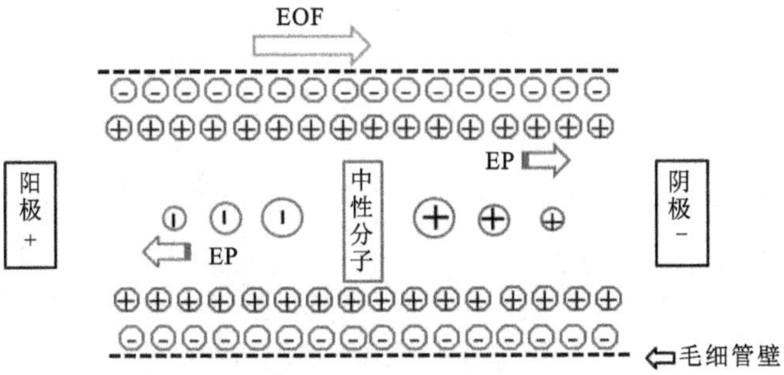

图 6-2　毛细管区带电泳分离示意图

扫一扫，看彩图

1. 电泳

电泳是指分离介质中的带电粒子在电场力作用下所发生的定向运动，也称电迁移。单位电场下的电泳速度称为电泳淌度(μ)或电迁移率，在无限稀释溶液中测得的淌度称为绝对淌度。电泳中带电离子运动除了受到电场力的作用外，还会受到溶剂阻力的作用。一定时间后，两种力的作用就会达到平衡，此时离子做匀速运动，电泳进入稳态。由于实际溶液中存在多种离子造成活度不同，特别是酸碱度的不同，会使样品分子的解离度不同，电荷也将发生变化，此时所表现出的淌度小于绝对淌度，这时的淌度可称为有效电泳淌度(μ_{ep})。对于球形粒子，其电泳淌度与粒子的带电量、粒子大小和分离介质的黏度有关，符合关系式 6-1。

$$\mu_{ep} = \frac{q}{6\pi\eta r} \tag{6-1}$$

式中，q 为粒子所带电荷，r 为粒子半径，η 为分离介质黏度。由关系式 6-1 可知，离子所带电荷越多、体积越小，溶液的黏度越小，电泳淌度就越大。分离介质的黏度与温度和浓度有关，温度越高，浓度越小，黏度越小。

2. 电渗

电渗现象是液体相对于固体表面移动的现象，电渗现象中整体移动着的液体叫 EOF，

EOF 是影响 CE 中样品迁移的另一种重要动力。CE 中的 EOF 是指毛细管中的液体因轴向直流电场作用而发生的定向流动。电渗起源于石英材质毛细管内壁的硅羟基(Si-OH)，硅羟基在 pH>3 时会发生解离形成硅氧基($Si-O^-$)而使毛细管内壁带上负电荷。这些负电荷的离子或基团牢固结合在管壁上，在电场作用下不能迁移，我们称之为定域电荷。定域电荷会吸引溶液中的阳离子，使其聚集于自己的周围，构成双电层，包括紧密层和扩散层。电介质溶液中，任何带电粒子都可被看成是一个双电层系统的一部分，离子自身的电荷被异号的带电离子中和，这些异号离子中有一些被不可逆地吸附到离子上，而另一些则游离在附近，并扩散到电介质中进行离子交换。“固定”离子有一个切平面，它和离得最近的离子之间的电势则被称为离子的 Zeta 电势。在紧密层和扩散层起点的边界层之间的电势称之为管壁的 Zeta 电势(ζ)。管壁的 Zeta 电势大小与分离介质的性质、缓冲溶液 pH 值、缓冲溶液浓度有关，关系式见 6-2。

$$\zeta = \frac{4\pi\delta e}{\varepsilon} \tag{6-2}$$

式中：δ 为扩散层的厚度，与缓冲溶液中离子浓度有关，离子浓度越大，扩散层厚度越小，Zeta 电势越小。e 为滑动面上的净电荷密度，与毛细管内壁硅羟基的解离程度有关，进而与缓冲溶液 pH 值有关，缓冲溶液 pH 越大，滑动面上的净电荷密度越大，Zeta 电势越大。ε 为介质的介电常数。

在电场作用下，固液两相间的相对运动发生在紧密层与扩散层之间的滑动面上。由于离子的溶剂化作用，当形成扩散层的离子在电场中移动时，携带着液体一同移动，会产生 EOF。单位场强下的 EOF 速度称为电渗淌度(μ_{eo})。毛细管区带电泳条件下，EOF 从阳极流向阴极。电渗淌度大小受到 Zeta 电势和介质黏度的影响，关系式见 6-3。

$$\mu_{eo} = \frac{\varepsilon\varepsilon_0\zeta}{4\pi\eta} \tag{6-3}$$

式中，ε_0-真空介电常数，ε-介质介电常数；ζ-双电层的 Zeta 电势；η-缓冲溶液的黏度。从式 6-3 可知，电渗淌度与电势成正比，与介质黏度成反比。结合式 6-2 可知，缓冲溶液的 pH 越大，浓度越小，电渗淌度越大。

3. 表观淌度

在毛细管电泳中，样品的迁移是电泳淌度和 EOF 淌度的综合表现，这时的淌度称为表观淌度(μ_{ap})。正离子表观淌度为电渗淌度与电泳淌度之和，因此它最先流出。中性粒子速度与 EOF 同速，而负离子因其运动方向和电渗相反，在中性粒子之后流出。由于 EOF 速度远远高于电泳速度，因此不管正离子、负离子还是中性分子，均随 EOF 移动，可同时进行分离。

6.2.2 分离条件对电渗流及分离效率的影响

EOF 在 CE 分离中扮演着重要角色，起着关键性作用，其微小变化将严重影响分离的效率、选择性和分离度。电渗可以通过缓冲溶液的成分和浓度、pH 值、添加剂、内壁改性、外加径向电场、温度等因素来有效控制。

1. 缓冲溶液 pH 的影响

缓冲溶液的 pH 影响硅羟基的解离，进而影响 zeta 电势，是影响毛细管区带电泳分离效率的主要因素。对于石英毛细管，溶液 pH 增高时，毛细管内壁硅羟基电离度增加，表面电离多，电荷密度增加，管壁 zeta 电势增大，EOF 增大；pH<3，硅羟基电离被抑制，毛细管内壁电荷密度很小，EOF 几乎为零。所以，为降低 EOF 改善分离，需降低缓冲 pH 值。同时为保证 EOF 的稳定性，需保证缓冲溶液的 pH 值在缓冲溶液的 pH 缓冲范围之内（pKa±1）。

2. 缓冲溶液浓度的影响

缓冲溶液浓度影响双电层的厚度、溶液黏度和工作电流，明显影响 EOF 大小和分离效率。缓冲溶液浓度增加，离子强度和溶液黏度均增加，双电层厚度减小，zeta 电势减小，EOF 下降，可改善分离。但同时缓冲溶液浓度增加会增加工作电流，焦耳热增大，降低分离效率，故浓度需进行优化。

3. 缓冲溶液添加剂的影响

缓冲溶液添加剂主要影响缓冲溶液的黏度，进而影响 EOF。加入浓度较大的中性盐，如 K_2SO_4，溶液离子强度增大，使溶液的黏度增大，EOF 减小，可改善分离。但同时电流增大，焦耳热增大，不利于分离。加入有机溶剂如甲醇、乙腈，溶液黏度降低，使 EOF 增大。加入表面活性剂，可改变 EOF 的大小和方向。加入阴离子表面活性剂，如十二烷基硫酸钠（SDS），可使溶液黏度增大，EOF 减小。加入阳离子表面活性剂，可减小界面有效电荷的密度，可使 EOF 减小甚至反转（改变 EOF 方向）；也可使溶液黏度增大，EOF 减小。

4. 温度的影响

温度主要影响溶液的黏度。毛细管内温度升高，使溶液的黏度下降，EOF 增大。温度变化主要来自电流产生的“焦耳热”。CE 中的焦耳热与背景电解质的摩尔电导、浓度及电场强度成正比。温度每变化 1℃，将引起背景电解质溶液黏度变化 2%~3%。

5. 电场强度的影响

电场强度对电泳和 EOF 均产生影响。降低电场强度，可同时降低电泳速度和 EOF 速度，可改善分离。但分析时间会延迟，导致样品区带展宽，不利于分离。

一般情况下，毛细管电泳的分离柱效方程可以用 $n=\frac{\mu_{ap}VL_d}{2DL}$ 进行表示，式中 μ_{ap}、V、L_d、D 和 L 分别为表观淌度、毛细管柱两端施加的电压、毛细管有效长度、扩散系数及毛细管总长。由柱效方程可知，增加表观淌度，分离电压及 L_d/L 的比值或降低 D 均可增加分离效率。

总之，各分离条件对分离效率的影响是复杂多变的，只有在理论知识指导下通过对分离条件的优化，方能获得比较满意的分离度。

6.2.3　影响分离效率的因素——样品区带展宽

1. 纵向扩散的影响

在 CE 中，纵向扩散引起的峰展宽（σ）符合 $\sigma^2=2Dt$，由扩散系数（D）和迁移时间（t）决定。大分子的扩散系数小，可获得更高的分离效率。由于蛋白质、核酸等难于分离的大分子扩散系数小，因此毛细管电泳比色谱更加适合大分子的分析，这也使长期困扰我们的生物大分子的分离分析有了新的转机。

2. 进样量的影响

当进样塞长度太大时，引起的峰展宽大于纵向扩散，分离效率明显下降。理想情况下，进样塞长度 $W_{inj}=(24D\ t)^{1/2}$，实际操作时进样塞长度小于或等于毛细管总长度的1%~2%。一般来讲，为了获得高于20万理论塔板数的分离效果，进样的初始宽度应该小于1 mm。当宽度小于0.2 mm时，其影响可忽略。

3. 焦耳热与温度梯度的影响

由于电泳过程中电流的存在会产生焦耳热，靠近毛细管壁散热较快，毛细管内部散热较慢，故在毛细管内形成温度梯度(中心温度高)，破坏了塞流，导致区带展宽。可通过减小毛细管内径和控制散热进行改善。

4. 溶质与管壁间的相互作用

溶质与管壁间由于存在吸附与疏水作用，会造成谱带展宽。蛋白质、多肽带电荷数多，有较多的疏水基，吸附问题特别严重，是目前分离分析该类物质的一大难题。

细内径毛细管柱，一方面有利于散热，另一方面比表面积大，又增加了溶质吸附的机会。

减小吸附的方法和途径：①加入两性离子代替强电解质，两性离子一端带正电，另一端带负电，带正电一端与管壁负电中心作用，浓度为溶质的100~1000倍时，可抑制对蛋白质吸附，又不增加溶液电导，对EOF影响不大。②使用涂层毛细管。

5. 电分散作用对谱带展宽的影响

当溶质区带与缓冲溶液区带的电导不同时，也造成谱带展宽，所以应尽量选择与试样淌度相匹配的背景电解质溶液。

6. “层流”现象对谱带展宽的影响

一般情况下，CE中不存在层流，但当毛细管两端存在压力差时，就会出现抛物线形的层流。这一般是由于毛细管两端液面高度不同所导致，所以实际操作时，应保持毛细管两端缓冲溶液瓶液面高度相同。

6.3 毛细管电泳分离模式

毛细管电泳依据毛细管内分离介质和分离原理的不同，主要分为8种分离类型(表6-1)。尽管它们的分离模式不尽相同，但是本质却很相近，均是利用化合物在高压电场中，样品中各组分之间淌度和分配行为上的差异而实现分离。由于每种分离模式的选择性不同，可根据试样性质不同，采用不同的分离类型，为复杂样品分离分析提供了不同的选择机会。

1. 毛细管区带电泳

毛细管区带电泳(capillary zone electrophoresis, CZE)是最基本、应用最广的分离模式。是依据各被分离物质的净电荷与质量之间比值的差异实现分离。缓冲溶液的pH值是影响CZE分离效率的最主要的因素，需要注意的是缓冲溶液必须在选择的pH范围内有好的缓冲容量，以保证分析结果的重复性。缓冲溶液的 pH 缓冲范围与弱酸物质的 pKa 值之间满足关系式 pH = pKa±1。常用的缓冲盐有磷酸盐和硼砂，H_3PO_4 是三元弱酸，有 3 个解离常数 pKa = 2.12，7.20 和 12.36，则磷酸盐缓冲范围有 3 个：1.12 ~ 3.12、6.20 ~ 8.20 和 11.36~13.36。H_3BO_3 为一元弱酸，pKa = 9.24，则硼砂缓冲范围为 8.24~10.24。所以电泳时必须用酸或碱溶液将缓冲溶液 pH 调至其缓冲范围内方可得到较好的定性及定量重复性。

表 6-1　毛细管电泳分离模式

类型		分离原理	简单描述	主要应用范围
电泳	毛细管区带电泳（CZE）	被分离物质的净电荷与质量之间比值（荷质比）的差异	毛细管和电极槽内充有相同的电解质溶液（缓冲液）	小分子、肽类、蛋白质、带电荷药物的分离等
	毛细管凝胶电泳（CGE）	分子筛机制，根据分子的大小进行分离	管内填充 pH 缓冲的凝胶或高分子溶液	DNA、RNA 片段分离、PCR 产物分析及蛋白质等
	毛细管等速电泳（CITP）	根据样品的有效淌度的差别进行分离	涂层管内预装前导和终结电解质溶液	—
	毛细管等电聚焦（CIEF）	依据等电点不同进行分离	管内壁中性涂层消除电渗并在管内装 pH 梯度电解质溶液	肽类、蛋白质的分离等
	非水毛细管电泳（NACE）	被分离物质净电荷与质量间比值（荷质比）的差异	利用纯有机溶剂或混合试剂替代水	药物、环境和生物等领域
电泳/色谱	胶束电动毛细管色谱（MEKC）	分析物在缓冲相和胶束相分配比不同进行分离	缓冲液中加入一种或多种离子型表面活性剂	广泛用于药物及其他小分子
	毛细管电色谱（CEC）	分析物在缓冲相和固定相中的分配比不同	液相色谱填料等颗粒物填充毛细管	—
	免疫亲和毛细管电泳（ACE）	利用抗体与抗原特异性结合进行分离	把抗原或抗体固定在毛细管柱内	药物与蛋白相互作用、小分子、离子检测、手性分离等

2. 胶束电动毛细管色谱

胶束电动毛细管色谱（micellar electrokinetic capillary chromatography，MEKC 或 MECC）是电泳与色谱相结合的一种分离模式。缓冲溶液中加入离子型表面活性剂，常用的如阴离子表面活性剂十二烷基磺酸钠（sodium dodecyl sulfate，SDS），其浓度达到临界浓度时，形成一疏水内核、外部带负电的胶束。在电场力的作用下，胶束在柱中移动。由于电泳流和 EOF 的方向相反，且 $\nu_{EOF}>\nu_{电泳}$，所以负电胶束以较慢的速度向负极移动；中性分子在胶束相和溶液(水相)间分配，疏水性强的组分与胶束结合得较牢，流出时间长。可用来分离中性物质，扩展了毛细管电泳的应用范围。

CZE 和 MEKC 是两种使用率很高的分离模式，CZE 中多种中性分子均与 EOF 同速，随电渗流而行，无法实现分离。在 CZE 的基础上，MEKC 在毛细管内引入胶束等另一相 P，使中性分子在 P 相与溶液相中进行分配，从而达到分离的目的，这一点与色谱固定相类似，但是与色谱固定相不同的是，P 相在电场中可以静止也可以迁移，其方向可正可负。

3. 毛细管等电聚焦

毛细管等电聚焦(capillary isoelectric focusing, CIEF)是根据等电点(PI, isoelectric point)差别分离生物大分子的高分辨率电泳技术。毛细管内充有两性电解质(多为合成的具有不同等电点范围的脂肪族多胺基多羧酸混合物)，当施加直流电压(6~8 V)时，管内将建立一个由阳极到阴极逐步升高的 pH 梯度。具有一定 pI 的蛋白质处于建立的 pH 梯度介质中，当所处位置的 pH 低于 pI 时带正电荷，向负极移动；在高于 pI 的 pH 位置时带负电，向正极移动；在等于 pI 处不动。不同等电点组分被聚焦在不同位置而达到聚焦和分离的目的。CIEF 具有极高的分辨率，可以分离等电点相差 0.01pH 的两种蛋白质。但 EOF 的存在会破坏聚焦区带的稳定，影响分离，故该分离模式一般在中性毛细管中进行。

4. 毛细管等速电泳

毛细管等速电泳(capillary isotachophoresis, CITP)是根据样品的有效淌度的差别进行分离的一项电泳技术。在毛细管等速电泳中，用有效淌度比样品中任何离子的有效淌度都大，并具有一定缓冲能力的离子作为前导电解质(leading electrolyte)，加入末端(检测端)电解槽和毛细管中，用有效淌度比样品中任何离子的有效淌度都小，并具有一定缓冲能力的离子作为尾随电解质(terminating electrolyte)加入起始端电解槽中。样品加在前导电解质和尾随电解质之间。系统中还要加入对离子，以满足电中性的要求。系统通电后，样品中迁移速度最大的离子运动最快，但慢于前导电解质。迁移速度最小的离子运动最慢，但快于尾随电解质，具有不同淌度的离子得到分离。在电泳稳态时，各组分区带具有相同的泳动速度，而且各区带相互连接。

5. 毛细管凝胶电泳

毛细管凝胶电泳(capillary gel electrophoresis, CGE)是用凝胶物质作为支撑物进行分离的区带电泳。凝胶是一种固态分散体系，它具有多孔性，具有类似于分子筛的作用，被分离物在通过装入毛细管的凝胶时，按照各自分子的体积大小逐一分离。常用的凝胶为聚丙烯酰胺凝胶。

6. 毛细管电色谱

毛细管电色谱(capillary electrochromatography, CEC)是毛细管电泳与液相色谱相结合形成的一种高效、快速微分离分析技术。在毛细管壁上键合或涂渍高效液相色谱的固定液，是以“电渗泵”取代机械泵，试样组分在两相间的分配为分离机理的电色谱过程。将 CE 的高柱效和 HPLC 的高选择性有机结合起来，开辟了高效的微分离技术新途径。它的分离过程包含了电泳和色谱两种机制，溶质根据他们在流动相和固定相的分配系数不同和自身的电泳淌度差异而分离。具有操作简单，试样量少，分离效率高，成本低等优点。但在迁移时间上的重现性，进样的准确性和检测灵敏度方面比高效液相色谱法稍逊。

7. 非水毛细管电泳

非水毛细管电泳(nonaqueous capillary electrophoresis, NACE)是以有机溶剂作介质的电泳缓冲液代替以水为介质的缓冲溶液，增加了疏水性物质的溶解度，特别适用于在水溶液中难溶而不能用CE分离的物质或在水溶液中性质相似难以分离的同系物，拓宽了CE的分析领域。

8. 免疫亲和毛细管电泳

免疫亲和毛细管电泳(immunoaffinity capillary electrophoresis, ACE)是把抗原或抗体固定在毛细管柱内，利用抗体抗原的特异性结合进行分离。ACE方法结合了免疫分析的高特异性和毛细管电泳分离的高效、快速、样品用量少等优点，是复杂样品中特定组分分析的重要方法之一，被广泛地应用于研究药物-配体相互作用。

6.4　毛细管电泳仪器系统

6.4.1　毛细管电泳仪基本结构

毛细管电泳仪的结构包括进样系统、两个缓冲液槽、高压电源、毛细管、检测器(图6-3)。现代化的商品仪器是在这个基本装置的结构基础上，精心将各种其他部件如自动进样器、复合进样装置、样品/毛细管的温度控制装置、控制电源、多级检测器、流分收集和计算机组合在一起。完善的电泳仪应具有恒压、恒流、恒功率和任意梯度电压或电流等不同输出方式及可在不断电条件下对毛细管施加(非电场)压力。

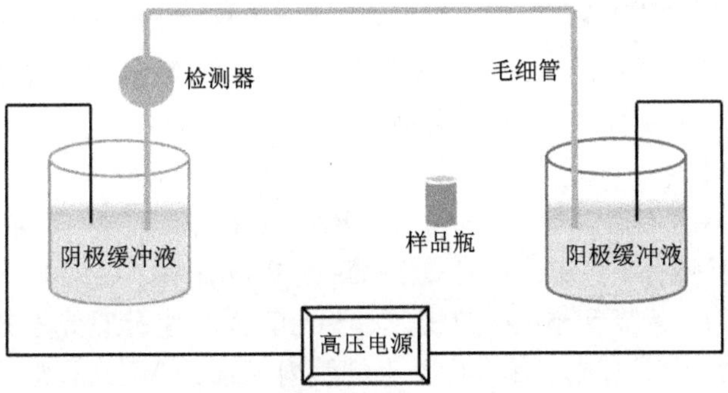

图6-3　毛细管电泳的仪器系统结构示意图

扫一扫，看彩图

6.4.2　毛细管电泳进样方式

毛细管的内径十分狭小，所需样品区带不过数纳升，色谱分析中常用的进样方法有较大的死体积，会使分离效率下降，因此并不适用于毛细管电泳。通常将毛细管与样品直接接触，依靠电迁移或流体力学来驱动样品。

1. 电迁移进样

电迁移进样是在电场作用下，依靠样品离子的电迁移和(或)EOF将样品注入毛细管。

电迁移法对毛细管内的填充介质没有特别的限制，属于普遍适用性方法，可以实现全自动化操作，是商品仪器常用的进样方法。但是电迁移法会产生电歧视现象，即有效电泳速度大者多进，速度小的则少进或不进，因此会降低分析的准确性和可靠性，此法尤其适用于黏度大的缓冲液和毛细管凝胶电泳。

2. 流体力学进样

流体力学进样是普适方法，主要通过扩散、压力等进样方法来实现。扩散进样是将毛细管插入样品溶液时，样品分子因毛细管口处存在浓度差而向管内扩散，扩散进样动力不可控，因此进样量仅由扩散时间决定。由于扩散的双向性，扩散进样可以得到畸变程度较小的初始区带，提高分离效率。但是扩散进样选择性差，样品及其背景同时被引入毛细管，对后续分离可能产生影响。进样时间也会影响分离效果，进样时间过短，峰面积太小，分析误差大；进样时间过长，样品超载，进样区带扩散，会引起峰之间的重叠，分离效果变差。扩散时间通常控制在 10~60 s 内。

压力进样也称流动进样，它要求毛细管的填充介质具有流动性，当毛细管两端置于不同压力环境时，通过管中溶液的流动，将样品带入。压力差是进样动力，可以通过在进样端加压或检测器端抽真空等方法来实现。检测器端抽真空进样对仪器的要求高，并且容易出现泄漏导致进样不重复，而利用压缩空气瓶可以方便地实现加压进样，并能和毛细管清洗系统共享，因此在商品化仪器中广泛使用。与扩散进样一样，压力进样也没有偏向问题，但是选择性较差，样品中的背景干扰也会被引入毛细管，这可能会给后续分离带来影响。

进样方法的选择比较简单，电动进样存在歧视问题，因此定量分析时应尽量避免使用电动进样。压力进样只适用于自由溶液电泳模式。

6.4.3 毛细管电泳检测技术

CE 对检测器灵敏度要求相当高，故检测是 CE 中的关键问题。迄今为止除了原子吸收光谱与红外光谱未用于 CE 外，其他检测手段均已用于 CE。

1. 紫外吸收检测器

紫外吸收检测器简称紫外检测器（ultraviolet detector, UVD），是基于溶质分子吸收紫外光的原理设计的检测器，其工作原理是 Lambert-Beer 定律，吸光度(A) = ECL，即当一束单色光透过流动池时，若流动相不吸收光，则吸光度 A 与组分吸光系数 E、吸光组分的浓度 C 和流动池的光径长度 L 成正比。由于毛细管内径细，检测光程短，相应的检测体积一般为液相色谱的 1/100，故 UV 检测器灵敏度不高。

尽管有许多改进措施用于改进灵敏度，如采用泡形或 Z 形检测池（将毛细管弯折、吹泡技术扩大光路）、轴向照射模式、多次反射流通池以及采用平面积分检测池（使用矩形或扁平毛细管），也有用光散射二极管作光源（其线性范围和信噪比优于汞灯），但是整体而言，紫外检测器仍然灵敏度不够高，选择性不够好，且无法给出样品的结构信息。

2. 光电二极管阵列紫外检测器

光电二极管阵列紫外检测器（diode array detector, DAD）由于可用光电二极管阵列同时接受来自流通池的全光谱透过光，故可同时得到多个波长的色谱图，因此可以计算不同波长处相对吸光度比。可以选择整个波长范围的宽谱带检测，仅需一次进样，即可将所有组分检测出来。在电泳运行期间可以对每个色谱峰的指定位置实时记录吸收光谱图，并计算其最大吸收波长。可同时逐点进行光谱扫描，得到时间-波长-吸光度三维图形。

3. 激光诱导荧光检测器

激光诱导荧光检测器(laser-induced fluorescence，LIF)是CE目前最灵敏的检测器之一，极大地拓展了CE的应用，DNA测序就须用LIF，单细胞和单分子检测也离不开LIF。利用CE/LIF技术可检出染色的单个DNA分子，有望用于癌症的早期诊断及临床酶和免疫学检测等。CE/LIF和微透析结合可测定脑中神经肽。采用波长分辨荧光检测器可提供有关蛋白和DNA序列的一些结构和动态信息。一些适用于二极管激光器的荧光标记试剂如CY-5等，正在不断开发和应用。CE/LIF主要有三个发展方向：在原有氦-镉激光器(325 nm)和氩离子激光器(488 nm)之外，发展价廉、长波长的二极管激光器；发展更多的荧光标记试剂来扩展应用面；开展更多的应用研究。

LIF不但提高了灵敏度，也可增加选择性，仅检测有荧光的物质，缺点在于被测物须用荧光试剂染色标记，往往需要比较复杂的衍生化处理。

4. 电化学检测器

电化学检测器(electrochemical detect，ECD)根据电化学原理和物质的电化学性质进行检测，又分为电导、电位和安培检测器。工作电压对ECD检测灵敏度影响最为关键。电导检测器基于测量液体电阻变化，灵敏度不高。电位检测器则因选择性电极种类有限，因而可测定的物质仅限于几种简单的阴、阳离子。安培检测器基于测量电解电流大小，只适合于有电化学活性的分析物，检测灵敏度受pH控制，重现性取决于电极表面状态。与UV检测器相比，ECD灵敏度高，最小检测限可达10^{-12}~10^{-9}g。选择性高，一般只对电活性物质有响应，可氧化化合物包括酚、二羟基、过氧化物等。可还原化合物包括酮、醛、共轭不饱和化合物等。线性范围宽，一般为4~5个数量级。缺点主要包括：①测定对缓冲液的流速、温度、pH值均较敏感；②缓冲液中的溶解氧会干扰还原电流的测定；③电极的寿命有限，需要经常清洗或更换。

5. 质谱检测器

将CE和能提供组分结构信息的MS联用，弥补了CE定性鉴定的不足，故发展特别快。CE/MS联用主要在两方面发展：一是各种CE模式和MS联用，二是CE和各种MS联用。最早报道CE/MS联用是采用单级四极杆质谱，现已发展到三级四极质谱、离子阱质谱等。CE/MS联用特别适合于复杂生物体系的分离鉴定，因所需样品少，目前大部分工作集中在基因工程产品和蛋白样品，现在已成为CE研究中的热点。CE为获得高的分离效率需要高离子强度、挥发性低的缓冲液，而MS为获得高的雾化效率则需要相对较低的盐浓度。这个矛盾的解决就需要接口技术来完成。所以CE/MS的发展关键是解决接口装置。目前已发展的接口技术包括同轴液体鞘流(coaxial liquid sheath flow)、无鞘接口和液体连接。同轴液体鞘流是目前使用较高的接口技术，但由于存在液体鞘流对分析物的稀释作用，所以会降低检测灵敏度。无鞘流电喷雾接口虽然检测灵敏度要好一些，但存在稳定性差和毛细管柱使用寿命短的缺点。液体连接接口装置技术难度较大，现仅见于芯片CE与MS联用的仪器。

总之，检测器是CE中具有挑战性的研究工作。MS是最有应用价值的检测器，但价格昂贵，不易推广。发展新型检测器、提高 UV 等检测器灵敏度，以及发展 CE 和其他分离方法、检测方法的联用是 CE 研究重点之一。

6.5 毛细管电泳分离条件选择与优化

分离条件的选择与优化是两个不同的概念。条件选择多关注独立的单因素实验结果，它是在其他因素固定不变的前提下进行的。而条件优化则是立足于多因素实验结果，考虑了不同因素之间的相互作用，是比较客观和合理的。CE 条件选择的内容很多，主要包括分离模式、检测方式、分离电压、毛细管温度、毛细管尺寸和涂层、分离介质的选择等。

6.5.1 分离模式的选择

首先我们要尽可能多地了解分离样品的类型、来源、组成及其性质，并根据样品的性质来选择合适的分离模式。毛细管电泳的多种分离模式，给样品分离提供了不同的选择机会，这对复杂样品的分离分析，是非常重要的。若无样品信息可按简单原则先选自由溶液的 CZE，根据实验结果再进行后续调整为 ACE 或 CIEF 等。最后还可以选择填充形式的分离模式如 CGE 或 CEC，但是注意填充型毛细管电泳不适合颗粒样品的分离，也不适用于大分子分离。有时我们分析的目的可能并不是单一的，这时分离模式的选择就要考虑其通用性，实际中分析的样品五花八门，性质各异，必须灵活多变地选择适合的分离模式。

6.5.2 检测方式的选择

毛细管电泳的检测方式有柱上及柱后两种，除与 MS 与 NMR 联用外，通常采用柱上检测方式，有关联用技术我们将在下一节详细介绍。虽然 LIF 检测器具有极高的灵敏度，但是其造价高，而且通常需要对样品进行衍生化方能检测，所以一般普遍采用 UVD。UVD 是一种相当成熟的检测方法，实际操作中，根据样品性质确定合适的检测波长即可，与色谱中的紫外检测器使用方法基本相同。但是毛细管电泳中如果填充凝胶，则检测波长需要选择在 210 nm 以上，否则会因背景太强而无法检测出峰。对于一些没有紫外吸收的物质，能衍生化的，可以衍生化后再用 UVD 检测，如氨基酸、还原性糖等；不能衍生化的，可采用间接紫外法用 UVD 检测，也可以尝试 ECD。需要测定结构或者难以用光学检测器检测的，可以考虑 MS 检测。

6.5.3 操作条件的选择

1. 电压

分离电压是 CE 一个重要参数。高电压是实现 CE 快速、高效的前提。电压升高，样品的迁移加大，分析时间缩短，但是根据分离度公式 $R=\frac{\mu_1-\mu_2}{4\sqrt{2}}\sqrt{\frac{L_4V}{LD(\mu_1-\mu_2)/2}}$ 可知，电场强度对分离度的贡献有限，要使分离度增加 1 倍，电压必须增加 4 倍。增加电压还会使焦耳热迅速上升，基线稳定性降低，灵敏度降低。因此，相对较高的分离电压会提高分离度和缩短分析时间，但电压过高又会使谱带变宽而降低分离效率。理论和实验结果均表明，分离效率与工作电压之间存在极大值，也就是说毛细管电泳中存在最佳工作电压。最佳工作电压可以通过理论计算及实验测定两种方式来获得。如熊建辉等将功效函数法结合遗传算法用于碱性药物肾上腺素的手性毛细管电泳的多指标同时优化，采用 Derringer 功效函数法，建立了总功效函数与实验因素的定量关系，实数编码的遗传算法搜寻总功效函数的最大值，获得了多个优化分离条件，在这些分离条件下得到的总功效函数与均匀试验设计中最佳条件相比，平均提高了 10.4%，获得了三指标同时优化的结果。但是理论计算过程复杂，对操作人员要求较高，因此实际操作中一般使用实验测定来计算最佳工作电压。在电泳条件下，改变电压来测定相应的电流，做出电压-电流曲线图。取电压-电流线性关系范围内最大的电压作为实际的分离电压。一般来讲，超出线性范围的电压焦耳热过大不宜选用。电解质浓度相同时，非水介质中的电流值和焦耳热均比水相介质中小得多，因而在非水介质中允许使用更高的分离电压。

2. 温度

毛细管温度也是 CE 一个重要参数，温度变化不仅影响分离的重现性，而且影响分离效率。温度对迁移的影响主要通过改变黏度来实现。温度增加，缓冲液黏度减小，淌度增加，分析时间减短，分析效率提高。但温度过高，会引起毛细管柱内径向温差增大，焦耳热效应增强，柱效降低，分离效率也会降低。此外，压力进样时，通过增加温度所造成的黏度减小可达到更大的进样量，温度从 15℃ 升高到 50℃ 时，进样体积将增加约 70%。在蛋白质分析中，温度的变化还会影响蛋白质的构型或核酸与蛋白质的相互作用。因此，毛细管温度的选择与控制是非常必要的。一般来讲，温度选择应考虑热效应控制、重现性控制、分离效率控制和分离介质对温度的限制等因素。热效应控制是指避免溶液过热而沸腾或有气体产生，显然温度越低越好。重现性则需要控制温度的波动对实验结果的影响。分离效率控制则需要根据样品的性质选择最佳的分离温度，其结果一般由实验来决定。多数情况下，在 20~30℃ 之间进行电泳，就能获得良好的分离结果。如若不然，则需调整或搜索温度。极值搜索多从室温开始，向上搜寻，若无结果，再向下搜寻。分离介质控制是指某些介质对分离温度有一定的限制，比如凝胶介质不能适应忽高忽低的温度变化，也不宜在过高或过低的温度中电泳。一般低温能增加峰高并降低检测基线的噪声和漂移，并且允许使用更高的分离电压，有利于提高分离度。但是，有些样品却需要高温才能获得分离。提高温度能降低许多有机缓冲体系的背景吸收，从而提高检测灵敏度。温度的选择依具体的样品和缓冲体系而定。

3. 毛细管

毛细管的选择包括毛细管尺寸和涂层。毛细管内径越小，分离效率越好，但是内径的减小会增加毛细管的侧面积体积比，不利于抑制吸附，同时又会造成进样、检测等技术上的困难，因此实际毛细管内径一般不低于 20 μm。在其他参数不变的条件下，毛细管长度增加，电流减小，因此有利于减少焦耳热，但同时增加了分析时间；反之，短柱的分析时间明显缩短，但容易造成过热。因此，柱子长短需根据实际情况进行选择，通常分离的有效长度控制在 40~60 cm 之间，但也有长达 1 米或短至数厘米者。除内径和长度外，还有一个是管壁的厚度，标准毛细管的外径是 375 μm，有些商品毛细管的外径为 360 μm、

160 μm 或 165 μm。厚壁管有助于改善整个散热环境，也能减少聚酰亚胺涂层对散热的不利影响，同时也有利于温度的控制。

涂层是指采用物理涂敷或化学键合以及交联等方法在毛细管壁形成单分子层或交联的多分子层。由于涂层改变了毛细管壁的性质，因此可以改变被分离物质与毛细管壁的相互作用及 EOF。在进行大分子分离时，通常选用惰性涂层来阻止蛋白质与毛细管壁的相互作用，以达到减小蛋白质吸附的目的。近年来，随着 CE 涂层柱技术的不断成熟和发展，商品化的涂层毛细管也开始广泛应用。如汪勇等建立了毛细管电泳表征辣根过氧化物酶、人凝血酶、牛凝血酶及植物血球凝集素四种糖蛋白稳定性的分析方法。当使用没有涂层的熔融石英毛细管时，四种糖蛋白在毛细管内壁的吸附很强，在电泳过程中几乎不出峰或峰形严重扭曲。当使用具有涂层的商品化蛋白质电泳毛细管时，则可有效分离四种糖蛋白并应用于其稳定性表征。与此同时涂层也会引起 EOF 的变化，电中性的涂层会抑制 EOF，而带正电的高分子涂层则会使 EOF 减小甚至反转。实际使用中，要根据分离模式和样品性质的不同而选择不同的涂层。

4. 分离介质

分离介质的选择包括缓冲溶液、添加剂、溶剂、pH、试剂浓度、分配相的选择与优化，这些参数与分离模式有关。CZE 是 CE 中最简单且应用面最广的一种基本分离方式，其条件选择与控制也是其他分离模式的基础，因此下面我们以 CZE 的选择来重点介绍。

①缓冲溶液与 pH

CZE 使用均一的、具 pH 缓冲能力的自由溶液为分离介质。这种介质称为电泳缓冲液（running buffer），简称缓冲液，它由缓冲试剂、pH 调节剂、溶剂和添加剂组成。因此缓冲液的选择可以分为缓冲试剂选择、pH 调节剂选择、溶剂选择和添加剂选择等部分。

缓冲试剂的选择主要由 pH 决定，而 pH 主要根据被分析样品的性质及分离效率进行选择，pH 的选择是实验成败的关键因素。若样品的物化常数已知，可直接用 $\mu_s = \sum_0^i \alpha_i \gamma_i (\mu_e^0)_i$ 计算出被分析组分的有效淌度 μ_s，α_i 为被分析样品的第 i 级解离，γ_i 为活度系数。使组分间 μ_s 差别最大的 pH 则为理论最佳 pH_b。然后 pK_a 在 $pH_b \pm 1$ 范围内，μ_s 与样品接近且紫外吸收弱的化合物均可成为待选缓冲试剂，实验后再进一步选出更好的缓冲试剂即可。但实际样品的解离常数大多未知，难以用计算的方法得出 pH_b。此外 pH 还会影响电渗、毛细管管壁吸附力等难以计算的因素，因此必须用实验的方式来选择最佳 pH。磷酸缓冲液紫外吸收低，pH 缓冲范围较广，因此通常作为基础的缓冲体系。一般可用磷酸缓冲试剂，测试 pH 2~13 的分离情况，选定最佳 pH 范围后，再进一步选出更好的 pH 及缓冲试剂。除去磷酸缓冲体系，毛细管电泳中常用缓冲体系还有硼酸、柠檬酸、甲酸、乙酸等缓冲体系，此外也可选择更为方便的商品化试剂盒。实验结果显示，对于氨基酸、肽和蛋白质等两性样品来说，pH<2 或 pH>9 时分离效果较好，而糖类的最佳 pH 通常为 9~11，羧酸或其他样品则通常选择 pH 为 5~9 的范围进行分离。

②添加剂

在多数情况下，仅由缓冲试剂和 pH 调节剂组成的缓冲液就可达到分离要求。分离不理想时可考虑更换缓冲试剂或 pH 调节剂。如果上述方法不能解决问题，应考虑加入添加剂。无机电解质如 NaCl、KCl 等是最简单的添加剂。较高浓度的电解质可以压缩区带，增加分离度，还能影响蛋白质等大分子在管壁上的吸附力。但是，高浓度电解质容易导致温度过高，反而使分离效率下降。过热严重时，管内会出现气泡，分离不能进行。用两性有机电解质代替无机电解质可克服过热问题。在 pH = pI 时，两性电解质净电荷为零，不参与导电。实验证明，两性电解质是分离蛋白质的有效添加剂。

另一类添加剂是非电解质高分子，如纤维素、聚乙烯醇、多糖、TritonX-100 等。这类添加剂通过分子间的相互作用影响样品的权均淌度。当添加剂具有手性中心时如环糊精，可分离旋光异构体。关于这类添加剂的选择，主要理论依据是"相似相溶"原理。选择和使用添加剂是改善分离有效的方法。但是此类添加剂种类繁多，也是实际操作中最难掌握的部分。

缓冲液一般用水配制，有时改用水-有机混合溶剂，能有效改善分离度或分离选择性，并使许多水难溶的样品得以用 CE 分析。常用的有机溶剂主要是挥发性较小的极性有机物，如甲醇、乙醇、乙腈、丙酮、甲酰胺等。如果全部使用有机溶剂，就成为非水毛细管电泳技术。

综上，简单总结分离条件选择流程如图 6-4 所示。

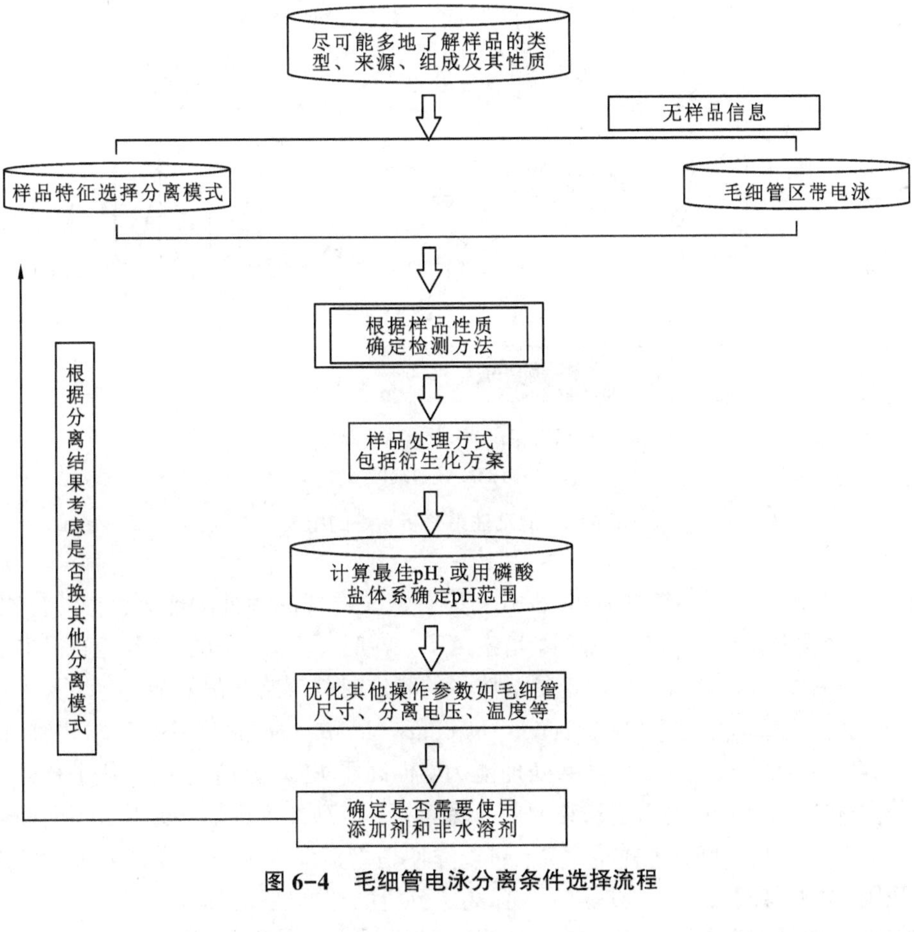

图 6-4　毛细管电泳分离条件选择流程

6.6 毛细管电泳联用技术

随着分析样品变得越来越复杂，分析任务变得越来越艰巨，使用一种仪器或单项分析技术很难完成对复杂样品的分析，各种仪器或技术的联用已成为发展趋势。

6.6.1 流动注射-毛细管电泳联用

CE 虽然具有分离模式多，分离效率高的优点，但不连续的进样模式使得进样频率低，分析效率低，难于用于过程分析。而且过滤、萃取等离线样品预处理也会造成分析物的损失以及与有毒试剂的接触。1975 年丹麦技术大学 J · Ruzicka 和 E. H. hansen 提出了流动注射分析技术(flow injection analysis，FIA)。流动注射分析是一种基于将液体试样注入一个适当液体的无气泡间隔的连续液流的方法。被注入的样品形成一个带，然后被传送到检测器，检测器连续记录输出信号(如吸光度、电极电位等)从而达到完成自动分析过程的目的。流动注射分析实际上是一种管道化的连续流动分析法。它主要包括试样溶液注入载流、试样溶液与载流的混合和反应(试样的分散和反应)、试样溶液随载流恒速地流进检测器被检测三个过程。流动注射分析系统的组成如图 6-5 所示。

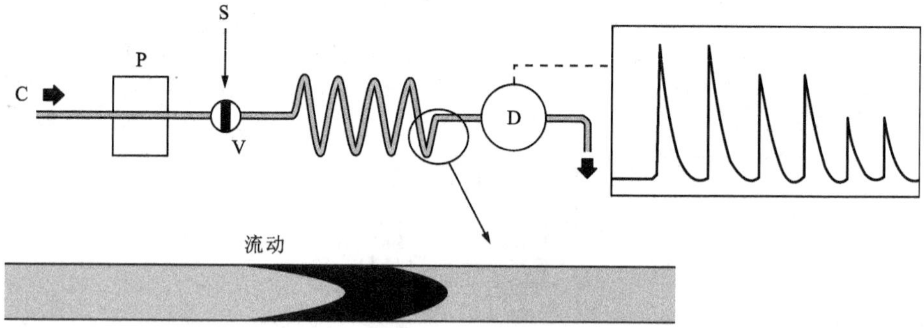

C，载流；P，恒流泵；S，试样；
V，注样阀；D，流通式检测器。

图 6-5　流动注射分析系统的组成

流动注射分析是一种有效的进样模式，具有强大的样品预处理能力，自动化程度高，避免了人工处理有毒试剂和有机溶剂，精密度高、耗时少、操作简单。但是它是非色谱的定量测试技术，无分离能力。当用于复杂体系的测定时其流路非常复杂。

流动注射-毛细管电泳(flow injection-capillary electrophoresis，FI-CE)联用弥补了 CE 的进样缺陷，加强了 CE 的在线样品处理能力，提高了 FI 的分离能力。相对于 CE 而言，FI-CE 联用有以下优点：提高了迁移时间、峰面积、峰高的重现性；实现了不间断连续进样，缩短了样品分析时间，进样频率高；可以方便地将流动注射在线样品处理和浓缩技术与 CE 联用，加快了样品的预处理过程，提高了分析的选择性和灵敏度。

联用技术能否得到快速发展和广泛应用，接口技术是关键。目前 FI-CE 接口主要有

Karlberg 等设计的水平联接接口和方肇伦院士等设计的竖直分流接口，如图 6-6 所示。

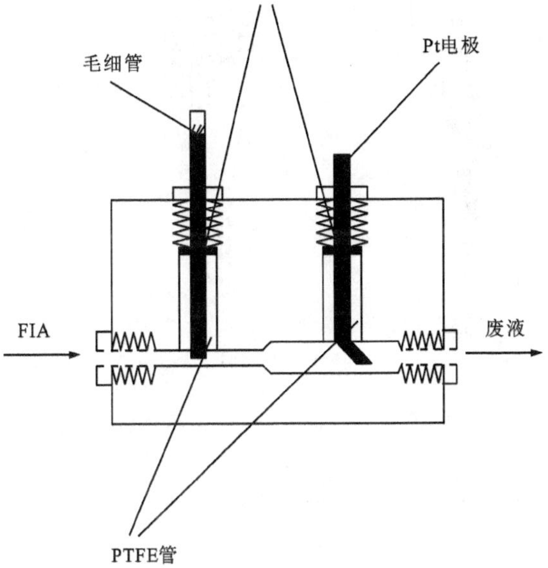

(a)水平接口

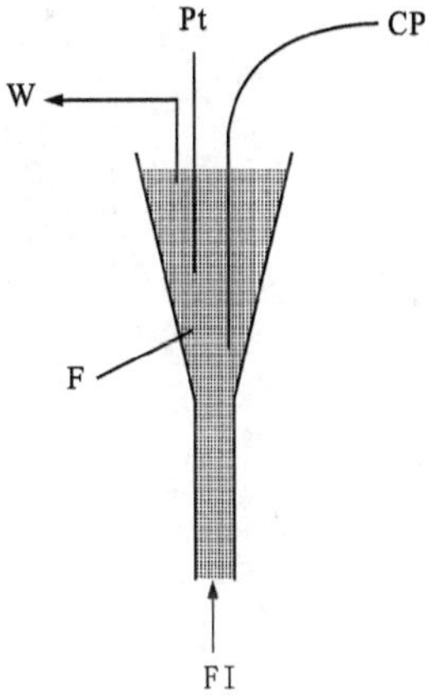

(b)竖直接口

(b)图中：W，废液；CP，毛细管；F，塑料锥形小瓶；Pt，铂电极。

图 6-6　FI-CE 接口

a 为 Karlberg 等设计的水平分流接口，是用树脂玻璃制成的，毛细管和接地的铂电极都是通过一段用橡胶环固定的 PTFE 管竖直插入树脂玻璃中，以方便更换，中间有一个水平通道，用来传送 FI 载液和样品，多余的液体从右端流出。b 为方肇伦院士等设计的圆锥形的竖直分流接口，是用两端开口的塑料锥形小瓶制成的，毛细管和铂电极竖直插入接口中，铂电极置于毛细管尖上方，以避免电极表面产生的气泡进入毛细管中断电流和干扰测定，FI 载液和样品从分流接口下面流入，多余的液体从分流接口上端抽出。尽管接口类型不一样，但两种分流界面都具有下述三个特点：一是它们分流机制是一样的，即微升量的被分析样品在 FI 载液(称作 CE 缓冲液)带动下经过分流界面，到达位于 FI 载液中的毛细管的一端，在某种动力驱动下，极微量的样品和缓冲液就会进入毛细管，进而进行分离分析；二是死体积都很小；三是分离铂电极和毛细管都位于它们中间。

虽然两种接口结构不同，但进样原理(如图 6-7 所示)均为连续载流夹带试样区带通过接口、电动分流，试样区带在载流溶液的带动下进入锥形竖直接口的下端，在载流溶液的带动下继续向上流动，当到达毛细管入口时，一部分样品在高压电场的作用下进入毛细管，大部分的样品通过上面的废液管流向废液槽。在进样与 CE 分离阶段工作电压不间断且均保持恒定。电动分流进样接口解决了两种仪器样品体积的不匹配，同时可以在不间断高压的情况下重复进样。

陈兴国教授团队发展的新型 H 型接口(图 6-8)进一步简化了操作，H 型 FI-CE 联用示意图见图 6-9。

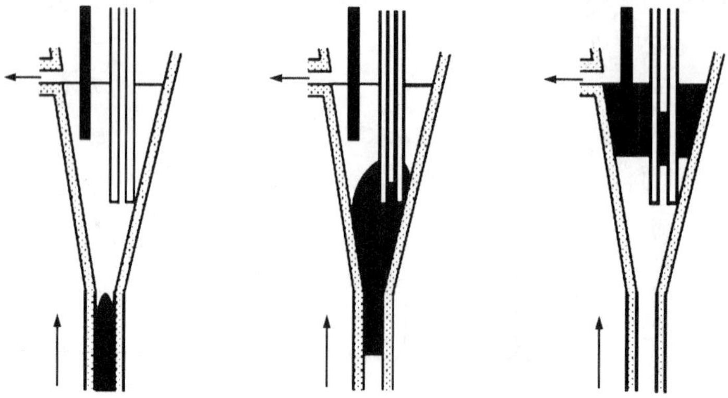

图 6-7　CE-FI 竖直接口的工作原理

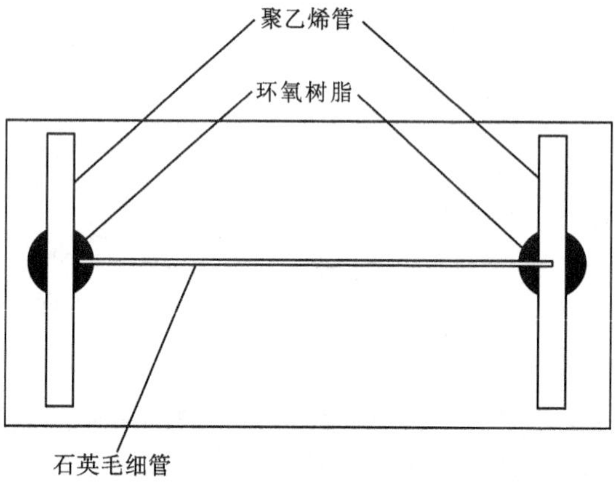

图 6-8　H 型接口

本质上，基本的 FI-CE 联用体系由三部分组成：FI 部分、CE 部分和专门设计的接口。FI 部分提供准确的进样、有效的样品预处理，而 CE 部分可以提供高效、快速的多组分同时分析。可以认为，FI 是 CE 的高级进样器，而 CE 是 FI 的高级检测器。FI 部分根据样品预处理的要求不同可以进行不同的设计，CE 部分有不同的分离模式和不同的检测器，所以，当两种仪器联用时，可以有更多的分析模式。陈兴国等使用微流控 FI-CE 联用技术在线衍生分离测定氨基酸，氨基酸和衍生试剂的衍生反应在流动注射中自动进行，自动衍生反应不仅大大提高了衍生反应的准确度和重现性，而且避免了繁琐的手动的批处理操作和分析人员与有毒化学试剂的接触。此外，氨基酸在流动注射中的衍生反应和在 CE 中的分离可以同时进行，大大提高了分析速度。

目前，FI-CE 的研究主要集中在它与一些检测手段联用的基础研究上，用它们进行实际样品测定的研究工作还很少。流动注射的在线样品预处理能力在微流控毛细管电泳中也没有得到充分的应用。CE 由于其短的光程和小的进样体积导致其灵敏度较低，使其在痕量分析中的应用受到一定的限制，应与一些富集技术特别是在线富集技术相结合。

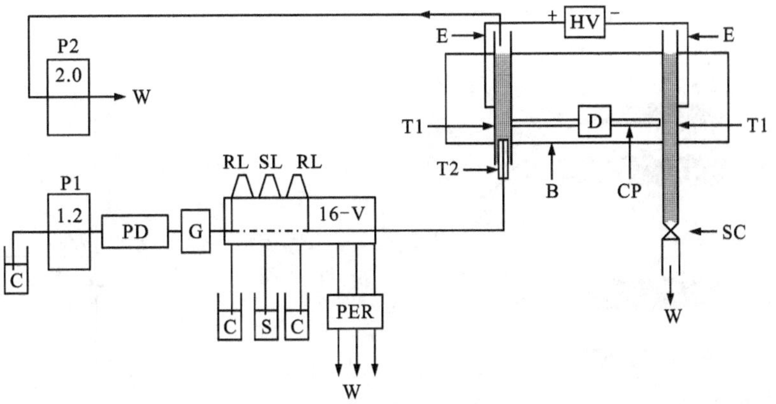

C，载体溶液(缓冲液)；S，样品；P1和P2，蠕动泵；SL，样品环；V，进样阀；B，平面塑料底座；T1和T2，聚乙烯管；CP，分离毛细管；E，铂电极；W，废液；HV，高压；D，检测器；SC，螺旋夹。

图6-9　H型FI-CE接口

6.6.2　毛细管电泳—质谱联用

虽然CE在柱效方面比HPLC更好，但CE如果用对照品比对定性时存在重复性差、UV检测灵敏度低等缺点。而质谱(MS)检测不仅有较高的灵敏度，同时具有较强的定性能力，能够提供样品的结构信息。所以CE-MS是在改进CE的缺点基础上实现的强强联合，为近年来的研究热点。自1987年Richard D. Smith等首次提出CE-MS联用方法以来，CE-MS作为具有高分离效率和高灵敏度的方法，其应用受到了广泛关注，近年来得到了迅速发展。

CE-MS结合的仪器主要包括三个部分：即CE系统，CE-MS接口和MS检测器。目前，成功地应用于CE-MS接口中的离子化技术有连续流-快原子轰击、离子喷雾、电喷雾(electrospray ionization，ESI)、大气压化学电离、基质辅助激光解吸离子化和等离子体解吸离子化技术等。其中ESI电离是最常用、最成熟的技术。

与其他质谱联用技术一样，CE-MS联机的关键是如何将毛细管电泳的流出物以在线的方式有效地传送到质谱仪而不损失分离效率，这就需要一种很好的接口设计。由于CE需要较高离子强度、挥发性低的缓冲液，而ESI需要相对较低的盐浓度才能获得好的雾化及离子化。因此接口技术必须优化，使其尽可能提供好的电子接触，同时尽量减少对CE分离效率的影响。此外，对于每一种接口应选择相应的缓冲液。

目前CE/ESI-MS接口有同轴液体鞘流(coaxial liquid sheath flow)(图6-10)，无鞘接口(sheathless interface)和液体连接。

鞘液是无荧光本底的平衡电解质溶液。鞘气相当于雾化气，能使离开喷针口的液体形成雾状带电液滴。辅助气使带电液滴形成气相带电离子，包括溶剂蒸发、库伦爆炸等过程，然后进入锥孔。鞘液接口是最早实现商品化的接口技术，该接口是一个同心的不锈钢毛细管套在电泳毛细管末端，鞘内充有鞘液。在此不锈钢套外再套一个同心的钢套，鞘内通鞘气。鞘液与毛细管电泳缓冲液液体在尖端混合，同时被鞘气雾化。由于在电泳流出物

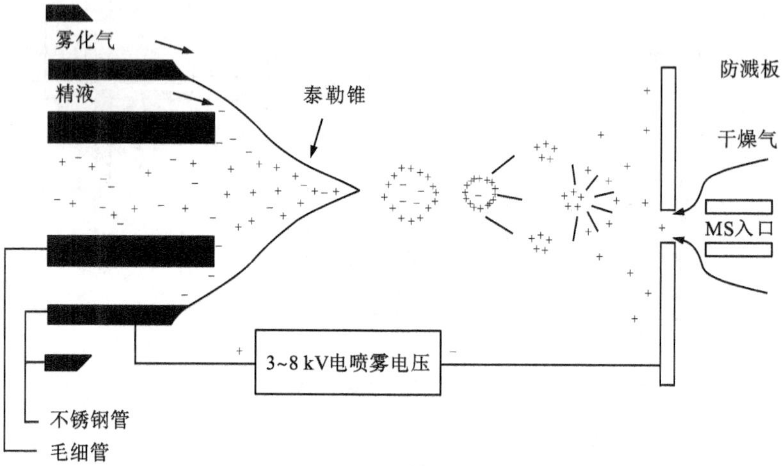

图 6-10　液体鞘流接口

进入质谱前，引入了电接触“桥梁”的鞘液和鞘气，这样可以通过提高样品流速使得喷雾更加稳定，同时可改变 CE 运行缓冲液的组成使其满足 ESI 源的检测要求。理想的鞘液缓冲液盐浓度应在高分离（高盐浓度）和高雾化（低盐浓度）间优化。这种模式的好处在于死体积小，然而鞘液的引入会稀释样品，使检测灵敏度下降。为了降低鞘液的影响，Chang 等设计了低流速鞘液接口（图 6-11a），他们将毛细管末端套在装有鞘液的离心管中，鞘液低速流出与 CE 流出物混合，离心管中插入一铂丝作为电极以构成电流回路。低流速可以降低鞘液的稀释作用，同时铂丝构成电流回路可以避免因流速低所造成的断流。在一系列酚类的测试实验中，大体积样品富集与低流速鞘液接口相结合可以提高灵敏度大约 500 倍。此外，还有液体汇合接口和加压液体汇合接口等接口技术出现用于提高鞘液接口的灵敏度。尽管各种接口的设计形式不同，但核心都在于如何实现导电和得到细而均匀的雾滴。

与鞘流接口相比，无鞘接口技术中不使用套液，不存在任何稀释效应且具有较高的灵敏度和低谱带展宽，从而逐渐受到研究者的青睐。无鞘接口可分为液体和非液体导通两类技术。非液体导通技术中电流回路通过喷雾毛细管的尖端做成锥形及增加涂层来形成电接触。常用的涂层材料主要有金、银、铜、镍、石墨、导电高分子等。直接电极接口（direct electrode interface）是一种特殊类型的无鞘液接口，将金导线放置在毛细管出口处来实现电接触，这种类型的接口克服了鞘流接口的区带稀释问题，但必须很小心地放置细金导线，且金属容易被腐蚀或机械的原因除掉，因而接口性能差且寿命短。

Li 等发展了鞘液接口和无鞘液接口相结合的新的接口技术（图 6-11b）。将一个无鞘液的液接型接口与毛细管出口相连作为阴极，构成稳定的电流回路。同时将分离所用的磷酸缓冲液作为液接缓冲液，以便构成完整的分离环境。在液接型接口后连接一个低流速的鞘液接口，利用鞘液离子迁移率小于磷酸根离子的特点，可以除去磷酸根离子以防止其离子抑制作用及对离子源的污染。这种设计既可以消除因鞘液造成的分离完整性的下降，又可以消除因无鞘液接口不能改变缓冲液而造成的磷酸根离子的离子抑制作用，综合了鞘液接口和无鞘液接口技术的优点。

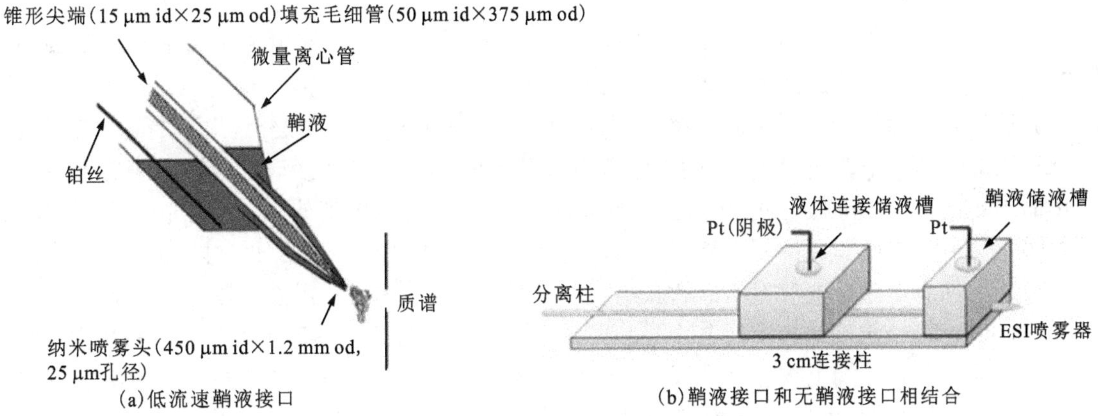

图 6-11　新型接口技术

Haselberg 等发展了低流速无鞘接口(图 6-12),用低流速无鞘接口将 CE 与飞行时间(time of flight, TOF)质谱相结合,并将其用于糖蛋白的表征。该接口将距离喷雾嘴端 1~2 mm 处的长度为 3~4 cm 的一小段毛细管用氢氟酸蚀刻,直至毛细管壁厚度约为 5 μm,一个不锈钢圆柱形容器承载此段经蚀刻后变得脆弱的毛细管,以防其断裂,同时容纳酸性背景电解质,形成电回路。这种低流速无鞘接口显著地提高了蛋白质分析的完整性,并且降低了电离抑制,使其灵敏度得以提高,可以达到 pmol 范围。在人重组红细胞生成素的蛋白糖链谱分析中,有效分析了 74 种糖型。此外对糖蛋白氧化和乙酰化衍生物进行了检测,总共检测了 250 种不同的异构体,其检测范围为 0.35 nM~950 nM。

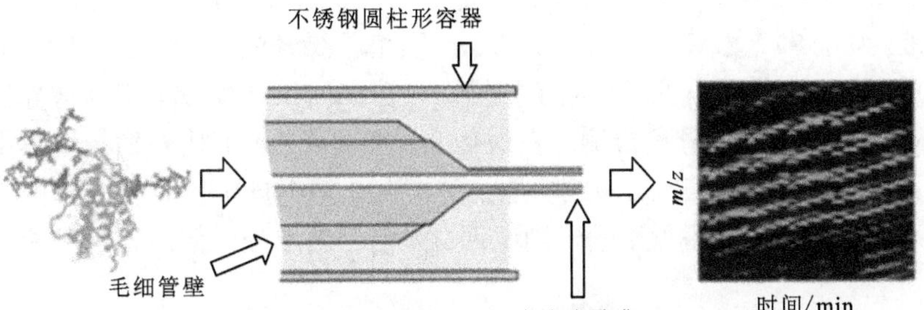

扫一扫,看彩图

图 6-12　Haselberg 等设计的低流速无鞘接口示意图

Fanali 等设计了一种加压的液体连接接口(liquid junction interface),电泳流出物和补充液在低死体积的三通中混合后通过电喷雾针进行喷雾。这样的设计提供了高耐久性的喷口,并且可以分别优化 CE 分离及 ESI 喷口条件。随后各种开口形式如多孔腐蚀、金属套管、微透析接触都在实际中取得了成功的应用。然而液接型接口最大的问题在于液接处有一定的死体积，会影响分离的效果，通过在液接接口上加压可在一定程度上解决这个问题。

此外，还有微透析接口(microdialysis junction interface)和芯片接口(microfabricated device interface)。微透析接口设计中，毛细管末端与毛细管微喷雾头相隔很近，外面包裹的微透析膜将他们连在一起。电接触通过能穿透透析膜的液体来进行。微喷雾头能在电泳提供的低流速下产生稳定的电喷雾，避免了液接型接口或鞘液接口由于补充液的稀释作用而导致的灵敏度降低。通过微透析膜，可以有效去除背景电解质中盐分干扰，实现样品的酸化及血红蛋白非共价复合物的变性。芯片接口技术顾名思义是通过微加工芯片接口来实现毛细管电泳与电喷雾质谱的联用。一类是将 ESI 源和 CE 微芯片整合在一起，在芯片出口处外接一段毛细管实现电喷雾。另一类是把毛细管喷雾器附加在 CE 微芯片内，即把电喷雾部分整体加工在芯片结构内，在芯片基质材料上加工出尖端喷头。后者由于更加有利于装置的微型化，因此应用范围更加广泛。

CE-MS 联用中另一个需要解决的问题是背景电解质兼容性问题。由于质谱使用中一般需要挥发性盐作为分离缓冲液的背景电解质，至少进入离子源的是挥发性缓冲盐。因此，大大限制了 CE 分离过程最优条件的实现。目前有三种方案可解决这个矛盾。CZE 可以使用挥发性的电解质如甲酸铵、甲酸、乙酸铵、乙酸等做分离缓冲液，依然具有较高的选择性及高分离能力，这是解决背景干扰的方案之一。如 Caslavsk 等采用 CZE-ESI-MS 测定摄入乙醇饮料后人血浆及尿液中乙基葡糖苷酸(ETG)和硫酸二乙酯(ETS)的含量。测定条件为未涂覆的熔融石英毛细管，pH 9.5 的醋酸铵作为背景电解质，ESI 鞘液接口将 CZE 与多级的离子阱质谱联用，0.5%浓氨异丙醇溶液/水(60/40)为鞘液，结果表明该方法可以有效分析 ETG 和 ETS，最低检测限为 2.0 μg/mL。此外采用非水缓冲液分析水不溶性有机物也是 CZE 的研究热点之一，如 Buchberger 等采用非水毛细管区带电泳-飞行时间质谱(TOF-MS)进行金鸡纳生物碱分析。实验采用甲醇/乙醇/乙腈(50：35：15，V/V/V)作为分离介质，80 mM 甲酸，20 mM 乙酸和 30 mM 甲酸铵为电解质，30 kV 为分离电压，鞘液为异丙醇/0.1% 甲酸水溶液(80：20)，鞘液流速 3.0 μL/min，质谱干燥气流速(N_2)4.0 L/min，温度为 225℃，在 110~380 *m/z* 范围内进行全离子扫描。可在 11 min 内实现非对映体异构体奎宁/奎尼丁及辛可宁/辛可尼丁的分离检测。在最佳实验条件下，4 个化合物线性范围均为 0.04~10 μg/mL，检出限为 40 ng/mL。成功地检测了金鸡纳树皮中 4 种化合物的含量，结果令人满意。本实验中不需要添加手性识别试剂，因此可以十分方便地通过鞘液接口与 TOF-MS 联用。

方案二可以利用微透析原理，在缓冲液进入离子源之前采用挥发性电解质交换出分离通道内的非挥发性盐，达到脱盐的目的。一般采用氢氟酸腐蚀毛细管产生多孔结构用于离子而非溶液的交换。方案三的主要策略是采用部分填充技术，如 Nelson 等采用部分填充胶束电动色谱来解决 MEKC 与 MS 联用，主要是解决不挥发性缓冲液添加剂的使用问题。与传统 MEKC 相比，部分填充 MECK 中只有一小部分毛细管填充胶束溶液用于执行分离，被分析物分离后，进入不含表面活性剂的电泳缓冲液中，并利用该模型有效分离了三嗪类除草剂。其基本思想是合理控制缓冲液添加剂与 EOF 二者之间淌度的相对大小和相对方向，设法使添加剂在分析物之后进入离子源，待分析物全部进入检测器后停止施加分离电压，这样就可防止添加剂干扰检测。

CE-MS 联用技术不仅可以提供高效、快速的分离，还能够提供被分析物的结构鉴定及定量分析信息，二者联用在药物及其代谢物的分析中显示了强大的优势，大大拓宽了 CE 和 MS 本身的应用领域。但 CE/MS 联用并未克服 CE 固有的缺陷，该联用技术的应用报道虽然很多，但作为常规方法尚存在以下缺点：浓度灵敏度低，不如 LC-MS；毛细管壁涂层材料或者 MEKC 中的表面活性剂等会降低被分析物的离子化效率甚至严重污染 MS 离子源；不是所有的 CE 分离模式都可方便地用于与 MS 联用；MS 对 CE 分离缓冲液的限制较多；限制离子源的使用，仅电喷雾等几种方法可选；常不允许 CE 采用其最佳缓冲条件，限制其优势的发挥；CE 出峰很快，欲进行二级质谱研究，时间常不够，限制结构测定能力发挥。

对于 CE-MS 未来的发展趋势，主要仍将集中在提高 CE 的分离能力、新接口技术以及应用研究方面。具体如下：

(1)毛细管涂层材料的发展。通过对毛细管进行涂层可有目的地减弱非特异性吸附，同时还可控制 EOF，提高分离效率和重现性。

(2)通过在线富集或者与其他提取富集技术联用，进一步提高 CE-MS 的选择性和灵敏度。

(3)CE 与高分辨 MS 等新型质谱仪联用。目前，与 CE 联用的 MS 主要还是四极杆 MS 和离子阱 MS，高分辨 MS 如傅里叶变换离子回旋共振质谱(fourier transform ion cyclotron resonance，FT-ICR-MS)和四级杆-飞行时间质谱(quadru time of flight，Q-TOF-MS)与 CE 联用可以进一步提高分析的灵敏度和对化合物结构的分析能力。随着这类质谱仪的应用日益广泛，两者的联用也必将成为一种趋势。

(4)应用研究领域的进一步拓展。CE-MS 联用结合了 CE 和 MS 的优势，使其可以在某种程度上代替或者补充 LC-MS 等其他分离分析手段的不足，因而在蛋白质组学研究等热门领域以及其他领域有着很好的应用前景。

6.6.3　毛细管电泳—核磁共振联用

将高分离能力的 CE 与能提供丰富结构信息的 NMR 相结合，是一种利用快捷有效的分离获取丰富的结构信息的方法，在分析复杂混合物上有着广泛的应用前景。但是 NMR 的灵敏度较差，因此需要的样品量大。一般说来，NMR 要求的液体样品量在毫升数量级，而 CE 的样品输出量却在纳升至微升数量级，两者相差较大，再加上 NMR 价格昂贵，因此发展较为缓慢。Diekmann 等开发出能够分析化学结构的便携式 NMR 设备，并将其与 CE 联用，可以很方便地将少量样品注入小型磁体窄小的样品腔内。利用该联用系统，成功分离了三氟乙酸/全氟戊酸混合物并获得各自的 19F 的图谱，证实了这项联用技术的可行性。尽管这套系统在灵敏度上要比大型系统的低，但是价格低廉、移动和使用方便，它使 NMR 技术能够被越来越多的研究者们使用。可以预测在不久的将来，一体化的毛细管电泳-核磁共振-质谱(CE-NMR-MS) 多维联用技术将成为结构分析中最有前景的手段之一。

6.7 毛细管电泳在体内药物分析中的应用

分析技术的进步是体内药物分析学科发展的一个重要推动力，体内药物分析的发展方向是仪器化、自动化及多种仪器联用以及同一条件下同时分析多个药物的系统分析。与HPLC相比，CE具有高选择、高分离效能和低样品量的特点。此外，CE可以分析有机化合物、无机离子、中性分子、手性化合物、蛋白质和多肽、DNA和核酸片段，从而使得CE成为检测生物样本中较低浓度药物的有力工具，可以对药物的吸收、分布、代谢、排泄等体内动态过程进行有效检测。本节将通过举例来简单介绍毛细管电泳技术在体内药物分析中的应用。

6.7.1 应用实例一：手性药物拆分

【**实例1**：利用毛细管电泳柱内发光二极管诱导荧光检测测定帕金森病小鼠中脑中的D，L-丝氨酸含量】

氨基酸是自然界中最重要的分子之一，其中大多数以L型和D型存在。多条证据表明，外周氨基酸的变化可能与大脑中枢功能有关，而氨基酸的可用性和/或代谢的改变可能在精神疾病的发病机制中发挥作用。因此，生理氨基酸的测定不仅对疾病的临床诊断和治疗很重要，而且在评估患者的营养状况方面也很重要。

在生理氨基酸中，D-丝氨酸(D-serine，D-Ser)广泛存在于中枢神经系统中。已发现D-Ser可以影响与高级脑功能相关的行为变化，如记忆、惊厥、焦虑、精神药物引起的异常行为和小脑共济失调，并认为D-Ser可能在控制哺乳动物的行为表达中发挥关键作用。另一方面，关于帕金森病(parkinson´s disease，PD)的相关研究表明，N-甲基-D-天冬氨酸(N-methyl-D-aspartate，NMDA)在谷氨酸的兴奋性毒性中可以发挥主要作用，作为NMDA受体的配体，D-Ser在PD的发病机制中扮演着不可或缺的角色。因此，检测PD小鼠脑中D-Ser水平的变化对于研究PD的发病机制或治疗方法是必要的。

本研究发展了一种毛细管电泳方法来测定PD小鼠中脑内D-Ser和L-丝氨酸(L-Ser)的含量。该方法采用柱内发光二极管诱导荧光检测，D，L-Ser与荧光素异硫氰酸酯(fluorescein isothiocyanate，FITC)进行衍生化，使用γ-环糊精(γ-cyclodextrin，γ-CD)作为手性选择剂，进行D，L-Ser衍生物的手性分离和测定。使用该方法，测定了PD小鼠中脑中D-和L-Ser的含量。与对照组相比，D和L-Ser的水平显示出显著差异。结果表明，内源性D，L-Ser的生物合成和转运可能参与了PD的发病机制。

实验对一些影响分离的因素进行了研究，包括环糊精的类型、环糊精浓度、SDS浓度、运行缓冲液的pH值和运行缓冲液浓度。最佳条件确认如下：施加电压为12 kV，运行缓冲液含有25 mM硼酸盐、10 mM γ-CD和50 mM SDS，pH值为9.5。在这些优化条件下，FITC-D、L-Ser对映体的分离电泳图如图6-13所示。用建立的方法分析PD模型鼠中脑样品，获得的电泳图如图6-14所示。并测定了随着PD症状加重，中脑中D-Ser和L-Ser含量的变化，结果见图6-15。

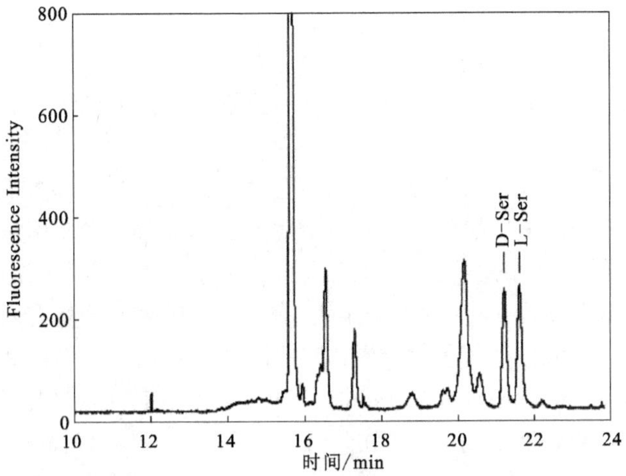

电解质组成为含有 50 mM SDS 和 10 mM γ-CD 的 25 mM 硼酸盐缓冲液(pH 9.5)。毛细管内径为 75 μm，有效长度为 60 cm。施加的电压为 12 kV；LED 最大波长为 475 nm。D-Ser 和 L-Ser 的浓度为 1.5×10^{-6} M。

图 6-13　FITC-Ser 对映体的分离

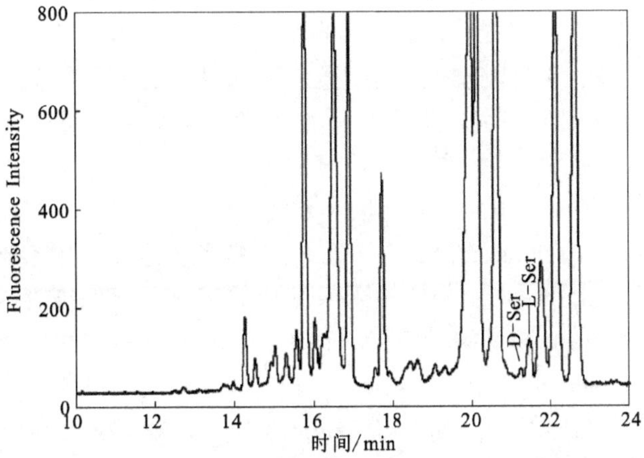

图 6-14　从小鼠中脑样品分离得到的电泳图(CE 条件与图 6-13 相同)

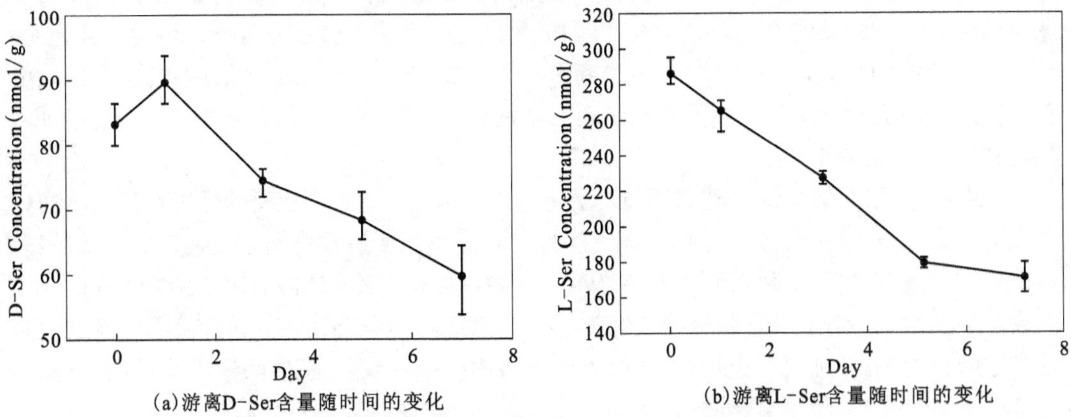

图 6-15　随着 PD 症状加重，D-Ser 和 L-Ser 含量的变化

6.7.2 应用实例二：临床治疗药物监测

【**实例 2**：毛细管电泳结合场放大样品堆积-胶束扫集技术测定人血浆中多利培南的方法开发】

抗生素耐药性感染已成为一个重要的公共卫生问题，需要引起重视。碳青霉烯类抗生素是治疗多重耐药感染的最后手段，随着经验性治疗的使用，其使用量逐渐增加。不幸的是，这种趋势加剧了耐药性的出现和传播。在这些抗生素中，多利培南因其在多重耐药感染中的出色疗效而引人注目，其对革兰氏阳性菌和革兰氏阴性菌均有效。

多利培南属于时间依赖性抗生素类别，其体内活性与给药间隔期间药物浓度维持在最低抑制浓度(minimum inhibitory concentration，MIC)以上的时间百分比(%T>MIC)有关。为了对抗某些具有挑战性的细菌病原体(MIC ≤2 μg/mL)，建议保持至少 40%的 T>MIC 血浆药物浓度。然而，由于疾病状态的多样性和患者特定的药代动力学/药效学(PK/PD)变异性，实际治疗结果往往低于期望。多利培南是一种高度亲水的抗生素，具有低蛋白结合率，主要通过肾脏排泄，其中 71%以原形排泄，15%以开环失活代谢物形式排泄。对于肾功能受损或接受血液透析的患者，需要调整剂量以减少或补充多利培南的血浆浓度，但迄今为止的明确建议仍不足。总之，血浆中的多利培南浓度是做出知情决策和调整剂量的基础，与治疗效果的实现、抗菌管理和应对抗生素耐药性威胁密切相关。因此，开发一种高效的分析方法对于准确测定多利培南血浆药物浓度至关重要。通过对其进行治疗药物监测，最大程度地发挥其抗菌作用，并最大限度地降低抗生素耐药性的潜在风险。

本研究建立了一种新型的毛细管电泳方法，CE 结合场放大样品堆积-胶束扫集(field-enhanced sample stacking，FESS-sweeping)在线预浓缩技术用于监测人血浆中多利培南的浓度，富集原理见图 6-16。分离使用未涂覆的熔融石英毛细管(40 厘米×50 微米内径)，背景电解质为 150mM 磷酸缓冲液(NaH_2PO_4，pH 2.5)和 20%甲醇组成的具有高电导率的缓冲液(high conductivity buffer，HCB)。在低电导率的磷酸缓冲液(50mM NaH_2PO_4，pH 2.5)中制备一个大的样品塞，然后以 5psi 的压力(80 秒)注入毛细管中。在-30kV 的施加电压下，分析物在 FESS 边界处积聚并被带负电荷的微胶粒扫向紫外检测器。血浆样品通过固相萃取(solid-phase extraction，SPE)进行预处理以消除内源性干扰。在最优条件下获得的病人血浆样品的电泳图见图 6-17。多利培南的检测限(LOD，S/N=3)为 0.4 微克/毫升。与传统的胶束电动色谱法相比，新开发的方法使多利培南的灵敏度提高了 488 倍。新开发的方法成功地量化了接受多利培南方案的患者血浆样本中的多利培南浓度，证明了其在临床领域的应用潜力。

【**实例 3**：毛细管电泳-质谱联用技术测定尿液中治疗肠道炎症疾病的药物及其代谢物】

克罗恩病(Crohn′s disease，CD)和溃疡性结肠炎均属于慢性胃肠道炎症疾病。硫嘌呤，即硫唑嘌呤及其主要活性代谢物(6-巯基嘌呤和 6-硫鸟嘌呤)是目前用于治疗 CD 的主要药物。为了增强治疗效果，硫嘌呤还经常与其他治疗药物联合使用，联合使用的药物有皮质类固醇(强的松、强效抗炎剂)、非甾体抗炎药物(美沙拉秦、有效活性氧清除剂)和酶抑制剂(别嘌呤醇、黄嘌呤氧化酶抑制剂)。硫嘌呤类药物的临床应用与各种不良反应(包括肝毒性)有关，一些患者甚至对硫嘌呤治疗有抵抗力。随着胃肠道炎症患者数量增加，生

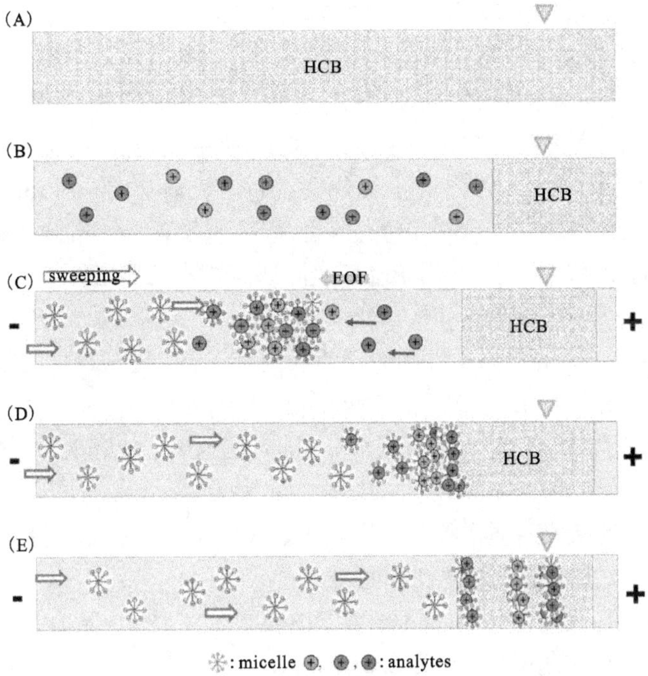

扫一扫，看彩图

(A)使用高导电缓冲液(HCB)完全冲洗毛细管。(B)在低导电缓冲液中制备的包含分析物的长样品塞被动力学注入。(C)在负电压下发生堆积的初始阶段，其中 SDS 胶束向检测器移动(蓝白色箭头向右)，同时清扫和浓缩阳离子分析物(反向移动到阴极入口，红色左箭头)在更窄的条带中，形成一个清扫边界。(D)在清扫边界接近 HCB 区域时，第二个堆积阶段涉及额外的分析物积累。(E)在 MEKC 模式下进行分离。

图 6-16　FESS-sweeping 在 MEKC 中的示意图

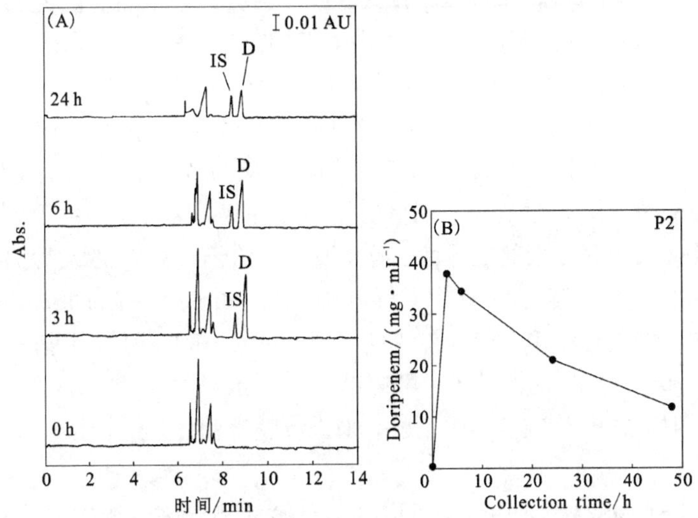

(A)患者 2 在不同血样采集点的真实血浆样品的电泳图。(B)P2 在不同采集点的多利培南血浆浓度趋势。D：多利培南，45 μg/mL；IS：内标，10 μg/mL. CE 条件：HCB，150 mM，磷酸盐 (pH 2.5)+20% (*v/v*)甲醇；扫集缓冲，50 mM 磷酸盐 (pH 2.5)+100 mM SDS；进样，5 psi，80 s；分离电压，-30 kV；检测波长，300 nm。

图 6-17　电泳图与血浆浓度趋势

物治疗费用随之增加，所以硫嘌呤临床治疗浓度监测对于提升其治疗效果，减少临床不良反应发生以及节约治疗成本都具有重要意义。

本研究发展了一种 CE-MS/MS 的方法实现了 CD 治疗中使用的药物（硫唑嘌呤（Azathioprine，AZA），美沙拉秦（Mesalazine，MSL）、强的松（Prednisone，PRE）和别嘌呤醇（Allopurinol，ALP））及其在人体内的主要代谢物（6-硫鸟嘌呤（6-Thioguanine，6-TG），6-巯基嘌呤（6-Mercaptopurine，6-MP），6-甲基巯基嘌呤（6-methylmercaptopurine，6-MMP））的同时分离和灵敏检测，并用于临床实际尿液样本的测定。

1. 方法的建立与方法学验证

研究首先考察了电泳的分离条件和质谱的检测条件，确定了最优的分析条件为缓冲溶液：10 mM 醋酸铵（用 3%（*v/v*）氢氧化铵调节 pH 为 9）+ 5%（*v/v*）甲醇。ESI-MS-MS 分析条件为：鞘液组成为 50%（*v/v*）甲醇-水 + 5 mM 醋酸铵，流速为 8 mL/min。雾化气体（N_2）压力为 10 psi。干燥气体温度为 300℃，流速为 7 mL/min，毛细管电压设置为 + 4500V。考察了尿样的稀释对质谱检测的影响，最终确定稀释倍数为 10。图 6-18 为在稀释 10 倍的空白尿样中加入标准药物和代谢物的电泳图。

多反应监测（multiple reaction monitoring，MRM）模式，往 10 倍稀释空白尿液中加入混合标准溶液（所有分析物的浓度水平为 2.5 μg/mL）。

方法的各种性能参数被评价，包括选择性、标准曲线、精密度和准确度等，结果表明发展的方法适用于分析尿样中的药物和代谢物。

2. 方法的应用

将优化和验证的 CE-ESI-MS/MS 方法应用于临床分析来测定尿样中的药物和选定的代谢物。对 13 名患有克罗恩病的患者用硫唑嘌呤药物治疗或者使用美沙拉秦联合用药治疗。临床尿样 CE-ESI-MS/MS 分析的代表性 MRM 曲线如图 6-19 所示。

从图 6-19 可以看出，在不同的临床尿样中 6-MP/6-MMP 的比率可以被轻松可靠地确定。从而可以将原始药物 AZA 的量与其活性 6-MP 和非活性 6-MMP 代谢产物相关联。即使存在患者个体代谢差异，MRM 图中 AZA 的峰响应与 AZA 的给药剂量仍是一致的。对于联合用药的 MSL 检测，信号响应与剂量虽然不太一致，这可能是由于以 N-乙酰氨基水杨酸作为其主要代谢物存在大的变异性，但发展的方法仍可对口服给药后监测尿液中消除的 MSL 进行可靠的分析。硫嘌呤 S-甲基转移酶（Thiopurine S-methyltransferase，TPMT）在硫嘌呤的代谢中起着重要作用，它可在活性（非甲基化）和非活性（甲基化）硫嘌呤代谢物之间保持平衡。基于 TPMT 活性结果，可以精确增加或减少患者 AZA 给药剂量或者通过适当联合用药（例如 ALP）影响 TPMT 活性，来进行精准治疗。

3. 结论

发展的 CE-ESI-MS/MS 联用方法可以准确灵敏的测定临床尿样中的硫嘌呤类药物及其选定代谢物（6-MP，6-MMP）以及目前联合使用的其他药物的分析（MSL），通过测定尿液中 AZA 及其活性或者非活性代谢产物以及联合用药的消除，有助于阐明 AZA 药代动力学以及影响个体用药差异的影响因素。该分析方法有望成为一种有用的优化工具，用于个体化硫嘌呤精准治疗（即增加或减少 AZA 剂量，或添加合适的影响 TPMT 活性的联合用药）。

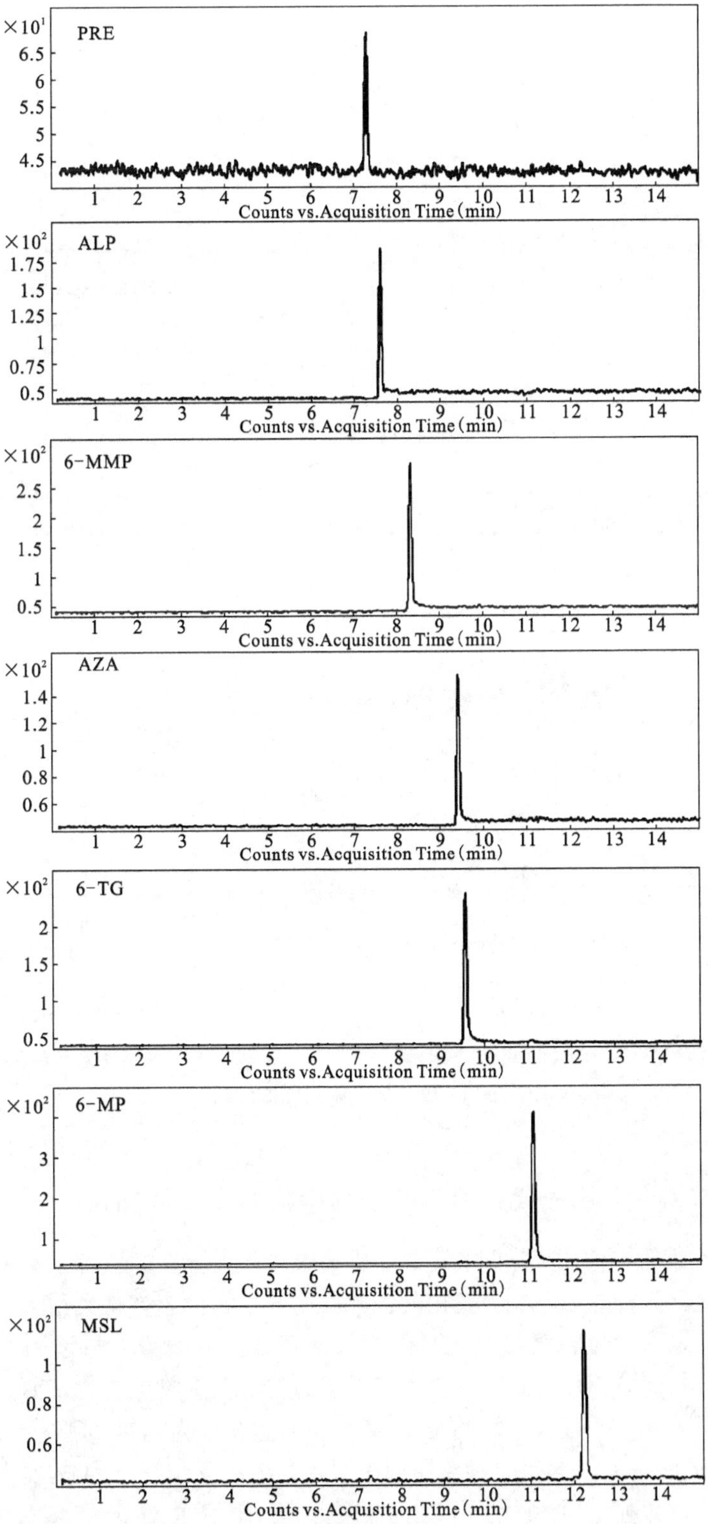

图 6-18　最佳实验条件下尿样标准样品 CE-ESI-MS/MS 分析电泳图

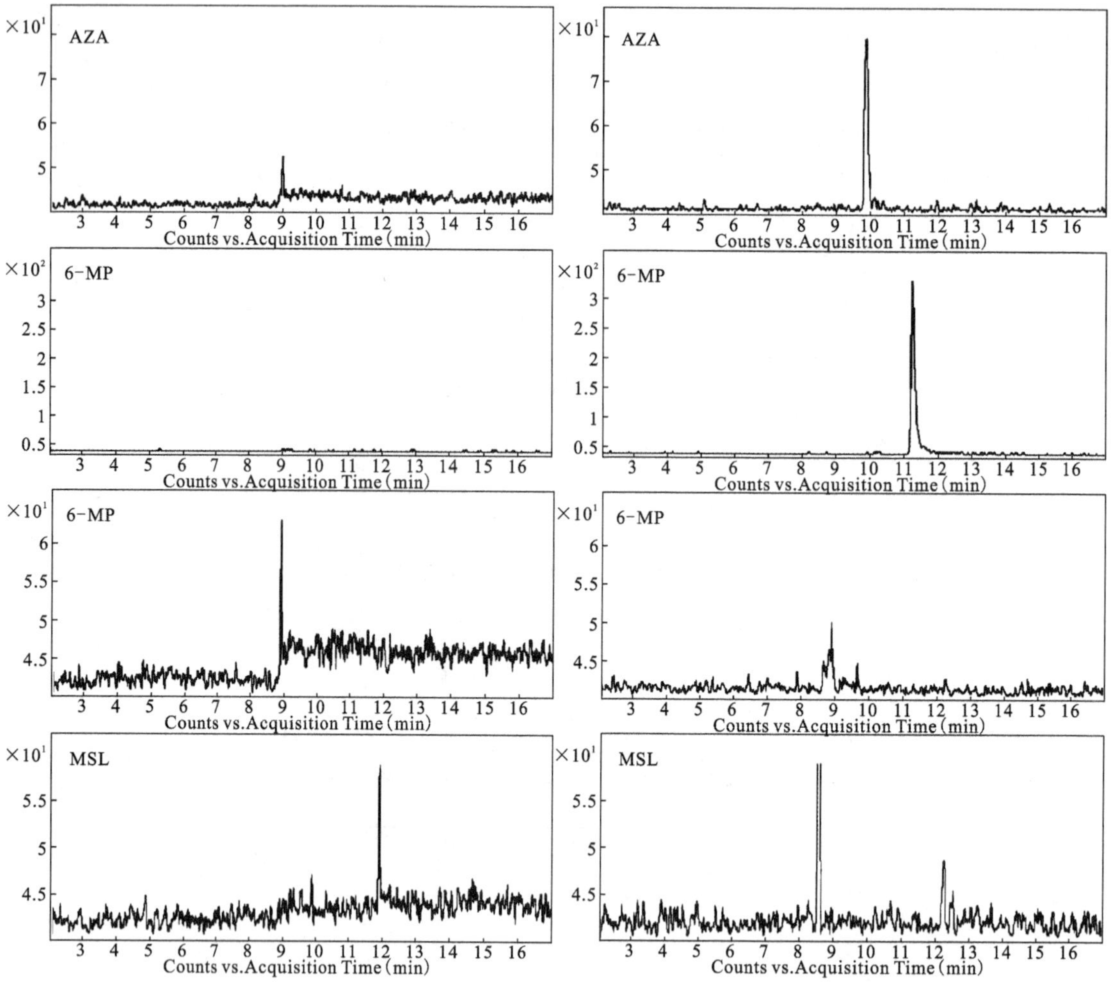

分析样本为使用硫唑嘌呤治疗每日剂量 50 毫克(左图)和 100 毫克(右图)以及与美沙拉秦联合用药患者的尿液(10 倍稀释)。

图 6-19 临床尿液样本分析

6.7.3 应用实例三：基于代谢组学的肿瘤生物标志物的筛选

【实例 4：毛细管电泳-质谱联用技术分析泌尿生殖系统癌症患者尿液中的代谢物**】**

随着代谢组学分析的出现，寻找相关各种疾病的生物标志物得到很大的发展。特别是代谢组学生物标志物作为肿瘤筛查工具的有效性正在不断研究。尿液因为其样品量充裕和非侵入性采样的优势，目前仍然是一个有吸引力的潜在生物标志物来源。

在过去的十年中，肌氨酸(N-甲基甘氨酸)一直被认为与前列腺癌(prostate cancer, PCA)的存在和进展有关。但研究者对尿液中肌氨酸浓度变化与 PCA 的发生发展关系观点不一，肌氨酸在癌症诊断中的作用仍需进一步研究。对于许多癌症，如膀胱癌(bladder cancer, BCA)，并没有单一的生物标记物可以保持显著的诊断状态，往往涉及到广泛的代谢物。本研究采用 CE-ESI-MS 技术对前列腺癌患者尿液样本中的未经衍生的肌氨酸(Sarcosine，靶向代谢产物)和其他氨基酸(非靶向代谢产物)进行分析。

(1)CE-MS 条件。

涂层分离毛细管：涂层为阳离子聚合物三甲氧基硅丙基聚乙烯亚胺-盐酸的 50% (*v*/*v*)异丙醇溶液(50 μm 内径×365 μm 外径×85 cm 长)。测定肌氨酸的分离电解质为 0.5% (*v*/*v*)甲酸、50% (*v*/*v*)甲醇和 49.5% (*v*/*v*)水；测定非肌氨酸的其他氨基酸代谢物的分离电解质为 2% (*v*/*v*)甲酸、50% (*v*/*v*)甲醇和 48% (*v*/*v*)水。电喷雾电离和多离子反应监测模式(MRM)，使用 d_3-肌氨酸作为内标，标准加入法进行定量。

(2)结果与讨论。

①靶向代谢产物分析。

图 6-20 是提取的离子流色谱图。以目标代谢物与内标物的峰面积的比值与添加的目标代谢物标准物质的浓度做校正曲线，x-截距的绝对值作为患者内源性代谢物的浓度，结果见表 6-2。

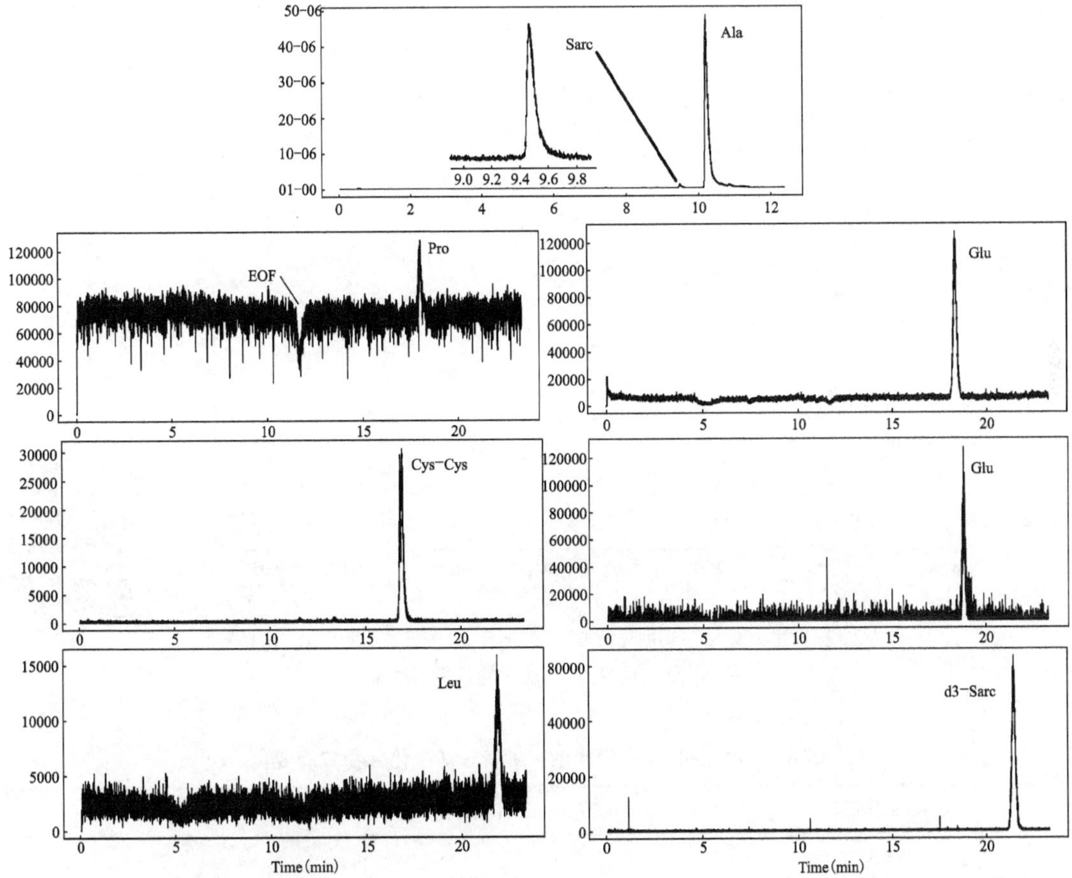

Sarc，肌氨酸，Ala，丙氨酸，Pro，脯氨酸，Glu，谷氨酸，Cys，半胱氨酸，Kyn，犬尿氨酸，Leu，亮氨酸，d3-Sarc，d_3-肌氨酸。

图 6-20　来自患者 B 的 CE-ESI-MS/MS 提取离子流色谱图，MRM 模式

表 6-2　患者尿样中各种代谢物的内源性浓度

Endo (μmol/L)	Sarc	RSD	L-Pro	RSD	L，L-CysCys	RSD	L-Leu	RSD	L-Glu	RSD	L-Kyn	RSD
A	13. 18	9%	7. 69	16%	132. 8	23%	73. 01	15%	11. 17	28%	0. 11	105%
B	5. 21	21%	4. 50	25%	118. 1	46%	16. 92	41%	21. 71	19%	0. 11	252%
D	14%	2. 94	18%	268. 2	15%	17. 93	19%	11. 94	28%	0. 092	413%	
E	36. 21	20%	11. 34	19%	648. 0	76%	58. 89	10%	42. 66	21%	1. 65	31%
POOLED Healthy	0. 81		5. 99		57. 67		17. 74		21. 55		1. 78	

②非靶向代谢产物分析。

尿样中检测到 468 个非靶向代谢物。使用面积归一化法进行定量。图 6-21 为 6 成分主成分分析得分图。结果表明，前列腺癌患者和健康志愿者的尿样可以被明显地区分。至少有 9 个化合物在尿样中的浓度改变是造成这种明显区分的原因(见表 6-3)。

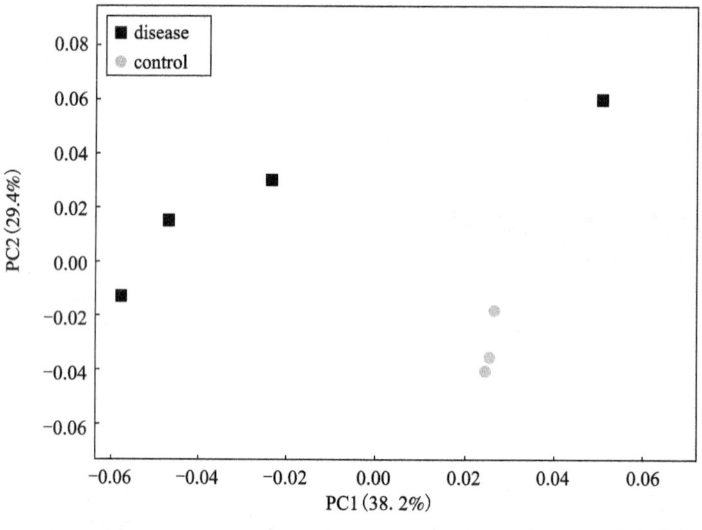

扫一扫，看彩图

对照组(蓝色圆圈)；患病的尿液样本(红色方块)分别来自患者 A、B、D 和 E。

图 6-21　前 2 个主成分的绘图(共 6 个)

表 6-3　与控制样品组比较，患者尿样中化合物浓度变化

Compound(*m/z*)	Migration time(min)	↓/↑
132	16. 25	↓
144	11. 41	↓
156	19. 80	↓

续表6-3

Compound(m/z)	Migration time(min)	↓/↑
162	17.76	↓
180[a]	6.50	↑
212[a]	6.53	↑
329	8.58	↑
346	8.61	↑
389	8.69	↑

基于 CE-MS 和主成分分析的非靶向代谢组学揭示了在健康志愿者和前列腺癌或者膀胱癌患者尿液中的显著差异，筛查出了 9 个在患者尿液中有明显高或低强度的 m/z 信号，这些与健康志愿者的尿液明显不同的信号可能是导致这种显著差异的原因，这 9 个信号的准确质量可以通过高分辨质谱测定。CE-MS 还能够测量尿样中除了半胱氨酸外的脯氨酸、半胱氨酸、谷氨酸、亮氨酸、犬尿氨酸和肌氨酸。所测所有氨基酸均具有可接受的线性。在靶向分析中，半胱氨酸的峰宽变化与肌酐浓度呈正相关，提示肌酐等化合物可能是半胱氨酸浓度不可靠的原因。由于该项研究病例数太少，无法在代谢物水平与癌症的进展之间建立任何关联。未来的研究将致力于加强前列腺癌的尿液代谢组学数据和病理信息两者之间的联系。

【思考题】

1. 毛细管电泳分析方法的分离原理是什么？
2. 如何提升毛细管电泳分析结果的重复性？
3. 如何进行毛细管电泳分析方法的开发？
4. 毛细管电泳分析的分离模式有哪几种？各自的特点和应用范围是什么？
5. CE-MS 联用的接口技术有哪几种？

参考文献

[1]Beyor N, Yi L N, Seo T S, Mathies. Integrated Capture, Concentration, PCR, and Capillary Electrophoretic Analysis of Pathogens on a Chip[J]. Anal Chem. 2009, 81(9): 3523-3528.

[2]熊建辉，张普顿，石先哲，等. 基于遗传算法的手性毛细管电泳分离中多指标同时优化[J]. 高等学校化学学报. 2004, 5: 896-899.

[3]汪勇，高培峰，赵新颖，等. 毛细管电泳法表征多肽及糖蛋白的稳定性[J]. 色谱，2013, 6: 543-549.

[4]Haselberg R, de Jong G J, Somsen G W. Low-Flow Sheathless Capillary Electrophoresis-Mass Spectrometry for Sensitive Glycoform Profiling of Intact Pharmaceutical Proteins. Anal Chem, 2013, 85(4): 2289-2296.

[5]Caslavska J, Jung B, Thormann, W. Confirmation analysis of ethyl glucuronide and ethyl sulfate in human serum and urine by CZE-ESI-MSn after intake of alcoholic beverages[J]. Electrophoresis, 2011, 32(13): 1760-1764.

[6] Buchberger W, Gstöttenmayr D, Himmelsbach M. Determination of cinchona alkaloids by non-aqueous CE with MS detection[J]. Electrophoresis 2010, 31(7): 1208-1213.

[7]Liang H H, Lin Y C, Hung C C, et al. Method Development for Determination of Doripenem in Human Plasma via Capillary Electrophoresis Coupled with Field-Enhanced Sample Stacking and Sweeping, Int. J. Mol. Sci. 2023, 24: 13751. https://doi.org/10.3390/ijms241813751.

[8] Katarína M, Juraj P, Zuzana Z, et al. Capillary Electrophoresis Hyphenated with Mass Spectrometry for Determination of Inflammatory Bowel Disease Drugs in Clinical Urine Samples[J]. Molecules, 2017, 22, 1973. doi: 10.3390/molecules22111973.

[9]Matthew S M, Miranda G M, David DY, et al. Capillary electrophoresis-mass spectrometry for targeted and untargeted analysis of the sub-5 kDa urine metabolome of patients with prostate or bladder cancer: A feasibility study[J]. Journal of Chromatography B, 2018 (1074-1075): 79-85.

第 7 章

免疫分析

7.1 概述

免疫分析(immunoassay, IA)是利用抗原抗体特异性结合反应检测药物、激素、蛋白质以及微生物等各种物质的一种分析方法。IA 的使用历史可追溯到 1959 年，美国科学家 Berson 和 Yalow 等采用放射性同位素示踪技术测定糖尿病患者血浆中胰岛素的含量，这种技术后被称为放射免疫分析(radioimmunoassay, RIA)，Yalow 也因对微量胰岛素的精确测定而获得 1977 年的诺贝尔生理学或医学奖。随后又逐渐衍生出酶免疫分析、荧光免疫分析等一系列新的免疫分析技术，从而使得 IA 成为一门独立学科。

经过 60 余年的发展，IA 已经成为食品、药物、临床医学以及生物化学等领域的一种重要分析方法，其测定对象不仅局限于酶类等大分子物质，还包括小分子的激素、药物等。IA 为生物医学分析开创了一个新的领域，适用于常规检测方法难以测定的药物，成为常规分析方法的有益补充，近年来在体内药物分析领域越来越受到关注。在体内药物分析中，免疫分析的应用主要集中在以下两个方面：①在药物临床研究中测定，以了解药物在体内的吸收、分布、代谢和排泄情况；②在药物的临床检测中，对超过安全剂量易发生严重不良反应或毒性反应浓度与治疗浓度有交叉的药物血液浓度进行监测。

7.1.1 免疫分析的类型

免疫分析法按是否对抗原或抗体进行标记分为传统免疫分析法和标记免疫分析法。传统的免疫分析法又称非标记免疫分析法(non-labeled immunoassay)，主要是利用抗原抗体反应后理化性质的变化对抗原抗体进行测定，测定手段包括免疫扩散(immunodiffusion)和免疫电泳(immuno-electrophoresis)等。免疫扩散是可溶性的抗原和相应的抗体在溶液或凝胶中彼此接触，形成不溶性抗原-抗体复合物沉淀。免疫电泳技术是将免疫扩散与电泳技术相结合的分析手段。非标记免疫分析需要抗原与抗体结合形成大分子沉淀，以此定性和定量分析。然而沉淀反应并不是那么普遍，通常抗原和抗体之间的结合反应难以用肉眼观察，此外非标记免疫分析灵敏度不高，因此其应用受到限制。随后，科学家们向反应体系中加入特定的标记物来帮助显示结果，这些标记物的存在并不会改变抗原抗体结合的特异性。这种利用标记物的辅助作用实现免疫分析的分析方法叫做标记免疫分析法。在当前的各种免疫技术中，标记免疫分析是最为活跃、发展最快的一个领域，因此本章所介绍的免疫分析均为标记免疫分析技术。

标记免疫分析技术的基本原理是采用荧光素、同位素或酶等示踪物质标记抗体（或抗原）进行抗原-抗体反应，通过对免疫复合物中的标记物的测定，达到对免疫反应进行监测的目的。按标记物的种类可以分为放射免疫分析、酶免疫分析（enzyme immunoassay，EIA）、化学发光酶免疫分析（chemiluminescent enzyme immunoassay，CIZIA）和荧光免疫分析（fluorescence immunoassay，FIA）。其中，荧光免疫分析又可以分为：底物标记荧光免疫分析（substrate labeled fluorescence immunoassay，SLFM）、荧光偏振免疫分析（fluorescence polarization immunoassay，FPIA）、荧光猝灭免疫分析（fluorescent quenching immunoassay，FQIA）、荧光增强免疫分析（fluorescent enhancement immunoassay，FEIA）和时间分辨荧光免疫分析（time-resolved fluorescence immunoassay，TRFIA）等。

各种免疫分析的基本原理均是利用抗原抗体的特异性结合，但具体的反应机理又有所不同。免疫分析法可分为竞争性免疫分析（competitive immunoassay）和非竞争性免疫分析（non-competitive immunoassay）两类。竞争免疫分析是将过量的待测抗原与定量标记抗原竞争结合定量的特异性抗体形成抗原-抗体结合物，待测抗原的量越大，与抗体结合的标记抗原量越少，结合物产生的信号强度越小，由此测定待测抗原的量。放射免疫分析、酶免疫分析和荧光免疫分析均属此类。非竞争免疫分析是将待测抗原与足够的标记抗体充分反应，形成抗原-标记抗体复合物，结合物产生的信号与抗原的量成正比。

当抗原-抗体反应达到平衡后，根据是否需要将标记抗原-抗体结合物（B）与游离的标记抗原或抗体（F）分离后检测，免疫分析又可分为直接检测法与分离后检测法。按是否加入分离剂可以分为均相免疫分析（homogeneous immunoassay）和非均相免疫分析（heterogeneous immunoassay）。均相免疫分析是指在免疫分析中，当抗原-抗体反应达到平衡后，反应液中结合的标记药物与游离的标记药物之中有一种不产生信号或信号消失，因此无须将反应液分作两相，在均相溶液中进行测定即可，如酶放大免疫分析（enzyme multiplied immunoassay technique，EMIT）。非均相免疫分析是指在某些免疫分析中，当抗原-抗体反应达到平衡后，必须在反应液中加入分离剂，将游离标记药物和结合标记药物分开之后，才能测出各自部分的标记药物浓度，否则测定的是两者的总浓度。由于这种信号的测定需将反应液分成液-固两相后才能分别测定，故称为非均相免疫分析。

除上述 4 种常见的分类方式外，免疫分析还可以按标记对象分为标记抗原和标记抗体免疫分析法；按待测物分为测定抗原、半抗原和抗体免疫分析法。本章主要介绍以抗原或半抗原为被测物的免疫分析法。

7.1.2 免疫分析的基本原理

免疫分析检测的基本原理是基于抗原-抗体之间的特异性结合所具有的专一性和可饱和性，建立药物浓度和响应值之间的函数关系。由于大多数免疫分析法属于竞争性免疫分析法，如放射免疫分析、酶免疫分析和荧光免疫分析等，其涉及到的检测原理均为抗原-抗体竞争结合反应，即竞争抑制原理，故以下主要对竞争抑制原理进行阐述。

当某一反应体系中存在一定量的特异抗体时，标记后的抗原 Ag^*（labeled antigen，标记药物）和未标记的抗原 Ag（antigen，未标记药物）会与有限量特异性抗体（antibody，Ab）发生竞争性结合。抗原-抗体反应时，须满足以下条件：①Ag^* 与 Ag 必须是同一生物活性物质，具有完全相同的免疫活性，对 Ab 具有相同的亲和力；②所加入 Ag^* 和 Ab 的量是恒定的；③Ag^* 与 Ag 的总量应大于 Ab 上的有效结合位点；④Ag^*、Ag 及 Ab 需处在同一反应体系中。因为 Ag^* 和 Ag 与 Ab 具有相同的亲和力，所以二者与有限量的 Ab 竞争性结合。此原理可由反应式(7-1)和图 7-1 来表示。

$$\begin{array}{c} Ag+Ab \underset{K_2}{\overset{K_1}{\rightleftharpoons}} Ag-Ab \\ + \\ Ag^* \\ K_2' \Big\uparrow\Big\downarrow K_1' \\ Ag^*-Ab \end{array} \tag{7-1}$$

根据质量定律，当反应达到平衡时，可由式(7-2)来表示：

$$K_a=\frac{K_1}{K_2}=\frac{K_1'}{K_2'}=\frac{Ag-Ab}{[Ag][Ab]}=\frac{Ag^*-Ab}{[Ag^*][Ab]} \tag{7-2}$$

式中，Ag^* 为标记抗原；Ag 为未标记抗原（待测物）；Ab 为特异抗体；Ag^*-Ab 为标记抗原-抗体结合物；Ag-Ab 为未标记抗原-抗体结合物；K 为平衡常数。

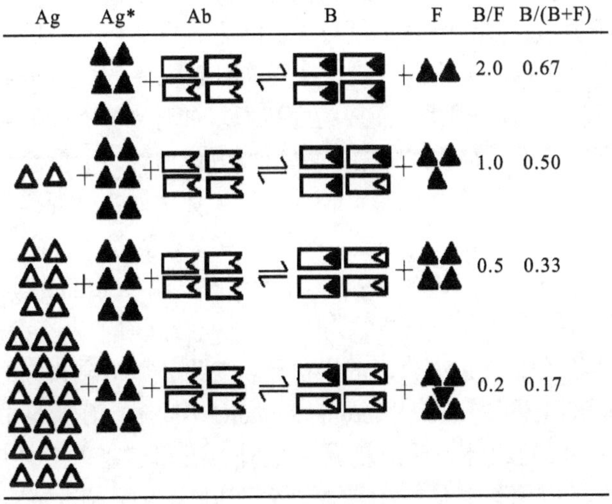

图 7-1 竞争抑制原理示意图

图 7-1 中 B 表示标记抗原-抗体结合物，F 表示游离的标记抗原。由图可见，标记的抗原-抗体结合率（$B\%$）与未标记抗原 Ag（未标记药物）量呈负相关，原因是未标记抗原抑制了标记抗原和抗体的结合，也可以说标记抗原被未标记抗原所稀释，使其和抗体发生结合的几率变小。故可以通过测定标记的抗原-抗体结合物，得到待测药物的量。这种竞争性抑制数量关系是免疫分析的定量基础。$B\%$的计算方法可由式(7-3)表示。

$$B\% = \frac{B}{B+F} \times 100\% = \frac{Ag^*}{Ag^* + Ag} \times 100\% \tag{7-3}$$

在测定样品时，一般先配成系列浓度的标准溶液，然后加入一定浓度的标记抗原 Ag^* 和抗体 Ab。待反应达到平衡后，用上述公式计算结合率（$B\%$），并可以以标准抗原 Ag 的浓度为横坐标，以标记抗原-抗体结合率为纵坐标绘制标准曲线，后根据标准曲线得到相应待测药物的含量。

7.1.3 免疫分析反应的基本条件

标记免疫分析方法须具备三种基本条件，即标记抗原、未标记抗原和抗体。标记抗原的方式不同，免疫分析的方法就不同，我们将在后续作介绍。

7.1.3.1 完全抗原的制备

抗原是指能刺激机体产生（特异性）免疫应答，并能与应答产生的抗体或者致敏淋巴细胞发生特异性反应的物质。免疫原性（immunogenicity）即指抗原诱导机体发生特异性免疫应答，产生抗体和/或致敏淋巴细胞的能力；免疫反应性（immunoreactivity）是指能与相应的免疫效应物质（抗体或致敏淋巴细胞）在体内外发生特异性结合反应的能力；能与特异抗体作用并能引起免疫应答的物质被称为全抗原（complete antigen）；能与特异抗体作用即只有免疫反应性，但无免疫原性即不能引起机体免疫应答的物质被称作半抗原（incomplete antigen）。

全抗原通常为蛋白质、多肽等分子量较大，化学结构复杂的物质。半抗原一般为分子量较小的多糖、脂类等非蛋白类物质，其本身不能引起机体的免疫应答，但是作为载体与蛋白质结合后，即可获得“免疫原性”而成为全抗原。如青霉素是一种半抗原，它本身没有免疫原性，在其进入体内后，如果其降解产物和组织蛋白结合，就获得了免疫原性，并刺激免疫系统产生抗青霉素抗体。当青霉素再次注射人体内时，抗青霉素抗体立即与青霉素结合，产生病理性免疫反应，出现皮疹或过敏性休克，甚至危及生命。此类小分子半抗原与大分子的载体蛋白结合后所形成的全抗原叫做人工抗原（artificial antigen）。人工抗原也具备免疫原性，能刺激机体产生免疫应答。

临床上应用的药物大部分为小分子的半抗原，因此必须结合相应的载体后才能成为人工抗原。其中，牛血清白蛋白（bovine serum albumin，BSA）具有较高的溶解度、免疫原性强、取材方便，是最常用的载体。除天然蛋白之外，还有一些人工合成的高分子化合物，如人工合成多肽同样可以用作载体。半抗原（待测药物）需要通过特定的官能团和载体相结合后形成人工抗原。常见的活性官能团包括羧基、氨基、酚羟基、巯基、胍基、咪唑基和吲哚基等，其中氨基、羧基和酚羟基最为常见。若待测药物中不包括活性基团，可以通过化学方法引入上述活性基团后再与载体相结合。半抗原或者引入活性基团后的半抗原通过共价键或者配价键与载体相结合形成稳定的半抗原-复合物。一般反应在较温和的条件下进行，以防止载体蛋白变性，通常反应在37℃，pH 接近中性的条件下进行。其次，为保持抗原的免疫特性，要特别注意半抗原和载体结合的位置，要使得反应后抗原决定簇尽可能暴露在外面而不被其他结构覆盖或者掩埋。

常见的半抗原和载体的连接方式有碳二亚胺缩合法、混合酸酐法、戊二醛法、二异氰酸酯法和过碘酸盐氧化法等。

(1)碳二亚胺缩合法：该法适用于药物本身结构上有羧基，或者通过化学反应在药物中引入羧基的情况，羧基可以和蛋白质载体上的氨基发生脱水缩合从而形成肽键。具体反应过程如下：

$$\text{Drug}-\overset{O}{\underset{\|}{C}}-OH + R-N=C=N-R' \longrightarrow$$

$$\text{Drug}-\overset{O}{\underset{\|}{C}}-O-\overset{NHR}{\underset{|}{C}}=N-R'$$

$$\text{Drug}-\overset{O}{\underset{\|}{C}}-O-\overset{NHR}{\underset{|}{C}}=N-R' + H_2N-\text{Protein} \longrightarrow$$

$$\text{Drug}-\overset{O}{\underset{\|}{C}}-NH-\text{Protein} + O=\overset{NHR}{\underset{|}{\underset{NHR}{C}}}$$

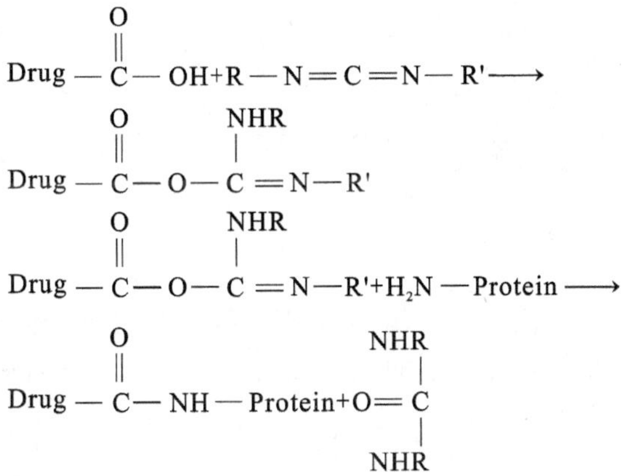

据碳二亚胺上两个取代基 R 和 R′的极性差异，可以将其分为水溶性碳二亚胺和脂溶性碳二亚胺。其中水溶性的能使载体蛋白质和药物在水中短时间内反应，所以其应用更广泛。值得一提的是，反应完全后，应该将反应液中生成的药物-载体蛋白复合物纯化后冻干保存备用。

(2)混合酸酐法：混合酸酐法指的是以氯甲酸异丁酯作为缩合剂，先与含羧基的药物在碱性条件下生成混合酸酐后，再与载体蛋白上氨基缩合形成肽键的反应方式。该法得到的药物-载体蛋白复合物同样需要纯化后冻干保存备用。具体反应过程如下：

$$\text{Drug}-\overset{O}{\underset{\|}{C}}-O-\overset{O}{\underset{\|}{C}}-O-CH_2CH\overset{CH_3}{\underset{CH_3}{\diagdown}} + H_2N-\text{Protein} \longrightarrow$$

$$\text{Drug}-\overset{O}{\underset{\|}{C}}-O-NH-\text{Protein} + \overset{CH_3}{\underset{CH_3}{\diagdown}}CH-CH_2OH + CO_2$$

$$\text{Drug}-\overset{O}{\underset{\|}{C}}-OH + Cl-\overset{O}{\underset{\|}{C}}-O-CH_2CH\overset{CH_3}{\underset{CH_3}{\diagdown}} \xrightarrow{(C_4H_9)_3N}$$

$$\text{Drug}-\overset{O}{\underset{\|}{C}}-O-\overset{O}{\underset{\|}{C}}-O-CH_2CH\overset{CH_3}{\underset{CH_3}{\diagdown}}$$

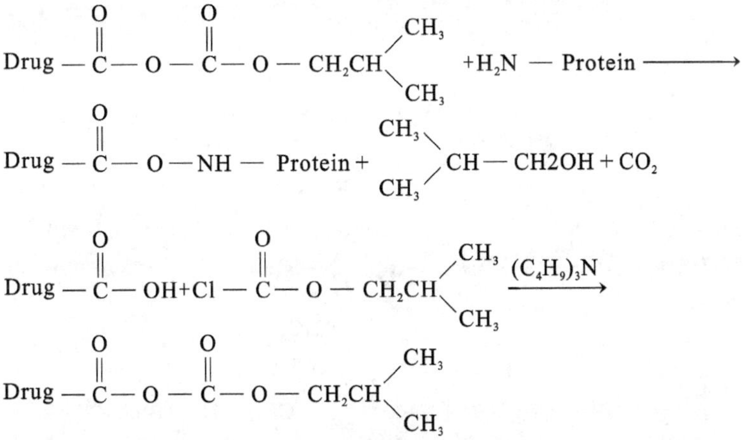

含羟基的药物通常通过特定的反应将羟基转化为羧基衍生物后再采用碳二亚胺缩合法或者混合酸酐法使之与载体蛋白上的氨基缩合。引入羧基的常见方法主要包括以下两种：

琥珀酸酐法：琥珀酸酐法指的是采用琥珀酸酐在无水吡啶中与半抗原中的羟基转化为半抗原的琥珀酸衍生物，继而与蛋白质上氨基缩合的反应方式。具体反应过程如下所示：

$$\text{Drug}-OH + \underset{\underset{\text{O}}{\diagdown\diagup}}{CO\diagup\diagdown OH} \longrightarrow \text{Drug}-\overset{O}{\underset{\|}{C}}-CH_2CH_2COOH$$

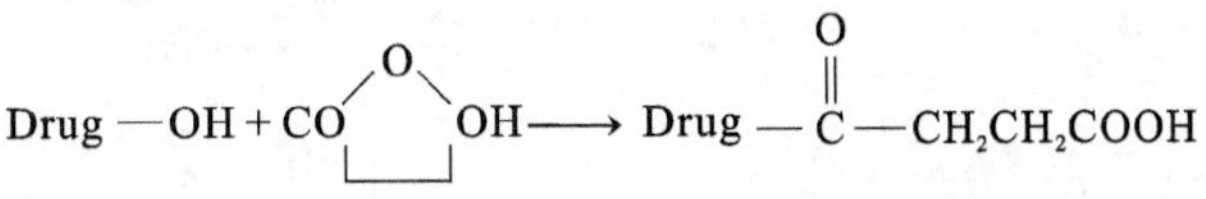

重氮化的对氨基苯甲酸法反应：该法是用重氮化合物重氮化的对氨基苯甲酸作为反应原料，将药物分子 R 上的羟基羧基化。具体反应过程如下：

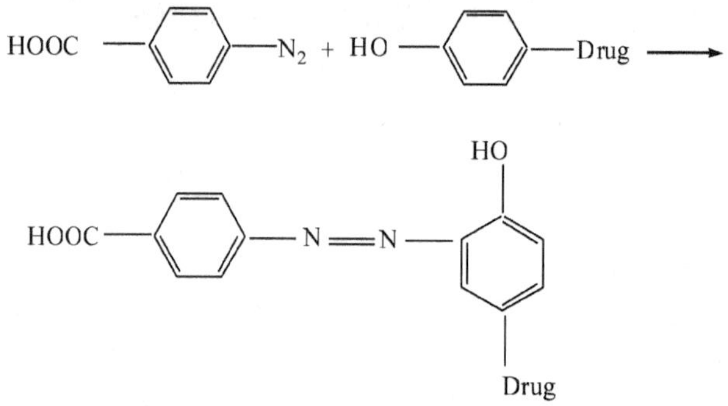

（3）戊二醛法：戊二醛法适用于半抗原中带有氨基的情形，原理是利用戊二醛上的两个活性基团将药物分子和载体蛋白上的氨基以共价键方式结合后在四氢硼钠的作用下形成完全抗原。其具体反应过程如下：

$$\text{Drug}-NH_2+OHC-(CH_2)_3-CHO+H_2N-\text{BSA}\xrightarrow[\text{pH9}]{H_2O}$$

$$\text{Drug}-N=CH-(CH_2)_3-CH=N-\text{BSA}\xrightarrow[NaBH_4]{[H]}$$

$$\text{Drug}-NH-CH_2-(CH_2)_3-CH_2-NH-\text{BSA}$$

（4）二异氰酸酯法：此法适用于药物分子中带有氨基的情况，原理是二异氰酸酯类双功能试剂中的两个异氰酸分子分别与两个不同分子上的氨基作用，然后以不同碳链长度的桥将两者偶联。具体反应过程如下：

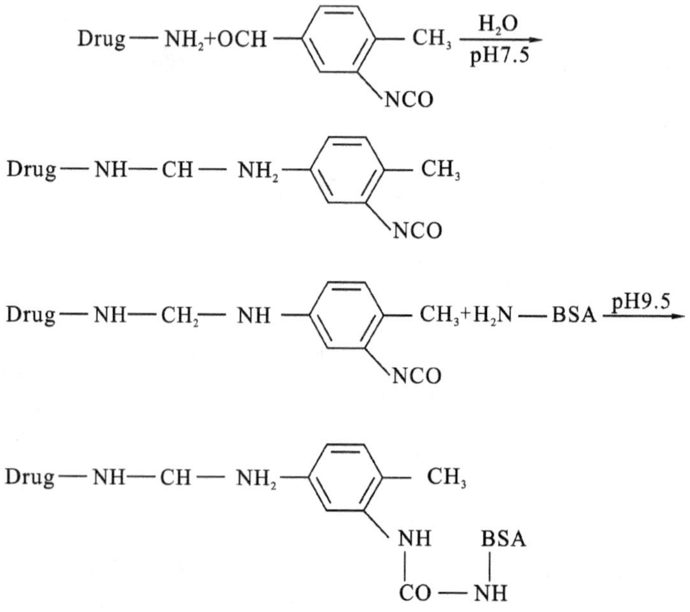

(5)过碘酸盐氧化法：糖类或者含糖基分子中的邻二醇结构可被过碘酸钠氧化为醛基，继而再与载体蛋白上的氨基形成 Schiff 氏碱。具体反应过程如下：

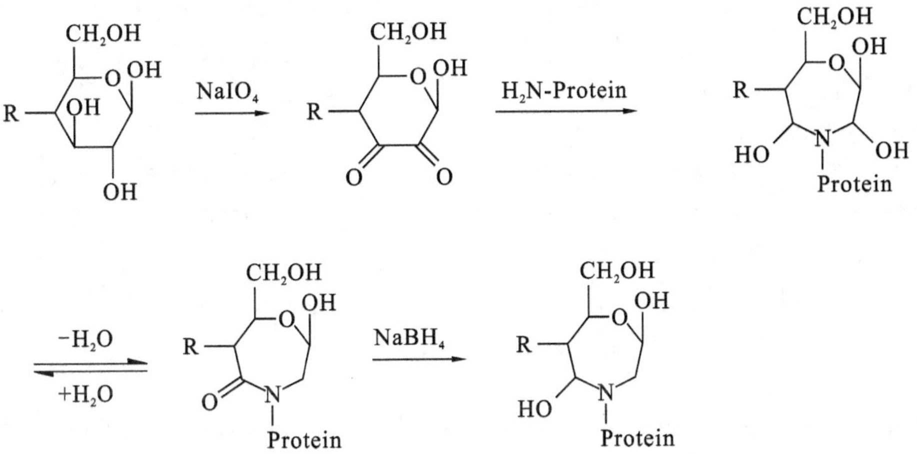

除上述所介绍方法外，尚有对-肼基苯甲酸法和 O-羧甲基羟胺法等，在实际实验操作中，可根据具体的待测药物性质和实验条件进行选择。非标记抗原即标准抗原，一般在免疫分析实验中用作标准物质。跟其他标准品类似，它是指由专业机构提供的，能达到相应纯度，其免疫活性和被测抗原相同的标准品。

通常使用的标准抗原纯度应该不低于 90%，且杂质不影响免疫反应的进行和含量的测定。但当药物与载体反应完全后所得到的人工抗原往往存在过剩的游离药物及反应试剂，可用透析法、凝胶柱层析法或电泳法进行纯化处理。同时还需测定人工抗原中药物(半抗原)与蛋白质的结合比(combining ratio)，常用方法有：水解-光谱法，化学分析法和同位素示踪法。

标准抗原可以划分为三种级别：质控标准、国家标准和药盒标准。质控标准指的是使用单位自行配置的标准品，其中抗原含量经过测定或用高级别的标准品校对过。国家标准是高度纯化的标准品，并与各国的标准及世界卫生组织(WHO)的标准进行过比对，作为国家的基准。药盒标准是一般纯化的标准品，应与国家标准进行比对。

7.1.3.2　抗体的获得

抗体指的是抗原作用于机体后发生免疫反应所产生的能与该抗原发生特异性结合的免疫球蛋白。在免疫分析中所用到的抗体包括单克隆抗体(monoclonal antibody，McAb)和多克隆抗体(polyclonal antibody，PcAb)两大类。两类抗体的制备过程、自身特点和适用范围均有所差异。Kohler 和 Milstein 在 1975 年首次利用 B 淋巴细胞杂交瘤技术制备出单克隆抗体，并为此获得 1984 年诺贝尔奖。单克隆抗体指的是由经过特定的抗原处理过的效应 B 细胞和骨髓瘤细胞杂交得到的杂交瘤细胞产生的具有特异性识别某抗原上的某一个特定抗原决定簇的抗体。由于是由单一杂交瘤细胞产生的纯抗体，故称单克隆抗体。而多克隆抗体指的是将抗原直接免疫实验动物所得到的抗体。由于每种抗体均能识别一种抗原决定簇，所得抗体实际上为多种抗体的混合物，故称多克隆抗体。

以下是多克隆抗体制备的介绍：

1）免疫动物的选择

供免疫用的动物主要为哺乳动物或者家禽，最好选用适龄的健康雄性动物。常用的包括绵羊、家兔、豚鼠和小鼠等。动物的选择常常要由抗体的用途决定。通常，如果要获得大剂量的抗原，多采用大型动物；若对抗原的纯度要求较高则常采用纯系小鼠制备。

2）抗原的免疫剂量

抗原的免疫剂量取决于免疫动物的种类、免疫方案及所需抗体的特征等因素。一般而言，小鼠的首次免疫剂量为 50～400 μg/次；大鼠为 100～1000 μg/次；家兔为 200～1000 μg/次。此外，注射途径也会影响免疫剂量，通常而言，静脉注射剂量大于皮下注射，大于趾内皮下注射。若要制备高度特异性的抗体血清，宜采用低剂量短程免疫法；若要制备高效价的抗体血清，则宜采用大剂量长程免疫法。

3）佐剂的使用

为增强抗原的免疫原性或者改变免疫类型，常加入佐剂来增强机体内的免疫应答。常用佐剂有弗氏佐剂、脂质体、氢氧化铝佐剂、明矾和石蜡油等。其中弗式不完全佐剂（incomplete freund's adjuvant，IFA）是油水乳剂佐剂，它是将羊毛脂和石蜡油按 1∶5 比例充分研磨混匀制得的。弗氏佐剂的活性很强，应用较为广泛，但是副作用较大。弗氏完全佐剂（freund's complete adjuvant，CFA）的制法是取弗式不完全佐剂 10 mL，加入事先灭活的卡介苗 10～200 mg，研磨至油包水状态后即可。与 IFA 相比，CFA 的副作用较小，但是活性较低。氢氧化铝佐剂是常用的盐类佐剂，其制备方法是取 5%的硫酸铝溶液 250 mL，在强烈搅拌状态下加入 5%氢氧化钠溶液 100 mL，然后用生理盐水离心洗涤沉淀 2 次，再加入生理盐水至 250 mL 即得。该类佐剂对体液免疫的作用很明显，与抗原共同注射时，能显著增加抗体滴度而增强免疫应答，常用于制备生物制品。

4）抗血清的制备

当动物体内抗体数目达到需要量时，应及时采血。大型动物如马、绵羊等常采用颈动脉分部采血；小鼠、家兔等小型动物则常采用一次性采血。放血过程中要严格按无菌要求进行。收集的血液置于室温下 1 h 左右使之凝固，置 4℃下过夜（切勿冰冻）析出血清，在 4000～10000 rpm 下离心 10 min。然后在无菌条件下吸出血清，分装（0. 05～0. 2 mL），贮于-40℃以下冰箱或冻干后贮存于 4℃冰箱保存。

5）抗血清质量的评价

评价抗血清质量的指标主要有滴度、特异性和亲和力。抗血清的滴度（Titer）又叫效价或工作稀释度，抗血清稀释一定倍数制成工作液使用，滴度是指恰与反应体系中 50%标记抗原结合时抗血清的稀释度（稀释倍数）。滴度以反应液中抗体（抗血清）的稀释度表示，稀释度越大表示滴度越高。

下面简单介绍一下标记抗原法测定滴度的方法：首先将抗血清用空白血清按规定比例稀释，精密吸取各稀释血清等量分别加入试管中，照测定法测定并计算各管中的标记药物的结合率 B/T（%），并以稀释度为横坐标，B/T（%）为纵坐标做出抗血清学滴度曲线，如图 7-2 所示。

由图 7-2 可见，滴度曲线呈现“S”形。当抗血清的滴度足够低时，其结合率会趋于一

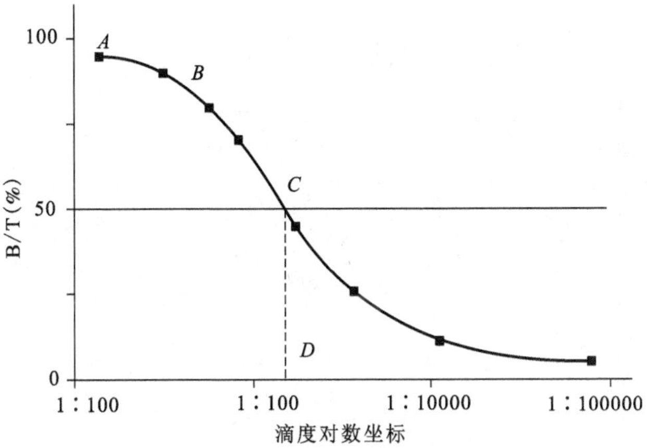

图 7-2　抗血清的滴度曲线

极值，即为“过量抗体结合率”，此时标记药物全部处于结合状态，如图中的 *A* 点和 *B* 点。随着抗血清的稀释倍数变大，标记药物结合率降低，曲线斜率(负值)绝对值逐渐增加，曲线上 *C* 点表示的是 50%结合率时对应的稀释度，此时曲线的斜率(负值)绝对值达最大，方法灵敏度最高。滴度过高或者过低均会影响药品的测定，一般来说，实际工作中常采用 50%结合率对应的抗血清稀释度作为工作稀释度。此外，抗血清的滴度越大，实验中需要的抗血清量就会相应减少，能够节约成本，好的抗血清的滴度通常大于 10000 倍。

抗血清的特异性(specificity)或称专一性是指抗血清对相应的抗原及近似的抗原物质的识别能力。特异性好的抗血清的识别能力强。通常，特异性是以交叉反应率来表示的，交叉反应率低，表示抗血清的特异性好，反之则特异性差。交叉反应率一般是用竞争抑制曲线来判断的。以不同浓度的抗原和近似抗原物质分别做竞争抑制曲线，计算各自的结合率，求出各自在 IC_{50} 时的浓度，计算交叉反应率。

亲和力是指抗体与结合抗原体的活度或牢固度。抗体与抗原结合疏松，结合后会迅速解离，称为亲和力低；反之，亲和力高。亲和力的高低是由抗原分子的大小、抗体分子的结合位点与抗原的决定簇之间的立体结构型是否合决定的。亲和力大小用亲和常数(affinity constant) K_a 值来表示，$K_a = K_1/K_2$，一般要求 K_a 值在 $10^{10} \sim 10^{12}$ L/mol 之间，但也有高达 10^{14} L/mol(详见式(7-1)和(7-2))。

亲和常数 K_a 的计算最常用的方法是标准作图法：即以 B/F 为纵坐标，以 B 为横坐标，得到一条直线，其斜率的负数即为 K_a，图 7-3 所示为抗胃癌 $McAb_3G_9$ 及 $3H_{11}$ 亲和常数 K_a 的测定及 $3H_{11}$ 亲和常数测定曲线。

以下是单克隆抗体的制备的介绍：

单克隆抗体的优势是针对性强和特异性好；劣势是其制备难度大、价格高且使用过程容易受到目标蛋白降解的影响。与之相比，多克隆抗体制备较为简单、价格便宜并且稀释度大，但是由于其化学结构随着免疫动物等因素变化而变化，使得它特异性较差，并且易受结构相似的其他药物交叉免疫干扰，为测定过程带来障碍。

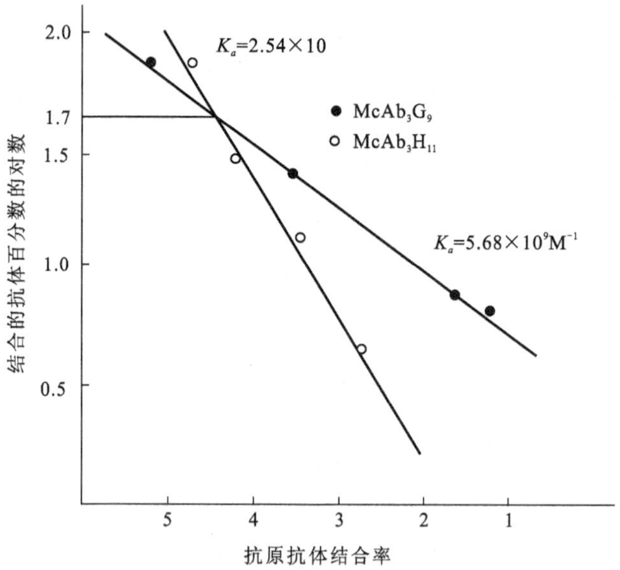

图 7-3　抗胃癌 $McAb_3G_9$ 及 $3H_{11}$ 亲和常数 K_a 的测定及 $3H_{11}$ 亲和常数测定曲线

单克隆抗体的制备过程主要包括：①将药物与载体蛋白结合制备完全抗原。②获取完全抗原加佐剂后免疫动物（如小鼠）获得具有免疫能力的淋巴细胞（脾细胞）。③上述淋巴细胞与在体外具有不断繁殖能力的骨髓瘤细胞进行融合获得杂交瘤细胞。④对杂交瘤细胞进行体外培养，经过反复的免疫学检测和单个细胞培养，筛选出能产生所需抗体的杂交瘤细胞系，并进行扩大培养。⑤采用动物体作为生物反应器或采用人工生物反应器培养杂交瘤细胞进行生产。前者可通过诱发小鼠实体瘤及腹水瘤，从血清或腹水中提取单克隆抗体；后者体外使用旋转培养管大量培养杂交瘤细胞，从上清液中获取单克隆抗体。具体操作过程如图 7-4 所示。

7.1.4　免疫分析的反应特点

与其他分析方法相比较，免疫分析法具有如下特点。

1）特异性

抗原抗体结合的特异性是指抗原与抗体结合反应的专一性。其分子基础是抗原表位和抗体分子高边区构型的互补性。抗原与抗体的结合高度的特异性，是应用于临床诊断的基础，但多数天然抗原具有不止一种抗原决定簇，且两种不同的抗原分子可能具有部分相同或者类似结构的抗原表位，可能与彼此相应的抗血清相互作用，对检验结果产生交叉反应。这交叉反应对临床诊断可能产生干扰。不过有时也将这种交叉反应用于临床诊断，如外-斐试验（也叫变形杆菌凝集反应）。

2）比例性

抗原抗体反应的比例性指的是二者反应时需遵循一定的量比关系。在抗原抗体特异性反应时，生成结合物的量与反应物的浓度有关，抗原过量或者不足均不能得到高比例的

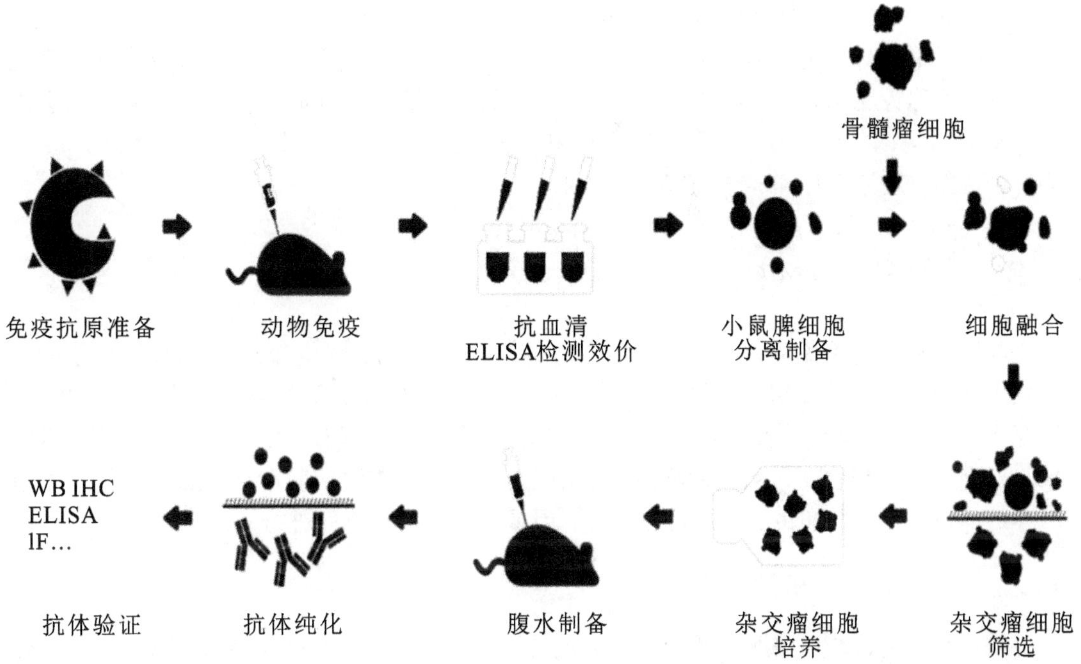

图7-4　单克隆抗体的制备过程

复合物。只有当抗原抗体分子比例合适时，抗原抗体才能充分结合，沉淀物的形成快而多，称为抗原抗体反应的等价带；若抗原或抗体极度过剩则无沉淀形成，称为带现象。抗体过量时，称为抗体过剩带或者前带；抗原过剩时，称为抗原过剩带或者后带，如图7-5所示。在了解抗原抗体反应的比例性之后，可以对抗原或抗体进行稀释，以调整二者的比例，达到最佳实验效果。

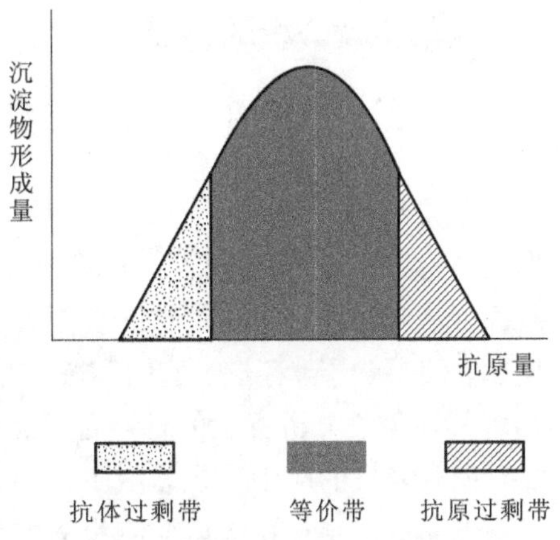

图7-5　抗原抗体反应中的带现象

3) 可逆性

可逆性指抗原抗体结合后形成的复合物在一定条件下可发生解离，恢复抗原抗体的游离状态。抗原抗体结合是分子表面的结合，如同酶与底物的结合，是一种非共价键结合，为可逆反应。一般来说抗原抗体的亲和力越强，越不容易解离，反之则易解离。抗原抗体的结合是一种动态平衡过程，抗原抗体复合物的解离受反应条件(如离子强度、pH等)的影响。

4）抗原抗体反应的阶段性

一般来说，抗原抗体反应可分为两个阶段。第一阶段是抗原和抗体的特异结合阶段。此阶段抗原和抗体相遇，不论量的多少，立即形成抗原抗体复合物，此过程仅需几秒到几分钟，也被称为反应的一级阶段；第二阶段为可见反应阶段。此阶段抗原抗体复合物会进一步交联成为网状凝集物，继而出现凝集和沉淀，这一过程需数分钟、数小时乃至数日，受各种因素（温度、pH 和离子强度等）影响。

7.2 放射免疫分析

放射免疫分析是免疫分析技术中使用最早的一种分析技术，它是将放射性同位素的测量技术和免疫分析手段相结合的一种分析技术。RIA 发展到今天已经有 60 余年的历史了，但至今仍在医学检验、生物制品检验以及体内药物分析等领域有着举足轻重的作用。近年来，随着 RIA 试剂盒商品化和检测技术自动化、市场化，该法的应用更广泛和便捷。本节内容将就放射免疫分析的原理、特点、影响因素以及应用等方面进行介绍。

7.2.1 放射免疫分析的原理

RIA 的原理就是利用放射性同位素标记抗原，然后与特异性抗体结合，形成抗原抗体复合物。利用竞争抑制原理，通过检测游离抗原 F 和结合抗原 B，就可知未知抗原的存在与否以及含量的多少。放射性同位素在发生核衰变时，会发射出 α 射线、β 射线及 γ 射线。用相关仪器检测所产生的射线，即可用于定量分析。

7.2.2 放射免疫分析的特点

RIA 作为免疫分析法中最先建立起来的一种分析方法，有低成本、高灵敏度、不易受周围环境和样本内干扰物质的影响、完整成熟的方法测量体系和与小分子量同位素的结合不会影响免疫反应等优点。

但 RIA 也有其自身的缺点：如同位素的半衰期使得货架期短，试剂盒的保存困难；结合于抗原或者抗体分子上的 ^{125}I 分子有限，过高则会引起结合物的自照射分解；放射性试剂的使用，使得购买、存储、使用和废物处理等过程会存在一些辐射安全隐患。

随着其他免疫分析方法的日益普及，特别是随着一些新兴的非放射免疫分析方法的出现，放射免疫分析的应用量显著减少。但是迄今为止，放射免疫分析仍然是最常用的免疫分析方法之一，尤其是在临床监测患者血药浓度方面应用较多，已由临床应用和医学研究扩展到食品安全、药物成瘾、环境以及农业等诸多方面的应用上。已开发成系列产品如甲状腺、肿瘤、性腺、糖尿病、心血管、肝纤维化、骨代谢、肝炎等系列产品 RIA 药盒。2020 年北京北方生物技术研究所有限公司建立了皮质醇固相放射免疫分析方法，并用固相包被管分离皮醇取代传统的液相分离皮质醇。以固相 RIA 技术（包被管分离）取代传统的液相 RIA 技术（分离剂法分离），使得操作更加简便快速，可适合大量临床样品的检测，尤其是以洗涤代替离心，不仅降低了非特异性结合，提高了精密度和准确性，更能推动 RIA 朝自动化操作发展。

7.2.3 放射免疫分析标记抗原的制备

1)标记抗原的制备

放射性同位素是指能自发放射出射线而变成其他元素的不稳定同位素。RIA 实验中所需放射性同位素一般要满足以下要求：

(1)足够的放射性强度。放射性强度指的是每秒钟放射性同位素的原子核发生的衰变(disintegration per-second, dps)，其单位为贝可(Bq)。用于标记抗原分子的放射性同位素要发出足够强度的射线，方能满足检测需要。

(2)适当的放射性比活度。放射性比活度又称比放射性，指的是放射性同位素单位重量或体积中所含的放射性强度。放射性比度的单位为 mci/g 或 mci/mL，一般来说由于分子量足够小，常用放射性元素中^{3}H 的比活性相对较大。

(3)一定的放射性化学纯度(放化纯度)。放化纯度是指供使用的放射性药物中所需要的标记药物的放射性强度占总放射性强度的百分比。一般试验要求放化纯度大于 90%。

2)放射性同位素的选择和特点

常用来标记抗原的放射性同位素包括^{3}H、^{14}C、^{125}I、^{131}I 等。如表 7-1 所示，每种放射性同位素的发射射线种类、能量等均有所差异，因此在实际应用中需要进行甄别使用。在日常的标记工作中最常使用的是^{3}H 和^{125}I。

采用^{3}H 标记的优点是：由于比放射性高，需要试剂量较小；由于氢原子直径较小，标记后药物的抗原决定簇不易被覆盖或者掩藏，因而抗原性不会受到影响；半衰期较长；^{3}H 只能与^{1}H 交换，故不存在化学元素的改变。缺点是：由于发射的 β 射线的能量较低，测量难度较大，一般需要价格昂贵的液体闪烁计数器方能测定其放射性强度。

采用^{125}I 进行标记的优点是：^{125}I 的化学性质较为活泼，易于标记抗原；^{125}I 发射的伽马射线能量较高，测定较为容易。缺点是：半衰期较短，须多次标记；原子半径较大，易掩埋抗原决定簇，使得药物分子的免疫原性削弱或者改变。

表 7-1 常用标记同位素的性质比较

放射性同位素类型	毒性	射线种类及其能量(百万电子伏特)		半衰期
		β	γ	
^{3}H	低毒	0.0189	—	12.26 年
^{14}C	低毒	0.155		5730 年
^{131}I	高毒	0.608, 0.355, 0.250	0.364, 0.637, 0.722	8.07 天
^{125}I	低毒	—	0.035	60.20 天

3)对标记抗原的要求：

一般来说，标记抗原需符合以下要求：比放射性高，以保证方法的灵敏度；实验要安全，易于防护；所用核素的半衰期尽可能长，保证足够的测量时间；标记简便。要准确测量 B 与 F 的放射性，必须有足够的放射性强度。所选用标记抗原的量，在使用^{125}I 时达

5000~15000 cpm(计数/分);稳定性良好,且有合适的方法或者试剂能分离 B 与 F;免疫活性好。以^{125}I标记抗原为例,蛋白质分子上标记过多的碘原子就可能引起免疫活性的改变,一般以每个蛋白质分子上只标 1~2 个^{125}I原子为宜。

4)抗原的标记方法

^{3}H标记抗原的方法:按照标记方法的不同可以简单分为定位标记和非定位标记两种。非定位标记只需要将氚气和药物置于同一密闭装置中,放置足够长时间,使得标记完全后即可。定位标记则需要将^{3}H分子引入药物分子中特定位置,得到具有不饱和双键的标记药物中间体后,再经催化反应得到目标标记药物。

^{125}I标记抗原方法:大分子药物可直接采用放射性碘标记,小分子物质一般采用氧化法标记,即先将药物制成含酪氨酸,组氨酸或酚基的衍生物,然后再进行标记,使药物分子中的氢被带正电荷的放射性碘取代。其中以氯胺 T 法最为简便,效果好,易于采用。氯胺 T 碘化标记法的原理是:氯胺 T 是一种氧化剂,可以在水溶液中缓慢地释放出次氯酸,在标记的过程中形成一种能产生温和氧化作用的中间体,它可使放射性碘离子氧化成性质活泼的碘离子,并取代抗原分子中酪氨酸苯环羟基邻位的一个或两个氢原子,使之成为含有碘化酪氨酸的多肽链。

7.2.4 游离标记和结合标记药物的分离技术

放射性免疫分析属于非均相免疫分析,因此测定必须将游离标记药物 F 和结合标记药物 B 分离。此分离过程是影响分析结果好坏成败的关键。常用的分离方法有沉淀法、双抗体法、吸附法等。

1)吸附法

吸附法适用于绝大多数 RIA 中 F 和 B 的分离,其原理是利用固体吸附剂能吸附反应液中游离抗原而使 F 与 B 分离。活性炭是常见的吸附剂,但它对于 F 和 B 均能吸附。将其经右旋糖酐或者葡聚糖处理后,具有了表面分子筛的作用,使得小分子的游离药物能透过分子筛网眼被活性炭选择性吸附,而与抗体相结合的药物由于分子体积大则不能通过网眼而被留在液相中。待吸附达平衡后离心,上清液中即得到与抗体相结合的标记药物(B),而沉淀中则是游离的标记药物(F),从而实现了 F 和 B 的分离。

值得注意的是,分离过程需在 4℃下进行,否则抗原抗体复合物可能在活性炭的强力吸附作用下解离而呈现游离状态,影响结果测定。

2)化学试剂沉淀法

该法的原理是利用蛋白沉淀剂将抗体沉淀,从而使与抗体相结合的药物也一起沉淀下来,而游离的药物则留在溶液中。常用的沉淀剂有一些酸性盐类(如硫酸铵,亚硫酸氢钠)和有机试剂(如乙醇、异丙醇、聚乙二醇等)。其中硫酸铵和聚乙二醇是最常见的沉淀试剂。与吸附法正好相反,该法所得的标记药物-抗体结合物存在沉淀中,处理过程同样需在低温 4℃下进行。

化学试剂沉淀法的优点是价廉和快速;缺点是难以使 F 和 B 完全分离,且沉淀物对放射性标记抗原有非特异性吸附,故而测定结果的准确度较低。

3) 双抗体法

双抗体法又叫免疫沉淀法(immuno-precipitation method)，分离原理是药物与抗体结合后形成的抗原-抗体复合物(第一抗体)在反应液中处于溶解状态，向该反应体系中投入另一种免疫球蛋白可获得分子量大到足以沉淀的第二抗体，通过离心等手段可实现 F 和 B 的分离。第二抗体通常是将第一抗体作为新的抗原注入牛、羊或马等较大动物，发生免疫反应后制得的。该法的优点是特异性好，重现性好；缺点是第二抗体的制备有一定难度，且操作时间较长。

4) 固相分离法

固相分离法的原理是先将抗体通过物理吸附或者共价结合的方式结合在不溶性固相载体表面，待抗原与抗体形成结合物(B)后就附在固相物上形成抗原-抗体复合物，而游离的抗原(F)则仍留在反应液中，继而通过离心等方式实现二者分离。常用的固相载体有葡聚糖凝胶、塑料、聚苯乙烯、纤维素、皂土等。图 7-6 所示为单层竞争性固相法的反应原理。

固相分离法的优点是操作简便、易实现自动化分析；缺点是由于固相载体也会少量吸附游离标记药物，导致测定结果误差增大。

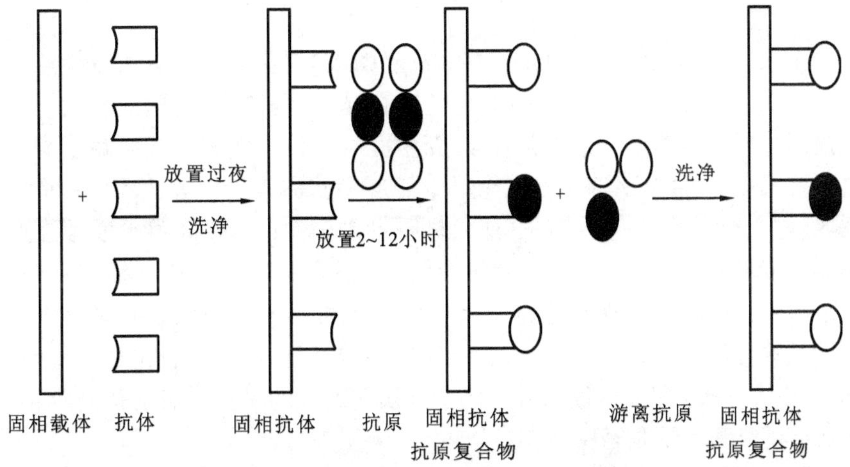

图 7-6　单层竞争性固相法原理示意图

除上述介绍的四种常用 F 和 B 的分离技术外，尚有葡萄球菌 A 蛋白分离法(SPA 分离法)、微孔滤膜法(microporous membrane method)等分离技术，这里就不再做一一介绍了。

7.2.5　样品的测定

1) 放射性强度的测定

B 和 F 分离后，即可用测量仪器测量放射性强度。常见的测量仪器有两大类，液体闪烁计数仪和晶体闪烁计数仪。计数单位是探测器输出的电脉冲数，单位为 cpm 或者 cps (计数/秒)。

2)标准曲线的绘制

方法：取标准抗原，用无放射活性的空白血清或血浆稀释成5~8个系列浓度，并加入等量的抗体和标记抗原，以上在适当条件下温育，待反应平衡后测定总计数率(T)。加入分离剂，使结合部分(B)与游离部分(F)分离后测定各管结合部分或者游离部分的计数率。标准曲线通常以标准抗原的浓度为横坐标，以B%为纵坐标作图。纵坐标B%的计算有两种方法：一种是将与抗体结合的标记药物的放射性强度(B)与加入的标记药物总放射性强度(T)比较，即B%=(B/T)×100%；另一种是用零标准管(不加标准抗原)的放射性强度B_0代替T比较，即B%(=B/B_0)×100%。

浓度反应曲线的形状一般有三种：曲线形、直线形和反S形线。在坐标上，曲线的斜率最大的部分是放射免疫测定的工作范围。斜率越大，敏感性越高，测定范围小；斜率越小，工作范围大，而敏感性就较差。

测血清药品浓度时，只要测出标记药物与抗体复合物的放射性，算出结合率，就可以从标准曲线上查出未知抗原的含量。

7.2.6 应用实例

【应用实例：放射免疫分析仪检测产前初乳收集对GDM产妇围生期血清泌乳素水平的影响】

妊娠期糖尿病(Gestational Diabetes Mellitus，GDM)是指妊娠期首次发生或发现的不同程度的糖耐量受损，GDM导致围生期不良妊娠结局及远期代谢问题的发生。从新生儿出生开始即提高纯母乳喂养率，是减少GDM新生儿日后发生糖尿病或糖耐量异常风险的重要方法之一。然而GDM患者多因年龄较大、肥胖和胰岛素治疗等原因，常常导致泌乳开始时间延迟(泌乳时间超过产后72 h)或泌乳受抑制，因此，GDM患者通常在产后2天分泌初乳失败，导致新生儿使用配方奶的机会增加，从而提高1型或2型糖尿病的发生率。血清泌乳素(PRL)在泌乳启动和维持乳汁分泌中起着重要的作用。血清泌乳素在孕妇血中的存量随妊娠月份的进展上升。分娩后，雌激素与黄体酮减少，加之某些因子的影响，又使PRL的产量增加，因而诱发泌乳。因此此研究的目的是探讨产前初乳收集对GDM产妇围生期血清泌乳素水平是否有影响。

1)实验方法

方法：选择2017年6月~2018年3月南京某院门诊确诊为GDM的孕妇100例，随机分为对照组与观察组，每组50例。实验组采用产前乳汁收集至临产；对照组采用常规健康教育。两组孕妇均进行妊娠期糖尿病健康宣教(包括饮食、运动及血糖监测)及母乳喂养知识与技术指导，产后均实施早吸吮、母婴同室，采用常规产后护理常规，通过放射免疫分析仪检测孕妇分娩前、产后24 h和72 h PRL水平，泌乳始动时间，母乳喂养成功率。

2)结果与讨论

研究证明产前初乳收集可以使产妇PRL水平提高，泌乳始动时间提前，使产后1~2天乳汁分泌量增多，可大大提高妊娠期糖尿病产妇母乳喂养率，增加产妇母乳喂养自信心，值得在临床推广。

7.3 酶免疫分析

酶免疫分析是指以酶为标记物的一种免疫分析方法。1966 年，Avrameas 和 Uriel 首先将酶偶联于抗原和抗体；1974 年 Syvaco 首先使用酶放大免疫测定法，从而为酶免疫分析的临床应用奠定了基础。EIA 法与传统 HPLC 法相比，灵敏度更高，检测限可以达到 ng 或者 pg 水平；与 RIA 法比，具有低放射性，高稳定性等优势，因此在临床上应用越来越广泛。

7.3.1 基本原理

酶免疫分析的基本原理是将酶分子连接于抗体或者抗原分子上进行免疫反应后，免疫复合物上的酶可以将待测的底物转化为特定的颜色后用分光光度计测定，并计算待测物的含量。

7.3.2 标记酶的选择

标记酶的种类会直接决定分析方法的专属性、灵敏度、准确性，因此酶的选择显得尤为重要。标记酶一般具备以下主要特征：①特异性强，酶分子应能与特定药物相结合；②活性强，在低浓度下就有较高的催化率；③测定方法简便易行、酶和底物均价廉易得；④稳定性良好，酶活性不易受底物或者其他反应条件的影响。

传统常见标记酶有辣根过氧化物酶和碱性磷酸酯酶等。辣根过氧化物酶(horseradish peroxidase，HRP)广泛地分布于植物界，以辣根中含量最高。该酶是以糖蛋白为辅酶，以亚铁血红素为辅基的复合酶，是酶联免疫吸附测定(enzyme linked immunosorbent assay，ELISA)中应用最广泛的标记用酶。HRP 酶蛋白和其他杂蛋白的最大吸收波长为 275 nm，辅基部分的最大吸收波长为 403 nm。

HRP 催化的反应式为：

$$DH_2+H_2O_2 \rightleftharpoons D+2H_2O \tag{7-4}$$

反应式(7-4)中，DH_2 为供氢体，H_2O_2 为受氢体，其中 HRP 对受氢体的专一性非常高。HRP 作用的底物有多种，常见的有以下几种：

邻苯二胺(OPD)：OPD 反应后呈现橘黄色，加硫酸终止反应后呈现棕黄色，产物不稳定，且有致癌性，最大吸收峰 492 nm。

四甲基联苯胺(TMB)：反应后呈蓝色，加酸终止反应后变成黄色，产物稳定，且无致癌性，是 ELISA 中最常用的底物，最大吸收峰 450 nm。

3，5-氨基水杨酸(5-ASA)：与酶反应后显棕色，用 NaN_3 或者 NaOH 终止反应，最大吸收峰 449 nm。

2，2′-氨基-二(3-乙基-苯并噻唑啉磺酸-6)铵盐(ABTS)：反应后显蓝绿色，最大吸收峰 642 nm。

碱性磷酸酶(alkaline phosphatase，AP)是从小牛肠黏膜或大肠杆菌中提取的一种磷酸酯酶，其作用是催化磷酸酯水解释放出无机磷酸而显色，或通过水解产生的磷酸与钼酸反应生成磷钼酸，然后在还原剂作用下生成蓝色的产物进行测定。其作用底物主要有：

1，4-硝基酚磷酸盐（p-nitrophenyl phosphate，PNP）：反应后显黄色，以 NaOH 终止反应，最大吸收波长在 400 nm 左右。

萘酚-AS-Mx 磷酸盐（Naphthol AS-Mx phosphate）+重氮盐：反应后显红色，最大吸收波长为 500 nm。

4-甲基-伞酮基磷酸盐（4-methyl-β-umbelliferyl phosphate，4-MUP）：以 360 nm 为激发光，可以发射 450 nm 荧光。

β-半乳糖苷酶（β-galactosidase，β-Gal）：β-Gal 源于大肠埃希菌，多用于均相酶免疫反应。其作用原理是与其底物作用后生成高强度荧光物质后，用荧光计测量。β-Gal 常见的底物有：

邻硝基苯-β-D-半乳糖吡喃苷（o-nitrophenyl-β-D-galactopyanoside，O-NPG）：O-NPG 法以 $NaHCO_3$ 终止反应，反应物最大吸收峰 405 nm。

氯酚红-β-D-半乳糖吡喃苷（chlorophenolic red-β-D-galactopyranoside，CPRG）：CPRG 法同样以 $NaHCO_3$ 终止反应，反应物最大吸收峰 570 nm 处。

其他标记酶除上述介绍的标记酶外，在商品试剂中常见的还有葡萄糖氧化酶、苹果酸脱氢酶、脲酶、6-磷酸葡萄糖脱氢酶和青霉素酶等，各自作用的底物也有所不同，这里均不一一做详细介绍。

7.3.3 酶标药物的制备方法

常用的酶标药物的制备方法有过碘酸钠氧化法和戊二醛交联法等。过碘酸钠氧化法仅可用于 HRP 法。其反应原理是 HRP 经 $NaIO_4$ 氧化后形成的醛化酶可与抗体分子的氨基相连，形成 Schiff 氏碱，后者可进一步还原生成稳定的酶标记抗体。值得注意的是，在氧化 HRP 时，常以 PH=5.6 醋酸盐缓冲液溶解酶氧化 15～30 min。

戊二醛交联法的原理是利用戊二醛上的两个相同醛基分别和抗体及酶上的氨基相结合。根据反应步骤不同，又可分为一步法和二步法。其中一步法是指将药物和酶同时和戊二醛反应，二步法的反应效率较高，所得酶标药物质量较好。

7.3.4 均相酶免疫分析

EIA 法包括均相酶免疫分析和非均相酶免疫分析。其中，均相酶免疫分析技术主要用于小分子激素和半抗原测定分析，因此在体内药物分析中更为常用。均相酶免疫分析最具代表性的两种分析技术是酶放大免疫测定技术和克隆酶供体免疫分析（cloned enzyme donor immunoassay，CEDIA）。

EMIT 法是 1972 年 Rubenctein 等人提出的。其反应机理是标记药物和未标记药物与抗体的竞争性结合。具体来说就是酶和底物反应可生成有色产物，当酶标药物和抗体结合后，酶标药物-抗体复合物中酶催化部位由于抗体的空间位阻作用而失活，导致有色产物量减少。因而可以用紫外-可见分光光度计测定溶液吸光度从而测得药物浓度。

EMIT 法最常用的标记酶是 6-磷酸葡萄糖脱氢酶和苹果酸脱氢酶。用 6-磷酸葡萄糖脱氢酶标记的 EMIT 法是利用标记在药物上的 6-磷酸葡萄糖脱氢酶能在辅酶 I（NAD）的作用下将 6-磷酸葡萄糖氧化成 6-磷酸葡糖酸，NAD 被还原为 NADH，同时相应吸收光谱发生变化。NADH 在 340 nm 处有最大吸收，但是 NAD 却几乎无吸收。因此可以利用药物浓度与 340 nm 处吸收度的变化建立标准曲线，测定样品浓度。苹果酸脱氢酶标记抗原后，其酶活性会受到抑制，但与抗体结合形成抗原-抗体复合物后，酶的活性又会恢复。因此酶标药物和抗体结合后能和底物发生反应，生成有色产物，同样通过测定溶液吸收度和药物浓度建立标准曲线后来测得药物的浓度。

CEDIA 法也是常见的均相酶免疫分析方法。DNA 重组技术可分别合成 β-D-半乳糖苷酶的两种片段，大片段称为酶受体(EA)，小片段称为酶供体(ED)。单独 EA 和 ED 均无酶活性，但在一定条件下可结合成具有酶活性的四聚体。CEDIA 法是用 ED 标记抗原，反应体系中的抗原和 ED 标记的抗原会与特异性抗体竞争结合，其中 ED 标记的抗原与抗体结合后由于空间位阻，不再能与 EA 结合。反应平衡后，剩余的 ED 标记抗原与 EA 结合，形成具有活性的酶，加入底物测定酶活力，酶活力的大小与标本中抗原含量呈正比。同样可以通过建立标准曲线来得到药物的浓度。

7.3.5　非均相酶免疫分析

与均相 EIA 法不同的是，非均相 EIA 法需分离游离和结合的酶标物后再进行测定。根据反应方式不同，它又可分为液相酶免疫法和固相酶免疫法。其中以聚苯乙烯等材料作为固相载体的酶联免疫吸附测定是目前最为常用的固相酶免疫分析方法。该法是 1971 年由 Engvall 等人最先建立的。

1) ELISA 的过程和原理

基本原理是将已知的抗原或者抗体吸附在固体载体的表面(常被称作包被)，使抗原抗体在固体表面反应，后用洗涤的方法将固相上的抗原抗体复合物和反应液中游离的抗原或者抗体分开。加入酶的底物后，通过酶对底物的催化显色程度，对标本中的抗原或者抗体进行定性或者定量分析。

2) 方法类型

ELISA 检测抗原的常见方法包括双抗体夹心法、双位点一步法和竞争法等，每种方法的反应原理和分析对象有所差异。

双抗体夹心法是用已知抗体包被，加入待检血清，再加酶标抗体后洗涤，加底物显色，然后根据颜色反应的程度对该抗原定性或者定量。该法的反应原理在本章 7.1 节已经作介绍，这里不再赘述。该法常用于二价或二价以上的较大分子抗原测定，如乙型肝炎表面抗原、甲胎蛋白、HCG 等。值得注意的是，该法易受风湿因子 RF 的干扰。如果待测样本中含有 RF，则有可能会出现假阳性结果。

双位点一步法的原理是在双抗体夹心法的基础上针对抗原分子上两个不同位置的单克隆抗体，分别作为固相抗体和酶标抗体。测定时，将待测样本和酶标抗体同时加入反应，两种抗体互不干扰。经过一次孵育和洗涤后，即可加入底物进行显色和检测。该法同样适用于二价或二价以上的较大分子抗原测定。该法的缺点是当标本中待测抗原浓度过高，超过了固相抗体的结合能力时，可能出现钩状效应(hook effect)，即过量抗原分别和固相抗体及酶标抗体结合，而不再形成夹心复合物，测得结果将低于实际含量，严重时甚至会出现假阴性。

竞争法的原理是利用酶标抗原和待测抗原竞争性的结合固相特异性抗体，免疫反应后，结合于固相的待测抗原量和酶标抗原量呈反比关系。因此，待测抗原量越大，酶标抗原与固相抗体的结合越少，底物显色反应就越浅；反之则颜色越深，以此作为检测定量的依据。该法适用于只有一个抗原决定簇的小分子半抗原(药物、激素等)。

间接法是将已知抗原吸附于固相载体上，待测样品中的相应抗体会与之发生特异性结合，形成固相抗原-抗体复合物，再用酶标二抗与固相免疫复合物中的抗体结合，最终形成固相抗原-抗体-酶标二抗的复合物，根据加入底物后显色深浅程度来测得待测抗体的量。间接法的优点在于只要变换包被抗原就可以利用统一酶标抗体建立监测相应抗体的方法。该法常用于 HCV 抗体、HIV 抗体和梅毒螺旋体抗体等的测定，可用于多种传染病的诊断。

7.3.6 酶免疫分析的局限性和新进展

酶免疫分析检测的基础在于抗原抗体的特异性结合，实验中抗原抗体的纯度、特异性，酶标记物的特异性、稳定性、纯度、亲和力等诸多因素均能影响实验结果，故对检测试剂盒的要求比较严格，且用传统 EIA 法测定的灵敏度较低。传统的酶免疫分析多采用 HRP 标记抗体或抗原，灵敏度较低，不能满足临床血药监测的要求。后来逐步发展了各种放大体系，如底物循环放大体系、酶联级放大体系、生物素-链亲和素放大体系、PCR-EIA 分析法等，使灵敏度有很大改进。典型的分析手段如生物素-链亲和素酶免分析(biotin avidin system，BAS-EIA)。它的原理是利用生物素与亲和素之间的的高亲和力，以生物素和亲和素为中介，可增强抗原-抗体反应的结合，从而提高检测方法的灵敏度。但亲和素的非特异性结合高。后又发现另一种亲合素，称之为链亲合素(streptavin，SA)，克服了亲合素非特异性结合高的缺点。EIA 法另一个局限性是紫外-可见分光光度计测得的信号不能像同位素标记法或者荧光标记物那样直接产生，而是必须要其他试剂诸如酶底物、辅酶等的参与，且处理步骤较为复杂。EIA 实验中所采用的固相材料存在非特异性吸附，可能导致非目标化合物的吸附从而影响测定。此外，标本溶血或冰箱贮存可释放过氧化物酶，冰箱贮存时间过长可导致血清 IgG 聚合，均容易引起待测物含量偏高，甚至严重干扰测定。

传统 ELISA 应用的固相载体是聚苯乙烯微孔板，后出现了硝酸纤维素膜及利用高分子材料合成的各种固相微粒等。为进一步增加固相表面的结合容量，用化学手段引入酰基、醛基、烷胺基等以更好地与羧基结合。

酶免疫分析在方法学上与其他现代化技术的结合也是一个新的发展方向。微粒子酶免疫分析技术(microparticle enzyme immunoassay，MEIA)具有稳定、灵敏度高、线性范围宽等优点，如美国 Abbott 公司的 AXSYM 全自动快速免疫分析系统就综合采用 MEIA、荧光偏振免疫分析技术等，可用于测定激素、抗生素及其他治疗药物浓度等。化学发光酶免疫是采用化学发光剂作为酶反应底物的酶标记免疫测定。经过酶和发光两级放大，具有很高的灵敏度。发光酶免疫测定与一般 EIA 的区别是酶所催化的底物是发光剂。产物不是一般 EIA 的有色物质，而是发光产物，所发出的光可用特定的仪器测定。如美国贝克曼库尔特公司(Becman Coulter)的 Access 全自动微粒子酶放大化学发光免疫分析系统，以碱性磷酸酶标记抗原或抗体，以磁性微粒子为固相载体，用 AMPPD 作为化学发光剂。酶促荧光放大免疫分析技术创造性地将酶免疫分析技术和荧光分析技术相结合，既保留了其酶免疫反应专属性好的特点，又结合了荧光免疫分析灵敏度高的特点。比如，由美国 MD 公司(Molecular Devices Corporation)生产的微孔板式荧光酶标仪，该仪器集荧光、冷光和时间分辨荧光三位一体，能用于终点测读、动力学测读、光谱扫描和细胞计数等实验。

总之，随着科学发展和技术创新，酶免疫分析技术必将越来越完善，自动化程度越来越高，准确度和精密度越来越好，定将为人类的医疗健康做出更大的贡献。

7.3.7 应用实例

【应用实例：均相酶免疫分析技术检测血清硫酸去氢表雄酮浓度的方法学建立】

去氢表雄酮(dehydroepiandrosterone，DHEA)在体内主要由肾上腺皮质分泌，是甾体性激素的重要前体，DHEA 在肝脏和肾上腺中通过硫酸转移酶作用转变为硫酸去氢表雄酮(dehydroepiandrosterone sulfate，DHEA-S)后进入血液循环，血液中的 DHEA-S 水平比 DHEA 高 250~500 倍，比雌二醇高 1000~10000 倍，比睾酮高 100~500 倍。当前，临床上主要采用化学发光微粒子免疫法(chemiluminescent microparticle immunoassay，CLIA)进行 DHEA-S 的定量检测，多采用罗氏、贝克曼等国外大公司的检测试剂，试剂价格较高。

均相酶免疫分析是一种在均相体系内进行的免疫竞争结合技术，基本原理是反应中的无标记抗原和酶标抗原与限量抗体竞争性结合，检测反应前后系统酶活性的变化进而计算出样本中待测抗原的浓度。该方法不需要分离游离与结合的标记物，在普通生化分析仪上即可展开，操作简单快捷，灵敏度较高，性能稳定。本研究基于均相酶免疫分析技术建立一种高效检测血清 DHEA-S 浓度的方法，并对该检测方法作出一致性评价。

1)研究方法

收集解放军总医院第一医学中心健康查体人员血清标本，使用贝克曼 AU680 全自动生化分析仪检测标本中硫酸去氢表雄酮浓度，参照美国临床和实验室标准化协会(CLSI)的 EP 文件对该方法进行准确度、精密度、线性范围、可报告范围和生物参考区间的验证。

检测原理：

在均相体系中，样本中无酶标的硫酸去氢表雄酮与葡萄糖六磷酸脱氢酶-硫酸去氢表雄酮偶联物竞争性结合抗硫酸去氢表雄酮特异性抗体位点。样本中游离的硫酸去氢表雄酮越多，竞争结合的抗体位点就越多，抗体释放出的酶标偶联物就越多。游离出来的硫酸去氢表雄酮酶标偶联物催化 β-烟酰胺腺嘌呤二核苷酸氧化型(NAD_+)转变为 β-烟酰胺腺嘌呤二核苷酸还原型(NADH)，样本中的硫酸去氢表雄酮浓度与 NADH 的生成量成正比，通过 340 nm 吸光值的变化即可计算出硫酸去氢表雄酮的水平。

2)结果与讨论

5 份校准品偏倚百分比均小于 12.5%，准确度验证通过；高、低水平标本检测结果批内变异系数(CV)≤6.25%，批间 CV≤8.33%，精密度验证通过；检测线性范围为 10.0~1200.0 μg/dL；临床可报告范围上限 6000.0 μg/dL；建立正常人群血清硫酸去氢表雄酮参考区间为 10.0~610.0 μg/dL，20 份用于验证的标本 DHEA-S 浓度全部在参考区间内。与贝克曼原装试剂测试结果的相关系数为 0.987，一致性较好。因此该检测方法能够满足临床 DHEA-S 项目的检测需求，可以进一步推广使用。

7.4 荧光免疫分析

20 世纪 40 年代，Coons 等人采用荧光素标记抗体检测可溶性肺炎球菌多糖抗原，从而创造性地建立了荧光免疫分析技术。荧光免疫分析是指以荧光物质作为标记物与待测药物结合，形成的荧光标记药物与抗体发生免疫反应，使得荧光强度发生变化的一种分析方法。荧光免疫分析与 RIA、EIA 法相比灵敏度更高，又无辐射伤害和环境污染的危害，因此在目前的体内药物分析领域应用越来越普遍。

FIA 也可分为均相荧光免疫分析和非均相荧光免疫分析。其中均相荧光免疫分析可操作性更强，因此应用更为广泛。FIA 按照产生荧光方式不同，可分为荧光偏振免疫分析、底物标记荧光免疫分析、荧光淬灭免疫分析、荧光增强免疫分析和时间分辨荧光免疫分析等。

7.4.1 抗体的荧光素标记

荧光免疫分析中常用的标记物为有机化合物(例如：荧光素)，荧光底物或者稀土螯合物等。优良的荧光标记物需要具备以下基本条件：①荧光标记药物须能与待测物相结合；②结合后形成的标记药物稳定性强；③标记药物荧光效率高；④标记药物原有的抗原性和生化性质不应该改变；⑤标记方法简单、安全无毒。

荧光素(fluorescein)是最常见的荧光标记物之一，其荧光效率高，易与待测药物相结合，便于制备标记药物。荧光素的化学结构式如图 7-7 所示：

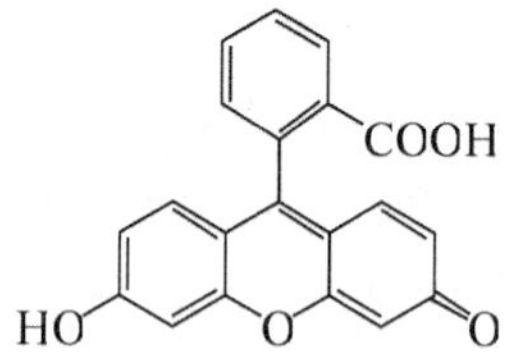

图 7-7 荧光素化学结构式

除荧光素外，常见的荧光标记物还有罗丹明(rhodamine)、荧光素异硫氰酸盐(fluorescein isothiocyanate，FITC)、四乙基罗丹明(tetraethylrhodamine)等。

抗体的标记利用抗体蛋白的自由氨基与 FITC 的异硫氰基在碱性溶液中形成硫碳酰胺键，使抗体与 FITC 结合成荧光抗体。常见的标记方式有搅拌法和透析法。其中搅拌法适于标记体积较大、蛋白含量较高的抗体。优点是标记时间短，荧光素用量少，但有非特异性染色。透析法适于标记样品量少，蛋白含量低的抗体。其特点是标记比较均匀，非特异染色率较低。

7.4.2 底物标记荧光免疫分析

底物标记荧光免疫分析(substate labeled fluorescence immunoassay，SLFIA)又叫荧光酶免疫分析。普通酶免疫分析大多是利用反应前后反应相发生颜色变化，然后用分光光度计测定。荧光酶免疫反应所用酶的底物能产生荧光的物质，由于荧光测定的灵敏度较高，因此，SLFIA 法的灵敏度也比一般的酶免疫分析要高得多。

SLFIA 法最常用的标记物是碱性磷酸酶，但它本身并无荧光性质，需经相应酶分解、脱磷酸根基团形成 4-甲基伞形酮，它能在 360 nm 激发光照射下，发出 450 nm 荧光。其反应过程见图 7-8。

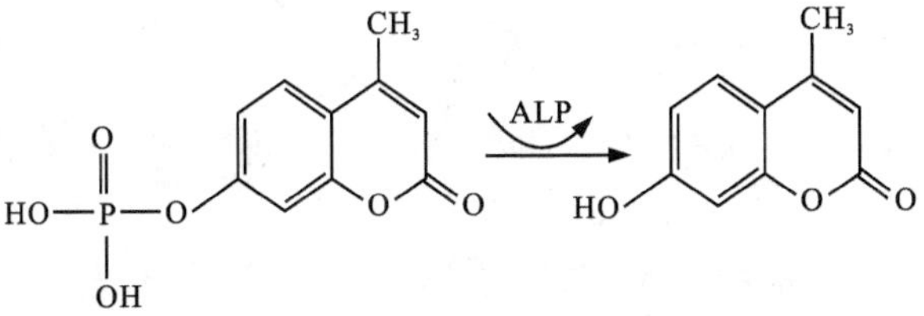

4-甲基伞形酮磷酸　　4-甲基伞形酮(荧光物质)

图 7-8　SLFIA 法反应过程

抗体结合标记物后由于空间位阻无法与酶作用产生荧光，但游离标记抗原却能与酶作用产生荧光。因此可以利用未标记物加入量和荧光强度之间的关系制成标准曲线，进行样品测定。

7.4.3　荧光偏振免疫分析

荧光偏振免疫分析起源于 20 世纪 70 年代，它是指用一定波长的激发偏振光照射荧光物质，并利用物质吸收光能后所发射的偏振荧光的强度来测定待测物含量的一种免疫分析方法。1981 年 Jolley 等利用荧光免疫分析技术测定了血清中氨基糖苷类抗生素的含量。雅培公司(Abbott)设计出 TDx 仪(一种快速测定血药浓度的仪器)，自动化水平高，可以直接测定血清中的药物浓度。近年来越来越多的荧光偏振免疫分析仪器和检测手段出现，大大提高了灵敏度，扩大了分析范围。

通常一束一定波长的、向各个方向振动的紫外或者可见光向具有刚性平面的化合物照射时可以产生普通的荧光，而普通紫外或者可见光经特定的偏振器处理后照射具有刚性平面的化合物后则形成偏振荧光。当在样品池和发射单色器后放置一检偏振器即能测出物质的偏振荧光强度。FPIA 法通常采用荧光素衍生物(例如荧光素异硫氰酸盐、羧基荧光素 N-羟基-琥珀酰亚胺酯等)来标记药物，使药物具有刚性平面而产生荧光性。其中以荧光素异硫氰酸盐最为常用，可以用它来制备多数荧光标记药物。偏振荧光标记物的制备方法是采用化学手段使荧光素衍生物与药物相连，所得标记药物用 485 nm 激发光照射后，能产生 525~550 nm 的偏振荧光。

被测药物偏振荧光强度与其分子旋转速率有关，分子量越小，旋转速度越快，偏振荧光强度越小。这是由于分子量较小时，受激发偏振光照射时产生的荧光难以在同一平面内形成偏振光，而是向不同方向分散，荧光偏振度降低，荧光强度变低。其反应过程可以表示为公式(7-5)：

$$\text{D-F+Ab} \longrightarrow \text{D-F-Ab} \tag{7-5}$$

D 表示未标记药物，D-F 表示标记药物，Ab 代表抗体。

标记药物(D-F)分子量低，因而荧光强度低；当标记药物与抗体结合成为荧光标记复合物(D-F-Ab)时，分子量变大，荧光强度变强。因此，待检抗原含量与偏振荧光强度成反比。FPIA 反应机理可以表示为图 7-9。

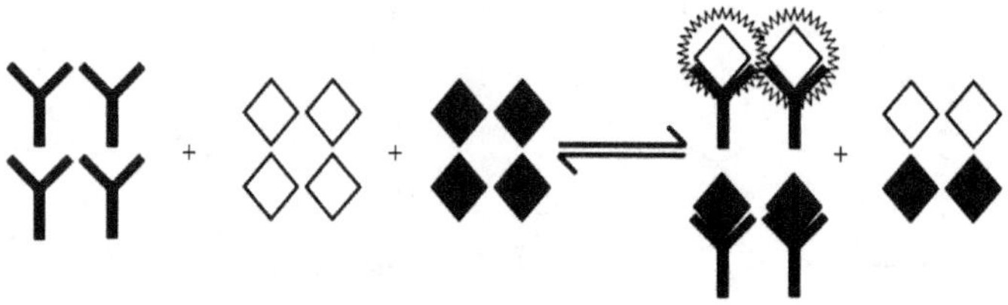

图 7-9 荧光偏振免疫分析原理示意图

FPIA 法做标准曲线时，要先计算偏振度（偏振度指的是 D-F-Ab 的偏振荧光强度占均相溶液中偏振荧光总强度的比例），与血药浓度建立标准曲线。药物的浓度用标准曲线法得出，样品中药物浓度与荧光偏振度呈反比。FPIA 法的特点是：样品用量少；荧光素标记试剂稳定，使用寿命长；且安全环保，避免环境污染；检测结果精密度、重复性良好；但是灵敏度较非均相荧光免疫测定法低；快速，易自动化。检测过程仅需样品、示踪剂及抗体加入和混匀，数分钟育温后即可测定，利于大批量样品的分析检测；主要适于小、中等分子物质检测，对本身分子很大的物质不适合采用此方法。

7.4.4 时间分辨荧光免疫分析

传统荧光免疫分析受到散射光、样品的背景荧光和荧光淬灭等因素的干扰，分析灵敏度较低。而时间分辨荧光免疫分析弥补了这一缺陷。

TRFIA 的原理是利用镧系元素结合有机配体形成三价离子态时，在特定波长的紫外线激发下，从基态跃迁到高能态，经 200 μs 的固定时间延迟，返回基态时发射特定荧光。用时间分辨荧光分析仪测定免疫反应最终产物的荧光强度。然后根据荧光强度和相对荧光强度的比值，判断反应体系中分析物的浓度，从而达到定量分析的目的。

目前用于 TRFIA 法的三价镧系离子主要包括：铕（Eu，A_r = 151.96）、铽（Tb，A_r = 159.2）、钐（Sm，A_r = 150.43）、镝（Dy，A_r = 162.5）等，利用双功能螯合剂异硫氰酸苯甲基-EDTA 或二乙烯三胺五乙酸-DTPA 等可将这些镧系离子和蛋白质分子中的游离氨基连接起来。其中，在以上介绍的镧系离子中，铕离子（Eu）最为常用。

TRFIA 法作为一种较为新型的荧光免疫分析技术，具有以下优点：

（1）荧光光谱独特。以 Eu^{3+}-β-NTA 的激发光谱以及发射光谱所示（图 7-10），激发光光谱带宽，有利于增高激发能，从而增加标记物的比活性；发射光光谱带很窄，甚至不到 10 nm，有利于降低本底，提高分辨率；同时可以使用 615±5 nm 滤光片，排除其他波长荧光的干扰。

（2）Stokes 位移大。通常生物流体和血清中的许多复合物和蛋白本身就可以发荧光，血清自身荧光主要是由白蛋白结合胆红素引起的，与荧光素的发射光谱有明显的重叠，因此使用传统的发色团进行荧光检测的灵敏度就会严重下降，如图 7-11 所示。而在 Eu^{3+} 的作用下，TRFIA 法有一个特别大的斯托克斯位移，可高达 250～350 nm，最大程度地排除了非特异性荧光背景的干扰。如 Eu^{3+} 与螯合剂 β-萘甲酰三氟丙酮（β-NTA）形成的螯合物 Eu^{3+}-β-NTA，激发光最大波长可达 340 nm，而发射光最大波长为 612 nm，Stokes 位移为

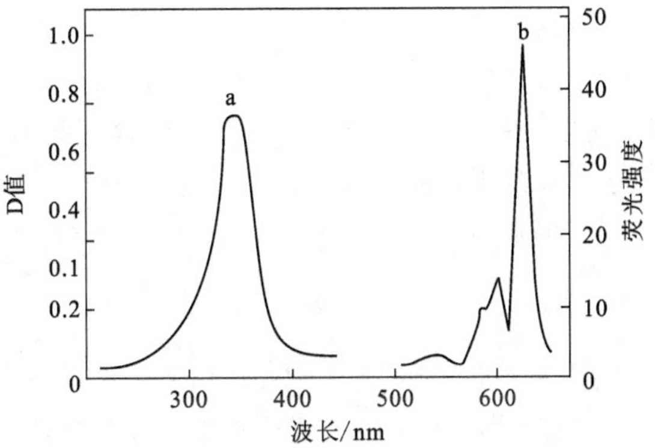

图 7-10 Eu^{3+}-β-NTA 的(a)激发光谱以及(b)发射波长图

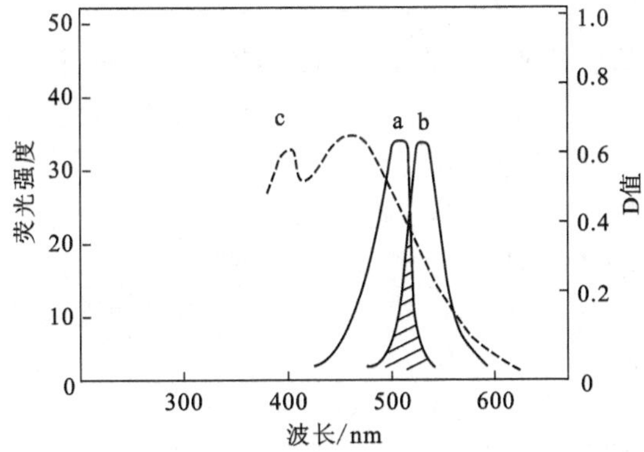

图 7-11 荧光素的(a)激发光谱、(b)发射光谱及(c)340 nm 波长激发下抗血清的荧光光谱图

272 nm(图 7-10)。

(3)荧光寿命长。一般镧系元素螯合物的荧光衰变时间为 60~900 μs，常用的 Eu^{3+}荧光衰变时间为 714 μs，而普通荧光免疫分析中的荧光团的荧光衰变时间只有约 1~100 μs。延迟测量时间，待背景荧光完全衰减后测定，所测得的便是标记物的特异性荧光，从而消除了蛋白质背景荧光的干扰。

(4)标记物稳定，可以保存 1~2 年，克服了同位素以及酶标等不稳定的缺点。由于稀土元素标记物体积小，标记后不会影响被标记物的空间立体结构，既保证了被检测物质的稳定性，又可实现多位点标记。

总之，由于 TRFIA 法巧妙地利用了波长和时间分辨两种技术测量荧光，有效地屏蔽了由血清等生物物质产生的荧光，降低了本底，与 RIA 和 EIA 相比，TRFIA 具有更好的特异性和精密度，同时稳定性好，具有很好的市场前景。

李媛等对 TRFIA 技术的发展方向和应用前景进行了综述，指出在螯合剂设计方面，可以直接合成更多有效的亲水性有机配体，用于螯合稀土离子，制备荧光性能强、结构稳定、具有良好生物相容性的标记物，进一步扩大其应用范围；在稀土掺杂纳米材料制备方面，对已有的方法进行适当改进，或是提出新的、可行的制备方法，以获得高质量产物；在实际应用方面，在解离-增强镧系元素荧光分析系统、固相荧光分析系统、酶放大分析系统和均相 TRFIA 分析系统的基础上逐步完善检测技术体系，拓宽 TRFIA 的应用领域，提高其检测灵敏度。此外，还可以将 TRFIA 技术与 PCR、激光等技术联用，促进免疫分析技术的发展。随着国内外的深入研究，TRFIA 技术将不断创新，其检测特异性、灵敏度进一步提高，在疾病诊断、食品安全和环境健康领域具有更广阔的应用前景。

7.4.5 荧光淬灭免疫分析

对于一些药物可以采用荧光淬灭免疫分析手段进行测定。FQIA 反应是利用游离的标记药物有荧光，而抗体与之结合后，产生荧光淬灭现象，从而失去荧光的性质来进行测定。在测定的过程中，被测药物会与标记药物与抗体竞争性结合，因此，被测药物浓度越高，结合抗体的标记药物就越少，荧光强度就越高。从某种程度上来说，被测药物与荧光淬灭率呈反比，与荧光强度呈正比。

关于荧光淬灭的机理说法不一，常见的有动态淬灭(碰撞淬灭，淬灭剂与发光物质的激发态分子之间的相互作用)、静态淬灭(发光分子基态和淬灭剂形成不发光的基态络合物)、转入三重态淬灭等。能够引起荧光淬灭的物质称淬灭剂。如卤素离子、重金属离子、具有氧化性的有机化合物(硝基化合物、重氮化合物、羰基化合物和羟基化合物)及氧分子等。除此之外，紫外线照射、高温等也会引起荧光淬灭。

近年来，FQIA 法常用于对羧基苯丙酮酸、司帕沙星和甲硝唑等药物的血药浓度监测的报道时有出现，均呈现出不错的测量效果。

7.4.6 荧光增强免疫分析

与荧光淬灭免疫分析不同的是，荧光增强免疫分析是利用荧光标记后的药物与抗体结合形成标记药物抗原-抗体复合物后，荧光性质增强的现象来测定样品的浓度。

7.4.7 应用实例

【应用实例：荧光偏振试验检测布鲁氏菌病的可行性研究】

布鲁菌病(简称“布病”)，是由布鲁菌(Brucella)入侵机体引起具有典型变态反应性疾病，也是典型自然疫源性人畜共患病。随着布病的发病率连年增长，严重影响了人类的生活质量以及社会经济的发展，因此找出防控布病的有效举措刻不容缓。这就要求对布病筛查的检测技术既要在布病感染早期可检测，又要结果准确且快速，这样就可有效预防、治疗和控制布鲁菌病的发展。血清学诊断有多种试验方法，虎红平板凝集试验(rose bengal test，RBT)、血清凝集试验(serum agglutination test，SAT)、胶体金免疫层析法(gold immunochromatography assay，GICA)、全乳环状试验(milk ring test，MRT)、酶联免疫吸附试验、半胱氨酸凝集试验以及补体结合试验(complement fixation test，CFT)和沉淀试验等，这些试验都属于传统的血清学方法。确诊布病时，通常需要两种或两种以上的血清学检测方法来进行判断，根据目前情况，显然需要进行更简洁快速的检测方法来诊断布鲁菌病。

荧光偏振免疫分析属于定量免疫血清学分析检查的范畴，有操作简便、结果快速准确客观的优点，因此已经在一些发达国家被大量应用于早期布病检测，但用 FPIA 技术研究布病的相关报道在国内仍不多见。此研究旨在对 FPIA 检测布鲁氏菌病的可行性进行研究，以适应国际贸易对疫病检测方法发展的需要。

1）研究方法

通过对 FPIA 的分析敏感性、分析特异性、重复性、诊断敏感性和特异性、重现性的测试，评估 FPIA 作为检测方法的符合性和有效性。

2）结果与讨论

FPIA 的分析敏感性高于 RBT、SAT 和 CFT，低于 iELISA 和 cELISA；FPIA 的分析特异性高于 RBT、SAT 和 iELISA，与 CFT 和 cELISA 相当；FPIA 的重复性测试结果为组内和组间的变异系数均小于 20%；FPA 的诊断特异性为 99.1%（1119/1129），诊断敏感性为 97%（34/35）；FPIA 的重现性测试结果为 10 份测试样品实验室间的变异系数均小于 20%。结论：本研究说明 FPIA 用于布鲁氏菌病抗体检测是有效、可靠的，方法简单、快速、通量大。

7.5　免疫分析方法与其他技术的联用

随着各学科和技术之间的互相渗透，IA 与色谱和流动注射等技术相结合，可以弥补其技术上的一些局限性，从而使之有了更好的选择性、灵敏度和快速测定等特点。

7.5.1　与色谱技术的联用

免疫分析虽然具有灵敏度高，测试方法简便等优势，但在药物检测过程中时有发生交叉反应从而出现假阳性。而利用色谱技术对药物的高辨认度，与免疫分析联用，可能消除或者降低这一现象。高效液相色谱和免疫分析法的联用有两种方式，即免疫识别在色谱分离前和色谱分离后用免疫分析法检测。前者利用免疫分析的高特异性结合生物样品，然后用高效液相色谱检测。此法已相继应用于苯妥英、孕酮、地高辛、雌激素、黄曲霉素和细胞抑制素等的测定。它不但可以提高检测的灵敏度，而且还能增加检测方法的选择性。后者色谱分离后用免疫分析法检测，一般使用分步检测，其灵敏度可与 HPLC-MS 联用分析法相媲美。K Bridget Brosnihan 等采用 HPLC-RIA 联用技术测定了肾素-血管紧张素系统的三种肽 Ang II 和 Ang-（1-7）。

7.5.2　与流动注射分析技术的联用

流动注射分析技术在毛细管电泳章节介绍过，其自动化程度高，具有较强的在线样品处理能力。与 IA 联用，可加速分析过程。钱昌顺将流动注射与 TRFIA 相结合，建立了癌胚抗原（carcinoembryonic antigen，CEA）的免疫分析方法。该法将 CEA 单克隆抗体稀释，置于装有琼脂糖的免疫反应柱内，经过包被封闭等过程，将抗体结合在柱中，然后将免疫反应柱放于流动注射体系中，在电脑上编辑程序后，让其自动完成时间分辨的整个过程。该方法使常规的 CEA 检测时间从几个小时缩减至几分钟，具有灵敏、快速、准确的特点，且使得免疫试剂的加入更加灵活，便于实现自动化操作。

7.5.3 与实时荧光定量PCR技术联用

实时荧光定量多聚核苷酸链式反应(real-time quantitative polymerase chain reaction, qPCR)技术是一种在DNA扩增反应中，以荧光化学物质测定每次PCR循环后产物总量的方法。与常规PCR相比，qPCR具有灵敏度高、重复性好、特异性强、自动化程度高等优点，是分子生物学研究中的重要工具。Gueimonde等将qPCR技术与TRFIA技术联用，建立了一种快速、精确、简便的测定排泄物中双歧杆菌的定量方法。在该试验中，在常规PCR体系中加入一定量的Eu-标记探针，95℃变性10 min后循环40次，并在每次循环后测定体系的荧光强度，获得了较好的定量结果。

随着研究的不断深入，各种新型免疫分析法以及免疫分析法与其他技术的联合应用可有效提升免疫分析法的灵敏度及特异度，并实现多组分同时检测。

【思考题】

1. 免疫分析的基本原理是什么?
2. 常用于RIA法标记抗原或抗体的放射性同位素有哪些？各自有什么样的特点?
3. 酶免疫分析的基本原理是什么?
4. 常用于酶免疫分析的标记酶及相应底物有哪些?
5. 荧光免疫分析主要包括几种类型？各自的反应原理是什么?

参考文献

[1]姚彤伟.体内药物分析[M].浙江：浙江大学出版社，2012.
[2]王丁泉.放射免疫分析发展历史和建议[J].同位素，2019，32(03)：204-207.
[3]刘洪奎.皮质醇固相放射免疫分析方法的建立[J].临床医药文献电子杂志，2020，7(16)：158-159.
[4]张志佳，钱君，单春剑.放射免疫分析仪检测产前初乳收集对GDM产妇围产期血清泌乳素水平的影响[J].中国医疗设备，2018，33(S1)：23-25.
[5]王坤，燕文敬，冯杰.均相酶免疫分析技术检测血清硫酸去氢表雄酮浓度的方法学建立[J].标记免疫分析与临床，2022，29(05)：836-840.
[6]李媛，毛翔，胡军，等.时间分辨荧光在免疫分析中的应用进展[J].公共卫生与预防医学，2021，32(3)：111-116.
[7]Brosnihan KB, Chappell MC. Measurement of Angiotensin Peptides：HPLC-RIA[J]. Methods Mol Biol. 2017, 1527：81-99.
[8]钱昌顺.流动注射-时间分辨荧光联用检测CEA[J].现代检验医学杂志，2005，20(2)：38-39.
[9]Soini E, Kojola H. Time-resolved fluorometer for lanthanide chelates-a new generation of nonisotopic immunoassays[J]. Clin Chem. 1983, 29(1)：65-68.
[10]Diamandis EP. Immunoassays with time-resolved fluorescence spectroscopy：principles and applications[J]. Clin Biochem. 1988, 21(3)：139-50.
[11]Gueimonde M, Debor L, Tölkkö S, et al. Quantitative assessment of faecal bifidobacterial populations by real-time PCR using lanthanide probes[J]. Journal of Applied Microbiology. 2007, 102：1116-1122.

第 8 章

成像技术

8.1 放射自显影技术

放射自显影是一种利用放射性核素发射的射线，使乳胶中的卤化银感光而形成潜影，经显影和定影，形成图像。借助感光银颗粒所在的部位和强度，通过影像分析，能准确地判断放射性示踪剂的分布部位和数量（半定量），这种技术称为放射自显影术（autoradiography，ARG），所得到的图像称为放射自显影像（autoradiogram），以上两种术语均可简称为放射自显影（ARG）。

8.1.1 发展历史

自显影的出现已有百余年的历史，但其迅速发展，还是近几十年的事。早在 1867 年，Niepce de st Victor 便发现铀盐能使氯化银和碘化银乳胶感光、变黑的事实，却误以为是日光照射后的荧光现象。1896 年，Becquerel 证实上述现象是由辐射引起的。1898 年，居里夫妇发现了^{210}Po和^{226}Ra，进一步确证了放射性的现象。第二次世界大战期间对记录粒子径迹专用原子核乳胶的研制，裂变产物在动、植物体内分布研究的需要，以及新核素的出现，都促进了 ARG 的发展。1946 年 Belanger 与 Leblond 创建了液体乳胶法，ARG 分辨力大为提高。1950 年，Pelc 创建了揭膜乳胶法，使自显影的重复性得以提高。1954 年，Arnold 在研究长半衰期同位素在体内滞留问题时，开始使用原子核乳胶。1955 年，Joftes 和 Warren 又创建了液体原子核乳胶的浸膜法。1956 年，Liquier Milward 创建了电子显微镜自显影术，可以进行亚细胞水平的研究。随着放射自显影技术的成熟，其应用范围也是逐渐广泛，现在应用于形态学、病理、生理、生化、细胞、药理和免疫等多个领域，成为测定放射性核素最常用的方法之一。

放射自显影技术对某一位置上的放射性一般只能相对定量，但是它具有以下特征：能准确示踪定位，可以显示形态与功能的定位关系；能在整体平面上同时比较，注入体内后的标记物质在各个脏器内的分布与代谢状态，分析在各脏器中的摄取量，在不同时期的吸收、分布、转运与排泄途径等动态关系；是研究细胞内物质代谢的有力工具，因此，放射自显影技术已开始应用于体内药物分析，如生理或病理状态下各种标记化合物（药物、营养成分、毒物等)在机体、组织、细胞中的分布、定位、排出，以分析其合成、更新、蓄积、作用部位、作用机理等。

8.1.2 放射自显影分类及相关技术

8.1.2.1 放射自显影的分类

放射性自显影可分为宏观放射性自显影和微观放射性自显影。前者通常是指以视觉感官直接观察自显影图像；而后者是指需要借助于显微镜，才能观察、检查样品的自显影图像。其中微观自显影又可分为光镜自显影和电镜自显影。

宏观自显影(macroscopic ARG)，又称大体自显影，观察范围较大，分辨力低，只能供肉眼或放大镜观察，或根据标本黑度判断示踪的部位和定量，适用于小动物的整体标本，大动物的整个脏器或肢体，以及层析板、免疫沉淀板、骨骼、牙齿的磨片或剖面等的研究。

光镜自显影(light microscopic ARG)，又称组织学放射自显影，是借助显微镜进行组织学或细胞学观察，分辨能力要求较高。根据银颗粒来判断示踪元素的分布部位和数量的多少。适用于组织切片、细胞涂片等标本的研究。可以对不同细胞进行比较，并根据不同示踪剂在不同时间的分布，研究细胞水平的代谢过程。

电子显微镜自显影(electron microscopic ARG)具有高度的分辨能力，能显示出普通光学显微镜不能察知的细微结构。适用于细胞超微结构，能在不破坏细胞结构完整的情况下，研究某些核酸、蛋白质等生物大分子在生物合成过程和代谢活动的精确定位，能显示放射性物质在线粒体、染色体等亚细胞结构内的精确位置，也可观察动态过程，因而是细胞学研究中的重要手段之一。

8.1.2.2 感光原理

放射自显影原理与光学摄影原理基本相似，只是感光的光源不同。乳胶中的每颗溴化银晶体都是由 Ag^+ 和 Br^- 的点阵构成的，当乳胶和含有放射性物质的组织切片或标本紧密接触时，放射性核素放出的射线引起电离作用，带电粒子与乳胶撞击，使带负电荷的 Br^- 发射电子，并移向感光中心，形成阴电荷的静电层；带阳电荷的 Ag^+ 也聚集于此，便还原为原子。聚集的银原子虽然极少，但在显影过程中起催化作用，促使溴化银晶体还原为银原子。光化学反应的不断进行，感光中心的银原子聚集到一定大小时，就成了显影中心。由于已形成潜影和未形成潜影的溴化银晶体显影的速度不同，经显影、定影处理，底片上便出现和组织结构中放射性物质分布相应的密度深浅不同的影像，从而显示出放射性核素及其标记物在组织细胞内外的分布状态。

8.1.2.3 常用的感光材料

自显影中常用的感光材料是由卤化银与明胶所组成的乳胶。卤化银是感光致敏物质，它的作用是记录下射线粒子所产生的电子或带电荷粒子的移动过程。明胶是分散剂和卤化银晶体的敏化剂，能使卤化银以微晶体的形式悬浮，并与银离子相互作用生成不稳定的银胶络合物，形成敏化中心。

在乳胶中卤化银以微晶体的形式悬浮在明胶中，核射线的效应、显影、定影等变化都发生在卤化银晶体上。感受了核射线作用的卤化银晶体经显影、定影处理后，便形成金属银颗粒。金属银颗粒在高倍显微镜下是明显可见的棕黑色颗粒，许多金属银颗粒聚集在一起便给出肉眼可见的黑色影像。

放射自显影术常用的感光材料包括各种类型的原子核乳胶、X 光片和氚片等。原子核乳胶是自显影中较理想的感光材料，它的银盐颗粒直径为 0.2~0.5 μm，密度大，一般为 10^{13} 银颗粒/cm^3，分辨率高，主要用于微观放射自显影。市售的 X 光片两面都涂有保护层，防止乳胶层被划伤，它的乳胶银颗粒较大，平均直径为 2.5~3 μm，密度较小，一般为 6×10^9 银颗粒/cm^3。氚片银粒的平均直径是 1 μm，单面没有保护层，因为保护层将吸收 90%以上的 ^3H 发射的 β 粒子。

8.1.2.4　曝光

曝光过程是溴化银产生潜影的过程。当光线、射线、热和压力等作用于溴化银乳胶时，溴化银中的电子向敏化中心移动，形成带负电荷的静电层，然后带正电荷的银离子便向此处聚集，而变为银原子。聚集的银原子数量很少，大约只占溴化银晶体中银量的十亿分之一。然而这微量的金属银在显影过程中却起着重要的催化作用，可促进溴化银晶体还原为金属银颗粒，因而称为显影中心。溴化银在感光后所发生的这些变化，称之为潜影的形成，如图 8-1 所示，这些潜影将在显影过程中起着重要的催化作用，因而也称为“显影中心”。潜影的形成与放射性活度、曝光时间及乳胶灵敏度密切相关。

(a)核射线与乳胶作用时，电离产生电子　(b)电子向敏化中心移动，形成阴电层　(c)银离子向阴电层聚集，与此同时银离子被还原成银原子　(d)银原子在敏化中心周围集中而形成潜影

图 8-1　潜影的形成

8.1.2.5　显影和定影

乳胶经示踪实验标本中核射线作用后，感受核射线作用的卤化银晶体形成看不见的潜影；未感受核射线作用的卤化银晶体则没有形成潜影。这时必须经过显影、定影处理，才能将形成潜影和未形成潜影的银晶体区分开来。形成潜影的卤化银晶体在显影过程中被还原成为金属银颗粒，没有形成潜影的晶体，则通过定影而溶去，这时便成为可以看出的影像。显影、定影处理后，尚需充分水洗，以去除显影和定影时剩留的各种化学物质，再经过干燥，影像方可长期保存。

显影是使形成潜影的卤化银晶体还原成为金属银的过程，是通过显影液完成的。完善的显影液由显影剂、促进剂、保护剂以及抑制剂组成。显影剂主要起还原作用，一般常用硫酸甲基对氨基苯酚、对苯二酚等；而促进剂主要提供碱性环境，以利于显影过程的进行，常用碳酸钠、硼砂等；保护剂常用亚硫酸钠，用以中和还原剂的氧化产物，使显影液得以持续使用；抑制剂常用溴化钾，其作用为抑制未感光银盐的分解，防止本底升高。

定影是将未感光的溴化银颗粒在硫代硫酸钠的作用下，变成可溶性的硫代硫酸银复合物除去，并将已显现的影像固定下来。定影液一般包括定影剂、保护剂、停显剂和坚膜剂。定影剂为硫代硫酸钠，俗称"海波"，它能溶解溴化银，所以也称溶解剂。常用的保护剂是亚硫酸钠，它能与酸反应形成亚硫酸氢根离子，抑制硫代硫酸钠被酸分解，并析出硫。停显剂的主要作用是终止残余显影液的继续作用。所以停显剂也是一些酸，如：硫酸、醋酸和硼酸。坚膜剂能防止乳胶在定影过程中因膨胀而造成的脱落，以及操作过程中的划伤。常用的坚膜剂有铬钾矾等。

定影后要充分水洗，清除残余的海波、银盐和醋酸。否则在胶片上会形成复杂的银盐化合物，当它析出硫后，便与空气中水和氧反应形成硫酸，而使已显影的银粒形成黄褐色的硫酸根。水洗后的胶片可在空气中静置干燥。

8.1.2.6 自显影的阅读与相对定量

放射自显影片乳胶层中的银颗粒数量(微观放射自显影)或由颗粒形成的黑度(宏观放射自显影)可以反映样品所摄取的放射性核素相对的量和放射性物质在组织内的代谢状态。从定位和分布强度上比较不同脏器、组织或细胞在量上的差异。

常用的阅读方法有光密度法、颗粒数量计算法以及径迹数量计算法三种。光密度法是根据自显影中影像的黑化程度来确定组织中放射性核素相对量的方法。颗粒数量计算法，也称微尺目数法，是利用目镜微尺在显微镜视野下圈定一定范围，或对一定数量的细胞或细胞核，进行射线颗粒数量计数，常用于低能核素和剂量较小的样品，是细胞和亚细胞水平计算射线颗粒数量以显示射线强度的实用方法。径迹数量计算法是计算自显影胶片上由射线粒子所形成的径迹的数量来测定组织和细胞中放射性核素相对含量的方法。

8.1.2.7 放射自显影的制备方法

放射自显影的制备方法可因实验目的和要求的不同而不同，但基本实验操作过程是一致的，大致分5个步骤：①示踪剂的引入：根据不同的研究目的，采用不同的途径，向实验对象引入适合的放射性示踪剂。②标本制备：采集组织样本，制作切片或涂片。总的要求是标本必须有一个平面，以供自显影材料的均匀接触；标本制作过程不能引起示踪剂的流失或移动；标本的厚薄要合适。③放射自显影制备：在暗室内向制备好的标本上敷加核乳胶。有接触法、湿贴法、接触湿贴法、液体乳胶浸膜法、揭膜乳胶法等等，可根据不同的要求选择合适的制备方法。④曝光：在避光干燥的条件下，使核射线充分地作用于乳胶。放射自显影的曝光是在低温、干燥、避光、无氧或充满惰性气体的密封容器中，感光材料接受核射线的辐射过程。其曝光量取决于实验标本中示踪剂的放射性活度及曝光时间的长短。⑤照相处理：在充分曝光后，进行显影、定影、冲洗、染色和封固等处理。

8.1.3 应用领域

随着同位素标记技术的发展，标记化合物及前身物的增多，科研领域中应用放射自显影术进行示踪定位、定量、定时的研究日趋扩大，下面仅就常用的几个方面予以介绍。

8.1.3.1　在药学研究中的应用

放射性核素标记的药物进入机体后，连续取样制备自显影标本，就可了解药物在机体内的分布、转运、排泄等过程和相对浓度，对于阐明药物作用的环节、代谢途径和毒理作用具有独特的定位优越性。尤其是宏观整体自显影，可以比较药物在各个器官、组织内的分布情况，并可连续追踪药物在不同时间内的分布、转运、蓄积、排泄的动态变化。郭顺根等采用宏观放射自显影术研究^{3}H-川芎嗪在小鼠体内的分布，得出药物主要分布于肝、胆汁、小肠、大脑、肾脏等器官，尤其以肝脏最为明显，表明肝脏是该药物敏感的重要靶器官。

微观放射自显影术可以用来研究放射性药物在生物体内的微剂量分布，可以提供较准确的放射性药物分布信息。采用冰冻切片光镜放射自显影技术，研究^{99}Tc^{m}2 甲氧基异丁基异腈（MIBI）在小鼠肝脏细胞内细胞水平的分布，得出^{99}Tc^{m}2 MIBI 在肝脏细胞水平的分布是不均匀的，可弥补医学内照射剂量 MIRD 模式估算的不足，可评估临床放射性药物治疗效果及剂量数据。用自显影进行吸收剂量估算的重要用途在于为治疗肿瘤的放射药物提供准确的剂量数据，在尽量杀伤肿瘤细胞的同时，减少对瘤组织周围正常细胞的辐射损伤。

放射自显影技术在药理学和毒理学中是十分重要的研究手段。药物的选择性定位用放射自显影很容易检查出来，如维生素 A 集中在视网膜，阿托品在睫状体和虹膜，氯丙嗪在脉络膜，二甲基亚砜在晶体，研究结果可以用来解释药物潜在毒性和药理靶器官的依据，对于阐明药物的作用原理和副作用的原因具有一定价值。^{131}I 标记番泻苷 A 用放射自显影技术观察在小鼠体内的分布，在小鼠血中清除较快，肾脏的放射性摄取高，能选择性地在大鼠坏死心肌区域聚集，在心肌梗死诊断方面具有较好的开发前景。

8.1.3.2　在分子生物学研究中的应用

放射自显影技术可以通过标记大分子的前体来示踪大分子代谢的过程，分析它们不同时期在不同组织、细胞或细胞器中被摄取、转运、贮存及排出的动态变化，从而在不破坏组织和细胞结构的情况下了解细胞、组织和器官的代谢状态，如利用^{3}H 标记的氨基酸作为原料可以追踪蛋白质的合成和加工转运途径，利用^{3}H 标记的胸苷可以追踪 DNA，而利用^{14}C 尿苷可以追踪 RNA。

另外，也可以将放射性核素联结到能与特异大分子结合的探针上，显示特异大分子的定位和定量，如用^{35}S 标记的脱氧胞嘧啶核苷掺入探针 DNA 分子，通过原位杂交使这一放射性探针与特异 DNA 或 RNA 分子结合，再通过放射自显影显示特异核酸分子在组织或细胞内的分布。

放射自显影还在分子生物学研究中的限制性内切酶图谱分析、DNA 和 RNA 的序列分析、DNA 指纹图谱分析，生物化学中的各种电泳图谱、层析图谱以及免疫学研究中的各种免疫沉淀反应中被用于显示不同处理或反应后标记物的位置和数量。

8.1.3.3　在细胞生物学中的应用

放射自显影在细胞生物学的研究中，占有很重要的位置。用^{3}H 标记的 DNA、RNA 和蛋白质的前体物质，对细胞 DNA 的复制及 DNA、RNA 与蛋白质合成之间的关系进行了广泛的研究。

放射自显影术在细胞动力学中的应用使分裂细胞周期时间的测量完全革新。胸腺嘧啶核苷(TdR)是 DNA 的特有前身物，处于 S 期细胞能摄取 TdR 合成 DNA。将^{3}H-TdR 或^{14}C-TdR 放入实验培养体系中，它只能被 S 期细胞摄取，而不改变 DNA 分子的生物、化学特性。根据探测到的^{3}H 或^{14}C 量可以了解被标记细胞的增殖、分化和消亡规律。

对蛋白质在细胞内的合成，通常用^{3}H 或^{14}C 标记的氨基酸进行追踪，电镜自显影显示胰腺的腺泡细胞摄取的^{3}H-亮氨酸主要定位于内质网，以后集中至高尔基体，最后移至细胞顶端随分泌活动排出。放射自显影观察表明，在整个间期阶段的细胞核和细胞质中均有蛋白质合成过程，其中以在 S 期的合成率最高。

8.1.3.4 在医学中的应用

放射自显影术在医学领域中的应用非常广泛，除形态学科使用这一技术进行结构与功能相结合的研究外，许多机能学科也在不同程度上应用这一技术作为探索问题的手段。

内分泌学可以利用同位素标记或激素前身物进行放射自显影术的定位及定量的示踪研究，研究内分泌腺的功能活动、激素的合成与分泌、激素对靶器官及细胞的作用规律、反馈与代谢等问题。如用^{14}C-4-胆固醇或^{14}C-4-孕烯醇作为类固醇激素的前身物或中间物，分析卵巢、睾丸和肾上腺等内分泌腺激素合成的定位。

在肿瘤学中，通过应用放射性同位素标记的前身物或致癌物进行示踪，研究核酸和蛋白质代谢的异常和向四周浸润和转移的现象，已证明是一种有效手段之一。例如以^{3}H-胸腺嘧啶核苷、^{3}H-尿嘧啶核苷或^{14}C-氨基酸研究肿瘤细胞的核酸及蛋白质合成的异常现象，利用放射自显影术进行示踪定位，标记指数的测量，细胞周期中的 G1-S-G2-M 各阶段时长改变和细胞分裂、分化异常的规律。

用同位素标记抗原或抗体，利用抗原抗体的高度特异性反应，分析抗原或抗体中的特异有效成分或追踪在体内相应组织中的定位的方法，已在免疫学上被推广应用。方法是以同位素标记的抗原与相应的抗血清进行琼脂扩散或免疫电泳反应，再制成放射自显片，从自显片中的标记沉淀线来进一步分析抗原中的有效成分。例如先给大鼠注射^{14}C-亮氨酸，提取肝微粒体的可溶性抗原和肝匀浆上清液抗原，分别与相应的抗大鼠肝微粒体血清、肝匀浆上清液血清及正常肝血清蛋白作琼脂扩散或免疫电泳反应，上述二种抗原与三种抗血清之间分别出现不同数量的沉淀线。制成放射自显片后，则只有微粒体可溶部分抗原与相应抗血清之间有标记的沉淀线出现，表明该部分抗原掺入了^{14}C-亮氨酸，是有效的抗原成分。还可以结合生物化学上的纸层析方法，将有效成分进行分离，区分出有标记的层析带，来进一步分析抗原的成分和性质。

用同位素标记的钙、锶、硫、钠等结合放射自显影技术研究骨骼及牙齿等硬组织在生长、骨折再生愈合过程中的吸收、分布与沉积等代谢状态，已被证明是最有效的方法之一。放射自显片显示^{45}Ca 标记化合物在注射入体内后选择性地沉积于骨及牙组织中。离体的骨薄片在培养液中加入^{45}Ca 后，可见有明显的掺入过程。以^{45}Ca 作腹腔注射至大鼠腹腔后，于不同间隔时间取出骨和牙齿制成放射自显片观察放射钙的分布动态，可见在注射后 5 分钟，放射钙即已到达硬组织。随着时间的延长，集中到钙化组织中的放射钙的量便愈多。放射示踪物主要定位于生长、改建和生理功能活跃的骨基质中，以骨骺线区的更新率最高。牙槽骨的改建可以以^{45}Ca的沉积线为标志而予以分辨。放射钙所形成的沉积线与牙质的层数基本相符，说明了牙齿的生长与连续掺入的钙盐之间的动态关系。

8.1.4　应用实例

【应用实例：^{125}I标记 bFGF 注入豚鼠腹腔后耳蜗和全身各脏器放射自显影观察】

(1)实验动物：健康白色红目豚鼠 30 只，性别不限，体重 250~300 g，Preyer's 反射灵敏，静养 1 周后使用。动物分为 3 组，^{125}I-bFGF 组，^{125}I组，生理盐水组，每组均为 10 只，给药途径腹腔注射。

(2)试剂、仪器及标记方法：bFGF 相对分子量 17000 Da，含有 154 个氨基酸，质量浓度为 1 g/L，E. Coli 表达，抗人 bFGF 兔血清 bFGF-Ab 购自美国 PeproTech. ECLTD 公司，^{125}I，Na 源购自美国 Amersham 公司，用氯胺 T 氧化碘化标记法^{125}I，Na 标记 bFGF，用抗人 bFGF-Ab 和琼脂糖双扩散自显影技术鉴定^{125}I-bFGF 标记品质量。

(3)动物处理和样本采集：全部实验动物首先给肌肉注射 1%碘化钾 0.5 mL，30 min 后，动物按组分别腹腔注射^{125}I-bFGF(100 μL 原液和 400 μL 生理盐水混合)、^{125}I及生理盐水各 0.5 mL。2 h 后 0.1%戊巴比妥钠麻醉动物，心内取血，取心、脑、甲状腺、肝、肾、双耳蜗，在显微镜下取出骨壳暴露部分膜迷路。

(4)样本测定及耳蜗标本放射自显影：所有样本(血、耳蜗、心、脑、肝、肾)在光电天平上称重后，用 HH6003 型 r 放射免疫分析仪测定每个样本的放射性强度，测定 1 min 得出每个样品的每分钟计数率。所有耳蜗标本测定完放射强度后，采用 1%甲酸脱钙，用 OTC 包埋，切片机中轴切片，片厚 30 μm，将空气中晾干的切片平铺于 X 线乳胶片上，用双层玻璃压平，置暗盒中放暗室内自显影曝光 1 周，得到耳蜗放射自显影图谱。

(5)结果：^{125}I-bFGF 标记品质量鉴定结果，经放射免疫测定 bFGF-Ab 与^{125}I-bFGF 结合率达到 45%，试验获得符合要求的^{125}I-bFGF 产品(正常范围为 35%~45%)。^{125}I-bFGF 与 bFGF-Ab 用琼脂糖双扩散和自显影试验可见在 bFGF-Ab1：200 中央孔之间的沉淀线最明显，见图 8-2。

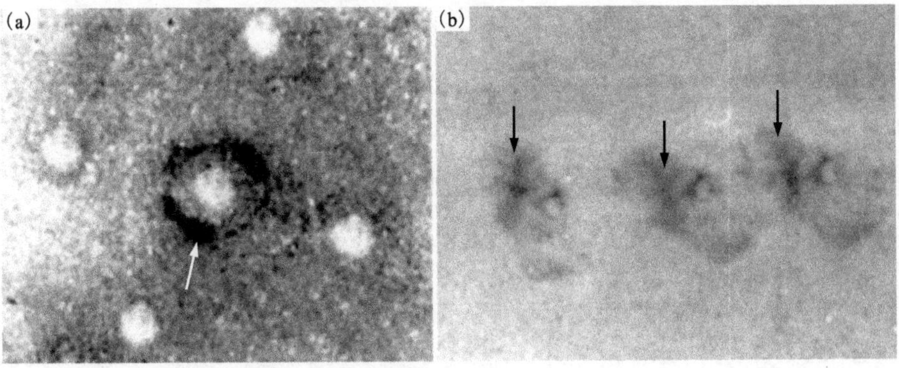

图(a)为^{125}I-bFGF 加至梅花孔中央孔内，四边孔依次为不同浓度的 bFGF-Ab，可见孔之间的沉淀线，1：200 最明显(箭头所示)×400；图(b)为^{125}I组腹腔注入 2 h 后，耳蜗中轴切片可见有放射自显影颗粒(黑色部分和箭头所示)×200。

图 8-2　琼脂糖双扩散和自显影图谱

经腹腔注入 2 h 后，^{125}I-bFGF 在耳蜗和体内各脏器分布见表 8-1。血液、甲状腺、肝、肾、心脏在^{125}I-bFGF 组中每分钟计数率范围均比耳蜗和脑内数值高，差异均有统计学意义（$P<0.01$）。

表 8-1　^{125}I-bFGF 在豚鼠耳蜗和体内各脏器的含量

组别	例数	本底	血液	左耳蜗	右耳蜗	甲状腺	脑	心脏	肝脏	肾脏
^{125}I-bFGF	10	377±7	2829±508^{a,b}	624±59	661±64	813±104^{a,b}	536±22	939±98^{a,b}	2067±392^{a,b}	2738±709^{a,b}
125I	10	381±9	7273±330	1226±134	1238±99	1424±225	581±30	1159±121	1336±93	2747±489
生理盐水	10	366±8	369±9	381±9	381±9	349±7	340±18	380±13	358±7	361±7

a：与左右耳蜗比较，$P<0.01$；b 与脑比较，$P<0.01$。

综合上述结果表明，^{125}I 组各脏器每分钟放射含量最高，耳蜗标本切片放射自显影可见颗粒显现；而^{125}I-bFGF 组各脏器每分钟放射含量以血中最高，耳蜗及脑内含量最低，耳蜗标本切片放射自显影未见颗粒显现。可见^{125}I-bFGF 腹腔注入后透过血迷路屏障有一定困难，因此，bFGF 临床用药途径值得探讨。

8.2　同位素示踪技术

自然界各种物质中的元素都具有确定的天然同位素组成（即每种同位素占有一定的原子百分比）。每一元素的同位素具有相同的化学性质，除个别情况下存在同位素效应之外，一般生物过程对待同位素将是一视同仁的，即同位素在过程中具有相同的经历。基于这两方面的事实，我们可以想象，使用天然同位素组成中没有的放射性同位素，或使用人工浓缩的与天然同位素组成有显著差别的稳定同位素，去代替某物质中普通的同位素组成，那么这种物质就含有了特征的放射性同位素，或含有了异常的稳定同位素组成。该物质会有别于周围的一般物质，而打上了同位素的“烙印”，但仍具有该元素的化学性质。通过放射性的测量或质谱分析，可辨认出同位素标记物质，测量出其数量上的变化并可显示出它们的行迹，这就是同位素示踪技术（isotopic tracer technique）。

8.2.1　发展历史

同位素示踪技术应用于生物医学、药物研发、营养代谢和临床研究已有 100 多年的历史，是这些领域不可缺少的重要研究技术。1858 年，由于电力工业发展，发现了阴极射线。1895 年德国物理学家伦琴发现置于高真空放电管附近的某种晶体，具有发光性质。在管子和晶体之间放置某种物质，即可部分挡住引起发光效应的不可见辐射。他发现，所放置的物体密度越大，屏蔽效应越好。他这种新发现的辐射为 X 射线，因为 X 是表示未知量的一种标准代数学符号。这项发现使他于 1901 年荣获第一届诺贝尔奖。1896 年，Becquerel 在研究发出磷光的物质中，第一次发现了自然界放射性物质。1898 年，居里

(Curie)夫妇用人工方法从沥青中提炼出放射性物质 Po(钋)和 Ra(镭)。Curie 夫妇的发现激起了人们研究放射性效应的热情。1903 年，Ratherford 用磁场和电场做实验，证明 α、β 射线来源于氮。1924 年，George de Hevesy 首次将放射性同位素示踪应用于动物实验；1950 年同位素示踪开始广泛应用于动物代谢和临床研究。在过去几十年中，应用低能量放射性同位素(^{3}H 和^{14}C)示踪技术在国外临床以及非临床药物的吸收、分布、代谢和排泄方面的研究发挥着举足轻重的作用，并早已被证明是对新药安全性评价不可缺少的工具，并在国外制药工业中广泛应用。美国 FDA 早已把应用放射性同位素标记化合物对动物和人给药后的药代动力学研究数据作为新药安全性评价的重要依据，并制定了详尽的指南。而在中国这方面才刚刚起步。近二三十年来，随着低丰度稳定同位素富集提取技术的进步、同位素富集试剂的商品化和质谱检测技术的进步，稳定同位素示踪也得到了越来越广泛的应用。最常用的检测手段是热电离质谱(TMS)和电感耦合等离子体质谱(ICP-MS)。前者拥有优良的灵敏度和精确度，但不适合大量样品的快速检测；后者虽然精确度较差，且在 $M<80$ 时干扰大，但有着快速测定的优点。

8.2.2　同位素示踪相关技术

同位素(isotope)是具有相同原子序数但质量数不同的核素，如$^{1}_{1}H$，$^{2}_{1}H$，$^{3}_{1}H$，分为放射性同位素(radioactive isotope) 和稳定性同位素(stability isotope)。同位素示踪又称示踪技术、示踪原子法、同位素标记等，是利用放射性示踪原子或化合物，研究被追踪物质运动、转化规律的方法。由于标记化合物与其相应的非标记化合物(被追踪物质)具有相同的化学和生物学特性，在生物机体内所发生的化学变化和生物过程也完全相同，将二者混合后，用化学方法不能分离，只能通过放射性比度的变化(放射性同位素示踪)或同位素比值的变化(稳定同位素示踪)测出同种的非标记化合物的含量，从而反映被追踪物质在有机体内的生物利用率及代谢规律。

8.2.2.1　放射性同位素示踪技术

放射性同位素示踪技术是利用放射性核素及其标记物作为示踪剂来研究生物体内各种物质的吸收(Absorbtion)、分布(Distribution)、代谢(Metabolism)及排泄(Excretion)即 ADME 规律的一门科学。同位素示踪所利用的放射性核素(或稳定性核素)及它们的化合物，与自然界存在的相应普通元素及其化合物之间的化学性质和生物学性质是相同的，只是具有不同的核物理性质。因此，就可以用同位素作为一种标记，制成含有同位素的标记化合物(如标记食物，药物和代谢物质等)代替相应的非标记化合物。利用放射性同位素不断地放出特征射线的核物理性质，就可以用核探测器随时追踪它在体内或体外的位置、数量及其转变等。其检测方法主要有液闪技术、放射自显影技术和小型正电子发射断层扫描技术。

放射性同位素和稳定同位素都可作为示踪剂，但是，与稳定同位素相比，放射性同位素示踪技术应用更为广泛，因为其具有如下特点：①灵敏度高：放射性示踪法可测到 10^{-18}～10^{-14}g 水平，即可以从 10^{15} 个非放射性原子中检出一个放射性原子。它比目前较敏感的重量分析天平要敏感 10^{7}～10^{8} 倍，而迄今最准确的化学分析法很难测定到 10^{-12}g 水平。②方法简便：放射性测定不受其他非放射性物质的干扰，可以省略许多复杂的物质分离步骤，体内示踪时，可以利用某些放射性同位素释放出穿透力强的 r 射线，在体外测量而获得结果，这就大大简化了实验过程，做到非破坏性分析。随着液体闪烁技术的发展，^{14}C 和^{3}H 等发射软 β 射线的放射性同位素在医学及生物学实验中得到越来越广泛的应用。③定位定量准确：放射性同位素示踪法能准确定量地测定代谢物质的转移和转变，与某些形态学技术相结合（如病理组织切片技术，电子显微镜技术等），可以确定放射性示踪剂在组织器官中的定量分布，并且对组织器官的定位准确度可达细胞水平、亚细胞水平乃至分子水平。④符合生理条件：在放射性同位素实验中，所引用的放射性标记化合物的化学量是极微量的，它对体内原有的相应物质的重量改变是微不足道的，体内生理过程仍保持正常的平衡状态，获得的分析结果符合生理条件，更能反映客观存在的事物本质。但射线对生物体的作用达到一定剂量时，会改变机体的生理状态，这就是放射性同位素的辐射效应，因此放射性同位素的用量应小于安全剂量，严格控制在生物机体所能允许的范围之内，以免实验对象受辐射损伤。

如表 8-2 所示，那些低能量 β 射线发射体是用于药物 ADME 研究的重要放射性同位素。粒子发射能、半衰期和比放射性是用于评选的 3 个重要特性。其中半衰期即是放射性元素的原子核有半数发生衰变时所需要的时间。同位素的比放射性是每毫克原子的放射性活度。放射性活度的单位是居里（Ci），也即相当于每分钟 2.22×10^{12} 次衰变。已经被规定为国际标准单位的贝克勒尔（Bq）相当于每秒一次衰变（$1Ci=3.7\times10^{10}Bq$）。低能量的^{14}C 和^{3}H 是药物 ADME 研究中最常用的两种放射性核素。这两种核素的半衰期分别为 5730 年和 12.35 年，由于其半衰期长，在实验周期中测得的数据一般不需要做物理半衰期的矫正，便于测量及结果计算。^{3}H 是一种较弱的 β 发射体，因而比^{14}C 较难探测和测量。尽管如此，^{3}H 足够长的半衰期带来较高的比放射性且^{3}H 标记物的合成较为简便，因此在^{3}H 能够满足实验的情况下，也常选用^{3}H 标记物作为示踪剂。应用于药物 ADME 研究的常见的同位素特性见表 8-2 所示。

表 8-2　应用于药物代谢动力学研究的常见同位素信息汇总

同位素	半衰期	β 粒子最大能量	最大比放射性
碳-14	5730 年	0.155MeV	2.29×10^{9}Bq
氚	12.35 年	0.018MeV	7.40×10^{11}Bq
硫-35	87.4 天	0.167MeV	5.37×10^{14}Bq
氯-36	4.0×10^{5} 年	0.709MeV	4.44×10^{7}Bq
磷-32	14.3 天	1.71MeV	3.37×10^{14}Bq
磷-33	25.2 天	0.25MeV	1.92×10^{14}Bq

如今随着小型正电子发射断层扫描（positron emission tomography，PET）仪器的发展，利用^{11}C、^{13}N、^{15}O、^{18}F 等放射性核素进行 ADME 研究的实例也日渐增多。在放射性示踪剂的选择上，应根据实验目的、实验周期以及操作者安全等几方面综合考虑，包括所选放射性同位素的射线类型、半衰期、放射化学纯度、比活度、毒性及标记位置等。常用的放射

性示踪剂多为单一放射性同位素标记的化合物，有时为了试验的特殊需要，也可以采用双标记或多标记的放射性物质，但此时使用的标记原子最好不同能量或发射不同类型射线的核素。常用的有$^{14}C/^{3}H$、$^{14}C/^{125}I$、$^{125}I/^{131}I$等。

在放射性示踪实验中，示踪原子及其标记位点的选择是十分重要的。除需考虑实验目的、分析检测方法外，还应特别考虑示踪原子在标记化合物中的稳定性，避免标记原子中途脱落而失去示踪作用。因此，在选择标记位点时应该首先考虑示踪原子在分子结构中的稳定性。

选择标记位点时，研究者可利用计算机辅助代谢物预测技术（computer assisted metabolism prediction，CAMP）预测化合物分子结构中的稳定部位。一般来说，应首先考虑对分子结构中的芳香环或酯环上的 C 原子进行标记，而尽可能避免在羧基、羟基、氨基、亚氨基等活性部位进行标记。因此一旦这些不稳定基团脱离母体化合物，就失去了对母体药物及主要代谢物的示踪的能力。而且，标记位点还应远离化学键断裂位置，以避免同位素效应的影响。如果母体化合物在代谢过程中因化学键断裂同时生成 2 个主要代谢产物，在母体化合物标记时可考虑采取双标记技术。

放射性同位素示踪技术为揭示药物在体内外的药物 ADME 各个过程，阐明生命活动的物质基础起了极其重要的作用。主要应用于药物在体内外物料平衡，组织分布，排泄途径，阐明药物在体内的生物转化机理，以及从动物实验数据推断相应的人类实验结果等。在美国等国家，多于 90%的新药开发过程中，I 期临床试验中的安全性评价都需要放射性同位素实验数据的支持与证明。而在国内，由于伦理等各种因素的限制，目前还几乎没有将同位素示踪法应用于人体进行各项药代动力学研究的实验。

8.2.2.2　稳定同位素示踪技术

自然界中存在着碳、氢、氧、氮等有机化合物中常见元素的稳定同位素，丰度最高的稳定同位素是^{2}H、^{13}C、^{15}N、^{18}O等。研究者采用哪一种特殊的同位素将根据研究性质和目的而定。常见稳定性同位素的丰度见表 8-3 所示。

表 8-3　稳定同位素的丰度

同位素	天然丰度(%)
碳-12	98.89
碳-13	1.11
氮-14	99.63
氮-15	0.37
氧-16	99.76
氧-17	0.04
氧-18	0.2
氢-(^{1}H)	99.985
氘-(^{2}H)	0.0156

稳定同位素存在于自然界而无辐射污染，故可安全地用于人体。常用的检测分析技术有核磁共振（NMR）分析技术、气相色谱与质谱联用（GC/MS）、液相色谱与质谱联用（LC/MS）等。稳定同位素示踪作为一项有力的研究工具，可阐明体内代谢物质（如糖、脂、氨基酸、蛋白质等）的整体、动态代谢情况。

在任何涉及使用稳定同位素的计划中，首先选择一种合适的标记化合物以及考虑它的来源。小批量的化学合成，通常是工作量很大，因而同位素本身往往占总价格的很少部分。无论如何要注意到，在合成步骤的序列中，同位素的引入要越晚越好。高产率是重要的，并应严格考虑回收未用的同位素的可能性。在分子的特定位置所需标记的水平（浓度），要考虑到所用检测方法的灵敏度以及在研究体系中可能发生的同位素稀释。应当强调，既然稳定同位素是天然存在的，那么分析测量就涉及某品种的天然丰度和被测化合物中的丰度。当遇到大的稀释时，如在人体临床研究中常会遇到，可用尽可能高的富集度，致使这种差值成为最大。

稳定同位素示踪技术是利用人工富集或贫化的稳定同位素代替天然同位素，在不改变化学性质和生理特性的前提下，使物质打上同位素的“印记”。通过质谱法、密度法、热导法、光谱法、四极杆电感耦合等离子体质谱（ICP-MS）等仪器测定其同位素比值的变化，使可显示物质的行踪和产物。

稳定同位素的应用虽然目前不如放射性同位素使用广泛，但在应用中明显优于放射性同位素，具有无可比拟的优越性，原因是：①无辐射，营养元素的稳定同位素对动植物体并不造成伤害，就算是有毒重金属元素，危害性也远小于放射性同位；②许多元素没有放射性同位素，还有一些元素虽然有放射性同位素，但半衰期太短而没有实用性；③不像放射性同位素一次只能测定一种同位素，稳定同位素允许对不同质量数进行同时测定，因此可以对同一元素的同位素进行测定；④物理性质稳定，信号值不会随时间而衰减；⑤弥补了放射性同位素在种类上的不足，例如对于营养学研究中最关注的一些机体内重要的示踪，如氮、碳、氧、氢等均没有合适的放射性同位素，它们的放射性同位素不是太长就是太短；⑥在利用质谱仪、核磁共振谱仪等仪器作为稳定同位素标记化合物的测定手段时，不仅可以测定同位素的丰度，还可以同时测定示踪物的结构，对示踪原子进行定位，从而进行代谢研究；⑦可以更方便地进行多标记实验；⑧允许短期内多次重复实验。

随着同位素技术的日益成熟和相应检测技术不断发展，稳定同位素示踪技术的应用领域不断拓展。目前人们对营养元素对人体的影响高度关注，使得各种有益元素的代谢研究成为热点，而稳定同位素技术的优点将为此研究提供有效的技术支持。此外，近年来重金属污染和中毒事件频发，重金属对环境和人体的潜在危害越来越受到人们的普遍关注，研究其在生物体内的迁移转化规律和存在形态是阐明其毒理学和其他生物效应的重要依据。稳定同位素示踪技术因其方法安全、准确并且相对简单，低浓度重金属试剂的灌胃更近似于慢性中毒的情况，因此在这一领域的应用将越来越广泛。

8.2.3　应用领域或范围

8.2.3.1　在药物 ADME 中的应用

对于口服药物来说，必须经过肝脏首过消除才能进入全身血液循环。这使得被吸收的母体药物在进入全身血液之前已有一部分被肝药酶代谢而转化成代谢产物。在新药研究的早期，想要获得目标药物体内代谢物的具体信息并不容易，若只检测血浆样品中的原药而忽略这部分的代谢产物，测得的结果并不能真实的反应药物的吸收。然而，如果在研究中使用放射性同位素来标记母体药物，就不存在代谢物检测的困扰。如 Sandhu 等在进行微量给药后犬药代动力学研究中，利用灵敏度极高的加速器质谱（accelerator mass spetrometry，AMS）技术考察了极微量药物在犬体内吸收等药代动力学行为，获得该候选新药血浆清除率 5.8 $mL \cdot min^{-1} \cdot kg^{-1}$，消除半衰期 17.5 h，口服生物利用度接近 100%的药动学数据。Xie 等研究了大鼠静脉注射^{14}C 标记的双氢青蒿素后连续 9d 收集尿液和粪便。结果显示，给药大鼠 9d 内尿液和粪便的总放射量分别占给药量的 52.09%和 40.39%，鼠笼清洗液的总放射量占给药量的 1.88%，总计 94.36%，回收率良好，符合物料平衡的要求。

8.2.3.2　在新药安全性评价中的应用

美国 FDA 早已把应用放射性同位素标记化合物对动物和人给药后的药代动力学研究数据作为新药安全性评价的重要依据，并制定了详尽的指南。新药研发过程中，了解候选药物在人体和用于毒理和药效研究的动物体内的变化情况至关重要。因此，在新药研发不同阶段必须进行各种体内药物代谢动力学实验以阐明候选药物的吸收，分布，代谢，排泄等性质。尽管液质联用技术已大量用于这些试验，但放射性同位素标记技术仍被广泛应用。低能量放射性同位素（如^{14}C，^{3}H）标记化合物应用于药代动力学研究已有半个多世纪的历史。低能量放射性同位素生物界背景很低因而检测容易且灵敏、半衰期较长而不需要根据放射性半衰期矫正实验结果、可定量分析候选药物产生的代谢产物而不需知道它们的结构、产生的非离子化 β 射线能量极低而不需特殊防护，被证明为一种安全有效的特殊技术，目前在多数情况下尚无别的取代方法。因其结果简单明了，被公认为药代动力学试验的"金标准"之一。

8.2.3.3　在中药研究中的应用

同位素技术的应用为中药研究提供了方便快捷、切实可行的方法。同位素示踪技术在揭示中药作用原理、中药筛选、中药治疗癌症、中药对胃排空影响的作用等方面起着重要的作用。有研究用^{3}H 标记毛青甲素，观察毛青甲素在大鼠体内的分布与排泄的动态变化以及毛青甲素在小鼠体内的整体放射自显影。结果显示，其心、肺、肝、肾、血液及骨骼肌组织中的示踪剂含量最高，大脑、睾丸、眼球组织中也有明显摄取，说明这些组织是该药的敏感器官，并可透过血脑、血睾屏障，最终主要经肾脏从尿液排出体外，这一结果与毛科青的归经记载十分吻合。同位素在中药的药理、药效、药物筛选等多方面研究中发挥了一些不可替代的作用，为中药单方和复方有效成分的研究提供了切实有效的研究方法。相比于其他研究方法，同位素在中药研究中具有简便、快速、指标判断定量化、特异性好、灵敏度高等优点。

8.2.3.4 在临床医学研究中的应用

在医学上应用同位素示踪主要是为了诊断病情。如放射性的碘化钠在人体内的作用与通常的碘化钠完全相同。这些碘元素集中在甲状腺，然后转变为甲状腺荷尔蒙。而且有些放射性的原子能够附在骨髓、红细胞、肺部、肾脏或留滞在血液中，可被适当的仪器检测出来，作为检查各部位病情的依据。此外，苯酮尿症可导致智力发育障碍，如果在婴儿出生的最初数周能发现苯酮尿症并用特殊饮食(限制苯丙氨酸)加以控制，则可减少痴呆症的发生率。实验结果发现，用氘标记苯丙氨酸引入体内后，正常人血及尿中都可以发现氘标记酪氨酸及其进一步代谢产物，而苯酮尿症患者则转变减少甚至没有。

8.2.3.5 在生物学研究中的应用

利用稳定同位素标记示踪法，可以研究和评价营养元素、有毒金属在生物体内的传输与生物化学作用机制。稳定同位素技术在Ca代谢研究中得到了一定的应用，包括测定Ca吸收率、确定Ca的需要量、Ca代谢动力学研究和评价影响Ca代谢的因素等。随着ICP-MS技术的日渐成熟，越来越多地被应用于检测标记金属同位素等研究方向。利用稳定同位素示踪结合电感耦合等离子体质谱建立一种低浓度重金属污染的测量方法，采用稳定富集重金属同位素^{206}Pb和^{112}Cd对大鼠进行灌胃，通过相应的操作和化学处理，用ICP-MS测量铅、镉元素在各个脏器中的含量及其同位素组成变化，根据同位素比值的变化研究和在各脏器的分布、蓄积规律，并且利用凝胶排阻色谱(SEC)与ICP-MS联用技术，研究灌胃低浓度Cd同位素后，大鼠中各器官组织中Cd与蛋白结合的形态，结果发现，Cd主要在肝、肾和睾丸与硫蛋白结合形成金属硫蛋白。稳定同位素技术因其方法安全、准确并且相对简单，低浓度重金属试剂的灌胃更近似于慢性中毒的情况，因此在这一领域的应用将越来越广泛。

8.2.3.6 在反义核酸研究中的应用

放射性同位素示踪技术是最早用于药物临床前药代动力学研究的方法之一，灵敏度高，通过测定总放射性来进行定量，液体闪烁测量和放射自显影均属于该法。该技术结合SDS-聚丙烯酰胺凝胶电泳还可以对序列的完整性和序列缩短的代谢产物进行分析。目前已进入临床试验的反义核酸药物，其临床前药代动力学研究大多采用此法。由于^{35}S、^{32}P和^{3}H的半衰期可以满足多数药物的实验周期要求，并且使反义核酸所含有的元素，同位素效应小，因而应用最多。^{125}I理化性质稳定，检测方便，随着标记方法的完善使其应用逐渐增多。用放射性核素标记人工合成的反义寡核苷酸，引入体内后，便可追踪其与病变组织中过度表达的目标DNA或mRNA发生特异性结合的过程，从而在基因水平早期定性诊断疾病，在确诊后还可换成治疗型同位素放疗。用放射性同位素标记的反义核酸作为显像剂和放射性药物具有众多优点，但目前的标记方法普遍存在标记率低、分离过程复杂等缺点。

8.2.4　应用实例

实例：同位素示踪法研究[125]I-NGF 在小鼠体内的吸收、分布及排泄。

(1)实验材料：Idogn，丙烯酰胺，甲叉双丙烯酰胺，PMSF，购自 Sigma 公司，[125]I-NaI 购自杜邦公司，比活度 629TBq/g；G25 Sephardex 购自 Pharmacia 公司；NGF，北京昭衍新药研究开发中心提供；其余试剂为国产分析纯试剂；电泳槽、电泳仪为六一厂产品；682 型 r 放免仪，上海核福公司产品，本底计数率 70/min，效率 80%。[125]I 标记 NGF：采用 Iodogen 法制备[125]I 标记的 NGF。鉴定放化纯度为 95.8%，测定比活度为 830GBq/g。

(2)[125]I-NGF 血药浓度测定及结果：昆明白小鼠 24 只，随机分为 4 组，每组 6 只。[125]I-NGF 的给药剂量分别为 10 μg/kg(3.7MBq/kg)，20 μg/kg(7.4MBq/kg)，和 40 μg/kg(14.8 MBq/kg)，给药途径为肌注；对照组给药剂量为 10 μg/kg(3.7MBq/kg)，尾静脉给药，上述给药体积为 0.1 mL。给药后不同时间眶静脉取血 0.2 mL，收集于经 NaF(10 mg/mL)抗凝的试管内，4℃离心分离血浆。取 25 μL 血浆加入 25 μL 电泳样品缓冲液混匀，煮沸 5 min，取 40 μL 电泳样品上样 12%聚丙烯酰胺凝胶上进行电泳；电泳结束，凝胶经考马斯亮蓝染色、脱色，存于 7%乙酸溶液中；将 NGF 对应位置的凝胶切下，置于测量管中，测定放射性强度，确定 NGF 血药浓度，结果见表 8-4。

表 8-4　[125]I-NGF 在小鼠体内的药代动力学参数(n=6)

药物代谢动力学参数	静脉注射(μg/kg)	肌内注射(μg/kg)		
	10	10	20	40
分布相半衰期 $T_{1/2(\alpha)}$(h)	0.13			
消除相半衰期 $T_{1/2(\beta)}$(h)	3.68			
转运速率常数 K_{12}(/h)	3.34			
消除速率常数 K_{10}(/h)	1.13			
转运速率常数 K_{21}(/h)	0.86			
达峰时间 T_{max}(h)		0.71	1.66	3.78
峰浓度 C_{max}(μg/mL)		1.74	2.82	4.23
吸收速率常数 K_a(/h)		3.30	2.28	0.58
消除相半衰期 $T_{1/2(\beta)}$(h)		4.83	4.49	4.43
表观分布容积 V(L/kg)	0.697	1.53	1.72	1.58
曲线所围面积 AUC(μg/h/L)	16.01	8.44	21.60	43.12
清除率 Cl(L/h/kg)	0.125	0.123	0.098	0.097

(3)[125]I-NGF 在小鼠体内的分布：昆明白小鼠 18 只，随机分为 3 组，每组 6 只。每只小鼠 0.1 mL 肌肉注射[125]I-NGF 10 μg/kg(3.7MBq/kg)。给药后 0.5 h、3 h、10 h 时间点各取一组，断头处死动物，取心、肝、脾、肺、肾、颌下腺、胃、生殖腺、骨、脑、肠、脊髓、肌肉、脂肪等组织，洗净表面血污称重，置于测量管中，测定样品的放射性强度，结果见表 8-5。

表 8-5 肌注后^{125}I-NGF 在小鼠体内的组织分布(n=6)

组织	0.5 h	3 h	10 h
心脏	8.74±2.65	8.76±2.67	8.99±2.34
肝脏	9.70±2.37	9.18±2.48	8.59±2.63
脾脏	10.08±1.74	10.90±2.86	10.63±4.03
肺	16.11±1.51	11.80±0.86	10.46±1.99
肾	34.61±4.37	24.78±1.47	19.53±4.97
颌下腺	5.39±1.65	5.54±0.29	6.01±1.80
胃	40.12±12.31	80.49±11.38	83.41±15.14
生殖腺	13.96±4.73	9.16±2.85	7.76±1.52
骨	9.40±3.22	5.17±0.94	4.31±1.28
脑	1.60±0.51	1.38±0.38	1.16±0.48
肠	15.70±5.13	20.52±9.16	29.01±10.92
脊髓	1.69±0.50	3.61±1.17	2.32±0.82
肌肉	8.31±2.57	7.95±0.66	7.97±2.92
脂肪	3.34±1.03	11.63±2.58	4.86±0.90

(4)^{125}I-NGF 在小鼠体内的尿粪排泄：小鼠 6 只，肌内注射 10 μg/kg(3.7MBq/kg)，分别置于不锈钢制代谢笼中，自由饮水吃食，不同时间收集粪、尿，105℃烘干，置于测量管中，测定样品的放射性强度，计算累积排泄量，结果见表 8-6。

(5)^{125}I-NGF 在大鼠体内的胆汁排泄：大鼠按 30 mg/kg 异戊巴比妥钠腹腔麻醉，作胆道插管手术，舌下静脉给药 10 μg/kg(3.7MBq/kg)，不同时间分段收集胆汁，计总量，取 10 μL 置于测量管中测定放射性强度，计算累积排泄量，结果见表 8-6。

表 8-6 ^{125}I-NGF 在小鼠和大鼠体内的尿排泄和胆汁排泄(n=6)

时间(h)	小鼠尿排泄(%)			时间(h)	大鼠胆汁排泄(%)	
	尿排泄	粪排泄	粪尿排泄		排泄量	排泄百分比
0~3	4.3	0.76	5.06	0~1	6.31±0.5	1.00
3~10	29.7	3.6	33.3	1~2	4.71±1.5	0.75
10~24	25.0	2.42	27.42	2~4	7.58±1.2	1.20
24~48	6.5	1.14	7.64	4~8	9.09±2.4	1.24
				8~12	6.37±1.1	1.01
				12~24	15.53±4.3	2.46
总量	65.5	7.92	73.42	总量	49.59±5.2	7.66

上述结果表明，肌内注射和静脉注射^{125}I-NGF在小鼠体内的代谢模型均符合二房室开放分布模型。肌内注射10 μg/kg、20 μg/kg、40 μg/kg 3个剂量，曲线下面积分别为8.44 μg·(h·L)$^{-1}$，21.6 μg·(h·L)$^{-1}$，43.12 μg·(h·L)$^{-1}$，消除相半衰期分别为4.83 h、4.49 h、4.43 h，提示在10~40 μg/kg剂量范围内该药物体内的处置过程符合线性药物动力学规律。肌内注射10 μg/kg ^{125}I-NGF生物利用度为52.7%。这表明肌内注射是一条较好的临床给药途径；^{125}I-NGF在小鼠肾、胃、肠中的放射性浓度最高，脑和延髓最少。这种差异可能与NGF的分解与再利用有关；大鼠静脉注射给药后24 h胆汁排泄7.66%，与小鼠肌内注射给药后粪排出6.78%十分接近。提示^{125}I-NGF在小鼠体内排泄快并以尿排泄为主。

该研究表明通过同位素示踪技术和电泳分离法相结合的方法可以研究NGF在小鼠体内的药代动力学，为NGF的临床合理用药提供了必要的参考资料。

8.3 质谱成像技术

8.3.1 概况

质谱成像(Imaging Mass Spectrometry，IMS)技术是一种新型的成像技术，应用这一技术，可以直接从生物组织切片表面获得蛋白质等生物分子的组成、相对丰度及空间分布情况。这种原位分析技术的原理是利用激光或离子束使组织切片表面的分子离子化，然后通过质谱测定这些离子化分子的质荷比(ratio of mass to charge，m/z)，再由软件重构出分析物在组织中分布的图谱。

与荧光标记的激光共聚焦、整体动物放射自显影术和正电子发射断层扫描等其他分子成像技术不同，IMS具有以下特点：①它使成像不再局限于特异的一种或者几种分子，而是能够同时分析生物组织切片中所有的组分，并提供这些组分在组织中空间分布的精确信息；②它无须事先知道所检测物质的信息，可直接以组织切片或细胞(细胞团)进行分析，不需要对组织中的生物分子进行体外标记或染色，无须将组织中的蛋白和多肽提取出来，样本处理过程简单；③它具有较高的灵敏度和空间分辨率，可以在非常小的区域中检测到低浓度的生物分子。

目前，质谱成像技术已成功应用于生物切片中蛋白质、脂类、小分子药物及代谢物等各种不同类型生物分子的成像研究，由于其诸多优势，必将在疾病临床早期诊断、生物标志物发现、新药筛选以及药理、毒理等生命科学各个研究领域发挥越来越重要的作用。

8.3.2 质谱成像的原理和方法

8.3.2.1 IMS的技术原理

IMS过程包括4个基本步骤：样本制备、离子化技术的选择、分子的质量分析和图像重构。即将组织样本在低温条件下切片后转移至具有导电性的靶上，喷涂基质并干燥，通过离子束或激光照射，使组织切片表面的分子解吸并离子化，然后由质谱的质量分析器测定这些离子化分子的m/z值，利用软件将测得的质谱信息转化为像素点，最终重构出组织表面上的分子分布图像。

IMS 有 Microprobe 和 Microscope 两种空间信息获取模式。Microprobe 模式较为常用，在该模式下，离子束或激光逐点照射组织表面，可检测到每个点上分子的m/z信息并单独储存。Microscope 模式则是以非聚焦的激光或离子束扫描组织切片表面，将所得分子的m/z值、强度及其在组织上的位置信息一起储存在该模式下可获得较高的空间分辨率，但它只能与特定的质量分析器联用。根据激光或离子束在组织上取点数量的不同，可将 IMS 分为 profiling 和 imaging 两种方式。Profiling 方式的特点是在组织表面取 5～20 个不连续的点（直径约为 1 mm），该方式的空间分辨率较低，通常用于比较两种组织的异同；Imaging 方式则是在整个组织切片上按照特定的规则选取数千个点（直径为 30～150 μm）进行连续分析，然后将测得的信息进行图像重构，从而获得分子在组织中分布的谱图，其空间分辨率较高。

8.3.2.2 样品制备

IMS 的样本制备极其重要，将直接关系到研究结果的准确性和重复性。样本制备主要包括样本的收集和储存、组织切片、组织预处理、基质选择和基质喷涂等方面。以基质辅助激光解析电离（Matrix-Assisted Laser Desorption Ionization-IMS，MALDI-IMS）为例介绍 IMS 样本制备过程如下：获得新鲜的组织样本后，为避免组织中杂质的干扰和目标分子的降解或移位，需要将组织中的残留血液细心清除并迅速存于低温环境。通常用液氮预冷后，再存储于低于-80℃的温度下，也可以选择使用乙醇或异丙醇预冷，也可用福尔马林或石蜡包埋法储存的样本。

组织切片时的环境温度、切片厚度及其转移方式，是影响实验重复性和分子相对位置的关键因素。样本一般使用冰冻切片机切片，操作温度根据组织类型控制在-25℃～5℃的范围内，切片厚度是一般为 3～20 μm，可保证质谱分析时足够的组分浓度。切片完成后，需要将样本转移至 MALDI 靶板，转移方法有两种，可以将切片通过导电双面胶，也可以室温下，直接将冰冻组织切片粘到靶上。切片转移后需立即真空干燥 30 min，并采用适当的有机溶剂，如乙醇或异丙醇，洗涤组织切片，除去盐的干扰。此外，组织染色可以帮助纠正成像结果，方法有 IMS 前染色和 IMS 后染色，IMS 前染色需选用与质谱检测兼容的染料，如甲酚紫和亚甲基蓝，而苏木精-伊红染色会影响质谱结果，通常在 IMS 检测后使用。

在 MALDI 离子化方式下，IMS 的基质种类和覆盖方法十分重要。基质溶液的组成通常包括 3 部分：有机溶剂（如甲醇或乙腈）、基质和三氟乙酸。基质的选择主要依据被分析物的物理化学特性。常用的基质化合物有 3，5-二乙氧基-4-羟基肉桂酸（又称芥子酸，SA）、α-氰基-4-羟基肉桂酸（CHCA）和 2，5-二羟基苯甲酸（DHB）。其中，溶于 50%～60%乙腈 SA 溶液适用于高分子量的蛋白（大于 5000Da），对多肽分析通常采用 CHCA 或 DHB 的 50%乙腈溶液；DHB 的 60%～70%乙醇溶液适用于脂类化合物分子的分析研究。

在目前的质谱成像技术中，基质覆盖方法主要有两类：点样法和喷雾法。点样法是用手工操作的方法将基质溶液直接点于样品表面，操作方便，但是容易产生相对比较大的样品点（直径为 1～2 mm）和方法重现性较差，目前多采用自动化的超声点样法（acoustic deposition)和打印点样法(inkjet printing)。这两种点样方法都可以让每个基质样品点排列紧密而且相互松散，并且样品点的直径比较小(80~200 μm)。而喷雾法则是将基质溶液均匀地喷在组织切片的表面，这样得到基质样品点与基质的本身形成的晶体大小相关，直径一般为 1~20 μm。其质谱成像后的图像分辨率更多地决定于所采用的激光在样品表面上产生的光斑大小以及在组织切片表面扫描时采取的步长(raster)大小。喷雾法能产生比点样法更高质量的图像，具有更广泛的应用前景。其他的基质点覆技术还有大液滴滴加法(large droplet)、电喷雾喷涂法(electrospray deposition)以及浸润法(immersing)等，根据实际的需要采取不同的基质覆盖方法有利于得到需要的分析结果。

8.3.2.3 离子化技术

IMS 离子化方式的选择与 IMS 的空间分辨率和信号强弱密切相关。目前主要有三种离子化技术：MALDI、解吸电喷雾电离(desorption electrospray ionization, DESI)、二次离子电离(secondary ion mass spectrometry, SIMS)。DESI 为 2004 年提出的新型离子化技术，可在常压下使分析物电离。SIMS 已于 1960 年被用于有机材料的分析，由于其检测质量范围的限制，直到近期才被用于生物学领域。

MALDI 是一种温和的电离技术，1997 年首次与成像方法结合，被应用于研究生物组织中分子的分布。在 MALDI-IMS 中，组织切片表面的分子需要与基质合理混合，当激光照射在组织切片表面时，基质吸收激光的能量而使分子发生解吸，解吸后的分子随基质一同进入气相状态，基质与分子发生质子转移反应后形成离子，随后经质谱检测，再由重构软件构建分子在组织中分布的谱图。应用该技术时，固定激光束的位置，通过改变载有组织的质谱靶的位置，就可以实现对整个组织的成像。该技术的空间分辨率受激光点直径和基质结晶尺寸等因素的影响，具有较大的盐容忍度和质量检测范围，电离产生的分子大部分以准分子离子形式($[M+H]^+$或$[M-H]^-$) 存在。MALDI 可与多种质量分析器联用，如飞行时间(time of flight, TOF)、四极杆飞行时间(quadrupole time of flight, Q-TOF)、离子阱(ion trap, IT)和傅里叶变换离子回旋(Fourier transform ion cyclotron resonance, FTICR)等，其中，MALDI 与 TOF 的联用较多。TOF 具有较高的离子传输率(50%~100%)、较宽的质量范围和较好的重现性，但其质量准确性差。FTICR 分析器具有超高的质量分辨率、准确性和稳定性，且具有串联质谱功能，能准确进行分子的定性分析。MALDI-ISM 常用于药物及其代谢物、脂类、多肽和完整蛋白质的分析。

DESI 于 2004 年被首次提出，是一种可在常压下使用的离子化技术，电喷雾产生的带电液滴作用于组织切片表面，在表面产生可溶解多种分子的次级带电液滴，离子化的分子在空气中直接进入质谱仪并测得 m/z 值，其气相离子的产生方式与电喷雾离子化技术相似，主要形成多电荷带电离子($[M+nH]^{n+}$或$[M-nH]^{n-}$)。DESI 可与线性离子阱(linear ion trap, LIT) 和 TOF 等多种质量分析器联用。与 MALDI 相比，其空间分辨率(200~500 μm)和灵敏度都较低，但其具有在常压下使用的优点，可有效保持分析物原来的某些特性。DESI-ISM 主要用于脂类、药物及其代谢产物、植物中生物碱、水藻中抗菌分子等分布的研究。

SIMS 技术已于 1960 年被用于有机材料的分析，由于其检测质量范围的限制，直到近期才被用于生物学领域。其原理是利用高能初级离子(如 Ar^+、Ga^+、In^+)撞击组织表面，使初级离子穿入样本表面并将动能传递给被分析的原子或分子，当原子或分子的动能大于与组织表面的相互作用能时，次级离子就从组织表面释放出来。该离子化技术包括静态和动态两种模式，前者的初级离子束能量低于 10^{12} ions/cm^2，主要与组织的单层分子作用，常用于定性分析；后者则使用强初级离子束，主要与组织的深层区域作用，对样本具有破坏性，常用于定量分析。采用SIMS技术时，样本处理过程简单，切片可直接转移至质谱靶而不需额外洗涤，减少了分子的损失和扩散。目前有两种样本处理方法可显著增强该技术次级离子产生的能力：一是将一层薄金属原子喷涂于组织表面，形成金属辅助SIMS（metal assisted SIMS，MetA-SIMS）；二是将温和吸收能量的基质涂于组织表面，形成ME-SIMS。这两种方法均扩展了SIMS的质量检测范围，使其可用于脂类、多肽等生物分子分布的研究。SIMS-ISM具有较高的空间分辨率，但其质量检测范围较小，质荷比 m/z 超过1000时灵敏度会显著降低。

8.3.2.4 质谱分析方法

质谱分析方法是组织成像技术的核心，对组织表面进行直接的质谱分析不同于常规质谱分析，会遇到更多的挑战，如在组织成像实验中，组织表面的蛋白或者其他分子未经过分离，组织表面生理条件下存在的盐类及其他小分子等会对质谱分析产生干扰；或者随着被测分析物的相对分子质量增加，质谱的灵敏度和精确度会有一定程度的减弱，这要根据实际样品的需要对质谱条件进行优化。另外，离子抑制效应作为一种常见的质谱现象，在组织成像分析中尤其需要注意。当血红蛋白的丰度较高时，常常会抑制其他分子质量与之相近的分子的信号，一般可以通过尽量使组织切片在制备时就避免和体内血液接触，以避免血红蛋白的干扰；但当血红蛋白处于相对低量时，可以用来作为内标对质量数进行校正。

质谱分析方法的优化主要通过质量扫描范围、栅电压及脉冲延迟时间、激光或离子束强度、谱图累积数、扫描步长等来优化，需要综合考虑所有因素，以获得更高质量的质谱图和成像图。

8.3.2.5 质谱图像的获得和重构

在进行质谱扫描之前，按所需要测定组织切片的大小，首先定义质谱扫描区域的尺寸。然后根据尺寸大小和实验所需要图像分辨率将所检测的区域均分为若干点组成的二维点阵。在质谱仪中，激光束按前面设定好的自动扫描参数在软件控制下对组织切片进行连续的扫描，软件控制采集质谱数据，组织样品在激光束的激发下释放出的分子被质谱仪所鉴定从而获得样品上每个点的质荷比(m/z)信息。

在每个样品点上，所有质谱数据经平均化处理获得一幅代表该区域内化合物分布情况的完整质谱图。仪器逐步采集组织切片的质谱数据，最后得到具有空间信息的整套组织切片的质谱数据，这样就可以完成对组织样品的“分子成像”。设定 m/z 的范围，并选定峰高或者峰面积来代表生物分子的相对丰度，即可形成该组织样品中各种生物分子相对应的空间分布质谱图像。

与一般光学成像类似，图像中的彩色斑点代表化合物的定位，每个斑点颜色的深浅与每一个点或像素上检测到的相应化学物分子质谱信号大小相关。选择组织图像上的任意一个斑点，图像都能够给出一个质谱谱图，代表在组织中这一部位中各种生物分子的分布信息。质谱分子成像技术是一种半定量或相对定量技术，图像上颜色深的部分表明有更多的生物分子聚集在组织的这个部分，并不能确定生物分子在组织的不同部位的实际绝对含量。

将不同切片位置的质谱信号转化为质谱图像，以及对图像中各区域的统计分析，也是质谱成像技术中的一个重要环节。近年来，各质谱仪器厂商争相开发了适合本公司仪器的质谱成像配套软件，如布鲁克公司的 Fleximaging 系列软件，能方便地控制图像采集和数据处理。

8.3.3　质谱成像技术的应用

近年来，IMS 技术已逐渐趋于成熟，相比于免疫组化、荧光标记、核磁共振和正电子发射计算机断层扫描等传统成像方法，具有其独特的优势。利用该方法，可以直接从组织表面分析多种蛋白质和代谢物，具有较高的空间分辨率，已被广泛应用于脂类、蛋白质组、细胞和药物及其代谢物等研究。

8.3.3.1　在脂类研究中的应用

MALDI、DESI 和 SIMS 等离子化技术，都可以用于体内脂质分子的成像研究。其中，以 MALDI-IMS 较为常见，该方法的正负离子模式均可将脂类分子电离，正离子模式主要用于卵磷脂、鞘磷脂和甾醇的分析，负离子模式主要用于磷脂酰肌醇、磷脂酰丝氨酸和硫酸脂的分析。利用 MALDI-IMS 技术，研究人员已对小鼠大脑中的卵磷脂、神经节糖苷、硫酸脂和脑苷脂类等脂类分子的分布进行了研究。由 MALDI-IMS 技术获得的人额叶皮质、海马和纹状体等区域中脂类分子的分布结果，对了解神经脂类的合成途径及其在中枢神经系统中的功能具有重要作用。也有人利用 MALDI-IMS 技术研究了卵磷脂在小鼠视网膜和营养不良肌肉中的分布、鞘磷脂在人晶状体中的分布，以及脂类在小鼠肝脏、肺部和人体皮肤上的分布等。此外，应用新型激光器可以实现对整个动物或某一器官中脂质分子分布的研究，其局部空间分辨率可达 10 μm。

8.3.3.2　在蛋白质研究中的应用

质谱成像技术能同时测定几百个蛋白质分子及多肽分子的空间分布信息，因此广泛应用于各种病理组织样品的分析。国家生物分析中心将质谱成像方法用于高功率微波辐射后大鼠海马的蛋白质组分析，获得了正常情况下和微波辐射后大鼠海马组织质谱图像。采用累加平均谱的统计分析，得到正常与微波辐射处理的样品中差异分子 199 个，其中上调 194 个，下调 5 个，这些表达差异分子可以有助于进一步了解微波辐射致伤效应和致伤机制。

8.3.3.3 在基础医学研究中的应用

IMS 技术作为提供唯一全面的组织内分子分布信息的技术，已成为科学家研究生命体内各种生理和病理过程分子机制的最有力的手段。目前研究涉及的疾病包括帕金森病、阿尔茨海默氏症、法布里病、肌肉萎缩症、肾脏疾病、非乙醇性脂肪肝、心血管疾病和神经节苷脂沉积病等。

IMS 技术还可用来划分肿瘤组织与周围正常组织的界限，可作为染色得到的组织学信息的补充。将原位癌组织经 H&E 染色得到的光学图像与 IMS 图像对比，发现癌症区域有两簇峰（m/z 分别为 9750 和 4519）发生了变化，表明利用 IMS 技术可区分癌症区域和正常区域。

8.3.3.4 在药物及其代谢产物分布研究中的应用

液质联用等技术已广泛应用于药物及其代谢产物的定量和定性分析，但是并不能直接得到药物或其代谢产物在生物组织中的分布信息，而质谱成像技术不需要额外标记所需测定的分子就能提供化合物的空间分布信息，因此成为药物代谢动力学的研究热点之一。如利用 MALDI-IMS 技术检测奥氮平和长春碱等药物在完整小鼠体内的分布，获得了相关药物在整个动物体内的分布信息。以术中加热化疗处理后的小鼠肾脏为模型，利用 IMS 可检测到肾脏中抗癌药物奥沙利铂的代谢物，获得了该药物浓度在肾脏皮质区明显高于髓质区的信息。有研究以 9-氨吖啶为基质，在小鼠大脑内鉴定了 13 种代谢物（如 AMP、ADP、ATP 和 UDP-GlcNAc 等），并获得了它们的分布信息。Dekker 等利用 MALDI-IMS 技术，研究了 Mono Mac 6 细胞中的 HIV 蛋白酶抑制剂沙奎那韦和奈非那韦的变化规律。

8.3.3.5 在细胞研究中的应用

研究细胞的代谢物和多肽的分布及含量，有助于了解细胞的状态和周围环境对其的影响，以及正常与疾病细胞间的差异。大气压红外线（atmospheric pressure infrared，APIR）MALDI/激光烧蚀电喷雾电离（laser ablation electrospray ionization，LAESI）技术可以对活体细胞成像，同时实现了 3D 代谢物成像。而纳米结构启动质谱（nanostructure-initiator mass spectrometry，NIMS）技术是利用激光或离子束来从纳米尺度的小囊中气化待测物，能以极高的灵敏度分析非常小的区域，从而允许对肽阵列、血液、尿和单个细胞进行分析。

应用质谱成像技术可以研究哺乳动物细胞中小分子物质的分布。利用 IMS 技术检测细胞代谢产物的变化，可清楚区分不同种类的真核藻类细胞，并可区分细胞的不同亚群。将同位素标记与 IMS 技术相结合，可以实现对细胞中信号肽类物质的相对定量分析。

8.3.3.6 在疾病早期诊断中的应用

医学影像技术已经成为临床诊断的必备手段，但是绝大部分不能在分子水平上提供组织成分的分布信息，而质谱成像技术能在分子水平上发现病变组织的标志物，因此质谱成像技术在寻找疾病生物标记物、研发疾病早期诊断方法等方面具有较好的应用前景。应用免疫技术结合质谱成像，获得了转移性黑素瘤的标志蛋白在胰腺中的特征分布。有研究以神经胶质瘤疾病为模型，以小鼠脑组织为分析对象，采用 MALDI-IMS 技术获得了神经胶质瘤标志物的空间分布情况，对该疾病模型的两个标志物星形磷酸化蛋白和脂肪酸结合蛋白的空间分布做了三维重建。

8.3.3.7　在药物研发中的应用

IMS 在药物研发方面有着广泛的应用前景，如可用于药物靶向筛选、组织器官或细胞内药物及代谢产物分布等方面研究。如在候选药物 SCH226374 设计用于脑肿瘤治疗中，研究者选用脑肿瘤小鼠为模型，口服给药，剂量 80 mg/kg，于给药后 7 h 处死，采集了整个脑部区域组织的离子信号，选择检测反应离子 m/z 695.4→m/z 228.1 的转换，并显示片段离子（m/z228.1）的信号，结果表明，药物在整个脑部的组织都有分布，但信号普遍较低，于肿瘤区域组织中能检测到该物质，主要集中于肿瘤组织的外周边缘区域；候选药物 SCH412348 设计为靶向于脑纹状，研究者分析了它在小鼠脑组织中的分布情况，静脉注射给药，剂量 5 mg/kg，于给药后 1 h 断头取脑，采集脑组织区域的离子信号，选择检测反应离子 m/z466 → m/z225 的转换。结果皮质区域的信号比纹状体的信号强，说明 SCH412348 在皮质区域的浓度较高，证明该物质实际上与小鼠皮质的亲和力强于与纹状体的。

8.4　光谱成像技术

分子生物学、基因医学等生物医学领域的最新发展，对分析检测的要求已经不满足于传统的定性分析和定量分析（即只是回答“是什么”“有多少”），在 1999 年匹兹堡化学与光谱学会议上提出了“综合形态分析”新概念，希望直接看到人体各部分组织的“化学成分分布图”。这种新概念起初被称为“化学成像”（Chemical imaging），要求提供被观测试样中的化学或生化成分的定量分布图像及其变化信息。因为最常用的准确定性、定量技术是光谱分析技术，而经典光谱分析一般只能给出试样的总体或平均分析信息，不能给出“定位”信息，因此提出了光谱分析技术与图像分析技术相融合的，满足综合定性、定量和定位分析的新概念，即“光谱成像技术”。

一般来说，光谱成像技术是指利用多个光谱通道进行图像采集、显示、处理和分析解释的技术。探测器件随着波长的扫描采集相应图像，可以得到光谱图像序列。利用光谱图像序列进行分析处理，不但可以得到光谱信息，还可以得到图像信息。因此光谱成像技术是光谱分析与图像分析的有机结合。

8.4.1　光谱成像技术的发展历史

光谱成像技术起源于 20 世纪 70 年代的多光谱遥感技术，并随着对地遥感应用的需要而发展。Hunt 在大量研究了各种地物光谱特征的基础上指出，如果实现连续窄波段成像，则有可能对地物进行直接的遥感鉴别，这为成像光谱技术的发展提供了实验支持。成像光谱技术的最重要特征和标志是光谱和图像结合为一体，它所获取的地球表面图像包含了丰富的空间、辐射和光谱三重信息，因而在地质、农业、植被、环境、城市、军事、水文、大气等方面都有良好的应用。

光谱成像技术在生物医学领域有极广泛的应用前景。例如，人脑神经细胞内外 Ca^{2+} 的浓度及分布、流动变化信息，是探求癫痫、老年痴呆等严重疾病的生物学和医学机制的重要依据。应用光谱成像技术可获得 Ca^{2+} 在细胞内、外的定量分布及其变化图像，必将对脑神经细胞生理、病理研究和药物作用研究提供更丰富的信息。光谱成像技术将会成为研究和临床领域的先进手段。

随着光谱成像技术的发展，近几年该领域的研究主要集中在 3 个方面：一是将光谱成像技术与现有的医学检测设备相匹配，研制适合于医学检测的成像光谱仪；二是研究对生物组织光谱数据进行定性、定量和定位分析的智能识别算法，探索该技术在疾病发病机理、疾病早期诊断和疾病治疗效果评价等方面的应用前景。三是对一些传统的方法比较难以确诊的疾病进行研究，如白血病类型的确诊。在一定的处理分析算法支持下，可以真正实现对生物组织进行“在哪处、有什么、有多少”的综合分析目标，对检测目标进行定性、定量和定位的描述，从而实现对某些病理变化的早期诊断。其应用领域主要包括肿瘤的早期诊断，血糖、血氧测定，药物分析，血管找寻，眼部成像和皮肤疾病诊断等。

8.4.2 光谱成像技术的原理

光谱成像技术融合了光谱分析和图像分析两项传统光学诊断技术，采用光谱扫描、激发和采集技术，使每一像点正确具有与对应物点物理、化学信息对应的光谱信息量值，经适当的数字处理、光谱标定后可提供试样各点物理、化学特性的相对或绝对表征。

光谱分析是已经高度发展的成熟技术，具有一系列明显优点：分析灵敏度高、准确性好、方便快捷等。近年来结合光机电等各领域的最新成果在传统光谱技术和光谱仪器已有基础上，已经发展出一系列新颖光谱分析技术，在技术性能和应用范围各方面都有了很多进展，并已成为生物医学高新研究和应用领域的有力手段。鉴于生物医学应用面对大量有机或生物试样，采用荧光手段是最合适的，因为大多数有机物和生物试样能在适当激发波长照射激发出一定的荧光(自发荧光)或采用适当的荧光探针对试样进行标记从而发出标记荧光，而且荧光分析是最灵敏的光谱分析手段。所采集的光学图像经图像卡变换成数字图像信号输入计算机进行处理、存储和显示。

图像是反映客观事物或过程某些与空间、时间有相互关联的特征量的信息阵列。映射产生图像，图像反映或描述客观事物或其运动过程，它们之间的关系可以表示如下。

$$\text{客观事物或者过程(特征量)} \underset{\text{反射}}{\overset{\text{反映}}{\longrightarrow}} \text{图像信息}$$

一般来说，如图 8-3 所示，图像用函数形式可以表示为 $I=f(x, y, z, t, \lambda\cdots\cdots)$，其中 I 为像素值，x、y、z 为三维空间坐标，t 为时间坐标，λ 为波长坐标。20 余年来成像技术发展很快，特别是在图像的空间分辨率和时间分辨率方面。如扫描隧道显微镜已经观察到物体表面原子的排列图像，核磁共振波谱成像技术已经可以描绘中、小型蛋白质分子结构中原子的三维空间分布图像，它们的空间分辨率已经达到 10^{-11}m。高速摄影技术已经能够观察到激光核聚变过程中时间分辨率达到 10^{-11}s 的扫描图像，伴随着飞秒激光技术的不断发展和应用，图像的时间分辨率还将进一步提高。光谱成像技术不是在几个分立的波段和被动地接受试样信息形成几幅对应不同波段的分立图像，而是主动地连续改变工作波长(实施光谱扫描)、获取试样在不同工作波长下的连续图像，从而可从图像上各点的光学参量值及其变化获得试样上相应各点处的物理、化学特征分布图像；图像记录的试样各点对不同波长的光学参量值的变化(例如在不同波长光照射下荧光发射量的变化)可构成图像各点的光学量值——波长曲线(光谱曲线)，从每点的光谱曲线的峰谷位置及其高度变化，可直接获取定性(有什么)和定量(有多少)分析信息。

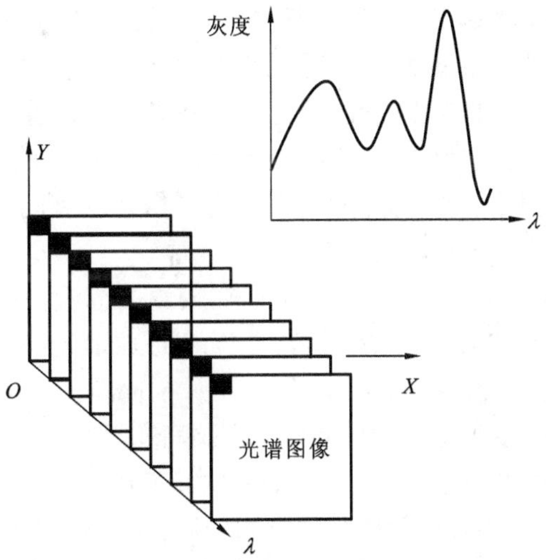

图 8-3　光谱成像技术原理示意图

因此，光谱成像基本原理就是运用光谱扫描手段获取试样在不同波长照射下的不同光学行为信息，形成由试样上相应点不同光学参量值构成的信息分布图像，并据此图像获得试样的定位、定性和定量分析信息。也就是说，光谱成像技术可以采集试样上任意点在一定光谱范围内形成的反映其物理、化学特性的光学信息，因此，试样所有像点的光谱信息就可以形成试样特有的物理图像(如微观结构图像)或“化学图像”(如特定组分的分布图像)。

8.4.3　光谱成像技术的分类

8.4.3.1　基于波段数量和光谱分辨率的分类

按照波谱段的数量和光谱分辨率，光谱成像技术大致可以被分为三类：①多光谱成像技术(Multispectral Imaging)具有 10~50 个光谱通道；②高光谱成像技术(Hyper-spectral Imaging)具有 50~1000 个光谱通道；③超光谱成像技术(Ultraspectral Imaging)具有 10~100 个光谱通道。

8.4.3.2 基于分光器件的分类

光谱成像系统的分光元件的发展历程中，经历从色散棱镜到衍射光栅的演化，以及采用干涉调制元件和信息变换技术的发展历程。根据成像光谱仪使用的分光器件的不同，可以将其分为基于声光可调谐滤波器(Acousto-optic Tunable Filter, AOTF)和液晶可调谐滤波器(Liquid Crystal Tunable Filter, LCTF)以及可变干涉滤波器(Variable interface filter, VIF)等。

AOTF是一种电光调制器件，通过控制施加在AOTF上的射频频率来控制AOTF对入射窄带光的衍射，而透过AOTF的衍射光强度可以通过改变射频信号的功率来进行精密、快速地调节。它的光谱分辨率在某些范围很高，而且无机械移动部件，波长调节速度快、灵活性高，比较容易实现与某些医学上现有的光学检测设备的集成(如显微镜、内窥镜等)。有学者研制了基于AOTF的从紫外到近红外范围的高光谱成像仪并分析了其医学应用前景；并对AOTF研制光谱成像仪的具体设计和参数选择方法进行了论证。但是AOTF滤光有一定的色散，会造成成像模糊，这些对光谱成像是有害的，需要进一步研究相应的补偿和改善方法以提高成像的光谱分辨率和空间分辨率。

LCTF基于偏振光的干涉原理而制成，可以在较宽的范围内控制透过的波长，实现对入射光的滤波功能。将1317×1035像素4096灰度级的CCD与400~720 nm波长选择范围的LCTF相结合研制了高光谱成像仪，光谱分辨率5 nm，并将其用于肿瘤切片的观察；Balas研制了基于LCTF的多光谱成像仪并用于宫颈病变研究；目前基于LCTF的医学成像光谱仪的光谱成像范围基本都是可见光范围，根据其工作原理可以发现，其光谱范围还有进一步拓展的余地，VIF利用多层介质膜中光的干涉，得到给定波长为中心的窄带通。当介质膜片相对光束作倾斜时，带通中心波长会随倾斜角度作一定范围的调谐。因此，利用中心波长不同的干涉滤光片组可达到对光束顺序分光的目的。基于VIF的显微高光谱成像仪亦研制成功，其光谱范围为400~1000 nm，光谱分辨率为2.4~2.6nm，他们使用该设备对病理分析中常用染色剂的光谱进行了初步分析，找出了部分染色剂的光谱特征。

8.4.3.3 基于光谱响应类型的分类

根据系统探测器接收被测物光谱的类型不同，光谱成像系统分为透射和反射式光谱成像系统。在透射式光谱成像系统中探测器接收物体的透射光，光谱图像反映了物体的透射光谱特征；在反射式光谱成像系统中探测器接收物体的反射光，光谱图像反映了物体的反射光谱特征。

8.4.4 光谱成像技术在生物医学中的应用

虽然光谱成像技术起源于遥感领域，但是由于医学成像光谱技术的分析对象具有其自身的特点，必然对医学成像光谱仪的仪器性能提出新的要求。如为了对单个生物组织细胞进行光谱成像，需要成像光谱仪具有微米级甚至更高的空间分辨率，则所需光学能量及信噪比估计与用于航空遥感的成像光谱仪的信噪比估算方法有所不同。因此，在研制出不同的医学成像光谱仪后，还需要根据具体检测目标的不同对仪器的性能进行分析。

8.4.4.1 在基础研究中的应用

生物体内蛋白种类繁多，且相互间作用关系复杂，多光谱成像技术(MSI)为我们提供了一种高效直观的研究方法，该技术可以对生物组织内的发色团的空间分布进行成像，也可以同时进行多种蛋白的体外成像研究，利用多种不同量子点标记不同的蛋白用于蛋白印迹，具有更高的亮度和稳定性。最近利用 MSI 结合量子点免疫荧光技术检测了肺癌组织中 EMMPRIN 和 p53 蛋白的共表达，乳腺癌组织内 Her-2 和 CK 蛋白的共表达，结果表明：不论蛋白定位是否相同，解混后均能得到每个蛋白的表达信号，还可去除组织的自发荧光，提高了图像的信噪比。利用传统荧光标记，在同一激发波长下，可以同时检测福尔马林固定石蜡包埋组织中三种不同的蛋白，不管是否有共定位，表明这种成像方法有利于在组织和细胞中完成多重分析。除了单纯的蛋白成像，MSI 技术还能用于研究蛋白分子的折叠和结合过程，进一步拓宽了其应用范围。

8.4.4.2 在中药鉴定中的应用

光谱成像技术应用于中药质量控制、辨别真伪，有非接触、无损和快速全面等优势。非接触是光检测特有优势，避免了由于接触对中药样品的污染，特别是一些贵重的中药材。光谱成像技术应用于中药样品检测时无须分离提取样品成分即可进行光谱测试，所含组分不会因各种前期处理而发生改变，得到的是其最为真实的原始信息，由于具有无损性，测试完成后中药样品还可以照常使用。光谱成像技术检测还具有测试时间短、环境要求低等优点，可以比较全面地反映所含化学成分，能够更加有效地体现出中药成分的整体性和综合作用，对中药材进行品种鉴定、真伪辨别和有效成分的比较。

8.4.4.3 在疾病诊断中的应用

(1)在皮肤研究中的应用。MSI 与临床上用于疾病诊断的多种成像技术相比之下，MSI 可以提高灵敏度和精确度，同时可以进行多色标记等。MSI 技术对浅层组织特别是皮肤，其成像效果很理想，并可以通过人皮肤不同层次的断面扫描，重建三维立体模型，且不受皮肤色素的影响。2010 年，MSI 技术开始在 500~700 nm 光谱区间和 500~600 nm 及 530~620 nm 两个子区间内同时测定了皮肤的三个发色团(chromophores)：氧合血红蛋白、去氧血红蛋白和黑色素，由于这三个发色团的吸收光谱不同，故该技术可以明显区分这三者。皮肤黑色素瘤的早期检测对患者的生存至关重要，新形成的肿瘤的特点之一就是病变部位的血流量增加。实验证明 500~700 nm 范围内的 MSI 成像具有高灵敏度和更高的反应稳定性，并得到了临床试验的证实，基于该原理，也可以测定皮肤病变血管中氧合血红蛋白和去氧血红蛋白的含量，来评估皮肤血管的血氧饱和度并估计血流量，从而有助于黑色素瘤的早期诊断。

(2)在肿瘤研究中的应用。肿瘤现已成为世界范围内的公共卫生问题，且其发病率和死亡率一直呈上升趋势。应用成像技术进行肿瘤的发生“生长”侵袭和转移等研究具有直观便捷等优点，但由于肿瘤生物学过程的复杂性，单色成像远远不能满足肿瘤研究的需求。MSI 技术出现后，在肿瘤诊断和治疗中的应用更为广泛。

(3)在中医舌诊中的应用。使用一种基于推帚式的高光谱成像系统，采集了部分高光谱舌图像，采用图谱结合的算法进行了舌体分割，同时进行了舌图像假彩色合成。结果表明相对于采用数码相机采集的舌图像，高光谱舌图像采集系统提供了更加丰富的舌图像信息，为舌体区域分割、舌质与舌苔特征提取、舌裂纹提取等舌图像分析提供了一种新的方法，是中医舌诊的一种新途径。

8.4.5 应用实例

【应用实例：糖尿病大鼠与正常大鼠视网膜组织显微高光谱图像数据研究】

该研究使用显微高光谱成像仪采集了正常、糖尿病和药物治疗后大鼠的视网膜组织切片的显微高光谱图像数据。通过对正常对照组、糖尿病组、药物治疗组(3 周)和药物治疗组(6 周)四组共 60 例样本的显微高光谱数据进行处理，提取其外核丛透射光谱曲线(图 8-4)进行对比分析发现，大鼠视网膜外核丛组织在 400~800 nm 光谱范围内存在 3 个谱峰，且正常大鼠视网膜外核丛组织光谱曲线在第 113 波段的谱峰明显高于糖尿病大鼠相同位置的谱峰。另外，经过注射 LCVS1001 药物治疗后大鼠视网膜外核丛组织的光谱曲线有逐渐向正常光谱曲线转变的趋势。通过该研究表明，可以利用显微高谱成像仪来研究糖尿病大鼠视网膜的光谱特征以及物理化学组成等变化。

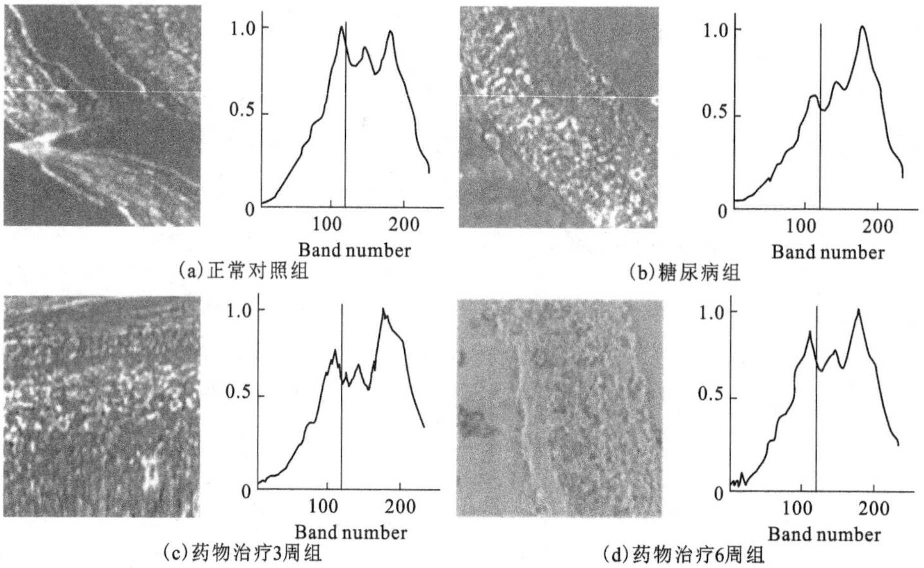

图 8-4　糖尿病与正常大鼠视网膜组织显微高光谱图像研究结果

8.4.6 现有医学成像光谱技术存在的问题

通过国内外研究现状分析可以发现，成像光谱技术为生物组织检测和分析提供了新的途径。但是这些研究大多数处于探索阶段：一方面，根据生物组织病理变化研究的不同需求，仪器的成像方式和性能指标还有待于进一步提高；另一方面，结合具体分析目标对高光谱数据的智能化分析方法、生化参量的反演算法、生物组织病理变化的解析等，还有待于系统和深入地研究。

在医学成像光谱的成像方式上，现有的方法基本都是首先进行样本的采集和制备，然后使用相应的成像光谱设备采集数据。这种方式不能对活体组织进行在体的光谱成像，极大地限制了成像光谱技术在疾病的早期诊断、治疗效果评价等领域的应用因此，有必要对在体成像光谱技术进行研究，研制无创可视化的光谱成像诊断设备。如将成像光谱技术与内窥镜相结合，研制能够对体内活体组织进行在体检测的设备等。

现有研究虽然已经获取了一定数量的生物组织高光谱数据，但是如何结合仪器性能参数和医学检测目标对这些数据进行智能处理和分析，从而实现对检测目标的定位、定性、定量描述，辅助医学研究人员在细胞或分子水平上对生物组织进行生理和病理分析等系统性研究还有待于深入。需要构建一个医学成像光谱数据分析与处理的统一计算框架与算法平台，并建立一定的活体组织生化分析模型。目前普通光学设备不能或很难早期检测和定量分析的病理变化，可以使用成像光谱技术和相应的识别算法进行检测和分析，为研究疾病的发病机理、找出疾病早期诊断的特征参量、进行治疗效果评价和研制新药物提供新的方法和思路。

从目前的研究情况来看，成像光谱技术在生物医学领域的应用已逐渐成为人们研究的热点，各国科学家通过不同的技术手段广泛开展医学成像光谱技术的研究，这些不同的技术手段主要体现在光谱分光方式上，而开展的应用研究领域主要包括病理学、细胞遗传学、组织学、免疫组织化学以及临床应用等。虽然这些研究工作目前尚处于探索性研究阶段，随着成像光谱技术的不断发展，像光谱技术在生物医学上的应用研究也会逐渐深入。

8.5　其他新技术

分子成像是近年来出现的一个将分子生物学与在体成像结合的新领域，是利用体外成像检测器在细胞和分子层次上对活体动物、模型系统和人体的生物学过程进行定征和测量。它可以使细胞功能可视化，并且能够在生物活体内部无创地跟踪分子过程。此项技术可以通过优化新药物的临床前和临床测试来改进临床治疗，对早期和准确的诊断带来很大的影响。相对于传统的活检，分子成像的特点是：无创检测，动态采集和全面反映。目前，核磁共振成像、光学分子成像和量子点等技术的发展成为分子成像的新领域。

8.5.1　核磁共振成像

核磁共振成像(Nuclear Magnetic Resonance Imaging，简称 NMRI)，又称自旋成像(spin imaging)，也称磁共振成像(Magnetic Resonance Imaging，简称 MRI)，是利用核磁共振原理，依据所释放的能量在物质内部不同结构环境中进行不同地衰减，通过外加梯度磁场检测所发射出的电磁波，即可得知构成这一物体原子核的位置和种类，据此可以绘制物体内部的结构图像。

MRI 由 Lauterbur 在 1973 年首先提出，与普通 X 射线或计算机层析成像相比，核磁共振成像的最大优点是它是目前少有的对人体没有任何伤害的安全、快速、准确的临床诊断方法。具体来说具有以下几点：①无损伤、无侵入：MRI 所用到的静磁场、梯度场切换以及相应频率范围内的无线电射频电磁波对生物组织、活体不会产生任何可观测的损伤；并且 MRI 可在不使用外源性造影剂的前提下可获得高质量的图像，保持对被检查对象的无侵入。②多参数成像：MRI 技术可利用它的多参数方法进行成像，例如自旋密度、横向弛豫时间、纵向弛豫时间、化学位移、扩散系数、血流速度等参数。③多核成像：MRI 利用核自旋的磁共振信号成像，理论上所有非零自旋的核都能用来成像。例如氢(H)、碳(C)、氮(N)、磷(P)等。④可观察心脏和血管结构：血管造影技术目前可以显示一些较大的血管。⑤可进行介入 MRI 治疗。⑥可提供代谢、功能方面的信息。

正是这些优点造就了磁共振检测手段的多样化。但是 MRI 技术本身也有一定的局限性，如成像速度较慢，这是 MRI 的主要缺点。和 CT 一样，MRI 也是解剖性影像诊断，很多病变单凭核磁共振检查仍然难以确定，不像内窥镜可同时获得影像和病理两方面；空间分辨力不够理想；由于强磁场的原因，MRI 对诸如体内有磁金属或起搏器的特殊患者不能适用等。

随着 MRI 相关技术和手段的不断更新和发展，无创伤性和多参数成像已经成为医学和生命科学研究和实践中必不可少的手段之一，它的不足之处正在逐渐得到修正和改善。现在，MRI 已经成为医学诊断中的常规方法和手段，并且相关的技术和方法在不断完善和进步。

8.5.2 光学分子成像

活体动物体内光学成像主要有荧光成像(Fluorescence Imaging)和生物体自发光成像(Biolum inescence Imaging)两种技术。荧光技术则采用荧光报告基团（GFP、RFP）或 Cyt 及 Dyes 等荧光染料进行标记，利用报告基因产生的生物发光、荧光蛋白质或染料产生的荧光就可以形成体内的生物光源，利用灵敏的光子成像技术可以从动物体表检测到组织内部的生物光源，使研究人员能够直接监控活体生物体内的细胞活动和基因行为。常用的有红色荧光蛋白(DsRed)、绿色荧光蛋白(GFP)及其他荧光报告基团，标记方法与体外荧光成像相似。荧光成像的优点是费用低廉和操作简单。红光的穿透性在体内比蓝绿光的穿透性要好得多，因此观测生理指标的最佳选择为近红外荧光。目前的技术采用不同的原理来尽量降低背景信号，从而获取机体中荧光的准确信息，这以 GE－ART 公司的时域(Time-Domain, TD)光学分子成像技术及精诺真公司和 CRI 公司采用的光谱分离技术为荧光成像的主要代表。对于生物体自发光成像和荧光成像来说，后者的缺点是自荧光背景相当程度地限制了探测灵敏度，优势在于多数荧光探针具有设计上的高度特异性和较高的量子效率，因而可产生适合现有探测技术的稳健信号；而生物体自发光成像的成像物体不需要外源激发，无自荧光背景干扰问题，具有超高的灵敏度，但微弱的自发光信号对探测技术提出了极高的要求，并且该模态原则上不能用于临床应用，仅限于基因工程细胞或转基因类动物。总的来说，光学成像价格较低廉且具有一个显著优点，它允许具有不同光谱特征的探针进行多通道成像。

生物发光是用荧光素酶基因标记细胞或 DNA。目前应用较多的报告基因是萤火虫荧光素酶(Firefly Luciferase)基因，其基因表达产物萤火虫素酶可以和从体外导入的萤火虫素(Luciferin)发生反应而发出近红外荧光，并可被 CCD 相机捕获。自 1997 年 Contag 首次观察到表达 Fluc 基因的转基因小鼠在注入荧光素酶底物后的生物发光现象以来，荧光素酶被广泛应用于小动物成像技术。由于生物组织一般在红外线范围（>900 nm）及可见光范围(350~600 nm)有较高的光吸收；而在近红外区域(600~900 nm)生物分子的光吸收降到最低，大量的光可以穿过组织和皮肤而被检测到。生物发光的最大特点是极高的灵敏度。

8.5.3 量子点

近年来出现的量子点(Quantum Dots)新技术发展为分子成像的新领域。量子点又称为半导体纳米微晶体，是一种理想的新型荧光探针。QDs 与传统的染色分子相比，有许多优点：QDs 的色彩非常丰富、光化学稳定性好、光强度高；能够承受多次的激发和光发射，有持久的稳定性、良好的生物相容性和无毒或低毒性；如果将 QDs 与配体、抗体或药物偶联起来，可以对体内特定肿瘤进行跟踪，甚至达到摧毁癌细胞的目的。因此，量子点技术有望推动分子成像技术和生物制药技术的迅猛发展，给疾病的早期诊治提供先进的工具。但是量子点在生物学中的应用研究才刚刚起步，还有许多领域有待开拓和发展，存在一些待解决的问题，例如提高 QDs 性能、研制新型 QDs、了解 QDs 在体内的降解或排泄过程、QDs 细胞毒性和体内长期存在的毒性、更好地解决 QDs 与各类生物大分子的偶联问题等。

总之，分子成像技术正在快速发展，已经逐渐呈现出多种图像技术整合的趋势，如 PET /光学成像、PET /CT、SPECT /MRI、PET/MRI、SPECT/CT 等，在空间分辨率、检测的灵敏度、探针的多样性、定量化程度、图像重建技术等方面均取得了很大进步。

【思考题】

1. 放射自显影技术在生物医药领域研究中有哪些应用?
2. 什么是同位素示踪技术，其主要应用领域有哪些?
3. 质谱成像技术有哪些特点?
4. 试述光谱成像技术在疾病分析诊断中的应用有哪些?

参考文献

[1] 吕中伟，王培军. 核医学[M]. 北京：科学出版社，2010.

[2] 丁丽俐，马俊，薛亮. 生物医学中的核技术[M]. 合肥：中国科学技术大学出版社. 2010.

[3] 朱建华，沈鸣华. 核药学概论[M]. 上海：复旦大学出版社，2002.

[4] 刘长征，王浩丹，胡雅儿. 实验核医学与核药学[M]. 北京：人民卫生出版社，1999.

[5] 中国医学科学院第七研究室. 同位素及其在生物医学中的应用[M]. 北京：科学出版社，1977.

[6] 翟所强，陈洋藻，郭维，等. ^{125}I 标记 bFGF 注入豚鼠腹腔后耳蜗和全身各脏器放射自显影观察[J]. 临床耳鼻咽喉头颈外科杂志，2010，24(16)：750-752.

[7] Sandhu P, Vogel JS, Rose MJ et al. Evaluation of microdosing strategies for studies in preclinical drug development：demonstration of linear pharmacokinetics in dogs of a nucleoside analog over a 50-fold dose range[J]. Drug metab dispos，2004，32(11)：1254-1259.

[8] 郭帅，李智立. 质谱成像及其在生物医学领域的应用[J]. 生物物理学报，2011，27(12)：1008-1018.

[9] 姜国华，刘忠敏. 同位素示踪法研究 125I-NGF 在小鼠体内的吸收、分布及排泄[J]. 现代仪器，2012，18(1)：10-13.

[10]骆清铭.生物成像方法[M].北京：科学出版社，2012.
[11]李庆利，薛永祺，张敬法，等.糖尿病与正常大鼠视网膜组织显微高光谱图像数据研究[J].光谱学与光谱分析，2007，27(8)：1603-1606.
[12]毕思文.量子光谱成像[M].北京：科学出版社，2007.
[13]Herschman H R. Molecular imaging：looking at problems，seeing solutions[J]. Science，2003，302(5645)：605-608.
[14]Maggi A，Ciana P. Reporter mice and drug discovery and development[J]. Nature Reviews Drug Discovery，2005，4(3)：249-255.

第 9 章

手性药物分析

9.1 手性药物基本理论

手性(Chirality)是自然界的本质属性之一。手性是生物系统的基本特征，作为生命活动中重要基础的生物大分子，如蛋白质、多糖、核酸和酶等，几乎全是手性的，当药物分子结构中某个碳原子上连接的 4 个原子或基团互不相同时，该碳原子就称为手性中心或不对称中心或手性碳原子，相应的药物则称为手性药物(chiral drug)。在体内，他们通过与体内大分子之间严格手性匹配与分子识别来发挥药理作用，具有重要的生理功能。

目前，临床上所用药物 50%是手性药物(chiral drug)。手性药物的分子立体结构和它的镜像彼此不能够重合。互为镜像关系而又不能重合的一对药物结构称为对映体(enantiomer)。对映体的分子式完全相同，只是原子或原子团在空间的取向不同。它们的物理和化学性质大都相同，但对映体与作用靶点或受体结合都涉及到与这些生物大分子间的相互作用，必然存在手性问题，因此，手性药物的对映体在人体内的药理活性、代谢过程及毒性可能存在显著的差异。手性药物根据不同的命名法则可以被命名为 R-型或 S-型、D-型或 L-型、左旋体或右旋体。

1) R 型和 S 型

R/S 系统命名法又叫 Cahn-Ingold-Prelog(CIP)规则，是 20 世纪 50 年代建立的，是目前最常用的表示手性化合物构型的方法。该方法以连接手性中心的 4 个基团的大小顺序规则为基础，按此规则，用前缀 R 或者 S 来表示分子中不对称中心的绝对构型。基团的大小顺序规则为：①有较高原子序数的原子排在有较低原子序数原子的前面，对同位素原子而言，有较高质量的同位素排在前面；②如果两个或多个相同的原子直接连接在不对称原子上，按相同的顺序规则对侧链原子进行比较。烷基的顺序是叔基>仲基>伯基，有优先取代基的基团有最高的优先权，对于连接杂原子的基团可以应用类似的规则；③对于多重键，以双键或三键连接的原子对它所连接的原子做一次或二次重复，这些规则也适用于芳香族体系；④对于取代的烯基，Z 构型基团优先于 E 构型基团。

R/S 系统具体命名法如下：当连接到中心碳原子上的 A、B、C、D 是不同基团时，分子是有手性的。假设分子中四个取代基按上述 CIP 规则以 A>B>C>D 顺序排列，如果从中心碳原子到最小的基团 D 方向，观察到 A→B→C 是逆时针方向，则这个碳中心的构型被定义为 S；否则就认定为 R。详见图 9-1。

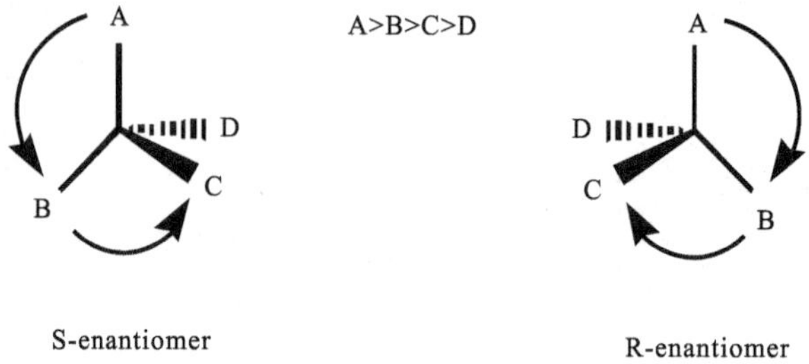

图 9-1　S-对映体和 R-对映体

2) D 型和 L 型

19 世纪末还没有出现测定有机化合物绝对构型的方法，化学家 Fisher 提出以甘油醛为标准参照物，建立了相对构型的表示方法，所以该方法又叫 Fisher 规则。如图 9-2 所示，Fisher 规定-OH 写在右边的为右旋甘油醛，用 D-甘油醛(D-glyceraldehyde)表示，而-OH 写在左边的为左旋甘油醛，用 L-甘油醛(L-glyceraldehyde)表示。采用这种方法，先后确定了多种化合物的构型。以 D-甘油醛为原料，通过氧化、还原、加成、水解等不涉及手性碳原子的反应，确定了 D-甘油酸、D-乳酸、D-葡萄糖、D-酒石酸等化合物的构型。20 世纪中期，化学家 J. M. Bijvoet 利用 X 射线衍射法测定了(+)-酒石酸铷钠的绝对构型，根据甘油醛与酒石酸构型之间的联系，确定了右旋甘油醛为 D 型，与 Fisher 的假定构型完全一致。值得注意的是，有机化合物分子的 D/L 构型与其旋光性没有必然的联系，旋光性仍需通过实验测定。

Fisher 规则能够对许多天然化合物的立体化学做出系统表述，迄今仍在碳水化合物和氨基酸中有广泛应用。但它也存在自身的局限性，一方面该方法不适用于一个分子中存在多个手性中心的化合物的命名，另一个方面，对于那些结构上与甘油醛相差甚远的化合物，D/L 构型也无法对其做出表述。

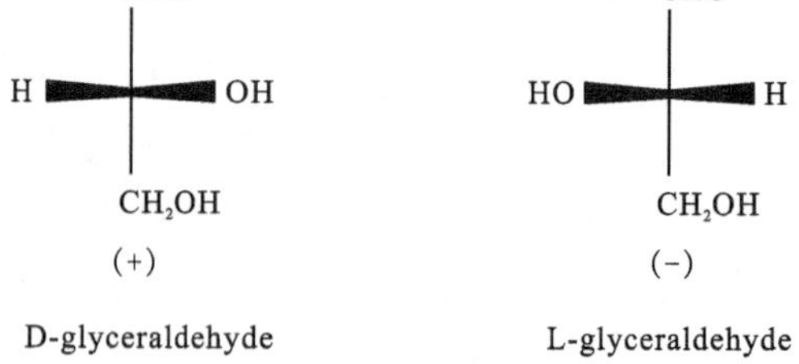

图 9-2　D-甘油醛和 L-甘油醛

3) 左旋体和右旋体

根据对偏振光的偏振面旋转的方向分为左旋体、右旋体，这种方法能直观反映对映体之间光学活性的差别，但不能提供手性分子的三维空间排列或绝对构型信息。能够使偏振光的偏振面按照顺时针方向旋转的对映体称为右旋体（dextrotatory），在名称前用 d-或（+）-表示，反之则称为左旋体（levorotatory），在名称前用 l-或（-）-表示。由等量的左旋体和右旋体组成的混合物称为外消旋体（racemate），在名称前用（dl）-或（±）-表示，外消旋体没有旋光性。

9.1.1　代表药物

手性药物在药物中占有相当大比例。据报道，天然或半合成药物几乎都有手性，约 50%的化学合成药物为手性药物。20 世纪 90 年代以来，全世界正在研发的新药中，大约 70%的新药是手性药物，其中 50%的新药是以单一对映体药物在研发。进入 21 世纪，手性药物的研发和应用更是进入了一个新的里程碑。目前，新药的研究往往期望获得疗效高、用药剂量少、毒副作用小的药物。通过研究消旋体药物中对映体的药效学和毒理学，把有害或无效的对映体除去，不仅可以减少给药剂量，还可以提高治疗指数，降低毒副作用。在临床用药中，药物的疗效、毒副反应等受诸多因素影响，如给药途径、病人的疾病状况、遗传因素和手性药物的多态性、手性药物相互作用的复杂性等，这些都会影响药物动力学的立体选择性。目前临床常用的手性药物多集中在抗感染药物类、心血管药物类、内分泌药物类和消化系统药物类。表 9-1 为部分手性药物列表。

表 9-1　部分手性药物列表

药物类别	药物名称	给药类型
抗感染药物	左氧氟沙星	左旋体
	西他沙星	左旋体
	水合盐酸头孢替林	左旋体
心血管药物类	瑞舒伐他汀钙	右旋体
	左西孟旦	左旋体
	氟伐他汀钠	右旋体
内分泌药物	瑞格列奈	右旋体
	米格列奈钙	左旋体
	那格列奈	消旋体
消化系统药物	右洛非西定	右旋体
	埃索奥美拉唑镁	左旋体
	西兰司琼	左旋体

9.1.2 手性药物的生物活性类型

在生物体内，很多内源性大分子物质，如酶、载体、受体和多糖等都具有手性特征。手性分子的不对称性在生命科学中起着非常关键的作用，许多主要的生物活动需通过严格的手性匹配产生分子识别才能实现。手性药物各对映体在药效学、药动学和毒理学方面可能存在很大差异，对映体在体内以不同途径被吸收、活化或降解，在体内的药理活性可能会有差别，甚至其中一种可能导致机体毒副反应的发生。

从药效学角度来看，手性药物对映体的生物活性可以分为以下几种类型。

(1)两种对映体具有等同或相近的生物活性。这类药物的活性中心不涉及药物的手性中心，消旋体给药与单个对映体给药，药效基本一致。如：普罗帕酮(propafenone)的两个对映体都具有相同的抗心律失常作用，异丙嗪(promethazine)的两个异构体都有抗组胺活性。

(2)一种对映体具有生物活性，另一种活性弱或无活性。这类药物的两种对映体中一种具有生物活性，与受体分子有很强的亲和力，而另一种亲和力弱或无亲和力，无明显的药理作用和毒副反应，相当于药物中的无效杂质，消旋体给药时，有效成分的含量仅占50%。一般认为若某一对映体只有外消旋体的 1 %的药理活性，则可以认为其无活性。例如临床上广泛使用的降压药物氨氯地平(amlodipine)，仅有左旋体具有降压活性而右旋体无效，开发其左旋体药物可使药效提高 2 倍的同时大大降低副作用。喹诺酮类药物的抗菌作用存在立体选择性，通常 S-对映体为优映体。如氧氟沙星(ofloxacin)是广谱抗菌药，其 S-(-)对映体的体外抗菌活是 R-(+)-对映体的 8~128 倍，临床上已有单一的 S-对映体左旋氧氟沙星上市。

(3)两种对映体具有完全不同的药理活性。这类药物中的两种对映体通过作用于不同的靶器官、组织或与不同的受体结合而呈现不同的药理活性。在临床上可用于不同的治疗目的。如噻吗洛尔 R-对映体的 β 受体阻断作用为 S-对映体 1/44，而降眼内压作用为 S-对映体 1/3，同时 R-对映体还具有增加视网膜和脉络膜的血流量，S-对映体有相反的作用。因此将这两种分离后，分别用于不同的目的。将 S-噻吗洛尔用于治疗心血管疾病，而将 R-对映体用于治疗青光眼避免了用消旋体治疗青光眼时，因眼部用药后吸收产生肺和心血管作用，引起哮喘和心脏毒性。右旋丙氧酚(dexotroproxyphen)是镇痛药，而左旋丙氧酚(levopropoxyphen)则为镇咳药。左旋安非他明(amphetamine)是精神兴奋药，而对映体则为减肥药。旋光异构体奎宁(quinine)为抗疟药，奎尼丁(quinidine)则为抗心律失常药。

(4)一种对映体主要具有治疗作用，另一种对映体主要产生副作用。这类药物中两个对映体一个有活性，另一个有毒副作用，或者两个对映体均有活性，但是另一个对映体有毒副作用。如镇痛药喷他佐辛(pentazocine)的镇痛作用主要源于其左旋体，右旋体不但几乎无镇痛作用，还可以增加出汗，使患者烦躁、紧张。羟基哌嗪(droproizine)为中枢性非成瘾性镇咳药，产生中枢性副作用的主要是 R-(+)-对映体。S-米胺色林有抗忧郁作用，而 R-米胺色林则有细胞毒作用。对于这类药物，最好进行拆分，以单一对映体形式用药。利沙度胺(Thalidomide)的 R-对映体有镇静作用，而 S-对映体及其代谢产物有严重的胚胎毒性和致畸作用，由于该药物在体内可发生对映体间的相互转化，使得临床用药变得更为复杂。

(5)一种对映体是另一种对映体的竞争性拮抗剂。这类药物的两种对映体与受体均有一定的亲和力，但通常只有一种对映体具有生物活性，另一种对映体起拮抗作用，拮抗作用的主要机制是与受体分子竞争性结合。如(+)-哌西那朵(picenadol)具有阿片样兴奋作用，而(-)-对映体则可拮抗此作用，即(+)-对映体是阿片受体激动剂，而(-)-对映体是阿片受体拮抗剂，但由于其(+)-对映体具有更强的作用，其外消旋体表现为部分激动剂作用。

(6)对映体作用的互补性。这类药物的对映体之间产生协同作用，一般消旋体给药较单个对映体给药药效好、毒性低。如普萘洛尔(propranolol)的 S-(-)-对映体的 β-受体阻断作用比 R-(+)-对映体强约 100 倍，而 R 型对钠通道有抑制作用，所以外消旋体的抗心律失常作用比任一对映体单独使用的效果都要好。多巴酚丁胺(dobutamine)的左旋体具有 α 受体激动剂作用，对 β-受体的作用弱，而右旋体为 β-受体激动剂，而对 α 受体的作用弱，故以外消旋体给药，能增加心肌收缩力，但不增加心率和血压。

9.1.3　手性药物的体内过程

药物在体内吸收、分布、排泄和代谢等过程涉及到与体内生物大分子间的相互作用，必然存在手性问题，导致手性药物代谢动力学(Chiral pharmacokinetics)立体选择性。

1)吸收

药物自用药部位进入血液循环的过程称为吸收(absorption)。药物经被动扩散方式吸收时吸收的速度和程度由药物的脂溶性决定，没有立体选择性。当药物经主动转运或借助载体转运吸收时，就具有立体选择性，会发生对映体间的竞争性相互作用。如左旋多巴(Levodopa)在肠道经氨基酸转运系统迅速主动吸收，右旋多巴经简单扩散吸收则较慢。当药物的立体构型影响其水溶性或晶体结构时，也会因此具有吸收的立体选择性。

2)分布

药物吸收后从血液循环到达机体各个器官和组织的过程称为分布(distribution)。药物的分布与其理化性质有关，一般不存在立体选择性。但当药物与血浆蛋白或与组织结合后则可能存在分布的立体选择性。药物在组织分布的立体选择性，除与血浆药物游离分数有关，也与药物与组织结合、跨膜转运等特性有关。手性药物对映体竞争性的与血浆蛋白、酶或受体结合，都可引起对映体间相互作用及其在分布上的改变。如普萘洛尔的 R-(+)-对映体较 S-(-)-对映体的血浆蛋白结合率高，S-对映体能选择性地与血浆白蛋白结合，而 R-对映体则主要与 α-酸性糖蛋白结合。

3)代谢

药物作为外源物质在体内经酶或其他作用使药物的化学结构发生改变，这一过程称为代谢(metabolism)或生物转化(biotransformation)。若对映体竞争同一代谢酶，会发生对映体间的相互抑制，如果一个对映体是另一个对映体的代谢抑制剂，则会发生单向抑制作用。手性代谢的类型有底物立体选择性代谢、产物立体选择性代谢和底物-产物立体选择性代谢三种。

(1)药物代谢的底物立体选择性。药物的对映体在相同条件下在同一生物系统代谢时出现的量与质的差异称为药物代谢的底物立体选择性(substrate stereo-selectivity)。如华法林以外消旋体给药，其在体内的代谢发生 6 位、7 位、8 位羟化反应和酮基还原反应。(S)-(-)-对映体主要为 7 位羟化，(R)-(+)-对映体主要为 6 位羟化和酮基还原代谢。

(2)药物代谢的产物立体选择性。药物代谢生成的具有立体异构特性的代谢产物在定性和定量上的差异称为药物代谢产物的立体选择性。如奥卡西平(Oxcarbazaping)为前体药物，体内转化为 10-羟基奥卡西平(10-hydroxycarbazepine)，发挥抗抑郁作用。健康受试者口服奥卡西平后(S)-10-羟基奥卡西平的 AUC 约是(R)-10-羟基奥西平的 5 倍。

(3)药物代谢的底物-产物立体选择性。药物代谢中底物和产物同时出现立体选择性称为药物代谢底物-产物立体选择性(substrate-product stereoselectivity)。如戊巴比妥(phentobarbital)的 3-羟化反应即是底物-产物立体选择性。甲基巴比妥、香芹烯酮的代谢也具有底物-产物选择性。

4)排泄

排泄(excretion)是药物以原形或代谢产物的形式经不同途径排出体外的过程，是药物体内消除的重要组成部分。药物及其代谢产物主要经肾脏从尿液排泄，其次经胆汁从粪便排泄。挥发性药物主要经肺随呼出气体排泄。药物也可经汗液和乳汁排泄。

药物和代谢产物的肾脏排泄过程除被动重吸收外，均存在立体选择性。肾脏排泄的立体选择性主要表现在肾小管分泌、主动转运和肾代谢过程，导致对映体间发生相互作用。在人体内，对羟基氯喹 S-对映体的肾清除率是 R-对映体的 2 倍；酮洛芬的代谢物酮洛芬葡糖醛酸苷主要经肾排泄，R-对映体优于 S-对映体。

胆汁排泄是药物及代谢产物的主要排泄途径之一，由于药物及代谢产物在胆汁中的排泄有主动和被动机制，故也可能存在立体选择性。胆管存在三种转运系统：有机酸、有机碱和中性化合物转运系统。Menzel 的实验证明大鼠对酮洛芬(Ketoprofen)等 2-芳基丙酸衍生物的排泄呈现立体依赖性。正常大鼠和胆管插管大鼠分别静注酮洛芬、布洛芬、氟比洛芬(Flurbiprofen)对映体，结果胆汁中(S)-酮洛芬的回收率显著高于(R)-酮洛芬，分别是 90.1%和 68.8%；胆汁中(R)-布洛芬和(S)-布洛芬回收率分别为 1.5%和 23.4%；氟比洛芬胆汁中回收率小于布洛芬和酮洛芬，但也存在(S)-对映体回收率高于(R)-对映体的趋势。

9.2 手性药物的分析方法

手性药物对映体与人体内的酶、受体、离子通道等生物大分子作用，表现出错综复杂的对映体选择性，在人体内的药理作用、代谢过程及毒性存在着显著的差异。大多数药物单一对映体疗效高，不良反应小，该类对映体称为优对映体(eutomer)，而对于无活性或活性低的对映体称之为劣对映体(distomer)，两个对映体的生物活性之比称为优/劣比值(eudismic ratios, $ER = aff_{eu}/aff_{dis}$)。在很多情况下，劣对映体不仅没有药效，而且还可能部分抵消对映体的作用，甚至产生严重的不良反应。对映体之间表现出药理和临床应用性质上的差异，是因为手性药物对映体之间在药动学方面具有不同的特征，若忽视对映体之间在药理作用上的差异，将付出高昂的代价甚至生命。

例如，20 世纪 60 年代发生的“反应停”事件，就是药学史上非常沉痛的教训。这引起了科学家的高度重视，由此在国外引发了手性药物开发的课题。为评价手性药物各对映体的生物学活性，建立快速、准确、灵敏的对映体拆分方法具有十分重要的意义。手性药物各对映体的物理化学性质相似(仅旋光性不同)，拆分难度大，因而在非手性环境中基本无法实现分离。创造手性环境，构造非对映异构体是实现手性拆分的基础。

手性药物分析的方法主要分为色谱法和非色谱法，其中色谱法最为常用。在色谱法中，较为常见的有高效液相色谱法(high performance liquid chromatography，HPLC)、高效毛细管电泳法(high performance capillary electrophoresis，HPCE)、气相色谱法(gas chromatography，GC)、超临界流体色谱法(supercritical fluid chromatography，SFC)以及分子烙印法(molecular imprinting，MI)，此外还有薄层色谱法、模拟移动床色谱法和手性逆流色谱法等。非色谱法主要有光谱法、免疫分析法等，在光谱法中，常见的有核磁共振法(nuclear magnetic resonance，NMR)和质谱法(mass spectrometry，MS)、圆二色谱法(circular dichroism，CD)、拉曼光谱法(Raman spectrometry，RS)和旋光法(polarimetry)等，质谱法通常与色谱法联用，如 LC-MS、GC-MS 等，本节亦将其与色谱法一同作简要阐述。

9.2.1　手性色谱法

手性色谱法(chiral chromatography)是 20 世纪 80 年代后发展起来的利用手性固定相(chiral stationary phase，CSP)或手性流动相(chiral mobile phase，CMP)以及手性衍生化试剂(chiralderivazation reagent，CDR)分离分析手性化合物的对映异构体的色谱方法。手性色谱法的基本原理是对映异构体与手性选择物(固定相或流动相添加剂)作用，形成瞬间非对映立体异构“配合物”，由于两对对映异构体形成的“配合物”的稳定性不同，而得到分离。

9.2.1.1　高效液相色谱法(直接法、间接法)

手性拆分主要采用色谱技术，以 HPLC 的方法应用最为广泛。自 20 世纪 80 年代起，HPLC 已经广泛应用于药物对映体的分离和测定。对映体除了偏振光的偏振方向不同外，其他理化性质完全相同，因而在非手性环境中基本无法实现分离。创造手性环境，构造非对映异构体是实现手性拆分的基础。HPLC 分离手性药物对映体的主要方法分为直接法和间接法。直接法是直接引入“手性识别”或“手性环境”至色谱系统中，以形成暂时非对映体复合物，通过手性固定相(chiral stationary phase，CSP)法或者手性流动相(chiral mobile phase，CMP)法进行分离。间接法又称为手性衍生化试剂(chiral derivatization reagent，CDR)法，是先对对映异构体进行柱前衍生化，形成一对非对映异构体(diastereoi-somer)，然后再用常规色谱柱进行分离。无论哪一种方法，都是以现代色谱分离技术为基础，引入手性环境，使药物对映体间呈现理化特征的差异，从而实现药物对映体的色谱分离。

1)直接法

直接法是在 HPLC 系统中引入"手性识别器"或手性环境，以形成非对映异构体复合物，根据其形成复合物的稳定常数不同而获得分离。实现手性分离的基本条件是在手性化合物分子与手性环境中至少存在氢键、偶极-偶极作用、π-π 作用、静电作用、疏水作用或空间作用。所产生的非对映体复合物的结合强度决定了两种对映体的流出顺序及分离度，任何额外的相互作用或排斥力能进一步改善这种选择性。直接法分为手性流动相法(CMP)和手性固定相法(CSP)。

(1)手性流动相法

手性流动相法即在流动相中加入手性添加剂(chiral mobile phase additives, CMPA)，使其与待测物形成非对映异构体复合物，利用复合物在固定相中的保留时间和分配不同而获得分离。按照与对映体的不同作用机制来划分，手性添加剂有手性包合试剂(环糊精、环糊精衍生物和冠醚)手性离子对试剂、配体交换试剂、手性亲和试剂、手性氢键作用试剂等。该方法的优点是使用常规分析色谱柱，不需要手性试剂衍生化，而且可选择手性添加剂种类较多，同时可以柱后收集异构体纯品。缺点是手性添加剂需要量较大，系统平衡时间较长，拆分制备时需分离手性添加剂。

①手性包合试剂

手性包合试剂主要有环糊精、环糊精衍生物和手性冠醚。环糊精是一类环状低聚糖同系物，由 6~8 个葡萄糖分子经 α-1, 4 键合生成环状分子，空腔内部由于含有 CH 和糖苷结合的氧原子而呈疏水性。环糊精(cyclodextrin 简称 CD)的手性识别主要来自环内腔对芳烃或脂肪烃侧链的包容作用以及环外壳上的羟基与药物对映体发生氢键作用。D-吡喃型葡萄糖 2, 3 位上的羟基在空腔的开口部，而 6 位上的羟基则位于另一开口部，因此环糊精对疏水性和亲水性药物对映体都具有很强的包含作用，并使包含物的理化性质发生改变。对映体分子进入环糊精手性空腔后即发生主-客反应(如氢键反应、疏水性等)而被拆分。该类添加剂已用于分离氨基酸及其衍生物、巴比妥类、氯胺酮、苯妥英代谢物、美芬妥英及其代谢物、伪麻黄碱、去甲羟基安定以及哌嗪类镇痛药等多种药物的对映体分离。手性冠醚主要用于氨基酸拆分，环糊精和冠醚可同时加入手性物质以获得更好分离。但冠醚具有较强的致癌性，应用受限。

②手性离子对试剂

手性的有机酸或有机碱对映体与手性离子对试剂在流动相中反应，生成低极性不解离的非对映体异构的离子对，在低极性的流动相中，可采用正相色谱柱分离。手性离子对色谱法作为用于分离可解离对映体的离子对色谱法，已成功分离了 β-氨基醇类、氨基醇类、胺类等对映体化合物。实际应用中，正相离子对色谱应用效果较好，常用的手性反离子有奎宁、奎尼丁、10-樟脑磺酸、N-苯酰氧基羰基-甘氨酸-L-脯氨酸。酒石酸衍生物作为离子对试剂，也被应用于氨基醇类和胺类药物的分离，常用固定相为硅胶，CN 及二醇兼合相等。在用手性离子对试剂流动相法分离对映体时，流动相极性增加，溶质的保留时间降低，对映体的拆分效果下降，反之则增强。

③手性配体交换试剂

配体交换基本原理为：在流动相缓冲溶液中加入金属离子和配体交换剂形成二元络合

物，药物对映体再与其形成稳定性不同的三元络合物而达到手性分离。随着手性固定相的应用，这类手性添加剂已不及手性固定相应用普遍。配体交换系统中使用水性流动相，流动相中加入有机改性剂(乙腈、甲醇)，可缩短疏水性药物的保留时间，并提高分离，常用的手性配体试剂多为氨基酸及其衍生物，如 L-脯氨酸、L-苯丙氨酸、N-烷基-L-羟基脯氨酸等，配位金属有 Cu^{2+}、Zn^{2+}、Ni^{2+}、Cd^{2+}等。该法已用于分离氨基酸及其衍生物、β-受体阻滞剂、多巴胺、氨基醇等。采用手性配体交换试剂时，多使用水性流动相和疏水性固定相，如 C_8 和 C_{18} 色谱柱。手性配体交换试剂吸附在疏水性固定相表面构成动态手性固定相，与对映体作用形成非对映异构体的配合物，洗脱顺序一般与 RP-HPLC 一致。流动相缓冲液中盐离子、水、有机溶剂均可以参加配位平衡，所以流动相体系的变化可能会改变体系的立体选择性。

④手性亲和剂

基于具有天然手性性质的蛋白质和胆酸盐可用作 HPLC 手性流动相法拆分对映体添加剂的原理，常用的手性蛋白质有牛血清白蛋白(BSA)和 α-酸性糖蛋白(α-AGP)，通过疏水性、静电、氢键和电荷转移等形成非对映体而进行拆分。固定相可采用二醇键合相、CN 或 C_{18} 键合硅胶，该法可拆分氨基酸、羧酸、胺类、巴比妥及 β-受体阻断剂等，蛋白质类手性添加剂还可用于药物-蛋白结合率的测定。

⑤手性氢键作用

药物对映体通过与其多羰基化合物的分子间氢键作用形成非对映异构体而被拆分，试剂(R，R)-N，N-双异丙基酒石酸酰胺和 N-乙酰基-L-缬氨酸-四丁酰胺等可用作拆分氨基酸及其衍生物以及苯巴比妥类药物。作用机理为分子间氢键形成非对映异构体，为稳定氢键，一般使用小极性流动相。

(2)手性固定相法

手性固定相(CSP)是在色谱柱担体上加上高光学纯度的手性异构体制作而成，根据 CSP 化学性质不同，可分为小分子型(Pirkle 型)和大分子型(包括蛋白质类、纤维素类和环糊精类的生物聚合物及大环类抗生素)。连接在固定相上的手性识别剂，与药物对映体反应形成非对映体复合物，然后作分离测定的方法叫 CSP 法，分离的程度和洗脱顺序取决于复合物的相对强度。一种理想的手性固定相(CSP)应能准确、快速测定对映体纯度；尽可能适应多种结构类型的对映体分离；对一系列结构类似的手性化合物，其 D、L 或 R、S 对映体洗脱顺序不变，可提供绝对构型信息；应有较高对映体分离选择性和柱容量，具有制备分离能力。目前还没有一种 CSP 能够满足上述的全部要求。根据手性固定相和溶剂的相互作用机制，Irving Wainer 提出了手性色谱柱的分类体系：

第 1 类：通过氢键、π-π 作用、偶极-偶极作用形成复合物。

第 2 类：既有类型 1 中的相互作用，又存在包埋复合物。最典型的是由纤维素及其衍生物制成的手性色谱柱。

第 3 类：基于溶剂进入手性空穴形成包埋复合物。最典型的是环糊精型手性柱，另外冠醚型手性柱和螺旋型聚合物形成的手性色谱柱也属于此类。

第 4 类：基于形成非对映体的金属络合物，也称为手性配位交换色谱(CLEC)。

第 5 类：蛋白质型手性色谱柱。手性分离是基于疏水相互作用和极性相互作用实现的。

随着手性识别机理的深入研究，CSP 技术得到了飞速发展，市场上可选择的手性色谱柱越来越多。因此参考 Irving Wainer 的分类方法，根据固定相的化学结构，将手性色谱柱分为以下几种：刷型或 Pirkle 型手性固定相、手性聚合物固定相（包括纤维素和多糖衍生物手性固定相、合成手性聚合物固定相）、环糊精类手性固定相、配基交换手性固定相、大环抗生素手性固定相、蛋白质手性固定相、冠醚类手性固定相，以及分子印迹手性固定相。

①刷型（brush） 手性色谱柱是根据三点识别模式设计的，属于 Irving Wainer 分类中的第一种类型。该类固定相一般是通过一定长度的间隔臂将单分子层的手性有机分子通过适宜的连接基团键合到硅胶载体上而制得，因形似刷子而得名。刷型手性固定相分为 π 电子接受型、π 电子提供型以及混合型三类。最常见的 π 电子接受型固定相是由（R）-N-3，5-二硝基苯甲酰苯基甘氨酸键合到 γ-氨丙基硅胶上制成的，此类刷型手性色谱柱可以分离许多可提供 π 电子的芳香族化合物，或用氯化萘酚等对化合物进行衍生化后进行手性分离。π 电子供给型固定相常见的是共价结合到硅胶上的萘基氨基酸衍生物，这种固定相要求被分析物具有 π 电子接受基团，例如二硝基苯甲酰基、醇类、羧酸类、胺类等，可以用氯化二硝基苯甲酰、异腈酸盐或二硝基苯胺等进行衍生化后，用 π 电子供给型固定相达到手性分离。近年来，刷型固定相出现了 π 电子供给和接受基团的混合固定相，如 WHELK-O 和 BLAMO 及 α-BURKE-Ⅱ固定相。α-BURKE-Ⅱ相十分适用于 β-阻断剂的手性分离。典型的流动相为二氯甲烷-乙醇-甲醇混合物，比例为 85∶10∶5。加入 10 mM 醋酸铵可以调整保留时间。

刷型固定相的优势在于其易合成，另外，刷型固定相具有高的容量因子，因此具有高的选择因子，其柱子载量高，已有多种商品化柱子。它的不足之处在于它仅对芳香族化合物有效，有时不得不进行衍生化反应。

②手性聚合物（chiral polymers） 固定相可分为两类不同来源的聚合物：一类是天然多糖衍生物，包括纤维素和直链淀粉。另一类是合成的高分子化合物。前者拆分原理主要基于纤维素衍生物固定相中羧基与药物分子中的羟基的氢键作用、固定相与药物分子间的偶极-偶极叠合作用、部分包结作用等。多糖衍生物固定相是 HPLC 中广泛使用的一类 CSP，一般由多糖在均相中与酰氯和异氰酸酯反应制得相应多糖衍生物，然后将其涂布到硅胶基质上制成。其中以纤维树脂，苯基氨基甲酸酯纤维素和直链淀粉最为常见，虽然对映体与多糖固定相之间的作用机制目前还没有一个十分满意的解释，但它们已有效分离了很多外消旋体，包括取代或未被取代的脂肪酸族和芳香族化合物及许多药物。手性聚合物固定相商品柱主要是日本 Daicell 公司制造的 Chiralcel 柱，其中 Chiralcel OD 和 Chiralpak AD 柱几乎可以满足常用 85% 的手性药物拆分。此类柱子通常用于正相系统，用正己烷-乙醇，正己烷-异丙醇混合溶剂为流动相。Chiralcel OD 柱也可用于反相的情况，但流动相必须含有高浓度的高氯酸盐缓冲液，以防止固定相溶解。即使这样，使用较长时间以后色谱柱也难免要受到损害，但是在某些情况下使用反相系统分离效果要优于使用正相系统。手性聚合物固定相 chiralcel 柱的类型和应用如表 9-2：

表 9-2　手性聚合物固定相 chiralcel 柱的类型和应用

柱型号	固定相	拆分化合物类型
Chiralcel OA	纤维素三乙酯	脂肪酸族小分子化合物
Chiralcel OB	纤维素三苯甲酸酯	脂肪族和芳香族小分子化合物
Chiralcel OC	纤维素三苯胺基甲酸酯	环戊烯酮类
Chiralcel OD	纤维素-3，5-二甲苯基氨基甲酸酯	生物碱，胺，莨菪碱，β-受体拮抗剂
Chiralcel OE	纤维素二苄醚	芳香化合物
Chiralcel OF	纤维素三对氯苯基氨基甲酸酯	β-内酰胺，生物碱，二氢吡啶
Chiralcel OG	纤维素三对甲苯基氨基甲酸酯	β-内酰胺，生物碱
Chiralcel OJ	纤维素三对甲苯基甲酸酯	甲基芳基酯，甲氧基芳基酯
Chiralcel OK	纤维素三肉桂酸酯	芳香化合物
Chiralcel AD	淀粉三-(3，5-二甲苯基氨基甲酸酯)	生物碱，胺，莨菪碱，β-受体拮抗剂
Chiralcel AS	淀粉三-((S)-1-苯乙基氨基甲酸酯)	生物碱，胺，莨菪碱
Chiralcel OT(+)	聚三苯甲基乙丁烯酸酯	酯，酰胺，含磷化合物，芳香化合物
Chiralcel O(+)	聚吡啶二苯甲基乙丁烯酸酯	酯，酰胺，含磷化合物

这类手性固定相的优点主要是葡萄糖单元的羟基易被取代和官能团化，且该类 CSP 的载样量大，在大规模制备级色谱应用上有较大的潜力。

③环糊精(cyclodextrin，CD)是通过 Bacillus Macerans 淀粉酶或环糊精糖基转移酶水解淀粉得到的环型低聚糖。通过控制环糊精转移酶的水解反应条件可得到不同尺寸的环糊精。环糊精类 CSP 可分为 α、β、γ 三种类型，其中以 β 型应用最广，α 型仅对小分子化合物对映体有拆分作用，而 γ 型较少使用。环糊精固定相具有手性识别能力，主要是由于其大分子上含有许多手性中心，能够选择性地与对映体作用。另外，环糊精环状分子呈圆锥体状，边缘排列有许多羟基，内部则是相对疏水的空腔，可与相应立体尺寸的对映体形成包合物，对映体能完全或部分进入其疏水性空腔，形成具有不同解离常数的非对映体包合物，从而导致原对映体分子在固定相中选择性保留，最终达到手性拆分目的。

④手性配基交换(ligand exchange)色谱柱由 Davankov 发明，它通过一个金属离子结合一个配体分子和一个对映体溶质分子，形成可逆的非对映体复合物，从而达到对映体分离的目的，属于 Irving Wainer 分类中的第 4 类手性固定相，主要用于分离氨基酸类。由于此类固定相大多是由手性氨基酸-铜离子络合物键合到硅胶或聚合物上形成，因此流动相中必须含有铜离子以保证手性固定相上的铜离子不至流失。其他的过渡金属元素也已用于手性配基交换色谱，如 Ni(Ⅱ)、Cd(Ⅱ)、Zn(Ⅱ)和 Hg(Ⅱ)等，但目前铜离子应用最广。形成络合物的过程十分缓慢，因此有时需提高柱温，最佳温度约 50℃。手性配基交换色谱仅对 α-氨基酸和其类似物有效，β-氨基酸很难用手性配基交换色谱得以分离。手性配位交换色谱可用于制备，由于流动相中存在铜离子，虽然铜离子能用离子交换柱除去，但增加了样品处理的困难。常用的商品配基交换柱有 chiralpak WH 和 WM 等。

⑤大环抗生素型(macrocyclic antibiotics)手性色谱柱一般为多手性中心、多官能团的化合物，可通过多种手性识别机制进行手性识别，是一种高效的CSP。应用于手性拆分的大环抗生素主要有柄霉素、氨基糖苷抗生素和糖肽抗生素。柄霉素包括利福霉素B、利福霉素SV等。氨基糖苷抗生素包括链霉素、硫酸新霉素、卡那霉素等。糖肽抗生素包括万古霉素(Vancomycin，简称VA)、替考拉宁(Teicoplanin，简称TE)、利托菌素A(RistocetinA，简称RI)和利福霉素(Rifamycin)等。糖肽抗生素的对映体选择性较高，它们通过侧链反应而共价结合到硅胶上，既能保证稳定性又能维持手性识别特性。VA、TE、RI手性柱已有市售(Chirobiotic V、Chirobiotic T、Chirobiotic R、Astec Wippang，USA)，其中VA柱的样品载量很大，可用于拆分制备。替考拉宁(TE)CSP也实现了对许多天然氨基酸和二肽进行分离。尽管替考拉宁(TE)CSP与万古霉素CSP结构上有许多相似之处，但由于它有疏水性的“尾巴”使得它在手性选择上有独特之处，它与万古霉素的联合使用能分离更多的分析物。

⑥蛋白质型(protein)手性色谱柱属于Irving Wainer分类中的第5种类型。蛋白质类CSP可分为α酸性糖蛋白(AGP)、卵类黏蛋白(OVM)、牛血清蛋白(BSA)、人血清蛋白(HAS)等固定相。该类固定相的应用范围较广，拆分效果好，但其色谱容量小。常用流动相为磷酸盐缓冲液(pH4~7)，离子强度为0~500 mmol/L，有机改性剂不得超过5%。蛋白质是一类高分子聚合物，所含L-氨基酸具有手性特异性，可与药物对映体在蛋白质的结合位点进行手性识别而达到分离。按其来源可分为：①白蛋白类：包括人血清白蛋白和牛血清白蛋白；②糖蛋白类：包括α1-酸性糖蛋白和抗生素蛋白质(Avidin)；③酶类：包括纤维素酶，胰蛋白酶，α-胰凝乳蛋白酶及溶菌酶。此类键合相以离子键或共价键以及蛋白交联作用将蛋白质固定到硅胶上，利用蛋白质分子结构中的氨基酸的离子结构提供手性作用位点与手性药物对映体产生不同的氢键、静电作用、疏水作用、离子对作用等达到手性拆分。其中α1-酸性糖蛋白柱，人血清白蛋白柱，牛血清白蛋白柱，卵类粘蛋白柱的使用较普遍。在所有手性固定相中，蛋白质手性固定相适用范围最广，但柱容量很低，极易超载，拆分效能不高，需增加预柱或与非手性柱联用。一般多用近似生理盐水的缓冲液再加入0~5%的乙腈、乙醇、丙酮或醚类有机溶剂作为流动相，改变分离体系的pH和盐浓度都会对蛋白质手性固定相对映体的选择性和色谱保留产生较大影响。

⑦冠醚(crown ethers)类手性固定相

冠醚是具有一定大小空腔的大环聚醚化合物，呈皇冠状结构，环的外沿是亲脂性乙撑基，环的内沿是富电子的杂原子，如氧、氮、硫等。用手性冠醚作固定相分离手性化合物的主要依据是不同溶质分子与手性冠醚环腔形成的主客体络合物稳定常数不同。该类固定相主要用于分离一级胺，一级胺必须质子化方能达到分离，因此必须使用酸性流动相，如高氯酸。最常用的是冠醚类固定相是18-冠-6，已有商品化产品，由Daicel公司制造，如Crownpak CR(+)或CR(-)柱。无论左旋体还是右旋体均可达到有效分离，并可通过变化分析物旋光类型而改变分析物出峰顺序。冠醚作为添加剂也用于核磁共振和电泳，但由于其毒性较大，有致癌性，使其应用受到限制。

⑧分子印迹聚合物(molecularly imprited polymers，MIPs)手性固定相

分子印迹技术将材料化学、高分子化学、生物化学、化学工程等学科有机结合在一起，

是一种为获得在空间结构和结合位点上与某一分子(模板分子)完全匹配的聚合物的实验制备技术。通过以下过程来实现：A. 首先以具有适当功能基的功能单体与模板分子结合形成单体-模板分子复合物；B. 选择适当的交联剂将功能单体交联起来形成共聚合物，使功能单体上的功能基在空间排列和空间定向上固定下来；C. 通过一定的方法把模板分子脱去。这样就在高分子共聚物中留下一个与模板分子在空间结构上完全匹配，并含有与模板分子专一结合的功能基的三维空腔。这个三维空腔可以选择性地重新与模板分子结合，即对模板分子具有专一性识别功能。目前，新兴的分子印迹色谱技术作为分子印迹学的独立分支，在物质的手性分离领域显示出良好的应用前景，将 MIPs 作为色谱固定相已被成功应用于高效液相色谱、薄层液相色谱及毛细管电色谱中。

手性固定相法有许多优点：A. 能广泛适用于各类化合物，适用于常规及生物样品的分析测定；B. 无须高光学纯度试剂；C. 因无须衍生化反应，样品处理步骤简单；D. 制备分离方便，定量分析的可靠性高。其缺点是：A. 样品有时也须作柱前衍生化法反应；B. 对样品的结构有一定的限制，其适用性尚不及普通 HPLC 固定相那样广泛；C. 迄今为止，CSP 商品柱已有几十种，但价格大多昂贵。

2)间接法

间接法又称柱前衍生化法，是药物对映体在用 HPLC 分离前，先与具有高光学纯度的手性衍生化试剂(chiral derivatization reagent，CDR)反应，在药物对映体中引入另一个手性中心，形成非对映异构体，再以常规 HPLC 进行分离测定。某些药物在色谱柱上呈现很弱的色谱性质，不宜直接分离，经衍生化转化为酰胺后可显著增强其色谱信号；有些物质需要添加某些基团，以增加色谱系统的对映异构体选择性；或是为了提高紫外或荧光检测的效果等，均可选择 CDR 法。

为了达到有效分离和准确测定对映体的目的，CDR 及其衍生化反应需要满足以下几个条件：手性试剂和反应产物有很好的化学稳定性，手性试剂为光学纯，且存储过程中不发生改变；手性试剂和反应产物在衍生化和色谱条件下应是稳定的，反应条件温和、简单，衍生化反应定量(90%~100 %)完成；衍生化反应生成的非对映体对在色谱分离时能显示较高柱效；手性试剂应具有对 UV 或荧光敏感的结构基团；手性化合物对映体的化学结构中应具有易于衍生化的基团，如氨基、羧基等。

(1)常用衍生化试剂种类

目前已有许多商品化的 CDR 可供选择，常见的 CDR 的种类及适用范围如下：

①酰化试剂：主要用于分离醇类和胺类，常用的有酰胺、酸酐和酰氯等，其反应性顺序为酰氯>酸酐>酰胺。反应溶剂常采用苯、甲苯和二氯甲烷等。

②异(硫)氰酸酯类：也主要用于分离醇类和胺类，常用的异氰酸酯有苯乙基异氰酸酯(PEIC)、萘乙基异氰酸酯(NEIC)和脱氢枞酸基异氰酸酯等，反应溶剂常采用二氯甲烷、甲苯和氯仿等。异硫氰酸酯常用的有 2，3，4，6-四-O-乙酰基-β-D-吡喃葡萄糖异硫氰酸酯(GITC)和 2，3，4-三-O-乙酰基-α-D-吡喃阿拉伯糖异硫氰酸酯(AITC)，通常在三乙胺存在条件下，于乙腈、二氯甲烷和二甲基甲酰胺溶剂中反应。

③胺类试剂：主要用于羧酸类、N-保护氨基酸、醇类药物和芳基丙酸类非甾体抗炎药、烃基丙三醇、类萜酸等手性药物的衍生化。手性胺试剂一般都具有苯环、萘或蒽结构，

以提高检测灵敏度。

④氯甲酸酯类：主要用于分类羟基醇、胺和氨基酸等，常用试剂包括氯甲酸薄荷醇酯和1-(9-芴基)-乙基氯甲酸酯(FLEC)等。不同的手性药物所需的反应条件和溶剂均不相同。

⑤邻苯二甲醛(OPA)和手性硫醇：主要用于分离氨基酸、氨基醇、胺和硫醇。这类试剂由OPA和各种手性硫醇，如N-乙酰基-L-半胱氨酸、叔丁氧基-L-半胱氨酸和N-乙酰基-D-青霉胺等组成。OPA在硫醇存在条件下，可将胺类衍生化成异吲哚类，此类衍生物通常都具有强烈的荧光和良好的分离度。

除以上几种CDR外，还有旋光活性氨基酸类手性衍生化试剂，以苯并恶唑、苯并呋喃为母体的手性衍生化试剂和含萘二甲酰胺以及三氟甲基磺酸酯结构的手性衍生化试剂等。此外，也可以按照药物的化学结构选择CDR。

①胺类药物的衍生化反应：许多重要的生化物质如胺、氨基酸和药物的结构中都含有氨基，氨基能够与多种CDR反应，生成酰胺、氨基甲酸酯、脲和硫脲类非对映异构体。能与胺类药物进行衍生化反应的CDR有：酰氯、氯甲酸酯类、异氰酸酯类、异硫氰酸酯类、邻苯二甲醛、酒石酸酐、N-琥珀酰亚胺酯类等。

②羧酸类药物的衍生化反应：主要通过形成酯键和酰胺键来完成，目前拆分羧酸类对映体较常用的衍生化试剂是伯胺和仲胺类化合物，一般需要在二环己基碳二亚胺(DCC)和1，1-羟基二咪唑(CDI)等缩合剂、N，N-二烃基碳二亚胺等催化剂的作用下进行。

③羟基类药物的衍生化反应：羟基类药物主要有醇类和酚类。羟基的衍生化反应有与酸或酰氯的酯化、与氯甲酸酯的碳酸化和与异氰酸酯的氨基甲酸酯化，由于与氯甲酸酯和羧酸的反应条件较为苛刻，目前常用的主要是酰氯或酸酐衍生物。由于酯化反应为可逆反应，CDR遇水亦可水解，因而反应体系中应无水。

④硫醇、醛、酮等药物的衍生化反应：由于硫醇类药物中的巯基本身以及生成的衍生物稳定性都较差，用于这类药物的手性分离分析的方法并不多见。含羰基的化合物能够发生多种化学反应，但是与之反应并用于手性拆分的试剂很少，虽然可利用含肼基($-NHNH_2$)的试剂与之反应生成腙和肟进行手性拆分，但拆分效果不理想。

CDR法的优点是：A.可采用通用的非手性柱分离；B.通过衍生化反应可以提高检测的灵敏度；C.分类条件简单；D.分离效果好。但是CDR法也不可避免地存在一些缺点，如：A.分析物结构中必须有可被衍生化的基团；B.衍生化反应需要高光学纯度的手性试剂；C.两个对映体衍生化速率和平衡常数应一致；D.衍生化和色谱分离过程中不能发生消旋化。

(2)衍生化反应注意事项

①手性试剂必须是高光学纯度试剂，同时为了保证分析方法的准确性，衍生化反应需定量完成(90%~100%)。②手性待测物必须具有可反应的活泼基团如氨基($-NH_2$)，醇羟基(-OH)，羧基(-COOH)，以保证与CDR反应完全。③手性试剂及反应产物在化学和手性上都要稳定，其旋光性在贮存中不发生改变；在衍生化反应和色谱条件下，试剂、手性药物和反应产物不发生消旋化反应。④所生成的非对映异构体在色谱分离时应有较高的柱效，这在体内药物分析中尤为重要，因为痕量的非对映异构体需在大量内源性化合物存在下测定。(5)在选择手性衍生化试剂的时候，应同时考虑使生成的非对映异构体具有良

好的检测特性，故手性试剂应具有紫外或荧光等可检测基团。

近年来分析生物体中低浓度药物对映体的需求越来越多，而荧光 CDR 既是对映体分离的手性选择试剂，又可提高检测方法的灵敏度，因此荧光 CDR 已成为 CDR 研究的热点。CDR 法常因其程序复杂，有时要求严格控制反应时间和温度，而有一定的局限性，但由于它可以采用价格便宜，柱效较高的非手性柱，且通过适当的衍生化反应可提高检测灵敏度，故仍是体内手性药物对映体分离和测定的常用方法。

3) 各类手性 HPLC 分离方法的比较

柱前衍生化法、手性流动相法和手性固定相法三类手性 HPLC 分离方法各具特点，随着手性固定相和添加剂研究的加速及商品化手性固定相的出现，HPLC 法逐渐发展成为对映体分离中的最重要的一种手段。各类手性 HPLC 分离方法的比较详见表 9-3。

表 9-3 三类手性 HPLC 分离方法的比较

分离方法	柱前衍生化法（CDR）	手性流动相法（CMP）	手性固定相法（CSP）
优点	1. 使用价格便宜、柱效高的非手性柱 2. 可引入发色基团，提高检测灵敏度 3. 衍生化伴随样品纯化	1. 不必柱前衍生化 2. 无须昂贵的手性柱，简便易行 3. 非对映异构化，络合具有可逆性	1. 无须高光学纯度试剂 2. 样品处理简单，制备分离方便，应用广泛 3. 定量准确度高，可分离多种化合物，适用于不含活泼基团的化合物
缺点	1. 手性衍生化试剂需要有高光学纯度 2. 外消旋化反应速度不同 3. 反应烦琐费时	1. 可拆分的化合物有限 2. 某些添加剂不够稳定，干扰测定 3. 大量手性添加剂的使用增加分析费用	1. 有时也需柱前衍生化 2. 适用性差，不如普通 HPLC 柱 3. GSP 商品柱昂贵

4) 应用实例

【实例 1：HPLC 法对犬体内的兰索拉唑钠对映体的药动学研究**】**

兰索拉唑钠是选择性长效质子泵抑制药，主要用于治疗胃、十二指肠溃疡和反流性食管炎等胃肠道疾病，其结构中含有一手性中心硫原子。目前国内市场上销售的主要是兰索拉唑混旋体，有文献报道，兰索拉唑的右旋对映异构体，可用于治疗与非糜烂性胃食管反流病相关的胃灼热及不同程度的糜烂性食管炎，在人体内的代谢速率慢于兰索拉唑，且作用更持久。为开发兰索拉唑钠单一对映体，本试验采用高效液相色谱法研究注射用兰索拉唑钠在犬体内的立体选择性药动学，为临床合理应用手性药物右旋兰索拉唑钠提供参考依据。兰索拉唑的化学结构如图 9-3 所示。

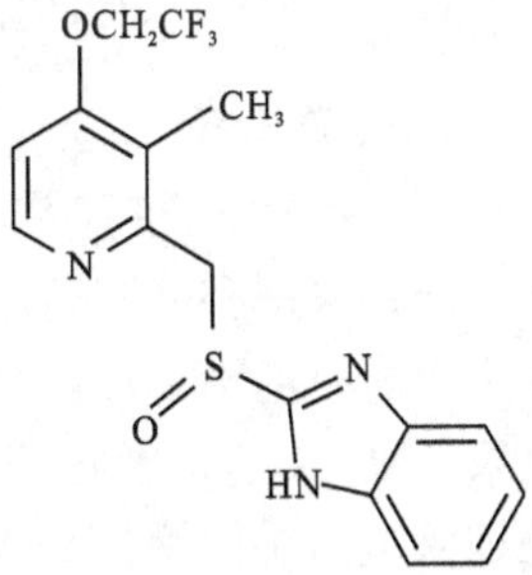

图 9-3 兰索拉唑的化学结构示意图

色谱条件：色谱柱：Eclipse XDB-C18 柱（150 mm x4.6 mm，5 μm）；流动相：乙腈-手性溶液（10 mmoL/L 磷酸二氢钾，20 mg/ml 磺丁基-基基环糊精，用磷酸调节 pH 至 2.5）（15：85）；流速：0.8 mL/min；进样量：10 μl；检测波长：292 nm；柱温：22℃。

样品处理：6 只 Beagle 犬禁食 12 h 后，于犬后肢静脉注射给予生理盐水配制的兰索拉唑钠溶液（剂量为 1.6 mg/kg），分别在给药前、给药后 5，15，30，45 min 及 1，1.5，2，2.5，3，4，6 h 自犬后肢静脉取血约 3 mL。取血浆样品 200 μl，置于 1.5ml EP 管中，加入乙腈 600 μl，摇匀，3000 r/min 涡流 1 min，10956 乙腈离心 5 min，取上清置另一玻璃试管中，40℃氮气吹干，残余物用甲醇 100 μl 涡流溶解，取 10 μl 进样按色谱条件进行分析。

实验结果：用所建立的方法测定样品，如图 9-4 所示。犬静脉注射兰索拉唑钠后，兰索拉唑钠左旋体与右旋体的保留时间如图所示，能够达到基线分离，且空白血浆无干扰。线性范围均为 0.02-10 μg/ml（r=0.998），检测限均为 0.008 μg/ml，定量限均为 0.02 μg/ml。左旋兰索拉唑钠的半衰期为（0.434±0.101）；清除速率常数为（1.695±0.516）；表观分布容积为（0.244±0.042）；清除率为（0.404±0.093）；右旋兰索拉唑钠的半衰期为（0.524±0.128）；清除速率常数为（1.402±0.397）；表观分布容积为（0.284±0.048）；清除率为（0.390±0.094），以上均符合相关要求。本方法具有准确、选择性强、灵敏度高的特点，能够用于犬体内的兰索拉唑钠对映体的药动学研究。

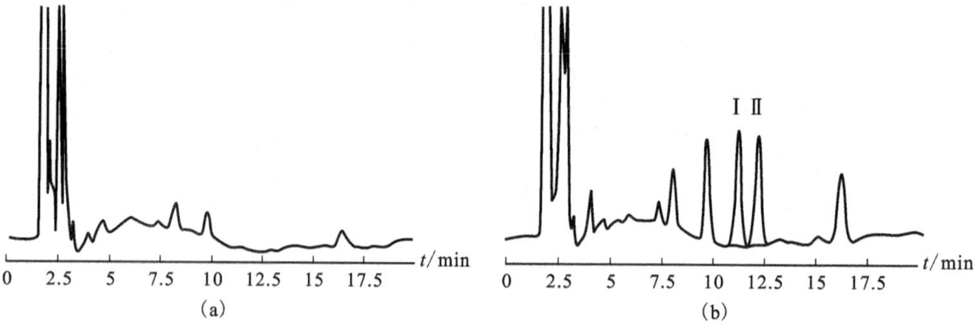

图 9-4　A. 空白血浆色谱图 B. 含右旋兰索拉唑钠（Ⅰ）和左旋兰索拉唑钠（Ⅱ）的色谱图

9.2.1.2　高效毛细管电泳法

高效毛细管电泳（high performance capillary electrophoresis，HPCE）又称毛细管电泳（CE），是 20 世纪发展起来的，以高压电场为驱动力，以毛细管为分离通道，依据样品中各组分之间迁移率和分配行为上的差异而实现分离的一种液相分离技术。此技术可分析的成分小至有机离子，大至生物大分子如蛋白质、核酸等。可用于分析多种体液样本如血清或血浆、尿、脑脊液及唾液等。

毛细管电泳手性拆分基本技术同 HPLC 相似。一是手性消除法，让对映异构体与手性试剂发生化学反应，转变为非对映异构体，利用普通毛细管电泳技术分离，一般采用柱前反应的方法实现手性消除。该方法的优点是可将手性消除和衍生化反应结合，缺点是衍生化产物可能会缩小样品理化性质的差异，导致进一步的分离较困难，同时，许多样品可能不能承受相应的反应条件。而且由于手性试剂价格较贵，产物的手性不一定能够恢复，所以特别是在需要收集制备时，不适宜选择手性消除的方法。二是构建手性分离环境，将手性物质引入 CE 分离通道构建手性环境，在手型环境中样品通过手性相互作用改变在毛细管中的迁移速度，最终实现对映体分离。手性环境构建有三种方法：①手性添加剂；②手性填充毛细管；③手性涂层毛细管。手性填充和手性涂层毛细管需要特别的制作技术，故采用较多的为手性添加剂法，即在电泳缓冲液中加入合适的手性添加剂，经过分离条件优化即可实现手性分离。

毛细管电泳手性分离有间接手性分离与直接手性分离两种方法。间接手性分离法也称手性衍生化试剂法，即对应异构体混合物在分离前与高光学纯度的衍生化试剂发生化学反应形成非对映异构体，然后利用普通的 CE 法进行分离。该方法有利于增强紫外或荧光检测的灵敏度，但也存在对手性试剂的光学纯度要求高、合适的手性试剂较难寻找等缺点。直接手性分离法即在 CE 分离通道中直接引入手性选择剂，与对应异构体形成暂时的非对映体复合物，根据迁移速度的差异获得分离。与间接法相比，该方法简单、快速、高效，且样品的非对映异构体化配位具有可逆性。

直接手性分离的手性选择剂种类很多，主要包括中性及荷电环糊精及其衍生物、冠醚、大环抗生素、手性表面活性剂、蛋白质、多糖、手性离子对试剂和立体选择性金属络合物等。其中最常用的为环糊精类化合物，其次为大环抗生素，再次为蛋白质、多糖、手性表面活性剂和冠醚等。针对具体手性药物的分离分析，通常需要通过预实验来探索合适的手性选择剂。表 9-4 初步归纳了不同化合物拆分所用手性选择剂的选取原则。

表 9-4　手性选择剂的选取原则

化合物类别	手性选择剂类型或分离模式
伯胺	冠醚
金属配合物	配体交换
含芳环取代的二醇	硼酸盐-环糊精混合体系
疏水化合物、含极性取代侧链的芳香化合物	环糊精、大环类抗生素
阴离子化合物	正电性选择剂：阳离子环糊精化合物，阳离子抗生素，非水介质中阳离子对试剂
阳离子化合物	负电性试剂：阴离子手性表面活性剂，负电性环糊精化合物，负电性抗生素，负电性多糖，蛋白质，环糊精-胶束电动色谱，非水介质中阴离子对试剂
中性化合物	离子型选择性胶束电动色谱：离子型环糊精化合物，环糊精-胶束电动色谱，离子型多糖，离子型抗生素，离子型手性表面活性剂
不含立体选择性相互作用基团，但有可以衍生化基团的化合物	使用手性衍生化的间接方法

近年来，由于CE的高分离效率，短分离时间和所需样品微量的优点，在拆分对映体方面已得到很快发展。CE共有六种分离模式：毛细管区带电泳(CZE)、毛细管凝胶电泳(CGE)、毛细管等速电泳(CITP)、毛细管等电聚焦(CIEF)、毛细管胶束电动色谱(MEKC)和毛细管电色谱(CEC)，但无论采用哪种模式，在手性拆分中都必须加入各种不同的手性选择剂才能达到分离目的。用于HPLC的手性添加剂也适用于HPCE。HPCE分离手性药物的关键是针对不同手性药物，选择适宜的毛细管电泳分离模式和相应的手性选择剂。常用手性选择剂有环糊精、冠醚、手性混合胶束、手性纤维素、蛋白、糖类、大环抗生素等。对于具体的手性药物分离分析，多是通过实验选择合适的手性选择剂。

【实例1：高效毛细管电泳法测定血浆中兰索拉唑对映体浓度】

兰索拉唑为 H^+/K^+-ATP 酶抑制剂，主要用于治疗胃溃疡、十二指肠溃疡、反流性食管炎和卓-艾综合征等与胃酸分泌失调有关的疾病。如图9-5所示，兰索拉唑结构中有一个手性硫原子，其活性主要来自于右旋体。因此测定血浆中两种对映体的血药浓度，研究相应的药代动力学过程将有助于指导临床合理用药。

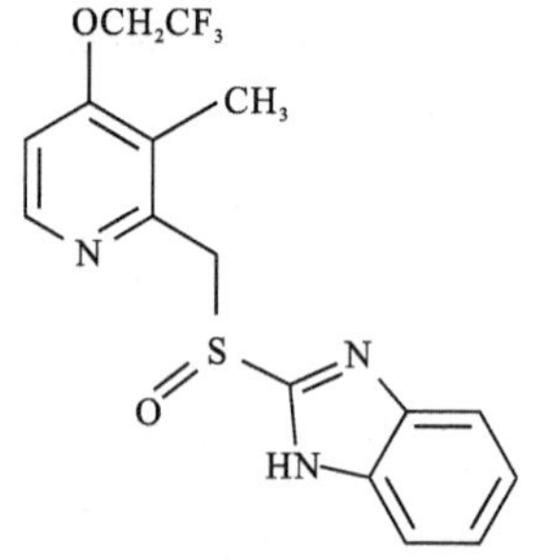

图9-5　兰索拉唑的化学结构示意图

电泳条件：熔融石英毛细管(50.2 cm×50 μm，有效长度40 cm)；运行缓冲液：Na_2HPO_4 溶液(pH 8.0，20 mM，含30 mM SBE-β-CD)；进样压力：3447 Pa；进样时间：20 s；分离电压：20 kV；柱温：25℃；检测波长：200 nm。

每天使用之前毛细管柱依次用1 M NaOH溶液、水冲洗10 min，运行缓冲液冲洗30 min。两次进样之间用缓冲液平衡2 min。缓冲液经0.45 μm微孔滤膜过滤，超声脱气后使用。

样品制备：取10 mL离心管，加入血浆0.5 mL、甲醇25 μl、内标溶液(对乙酰氨基酚，100 mg/L)25 μl，涡旋混合30 s，加入乙醚3 mL，涡旋振荡1 min，振摇5 min，4000 r/min离心10 min，转移上层有机相于5 mL离心管中，于40℃水浴中氮气流吹干，加甲醇-水(1∶4) 100 mL溶解，涡旋1 min，10000 r/min离心5 min，取上清液进样，记录电泳图。

实验结果：实验方法学验证 在上述实验条件下，如图9-6所示，兰索拉唑两对映体达到完全分离，迁移时间分别为12.9 min和13.4 min，内标迁移时间14.1 min，血浆中内源性物质不干扰兰索拉唑对映体及内标的测定。2个对映体线性均为0.05~2.00 mg/L，定量限均为0.05 mg/L。S-兰索拉唑和R-兰索拉唑的日内精密度RSD分别为3.1~9.7 %和3.0~9.4 %，日间精密度RSD分别为2.3~5.5 %和2.5~4.5 %，提取回收率分别为81.4±4.9~85.1±5.9和82.6±5.0~85.6±6.3，均符合相关要求。此外，稳定性实验表明，兰索拉唑血浆样品经预处理后室温放置24 h，其质控样品的RSD及RE均小于10 %，表明兰索拉唑血浆样品经预处理后室温放置24 h稳定。

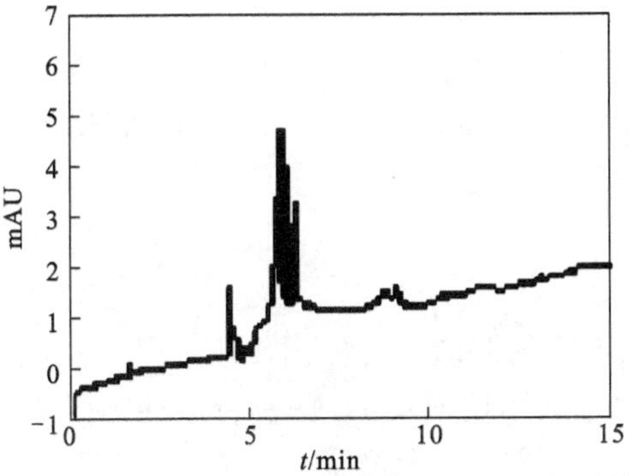

(a)空白血浆

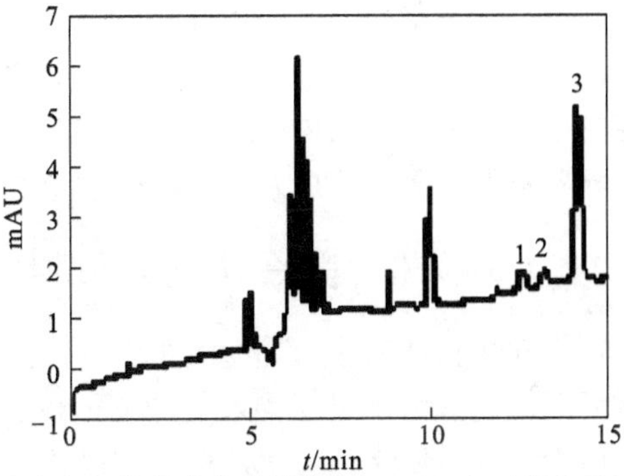

(b)空白血浆+兰索拉唑消旋体(0.1 mg/L)+内标(5.0 mg/L)

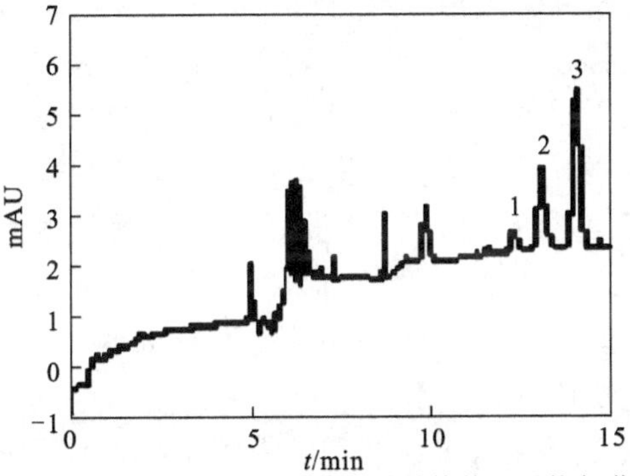

(c)单次口服给予30 mg兰索拉唑消旋体6 h后的色谱图

1 和 2 为兰索拉唑对映体，3 为内标色谱峰。

图 9-6　色谱图(兰索拉唑)

立体选择性药代动力学研究：

按 30 mg 剂量单次空腹给予 6 名男性健康受试者兰索拉唑片剂，并于给药前后 0. 5、1. 0、1. 5、2. 0、3. 0、4. 0、6. 0、8. 0、10. 0、12. 0 h 于前臂静脉采血 5 mL，按血浆样品处理法进行测定，得到 6 名受试者中 2 种对映体的平均药-时曲线，如图 9-7 所示。

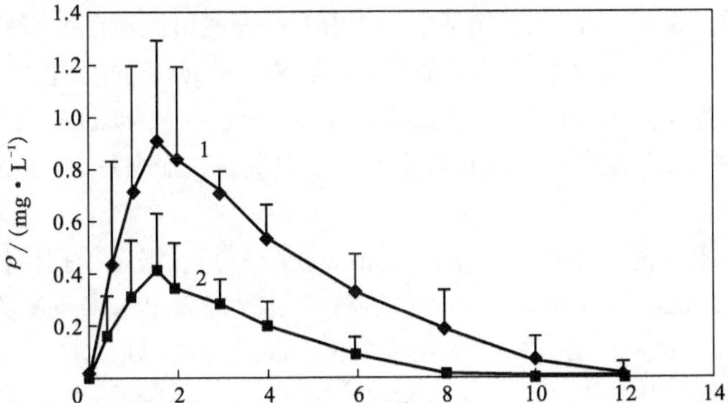

(1 为 R-兰索拉唑药时曲线，2 为 S 兰索拉唑药时曲线。)

图 9-7　口服兰索拉唑消旋体 30 mg 后血浆中两种对映体的浓度-时间曲线

经药动学参数计算，单剂量给予6名受试者兰索拉唑消旋体后，R-兰索拉唑的C_{max}、AUC_{0-t}和$AUC_{0-\infty}$始终高于S-兰索拉唑，用SPSS软件进行统计学t检验，三者均有非常显著性的差异($P<0.01$)，两对映体的MRT($P>0.05$)、$t_{1/2}$($P>0.05$)、t_{max}($P>0.05$)均无显著性差异，表明兰索拉唑在人体内的药动学过程存在立体选择性。

9.2.1.3 液相色谱——质谱联用技术

在手性药物分析中，手性液相串联质谱可及时了解对映体在体内代谢过程，是手性药物分析研究的有力工具。液相色谱/质谱(LC/MS)联用技术集LC的高分离能力与MS的高灵敏度、高专属性于一体。随着接口技术与离子化方式以及质量分析器走向成熟，在体内药物及其对映异构体的研究领域越来越受到学者的青睐。质谱技术具有质量分辨率高、信息量大、样品用量少、灵敏快速等优点，针对于生物样品量少，成分复杂，在混合物中分析某种微量成分并鉴别较困难的情况，LC-MS有足够的灵敏度，且在遇到LC难以分离的组分时，使用LC-MS/MS的选择反应监测模式或多反应监测模式，可以提高信噪比，因此对复杂样品仍可达到很高的灵敏度。其分类同手性高效液相色谱法，只是手性药物经HPLC分离后，再经MS进行定量及定性分析。但随着LC/MS的迅速推广使用，以及质谱技术进行手性区分具有快速、痕量、准确等优势，可以预见，LC/MS技术将在高通量的手性药物质量控制和分析上发挥巨大作用。

【实例1： LC-MS/MS法测定大鼠血浆和脑组织中抗抑郁候选新药SIPI6116手性异构体的浓度**】**

抑郁症（major depressivedisorder，MDD)是一种常见的情感障碍疾病，以情绪低落、主动性下降、悲观为主要特征，每种症状均会影响患者的身心健康，并造成严重的功能障碍，具有高发病率和高死亡率。目前研究发现5-HT、NE和DA的多重再摄取抑制剂在起效时间、不良反应以及治疗难治性抑郁症患者方面有一定的改善作用，是抗抑郁新药研发的重要方向。化合物SIPI6116(3，4-二氯苯基-N，N-二甲基-3-吗啉基-1-丙胺盐酸盐)结构中有一个手性中心，包含两个旋光异构体，其异构体的绝对构型仍在研究中。前期研究表明SIPI6116的两个旋光异构体(+)-SIPI6116和(-)-SIPI6116均具有5-HT/NE/DA三重再摄取抑制活性，为新型的5-HT/NE/DA三重再摄取抑制剂，在小鼠尾悬挂模型、大鼠强迫游泳模型以及大鼠获得性无助模型中，SIPI6116表现出优于已上市药物文拉法辛的抗抑郁活性和安全性，具有作为新型抗抑郁候选药物进一步研发的价值。

色谱条件：采用Phenomenex手性色谱柱Lux AmyLose-1（4.6mm×250mm，5 μm)，以体积分数为0.15%二乙胺的乙腈溶液为流动相等度洗脱，流速为0.8 mL/min，柱温25℃，总运行时间为15 min。

质谱条件：电喷雾离子源(electrospray ionization，ESI)，正离子扫描模式，以多反应监测方式（multiple reaction monitoring，MRM)进行定量测定。甲苯磺丁脲为内标，选择监测的离子反 应分别为m/z 317.1→58.2（SIPI6116)和m/z 270.9→91.0（内标)。

血浆样本处理：将SIPI6116、(+)-SIPI6116和(-)-SIPI6116以灌胃(剂量：2 mg/kg)和尾静脉注射(剂量：0.5 mg/kg)的方式对大鼠给药后进行采血和采脑，将采集样本经有机试剂乙腈蛋白沉淀处理后，采用上述LC-MS/MS法测定血浆及脑组织中的药物浓度。

实验结果：如图 9-8 所示，LC-MS/MS 能快速、灵敏地测定大鼠血浆及脑组织中 SIPI6116 及其手性异构体的浓度。SIPI6116、(+)-SIPI6116 和(-)-SIPI6116 的血浆样本标准曲线范围为 1.00～500 ng/mL，定量下限为 1.00 ng/mL，脑组织样本标准曲线范围为 1.00～1000 ng/mL，定量下限为 1.00 ng/mL；SIPI6116 定量下限以及低、中、高 3 个浓度的质控样本批内、批间相对标准偏差 (relative standard deviation，RSD) 均小于 9.0%，相对偏差(relative error，RE) 均在±10.5% 范围内；稳定性实验中 SIPI6116 在各个贮存条件下均稳定。因此本分析方法灵敏度高、专属性强、重现性好，可用于 SIPI6116、(+)-SIPI6116 和(-)-SIPI6116 在大鼠体内的药动学研究，为 SIPI6116 的后续开发提供了依据。

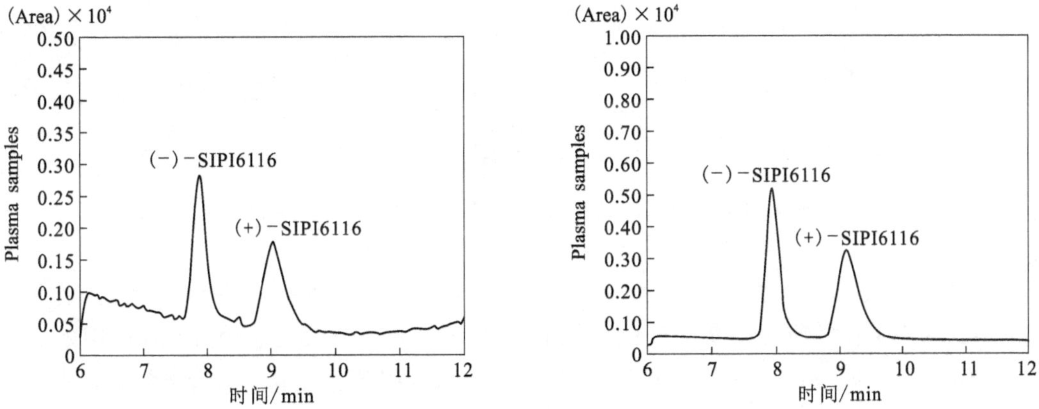

图 9-8　(+)-SIPI6116 和(-)-SIPI6116 血浆样品和脑组织样品的色谱图

【**实例 2**：HPLC-MS/MS 法测定人血浆中右旋雷贝拉唑和左旋雷贝拉唑浓度及其人体药动学研究】

雷贝拉唑是一种新型质子泵抑制剂，包括右旋和左旋 2 种旋光异构体，有研究报道雷贝拉唑右旋异构体的药理作用要明显强于左旋异构体及其消旋体，右旋异构体的最低有效剂量较消旋体小，代谢半衰期长，可以明显提高疗效和降低毒副反应的发生。目前尚未有关于右旋雷贝拉唑(dexrabeprazole，DLBLZ)和左旋雷贝拉唑 (levrabe-prazole，LLBLZ)人血浆检测方法的报道，本研究将建立一个高灵敏度、高分离度且能同时检测雷贝拉唑 2 种旋光学异构体的高效液相色谱-串联质谱(high performance liquid chromatogra-phy-tandem mass spectrometry，HPLC-MS/MS)法，探索注射用右旋雷贝拉唑钠的合适剂量范围，为新药报批和临床用药提供依据。

色谱条件：色谱柱：CHIRALPAKIC 手性柱(250 mm×4.6 mm，5 μm)；流动相：乙腈-水体系(含 10mmol/L 醋酸铵)= 75 : 25；流速：1 mL/min；柱温：35℃。

质谱条件：采用电喷雾电离源(ESI 源)，多反应监测(MRM)，正离子模式检测，待测物 DLBLZ 和 LLBLZ 离子对均为 360.2/242.1，同位素内标氘代右旋雷贝拉唑(D-DLBLZ)离子对为 363.2/245.0，用于定量的化合物碎裂机制及碎片离子，见图 9-9；两待测物及内标的化合物参数均如下：去簇电压(DP)为 73 V，入口电压(EP)为 8 V，碰撞电压(CE)为 17 V，出口电压(CXP)为 18 V；离子源参数如下：雾化气(GS1)为 60psi，辅助加热气(GS2)为60psi，气帘气(CUR)为35psi，碰撞气(CAD)为6psi，雾化温度(TEM)为600℃，喷雾电压(IS)为5500 V。

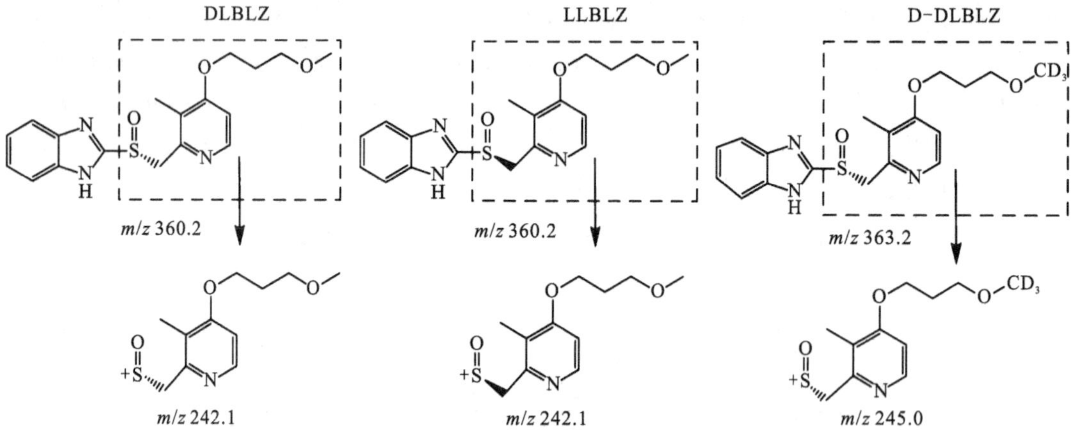

图 9-9 DLBLZ，LLBLZ 及 D-DLBLZ 的碎裂机制和碎片离子

血浆样本处理：向 2 mL 的 EP 管中加入含 0.1%三乙胺的 50%甲醇水(工作液溶媒)20 μL(以补偿随行标曲及质控样本中加入的 10 μLDLBLZ 工作液和 10 μLLLBLZ)工作液的体积)，再加入 10 μL 内标工作液(10 μg/mL D-DLBLZ 溶液)。精密吸取血浆样本 0.1 mL 置于 EP 管中，摇床 1500r/min 振荡 1 min，待混匀后加入 1 mL 乙腈沉淀蛋白，摇床 1500 r/min 振荡 2 min，再置于离心机 12000 r/min 条件下离心 5 min，取上清液 150 μL 转移至进样瓶中，进样 2 μL 进行 HPLC-MS/MS 分析。

实验结果：在本研究条件下，DLBLZ 保留时间约为 5.8 min，LLBLZ 保留时间约为 5.2 min，内标 D-DLBLZ 保留时间约 5.8 min，基线噪声小。血浆中杂质基线对 DLBLZ，LLBLZ 和内标的测定无干扰，灵敏度高。DLBLZ，LLBLZ 和内标的空白血浆、最低定量限(LLOQ)、受试者用药后色谱图见图 9-10。本研究建立的 HPLC-MS/MS 法在 1.00~1500 μg/L 范围内 DLBLZ 线性关系良好，在 1.50~1500 μg/L 范围内 LLBLZ 线性关系良好。对两待测物进行全面的方法学验证，结果显示标准曲线、选择性、最低定量限、精密度与准确度、回收率、基质效应和稳定性等均满足检测要求。该方法选择性强、灵敏度高、手性拆分分离度好，适用于人血浆中 DLBLZ 和 LLBLZ 的浓度测定，并成功应用于注射用右旋雷贝拉唑钠的人体药动学研究。本研究建立了 HPLC-MS/MS 法的线性范围、选择性、准确性、精密度、基质效应、稳定性等均符合方法学验证要求。

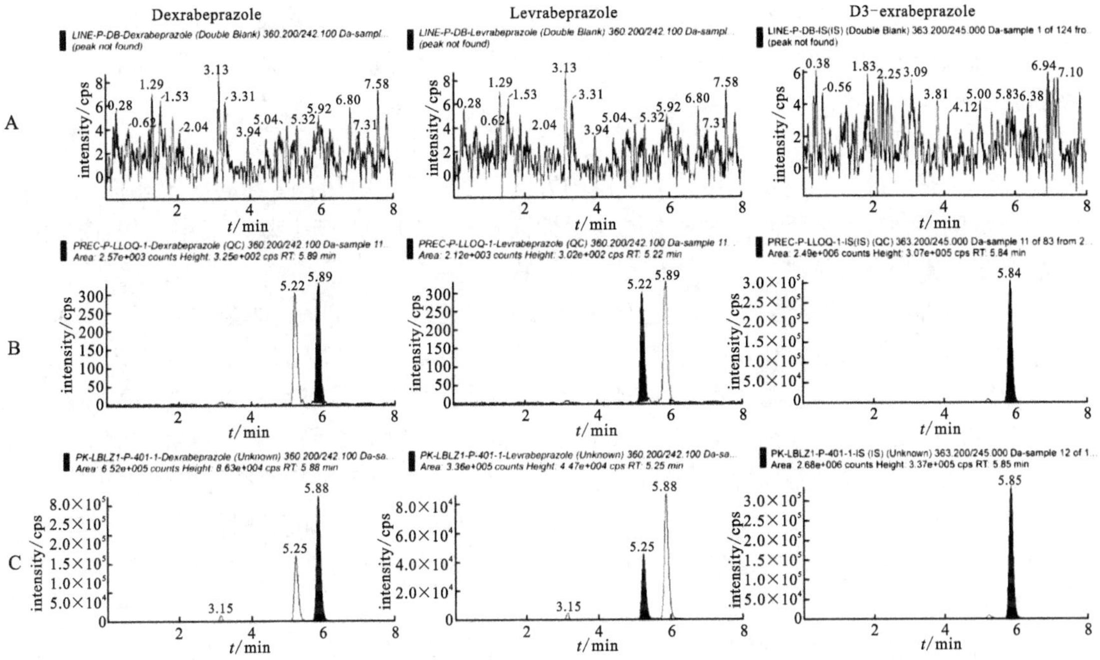

（A：空白血浆；B：LLOQ；C：受试者用药后血浆样品）

图 9-10　DLBLZ、LLBLZ 及内标 D-DLBLZ 的 HPLC-MS/MS 色谱图

9.2.1.4　气相色谱法

气相色谱法(gas chromatography，GC)是色谱法的一种，是较早用来进行对映体分离的一种色谱方法。一般地说，它速度快、简单、灵敏，在分离对映体时，其分离度、重复性和精密度都很高，对于可挥发的热稳定手性分子，它表现出了明显的优势。手性 GC 法可分为手性衍生化试剂法(chiral derivazation reagent，CDR)和手性固定相法(chiral solid phase，CSP)。这两种方法都以 GC 为基础，引入新的不对称中心，使对映体的性质产生差异，从而达到分离分析的目的。

1)手性衍生化试剂法

GC 手性衍生化试剂法的原理与 HPLC 法相似，在对映异构体分子中通过化学反应引入另一手性中心，使之形成非对映异构体，再通过非手性 GC 法分离。GC 法对手性衍生化试剂的要求有：①试剂具有高的化学和光学纯度；②试剂与对映体的反应必须迅速而且定量地完成；③生成的非对映体衍生物必须具有一定的挥发性，以适用于 GC 分析；④形成的非对映异构体混合物须具有足够大的色谱性为差异；⑤形成的非对映体衍生物须具有化学和立体化学稳定性。

GC 衍生化试剂主要有羧酸衍生物类，如酰氯、磺酰氯、羧酸和氯甲酸酯等；胺类；异硫氰酸酯和异氰酸酯类；醇类等。羧酸衍生物类可以胺、N-氨基酸和醇类反应，形成非对映异构化衍生物。胺类试剂一般具有苯环、萘或蒽的结构，主要用于羧酸类、氨基酸、醇类药物的衍生化。异硫氰酸酯和异氰酸酯易与大多数醇类及胺类化合物反应生成氨基甲酸酯类和脲而被分离，可用于氨基酸及其衍生物、儿茶酚胺类、苯丙胺类、麻黄碱类、醇类和肾上腺素拮抗剂等药物的分离分析。醇类主要用于分离氨基酸、羧酸、不饱和脂肪酸、内酯类、樟脑和糖等。

2）手性固定相法

CSP 法是手性气相色谱法中较为常用的方法，该方法利用具有手性的固定相提供手性分离所需的手性环境，两种对映异构体与手性固定相之间可以产生差异很小的相互作用，这种微小的差异在色谱柱中不断累积和放大，最后达到分离。

GC 手性固定相应符合以下要求：①具有手性识别的立体结构，即至少含有一个手性中心；②具有较低的熔点和较高的沸点，以便在较宽的温度范围内使用，且减少固定相流失；③具有良好的涂布性能，易于制备色谱柱。根据拆分机制可将其分为三类：

（1）基于氢键作用的手性固定相，主要是氨基酸衍生物固定相。基于氢键作用的手性固定相中含有酰胺基或羧酸酯基，可以与手性药物分子中的活泼基团通过氢键作用缔合，形成非对映体缔合物。由于立体因素和氢键作用的不同，所形成非对映异构体缔合物的稳定性也不同，导致对映体通过色谱柱所需时间不同，从而实现分离。这种固定相对氨基酸及其衍生物有很好的分离性能。

（2）基于配位作用的手性固定相，即手性金属配合物固定相。基于配位作用的手性固定相，与 HPLC 中相类似，是由过渡金属离子和手性有机配体构成的手性金属配合物。手性金属配合物固定相一般是一价或二价金属离子的配合物，金属离子有铑（Rh）、铕（Eu）、镍（Ni）、锰（Mn）、钴（Co）、铜（Cu）和锌（Zn）等，手性配体主要是一些衍生的萜烯酮，如樟脑酸、薄荷酸和香芹酮等。手性金属配合物固定相一般要求被分析物具有 π 电子或孤对电子，分离机制是基于 π 电子相互作用、偶极相互作用。该种方法的拆分对象主要为低沸点手性化合物，包括烯、醇、醚、酮、酯以及昆虫信息素、香精油等。需要注意的是不能使用氢气作为载气，因为氢气的还原性会破坏手性金属配合物。

（3）基于包合作用的手性固定相，主要是各种环糊精衍生物、冠醚衍生物固定相。在 GC 中基于包合作用的手性固定相主要为环糊精衍生物，可以用于各种类型的易挥发手性化合物的拆分，是手性 GC 首选的固定相。环糊精类手性固定相可分为液态环糊精类与固体烃化环糊精类。液态环糊精类由 α-环糊精、β-环糊精、γ-环糊精及其衍生物构成，包括 S-羟丙基（PH）、二烷基（DA）及三氟乙酰基（TA）取代三类，固体烃化环糊精类的制作过程非常简便，能溶于聚硅氧烷油或其他非手性液体气相色谱固定相中，一般需较长的柱子。环糊精及其衍生物作为气相色谱固定相能分离大量 LC 难以或不能分离的手性化合物，如脂肪族、芳香族及缺乏官能团的其他化合物。

尽管气相色谱是开发得较早的一种分离对映体的色谱手段，但是，它毕竟存在着一些固有的局限性。其中包括：气相色谱要求被分离的样品是挥发的；气相色谱的操作温度相对比较高，因此使非对映异构体之间的相互作用能差别变小，对映体分离困难；另一方面柱温高会引起手性固定相的消旋，导致对映体选择性的降低。因此，在手性色谱学中，无论是 CDR 还是 CSP 法，都有各自的优点和局限性，在药物分析中的应用也是相互补充、各具特色。CDR 法可以使用较为廉价的非手性固定相，应用灵活，灵敏度高，要求衍生化反应迅速、准确、定量，事实上很难同时达到上述要求，且繁琐的操作带来的误差会影响最终的分析结果。CSP 法能够直接达到对映体分离的目的，较 CDR 法方便、准确，但对映体要在 CSP 上达到理想的分离，必须具有足够大的色谱行为差异。在实际操作中，应根据不同的需求，选择适宜的方法和分离条件进行分离分析。一般说来，气相色谱要实现制备比较困难。相比之下，液相色谱没有上述局限性，因此受到更加广泛的关注。

3）应用实例

【实例 1：GC/MS 立体选择性分析人尿和肝中 d-甲基苯丙胺对映体】

甲基苯丙胺（Methamphetamine，MP）是经常被滥用的药物，许多国家将它列为违法药物，国际奥委会也将它列为运动员禁用药。MP 分子中含有一不对称碳原子，其对映体具有不同的药理和毒理作用，d 型有强烈的中枢神经系统刺激作用，毒性很强；而 l 型则主要作用于外周，是某些减充血剂的有效成分。由于对映体的理化性质相同，只是对偏振光的旋转方向相反，普通分析方法难以区分，而仅分析外消旋体药物，将会导致错误的定性。本文采用水相衍生化技术，以 N-三氟乙酸-1-脯氨酰氯（1-TPC）为手性衍生化试剂（Chairal derivazation Reagent，CDR），在常规非手性气相色谱柱上分离 d-MP 和 l-MP，并用于实际样品的鉴别和定量分析。

色谱条件：5790GC/5970MSD 装备 rev3.2ChemStation 数据处理系统和 Target3.2 软件（HP 公司）。HP 1-12M-0.25 μm 毛细管柱，氦气作为载气。GC 升温程序：120℃（1 min）10℃/min 至 275℃。进样口温度 250℃，接口温度 275℃。电子碰撞离子化能量 70eV。分析模式：全扫描（Full Scan）和选择性离子监测（SIM），质谱的质量单位和相对丰度用全氟三丁胺校正。

样品处理：取尿样和肝匀浆（1：2）置 15 mL 具帽试管中，加 600ng pp 作为内标。调节 pH 至 9 并加 0.5 mL 碳酸盐缓冲液（pH9.0），混匀后 50 μL 1-TPC，室温旋转反应 30 min。样品加 NaCl 至饱和，再调节 pH 至 9 并加入 0.5 mL 碳酸盐缓冲液（pH9.0），用 4 mL EtOAC 提取 15 min。有机层用 2 mL 去离子水洗涤，再分取有机层于 40℃ 挥干。冷至室温，加 25-100 μL EtOAC 定容，取 1 μL 注入 GC/MS。

实验结果：MP 和 PP 与 1-TPC 反应生成的非对映体对的色谱图详见 9-11。药物与手性衍生化试剂 L-TPC 反应，转化为相应的非对映体并在毛细管上得到分离。该方法简便、快速，灵敏度高，并具有宽的线性范围（10 ~

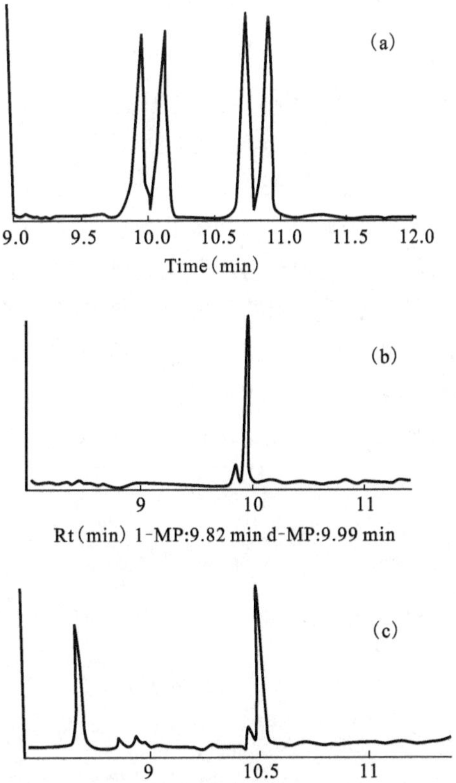

（a）图为标准品色谱图（1-MP：9.83 min d-MP：10.12 min；l-PP：10.68 min d-PP：10.81 min）；（b）图为尿样中 MP 色谱图；（c）图为肝中 MP 色谱图。

图 9-11　色谱图（MP）

2000 ng/mL r>0.999，n=8）。本文所建立的分析方法，能满足药动学、药代学研究的需要，具有灵敏度高，准确性好等优点。

9.2.1.5 超临界流体色谱法

超临界流体色谱（supercritical fluid chromatography，SFC）是采用接近或超过临界温度和临界压力的高压流体作为流动相的一种新颖的色谱技术。目前，SFC 在手性分离上，主要采用 CSP 法，常用的固定相类型有：冠醚类，蛋白质类，CD 类，聚糖类，氨基酸和酰胺类等。除前两者外，绝大多数的手性固定相都可直接用于 SFC，而不需要作任何处理。SFC 与 HPLC 和 GC 相比有许多优点：超临界流体的黏度小，传质阻力小，可采用细长的色谱柱增加柱效，分析时间、柱平衡时间也大为缩短；超临界流体密度与液体相似，因此它具有较强的溶解能力，适于分离难挥发和热稳定性差的物质；SFC 系统既可使用 HPLC 检测器，也可使用 GC 检测器，如紫外检测器、荧光检测器、氢火焰离子化检测器、质谱检测器等；可作为流动相的超临界流体较多、易得。由于超临界流体色谱具有高效、快速、操作条件易于变换等特点，已在手性分离方面与高效液相色谱（HPLC）、气相色谱（GC）相互补充，由于超临界流体的特殊性，SFC 在药物分析中的应用将越来越重要，具有较佳的应用前景。

【实例 1：超临界流体色谱法拆分萘普生对映体】

萘普生（Naproxen）是临床广泛应用的一种非甾体解热镇痛抗炎药，其主要适应证是风湿性和类风湿性关节炎、各种轻中度疼痛和宫腔手术、检查镇痛等。其化学名为 2-（6-甲氧基-2-萘基）丙酸，结构式见图 9-12 所示。由萘普生结构式可见，其 α 位含有一个手性中心，因此有一对旋光异构体存在。已有研究表明 S-（+）构型萘普生的药理活性是 R-（-）的 28 倍，目前临床应用的萘普生均是 S-（+）构型。为提高萘普生对映体的手性分离效率和分离纯度，减少拆分萘普生对映体可能带来的环境污染，本研究采用超临界流体色谱法考察了手性固定相、流动相中极性添加剂种类及占比、背压和柱温对萘普生对映体拆分的影响，建立了萘普生对映体的超临界流体色谱拆分方法。

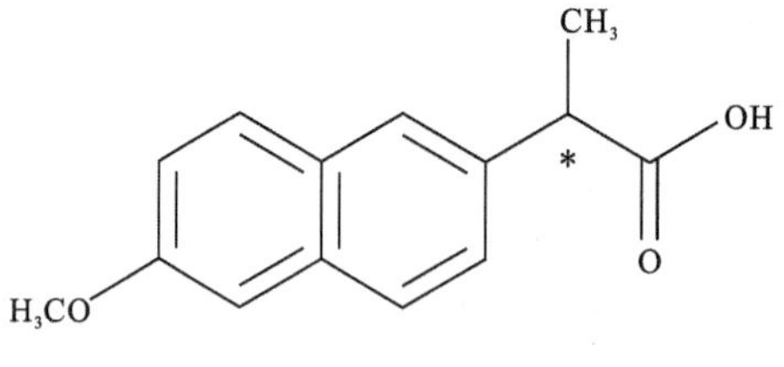

图 9-12 萘普生化学结构式

色谱条件：超临界流体色谱装置；手性色谱柱 CHIRALCEL © OD-H（简称 OD-H）、CHIRALCEL © OJ-H（简称 OJ-H）及 CHIRALPAK © AD-H（简称 AD-H）、CHIRALPAK © AS-H（简称 AS-H），均购于日本 Daicel 公司，规格皆为 250 mm×4.6 mm，5 μm。流动相：不同体积比的异丙醇-超临界 CO_2（异丙醇含量 10%～30%）；背压（柱前 CO_2的压力）：120～200 bar；进样量：5 μl；柱温：15～40℃；检测波长：283 nm。

实验条件优化：手性固定相在柱温25℃、流动相为异丙醇-CO_2（20∶80，V/V）、背压170 bar、检测波长283 nm的条件下，分别在4种手性色谱柱（OD-H、OJ-H、AD-H和AS-H）上对萘普生消旋体进行拆分试验，以分离时间（t_R）、容量因子（k）、分离因子（α）和分离度（R_s）为指标考察这4种手性固定相对萘普生对映体的手性识别能力，发现AD-H和OD-H手性色谱柱可分离萘普生对映体，R_s分别为4.28、2.44；萘普生对映体在AD-H手性色谱柱的保留时间分别为11.00、16.51 min，在OD-H手性柱的保留时间分别为37.14、53.56 min；AD-H和OD-H手性色谱柱对萘普生对映体的α分别为1.81、1.50；而OJ-H和AS-H手性色谱柱对萘普生对映体不具有手性识别能力，且在OJ-H柱上的保留时间特别长，为71.60 min。此试验结果表明，AD-H手性色谱柱对萘普生对映体的手性识别能力最强，因此选择其为分离萘普生对映体的手性固定相。

改性剂及其比例：在设定柱温25℃、背压170 bar、手性色谱柱为AD-H、检测波长283 nm、流动相中CO_2的比例为80%的条件下，考察了流动相中异丙醇和乙醇两种不同的极性添加剂对分离效果的影响，发现在使用乙醇为极性添加剂的情况下，萘普生对映体达不到手性分离的效果；而使用异丙醇为极性添加剂后保留时间分别为11.00、16.51 min，R_s为4.28，达到良好的分离效果。故本试验选用异丙醇为极性添加剂。在设定柱温25℃、背压170 bar、手性色谱柱为AD-H、检测波长283 nm的条件下，考察流动相中异丙醇不同占比对分离效果的影响，发现随着异丙醇占比的增加，萘普生对映体的t_R和k大幅减小，R_s逐渐减小，且在异丙醇占比为15%~20%之间的下降幅度最小，而α几乎不变。综合考虑对映体萘普生在固定相中的t_R与R_s，本试验选择流动相组成为异丙醇-CO_2（20∶80，V/V）。

背压：在设定柱温25℃、手性色谱柱为AD-H、检测波长283 nm、流动相组成为异丙醇-CO_2（20∶80，V/V）的条件下，考察不同背压对分离效果的影响，发现随着背压的增加，萘普生对映体的t_R缩短，R_s下降，α基本不变。根据色谱法速率理论，从t_R、R_s等因素进行考虑，本试验选择背压为170 bar。

温度：在SFC分析中，温度是一个重要的影响因素。本实验在流动相组成为异丙醇-CO_2（20∶80，V/V）、手性色谱柱为AD-H、检测波长283 nm、背压170 bar的条件下，考察不同柱温对分离效果的影响，发现随着柱温的升高，对映体t_R逐渐缩短，k逐渐降低，R_s呈下降趋势，α逐渐降低。这是因为柱温升高使得流动相黏度降低，并且溶质在流动相与固定相之间传质速度加快所致，使得以上4项参数降低。值得注意的是，在柱温20℃时分离度出现了拐点，达到R_s考察范围的最高值（R_s=4.31）。温度对手性分离的影响由以下因素决定：①改变手性溶质的振动能和旋转能；②使溶质-溶剂平衡发生位移；③使构象平衡发生位移。通过以上因素使其对两种对映体产生不同的保留行为和手性识别过程。综合分析时间、α、R_s以及对柱寿命的影响，试验选择20℃为最优柱温。

实验结果：通过考察，确立了萘普生对映体的最优分离条件为：AD-H柱为手性色谱柱，流动相组成为异丙醇/超临界CO_2（20∶80，V/V），背压为170 bar，柱温为20℃，样品质量浓度0.5 g/L，进样量为5 μl，检测波长为283 nm。在该条件下对样品进行分离，萘普生对映体在AD-H手性色谱柱 的保留时间分别为11.10、17.35 min在此条件下萘普生对映体能够达到基线分离，分离度为4.31，分离因子为1.90，且精密度、稳定性和重复性试验中相关指标的RSD均≤2.65%（n=5），详见图9-13。实验所用方法简单、快捷、经济有效，具有分析时间短、分离度高、实用性强等优点，为萘普生对映体的进一步研究提供了有效的异构体分析、分离手段。

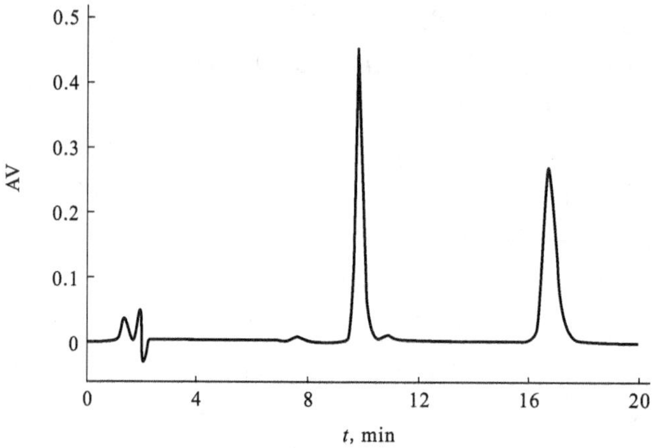

图 9-13　萘普生对映体色谱图

9.2.1.6　分子烙印法

分子烙印技术是一种在模拟生物体内抗原与抗体相互作用时利用“锁匙”原理的基础上发展起来的新技术，以目标分子为模板，将具有结构互补的功能化聚合物单体分子通过共价键或非共价键的方式与模板分子结合，加入单体进行聚合反应，反应完成后将模板分子提取出来后形成具有空穴的能识别模板分子的高分子。用这种基于仿生方法合成的大分子聚合物即为分子烙印聚合物（molecular imprinting polymer，MIP），它与模板分子的位置、形状、官能团互补，对模板分子具有高度的选择性，即使难于分离的手性异构体也可用分子烙印聚合物进行分析分离；此外分子烙印聚合物具有高度的稳定性，在高温、高压、酸、碱及高浓度离子等各种恶劣条件下也能保持其原有的特性。它能反复使用达 100 次之多，在室温下保藏 8 个月而记印能力不变。利用该技术制得的分子烙印聚合物对烙印分子具有“预定”选择性，解决了针对具体手性分子的 CSP 设计问题，为其设计提供了崭新、有效的解决方法，在 HPLC 手性分离和制备方面受到广泛关注。MIP 是在其对手性底物的立体结构具有“记忆”功能的空穴中进行手性识别和拆分的。但具体细节尚待进一步研究。

9.2.2　手性光谱法

光谱法（spectroscopy）是一种基于物质与辐射能作用时，分子发生能级跃迁而产生的发射、吸收或散射的波长或强度进行分析的方法。光谱法近年来被广泛应用于手性分子结构鉴定，主要包括核磁共振法、旋光法、拉曼光谱法和圆二色光谱法等。

9.2.2.1　核磁共振法

核磁共振波谱法（Nuclear Magnetic Resonance Spectroscopy，NMR）是研究原子核对射频

辐射的吸收，它是对各种有机和无机物的成分、结构进行定性分析的最强有力的工具之一，同时也是研究立体化学的有效手段，是鉴定分子立体结构的强有力工具。随着不对称合成、手性药物的不断开发和研究，在过去的几十年中，NMR 这种快速、可靠、高灵敏度的分析手段在测定手性化合物的纯度和绝对构型方面，在手性识别机理、构象等方面的研究中得到了广泛的应用。NMR 在手性药物的对映体纯度分析中，根据所用手性辅助试剂的不同，目前测定的方法主要有三种：

(1)手性衍生化试剂法(chiral derivatizing reagent，CDA)：即采用手性试剂与被测样品直接反应生成稳定的非对映体衍生物，此法要求在制备过程中不发生外消旋化或动力学拆分作用，与 CSR 和 CSA 法不同，它们与底物形成严格的非对映体配合物，而且其非对映体不等价化学位移 $\Delta\delta$ 比 CSA 形成相关配合物的不等价化学位移 $\Delta\delta$ 大。

(2)手性位移试剂法(chiral shift reagent，CSR)：将被测化合物置于手性位移试剂造成的手性环境中，待测物与这种手性环境间的非对映性相互作用在核磁共振谱图中表现出来。位移试剂一般由镧系金属离子(如铕 Eu^{3+}、镨 Pr^{3+}、镱 Yb^{3+} 等)与作为配体的 β-二酮反应形成六配位化合物，它的中心离子有空轨道，因此是一种 Lewis 酸，而有机化合物如胺、醛、醇、酮、羧酸等含有给电子基团，是 Lewis 碱，因此这些化合物可以与位移试剂形成弱的配合物。

(3)手性溶剂化试剂法(chiral solvating reagent，CSA)：CSA 与被测化合物以较弱的缔合作用力结合，迅速达到可逆平衡，通过氢键以及 π-酸或 π-碱的配合作用形成各自的非对映体的缔合物，表现出化学位移不等价。这种不等价来自两个方面：所生成的两种非对映体的固有的不等性和各自非对映体缔合物的结合程度不同。

其中 CDA 法是间接法，需通过衍生化反应，CSR 和 CSA 法是直接法，即给对映体提供一个外部的手性环境。

9.2.2.2　旋光法

旋光法(polarimetry)指利用旋光仪测量旋光性物质的旋光度，以测定其含量的分析方法。许多物质具有旋光性(又称旋光活性)，如含有手性碳原子的有机化合物。当平面偏振光通过这些物质(液体或溶液)时，偏振光的振动平面向左或向右旋转，这种现象称为旋光。偏振光旋转的角度称为旋光度，旋转的方向与时针转动方向相同时称为右旋，以"+"号表示；如与之相反，则称为左旋，以"-"号表示。

当平面偏振光通过某种介质时，有的介质能使偏振光的偏振面发生旋转。这种能旋转偏振光的偏振面的性质叫做旋光性。具有旋光性的物质叫做旋光性物质或光活性物质。偏振光的偏振面被旋光物质所旋转的角度，叫做旋光度，用 α 表示。旋光度的大小与光源的波长、温度、旋光性物质的种类、溶液的浓度及液层的厚度有关。对于特定的旋光活性物质，在光源波长和温度一定的情况下，其旋光度 α 与溶液的浓度 c 和液层的厚度 L 成正比。

即：

$$\alpha = KcL$$

当旋光性物质的浓度为 1 g · ml^{-1}，液层厚度为 1 dm 时所测得的旋光度称为比旋光度，以 $[\alpha]_\lambda^t$ 表示。由上式可知：

$$[\alpha]_{\lambda}^{t}=K\times1\times1=K$$

即：

$$[\alpha]_{\lambda}^{t}=\frac{\alpha}{Lc}$$

式中：$[\alpha]_{\lambda}^{t}$——比旋光度；

t——温度；

λ——光源波长；

α——旋光度；

L——液层厚度或旋光管长度，dm；

c——溶液浓度，g · 100 mL^{-1}。

比旋光度与光的波长及测定温度有关。通常规定用钠光 D 线（波长 589.3 nm）在 20℃时测定，在此条件下，比旋光度用$[\alpha]$ 表示。因在一定条件下比旋光度$[\alpha]$是已知的，L 为一定值，故测得了旋光度就可计算出旋光质溶液中的浓度 c。比旋光度像物质的熔点、沸点或折射率等物理常数一样，也是化合物的一种物理常数。

测定旋光的仪器称为旋光计，它由单色光源、偏光镜、测量管、分析镜和检测装置所组成。由光源发出的单色光经过偏光镜（常用尼科尔棱镜）产生面偏振光，然后通过测量管，照到分析镜上。旋光法可用于各种旋光活性物质的定量测定或纯度检验。将样品在指定的溶剂中配成一定浓度的溶液，由测得的旋光度算出比旋光度，与标准比较，或以不同浓度溶液制出标准曲线，求出含量。手性药物是具有旋光性的物质，因此可以利用旋光法测定该类药物的浓度。

9.2.2.3 拉曼光谱法

当某种分子被一定频率的光照射的时候，在物质分布不均匀的情况下，就会发生光的散射现象。此时，大部分的散射光的频率不会改变，这种类型的散射属于弹性散射，物分子和光子之间并没有发生能量的交换，还被称作瑞利散射。另外一种情况是：小部分的分子和光子发生非弹性碰撞，他们之间发生了能量的交换，散射光的频率也会随之发生变化，这种散射被叫做拉曼（Raman）散射。Raman 散射发生的概率非常小，仅仅占整个散射光的 1/1000-1/10000。如果材料分子处于基态，那么它就可以从入射光那里吸收能量并且激发至较高的振动能级，散射光子就会失去能量，频率就会降低，在光谱上体现为波长增加，被称为斯托克斯线。如果材料分子已经处于高能级的激发态，它就可以将能量转移给光子，自己回落到较低能级，频率也会增加，波长因而降低，被称为反斯托克斯线。拉曼光谱是由斯托克斯线和反斯托克斯线两种线组成的，斯托克斯线及反斯托克斯线都能体现出物质的结构特征，通常由拉曼获得的散射光谱叫做分子的指纹信息。

拉曼光谱技术是研究材料分子受到光的照射后发生的散射现象，是研究散射光与入射光能级差以及化合物振动频率、转动频率的关系的化学分析方法。类似于红外吸收光谱，拉曼光谱也是研究分子振动的光谱。不同的是，红外吸收光谱与分子振动时的偶极矩变化有关，而拉曼光谱则与分子的极化率变化有关。拉曼光谱作为一种快速、灵敏且相对准确的检测方法，其中表面增强拉曼散射光谱（SERS）具有单分子级别的检测灵敏度，都可以提供丰富的分子结构指纹信息，在手性对映体识别应用中都具有很大的应用潜力。

9.2.2.4　圆二色光谱法

圆二色(circular dichroism，CD)光谱被定义为样品对左旋圆偏振光和右旋圆偏振光的吸收差异，这项光谱技术在手性分子的研究中有着广泛应用。手性化合物的物理性质虽然相似，但是 CD 信号是不同，因此可以通过 CD 法识别对映体。比如 Yashi 将非手性聚合物(聚 4-羧基苯乙炔)加入到不同的手性胺溶液中，它的 CD 谱发生改变，从而可以间接获得手性胺的手性信息。但在某些情况下，例如，对于具有弱吸收带、弱手性信号、低对映体过量或局部微观手性的系统来说，CD 是一种不敏感的手性检测方法。虽然振动圆二色性(VCD)和拉曼旋光性(ROA)可以获得更多的手性信息。但是，相关的设备与复杂的光学仪器安装技术使得这两种方法的广泛应用受限。

9.2.3　手性免疫分析法

免疫分析法(immunoassay)兴起于 20 世纪 70 年代，是基于抗原和抗体的特异性反应进行检测的一种技术手段。抗原抗体反应是指抗原与相应的抗体之间发生的特异性结合反应。

免疫分析法具有高灵敏度、高特异性、快速和低成本的优点，可对大量的样品进行常规分析；能够用于样品的定性筛选，也能够对样品进行定量测定以确定样品中待测组分的含量。免疫分析法通常用于分析生物样品中的药物、激素、细胞因子等物质。手性免疫分析就是利用抗原抗体结合的特异性来立体选择性地测定手性化合物。手性选择性抗体不但可以用于手性药物的拆分，还可以用于有机合成中的不对称合成，用作药物筛选中的模拟配体等。免疫分析法也有其缺点，如每一个分析物都需要特定的抗体，增加了开发分析方法的复杂性；抗体和结构相似的化合物可能发生交叉反应，失去分析的特异性；生物样品中的蛋白结合也会对免疫分析产生影响。

免疫分析方法根据标记物的不同，可以分为非标记免疫分析法和标记免疫分析法。标记免疫分析法可分为非放射免疫分析法和放射免疫分析法。在手性免疫分析中最为常用的是放射免疫分析法。免疫分析方法如下图所示。

- 免疫分析
  - 非标记免疫分析
    - 免疫扩散
    - 免疫电泳
  - 标记免疫分析
    - 非放射性免疫分析
      - 酶联免疫分析
      - 荧光免疫分析
      - 电化学免疫分析
      - 化学发光免疫技术
      - 胶体金免疫技术
    - 放射性免疫分析

图 9-14　免疫分析方法分类

【思考题】

1. 常见的手性药物色谱分析方法有哪些？
2. 手性药物与其对映体之间按药理活性差异可分为几类？
3. 三类手性 HPLC 分离方法各是什么，有何特点？
4. 简述手性高效液相色谱法中，常用的手性固定相分类。
5. 简述手性高校液相色谱法中 CDR 的种类及适用范围。

参考文献

[1] Challener C . Chiral Intermediates and Chiral Drugs [M]. Taylor Francis：2023 - 12 - 31. DOI：10. 4324/9781315202969.
[2] 宋航，姚舜. 手性药物技术[M]. 北京：化学工业出版社，2010.
[3] 尤启东，林国强. 手性药物——研究与评价[M]. 北京：化学工业出版社，2011.
[4] 姚彤炜. 手性药物分析[M]. 北京：人民卫生出版社，2008.
[5] 曾苏，王胜浩，杨波. 手性药理学与手性药物分析[M]. 北京：科学出版社，2009.
[6] QiangZheng，Shuai He，Song - Lin Xu，et al. Pharmacokinetics and tissue distribution of vigabatrin enantiomers in rats [J]. Saudi Pharmaceutical Journal：Spj：the Official Publication of the Saudi Pharmaceutical Society，2024，32(2)：101934.
[7] 郑晓霞，何小华，黄艳妮，等. 兰索拉唑钠对映体在犬体内的药动学研究[J]. 中国药师，2020，23(08)：1665-1668.
[8] FengJieqing，Zhong Qisheng，Zhou Ting. Online Pressure Change Focusing - Supercritical Fluid Selective Extraction Chromatography for Analyzing Chiral Drugs in Microliter-Scale Plasma Samples[J]，2022，94(46).
[9] 王慧莹，贾萌，周爱南，等. 抗抑郁候选新药 SIPI6116 手性异构体的合成及大鼠体内药动学研究[J]. 中国药物化学杂志，2023，33(08)：561-569. DOI：10. 14142/j. cnki. cn21-1313/r. 2023. 08. 001.
[10] Anastasia VKravchenko，Ekaterina A Kolobova，Arseniy A Kechin，et al. Development of a capillary electrophoretic method for determination of ketorolac enantiomers in human plasma using cationic β - cyclodextrin derivative as a chiral selector[J]. Journal of Separation Science，2023，46(2)：e2200601.
[11] 李相鸿，谢海棠，梁大虎，等. HPLC-MS/MS 法测定人血浆中右旋雷贝拉唑和左旋雷贝拉唑浓度及其人体药动学研究[J]. 中国新药杂志，2021，30(01)：43-49.

第 10 章

中药的体内药物分析

10.1 概述

中医药是中华民族的伟大宝库，而中药是我国中医药宝库中的重要组成部分。我国的中医药学有着悠久的历史，是我国人民长期同疾病作斗争所积累的经验，是人民群众防病治病、养生保健的物质基础和行之有效的手段。早在战国时期，我国第一部中医学著作《黄帝内经》就收录了经典方剂 13 首。明代的《本草纲目》通过总结历代医药学家的用药经验，收载了 1892 种中药以及 13000 首方剂。中药(Chinese medicines)是指以中医药学理论体系的术语表达其性味、功效和使用规律，并按中医药学理论指导其临床应用的传统药物。中药种类繁多，如《全国中草药汇编》(第二版)收载约 4000 余种。《中药大辞典》共收载 6008 种。目前我国发现的药用植物资源已达 11146 种。中药的使用除少数情况使用单方(即单味中药)外，大多数情况下中药的使用均是以方剂(由 2 种或 2 种以上中药按一定的组方原则组成的复方)的形式进行。中药方剂根据君、臣、佐、使的组方原则将数种中药组合在一起，是中药临床应用的主要形式。中药方剂少则由两味中药组成，如左金丸由黄连和吴茱萸组成；多则由十几种甚至几十种中药组成，如独活寄生汤由独活、桑寄生、秦艽、防风、细辛、川芎、当归、熟地、白芍、肉桂、茯苓、杜仲、牛膝、甘草、人参等 15 味中药组成。

中药之所以能发挥防病治病的功效，其物质基础是中药所含的各种有效成分。中药所含的成分种类较多，包括黄酮类、环烯醚萜类、皂苷类、生物碱类、醌类、苯丙素类等。每一类成分又包括很多亚类，如生物碱类包括吡咯类生物碱、吡咯里西丁类生物碱、托品烷类生物碱、哌啶类生物碱、喹啉类生物碱、四氢异喹啉类生物碱、吲哚类生物碱、吖啶酮类生物碱、吐根碱类生物碱、苄基乙胺类生物碱、单萜生物碱、单萜吲哚类生物碱、二萜生物碱、三萜生物碱、苄基四氢异喹啉类生物碱等。各种成分的化学性质差异较大，如生物碱类成分具有一定的碱性，而多酚类成分具有一定的酸性。因此，进行中药成分的体内分析研究时，既要考虑体内分析的样品的特点，又要考虑各成分的化学性质，制定合理的分析策略，建立合适的分析方法。复方中药(方剂)由于组成药味多，化学成分更为复杂，其体内分析也就更为复杂。

对中药的体内分析，有助于了解中药成分在体内的处置规律，研究中药成分的药代动力学。对于单味中药，通过体内分析其成分的变化规律，可以研究中药炮制机理以及研究单味中药治疗疾病的物质基础。对于复方中药（方剂），可以将其作为研究手段，研究复方中药成分的体内药代动力学和血清指纹图谱，并进一步研究中药复方配伍组方机制以及中药复方治疗疾病的物质基础。中药体内分析的对象，包括机体（包括动物和人）给予（单味）中药提取物或中药成分单体之后所获取的生物样品以及机体给予中药复方之后所获取的生物样品。二者均具有一般生物样品的特性，即药物成分的浓度低和内源性成分的干扰大等特点。给予中药提取物或中药成分单体后的体内分析样品，其所包含的药物成分种类相对于复方中药的体内分析样品要少得多，因而成分之间的干扰也少得多。本章主要介绍黄酮类、香豆素类、生物碱类、环烯醚萜类等几类典型的中药成分的体内分析特点以及中药复方的体内分析，并介绍中药体内分析在中药炮制、血清指纹图谱和中药物质基础研究中的应用。

10.2 中药成分的体内分析

中药成分的体内分析是研究中药成分在体内的药物代谢动力学的基础。机体给予中药的提取物或其成分的单体后，获取其生物样品（包括血液样品、尿液样品及组织样品等），采用合适的分析技术，分析中药成分在体内的浓度，探讨其在机体内的处置变化规律即药物代谢动力学。对中药成分的药代动力学研究有助于全面了解中药成分与机体之间的相互作用规律，将其药代动力学与药效动力学研究结合起来，有助于了解中药成分在体内作用部位的动力学特性，为中药成分的研究开发奠定基础。中药成分种类繁多，本节拟介绍常见的黄酮类、生物碱类、环烯醚萜类、香豆素类成分的体内分析的特点和分析方法的选用。

10.2.1 黄酮类成分的体内药物分析

10.2.1.1 黄酮类化合物的结构与性质

黄酮类化合物（flavonoids）主要指基本母核为2-苯基色原酮类化合物，也泛指两个具有酚羟基的苯环（A环与B环）通过中央三碳原子相互连接而成的一系列化合物（图10-1）。

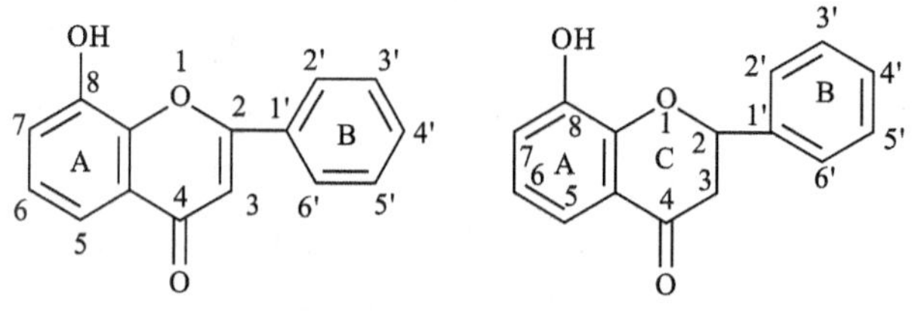

2-苯基色原酮　　C_6-C_3-C_6

图10-1　黄酮类化合物的母核结构

根据中央三碳链的氧化程度、B环连接位置（2-或3-位）以及三碳链是否构成环状结构等特点，天然黄酮类化合物可以分为黄酮类、黄酮醇类、二氢黄酮类、二氢黄酮醇类、花色素类、黄烷-3，4-二醇类、双苯吡酮类、黄烷-3-醇类、异黄酮类、二氢异黄酮类、查尔酮类、二氢查尔酮类、橙酮类和高异黄酮类。此外，还有两分钟黄酮或两分子二氢黄酮，或一分子黄酮和一分子二氢黄酮按 C-C 或 C-O-C 键方式联接而成的双黄酮类化合物。还有少量的结构很复杂的黄酮类化合物，如黄酮木脂体类化合物水飞蓟素和黄酮生物碱类化合物榕碱。

天然黄酮类化合物多以苷类形式存在，其组成的糖类的种类、数量、连接位置以及连接方式各不相同，因而形成不同的黄酮苷。其组成的糖类包括单糖类(如 D-葡萄糖、D-半乳糖、D-木糖、L-鼠李糖、L-阿拉伯糖、D-葡萄糖醛酸等)、二糖类(如槐糖、龙胆二糖、芸香糖、新橙皮糖等)、三糖类(如龙胆三糖)和酰化糖类(如咖啡酰基葡萄糖)等等。黄酮苷中苷元与糖的联接位置与苷元的结构类型相关，如黄酮醇类常形成 3-、7-、3’-、4’-单糖苷或 3，7-、3，4’-及 7，4’-双糖链苷。除了 O-糖苷外，天然黄酮类化合物中还有一些 C-键苷，如中药葛根中的葛根黄素(puerarin)和知母中的芒果苷(mangiferin)。

黄酮苷原一般难溶或不溶于水，易溶于甲醇、乙醇、醋酸乙酯、乙醚等有机溶剂。黄酮类化合物的羟基糖苷化后，水溶性相应加大，而在有机溶剂中的溶解度相应减少。黄酮苷易溶于水、甲醇、乙醇、醋酸乙酯、吡啶等溶剂，难溶于乙醚、三氯甲烷和苯等有机溶剂。黄酮类化合物因分子中有酚羟基，故具有一定的酸性。其酸性强弱与其所含酚羟基数目和位置相关。以黄酮为例，其酚羟基酸性强弱顺序为：

7，4’-二羟基>7-或 4’-羟基>一般酚羟基>5-羟基

黄酮类化合物由于结构里面含有 2 个苯环，有的黄酮类化合物其三碳链亦具有共轭体系，或者其中的双键与苯环中双键的作用，使共轭体系延长。因此，黄酮类化合物都具有较强的紫外吸收，这有利于应用高效液相色谱法进行黄酮类化合物的体内分析时采用紫外法进行检测。

10.2.1.2　黄酮类成分的体内分析方法的建立

要研究黄酮类成分在机体中的药代动力学行为，首先要建立黄酮类成分的体内分析方法。常用于黄酮类成分的体内分析方法主要有高效液相色谱法、高效液相色谱-质谱联用技术(LC-MS 法)以及高效毛细管电泳法等。建立黄酮类成分的体内分析方法，根据研究对象(即要测定的成分)在生物样品中的浓度以及实验室的条件，结合要测定的黄酮类化合物的结构特点，具体问题具体分析，选择合适的体内样品测定方法。

1. 高效液相色谱法

(1)概述：高效液相色谱法具有灵敏度高、选择性好、分离性能好、分析速度快、适用范围较广的特点。高效液相色谱法的最大的特点是方法建立好之后，重复性非常好。黄酮类成分由于具有较强的紫外吸收，这更有利于采用高效液相色谱法对黄酮类化合物进行体内分析。黄酮类化合物在体内能代谢形成多个产物，如葛根素在体内能代谢成大豆素、大豆素-7，4’-二-O-硫酸酯、大豆素-7-O-β-D-葡萄糖醛酸苷和大豆素-4’-O-硫酸酯。这些产物结构相似，因此对黄酮类化合物的体内分析要寻找合适的色谱条件，消除这些代谢产物的干扰。黄酮类化合物分子中有酚羟基，具有一定的酸性，所以采用高效液相色谱法进行黄酮类化合物的体内分析时，要注意调整流动相的 pH 值。采用高效液相色谱法对

黄酮类成分进行体内分析常常采用反相高效液相法，紫外检测。对于生物样品中浓度很低的黄酮类成分采用高效液相色谱法分析时也可以考虑采用荧光检测，以提高方法的灵敏度。采用高效液相色谱法进行黄酮类成分的体内分析，其样品处理的方法有蛋白质沉淀法、液液萃取法和固液萃取法，其中蛋白质沉淀法简单快速，为常用方法之一，但要注意处理过程中防止要测定的药物成分与蛋白质一起共沉淀，导致回收率降低。各种样品处理方法详见本书前面的相关章节。

(2)应用实例

【应用实例：高效液相色谱法测定大鼠血浆中汉黄芩苷的含量】

汉黄芩苷(wogonoside)是中药黄芩中的主要成分之一，药理学研究表明其具有抗氧化、抗炎、抗肿瘤、神经保护、自由基清除和抑制脑缺血后脑损伤作用。汉黄芩苷的结构见图 10-2。邓远雄等采用外标法，建立了测定大鼠血浆中汉黄芩苷含量的高效液相色谱法。

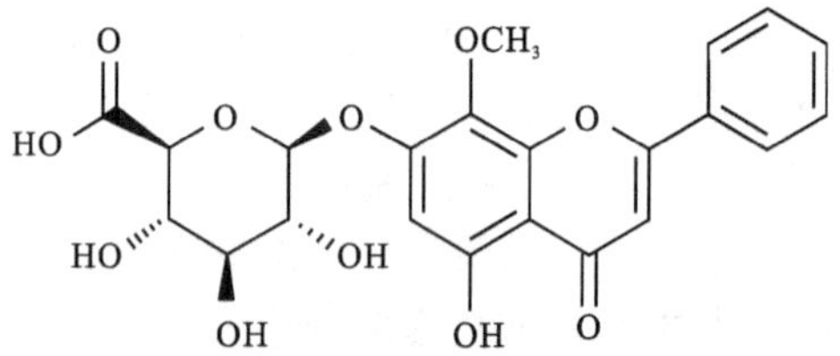

图 10-2　汉黄芩苷的结构

①标准溶液的配制：将 7 mg 汉黄芩苷标准品溶于 100 mL 甲醇中制备浓度为 70 mg · L^{-1} 的标准储备液。标准储备液储存于 4℃ 备用。将标准储备液用甲醇稀释成浓度为 1. 09 mg · L^{-1}，2. 18 mg · L^{-1}，4. 37 mg · L^{-1}，8. 75 mg · L^{-1}，17. 5 mg · L^{-1}，35. 0 mg · L^{-1} 和 70 mg · L^{-1} 的标准工作液。

②色谱条件：采用岛津 Shimadzu 2010CHT 高效液相色谱系统以及岛津 CLASS-VP 工作站。色谱柱为 Hypersil C18 (150 × 5 mm, i. d. , 5 μm)，流动相组成为乙腈(A)和 0. 05% (*v/v*) 磷酸(含 5 mmol. L^{-1} 的磷酸二氢钠)溶液(B)。采用梯度洗脱，洗脱程序为 (B%)：0~16 min，74. 5%；16~19. 5 min，74. 5%~55%；19. 5~21. 5 min，55%~74. 5%；21. 5~26. 5 min，74. 5%。流动相在使用前经过 0. 45 μm 的滤膜真空抽滤并进行脱气处理。流速 1. 5 mL · min^{-1}，操作温度 40℃。

③样品处理：取 100 μL 血浆样品，加入 50 μL KH_2PO_4(1 mmol. L^{-1})溶液，涡旋混匀 2 min，加入沉淀剂乙腈-甲醇(1：1，*v/v*)150 μL，涡旋混匀 10 min。20000 rpm 高速离心 20 min，取上清液 20 μL 进样分析。

④标准曲线：取 90 μL 空白血浆，加入 10 μL 的上述浓度的标准工作液，配制浓度为 0. 109 mg · L^{-1}，0. 218 mg · L^{-1}，0. 437 mg · L^{-1}，0. 875 mg · L^{-1}，1. 75 mg · L^{-1}，3 mg · L^{-1} 和 7 mg · L^{-1} 的标曲样品。标曲样品按上述方法进行处理，进样分析，以汉黄芩苷的峰面积对其浓度(外标法)进行回归，得到汉黄芩苷的标准曲线方程：$Y=22827X-458.3$(Y 为峰面积，X 为浓度)。相关系数(r^2)为 0. 9999，表明其线性良好。

⑤方法专属性：将空白血浆、空白血浆加入汉黄芩苷标准品以及大鼠给予汉黄芩苷后

的生物样品按上述方法进行处理分析，其色谱图见图 10-3。由图可见，汉黄芩苷的保留时间为 17.1 min，空白血浆在汉黄芩苷的峰位置没有干扰，表明其专属性良好。

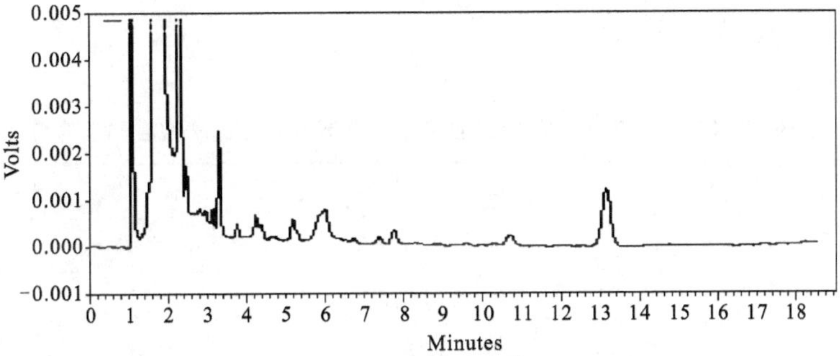

(a)空白血浆

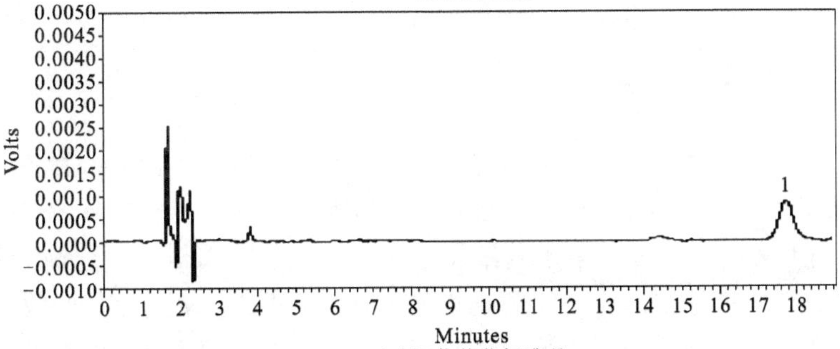

(b)汉黄芩苷标准品

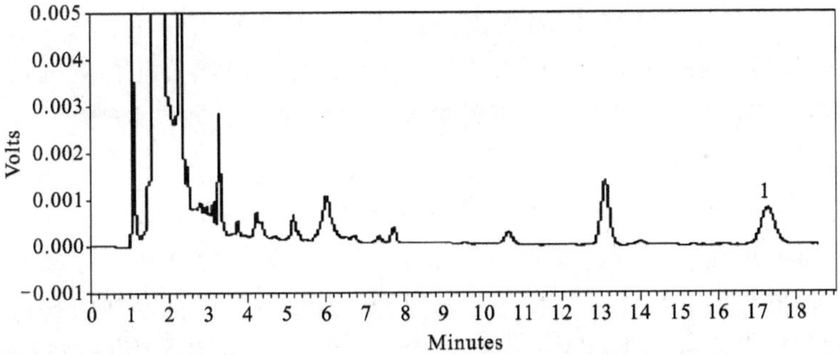

(c)空白血浆加汉黄芩苷标准品

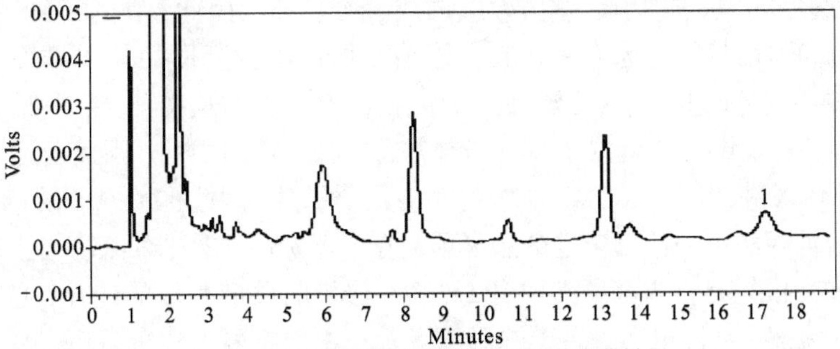

(d)大鼠灌胃给予汉黄芩苷后的血浆样品

1：汉黄芩苷。

图 10-3　代表性的 HPLC 色谱图

⑥精密度和准确度：精密度试验，采用空白血浆制备汉黄芩苷低中高三个浓度（0.218 mg·L^{-1}，0.875 mg·L^{-1}，3.5 mg·L^{-1}）的质控（QC）样品，用当日的随行标曲测定QC样品的浓度，每个浓度5个样本，连续进行3天，计算日内和日间的精密度（RSD%）和准确度（R.E%）。结果见表10-1。

表10-1　HPLC法测定大鼠血浆中汉黄芩苷浓度的精密度和准确度

Concentration（μg·mL^{-1}）		RSD/%		RE/%
C_{added}	$C_{measured}$	Intra-day	Inter-day	
0.218	0.221	7.59	6.82	4.33
0.875	0.883	2.22	2.67	1.18
3.5	3.507	1.31	2.44	0.97

C_{added}：加入浓度；$C_{measured}$：实测浓度。

⑦讨论：在建立大鼠血浆中汉黄芩苷含量测定的高效液相色谱法的过程中，发现血浆样品处理如果不加入KH_2PO_4溶液，那么样品的回收率低于60%。汉黄芩苷分子中含有酚羟基，具有一定的酸性，能与血浆蛋白结合。当血浆样品加入蛋白沉淀剂乙腈-甲醇混合物时，汉黄芩苷能与变性蛋白质一起形成共沉淀而沉淀下来，从而使其回收率降低。加入KH_2PO_4溶液之后，KH_2PO_4能阻断蛋白质与汉黄芩苷结合的位点，从而降低汉黄芩苷与血浆蛋白的结合，防止血浆蛋白沉淀时汉黄芩苷与蛋白质形成共沉淀，从而提高回收率。试验中还对其他蛋白质沉淀剂如乙腈、甲醇、6%高氯酸、10%三氯醋酸进行了实验，结果表明采用乙腈-甲醇（1∶1，*v/v*）做沉淀剂回收率最满意。

2. *液相色谱-质谱联用技术*

（1）概述：液相色谱-质谱联用技术具有分离能力强、分析速度快、灵敏度高和能提供待测物质分子量的特点。黄酮类成分的LC-MS分析方法的建立从三方面着手。①对于黄酮类成分的生物样品的处理，其一般样品处理的注意事项见前面高效液相色谱法建立中的样品处理。在黄酮类成分的LC-MS法的建立中，由于一般沉淀去蛋白法有较多的缺点，如不容易将生物样品基质中引起基质效应的成分去除掉。因此，在LC-MS法的样品处理中，液液萃取和固相萃取更为常用。有关液液萃取和固相萃取的具体方法见前面有关章节。②在黄酮类成分的LC-MS方法建立的液相色谱条件的选择环节，和前述高效液相色谱法的类似，注意黄酮类成分由于具有酚羟基，带有一定的酸性，因此要注意调整流动相的pH值。总体来讲，由于LC-MS法中检测的是分子量，因此，LC-MS的色谱条件的选择比单纯的高效液相法中的色谱条件的选择要简单、容易，但要注意流动相中避免使用难挥发的无机酸和无机盐类。③黄酮类成分LC-MS分析的质谱条件的选择，包括离子源、分析模式、气体流速、锥体电压、离子源温度等等。由于黄酮类成分具有一定的酸性，极性较高，常选用ESI离子源。当然针对不同的黄酮类化合物，根据具体情况选用合适的离子源。黄酮苷元在负离子电喷雾质谱中的准分子离子$[M-H]^-$的丰度较高，这是由于它们是一类多酚羟基化合物，具有一定的酸性。因此，在黄酮类成分的LC-MS分析中常用负离子模式。其余质谱分析参数如气体流速、锥体电压、离子源温度等根据待测物的不同在实验中进行优化。

(2)应用实例

【应用实例：LC-MS 法测定人血浆中灯盏花乙素的含量】

灯盏花乙素(Scutellarin)是从中药短葶飞蓬 Erigeronbreviscapus(Vant.)Hand-Mazz 或黄芩(skullcap)中提取的一种黄酮类成分，具有扩张血管、改善血流动力学、降低血液黏度、减少血小板计数和预防血小板聚集的药理作用，临床广泛用于治疗冠心病、心绞痛、血栓等心血管疾病。灯盏花乙素的结构见图 10-4。Shen 等采用黄芩苷(baicalin)做内标，建立了人血浆中灯盏花乙素含量测定的 LC-MS 法。

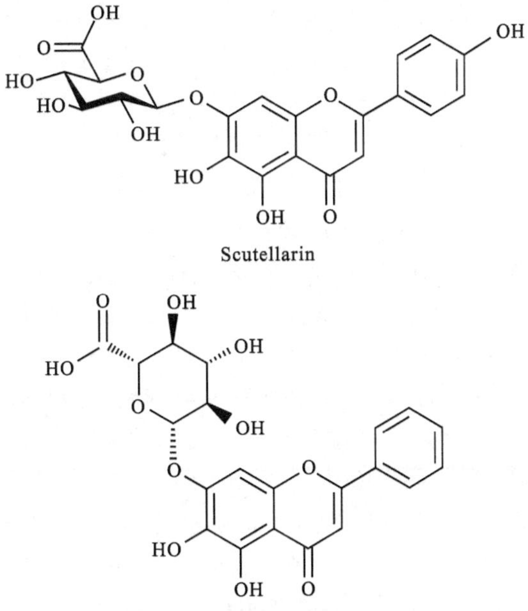

图 10-4　灯盏花乙素的结构

①LC-MS/MS 条件：色谱分离采用 Diamonsil C18 柱(250 mm×4.6 mm i.d.，5 μm，迪马)，流动相 A 为 0.1%甲酸，流动相 B 为甲醇。采用梯度洗脱，洗脱程序(A%)：0~1.0 min，85%；1.01~9.0 min，40%；9.01~16.0 min，30%；16.01~18.0 min，85%。流动相流速为 1.0 mL · min^{-1}，柱温 30℃。

质谱条件：选择正离子模式。定量采用选择性反应监测(SRM)方法，灯盏花乙素的跃迁为 *m/z* 463.0→*m/z* 287.0，黄芩苷(内标，I.S.)的跃迁为 *m/z* 447.0→*m/z* 271.0，每次跃迁的扫描时间为 0.3 秒。在质谱仪中进样灯盏花乙素和内标黄芩苷的标准溶液(1 mg · L^{-1})优化所有质谱参数。所得参数如下：喷雾电压为 4.0 kV，氮气作为屏蔽气(40psi)和辅助气(5 Lmin)，毛细管温度为 350℃。对于碰撞诱导解离(CID)，使用氩气作为碰撞气体，压力大约为 1.5 mTorr。灯盏花乙素和内标黄芩苷的最佳优化碰撞能均选择 12eV。

②样品制备：固相萃取柱用 2 mL 甲醇和 2 mL 水活化。取 1.0 mL 血浆样品，加入 1 毫升 0.5%磷酸溶液，涡旋混匀 1 分钟。然后将样品转移至固相萃取柱中，并且提供轻微吸力以便使样品以稳定的流速(约 2 mL · min^{-1})通过固相萃取柱。然后，用 2 mL 0.5%的磷酸溶液洗涤固相萃取柱。最后，用 2.0 mL 甲醇洗脱萃取柱。收集的洗脱液，在 40℃ 氮气吹干。残渣用 100 μL 的流动相（甲醇：水=7：3)复溶，并取 20 μL 注入 LC-MS/MS 系统中进行分析。

③标准样品和质量控制(QC)样品的制备：将灯盏花乙素溶于甲醇制备灯盏花乙素的贮备溶液，浓度为 100 mg · L^{-1}。将黄芩苷用于甲醇制备内标黄芩苷的贮备溶液，浓度为 100 mg · L^{-1}，并用甲醇稀释至 200 μg · L^{-1}。将适量标准溶液加入空白血浆以制备标准曲线样品。标曲样品中灯盏花乙素的有效浓度为 0.2 μg · L^{-1}，0.5 μg · L^{-1}，1 μg · L^{-1}，2 μg · L^{-1}，5 μg · L^{-1}，10 μg · L^{-1}，20 μg · L^{-1}。分别于空白血浆中加入灯盏花乙素，使浓度分别为 1.0 μg · L^{-1}、5.0 μg · L^{-1} 和 10 μg · L^{-1}，制备质量控制样品(QC)。标准曲线样品和质量控制样品在每分析批次中连同未知样品一起按“样品制备”程序进行处理。

④标准曲线：采用灯盏花乙素与内标黄芩苷的峰面积比作为血浆样品的定量参数。将灯盏花乙素与内标的峰面积比对灯盏花乙素浓度作图得到标准曲线，且标准曲线的形式为 $Y=A+BX$。本试验的标准曲线为：$Y=0.1269X+0.0053$（Y 为灯盏花乙素与内标的峰面积比，x 为灯盏花乙素的浓度）。分别在 5 天测定标曲样品以评价标曲的线性，结果表明其线性良好，相关系数 $R>0.999$。定量范围为 0.2~20.0 μg · L^{-1}，最低定量限为 0.2 μg · L^{-1}。

⑤方法专属性：通过比较 6 批不同的空白血浆以及空白血浆加灯盏花乙素和内标黄芩苷样品的色谱图，发现血浆中的内源性物质没有明显的离子抑制效应，在灯盏花乙素和内标黄芩苷的色谱峰位置没有干扰。灯盏花乙素和内标黄芩苷的保留时间分别为 10.0 min 和 15.0 min。代表性的色谱图见图 10-5。

⑥精密度和准确度：通过在不同的时间(连续 3 天)测定 3 个浓度的 QC 样品(每个浓度 5 份)，计算精密度和准确度。准确度通过比较平均 QC 样品测定值与 QC 样品理论浓度，用相对误差(RE)表示：RE=(QC 样品测定值-加入浓度)/加入浓度 ×100%。精密度用相对标准差表示，包括批内精密度和批间精密度。结果表明 3 个浓度批内精密度小于 8.98%，3 个浓度的批间精密度小于 12.4%。3 个浓度的 RE 均在±5.0%内。精密度和准确度符合要求。

⑦回收率和稳定性：3 个水平(1.0 μg · L^{-1}、5.0 μg · L^{-1}、10.0 μg · L^{-1})的灯盏花乙素和内标黄芩苷的绝对回收率通过测定 3 个浓度的 QC 样品以及将灯盏花乙素和黄芩苷直接溶解在空白血浆经处理的上清液中配置的样品，并比较他们的峰面积，计算绝对回收率。灯盏花乙素 3 个浓度的回收率分别为 82.51±10.13%、85.18±6.62% 和 88.14±4.88%（$n=5$）。灯盏花乙素储备液的稳定性通过将储备液置于 4℃ 冰箱中保存一周，然后测定。灯盏花乙素在血浆中的稳定性通过测定暴露于不同时间和温度条件下的 QC 样品(1.0 μg · L^{-1}、5.0 μg · L^{-1}、10 μg · L^{-1})来评价。长期稳定性通过将样品于-20℃储存 5 天，然后测定。冻融循环稳定性通过测定连续 5 个冻融循环之后的样品进行评价。评价提取物储存稳定性将 QC 样品提取后保存 5 天然后分析测定，并与 QC 样品即时处理然后测定的结果进行比较，并计算出浓度偏差百分率。结果表明血浆样品在-20℃储存 5 天和经过 5 个冻融循环，样品中

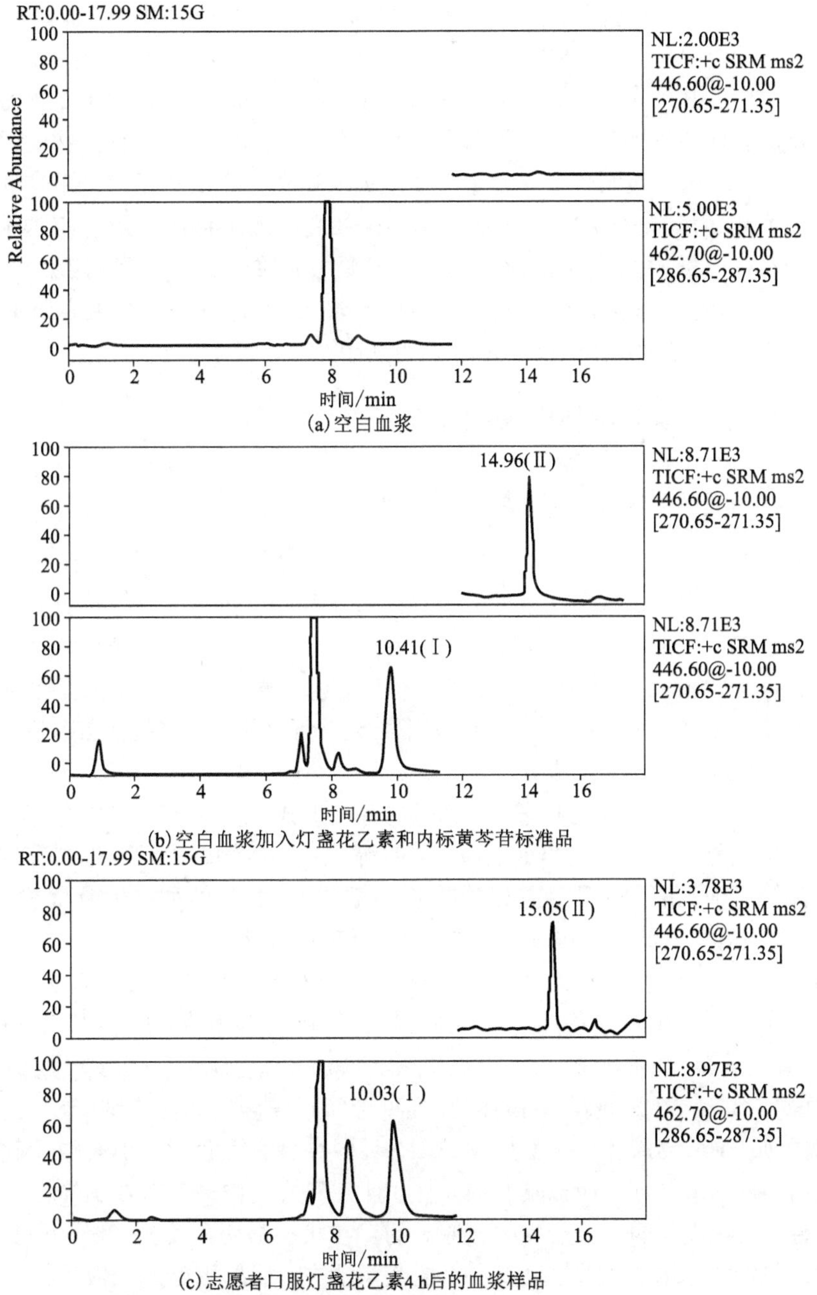

图 10-5　代表性的人血浆样品中的灯盏花乙素(Ⅰ)和内标黄芩苷(Ⅱ)SRM 色谱图

的灯盏花乙素没有明显的降解。5 个冻融循环后 3 个浓度(1.0 μg·L^{-1}、5.0 μg·L^{-1}、10.0 μg·L^{-1})的人血浆样品中的灯盏花乙素的准确度分别为 108%、98.4% 和 97.5%。-20℃储存 5 天后，3 个浓度(1.0 μg·L^{-1}、5.0 μg·L^{-1}、10.0 μg·L^{-1})的人血浆样品中的灯盏花乙素的准确度分别为 104%、103% 和 100%。灯盏花乙素溶于甲醇的储备液在 4℃储存一周稳定，内标黄芩苷的甲醇溶液在 4℃储存一周或在室温储存 8 个小时稳定。

⑧基质效应：为了评价基质效应也就是共洗脱的成分潜在的离子抑制或离子增强效应，5 批不同的空白血浆用 SPE 进行萃取，并加入灯盏花乙素和内标配制 3 个浓度($1.0\ ng\cdot mL^{-1}$、$5.0\ ng\cdot mL^{-1}$、$10.0\ ng\cdot mL^{-1}$)的 QC 样品。把 QC 样品的峰面积(A)与用流动相稀释的相同浓度的标准品水溶液的相应的峰面积(B)进行比较，A/B ×100%被定义为 ME。ME 等于 100%表明灯盏花乙素在血浆提取物和在流动相里面的响应相同，没有绝对基质效应。ME>100%表明离子增强，ME<100%表明离子抑制效应。相对 ME 的评价通过直接比较目标分析物(灯盏花乙素)在不同来源的血浆中的峰面积的值。这些值的变异用 RSD 表示，是测定分析物(灯盏花乙素)相对 ME 的一种方法。结果表明本实验研究中没有绝对 ME，各种浓度的 RSD<8.6%，表明其相对 ME 很小。

10.2.2　生物碱类成分的体内药物分析

10.2.2.1　生物碱类化合物的结构与性质

生物碱(alkaloids)是一类重要的中药成分，是含负氧化态氮原子、存在于生物有机体中的环状化合物。生物碱成分主要分布在植物性中药中，在动物性来源的中药中生物碱类成分很少。许多重要的植物性中药如鸦片、麻黄、汉防己、莨菪、延胡、苦参、洋金花、番木鳖、秋水仙、长春花、三尖杉、乌头(附子)、黄连、黄柏等主要含有生物碱类成分。例如，黄连含有小檗碱、黄连碱、巴马汀、表小檗碱、药根碱、木兰花碱和甲基黄连碱等生物碱类成分，是黄连的主要有效成分。

根据分子中氮原子所处的状态，生物碱的存在形式分为 6 种：游离碱、盐类、酰胺类、N-氧化物、氮杂缩醛以及其他类如亚胺、烯胺等。有些生物碱以游离形式存在，如咖啡碱和秋水仙碱等。绝大多数生物碱是以盐的形式存在，形成盐的酸主要有草酸、柠檬酸、硫酸、盐酸、硝酸等。有些生物碱能与糖结合，以苷的形式存在。

生物碱种类繁多，按母核的基本结构分为 60 类左右，主要包括 12 类，即有机胺类(如麻黄碱)、吡咯烷类(如千里光碱)、吡啶类(如苦参碱)、喹啉类(如喜树碱)、异喹啉类(如小檗碱)、喹唑酮类(如常山碱)、吲哚类(如长春碱)、莨菪烷类(如莨菪碱)、亚胺唑类(如毛果芸香碱)、嘌呤类(如茶碱)、甾体类(如贝母碱)、萜类(如乌头碱)等。大多数生物碱为结晶状固体，少数为液体。一般生物碱无色，少数具有颜色，如小檗碱呈黄色。大多数生物碱具有不对称碳原子，所以具有旋光性，且大多数生物碱具有左旋光性。大多数生物碱具有碱性，其碱性强弱与分子中的氮原子的存在状态密切相关，一般是季胺碱>叔胺碱>仲胺碱。若氮原子呈酰胺状态，则碱性极弱甚至消失，如胡椒碱。少数生物碱分子具有酚羟基或羧基，因而具有酸碱两性，如槟榔次碱。

游离生物碱极性较小，不溶或难溶于水，能溶于三氯甲烷、乙醚、丙酮、乙醇、苯、甲醇等有机溶剂，也能溶于稀酸的水溶液而生成盐类。生物碱盐类易溶于水和乙醇，不溶或难溶于有机溶剂。但也有一些例外，如麻黄碱和秋水仙碱均可溶于水，也可以溶于有机溶剂；小檗碱可溶于水，其盐在冷水中反而不溶；含酚羟基生物碱可溶于氢氧化钠溶液。所有季铵盐生物碱由于能离子化，亲水性强，能溶于水。生物碱的酸碱性和其溶解性质对于建立生物碱的体内分析方法具有重要意义。

10.2.2.2　生物碱类成分的体内分析方法的建立

要研究生物碱类成分在机体中的体内过程(即药代动力学行为)，首先要建立生物碱类成分的体内分析方法。常用于生物碱类成分的体内分析方法主要有高效液相色谱法、高效液相色谱-质谱联用技术(LC-MS 法)以及高效毛细管电泳法等。建立生物碱类成分的体内分析方法，根据研究对象(即要测定的成分)在生物样品中的浓度(有的生物碱在体内浓度非常低，一般方法难以测定)以及实验室的条件，结合要测定的生物碱类化合物的结构特点，具体问题具体分析，选择合适的体内样品测定方法。

1. 高效液相色谱法

(1)概述：生物碱类成分采用高效液相色谱法进行体内分析时常用反相高效液相法，而且由于生物碱类化合物常常具有一定的碱性，因此常采用离子对高效液相色谱法或离子抑制色谱法。采用高效液相色谱法进行生物碱类成分的体内分析时，对生物样品的处理有蛋白沉淀法、液液萃取法、固液萃取法等。选用什么样的生物样品处理方法要根据生物样品里面的生物碱成分的化学性质，具体问题具体分析。例如，有的生物样品中待测生物碱类成分浓度较高，且待测物在水中有一定的溶解度，则可以采用蛋白沉淀法。至于采用何种沉淀剂，也要根据待测生物碱成分的化学性质确定。

(2)应用实例

【应用实例：反相高效液相色谱法快速测定大鼠血浆中的槐定碱的浓度】

槐定碱(sophoridine，SRI)是苦豆子(Sophora alopecuroides L.)的一种主要成分，药理学研究表明槐定碱具有抗心律失常、抗肿瘤、免疫增强、杀菌和中枢神经兴奋作用，其结构见图10-6。为了研究槐定碱经胃肠道给药后其体内过程，Wei 等采用麻黄碱做内标，建立了一种快速测定大鼠血浆中槐定碱(SRI)浓度的高效液相色谱法。

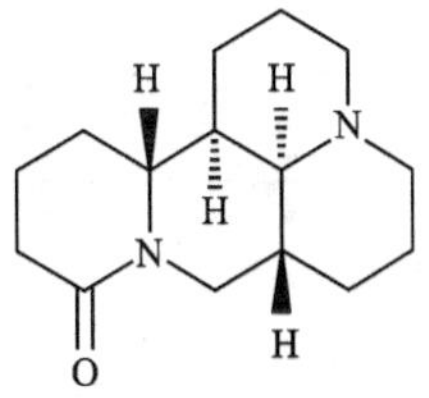

图 10-6　槐定碱的结构

①色谱条件：采用岛津 LC-20A HPLC 系统，色谱柱为 YMC ODS 柱(4.6 mm×150 mm，5 μm，日本 YMC 公司)，流动相为甲醇-乙醇-0.1 mol/L 醋酸铵缓冲液-三乙胺(10：0.5：89.5：0.03，*v/v*)。流动相的 pH 值以冰醋酸调节至 6.8。流动相临用前以 0.45 μm 滤膜过滤。流速为 0.8 mL · min^{-1}，检测波长为 210 nm，柱温为室温，进样体积 20 μL。

②样品处理：0.1 mL 的血浆样品加入 0.2 mL 的乙腈和内标(10 μg/mL)，涡旋混匀 30 s，放置 10 min，然后以 10800 rpm 离心 5 min 以分离蛋白沉淀。上清液转移到含有 40~50 mg 的氯化钠和 10~20 mg 的碳酸钠的离心管中。涡旋混匀放置 10 min，然后以 10800 rpm 再离心 5 min，取上清液 20 μL 直接进样分析。回收率和精密度研究的样品处理过程与此相同。

③标准曲线：通过将 SRI 与内标的峰面积比对 SRI 的浓度作图，建立了 SRI 浓度范围为 0.5~70 mg · L^{-1} 的标准曲线。为了避免过度的偏差，标曲按两部分浓度范围即 0.5~5 mg · L^{-1} 和 5~70 mg · L^{-1} 建立。最小二乘法分析用于确定标曲的斜率、截距和相关系数。结果获得的标曲为：$Y=13.1X+0.158$ (0.5~5 mg · L^{-1}) 和 $Y=10.2X+1.953$ (5~70 mg · L^{-1})，Y 为 SRI 与内标的峰面积比，X 为 SRI 的浓度，相关系数 $r^2=0.9995$。

④专属性：方法的专属性通过考察空白血浆中的内源性成分是否干扰 SRI 的分离测定来评价。在上述色谱条件下，血浆中的内源性成分不干扰 SRI 和内标(IS)的分离，代表性的色谱图见图 10-7。SRI 和内标的保留时间分别约为 5.6 min 和 7.9 min。通过对流动相的组成、流动相的 pH、流速和加入修饰剂等条件的优化，使 SRI、内标、血浆中的内源性杂质之间得到很好的分离。最初采用甲醇-水(13：87)作为流动相，结果不太理想。为了改善峰形以及 SRI 和 IS 的分离，加入了 0.5%的乙醇。为了获得良好的基线稳定性，水相以 0.1 mol. L^{-1} 醋酸铵缓冲液代替。为了改善峰形拖尾，加入了修饰剂三乙胺，其最佳比例为 0.03%，流动相的流速为 0.8 mL · min^{-1}。本法的样品处理过程简单，即碱化提取(加入碳酸钠作为碱化剂)。

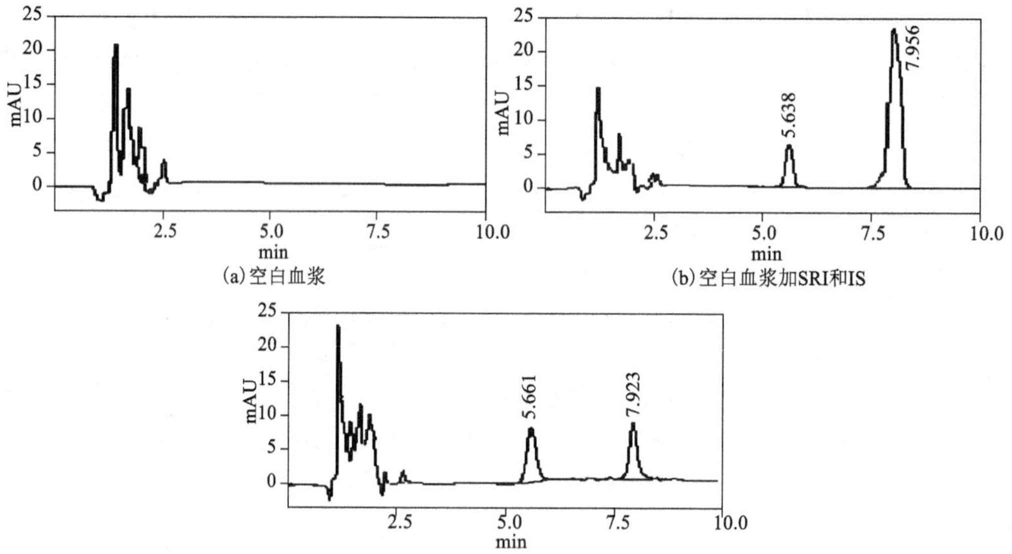

(a)空白血浆　(b)空白血浆加SRI和IS

(c)大鼠灌胃给予SRI水溶液后的血浆样品

SRI 和 IS 的保留时间分别为 5.6 min 和 7.9 min。

图 10-7　代表性色谱图

⑤精密度和最低定量限(LOQ)：空白血浆加入 SRI 标准品配制成浓度为 0.5 mg · L^{-1}，1.0 mg · L^{-1}，5.0 mg · L^{-1}，10.0 mg · L^{-1}，20.0 mg · L^{-1}，35.0 mg · L^{-1} 和 70.0 mg · L^{-1} 的模拟生物样品(每个浓度 6 份)，按上述方法处理并进行测定，计算相对标准差(RSD)即精密度。结果表明各浓度日内精密度(RSD)<7%，日间精密度(RSD)<10%。

LOQ 的测定：将测定标曲时的 SRI 浓度为 1.0 mg · L^{-1} 的模拟生物样品用空白血浆稀释能浓度为 0.1 mg · L^{-1}，0.15 mg · L^{-1}，0.2 mg · L^{-1}，0.3 mg · L^{-1}，0.4 mg · L^{-1} 的样品，测定 LOQ。结果表明 LOQ 为 0.15 mg · L^{-1}。

⑥回收率：将 SRI 标准品加入乙腈或空白血浆中，分别配制 5 个浓度(1.0 mg · L^{-1}，5.0 mg · L^{-1}，10.0 mg · L^{-1}，35.0 mg · L^{-1}和 70.0 mg · L^{-1})的乙腈和血浆样品。血浆样品按上述方法处理，乙腈样品直接测定。回收率=[(血浆样品的 SRI 与 IS 的峰面积比)/(乙腈样品中的 SRI 与 IS 的峰面积比)]×100%。结果表明这 5 个浓度的回收率在 87.61±

1.58%与 95.00±2.95%之间。

2. 液相色谱-质谱联用技术

(1)概述：很多生物碱类成分如小檗碱、黄连碱、药根碱等在肠道吸收很少，体内浓度很低，常规高效液相色谱法难以满足其测定要求，而 LC-MS 由于具有高灵敏度，能满足生物碱类成分的体内测定要求。

生物碱类成分的 LC-MS 分析方法的建立从三方面着手。①对于生物碱类成分的生物样品的处理，其一般样品处理的注意事项见前面高效液相色谱法建立中的样品处理。在生物碱类成分的 LC-MS 法的建立中，由于一般沉淀去蛋白法有较多的缺点，如不容易将生物样品基质中引起基质效应的成分去除掉，因此蛋白沉淀法较为少用。在 LC-MS 法的样品处理中，液液萃取和固相萃取更为常用。有关液液萃取和固相萃取的具体方法见本书前面的有关章节。②在生物碱类成分的 LC-MS 方法建立的液相色谱条件的选择环节，和前述高效液相色谱法的类似，注意生物碱类成分由于具有一定的碱性，因此要注意调整流动相的 pH 值。总体来讲，由于 LC-MS 法中检测的是分子量，因此，LC-MS 的色谱条件的选择比单纯的高效液相法中的色谱条件的选择要简单、容易，但要注意流动相中避免使用难挥发的无机酸和无机盐类。在生物碱类成分的 LC-MS 测定的色谱条件中，与生物碱类成分的高效液相色谱分析条件有些差别，如一般不加入离子对试剂。③生物碱类成分 LC-MS 分析的质谱条件的选择，包括离子源、分析模式、气体流速、锥体电压、离子源温度等等。由于生物碱类成分具有一定的碱性，极性较高，常选用 ESI 离子源。当然，针对不同的生物碱类化合物，根据具体情况选用合适的离子源。生物碱类成分由于有一定的碱性，更容易带上正电荷。因此，在生物碱类成分的 LC-MS 分析中常用正离子模式。其余质谱分析参数如气体流速、锥体电压、离子源温度等根据待测物的不同在实验中进行优化。

(2)应用实例

【应用实例：LC-MS 及固相萃取法测定犬血浆中巴马汀的含量】

巴马汀(Palmatine)是一种季铵型异喹啉生物碱(结构见图 10-8)，存在于黄连、黄藤、黄柏等中。研究表明巴马汀具有杀灭细菌、真菌和病毒的作用，还有血管舒张、镇静、抗肿瘤和肝保护作用，广泛用于治疗各种炎性疾病如细菌性痢疾、肠炎、呼吸道感染和尿道感染等。由于巴马汀在体内浓度较低，Huang 等以药根碱为内标，采用固相萃取对样品进行处理，建立了 LC-MS-MS 测定犬血浆中巴马汀浓度的方法。

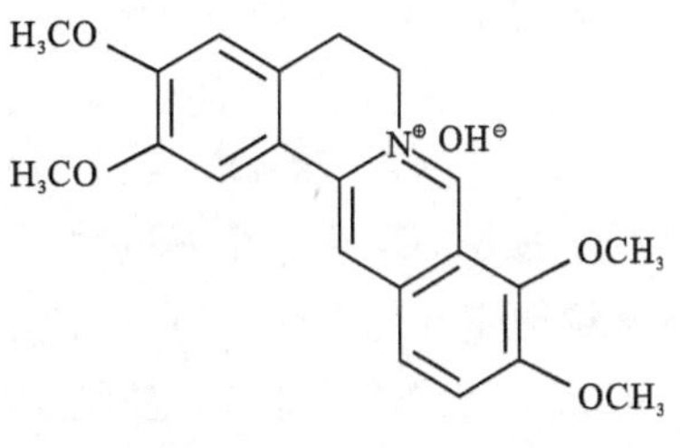

图 10-8　巴马汀的结构

①LC-MS-MS 条件：色谱分离采用 Waters XTerra MS C_{18} 反相柱(5 μm，50 mm×2.1 mm)，并加 XTerra C_{18} 保护柱(5 μm，10 mm×2.1 mm)。柱温 30℃。流动相组成为：A 为 0.1%醋酸(三乙胺调 pH 值至 2.8)，B 为乙腈。采用梯度洗脱，洗脱程序为(B%)：0~1.0 min，20%~65%；1~2.5 min，65%；2.5~2.6 min，65%~90%；2.6~4.0 min，90%。自动进样器温度为 4℃。

质谱条件：ESI 选择正离子模式，氮气为雾化气和干燥气，CID 选择氩气为碰撞气，源块温度 100℃，脱溶剂温度 450℃，去溶剂气流 800 L · h^{-1}，锥孔气 60 L · h^{-1}，碰撞气 0.22 L · h^{-1}，毛细管电压 3.20 kV，锥孔电压 50 V，提取锥孔电压 1.0 V，透镜电压 0.8 V，放大器电压 650 V。巴马汀和内标药根碱的碰撞能分别为 25 和 30eV。定量采用多反应监测(MRM)模式，巴马汀和内标药根碱的母离子→产物离子跃迁(*m/z*)分别为 352→336 和 338→322(见图 10-9)，采样时间为 200 ms。选择正离子扫描模式，巴马汀和内标都能获得最大丰度的母离子，且母离子的 *m/z* 等于其分子量。巴马汀的产物离子丰度较大的有 *m/z* 为 337 和 336 的两种，之所以选择 *m/z* 为 336 的产物离子作为定量标准，是因为 *m/z* 为 337 的产物离子不稳定。同样理由，内标药根碱的产物离子选择 *m/z* 为 322。

②标曲样品和质控(QC)样品的制备：分别将巴马汀和内标药根碱溶于甲醇-水(50∶50，*v/v*)制备浓度约为 1 g · L^{-1} 的储备液。分别将巴马汀和内标药根碱的储备液用水稀释分别制备巴马汀和药根碱的标准工作液。内标(IS)药根碱工作液的浓度为 100 μg · L^{-1}。所有的储备液和工作液均保存于 4℃，临用前恢复至室温。标曲样品和 QC 样品通过将 10 μL 标准工作液加入 100 μL 空白血浆中制备而成。

③样品处理：100 μL 血浆样品加入 50 μL 内标工作液和 0.5 mL 磷酸盐缓冲液(0.05 M，pH 7.2)，涡旋混匀 30s，混合物转移到 Oasis HLB 固相小柱，固相小柱分别先用 1 mL 乙腈、1 mL 水和 1 mL 磷酸盐缓冲液(0.05 M，pH 7.2)进行预处理。上样后，小柱分别用 1 mL 水和 1 mL30%甲醇洗涤，并用空气对小柱进行净化直至洗涤溶液挥发干净。而后，用 0.8 mL 乙腈-浓盐酸混合溶剂(99.5∶0.5，*v/v*))将小柱上的巴马汀和内标洗脱下来。洗脱液在 40℃氮气吹干，残渣用 100 μL 乙腈-0.1%醋酸混合溶剂(8∶2，*v/v*)复溶，取 10 μL 注入 LC-MS-MS 仪分析。

④标准曲线：在 0.1~500 μg · L^{-1} 范围内配制 9 个浓度点的标曲样品，按上述方法进行样品处理和测定，以巴马汀与内标药根碱的峰面积比对巴马汀的浓度作图建立标曲。以权重($1/x^2$)最小二乘法回归分析获取标曲方程，如果相关系数低于 0.990，则重复以权重回归分析以获得满意的标曲方程。结果得到标准曲线方程为 $Y=0.0059\ (\pm 0.0011)\ X+0.0013\ (\pm 0.0006)$，$r$ 为 0.9904~0.9984。其中 Y 为峰面积比，X 为巴马汀的浓度。未知浓度的样品的巴马汀浓度由标曲计算得到。

⑤专属性：采用 MRM 模式对于测定犬血浆中的巴马汀能获得较好的选择性，其他成分不干扰测定。代表性的 MRM 色谱图见图 10-10。巴马汀和内标的保留时间约为 3.7 min 和 2.4 min。巴马汀和内标之间也没有串扰。

⑥准确度和精密度：通过分析 QC 样品(0.1 μg · L^{-1}，0.5 μg · L^{-1}，10 μg · L^{-1}，500 μg · L^{-1}，每个浓度 5 份)进行准确度和精密度评价。日内精密度通过在一天内测定 4 个浓度的 QC 样品进行评价，日间精密度通过在连续 5 天测定 4 个浓度的 QC 样品进行评价。这些参数用来评价建立的方法的性能以及方法的定量下限(LLOQ)。定量上限(ULOQ)为标曲的定量范围的最高浓度。准确度以相对回收率(R)表示，精密度以相对标准差(RSD)表示。$R=100\times$(测定浓度/配制浓度)。结果表明巴马汀的日内精密度(RSD)在 2.7%~9.5%之间，日间精密度(RSD)在 6.2%~9.9%之间。日内相对回收率(R)在 87.3%~100.9%之间，日间相对回收率在 87.1%~89.1%之间。LLOQ 为 0.1 μg · L^{-1}，ULOQ 为 500 μg · L^{-1}。

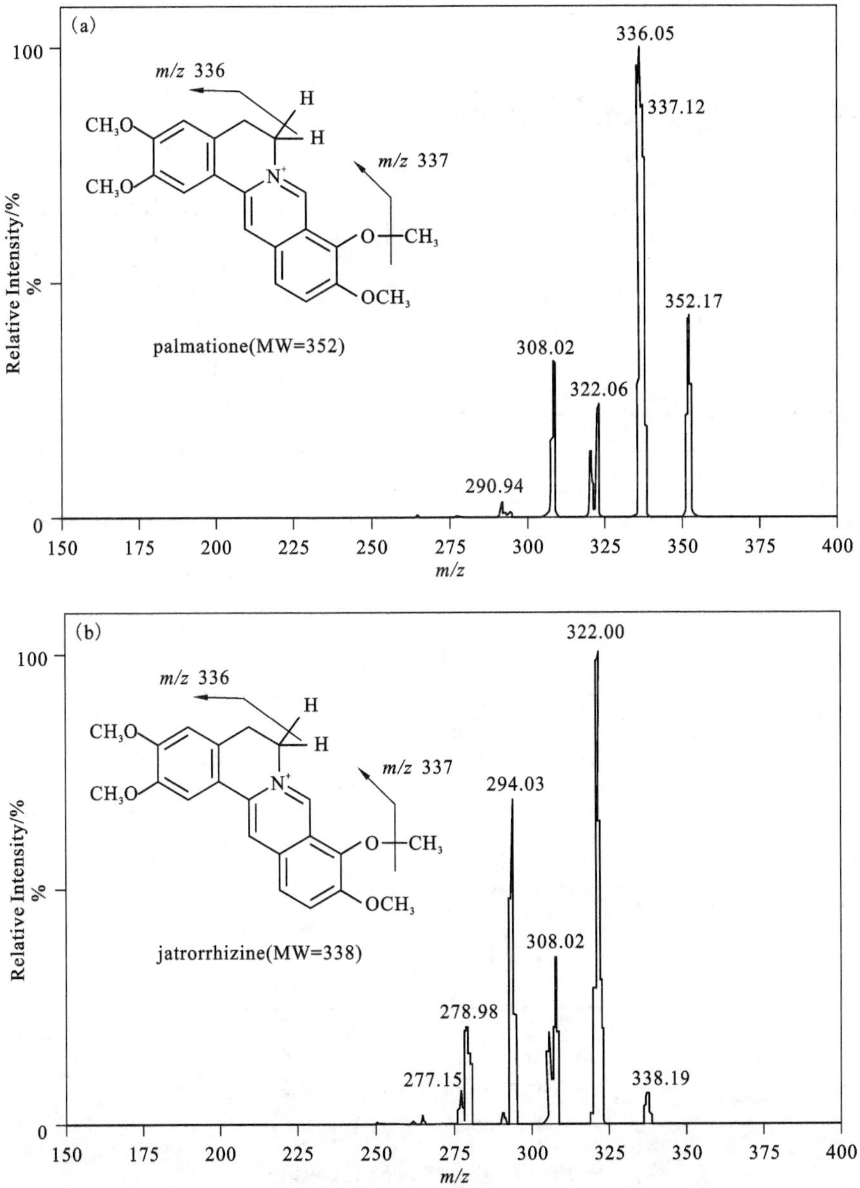

图 10-9　巴马汀和内标药根碱的结构和产物离子的质谱

⑦提取回收率和基质效应：提取回收率和基质效应的测定通过测定下面 3 批样品进行评价：第一批为巴马汀和内标的标准溶液。第二批为血浆提取溶液加巴马汀和内标配制的样品。第三批为血浆加巴马汀和内标配制的 QC 样品，然后按前述样品处理方法进行处理。每批样品含 4 个浓度(0.1 $\mu g \cdot L^{-1}$，0.5 $\mu g \cdot L^{-1}$，10 $\mu g \cdot L^{-1}$，500 $\mu g \cdot L^{-1}$)。通过比较第 1~3 批样品中分析物的峰面积，计算提取回收率和基质效应。巴马汀和内标的提取回收率计算：提取回收率(%)＝100×(第 3 批样品中分析物峰面积/第 2 批样品中分析物峰面积)；巴马汀的基质效应计算：基质效应(%)＝100×(第 2 样品巴马汀的峰面积/第一样

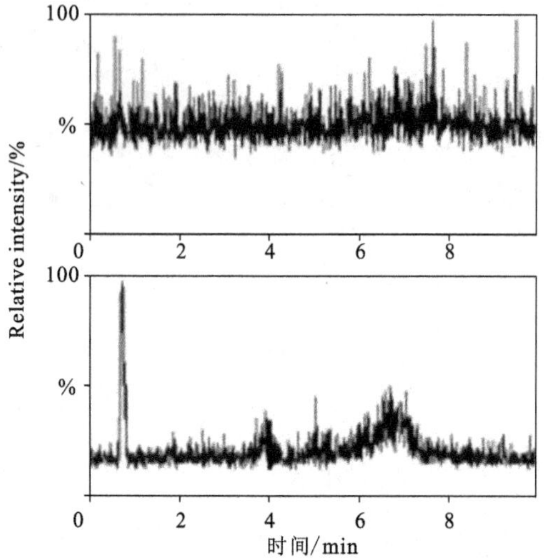

(a) 空白犬血浆样品

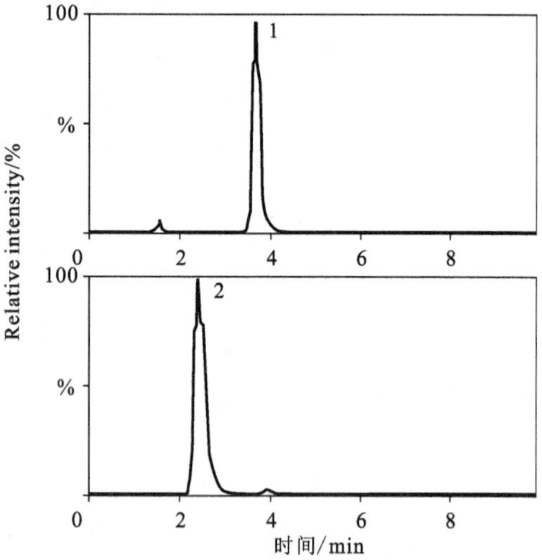

(b)空白血浆加巴马汀和内标标准品

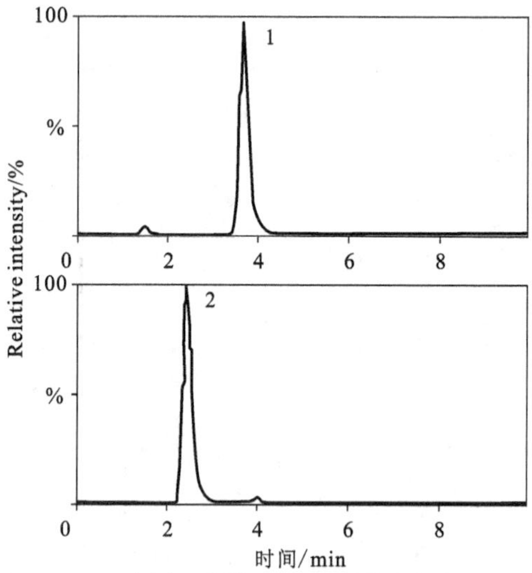

(c)犬口服给予巴马汀后的血浆样品

峰 1—巴马汀，峰 2—内标。

图 10-10　代表性的 MRM 色谱图

品中巴马汀的峰面积)。结果表明，巴马汀 4 个浓度(0.1 μg · L^{-1}，0.5 μg · L^{-1}，10 μg · L^{-1}，500 μg · L^{-1})的 QC 样品的提取回收率分别为 96.2%、95.9%、103.3%、101.5%。平均提取回收率为 99.2%。内标药根碱的平均提取回收率为 96.8%。所有回收率的 RSD 均小于 9.6%。巴马汀 4 个浓度(0.1 ng/mL，0.5 ng/mL，10 ng/mL，500 ng/mL)的 QC 样品的基质效应分别是 103.1%、94.4%、101.8%和 99.0%，表明血浆提取物中没有或没有可检测到的影响巴马汀离子化的成分。

⑧稳定性：通过测定 0 h 和 24 h 样品浓度变化，对复溶样品在自动进样瓶(4℃)中的稳定性进行了评价。巴马汀血浆样品短期稳定性则通过测定 QC 样品室温放置 2 h 浓度的变化

进行评价。通过分析巴马汀 4 个浓度(0.1 μg · L^{-1}, 0.5 μg · L^{-1}, 10 μg · L^{-1}, 500 μg · L^{-1})的 QC 样品在第 1 天和第 15 天的浓度变化对巴马汀血浆样品的冻融循环稳定性(-20℃)进行评价。结果表明，复溶样品在自动进样瓶(4℃)中至少 24 h 内稳定。巴马汀血浆样品室温放置 2 h 和经过 3 个冻融循环及-20℃储存 15 天是稳定的。

10.2.3 环烯醚萜类成分的体内药物分析

10.2.3.1 环烯醚萜类化合物的结构与性质

环烯醚萜(iridoids)为蚁臭二醛(iridoidial)的缩醛衍生物。从化学结构看，环烯醚萜是含有环戊烷结构单元、其性质具有一定特点的环状单萜衍生物。该类化合物具有环戊烷环烯醚萜(iridoid)和环戊烷开裂的裂环环烯醚萜(secoiridoid)两种基本骨架(图 10-11)。

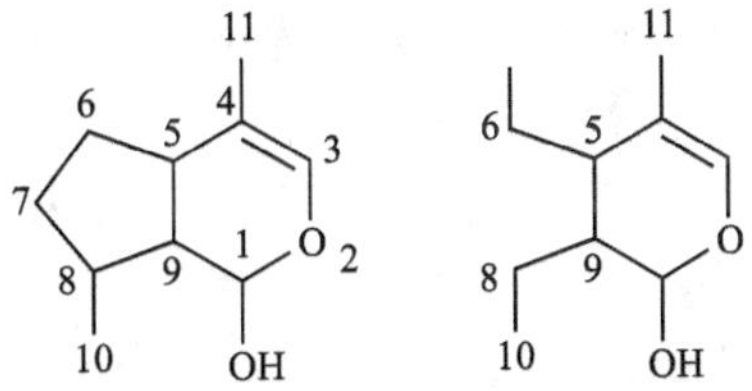

(a)环戊烷环烯醚萜 (b)裂环环烯醚萜

图 10-11 环烯醚萜类基本骨架

一般情况下，C_4 和 C_8 有甲基取代，C_3 和 C_4 间有双键，C_1 上多为羟基或甲氧基取代。1 位羟基比较活泼，易与糖形成苷。环烯醚萜类化合物多以苷类形式存在，多为 β-D-葡萄糖苷，且多为单糖苷，如栀子苷、京尼平苷、梓醇、桃叶珊瑚苷等。自然界只有少量环烯醚萜类成分以苷元形式存在，如从列当科植物草苁蓉 Boschniakia rossica (Cham. & Schltdl.) B. Fedtsch 中分离出的(4R)-4-羟甲基肉苁蓉内酯就是一种以苷元形式存在的环烯醚萜类化合物。C_{11} 有的氧化成羧酸，并可形成酯。

环烯醚萜类苷和裂环环烯醚萜苷大多数为白色(或无色)结晶体或粉末，多具有旋光性，味苦，具吸湿性。易溶于水和甲醇，可溶于乙醇、丙酮和正丁醇，难溶于乙醚、氯仿、苯等非极性有机溶剂。环烯醚萜苷易于水解，生成的苷元为半缩醛结构，其化学性质活泼，一般难以得到结晶苷元，苷元也能进一步分解和聚合。如地黄炮制变黑就是这个原因。苷元遇酸、碱、羰基化合物和氨基酸都能变色，利用这个性质可以将其衍生化，以利于测定。

10.2.3.2 环烯醚萜类成分的体内分析方法的建立

要研究环烯醚萜类成分在机体中的体内过程(即药代动力学行为)，首先要建立环烯醚萜类成分的体内分析方法。常用于环烯醚萜类成分的体内分析方法主要有高效液相色谱法、高效液相色谱-质谱联用技术(LC-MS 法)等。建立环烯醚萜类成分的体内分析方法，根据研究对象(即要测定的成分)在生物样品中的浓度以及实验室的条件，结合要测定的环烯醚萜类化合物的结构特点，具体问题具体分析，选择合适的体内样品测定方法。

1. 高效液相色谱法

（1）概述：环烯醚萜类成分采用高效液相色谱法进行体内分析时常用反相高效液相法。采用高效液相色谱法进行环烯醚萜类成分的体内分析时，对生物样品的处理有蛋白沉淀法、液液萃取法、固液萃取法等。选用什么样的生物样品处理方法要根据生物样品里面的环烯醚萜成分的化学性质及其浓度的高低，具体问题具体分析。如果生物样品中环烯醚萜类成分浓度比较高，可以采用蛋白沉淀法进行样品处理；如果其浓度较低，则可以采用固相萃取法。由于环烯醚萜类药物多为苷类形式，易溶于水，所以液液萃取的样品处理方式较为少用。此外，环烯醚萜类成分由于分子中缺乏共轭系统，紫外吸收波长短，有时会干扰生物样品的测定，这种情况可以考虑采用衍生化法处理样品，将其中的环烯醚萜类成分衍生化之后进行测定。当然，也可以选用别的检测器，如蒸发光散射检测器（ELSD）。

（2）应用实例

【应用实例：高效液相法测定大鼠血浆中栀子苷的浓度】

栀子苷（geniposide）是一种从栀子等中药中提取分离得到的环烯醚萜类成分，其结构见图 10-12。栀子苷具有利胆、保肝等作用。Ye 等以芍药苷作为内标，建立了测定大鼠血浆中栀子苷含量的高效液相色谱法。

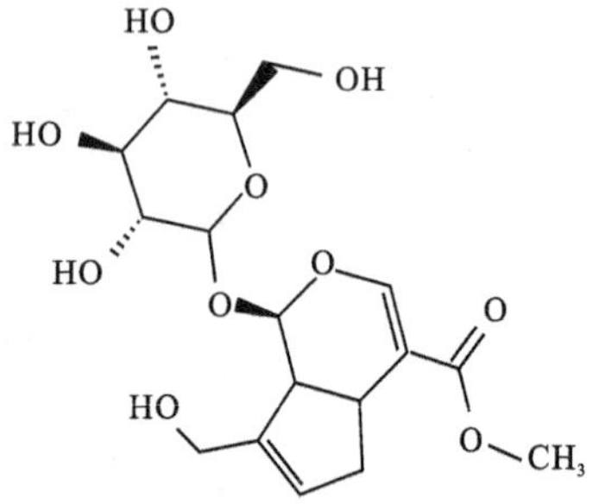

图 10-12　栀子苷的结构

①色谱条件：采用 Waters 色谱系统，色谱柱为 Diamonsil C18 反相柱（5 μm，200 mm ×4.6 mm），外加一 RP18（5 μm）保护柱。流动相为水-乙腈（84∶16，*v/v*），使用前经 0.45 μm 微孔滤膜过滤和超声脱气。流速为 1.0 mL · min^{-1}。

②样品处理：采用 3 mL 容量的 C_{18} 固相小柱（Phenomenex）对样品血浆进行处理。固相小柱预先用 3 mL 甲醇洗脱 2 次和 3 mL 三蒸水洗脱 2 次，进行活化。将 1 mL 含内标的样品血浆上样，然后用 3 mL 三蒸水冲洗 2 次。然后用 4 mL 60% 甲醇在低真空下将栀子苷和内标洗脱下来。洗脱液 40℃ 真空干燥，残渣用 1 mL 流动相溶解，20 μL 进样分析。

③标准曲线：将栀子苷和内标芍药苷分别溶于三蒸水制备储备液。将栀子苷储备液稀释成浓度为 1 mg · L^{-1}、4 mg · L^{-1}、8 mg · L^{-1}、12 mg · L^{-1}、20 mg · L^{-1}、40 mg · L^{-1}、80 mg · L^{-1}、160 mg · L^{-1} 的标准溶液，芍药苷的标准溶液浓度为 30 μg/mL。将 100 μL 的栀子苷和内标标准溶液加入一定量的空白血浆配制成一系列标曲样品，样品中内标芍药苷浓度为 3 mg · L^{-1}，栀子苷浓度为 0.1 mg · L^{-1}、0.4 mg · L^{-1}、0.8 mg · L^{-1}、1.2 mg · L^{-1}、2.0 mg · L^{-1}、4.0 mg · L^{-1}、8.0 mg · L^{-1}、16.0 mg · L^{-1}。然后将血浆样品按上述方法处理。最低定量限（LOQ）是指标准曲线中精密度（RSD）小于 10% 的最低浓度。结果表明，标准曲线为 $Y=0.6317X-0.0550$（$r=0.9993$），LOQ 为 0.1 mg · L^{-1}，最低检测限为（LOD 为 0.01 μg/mL（S/N = 3）。

④专属性：在上述色谱条件下，栀子苷和内标芍药苷能很好地分离，血浆中的其他内源性成分不干扰栀子苷的测定。代表性的色谱图见图 10-13。栀子苷和内标的保留时间约为 7.1 min 和 11.9 min。

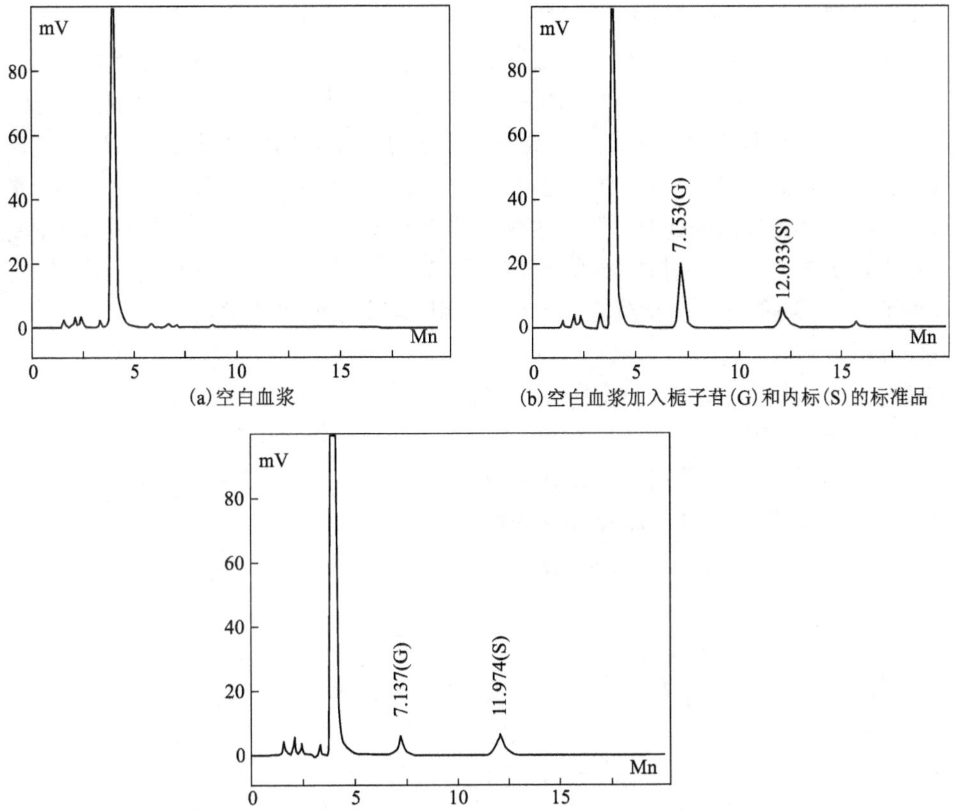

(a)空白血浆　(b)空白血浆加入栀子苷(G)和内标(S)的标准品　(c)给药后血浆样品

图 10-13　代表性的色谱图

⑤准确度和精密度：取空白血浆加入栀子苷标和内标标准品溶液配制 QC 样品，其浓度为 0.1 mg·L^{-1}、0.8 mg·L^{-1}、2.0 mg·L^{-1}、8.0 mg·L^{-1}、16.0 mg·L^{-1}(内标浓度为 3 mg·L^{-1})，每个浓度 5 份。按上述样品处理方法处理，一天内测定，计算日内精密度(RSD)；连续 5 天测定，计算日间精密度(RSD)。结果表明，日内精密度和日间精密度(RSD)均小于 10%。根据 QC 样品的测得浓度和配制浓度，计算准确度。结果表明，栀子苷的准确度在 98.3%和 100.3%之间。

⑥回收率：实验测定了浓度为 0.4 mg·L^{-1}、2.0 mg·L^{-1}、8.0 mg·L^{-1} 的 QC 样品的回收率。空白血浆加入栀子苷和内标的标准品溶液配置含栀子苷浓度为 0.4 mg·L^{-1} 和内标 3 mg·L^{-1} 的 QC 样品(5 份)(第一组)。样品按上述方法处理。第二组 QC 样品为空白血浆加入内标(3 mg·L^{-1})(5 份)，按上述方法用固相小柱处理后，栀子苷加入洗脱液中配制成 0.4 mg·L^{-1}。回收率的计算：R=(第一组中的峰面积比/第二组中的峰面积比)×100%。其余两个浓度的回收率的测定方法相同。结果表明，平均回收率为 92.8%。

2. 液相色谱-质谱联用技术

(1)概述：很多环烯醚萜类成分如梓醇、地黄苷 D 等体内浓度很低，常规高效液相色谱法难以满足其测定要求，而 LC-MS 由于具有高灵敏度，能满足环烯醚萜类成分体内分析的要求。

环烯醚萜类成分的LC-MS分析方法的建立需从三方面着手。①对于环烯醚萜类成分的生物样品的处理，其一般样品处理的注意事项见前面高效液相色谱法建立中的样品处理。由于环烯醚萜类成分易溶于水，所以当采用LC-MS进行体内样品分析时，样品处理不能采用液液萃取。同时考虑到基质效应的影响，蛋白沉淀法也较少采用，可以考虑采用固相萃取法(SPE)。②环烯醚萜类的LC-MS方法建立的液相色谱条件的选择环节参照前面环烯醚萜类化合物的高效液相色谱法的建立，但要注意流动相中避免使用难挥发的无机酸和无机盐类。③环烯醚萜类成分LC-MS分析的质谱条件的选择，包括离子源、分析模式、气体流速、锥体电压、离子源温度等等。根据待测物质的具体情况，对各参数进行优化。

(2)应用实例

【应用实例：液相色谱-电喷离子化质谱法测定大鼠血浆中梓醇的含量】

梓醇是从地黄中提取得到的一种环烯醚萜类成分，其结构见图10-14。梓醇具有降低血糖、利尿、抗肿瘤、解痉和抗炎作用。由于梓醇的紫外吸收波长短，采用HPLC-UV进行梓醇的体内分析的灵敏度低。因此，Lu等采用桃叶珊瑚苷做内标，建立了测定大鼠血浆中梓醇含量的LC-MS方法。

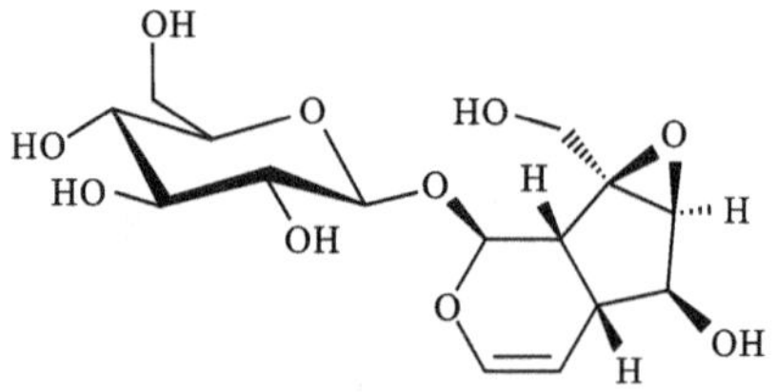

图10-14 梓醇的结构

①LC-MS条件：色谱柱为Diamonsil C18柱(150 mm × 4.6 mm内径，5 μm，迪马科技)。流动相为甲醇和10 mM甲酸铵(30：70，*v/v*)组成，流速0.4 mL·min^{-1}，柱温25℃。质谱条件：正离子模式，离子源使用的喷雾电压为4500 V，保护气体和辅助气体为氮气(40 psi，5 L·min^{-1})，毛细管温度为320℃。碰撞气体(氩气)压强为0.8 m Torr。采用选择性反应监测(SRM)模式，梓醇的加铵母离子到子离子的跃迁为(*m/z*)380.1→183.0，碰撞能为15eV；内标桃叶珊瑚苷的加铵母离子到子离子的跃迁为(*m/z*)364.3→167.0，碰撞能为15eV(见图10-15)。总分析时间为6.5 min。

②标准样品和质控样品的制备：将梓醇和内标分别溶于甲醇配制浓度为1.0 g·L^{-1}的贮备液。用甲醇连续稀释梓醇贮备液以得到标准工作液，浓度分别为10 μg·L^{-1}、20 μg·L^{-1}、100 μg·L^{-1}、500 μg·L^{-1}、2000 μg·L^{-1}、10000 μg·L^{-1}和20000 μg·L^{-1}。同样通过使用甲醇稀释内标贮备液至浓度为2000 μg·L^{-1}以制备内标标准工作液。所有溶液置于4℃保存并在使用前放置至室温。标准样品的制备：用平缓稳定的氮气流于40℃将50 μL工作液蒸干，然后加入50 μL大鼠空白血浆，涡旋混匀30 s。血浆中梓醇浓度范围为10~20000 μg·L^{-1}。质控样品(QC样品)的制备：用同样的方法制备低、中、高三个水平制备质控样品(浓度为20 μg·L^{-1}、500 μg·L^{-1}、16000 μg·L^{-1})。所有标准样品和QC样品均按照样品处理方法进行处理。标准样品和质控样品均用于方法验证。

③样品处理：采用蛋白质沉淀处理大鼠血浆样品。50 μL血浆样品于聚丙烯试管中加入50 μL甲醇和100 μL内标工作液(2000 μg·L^{-1})。随后，将试管涡旋混合30 s以沉淀血浆蛋白。然后于6000×*g*离心5 min。取150 μL上清有机层转移至聚丙烯试管中并用150 μL水稀释，涡旋混匀。然后将5 μL等分的上清液注入液相色谱/质谱/质谱联用系统

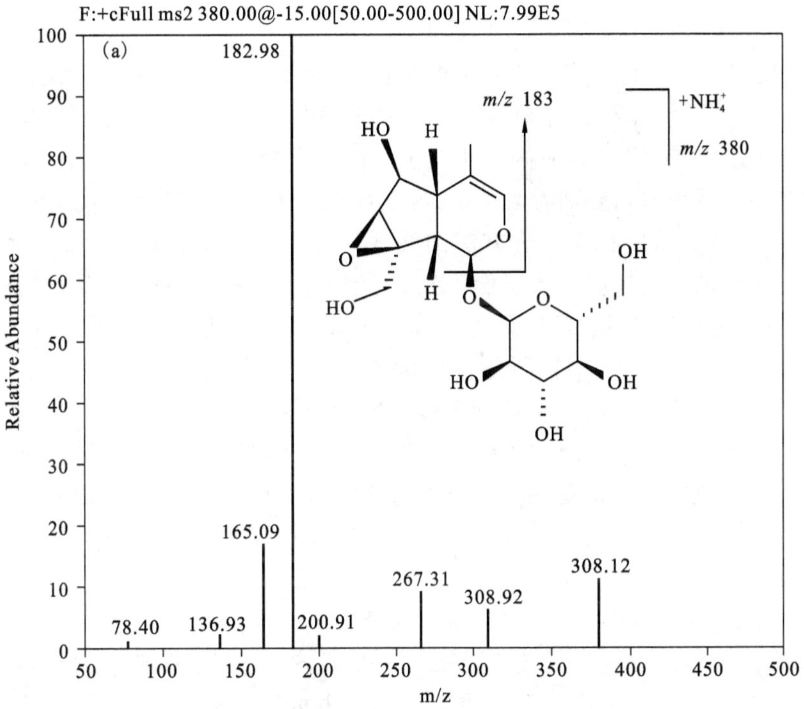

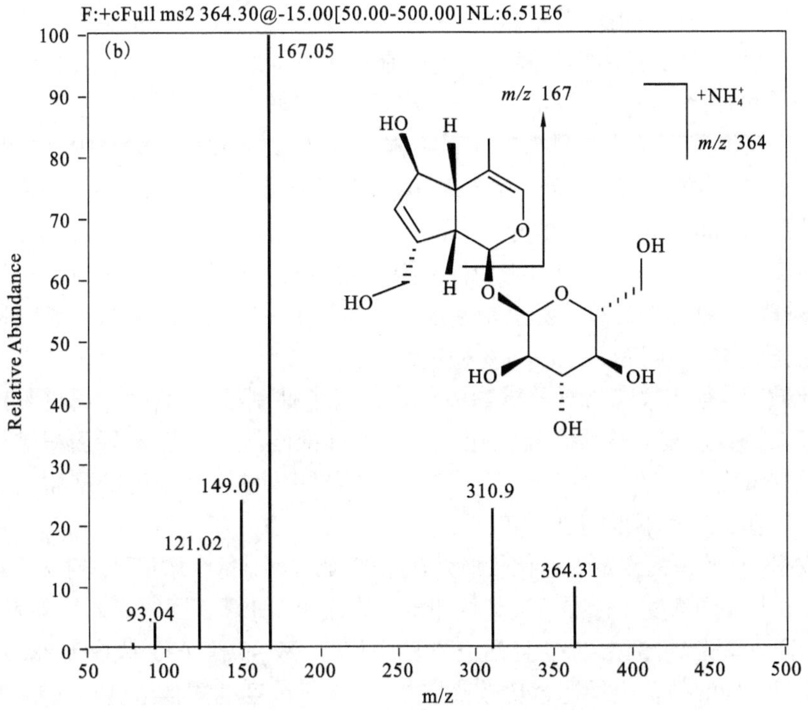

图 10-15　梓醇(A)和内标(B)加铵母离子[M+NH4]⁺的子离子质谱

中分析。将超过检测上限的样品(20000 μg · L^{-1})用空白血浆稀释5倍。取50 μL稀释后血浆样品采用同样的样品方法处理，然后重新分析。

④选择性：为研究内源性组分是否干扰测定，分析了6份不同的空白大鼠血浆样品以确定内源性成分是否干扰梓醇和内标的分析。梓醇和内标的色谱峰以它们的保留时间和SRM响应为基础确定。结果表明，血浆内源性成分不干扰梓醇和内标桃叶珊瑚苷的测定，基线稳定。梓醇和内标的保留时间分别为4.4 min和5.0 min。代表性的图谱见图10-16。

⑤线性和最低定量限：为评价方法的线性，以空白大鼠血浆配制线性范围为10至20000 ng/mL的标准曲线样品一式三份，连续三天分析。通过以峰面积比(梓醇比内标)对梓醇浓度作图建立标准曲线。使用最小二乘法得到标曲图。通过加权因子为$1/X^2$的线性回归分析评估线性。根据标曲计算得到的标曲样品浓度与配制浓度的偏差小于15%(定量限的浓度点则为20%)，用相关系数和偏差(RSD)反应标曲在线性范围内的性能。结果表明，标准曲线为$Y=3.535\times10^{-4}X+9.841\times10^{-4}$($r^2=0.9904$)，各浓度点的偏差(RSD)均小于15%。最低定量限(LLOQ)是精密度不超过20%和准确度不超过±20%的标准曲线的最低浓度点。结果表明本方法的最低定量限为10 μg · L^{-1}，在LLOQ时，其RSD小于10.2%，准确度的偏差在±1.9%内。

⑥精密度和准确度：将高、中、低3个浓度(20 μg · L^{-1}、500 μg · L^{-1}、16000 μg · L^{-1})的QC样品(每个浓度6份)连续3天进行测定，评价日内和日间精密度。精密度的计算采用单方向方差分析(ANOVA)，以相对标准差(RSD)表示。准确度的测定通过计算QC样品测定的百分偏差，表示为相对误差(RE)。可以接受的日内和日间精密度及准确度应该在±15%以内。结果表明，日内和日间精密度分别小于6.3%和14.6%。日内和日间准确度分别在±4.8%和±5.6%以内。

如果给药后血浆样品的含量超出定量上限(20000 μg · L^{-1})，那么须将样品以空白血浆稀释重新分析。因此要研究稀释后样品的精密度和准确度。方法：用空白血浆加入标准溶液配制浓度为80000 μg · L^{-1}的QC样品(6份)，将其用空白血浆稀释5次，照前述方法处理和测定，并将其结果与空白血浆加标准溶液直接配制的相同浓度的样品的测定结果进行比较，计算精密度和准确度，要求精密度和准确度在±15%以内。结果表明稀释样品的精密度均小于8.4%，准确度在±9.6%以内。

⑦基质效应：基质效应指对分析物离子化的离子抑制/增强作用，通过对比提取后的加标样品以及被直接蒸干然后在流动相中复溶的标准溶液的相应的峰面积进行评价。实验在三种质控浓度下进行，质控样品一式三份。结果表明，3个浓度的基质效应在-5.1%到13%之间，基质效应不很明显，符合要求。

⑧回收率：回收率的测定通过比较血浆样品(3个浓度，每个浓度3份)按上述方法处理测定的峰面积与相同浓度的标准溶液直接测定的峰面积，计算其回收率。结果表明，血浆样品中梓醇的回收率为76.5±5.2%，且几个浓度回收率一致。内标的回收率为78.9±7.3%。

⑨稳定性：梓醇的稳定性通过比较高、中、低3个浓度的测得浓度与配制浓度来评价。用平缓稳定的氮气流于40℃将50 μL工作液蒸干，然后加入50 μL大鼠空白血浆，涡旋混匀30 s，然后根据以下4种储存条件进行保存：(a)样品制备中梓醇的稳定性通过测定样品室温储存4 h后的浓度来评价；(b)对于冻融稳定性，过测定3个冻融循环((-20℃→

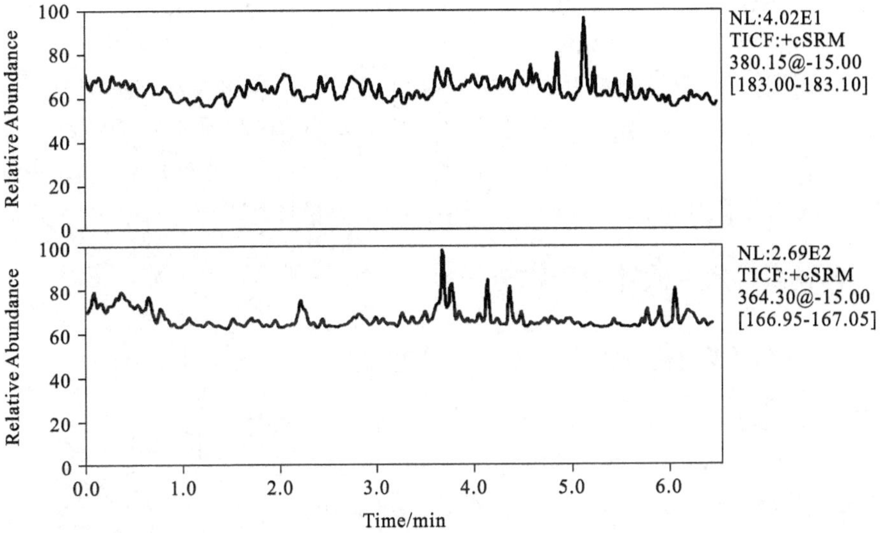

(a)空白血浆

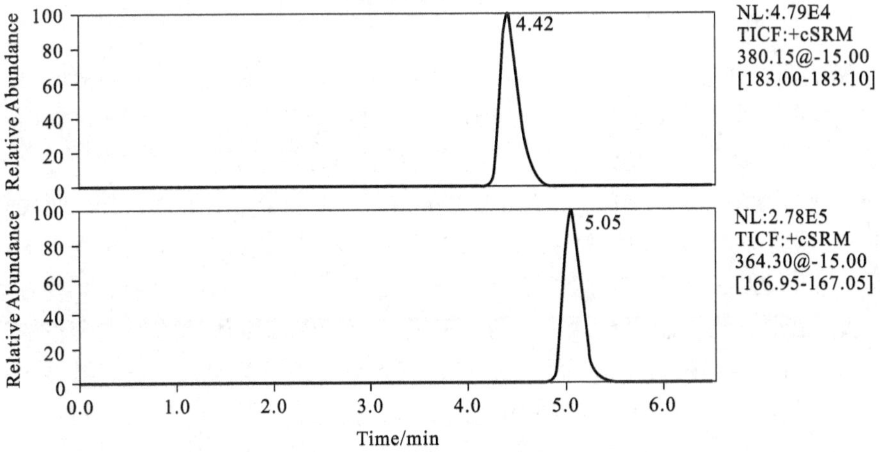

(b)空白血浆加梓醇和内标的标准品

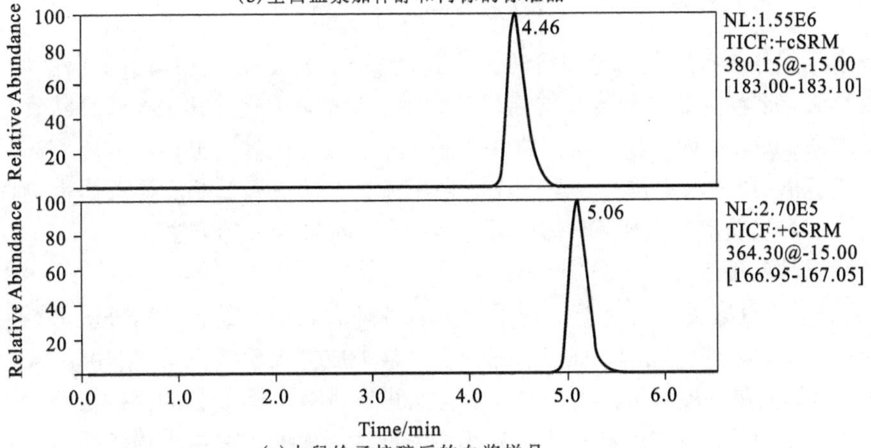

(c)大鼠给予梓醇后的血浆样品

图 10-16　梓醇和内标(IS)代表性的 SRM 色谱图

0℃)的样品浓度来评价；(c)评价样品处理后在自动进样器中的稳定性，将血浆样品处理后在自动进样器(4℃)中放置 12 h，然后进样测定；(d)长期稳定性通过测定-20℃保存 30 天的样品来评价。所有这些样品的分析与新鲜配制的标准曲线样品一起进行，如果梓醇的百分偏差在±15%以内，则认为梓醇稳定。结果表明，梓醇血浆样品经过 3 个冻融循环或-20℃保存 30 天或室温储存 4 h，梓醇都稳定。血浆样品处理后在自动进样器放置 12 h 后，梓醇稳定，因此可以在一个分析周期内分析大量样品。

10. 2. 4　香豆素类成分的体内药物分析

10. 2. 4. 1　香豆素类化合物的结构、种类与性质

香豆素(coumarins)又称香豆精，为顺式邻羟基桂皮酸的内酯，具特异香气，其典型结构式如图 10-17 所示。

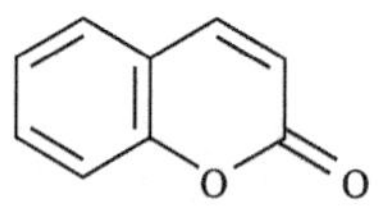

图 10-17　香豆素的结构

香豆素与糖结合形成的苷叫香豆素苷(coumarin glycosides)。香豆素以游离状态或其苷类的形式存在于生物体内。

香豆素类化合物按香豆素母核的取代基不同分为：羟基香豆素类，如七叶苷、东莨菪苷、瑞香内酯等；呋喃香豆素类，如补骨脂内酯、白芷素等；吡喃香豆素类，如白花前胡甲素、花椒内酯等；双香豆素类，如双七叶内酯；双氢异香豆素类，如岩白菜内酯等。

游离的香豆素多为无色结晶，味苦，具特异香气，小分子香豆素能升华，而大多数香豆素苷无香气，也不能升华。香豆素苷能溶于水、甲醇、乙醇与碱液，难溶于乙醚、苯等有机溶剂；苷元难溶于冷水，能溶于沸水，易溶于甲醇、乙醇、氯仿、乙醚及碱液。某些香豆素类化合物有荧光，在碱性溶液中更显著，荧光的有无与分子中的取代基的种类和位置有关，如 7-羟基香豆素有强烈的蓝色荧光，而 7，8-二羟基香豆素则没有荧光。香豆素类化合物分子中有苯环及共轭体系，因此有较强的紫外吸收，这有利于采用 HPLC-UV 法进行测定。

10. 2. 4. 2　香豆素类成分的体内分析方法

香豆素类成分具有广泛的药理活性，因此了解香豆素类成分在体内的药代动力学行为具有重要意义。要研究这些化合物的药代动力学，首先必须建立其生物样品特别是血中浓度的分析方法，即其体内分析方法。常用于香豆素类成分的体内分析的方法有高效液相色谱法和液相色谱-质谱联用技术。至于具体采用什么方法进行分析，要根据生物样品中待测药物的浓度和实验室的条件，具体问题具体分析，选择合适的方法。

1. 高效液相色谱法

(1)概述：香豆素类药物由于其分子中具有苯环和共轭系统，其紫外吸收较强，有利于采用 HPLC-UV 法进行分析。而且，部分香豆素类成分由于具有荧光，可以采用荧光检测，有利于提高其灵敏度。采用 HPLC-UV 方法进行香豆素类成分的体内分析时，其样品处理可以采用蛋白沉淀法、液液萃取法和固相萃取法。实验中根据生物样品中待测药物的具体情况，选择合适的样品处理方法。如果采用荧光检测，要注意细心操作，避免实验过程的荧光物质的污染，干扰测定。

(2)应用实例

【实例：高效液相色谱法测定大鼠血浆中七叶苷的含量】

七叶苷(aesculin，AN)是从中药秦皮中提取的一种香豆素类成分，其结构见图 10-18。研究表明，七叶苷具有抑制黄嘌呤氧化酶、抗氧化、抗肿瘤、抗菌、抗过敏、中枢抑制和解热作用。临床用于治疗细菌性痢疾、气管炎等疾病。Chen 等采用甲硝唑作为内标(IS)建立了测定大鼠血浆中七叶苷含量的高效液相色谱法。

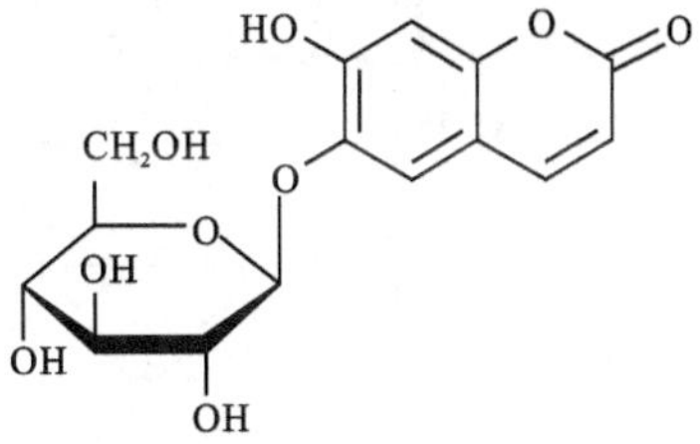

图 10-18　七叶苷的结构

①色谱条件：采用安捷伦 HP1100 色谱仪，色谱柱为 Diamonsil C_{18} 柱(250 mm × 4.6 mm i.d.，5 μm)(Dikma)，并外加一 ODS 保护柱(10 mm×4.0 mm i.d.，5 μm)。流动相为乙腈-0.1%三乙胺溶液(磷酸调 pH 值 3.0)，使用前用 0.22 μm 纤维膜过滤，流速 1.0 mL/min，进样体积为 20 μL，每次进样分析时间 15 min，柱温 30℃，检测波长 338nm。

②标曲样品和质控样品的制备：将七叶苷(AN)和内标(IS)甲硝唑的标准品精密称定，用甲醇溶解，制备 AN 和 IS 的储备液，其浓度分别为 61.24 μg/mL 和 50 mg · L^{-1}。储备液储存于4℃，临用前放至室温。将 AN 储备液用 5%甲醇稀释制备浓度为 0.57 mg · L^{-1} 至 30.62 mg · L^{-1} 的 AN 标准溶液。将 IS 的储备液用水稀释至浓度为 5.0 mg · L^{-1} 的内标溶液。取空白血浆，分别加入 AN 标准溶液，配制浓度为 57.4 μg · L^{-1}、95.7 μg · L^{-1}、191.4 μg · L^{-1}、382.8 μg · L^{-1}、765.5 μg · L^{-1}、1531.0 μg · L^{-1}、3062.0 μg · L^{-1} 的标曲样品。将 AN 标准溶液分别加入空白血浆中，配制浓度分别为 57.4 μg · L^{-1}、67.0 μg · L^{-1}、114.8 μg · L^{-1}、765.5 μg · L^{-1}、2449.6 μg · L^{-1} 的质控(QC)样品。QC 样品分装成 100 μL，密闭保存于-20℃。

③样品处理：将 100 μL 样品(标曲样品、QC 样品或实际样品)加入 100 μL 内标溶液，涡旋混匀 5 min，加入 480 μL 甲醇，涡旋 10 min。然后 12000 rpm 离心 20 min，取上清液置于玻璃试管中，40℃氮气吹干，残渣用 100 μL 流动相复溶，12000 rpm 离心 20 min，取 20 μL 进样分析。

④专属性：在上述色谱条件下，血浆中的内源性成分不干扰 AN 和内标的测定。AN 和 IS 的保留时间分别为 10.2 min 和 12.8 min。代表性色谱图见图 10-19。

⑤标准曲线及其线性：将标曲样品按前述样品处理方法进行处理，进样分析，以 AN 与 IS 的峰面积比对 AN 的浓度作图，以最小二乘法回归建立标曲。最低定量限定义为标曲中相对标准差(RSD)小于 20%，准确度在 80%～120%间的最低浓度。结果表明，标曲为 $Y=(595.27)X+(9.10)$ ($r^2=0.999$)。最低定量限为 57.4 μg · L^{-1}，最低检测限为 24.0 μg · L^{-1}(S/N=3)。

⑥精密度和准确度：将 QC 样品(浓度为 57.4 μg · L^{-1}、67.0 μg · L^{-1}、114.8 μg · L^{-1}、765.5 μg · L^{-1}、2449.6 μg · L^{-1})按上述方法在一天内处理，进样分析，计算日内精密度(RSD)和准确度；将 QC 样品在连续 3 天内处理进样分析，计算日间精密度(RSD)和准确度。结果表明，日内精密度(RSD)为 2.13%～10.2%，准确度为 94%～115.2%。日间精密度(RSD)为 6.38%～12.4%，准确度为 91.1%～108.6%。

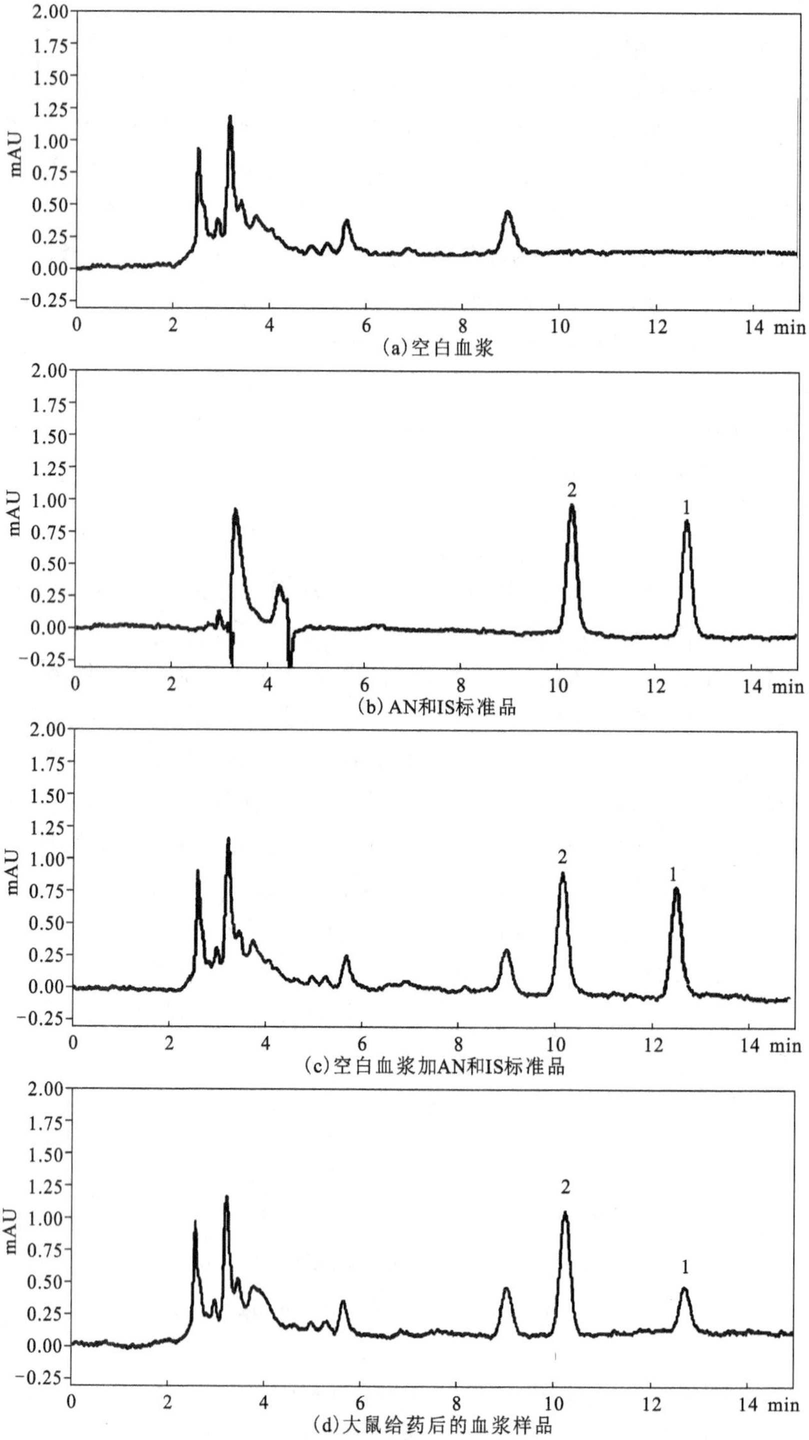

峰 1—AN；峰 2—IS。

图 10-19　代表性的色谱图

⑦回收率：配制浓度为 114.8 μg · L^{-1}、765.5 μg · L^{-1} 和 2449.6 μg · L^{-1}(每个浓度 3 份)的 QC 样品，按上述方法处理，进样分析；同时将相应浓度的标准溶液进样分析，比较它们的峰面积，计算绝对回收率。结果表明，114.8 μg · L^{-1}、765.5 μg · L^{-1} 和 2449.6 μg · L^{-1} 的平均回收率分别为 91.8%、93.9%、96.0%。内标的平均回收率为 92.7%。

(8)稳定性：QC 样品用来评价不同条件下的稳定性。将 QC 样品室温放置 24 h 然后与解冻的 QC 样品按上述方法处理分析，比较其结果，评价其室温保存稳定性。将 QC 样品经过 3 个冻融循环后处理分析，评价其冻融稳定性；将 QC 样品-20℃分别放置 0、5、10、30 天，然后处理分析，评价其长期稳定性。相对于标示浓度的回收率为 90%~110%者被认为是稳定的。结果表明，AN 储备液在 4℃保存 2 个月稳定，QC 样品中 AN 至少在 10 天内是稳定的，在血浆样品至少 7 天稳定。样品室温放置 24 h 稳定，与初始的浓度比较，其回收率为 93.8%~98.2%。AN 在样品经 3 个冻融循环后稳定。提取后的样品室温在流动相中 24 h 内稳定。

2. 液相色谱-质谱联用技术

(1)概述：香豆素类成分体内分析的 LC-MS 法的建立从下面 3 方面考虑。①样品处理：由于香豆素类成分在体内以游离形式或苷的形式存在，而游离的香豆素类成分具有一定的脂溶性，可以采用液液萃取法进行体内生物样品处理。如果以苷的形式存在，由于其水溶性大，则可以采用固相萃取法进行样品处理。也可以采用蛋白沉淀法，其特点是简单便捷。②色谱条件：测定体内生物样品中香豆素类成分的 LC-MS 法，其色谱条件的选择可以参照前面高效液相色谱法的建立，根据待测生物样品中香豆素类成分的结构性质选择色谱条件。③质谱条件：质谱条件的选择包括离子源、分析模式、气体流速、锥体电压、离子源温度等等。根据待测物质的具体情况，对各参数进行优化。部分香豆素类成分的苯环上有羟基，呈一定的酸性，因此这部分香豆素化合物的 LC-MS 分析才采用负离子模式。此外，香豆素类化合的质谱中，其基峰常为分子离子失去 CO 后的离子峰。建立香豆素类成分的 LC-MS 体内分析方法时，根据这些特点，优化质谱条件。

(2)应用实例

【应用实例：液相色谱-质谱法测定人血浆中岩白菜素的含量】

岩白菜素(bergenin)是从岩白菜、索骨丹等中药中提取的一种香豆素类成分，其结构见图 10-20。研究表明，岩白菜素具有抗炎作用、止咳作用、镇痛作用、抗心律失常作用、肝保护作用和神经保护作用。Yu 等采用 5-溴-2，4-嘧啶二酮(5-BrU)作为内标，建立了人血浆中岩白菜素含量测定的 LC-MS 法。

①标准溶液与质控溶液的制备：将 25 mg 岩白菜素溶于 50%乙腈水溶液(*v/v*)以制备岩白菜素贮备液(1 g · L^{-1})。用 50%乙腈水溶液稀释贮备液以制备岩白菜素标准溶液(浓度为 6 μg · L^{-1}，20 μg · L^{-1}，60 μg · L^{-1}，200 μg · L^{-1}，600 μg · L^{-1} 和 2000 μg · L^{-1})。质控溶液(浓度为 20 μg · L^{-1}、200 μg · L^{-1} 和 1600 μg · L^{-1})采用同法分别制得。将内标 5-BrU 溶于乙腈制备内标贮备液(1 g · L^{-1})；将内标储备液用 50%乙腈水溶液稀释以制备内标工作液(0.5 mg · L^{-1})。所有溶液均置于 4℃保存。

②样品处理：取 200 μL 的血浆样品，加入 50 μL 内标工作液，100 μL 乙腈水溶液(50 : 50，体积比)及 500 μL 乙腈。混合液涡旋混合 30 s 后 15000×*g* 离心 10 min。上清液转移至 10 mL 玻璃试管中后加入 100 μL 水和 3.0 mL 二氯甲烷。涡旋混合 30 s 后 3500×*g*

离心 5 min，取上清液（水层）20 μL 注入液质联用系统进行分析。加入二氯甲烷洗不仅能除去乙腈，还减少了来自内源性物质的干扰，且不会影响岩白菜素的回收率。

③LC-MS 条件：色谱柱为 Zorbax SB-C_{18}柱（150 mm×4.6 mm，5 μm，Agilent，USA），柱温 30℃。流动相为乙腈：10 mM 醋酸铵（1%甲酸）（20：80，*v/v*），流速为 1.0 mL · min^{-1}。质谱条件：采用电喷雾离子源，负离子模式运行。采用单位分辨率下的多重反应监测模式（MRM），监测岩白菜素的去氢分子离子的跃迁即 *m/z* 326.9→312.3（定量离子）和 326.9→234.1（定性离子）（岩白菜素$[M-H]^-$离子精确质量为 327.072156），以及 5-BrU 的去氢分子离子的跃迁即 *m/z* 188.9→*m/z* 42.2（图 10-20）。最优化的质谱参数为：气帘气体，气体 1 和气体 2（氮气）分别为 15，45 和 60 单位；采样时间 200 ms；离子喷雾电压-4000 V；源温度 500℃；岩白菜素的去簇电压为-72 V，5-BrU 的去簇电压为-45 V。岩白菜素的碰撞能为-23eV（*m/z* 326.9→312.3）和-20 eV（*m/z* 326.9→234.1），而 5-BrU 的碰撞能为-35 eV。

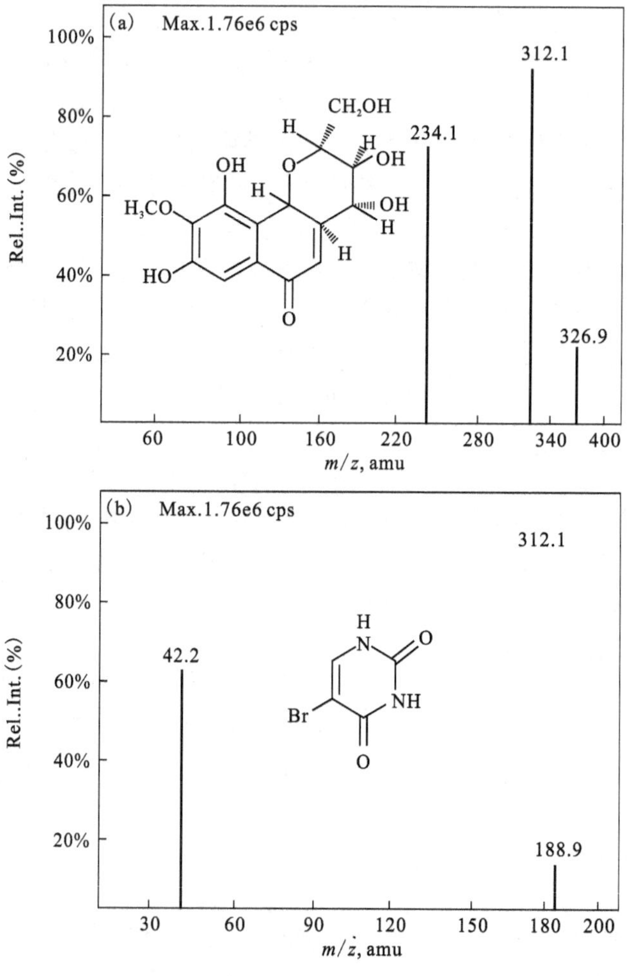

图 10-20　岩白菜素（A）和内标 5-BrU（B）的结构及其$[M-H]^-$离子的子离子全扫描

④标准曲线及线性：将空白血浆分别加入岩白菜素标准溶液，配制一系列的标曲样品，按上述方法处理，进样分析，将岩白菜素和内标的峰面积比与岩白菜素的浓度进行权重回归分析($1/x^2$)，建立标准曲线，其标曲为 $Y=0.00412X+0.00265$，$r>0.998$，线性范围为 3～1000 μg · L^{-1}。

⑤专属性：在上述 LC-MS 条件下，血浆内源性成分不干扰岩白菜素和内标的测定，代表性的色谱图见图 10-21。岩白菜素和内标的保留时间分别为 2.01 min 和 1.92 min。

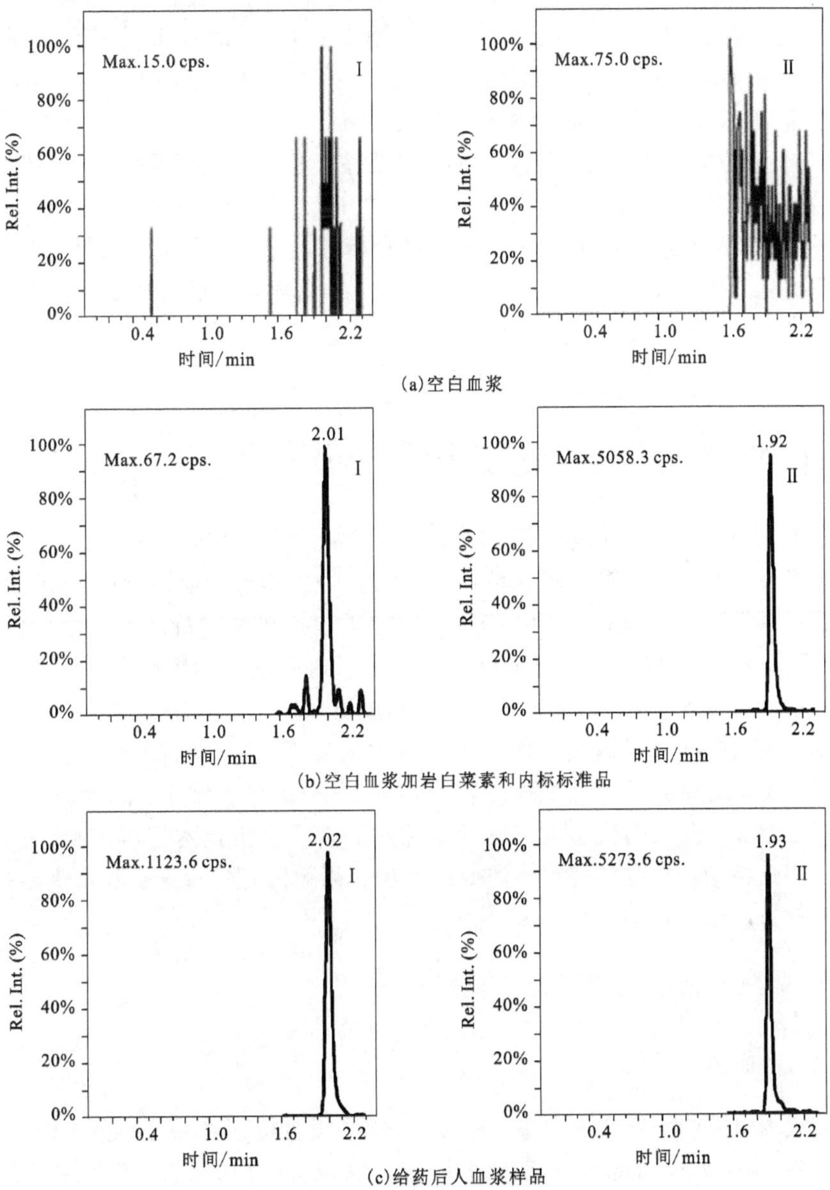

峰 1 为岩白菜素；峰Ⅱ为内标。

图 10-21　岩白菜素和内标在人血浆中代表性的色谱图

⑥精密度、准确度、最低定量限和最低检测限：日内精密度和日间精密度及准确度通过连续 3 天测定 3 个浓度（每个浓度 6 份）的 QC 样品来评价。精密度用相对标准差（RSD）表示，准确度用相对误差（RE）表示。最低定量限（LLOQ）定义为精密度和准确度均不大于 20%的最低浓度。结果表明，日内精密度（RSD）为 3.94%～5.06%；日间精密度（RSD）为 1.62%～8.31%。准确度（RE）为-2.33%～1.16%。LLOQ 为 3 μg·L^{-1}。

⑦回收率：配制 3 个浓度血浆 QC 样品，按上述样品处理方法进行处理，进样分析；将空白血浆按上述样品处理方法处理，提取液加入标准品，分别配制与 3 个血浆 QC 样品相同浓度的样品，进样分析。将其峰面积与相应浓度的血浆 QC 样品分析得到的峰面积比较，计算回收率。结果表明，岩白菜素浓度为 10 μg·L^{-1}、100 μg·L^{-1}、800 μg·L^{-1} 时的回收率分别为 90.9±5.8%、88.0±7.1%和 87±7.4%。

⑧稳定性：将 QC 样品按下述条件储存，然后按上述样品处理方法处理，进样分析，测定其稳定性。储存条件包括：室温储存 6 h，-80℃储存 10 天和 18 天，3 个冻融循环。此外，对处理好的样品在进样器中放置 12 h 后的稳定性也进行了测定。结果表明，当未加入维生素 C 时，处理后的质控样品中的岩白菜素在 6 h 后随时间显著减少；当加入维生素 C 后，处理后的质控样品中的岩白菜素至少 12 h 内能保持稳定；然而，即使加入了维生素 C，QC 样品在-80℃下保存超过 10 天，样品将不稳定。

10.3 体内药物分析在中药研究中的应用

中医药学历史悠久，源远流长。中药要走向世界，必须实现中药现代化。中药现代化即是在继承和发扬我国中医药优势和特色的基础上，充分利用现代科学技术的理论、方法和手段，阐明中药的科学内涵，如中药的药效物质基础和作用机制等。中药血清指纹图谱、中药药代动力学、中药配伍和炮制的机制是中药现代研究的重要内容。中药的体内分析是中药血清指纹图谱、中药药代动力学、中药配伍和炮制机制研究的重要手段。本节拟介绍中药体内分析在中药血清指纹图谱等研究中的应用。中药特别是复方中药由于其成分复杂多样，人或动物给予中药后进入体内的中药成分的量非常少，因此，进行中药的体内分析比较困难，只有采用灵敏度高、专属性好的现代分析技术方可进行中药的体内分析。常用于中药特别是复方中药的体内分析方法有高效液相色谱法、液相色谱-质谱联用技术以及其他方法如高效毛细管电泳等。

10.3.1 中药血清指纹图谱研究

10.3.1.1 概述

中药传统的口服给药形式决定了中药成分（除肠道直接起作用外）必须先被吸收入血，进入循环系统再到达作用部位才能产生活性。而且，有些成分只有经体内（肠道和肝脏）代谢转化后方能产生活性。中药血清指纹图谱是指将中药经口服给药后一定时间采血，分离血清，经适当处理，采用现代分析技术，得到能够标志该中药药效成分特征的色谱或光谱图。中药血清指纹图谱通过对中药、空白血清、含药血清 3 组指纹图谱进行比较，得到活性成分在体内的变化情况，为研究中药的物质基础提供信息。中药血清指纹图谱具有能清楚显示中药的药效物质(即血清中移行成分）的优点，将中药血清指纹图谱、中药血清药物化学和中药血清药理学方法结合起来，是研究中药特别是复方中药的物质基础和中药配伍的强有力的工具。因此，中药血清指纹图谱的研究具有重要意义。中药血清指纹图谱的研究方法有高效液相色谱法、液相-质谱联用技术等，其中最为常用的是高效液相色谱法。中药血清指纹图谱的研究内容包括样品处理、色谱条件(或色谱/质谱条件)的建立等等。在血清样品处理时，要注意选择合适的样品处理方法，特别是在样品处理过程中要防止微量成分的丢失，保持血清指纹图谱信息的完整。样品处理的方法包括蛋白沉淀法、液液萃取法和固相萃取法。采用蛋白沉淀法时，要避免血清中的药物成分与蛋白共沉淀导致微量成分的丢失。选择色谱条件时，要注意选择合适的色谱条件，以便在指纹图谱中包含尽可能多的色谱峰。选择检测条件时，根据中药所含各类成分的紫外吸收特点，选择合适的检测波长。特别是复方中药，成分复杂，在一个检测波长下得到的血清指纹图谱不能反映该中药吸收入血的成分的全面信息，应在多个检测波长下分别获取血清指纹图谱，对于没有紫外吸收的成分，改用其他检测方法研究其血清指纹图谱。

10.3.1.2　应用实例：基于衰老大鼠模型的银杏叶提取物血清指纹图谱研究

银杏叶为银杏科植物银杏 Ginkgo biloba L. 的干燥叶，具有抗氧化、改善心脑血管循环、延缓衰老、防治痴呆、提高机体免疫力等多种药理作用。银杏叶含有多种化学成分，其中黄酮类和内酯类化合物为主要有效成分。由于内酯类化合物无共轭双键结构，紫外吸收极弱，难以与黄酮在紫外检测器上的同时检测。牟玲丽等采用紫外检测，建立了银杏叶提取物黄酮类成分的 HPLC-UV 指纹图谱。

1. 动物分组及给药

大鼠随机分为模型组、给药组和空白组，模型组大鼠 ip D-半乳糖 125 mg/kg，每日 1 次，连续 42 d，同时 ig 给予生理盐水 10 mL · kg^{-1}。给药组 ip D-半乳糖的同时，每天 ig 给予银杏叶提取物的生理盐水混悬液 250 mg · kg^{-1}。空白组分别 ip 及 ig 相同体积的生理盐水。各组大鼠于末次给药后 2 h 眼眶静脉采血，血液置离心管中 4000 r · min^{-1} 离心 10 min，分离血清。

2. 血清样品制备

取血清 2 mL，加入乙腈 6 mL，快速涡旋 1 min，5000 r/min 离心 10 min，上清液挥干后，用 0. 1 mL 乙腈溶解，12000 r. min^{-1} 离心 10 min，上清液供 HPLC-UV 分析。

3. 对照溶液配制

称取银杏叶提取物和芦丁对照品适量，加甲醇分别配制成 1 g. L^{-1}、50 mg. L^{-1} 溶液。吸取银杏叶提取物溶液 50 μL，加入至 2 mL 空白血清中，再加入乙腈 6 mL，按照“血清样品制备”项下方法制备供试品溶液。

4. 色谱条件

色谱柱为 Lichrosphere C18 柱(250 mm×4. 6 mm，5 μm，美国 Phenomenex 公司)；流动相为 0. 5%甲酸水溶液(A)-乙腈(B)，梯度洗脱：0～30 min，15%～24% B；30～40 min，24%～30% B；40～50 min，30%～80% B；50～60 min，80% B；检测波长 350 nm；流速

1.0 mL/min；柱温 30℃，进样量为 10 μL，分析时间 60 min。

5. 方法学考察

吸取 1 g/L 的银杏叶提取物溶液，按"3"项下方法平行制备 5 份供试品溶液，分别进样测定指纹图谱，计算各共有峰的相对保留时间和相对峰面积，考察方法的重现性。另吸取同一份银杏叶提取物供试品溶液，分别在 0 h、4 h、8 h、16 h、24 h 连续进样 5 次，测定指纹图谱，考察方法的稳定性及精密度。结果表明，各共有峰的相对保留时间 RSD 均小于 1%，相对峰面积 RSD 均小于 5%，说明方法稳定可靠。

6. 指纹图谱

HPLC-UV 指纹图谱见图 10-22。其中，银杏叶提取物对照图谱标定了 16 个指纹峰，6 号峰为芦丁。含药血清标定了 10 个指纹峰，整体轮廓与体外对照图谱差异较大，说明大多黄酮类成分在体内已代谢。模型组血清与空白血清比较，发现图谱基本一致，仅在 6 号峰(t_R = 16.8 min)相应位置处多一小峰，可能为造模后产生的内源性物质。

银杏叶提取物含药血清与模型组血清及对照指纹图谱比较，发现给药后 10 种血中移行成分中，12、13 号峰与对照图谱相对应，应为原型成分，但在体内其量甚微；2、3、5、7、18 号峰在模型组血清色谱图及对照色谱图中均未出现，推测为代谢产物；6 号峰在模型组血清图谱中相应位置亦出峰，因此不能断定是芦丁还是内源性物质，亦或是二者叠加；15 号峰在模型组血清图谱中虽有出峰，然而在含药血清中其峰高远大于模型组血清，因而推测 15 号峰为代谢产物和内源性物质的叠加；19 号峰在对照及空白、模型组血清中均出现，因而不能断定其来源。

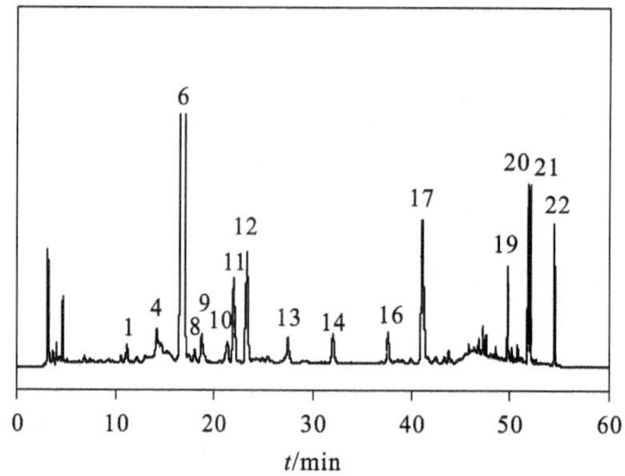

(a)银杏叶提取物对照指纹图谱

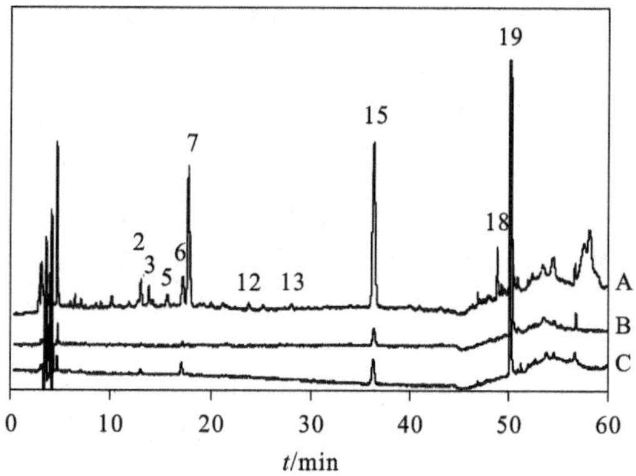

(b)血清指纹图谱

(A-给药组；B-空白组；C-模型组)；6-芦丁。

图 10-22　银杏叶提取物的 HPLC-UV 血清指纹图谱

10.3.2　中药药代动力学研究

10.3.2.1　概述

中药药代动力学是指在中医药理论指导下，利用动力学的原理和数学处理方法，研究中药有效成分、有效部位、单味中药和复方中药通过各种给药途径进入机体后的吸收、分布、代谢和排泄等过程的动态变化规律及其体内时量-时效关系，并用数学函数加以定量描述的一门边缘学科。中药药代动力学研究对于阐明中药防病治病机制和研究开发中药新药具有重要意义。中药药代动力学的研究方法包括血药浓度法和生物效应法。生物效应法是针对有效成分尚不明确的中药及其制剂的药代动力学研究方法，是以药效为指标进行药代动力研究的方法，包括药理效应法、药物累积法和微生物指标法。血药浓度法则是针对有效成分较为明确的中药的药代动力学研究方法。该研究方法是以一种或几种药理作用明确，结构已知的有效成分为指标，测定该成分在血液或其他生物组织中的浓度随时间变化过程，求出药代动力学参数，拟合药-时曲线，确定药代动力学模型，以此来反映中药及复方的药代动力学特征。血药浓度法首先要求利用先进的分析手段，建立一个灵敏，准确的测定方法。

中药特别是复方中药由于成分复杂，一个中药复方中常常包含几百种成分，而每种成分含量很低。当采用口服给药的方式时，由于有些成分在肠道吸收量少，这些成分在体内的浓度就更低了，需要灵敏度高、准确度高的分析方法才能满足这些中药成分的体内分析要求。随着 HPLC、LC-MS 等现代分析技术特别是 LC-MS 的广泛使用，使得中药药代动力学的研究在近年来得以飞速发展。中药药代动力学的研究内容包括：中药成分的血药浓度-时间曲线研究、药代动力学参数估算、中药成分的吸收分布研究、中药成分的代谢研究、中药成分的排泄研究等。

进行中药药代动力学研究的基础是建立准确测定中药成分的体内分析方法，这些方法包括 HPLC 法、LC-MS 法、HPCE 法等，根据具体待测成分的特点选择合适的方法，特别是建立同时测定多种中药成分的体内分析方法。其样品处理的条件、色谱条件和检测条件的选择根据具体情况具体分析。进行样品处理时，要注意防止处理过程中成分的损失，以免回收率低。选择紫外检测波长的时候，如果是多种成分同时测定，可以考虑采用程序波长检测，以兼顾各类成分的最大吸收波长，提高检测灵敏度。

10.3.2.2　应用实例

【应用实例：大鼠灌胃四物汤后白花素和芍药苷的药代动力学研究】

四物汤由当归、白芍、地黄和川芎组成，具有补血、活血和调经止痛作用。白花素（albiflorin）和芍药苷（paeoniflorin）是白芍的主要成分（结构见图 10-23），也是四物汤的主要成分和标志性成分。Sheng 等采用高效液相色谱法建立了同时测定大鼠血清中白花素和芍药苷含量的方法并研究了大鼠灌胃四物汤提取物后白花素和芍药苷的药代动力学。

（1）色谱条件：色谱柱为 Inertsil ODS-3 C-18 反相色谱柱（5 μm，250 mm×4.6 mm，Dikma），RP18（5 μm，Dikma），柱温 25℃。采用等度洗脱，流动相为 0.03% 甲酸-乙腈

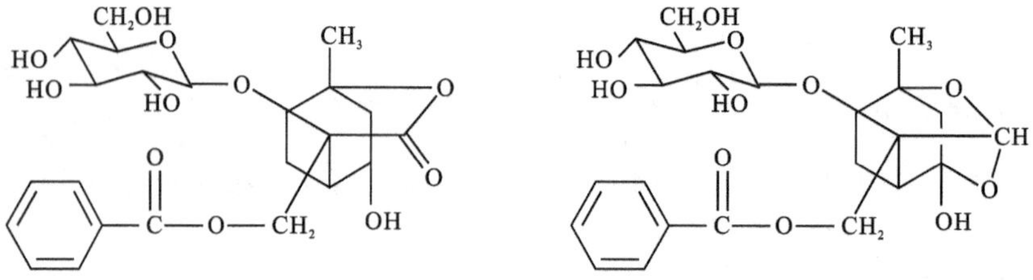

(a)　　　　　　　　　　　　(b)

图 10-23　白花素(a)和芍药苷(b)的结构

(83：17 (v/v))，流速 1 mL · min^{-1}。检测波长 230 nm。

(2)样品处理：采用固相萃取法进行血清样品处理。Extract-Clean^{TM} 固相小柱，小柱临用前用甲醇和去离子水进行预处理。将含有白花素、芍药苷和内标己酮可可碱的血清样品上样，然后用去离子水冲洗固相小柱，再用 60%甲醇将样品中的上述化合物洗脱下来，洗脱液 30℃真空干燥，残渣用 240 μL 流动相溶解，取 20 μL 进样分析。

(3)方法学验证：在上述色谱条件下，白花素、芍药苷和内标的保留时间分别为 10.30 min、12.26 min 和 22.37 min，内源性物质不干扰测定(图 10-24)。白花素和芍药苷的定量范围分别为 29～1450 μg · L^{-1} 和 10～2000 μg · L^{-1}，最低定量限分别为 29 μg · L^{-1} 和 10 μg · L^{-1}，标准曲线分别为 $Y = 0.001476X + 0.011465$ ($r^2 = 0.9944$) 和 $Y = 0.00133X + 0.065101$ ($r^2 = 0.9961$) (Y 为峰面积比，X 为浓度)。白花素和芍药苷的平均萃取回收率分别为 89.75%和 85.82%。白花素(58 μg · L^{-1}、145 μg · L^{-1}、725 μg · L^{-1}、1450 μg · L^{-1})的日内准确度和日间准确度分别为 92.55%～94.43%和 90.45%～92.89%；日内精密度和日间精密度(RSD)分别小于 9.93%和 10.49%。芍药苷(40、200、800、1400 ng/mL)的日内准确度和日间准确度分别为 95.40%～109.82%和 96.01%～100.3%。日内精密度和日间精密度(RSD)分别小于 11.29%和 10.88%。

(4)药动学研究：大鼠灌胃四物汤提取物后，分别于 5 min、10 min、15 min、20 min、40 min、60 min、120 min、180 min、240 min 取血，血样 30 分钟后离心分离血清。血清样品置于聚丙烯管中-20℃保存。血清样品加入内标按上述样品处理方法处理、测定其白花素和芍药苷浓度。白花素和芍药苷浓度-时间曲线见图 10-25。药动学参数采用 3P97 程序处理。白花素和芍药苷的 t_{max} 分别为 13.77±0.23 min 和 19.36±10.34 min，C_{max} 分别为 1014.36±21.41 μg · L^{-1} 和 1784.74±53.50 μg · L^{-1}，$AUC_{0-\infty}$ 分别为 36915.01 μg · L^{-1} ± 429.18 min · μg · L^{-1} 和 68423.41±1333.29 min · μg · L^{-1}，$T_{1/2}$ 分别为 43.71±1.74 min 和 63.69±10.26 min，MRT 分别为 56.86±1.72 min 和 93.32±18.06 min。

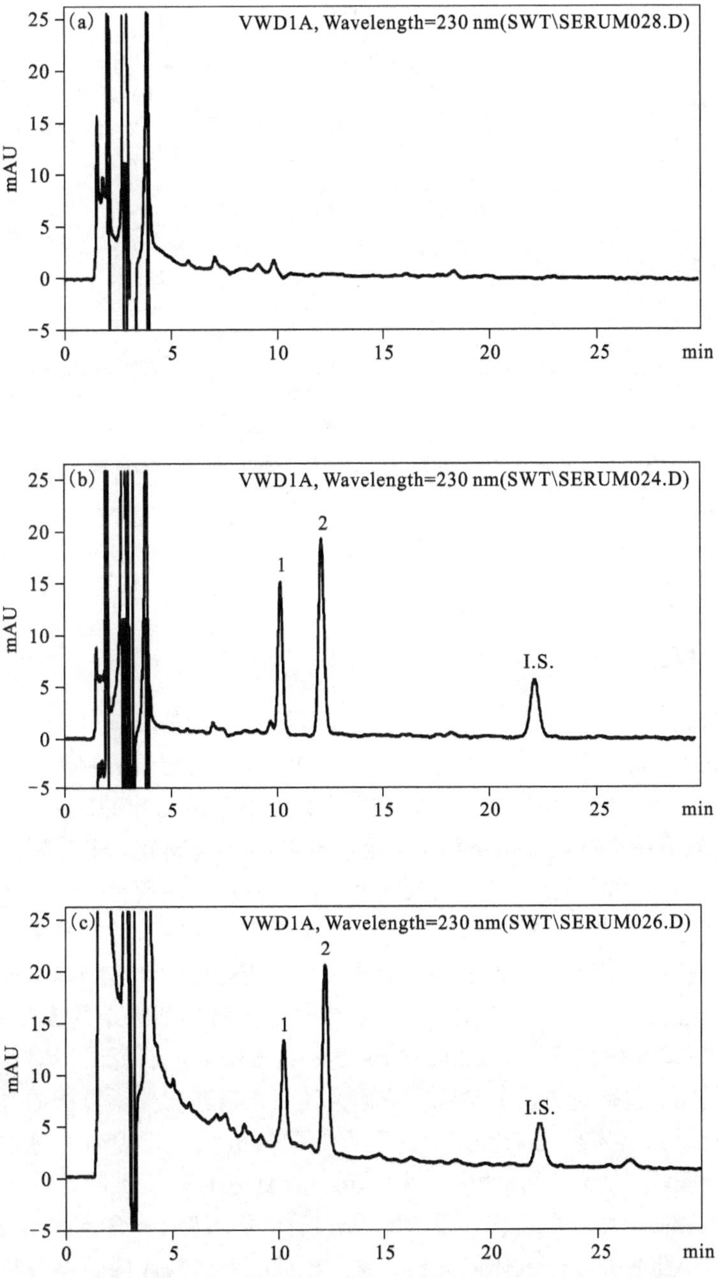

(a)空白血清；(b)空白血清加入标准品；(c)大鼠给予四物汤后的血清样品。

1—白花素；2—芍药苷；IS—内标。

图 10-24　代表性的色谱图

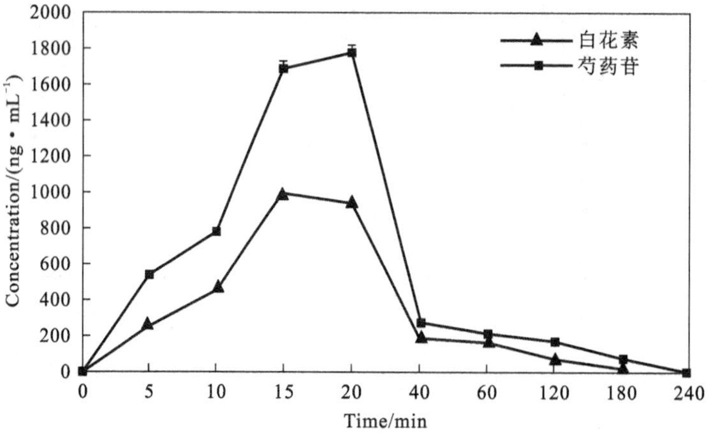

图 10-25　大鼠灌胃给予四物汤后血清中白花素和芍药苷的浓度-时间曲线

10.3.3　中药配伍研究

10.3.3.1　概述

中医治病讲究辨证论治，中药复方是中医辨证论治理论的具体体现，中药复方是中医用药的主要形式，而配伍是中药复方的核心。对中药复方的配伍机制研究是中药现代研究的核心内容之一。中药配伍机制复杂，中药配伍后由于配伍药味的成分的相互作用(理化作用)可能影响复方中药的成分的溶出，甚至形成新的化学成分。中药配伍后各成分间可能发生药代动力学相互作用，影响中药成分进入机体内从而表现出配伍对疾病的临床疗效上。当然，中药配伍对临床疗效的影响还可能由于配伍中药的有效成分之间其药效学方面的相互作用。中药配伍研究的方法有成分分析法、中药药理学研究方法、血清药物化学法和药代动力学研究方法。成分分析法通过分析中药配伍对各药味中的成分变化(包括质的和量的变化)的影响来研究其配伍机制。药理学研究方法通过研究配伍对药理作用的影响来研究其配伍机制，包括全方研究法和拆方研究法。血清药物化学方法通过研究配伍对进入血清中的中药成分谱的影响来研究中药复方的配伍机制。药代动力学方法则通过研究配伍对中药成分药代动力学行为的影响来研究中药复方的配伍机制。采用血清化学方法和药代动力学方法研究中药的配伍机制，均需分析体内中药成分含量的变化，这就需要建立灵敏、准确的中药复方成分的体内分析方法。因此，中药的体内药物分析在中药配伍研究中具有重要意义。在中药配伍研究中，中药成分体内分析的内容包括生物样品的处理、色谱条件和检测条件的选择等。建立这些分析方法的要求参见前中药药代动力学研究的相关内容。在中药配伍研究中常用的体内分析方法包括高效液相色谱法、高效毛细管电泳法、液相色谱-质谱联用技术等等。

10.3.3.2　应用实例

【实例：枳壳的不同配伍对枳壳成分柚皮苷和新橙皮苷的药代动力学的影响】

枳壳(ZQ)是一味常用中药，具有破气，行痰，消积的功效。现代药理学研究表明，其具有抗炎、抗氧化、抗癌、抗增殖、抗菌作用。中成药胃肠安丸由枳壳、大黄、巴豆霜、木香、沉香等 10 味中药组成，临床用于治疗腹泻、肠炎、菌痢、脘腹胀满、腹痛、食积乳积等。Zhang 等通过研究枳壳与大黄(DH)、巴豆霜(BD)配伍对枳壳中有效成分柚皮苷(naringin)和新橙皮苷(neohesperidin)在大鼠体内药代动力学的影响来探讨枳壳与大黄、巴豆霜的配伍机制。

(1)色谱条件：色谱柱为 Kromasil C_{18} 柱(250 mm×4.6 mm i.d.，5 μm)，保护柱为 C_{18} 保护柱(7.5 mm×4.6 mm i.d.，5 μm)。流动相为乙腈–1%醋酸(20：80)，流速为 0.6 mL·min^{-1}。柱温 35℃，检测波长 280 nm。

(2)样品处理：取 100 μL 血浆样品加入 10 μL 的芦丁(内标，浓度为 17.7 mg·L^{-1})溶液，涡旋混匀，加入 1 mL 的乙酸乙酯，涡旋振荡 3 min，10000 rpm 高速离心 5 min，取上清液氮气 45℃吹干，残渣用 100 μL 流动相复溶，15000 rpm 离心 5 min，取 10 μL 进样分析。结果表明，采用这种方法处理，在上述色谱条件下，柚皮苷、新橙皮苷、内标芦丁分离良好，内源性物质不干扰它们的分析(图 10–26)。

(3)方法确证：将柚皮苷和新橙皮苷标准品加入空白血浆，配置柚皮苷的浓度为 0.0177 mg·L^{-1}、0.0354 mg·L^{-1}、0.708 mg·L^{-1}、0.142 mg·L^{-1}、0.283 mg·L^{-1}、0.566 mg·L^{-1}、1.133 mg·L^{-1}、2.266 mg·L^{-1}、4.531 mg·L^{-1} 和新橙皮苷浓度为 0.0105 mg·L^{-1}、0.0210 mg·L^{-1}、0.0420 mg·L^{-1}、0.0840 mg·L^{-1}、0.168 mg·L^{-1}、0.336 mg·L^{-1}、0.672 mg·L^{-1}、1.344、2.688 mg·L^{-1} 的标准样品，按上述样品处理方法处理，进样分析，以柚皮苷与内标的峰面积比对柚皮苷浓度回归分析得到柚皮苷的标准曲线；以新橙皮苷与内标的峰面积比对新橙皮苷的浓度回归分析得到新橙皮苷的标准曲线。结果表明，柚皮苷和新橙皮苷在定量范围内线性良好。配制柚皮苷浓度为 0.0354 mg·L^{-1}、0.283 mg·L^{-1}、2.266 mg·L^{-1} 和新橙皮苷浓度为 0.0210 mg·L^{-1}、0.168 mg·L^{-1}、1.344 mg·L^{-1} 的质控(QC)样品。采用 3 个浓度的 QC 样品测定方法的精密度、准确度、回收率和稳定性。日内精密度和日间精密度分别通过在一天内和连续 3 天内分析 3 个浓度的质控样品进行测定。准确度通过测定其回收率进行评价。稳定性通过分析经过 3 个冻融循环的样品进行评价。结果表明，柚皮苷和新橙皮苷的回收率分别为 85.224%~91.328%，柚皮苷和新橙皮苷的日内和日间的准确度在 92.342%~106.483%之间，相对标准差(RSD)小于 10.974%。稳定性分析表明样品具有良好的稳定性。

(4)药代动力学研究：24 只大鼠分为 4 组，每组 6 只，分别灌胃 ZQ、ZQ–DH、ZQ–BD、ZQ–DH–BD 提取物，分别于给药后 0.083 h、0.25 h、0.5 h、1 h、2 h、, 4 h、6 h、8 h、10 h 眼眶静脉丛取血，以肝素化离心管收集，每次取血 200 μL，10000 rpm 离心，取血浆保存于–20℃待测。

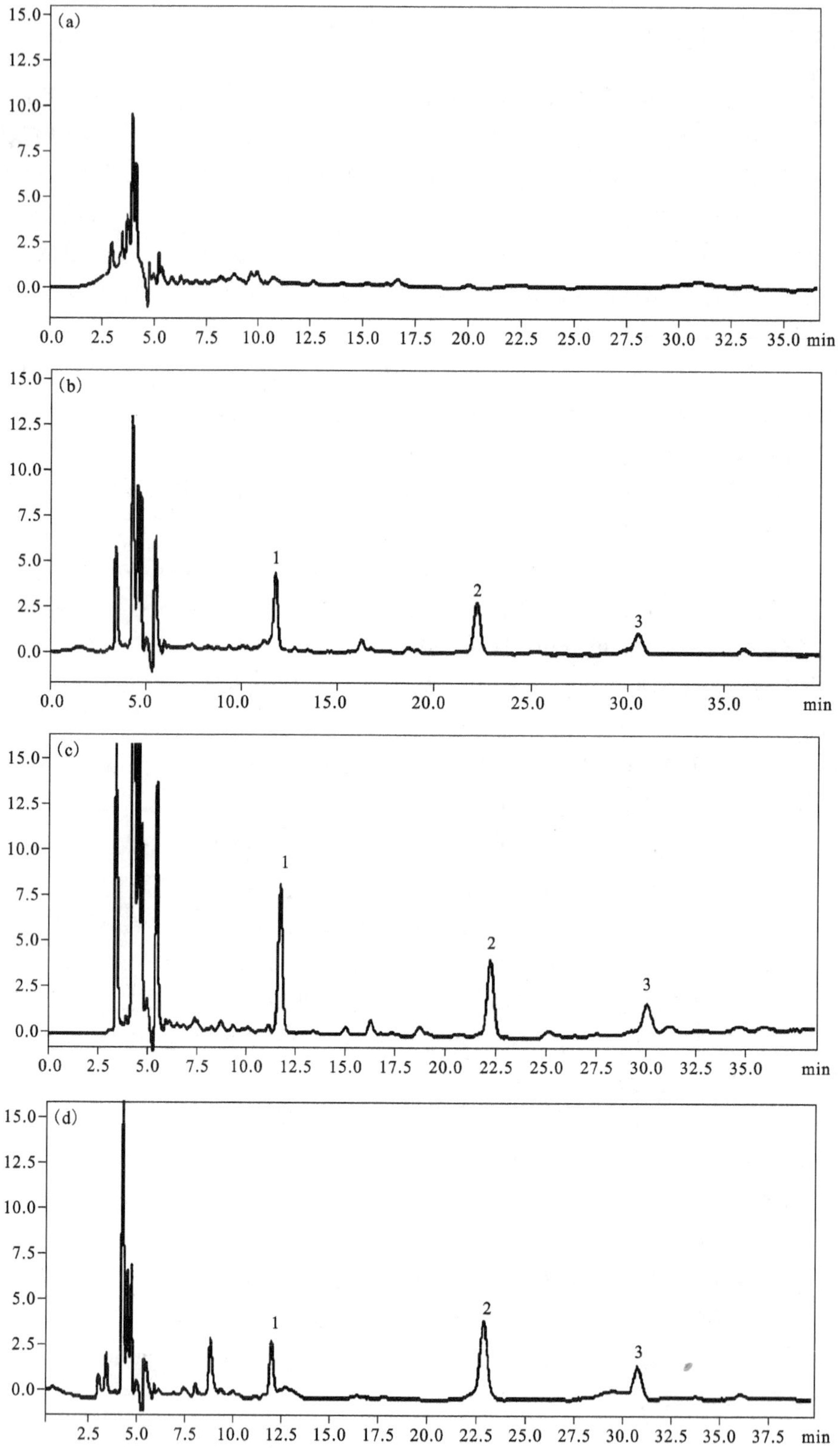
(a)
15.0
12.5
10.0
7.5
5.0
2.5
0.0
0.0 2.5 5.0 7.5 10.0 12.5 15.0 17.5 20.0 22.5 25.0 27.5 30.0 32.5 35.0 min
(b)
1
2
3
0.0 5.0 10.0 15.0 20.0 25.0 30.0 35.0 min
(c)
1
2
3
0.0 2.5 5.0 7.5 10.0 12.5 15.0 17.5 20.0 22.5 25.0 27.5 30.0 32.5 35.0 min
(d)
1
2
3
2.5 5.0 7.5 10.0 12.5 15.0 17.5 20.0 22.5 25.0 27.5 30.0 32.5 35.0 37.5 min

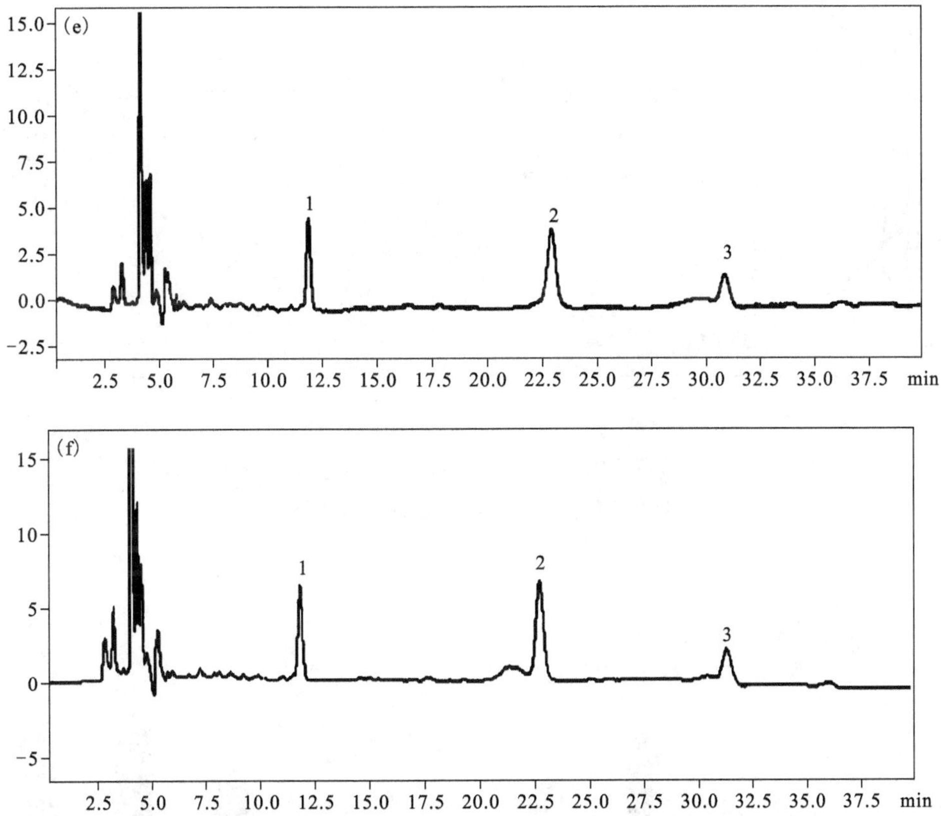

(a)空白血浆；(b)空白血浆加标准品和内标；(c)大鼠给予 ZQ 提取物后的血浆样品；
(d)大鼠给予 ZQ-DH 提取物后的血浆样品；(e)大鼠给予 ZQ-BD 提取物后的血浆样品；
(f)大鼠给予 ZQ-DH-BD 提取物后的血浆样品。
1—内标；2—柚皮苷；3—新橙皮苷。

图 10-26　HPLC 色谱图

血浆中柚皮苷和新橙皮苷浓度用随行标准曲线估算，血浆浓度-时间数据用 3P97 软件分析。参数 C_{max} 和 T_{max} 直接从实测数据直接得到，末端消除速率常数(k_e)采用最小二乘法对血浆浓度-时间曲线的末端进行回归分析得到。消除半衰期($T_{1/2}$)的计算：$=0.693/k_e$。曲线下面积(AUC)采用梯形法计算。给药后大鼠血浆中柚皮苷和新橙皮苷的浓度-时间曲线见图 10-27。枳壳(ZQ)和巴豆霜(BD)配伍后(ZQ-BD 组和 ZQ-DH-BD 组)，血浆中柚皮苷和新橙皮苷的 C_{max} 和 AUC 显著增加(图 10-28)。ZQ-BD 组的柚皮苷的 C_{max} 比 ZQ 组高 2.28 倍，新橙皮苷的 C_{max} 比 ZQ 组高 4.95 倍；ZQ-BD 组的柚皮苷的 AUC 比 ZQ 组高 1.95 倍，新橙皮苷的 AUC 比 ZQ 组高 2.56 倍。而枳壳(ZQ)和大黄(DH)配伍，血浆中柚皮苷和新橙皮苷的药代动力学参数的则没有这种改变。结果说明，枳壳和巴豆霜配伍后，枳壳的成分柚皮苷和新橙皮苷的生物利用度增加，这可能是巴豆霜中的某些成分促进了柚皮苷和新橙皮苷的吸收，而大黄中的成分则不影响枳壳成分柚皮苷和新橙皮苷的吸收。因此，从枳壳与大黄、巴豆霜的配伍对柚皮苷、新橙皮苷的药代动力学的影响可以阐明枳壳与大黄和巴豆霜的配伍机制，即枳壳与巴豆霜的配伍可以增加有效成分的生物利用度，有助于药效的增强。

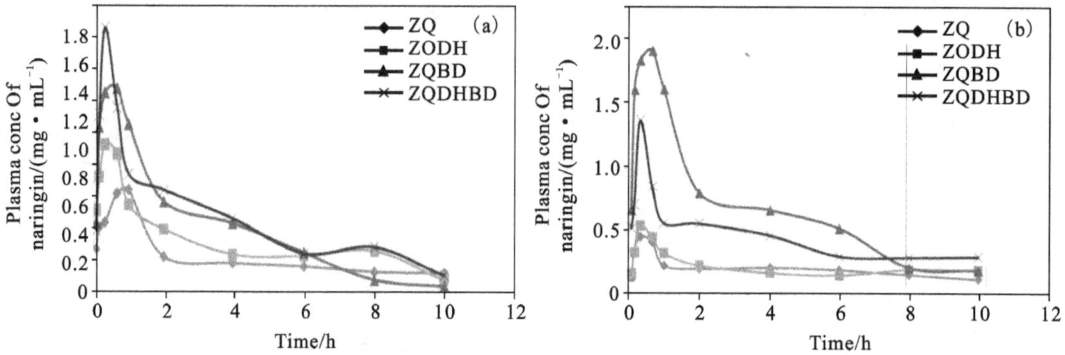

图 10-27　大鼠灌胃 ZQ，ZQ-DH，ZQ-BD，ZQ-DH-BD 提取物后血浆中柚皮苷(a)和新橙皮苷(b)的浓度

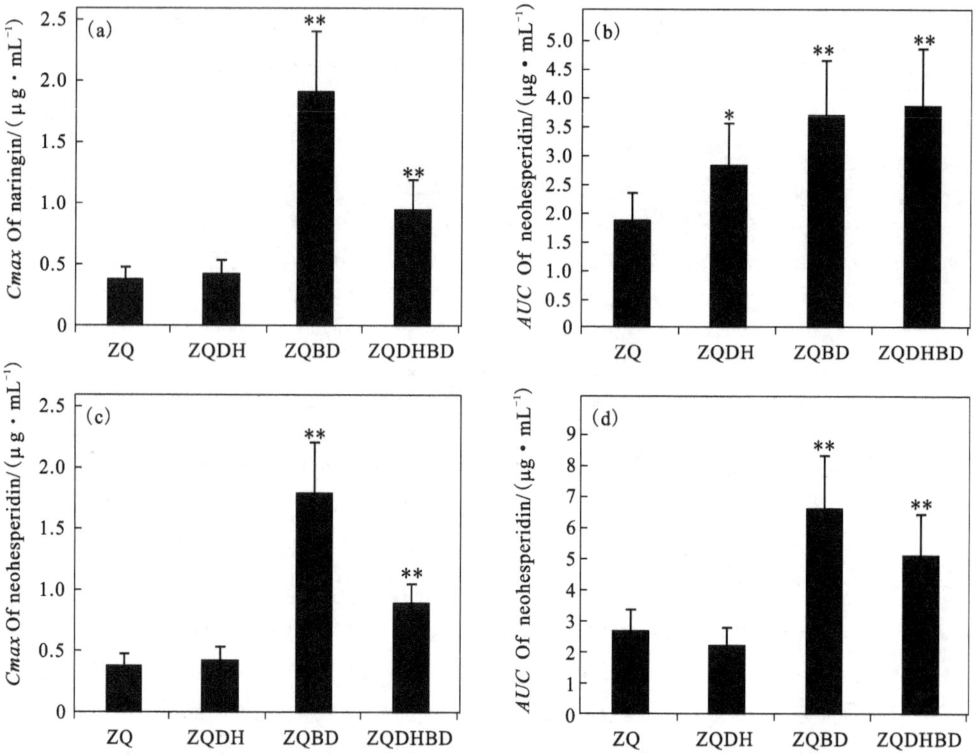

图 10-28　大鼠给予 ZQ，ZQ-DH，ZQ-BD，ZQ-DH-BD 提取物后血浆中柚皮苷和新橙皮苷的 C_{max} 和 AUC 参数的比较

【思考题】

1. 简述黄酮类化合物结构中酚羟基的酸性的特点，建立测定分析黄酮类成分的高效液相色谱法时应该如何利用这一特点？

2. 采用 LC-MS 进行黄酮类成分的体内分析时，如何选择离子源？

3. 生物碱类成分有什么特点？采用高效液相色谱进行生物碱类成分的体内分析是如何利用其特性？

4. 建立分析生物样品中的生物碱类成分的 LC-MS 方法时应该注意哪些方面？

5. 环烯醚萜类成分的紫外吸收特点如何？采用高效液相色谱法进行环烯醚萜类成分的体内分析要注意哪些方面？

6. 建立香豆素类成分的 LC-MS 分析方法时要考虑哪些方面？

7. 体内药物分析方法在中药研究中的应用有哪些？

参考文献

[1]吴立军. 实用天然有机产物化学[M]. 北京：人民卫生出版社，2007.

[2]刘斌. 中药成分体内代谢与分析研究[M]. 北京：中国中医药出版社，2011.

[3]李萍. 生药学[M]. 北京：中国医药科技出版社，2009.

[4]再帕尔. 阿不力孜. 天然产物研究方法和技术[M]. 北京：化学工业出版社，2010.

[5]刘淑莹，宋凤瑞，刘志强. 中药质谱分析[M]. 北京：科学出版社，2012.

[6]Deng YX，Lu T，Xie L，et al. High-performance liquid chromatographic method for the determination and pharmacokinetic studies on wogonoside in rat serum after oral administration of traditional Chinese medicinal preparation Huang-Lian-Jie-Du decoction[J]. Biomed Chromatogr，2006，20(10)：1098-1102.

[7]Shen YL，Feng F. Sensitive liquid chromatography-tandem mass spectrometry method for the determination of scutellarin in human plasma：Application to a pharmacokinetic study[J]. J Chromatogr B Analyt Technol Biomed Life Sci. 2006，830(1)：1-5.

[8]Wei Y，Wu X，Liu X，et al. A rapid reversed phase high-performance liquid chromatographic method for determination of sophoridine in rat plasma and its application to pharmacokinetics studies[J]. J Chromatogr B Analyt Technol Biomed Life Sci. 2006，843(1)：10-14.

[9]Huang JM，Wang GQ，Jin YE，et al. Determination of palmatine in canine plasma by liquid chromatography-tandem mass spectrometry with solid-phase extraction[J]. J Chromatogr B Analyt Technol Biomed Life Sci. 2007，854(1-2)：279-285.

[10]Ye G，Zhu HY，Zhao HL，et al. HPLC method for the determination and pharmacokinetic studies on geniposide in rat serum after oral administration of traditional Chinese medicinal preparation Yin-Zhi-Ku decoction[J]. Biomed Chromatogr. 2006，20(8)：743-747.

[11]Lu R，Gu Y，Si D，et al. Quantitation of catalpol in rat plasma by liquid chromatography/electrospray ionization tandem mass spectrometry and its pharmacokinetic study[J]. J Chromatogr B Analyt Technol Biomed Life Sci. 2009，877(29)：3589-3594.

[12]Chen Q，Hou S，Zheng J，et al. Determination of aesculin in rat plasma by high performance liquid chromatography method and its application to pharmacokinetics studies[J]. J Chromatogr B Analyt Technol

Biomed Life Sci. 2007, 858(1-2): 199-204.

[13] Yu W, Wang Y, Zhang Y, et al. Quantitation of bergenin in human plasma by liquid chromatography/tandem mass spectrometry[J]. J Chromatogr B Analyt Technol Biomed Life Sci. 2009, 877(1-2): 33-6.

[14]牟玲丽, 陈丽, 李峰, 等.基于衰老大鼠模型的银杏叶提取物血清指纹图谱研究[J]. 中草药 2012, 43: 690-693.

[15]Sheng Y, Li L, Wang C, et al. Solid-phase extraction-liquid chromatographic method for the determination and pharmacokinetic studies of albiflorin and paeoniflorin in rat serum after oral administration of Si-Wu decoction[J]. J Chromatogr B Analyt Technol Biomed Life Sci. 2004, 806(2): 127-132.

[16]Zhang J, Gao W, Hu X, et al. The influence of compatibility of traditional Chinese medicine on the pharmacokinetic of main components in Fructus aurantii[J]. J Ethnopharmacol. 2012, 144(2): 277-283.

第 11 章

生物技术药物体内分析研究

1953 年，美国生物学家 Watson 和英国科学家 Crick 提出 DNA 双螺旋模型，开启了分子生物学的时代，为生物药物的发展创造了基础，并因此于 1962 年共享诺贝尔生理学或医学奖。1972 年，由约翰霍普金斯大学的 Daniel Nathans、Hamilton Othanel Smith 与伯克利加州大学的 Werner Arber 发现得到第一个特异切割 DNA 的限制性内切酶(restriction endonuclease)，共同获得 1978 年的诺贝尔生理学或医学奖。20 世纪 70 年代，美国分子生物学家 Stanley Cohen 和 Herbert Boyer 创立了重组 DNA 技术，利用限制性内切酶在体外从 DNA 分子中切下所需片段连接到目的生物的基因组中(比如细胞的质粒)，形成新的基因序列，并将其转入到微生物或动植物细胞内进行复制和表达，由此可以得到一些自然界中本不存在但对人类有价值的蛋白质，或者是提高一些本身产率较低的蛋白质的产量。重组 DNA 技术对生物学和医学产生了巨大影响，且基于 1965 年人类基因组的核酸序列被完全破解，人类终于突破了只能利用自然存在的生物体遗传性状的局限，进入了基因工程时代。

1976 年，重组 DNA 技术创始人之一的 Herbert Boyer 博士创立了基因泰克(Genentech)生物技术公司，这是世界上第一家应用生物技术开发新药的公司，开创生物技术制药的新纪元。基因泰克公司的研究小组分别于 1977 年及 1978 年首次合成了生长激素释放抑制因子，并通过基因工程技术，使这些基因在大肠杆菌内得到了表达，从而制造出生长激素抑制素。在成功合成生长激素释放抑制因子基因的基础上，研究小组合成了 29 个 DNA 片段，通过片段连接分别得到人胰岛素的 A 链和 B 链基因，表达后分别得到的 A 链和 B 链，组合成人胰岛素。1982 年，美国食品药品监督管理局(FDA)批准重组人胰岛素上市，礼来公司的优泌林(Humulin)成为世界上第一个获准生产和销售的生物技术药物。这是生物技术制药的里程碑，从此，人类突破了只能利用自然存在的生物体遗传性状的局面，进入了生物技术的时代；生物技术药物研发得到了迅速发展，干扰素、白细胞介素、集落刺激因子、人生长激素、促红细胞生成素、疫苗和单抗等相继问世。

在生物技术制药方面，最初美国、欧盟和日本的生物制药产业几乎三分天下；而随着科研水平和制药企业的发展，美国无论在生物技术药物的研发、生产、上市药物的种类和数量等方面都遥遥领先于其他国家。我国生化药物的研究和开发起步于 20 世纪 70 年代，1989 年，我国自行研制采用中国健康人血白细胞来源的干扰素基因克隆表达 IFN-α1b 成功，重组

人 α-1b 型干扰素于 1993 年上市，这是我国第一个自主研发的具有自主知识产权的生物技术药物。从此，我国生物制药产业开始快速发展，国家也大力鼓励和支持生物技术药物的研究与开发。目前，在生物技术药物领域，我国与美国、欧盟等国家和地区仍有一定的距离，核心竞争力亟待提高。

11.1 生物技术药物概述

11.1.1 生物技术药物

生物技术药物(Biotech Drugs)，广义上是指利用生物技术生产的在生物体内存在的天然活性物质。这里的生物技术包括基因工程、蛋白质工程、细胞工程、酶工程、微生物发酵工程、生物电子工程、生物芯片、生物材料、大规模蛋白纯化制备技术等；天然活性物质指的是生物技术药物的来源是各种生物内的特征细胞产物。狭义的生物技术药物则是指利用基因工程、抗体工程或细胞工程技术生产的、来源于生物体内的天然物质，并用于预防、诊断或治疗的药物。生物制药产业只有 30 余年的历史，上市药品也仅有百余种，但这些药物在治疗肾性贫血、白细胞减少、癌症、器官移植排斥、类风湿关节炎、糖尿病、矮小症、心肌梗死、血友病、乙肝、丙肝等困扰人类多年的难以医治的疾病中发挥了重要甚至不可替代的作用。传统的药物主要是化学小分子，生物利用度高，而生物技术药物大多数是生物大分子，穿透力弱；如多肽与蛋白质类药物，药理作用强，副作用小，但却极易被胃肠道分泌的消化酶降解从而降低药效；同时，这类药物很难通过人体的多重脂质结构到达病灶，分子量大不易吸收，临床主要剂型是溶液型注射剂和冻干粉针；随着高分子材料学的发展及给药系统的深入研究，大量优良的高分子材料被作为生物技术药物的载体，提高了生物技术药物的稳定性和生物利用度。常见的有纳米脂质体、纳米囊，根据材料的性能，可降解的适合于静脉注射的靶向作用、肌肉或皮下注射等缓控释作用的给药途径；而非降解性材料可用于口服给药途径。另外还有聚合物胶束、水凝胶等给药系统。生物技术药物是 21 世纪最具希望和发展潜力的药物类型，生物技术药物的问世，使得新药研发的领域更加广泛。

11.1.2 生物技术药物的性质

生物技术药物大多为大分子化合物，组成、结构复杂，具有严格的空间构象以维持其特定的生理功能。在化学结构上，生物技术药物十分接近于人体内的天然活性物质，因此进入体内也更易为机体所吸收利用和参与人体的正常代谢与调节。

1. 理化性质

(1)旋光性：在已上市和正在开发的生物技术药物中，蛋白质药物占有非常大的比重；蛋白质的基本单位是氨基酸，除了甘氨酸之外，其余氨基酸的 α 碳原子都是不对称的，因而具有旋光性。由氨基酸组成的蛋白质和多肽类药物也都具有旋光性，总体旋光性由构成氨基酸的旋光度的总和决定，通常是右旋体，而当蛋白质发生变形，螺旋结构松开时，其左旋性增大。

(2)两性电离：氨基酸分子上同时具有氨基和羧基，因此其同时具有酸碱两性，称之为两性电解质。而每一种氨基酸都有特定的等电点，各种多肽或蛋白质分子由于所含的碱性氨基酸和酸性氨基酸的数目不同，因而具有不同的等电点。而核酸的多核苷酸链上也是具有酸性的磷酸基团，又有碱基上的碱性基团，也是两性电解质。在一定的 pH 溶液中可带某种电荷，利用这种性质可对氨基酸、蛋白质、多肽及核酸类药物进行分离和分析。

(3)紫外吸收：某些蛋白质药物(如酪氨酸、色氨酸)是由含苯环的氨基酸构成的，具有紫外吸收特征。所有核酸类药物在 260 nm 处有最大的紫外吸收值，由于碱基是核酸最基本的组成成分，而嘌呤和嘧啶环中均含有共轭双键，并在 260 nm 处具有最大吸收，根据核酸的紫外吸收特性可以对其进行定量分析及估算核酸样品的纯度。

2. 生物学特性

(1)种属特异性：由于生物技术药物主要来自生物体内，因此存在着种属特异性。许多生物技术药物的药理学活性与动物种属及组织特异性有关，主要是药物自身以及药物作用受体和代谢酶的基因序列存在着动物种属的差异。来源人类基因编码的蛋白质和多肽类药物，其中某些与动物的相应蛋白质或多肽的同源性有很大的差别，因此对一些动物不敏感，甚至无药理学活性。

(2)受体特性：受体是一类能与细胞外专一信号分子结合引起细胞反应的蛋白质。许多生物技术药物可以通过与特异性受体结合，通过信号传导机制而发挥药理作用，由于受体分布具有种属特异性和组织特异性，因此药物在体内分布具有组织特异性和药效反应快的特点。如单克隆抗体类药物，波替单抗、妥西珠单抗、利妥昔单抗等。

(3)免疫原性：药物的免疫原性指刺激机体形成特异抗体或致敏淋巴细胞的性质。生物技术药物可产生 2 种明显不同的免疫反应：对新抗原的经典免疫反应(过敏反应)和免疫耐受崩溃；这类反应常见于动物、微生物和植物来源的治疗性蛋白，如马的抗血清、链激酶、天冬酰胺酶等，特点是反应迅速，一次注射即可发生，发生率高，抗体滞留时间长。另一种免疫耐受崩溃常见于重组人干扰素、重组人粒/巨噬细胞集落刺激因子等重组蛋白，发生反应比较缓慢，在临床上可能需要几年时间才比较明显，发生率低，停药后抗体可能消失。利用免疫原性可以采用免疫学方法对生物技术药物进行定性及定量的分析，如免疫放射定量法、酶联免疫法等。

11.1.3 生物技术药物的分类

目前市场上已上市的以及还在试验阶段的生物技术药物数量众多，结构多种多样，功能十分广泛，我们按照这些生物技术药物的化学性质及临床用途这两方面进行分类。

1. 按化学特性分类

(1)多肽和蛋白质类药物：用于预防、治疗和诊断的多肽和蛋白质类生物药物。多肽是 α-氨基酸以肽链连接在一起而形成的化合物，也是蛋白质水解的中间产物，多条肽链按照一定的空间结构缠绕构成了蛋白质。大分子蛋白质水解生成多肽。随着基因组学和蛋白质组学的进展，蛋白多肽类药物可以通过 DNA 重组技术开发可用于临床的多肽及蛋白质类药物，包括细胞生长因子(如聚乙二醇干扰素 α-2b、重组粒细胞集落刺激因子 G-CSF 等)、激素类药物(如人促红细胞生成素、重组人生长激素等)、酶和辅酶类药物(如胰脂肪酶、L-天门冬酰胺酶、羧肽酶、溶组织羧菌胶原酶等)、氨基酸及其衍生物类药物(如谷氨酸、苯丙氨酸、色氨酸等)、糖类药物(如银耳多糖、人参多糖、人胎盘脂多糖等)和脂类药物(如卵磷脂、胆固醇、胆红素等)等。

(2)核酸类药物：蛋白质类药物是在蛋白质水平对疾病进行诊断、预防和治疗，而核酸药物是在遗传水平上发挥作用，核酸存在于所有生物的细胞中，是生物遗传的基本物质。核酸类药物在抗病毒、抗肿瘤方面显示了强大的治疗作用。如治疗艾滋病药物 AZT、3TC，抗病毒药物三氮唑核苷、阿昔洛韦等。核酸类药物包括反义寡核苷酸，这是一种以应用反义核酸技术，与特定的基因进行杂交，在基因水平上干扰蛋白质的翻译及合成过程的药物；核酸疫苗，分为 DNA 及 RNA 疫苗两种，是将编码外源性抗原的基因及表达所必需的调控元件的质粒 DNA 直接导入生物体内，让其在宿主细胞中表达抗原蛋白，诱导机体产生免疫应答。1995 年 FDA 批准了世界上第一例 DNA 疫苗，即治疗艾滋病 DNA 疫苗。基因治疗药物是利用病毒或非病毒作为载体进行基因置换或基因过渡，基因置换是指对先天性遗传疾病中缺陷基因换入正常基因后达到治疗的目的，而基因过渡则指选择一些载体携带治疗基因后转到正常或变异细胞，利用细胞的转录和翻译系统，将生成的目的产物释放到细胞外。

(3)抗体药物：抗体指机体的免疫系统在抗原刺激下，由 B 淋巴细胞或记忆细胞增殖分化成的浆细胞所产生的、可与相应抗原发生特异性结合的免疫球蛋白。1986 年，第一个治疗性单克隆抗体药物 muromonab-CD3(OKT3)经 FDA 批准上市后，治疗性单抗药物已经成为目前生物技术药物中品种最多，销售额最大的类型，超过促红细胞生长素、胰岛素和干扰素类产品，成功用于治疗肿瘤、自身免疫性疾病、感染性疾病和移植排斥反应等多种疾病。单克隆抗体是使用具有可大量增殖的小鼠骨髓瘤细胞与可以产生特异性抗体的小鼠脾细胞融合，成为杂交细胞系，同时具有体外无限增殖及合成和分泌抗体的特点。单克隆抗体药物经历了鼠源化单抗、人鼠嵌合单抗和人源化单抗阶段。目前，由于可以降低免疫原性并提高疗效，如今全人源抗体已成为治疗性单抗的主流。应用于类风湿性关节炎的阿达木单抗是全球第一个全人源抗体，此外还有英夫利昔单抗、利妥昔单抗、贝伐单抗和曲妥珠单抗等，均为年销售额超过 10 亿美元的“重磅炸弹”药物。

(4)多糖类药物：多糖是指由 10 个以上的单糖基通过糖苷键连接而成的聚合物及其衍生物。多糖在自然界中分布极广，几乎存在于所有的生物体中，发挥能量储存、结构支持、防御功能等多方面的生物功能，是自然界中含量最丰富的生物聚合物。由于单糖的种类繁多及立体异构复杂，人们不断地发现糖类物质生物功能的多样性，在抗肿瘤、抗病毒、抗衰老和降血糖方面都发挥重要作用。多糖按来源可分为动物多糖(多来自动物结缔组织基质和细胞间质，如硫酸软骨素)、植物多糖(来源于植物的根、茎、叶、皮、种子和花，如黄芪多糖等)、微生物多糖(来源于细菌和真菌，可以从菌体或培养液中提取，如灵芝多糖)和海藻多糖(是一种海藻提取物，如海洋硫酸多糖，具有抗病毒活性。)

(5)脂类药物：脂类是指脂肪、类脂及其衍生物的总称。脂类药物通常不溶于水而能被乙醚、氯仿、苯等非极性有机溶剂提取。脂类是机体内的一类有机小分子物质，它包括范围很广，化学结构差异较大，生理功能也各不相同。如前列腺素、花生四烯酸和 DHA 等有降血脂，降血压，抗脂肪肝的作用；脑磷脂、卵磷脂可用于治疗肝病、冠心病等；血红素、胆红素可用作肿瘤的诊断和治疗。

2. 按临床用途分类

按照药物在临床上所发挥的作用将生物技术药物分为治疗药物、预防药物、诊断药物。

(1)治疗药物：针对临床上各种疾病的治疗所使用的药物，生物技术药物对许多常见和多发病症疗效显著，特别是对一些严重的疾病如恶性肿瘤、艾滋病、乙型肝炎、糖尿病、免疫性疾病等。在目前处于临床试验阶段的生物技术药物中，绝大多数都是以治疗困扰人类健康发展的疑难病症为研究目标。如维拉苷酶 α，临床上用于 I 型戈谢病的治疗，戈谢病是一种常染色体隐性遗传病，基因突变使得体内 α-葡萄糖脑苷酯酶异常，葡萄糖脑苷酯无法正常分解，积蓄在组织引发的疾病，适用于儿童和成人长期酶替代治疗。聚乙二醇尿酸酶批准用于慢性痛风的治疗；妥西珠单抗批准用于类风湿性关节炎的治疗，适用于对一种或更多 TNF 拮抗剂反应不佳的中重度患者。

(2)预防药物：对于某些病源明确、症状严重的传染性疾病来说，早期的预防要比疾病大规模暴发之后的治疗更为重要，能够降低疾病发生的可能性，缩小疾病发生的覆盖面。常见于预防用的生物技术药物有疫苗、菌苗等。如肺炎球菌 13 价结合疫苗用于脑膜炎的预防；重组抗纤维蛋白酶预防手术和产后血栓患者抗凝血酶的缺乏；Hiberix 灭活疫苗预防 15 个月到 4 岁的婴幼儿 B 型流感嗜血杆菌感染。

(3)诊断药物：用于造影、器官功能检查及其他疾病诊断用的药物。分为两类，一类是体内使用的诊断药物，另外一类则是符合药品管理标准的体外诊断试剂。绝大多数的临床诊断试剂都来自生物药物，生物技术药物用作诊断药物具有高灵敏度和高特异性的优点。如 Anti-C 为单克隆 IgG 抗体，来源于人鼠杂交骨髓瘤细胞 H-48，用于 Rh 血型的体外检测与鉴定；Anti-B 为单克隆 IgM 抗体，来源于鼠杂交骨髓瘤细胞 LB3，用于 ABO 血型的体外检测与鉴定；Abbltt Prism Plus 是一种重组病毒蛋白与人工合成多肽，用于 HIV-1 和 HIV-2 的抗体体外大量检测。

11.2　生物技术药物的体内分析方法

在过去相当长的时间内，小分子之间的反应被研究得最多，这些反应都是一些相对比较快的反应和比较简单的体系。生物技术药物大部分是大分子化合物，因此生物技术药物的研究都是基于大分子与大分子或者大分子与小分子之间的反应，而这些则是相对比较慢的过程和比较复杂的体系。作用的形式也较小分子之间的作用更加多样化，除了化学键的断裂、组合或重排，还包含了很多的弱相互作用(如氢键作用、偶极作用和范德华力等)。同时，大分子与大分子之间或者大分子与小分子之间的相互作用不像小分子之间的反应，只是分子在反应体系中做布朗运动无序碰撞而反应。因此，在体内分析的方法上，生物技术药物与小分子药物有很多不同。首先，在化学结构上，很多生物大分子的分子结构并不明确，这就为质量控制带来了一定的困难。其次，生物技术药物由于其具有种属特异性、免疫原性和非预期的多向性活性等特性，因此所选用的分析方法应能将进入体液的药物及其降解产物和代谢产物与内源性物质区别开来，要能排除许多因素如生物基质、基质内的蛋白质水解、结合蛋白质以及其他许多干扰物可能产生的干扰，因此在方法的选择上更倾向于高特异性、高灵敏度、回收率和重现性以及更宽线性范围的方法。

11.2.1 色谱分析法

色谱分析法利用不同物质在不同相态的选择性分配，以流动相对固定相中的混合物进行洗脱，混合物中不同的物质会以不同的速度沿固定相移动，最终达到分离的效果。基于色谱法高度的特异性、精确的定量以及能够同时测定多种组分的特点，可对生物技术药物进行有效的分离鉴定而不影响受试物的分子结构和生物活性。

1. 高效液相色谱法

高效液相色谱法（high performance liquid chromatography，HPLC）是一种在经典液相色谱基础上，引入气相色谱的理论与实验方法，发展起来的实用、快速、高效及高灵敏度的分离分析方法。高效液相色谱法适用于分析沸点高、分子量大、热稳定性差的物质，在目前生物药物的鉴别、检查和含量分析中占有重要地位。随着衍生化技术的发展，改善了被测物的检测特性，提高检测灵敏度，使 HPLC 广泛应用于氨基酸的分析，同时也是蛋白质结构和纯度分析的重要工具，在美国药典、英国药典以及 2020 版《中华人民共和国药典》中，对胰岛素的鉴别和效价测定及其相关蛋白的限量测定均采用 HPLC 方法，对于嘌呤类药物甲氨蝶呤与叶酸以及糖类药物也多应用 HPLC 进行含量分析。

在利用高效液相色谱对生物大分子的分离分析中，分子排阻、离子交换、反相键合相和亲和色谱是最常用的分离模式。

1）分子排阻色谱法（size-exclusion chromatography，SEC）

分子排阻色谱是各种色谱分离模式中最简单的一种色谱分离方法，样品组分和固定相之间不发生相互作用。色谱柱的填料是凝胶，是一种表面惰性、含有许多不同尺寸的孔穴或立体网状物质。不同分子量大小的组分，可分别渗入到凝胶孔内的不同深度，分子量大的组分可以渗入到大孔内，但被排斥在小孔之外；分子量小的组分，可以渗入各种孔内，不易洗脱，在分离时，流动相可以自由扩散出入各种孔隙，大分子组分会随之先流出，小分子组分后流出；因而分子排阻色谱法适用于分析多肽、蛋白质、多糖等生物大分子药物，其分离范围在相对分子量 2～2000 kDa 之间。

在分离生物大分子时，常用的固定相是合成的亲水性高聚物凝胶，TSK gel PW 产品具有代表性，主要包含 $-CH_2CHOH-CH_2O-$ 链段，对于水溶性高分子具有良好的分离性能；以 2.2 μm 亲水性高聚物为基质所制得的非多孔型反相、离子交换色谱固定相，其柱效、选择性、分离度以及对活性样品的回收率都非常高，在蛋白质、核酸等生物大分子快速分离分析方面有极大的优势；常用的流动相是以水作基体具有不同 pH 值得多种缓冲溶液，当使用亲水性有机凝胶做固定相时，为消除吸附作用与基体的疏水作用，通常要向流动相中加入少量无机盐。如 NaCl、KCl、NH_4Cl，以维持流动相的离子强度为 0.1～0.5。若使用钠、钾、铵的硫酸盐、磷酸盐，消除吸附的作用效果更好。在洗脱蛋白质时，可向流动相中加入变性剂，如 6 mol/L 的盐酸胍等，并在低流速下完成分离。

影响分子排阻色谱法的因素有如下几种。①填料的种类：目前填料分为化学键合的硅胶和亲水树脂凝胶两类。以硅胶为基质的填料对于蛋白质的分离是合适的，不同型号的柱填料适用于不同分子量范围的蛋白质的分离，在选择填料时首先要考虑分离度和蛋白质分离范围以及最小分离分子量之比。②柱长：分子排阻色谱的分离度与柱长的平方根成正比，一般长度为 60~120 cm 的分离柱适用于蛋白质的分离。③洗脱液：以硅胶为填料的基质，洗脱液的 pH 值应在 2.0~8.0 之间，超出会使键合相的有机层溶解增加，影响柱子寿命。洗脱液的离子强度增加会引起蛋白质和键合相填料的有机膜之间的疏水反应，从而是洗脱延滞，加入有机溶剂可以消除疏水作用，如 5%~10%的乙醇或异丙醇。④流动相的流速：流速是影响分离度的一个重要因素，流速在 0.1 mL/min 以下，蛋白质的分离度是比较理想的。⑤样品容量：进样量及样品浓度明显地影响蛋白质的分离度，一般来说高浓度、小体积是获得良好分离效果的适当条件。样品的浓度范围在 0.01%~0.5%，能够得到最好的分离度；如果样品浓度高于 1%或进样体积过大，分离度则会降低。样品的体积为柱体积的 1%~3%比较合适。

【实例一　分子排阻色谱法测牛血清中的 IgG】

IgG 是免疫球蛋白的一种，是机体受到抗原刺激后体内产生的能与抗原特异性结合的一类蛋白质；牛感染布鲁氏杆菌病后，机体产生免疫，形成布鲁氏菌抗体，主要为 IgG。目前测定布鲁氏菌病阳性血清的效价的主要方法中，以液相色谱法最具分析速度快、样品用量少及灵敏度高的特点。

样品来源：采集牛布氏杆菌病阳性血清 6 份；正常牛血清(布氏菌病阴性)12 份；购买牛阴性血清 1 份。

色谱条件：亲水凝胶分子排阻色谱柱 TSK-GEL G3000SW，SEC，孔径 250A，粒度 10 μm，制备柱规格为 7.5×600 mm 和分析柱规格为 21.5×600 mm；流动相为含 1%异丙醇的 pH 为 7.0，浓度为 0.2 mol/L 磷酸盐缓冲液，检测波长为 280/260 nm。

标准曲线的绘制：取 IgG 标准储备液，用流动相磷酸盐缓冲液稀释成含 IgG 3.0 mg/mL，3.5 mg/mL，4.0 mg/mL，4.5 mg/mL，5.0 mg/mL 的标准溶液。临用时现配。平行进样 2 次，每次进样 20 μL，记录色谱峰面积(x)，以峰面积为横坐标，样品浓度增量(y)为纵坐标绘制标准曲线，进行线性回归，得到标准曲线方程：$Y=(6.81E-07)X-0.43$，相关系数 $r=0.9983$。结果表明 IgG 标准品浓度在 3.0~5.0 mg/mL 范围内线性良好。

精密度试验：准确量取适量 4.0 mg/mL 牛 IgG 标准品溶液，按色谱条件连续进样 3 次，记录 IgG 峰面积，计算 RSD 值为 0.2%。牛血清中 IgG 含量的测定：精密量取适量试样，用流动相 1∶10 倍稀释，即 1 份试样+9 份流动相稀释，摇匀后取 20 μL 进样，并记录峰面积。

2)离子交换色谱法(ion exchange chromatography，IEC)

离子交换色谱是以离子交换剂作为固定相，以缓冲溶液作为流动相，当流动相带着组分电离生成的离子通过固定相时，组分离子与树脂上可交换的离子基团进行可逆交换，根据组分离子对树脂亲和力不同而得到分离离子型或可离子化的化合物，可用于氨基酸、多肽、核酸、核苷和各种碱基以及蛋白质的分析。

离子交换色谱的固定相多为高分子类型填料，按其所带基团，可分为强碱性阴离子型、弱碱性阴离子型、强酸性阳离子型、弱酸性阳离子型。在以交联聚苯乙烯为基质的固定相中，Mono Beads 系列固定相对于活性生物大分子的分离纯化具有很大优势；而以亲水性高聚物凝胶为基质的离子交换色谱填料，如 TSK-sel DEAE-5PW，SP-5PW，CM-5PW 等，也是应用很广泛的产品，对于蛋白质、多肽、核酸等活性生物样品均表现出良好的分离作用。流动相多为水溶液，根据需要可加入少量的有机溶剂，如乙醇、四氢呋喃、乙腈等，以增加某些组分的溶解度、改变分离选择性，也可用于减少峰拖尾的现象或改变流动相的 pH 值，流动相的 pH 值会影响弱电离组分的电离情况，因而可改变组分的保留值。pH 值增大，在阴离子交换色谱中组分的保留值增大，在阳离子交换色谱中组分的保留值减小。

对于离子交换色谱，影响因素主要有如下几个方面：①填料孔径：孔径和样品分子量的大小直接影响到色谱柱的分离度和柱容量。如若溶质分子的大小接近孔径的大小，内在的排阻选择性会引起峰的扩张，因而，采用大孔径的填料，易于控制溶质在流动相中的传递。②洗脱液：离子交换色谱的分离基础是利用 pH 值控制生物大分子的电荷，如果流动相的 pH 值高于蛋白质的等电点，将带有净的负电荷；反之，则带净的正电荷，所带电荷的性质决定了选择阳离子交换柱还是阴离子交换柱。两个不同蛋白质的保留时间决定了离子交换色谱的分离度，而蛋白质的保留时间又和 pH 值的改变密不可分，一般在强阴离子和强阳离子交换柱上，对酸性或碱性蛋白质而言，pH 值中性或接近中性是较为理想的选择。另外与 pH 值一样重要的是流动相的离子强度，这两个因素决定了蛋白质在离子交换色谱柱上的保留行为、分离度和回收率，一般盐的类型对蛋白质保留行为的影响分为三种：强顶替作用、中间顶替作用和弱顶替作用。强顶替作用减少了保留时间，弱顶替作用影响回收率，一般中间顶替作用的盐最为合适。③流速：实验证明，分子扩散系数减少，扩散到填料孔内和孔外的分子随之减少。分子量增大，扩散系数降低，传质的问题也会恶化。因为，为能得到满意的分离度，流速应控制在较低范围内，一般情况下，对于 250 mm ×4.0 mm i.d 的常规分析柱，流速在 0.25 mL/min 时能得到较好的分离度。

【实例二　强阴离子交换色谱结合分子排阻色谱纯化血清中的免疫球蛋白和白蛋白】

动物血液组成成分复杂，蛋白质种类众多。血清白蛋白和免疫球蛋白是血清中含量最多的 2 种蛋白，这两种蛋白的分离纯化技术研究很多，如果可以采用一种方法同时从血清中分离这两种蛋白则会大大提高分析效率。血清白蛋白和免疫球蛋白的等电点分别约为 7.8 和 4.8，差距较大，下列方法采用离子交换色谱结合分子排阻色谱从血清中同时纯化这 2 种蛋白。

样品收集：将猪瘟病毒与完全弗氏佐剂等体积混合乳化，采用多点背部皮下方式对体重约 3kg 的雌性新西兰大白兔(300 μL/只)进行免疫。每隔 15 天后再将 450 μg 猪瘟病毒不完全弗氏佐剂等体积混合乳化对大白兔加强免疫，进行了 3 次加强免疫后从耳缘静脉取血。血样与室温下放置 3 h 使血清析出，再以 1600 rpm/min 离心 20 min 收集血清，最后一次加强免疫后 2 周，从兔心脏取血，收集血清，于-80℃保存。

色谱条件：采用 Q Sepharose™-XL 强阴离子交换色谱，以 0.02 mol/L pH 8.0 的 Tris-HCl 缓冲液平衡离子交换色谱柱，然后将已稀释 10 倍的高免疫的兔血清上样，在 pH 6.0 时以 0.3 mL/min 低流速洗脱得到高纯度的免疫球蛋白，继而在 pH 4.0 时洗脱，再辅以 Sephadex G-75 分子排阻色谱可获得纯度大于 95%的白蛋白。对纯化后的蛋白进行活性检测，证明所纯化的两种蛋白都保持正常的生物活性，且进行含量测定后发现两者的纯化回收率都在 90%以上。

图 11-1 为阴离子交换色谱分离兔血清蛋白的色谱图。峰Ⅱ和峰Ⅲ的蛋白成分经过 SDS-PAGE 分析后，根据相对分子量的大小，判断峰Ⅱ为免疫球蛋白峰，而峰Ⅲ为白蛋白峰。

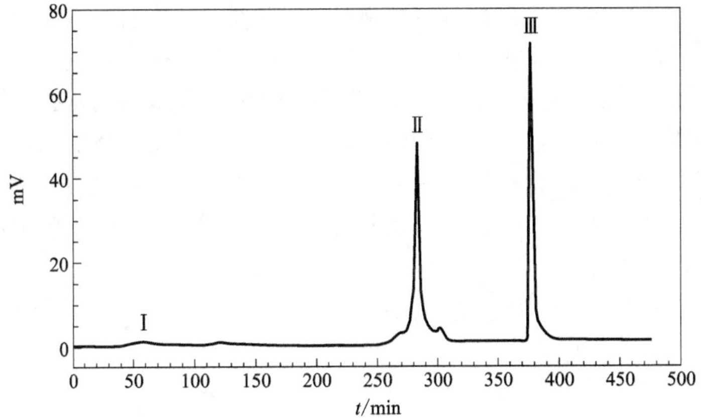

图 11-1　Q Sepharose^{TM}-XL 强阴离子交换色谱分离兔血清蛋白的色谱图

分离纯化蛋白的回收率：将收集的免疫血清但用后进行密度扫描分析，得到血清中各蛋白的相对含量。结合各蛋白带在电泳图谱中的位置，找出免疫球蛋白和白蛋白的位置，结合密度扫描结果，得到血清中各蛋白的相对含量，免疫球蛋白和白蛋白分别占蛋白总量约 17.58%和 77.18%。通过 BCA 试剂盒对纯化后的免疫球蛋白，白蛋白和蛋白总量进行蛋白浓度的测定计算，得出各蛋白质的回收率，分别为 95.8%和 91.0%。

3)反相键合相色谱法(reversed phase bonded chromatography，RBPC)

借助于化学反应的方法将有机分子以共价键连接在色谱担体上而获得的固定相称为化学键合相，以化学键合相为固定相的色谱法称为化学键合相色谱法。按照流动相与固定相之间极性的相互关系又可分为正相色谱和反相色谱。反相键合相色谱的固定相表面都是极性很小的烃基，如十八烷基、辛烷基、甲基、苯基等；而流动相大多使用强极性溶剂，如水、甲醇、乙腈或无机盐的缓冲液等；流动相的极性要大于固定相的极性，在色谱分离过程中，极性大的化合物先被洗脱，极性小的化合物后被洗脱，正相色谱与之相反。

在使用反相键合相色谱对生物技术药物进行分离时，尤其是对多肽类药物的分离纯化，应尽可能地选择球形、全多空，孔径为 25 μm 以上的硅胶键合固定相。单层固定相稳定性差但利于传质，多层反之。对分子量较小者，选用 C_{18} 或 ODS 型配基，而分子量较大者以配基较短者为宜。在流动相的选择上，对于多肽和蛋白质类的药物，乙腈和水以不同比例组成的二元流动相对其有很高的溶解度，被广泛应用。醇类溶剂中，甲醇对蛋白质的溶解度低，一般不作选择，而乙醇、尤其是异丙醇与水组成的二元流动相体系一般可以得到较高的蛋白质回收率而被广泛应用。流动相中的离子对中，无机酸可以增加蛋白质的亲水性，伴随着蛋白质极性的增加，降低了在色谱柱上的保留时间；有机酸可以阻止硅羟基的离子化，但同时增加了蛋白质的疏水性，增加了保留时间，提高了分离度。

【实例三　柱前衍生反相高效液相色谱法同时测定家兔关节微透析液中的精氨酸和瓜氨酸】

类风湿性关节炎是一类全自身免疫性疾病，NO是重要的炎症介质，研究表明NO参与了类风湿性关节炎的发病机制，患者血清和关节滑液中的NO较正常显著增高。L-精氨酸和L-瓜氨酸是NO代谢循环中的两种重要氨基酸，几年来，柱前衍生反相高效液相色谱法测定氨基酸的技术取得了很大的进展。

样品的收集：将已建立抗原诱导性关节炎模型的家兔用20%的乌拉坦，将5 mL/kg的剂量耳缘静脉注射麻醉后，仰卧位固定于手术台上，腹股沟皮下注射5000单位的肝素钠，20 min后将关节用微透析探针植入家兔膝关节的关节腔，用林格试液作为灌流液，调节流速为0.8 μL/min，灌流平衡60 min后开始采样，采样间隔为30 min，收集的微透析液立即放入-20℃的冰箱保存。

衍生化反应：取5 μL衍生化(邻苯二甲醛)试剂于装有15 μL微透析样品的内衬管中混匀，静置反应2 min后进样。

色谱条件：色谱柱Boston Green C_{18}柱(4.6 mm×250 mm，5 μm)，流动相A为甲醇，B为50 mmol/L乙酸钠(冰乙酸调pH至4.5)，采用二元梯度洗脱，0~28 min，A为28%~38.5%；28~30 min：A为38.5%~90%；30~40 min，A为90%；后运行时间：5 min；检测波长：$\lambda_{Ex}=342$ nm，$\lambda_{Em}=446$ nm；流速：1 mL/min；柱温：25℃。

标准曲线的制备：将氨基酸混合对照品按衍生化方法反应后进样，以氨基酸的浓度为横坐标，各浓度对应的峰面积为纵坐标绘制标准曲线，经计算的精氨酸的回归方程为$Y=79.029X-3.0016$，$r=0.9993$，精氨酸的浓度在0.054~6.480 μg/mL范围内线性良好；瓜氨酸回归方程为$Y=120.62X-0.9763$，$r=0.999$，瓜氨酸的浓度在0.0525~6.3000 μg/mL范围内线性良好。

精密度试验：精密量取15 μL精氨酸浓度为1.08 μg/mL、瓜氨酸浓度为1.05 μg/mL的混合对照品溶液，按照衍生化方法反应后进样，连续进样6次，记录峰面积，计算精氨酸和瓜氨酸峰面积的RSD分别为0.86%和1.04%。

稳定性试验：取同一浓度的混合对照品溶液，置于常温下，每2 h进样一次，记录峰面积，考察供试品在8 h内的稳定性，结果精氨酸和瓜氨酸对照品峰面积的RSD分别为2.80%和3.08%，表明供试品在常温下8 h内基本稳定(图11-2)。

微透析采样量小、组织损伤轻、可进行连续活体采样，经常与色谱或其他技术联用，进行体内生物样品的分析测定。

4) 亲和色谱法(affinity chromatography，AC)

亲和色谱是根据生物分子之间的特异性作用，利用生物大分子与固定相表面存在的某种特异性亲和力来进行选择性分离的一种色谱分析方法。在不同基体上，键合多种不同特征的配体作固定相，用不同pH值得缓冲溶液作为流动相，依据生物大分子之间特异性的亲和力，如抗体与抗原，酶与抑制剂，激素与细胞受体，维生素和结合蛋白，基因与核酸等，形成可逆的复合物被吸附在固定相上，而其他无亲和作用的大分子很快通过色谱柱流出，被吸附的分子只有通过改变流动相的性质与组成才能被洗脱，从而实现对生物大分子

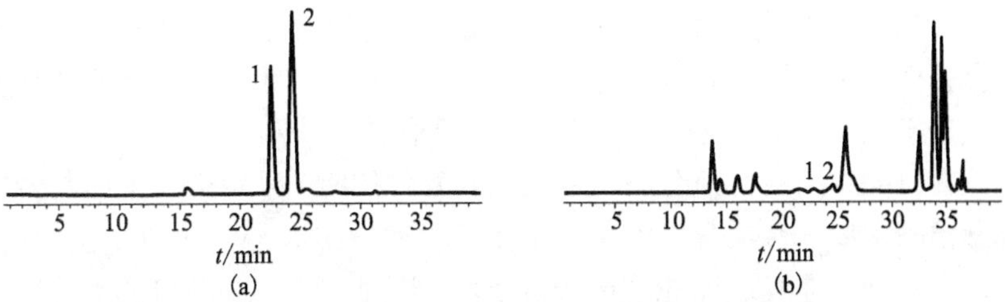

图 11-2　精氨酸和瓜氨酸的反相高效液相色谱图

的分离与纯化。亲和色谱具有特异性、高效性、稳定性等优点，既适合于分离和纯化样品中含量很低的酶、酶抑制剂、抗原、抗体等，也适合于分析测定以及研究生物体内分子间相互作用及其作用机制。

基于亲和色谱的分离原理，在固相载体上连接某一种具有生物特异性的配基，就可以建立一种亲和色谱方法，用于分离与其相对应的物质。理想载体应具有不溶于水，高渗透性、允许大分子自由通过，一定的硬度，大量可供反应的化学基团、与配基共价连接，非特异性吸附能力极低、化学稳定性高，抗微生物和酶的腐蚀。而连接与载体上的配基应该满足：①与蛋白质之间具有强的亲和力，解离常数应小于 5 mM，但需要注意的是，亲和力太高会导致在解离蛋白质-配基复合物时条件剧烈，可能导致蛋白质变性。如用抗生素蛋白作配基纯化含生物素的羧化酶时，生物素-抗生素蛋白复合物的解离常数达 10～15M，解离时需要 pH1.5，6M 盐酸胍，这时，羧化酶大多早已变性。②配基必须具有适当的化学基团，这种基团不参与配基与蛋白质之间特异性结合，但可用于活化和载体相连接，又不影响蛋白质与配基之间的亲和力。对于亲和色谱的流动相来说，主要分为两种：①特异性洗脱 可与配体竞争生物活性分子，此时洗脱液的浓度大小要根据活性分子与固相载体配基的亲和力大小而定，亲和力大，则洗脱液浓度要高；亲和力小，相对洗脱液浓度则较低。通常选择与生物大分子有较高亲和力，与固定相配基结构相异的流动相来进行洗脱。②非特异性洗脱 无法与生物大分子发生特异性结合，只能通过改变被分离物质的结构来降低其与配基之间的亲和力。这主要通过改变流动相(多为缓冲溶液)中的 pH 值、离子强度、温度和介电常数等参数。如改变洗脱液的 pH 值，足以洗脱吸附的蛋白质，将 pH 值从 7.8 降至 3.2，可将胰蛋白酶从胰蛋白酶抑制剂上洗脱。甘氨酸-盐酸缓冲液(pH 值为 2.5)可解离抗原-抗体复合物。

影响亲和色谱分离的主要因素有如下几种。①上样体积：样品体积对色谱分离的影响视生物大分子与配基的亲和力的强弱而定，若两者亲和力强，则体积对分离效果的影响不大；若两者亲和力弱，则应选择高浓度、小体积，上样量应控制在色谱柱载量的 5%～10%。②柱长：色谱柱的长度取决于配基载体的性质，如若配基载体的载量高，与生物大分子的作用力强，则可以选择较短的柱子；反之，如若配基与生物大的作用力弱，应增加柱子的长度，保证生物大分子与配基有充分作用结合的时间。③流速：在生物大分子与配基作用结合达到平衡时需要一个较为缓慢的过程，因此，流动相应尽量控制在低流速的状态下通过色谱柱，保证被分离样品与配基之间有充分的结合时间。④温度：温度对亲和色谱分离的影响较大，配基的吸附能力受温度控制，可以通过温度的调节进行吸附和洗脱。一般来说随着温度的升高，配基的吸附能力下降，因此可以选择较低的温度使得生物大分子与配基充分地结合，然后在洗脱时适当升高温度，亲和力下降，便于将待分离样品从配基上洗脱。通常我们选择在4℃进行吸附，25℃进行解吸附。

何媛等人在研究中药活性组分与蛋白质的相互作用时，采用亲和色谱与微透析联用的技术分析丹参中的主要活性成分丹参素、原儿茶醛和咖啡酸与人血清白蛋白的相互作用。微透析技术是一种动态连续取样的平衡透析技术，快速、可靠。亲和色谱的固定相制备是通过共价键将人血清白蛋白键合在经N，N'-羰基二咪唑活化的硅胶上，色谱条件为：流动相采用pH 7.4的67 mmol/L的硫酸盐缓冲液，流速为0.6 mL/min，柱温为37℃，检测波长：丹参素和原儿茶醛为280 nm，咖啡酸为323 nm。

5）联用技术

（1）液相色谱-质谱联用（LC-MS）

质谱是通过对样品离子的质量和强度的测定来分析被测物质的结构的一种分析方法。将样品转化为气态，置于高真空的离子源中，受到高能电流的轰击或强直流电场等作用，是样品分子失去一个外层电子而生成带正电荷的分子离子；或使化学键发生断裂生成各种碎片离子，在质量分析器中按质荷比分离、检测后得到按质荷比大小顺序得到的图谱。

在20世纪80年代以前，质谱法只能测定相对分子质量为1000Da以下的易挥发小分子化合物，直到快原子轰击质谱（fast atom bombardment mass spectrometry，FABMS）的发明，打开了极性大分子分析的领域，可分析相对分子质量高达几千的多肽。随着生命科学及生物技术的不断发展，为了解决生物活性物质的分析问题而发展并推动了生物质谱。生物质谱主要解决两个问题：①精确测量生物大分子，如蛋白质、核苷酸和糖类的分子量，并提供分子结构信息；②对存在于生命复杂体系中的微量或痕量小分子生物活性物质进行定性或定量分析。目前成功用于生物大分子质谱分析的电离技术包括：电喷雾电离质谱（electrospray ionization，ESI），基质辅助激光解吸电离质谱（matrix-assisted laser desorption ionization，MALDI），快原子轰击质谱，离子喷雾电离质谱，大气压电离质谱。S生物质谱可用于核酸的检测；小分子生物标记物的检测，如氨基酸、脂肪酸、生物胺等；大分子生物标记物的检测，主要是蛋白质、低聚核苷酸和糖蛋白，蛋白质是疾病的重要生物标志物，当异常基因产生异常蛋白质后，可通过测量代谢物浓度、代谢物组变化、检测疾病相关异常功能蛋白、结构蛋白或蛋白指纹图谱等来提供用于诊断疾病的数据。其中，肿瘤标志物的测定是生物质谱技术在临床检验应用中最为突出和有价值的领域，根据生物质谱技术对乳腺癌等12种肿瘤的血清及尿液检测结果已证实，其检测灵敏度高达82%~99%。

质谱测定多肽及蛋白质是根据质谱碎片离子推导序列的，序列信息碎片主要通过酰胺键断裂形成，绘制"肽图"的方法是将蛋白质酶解，用质谱分析，得出各肽段分子量；根据酶解选择性，将各组分与抑制结构肽对照或用串联质谱法将各片段肽测序，然后推导整个蛋白质序列。用质谱测核酸分子量比较困难，信噪比和分辨率较低；后来在样品中加入过量铵盐，则几乎可全部取代加合离子而成为铵加合离子，通过质子转移给核苷酸中磷酸二酯成为游离磷酸而本身则转变为氨分子逸去，质谱呈现相应尖锐单峰。用质谱法对DNA进行测序有3种途径：①Sanger反应质谱测序法将凝胶电泳分离鉴定改用质谱分析。

Sanger 反应是在弱碱性溶液中，氨基酸的 α-氨基与 2，4-二硝基氟苯作用，生成稳定的黄色 2，4-二硝基苯氨基酸。凝胶电泳较为费时，质谱分析效率大大提高。②酶解质谱测序法 用专属特异酶在 3’ 或 5’ 位依次切割碱基，再用质谱法测质量差数变化推出切去的碱基种类，从而获得 DNA 序列信息。③质谱裂解测序法 用高分辨质谱仪，其离子回旋共振腔俘获离子，延长离子滞留时间，提供多级串联质谱碰撞，有利于碎片离子形成和鉴定及序列测定。质谱对于糖类的结构分析包括分子量的测定，糖残基种类和数量，糖残基结合位置连接点及分子构型。质谱的软电离技术都适合于分析高极性、难挥发、热不稳定糖类样品；糖复合物在质谱分析前先用酶降解，将寡糖链切割用 HPLC 分离纯化后，再做质谱分析。因寡糖在一般紫外范围无吸收，需先将寡糖衍生化引入紫外吸收基团，而质谱无需衍生化步骤可直接分析。目前市场上的生物质谱仪，主要是采用 ESI 和 MALDI 技术进行电离，前者常用四级杆质量分析器，后者常用飞行时间质量分析器。ESI-MS 的特点是可以和液相色谱及毛细管电泳等分离技术联用，扩大了其在生命科学领域的应用范围；MALDI-TOF-MS 对盐和添加物的耐受力强，测样迅速、操作简单。

液相色谱与质谱的联用技术（LC-MS）实际上是以 LC 为分离手段，MS 为检测手段的色谱，集液相色谱的高分离能力与 MS 的高灵敏度、高专属性于一体，是体内药物分析、药物代谢动力学研究等药学前沿领域中最强有力的分析工具之一。Rüdiger Nave 等人研究替度鲁肽（重组人胰高血糖素样肽 2）在肾损伤患者体内的药物代谢动力学行为特征时，使用 LC-MS/MS 法测定人血浆中替度鲁肽的浓度。方法学验证显示，替度鲁肽的浓度在 1.0~500 μg/L 范围内线性良好，最低定量限可达 1.0 μg/L。

蛋白质的肽图分析是鉴定蛋白质一级结构的完整性和准确性的重要方法。传统方法需要将蛋白质酶解，然后用高效液相分离后得到肽图，而 ESI-MS 可与液相色谱联用，在线检测出 HPLC 分离出每一肽段的分子量，将其与理论上所得肽段的分子量进行比对，得到肽谱。杨英等人采用液质联用的方法对大肠杆菌表达的重组人血管内皮抑制素标准品进行了肽质量图谱的分析，为其质量检验和控制提供了依据。

【实例四　LC-MS/MS 法同时测定人血浆中几种抗肿瘤药物的浓度】

酪氨酸激酶受体在肿瘤细胞增殖、分化以及有生长因子受体活化所产生的抗细胞凋亡信号传导等方面发挥重要作用，酪氨酸激酶抑制剂（Tyrosine kinase inhibitors，TKIs）是一类能够阻滞在许多恶性肿瘤细胞中促进细胞增殖的胞内信号传导作用。实验利用 LC-MS/MS 同时测定人血浆中 9 种酪氨酸激酶抑制剂，包括 bortezomib，imatinib，nilotinib，dasatinib，erlotinib，lapatinib，sorafenib，sunitinib and vandetanib。其中 bortezomib 是一种二肽硼酸肽，作为抗肿瘤药物主要用于多发性骨髓瘤以及其他类型的肿瘤，如胃肠道间质瘤的治疗。

血浆样品的处理：患者同时给予上述九种抗肿瘤药物进行治疗，在最后一次给药结束后采集血样置于添加了肝素或 EDTA 的试管中，样品在 4℃下以 22000 rpm 离心 10 min 后分离血浆置于聚丙烯测试管中置于-70℃下保存以备分析。

色谱分析：

a. 流动相配制

溶剂 A：10 mmol · L^{-1} 含 0.1%（mL/mL）蚁酸的蚁酸铵盐缓冲液

溶剂 B：含 0.1%(mL/mL)蚁酸的乙腈溶液

溶剂 C：异丙醇-乙腈，(50∶50 v/v)的混合溶液，用于进样时冲洗自动进样器。

b. 样品提取纯化

待测血浆样品、空白样品、标准样品及质控样品每管各 50 mL，加入 200 μL 乙腈配制的含 D8-imatinib 的浓度为 20ng/mL 的内标溶液，振荡混匀后，在 4℃下以 14000 rpm 离心 15 min 后取上清，以溶剂 A 与溶剂 B 的混合溶液(50∶50 v/v)稀释两倍后置于自动进样器中以备分析。

c. 色谱条件

色谱柱，Hypersil Gold © PFP (2.1 mm × 100 mm，1.9 μm)；柱温：50℃；色谱系统包含自动进样系统及四元泵。

流动相洗脱采用梯度洗脱程序：0~0.5 min，95：5(A：B)；0.5~2 min，95：5(A：B)；2~4 min，5：95(A：B)；4~7 min，100% C 冲洗；7.01~7.5 min，5：95~95：5(A：B)；7.51~10 min，95：5(A：B)。流动相流速为 300 μL/min。自动进样器温度 4℃。

d. 质谱检测参数

质谱条件如下：采用 ESI 阳离子模式，毛细管温度：325℃电压参数如表 1 所示：喷雾电压 3500 V，鞘气及辅助气(氮气)流速分别为 45 和 25ari，二级质谱碰撞能为 1.5 mTorr。文中所有数据均在 SRM 模式下所得，所有参数设置及监控离子对信息均使用 1 g/mL 的各药物的混合物，含有 流动相 A-甲醇(50：50，V/V)，采用流动注射法获得。为了提高测定方法的专属性，各物质均采用两种离子对反应进行检测：其中一种用于定量分析，另一种用于进一步确定校正。

方法学验证：九种抗肿瘤药物的标准曲线线性良好，回归系数 r 均>0.99(sorafenib 除外 $r^2=0.9894$)；bortezomib，dasatinib 和 sunitinib 三种药物的最低检测限可达 2ng/mL，其他六种药物均为 50 ng/mL；方法准确度和精密度良好(RE<15%，RSD < 15%)，高、中、低浓度的提取回收率范围分别为 79.8%~105.6%，78.6%~98.4%，77.8%~93.3%，内标 D8-imatinib 的提取回收率为 93.7%。

(2)多维液相色谱法(multi-dimensional liquid chromatography，MDLC)

多维液相色谱是指通过不同分离原理的液相色谱的串联使用，提高分离系统的峰容量和分辨率，从而实现复杂样品充分分离的一种技术。生物体内的生物大分子复杂性很高，比如蛋白质组，其动态范围达到 10^{10}，而质谱检测范围具有一定的限制性。随着液相色谱-质谱联用技术的发展，逐渐成为蛋白组学的主流技术，但是目前从实际生物学样本中所提取的蛋白质组学样品复杂性很高，仅通过一维色谱分离无法对其达到满意的分离效果，因此，发展产生了多维液相色谱分离技术。

根据 Giddings 等建立的数学模型，在理想的多维液相色谱分离系统中，每一维分离都应该是正交的，即具有相互独立的分离原理。色谱系统的总峰容量(n)等于系统中每一维分离的峰容量(ni)的乘积，即 $n=n1\times n2\times n3\cdots\cdots$在不断追求更为深入和全面的蛋白鉴定的同时，多维色谱分离系统的维数也随之提高，出现了二维、三维甚至更高分离维数的系统。

Lubman 等人在研究白血病细胞系蛋白质组时，对整体蛋白质首先进行二维液相色谱分离，其中第一维根据不同蛋白质的等电点不同进行分离，第二维以非多孔填料的反相柱

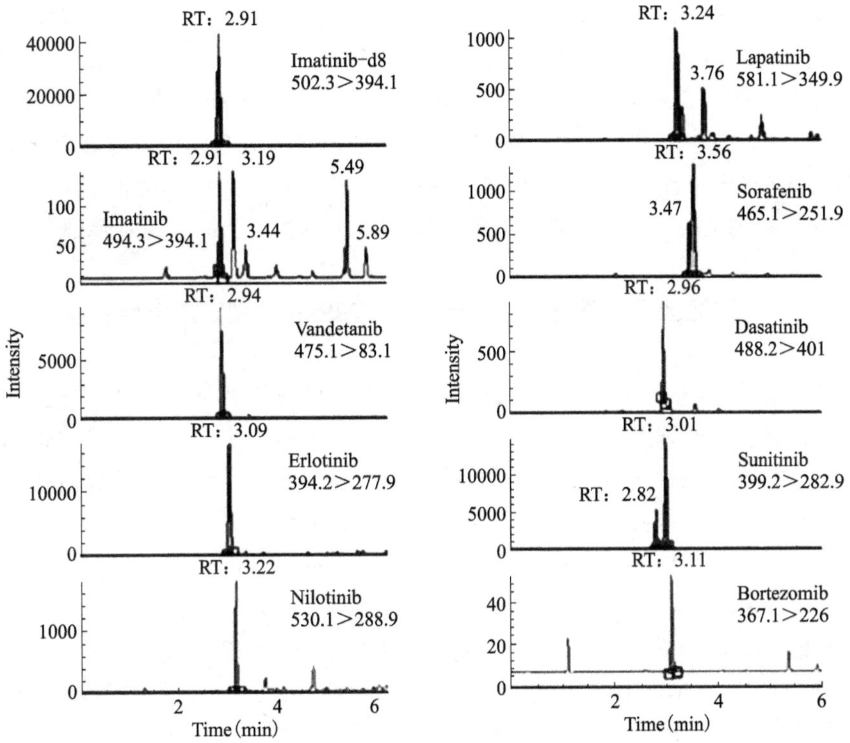

图 11-3　血浆中检测出的九种抗肿瘤药物的质谱图

进行分离，之后用质谱对蛋白质进行鉴定，得到分子量范围在 12~75 kDa 的蛋白质 37 个，大大提高了分析效率。多维液相色谱与质谱联用还可在高度复杂的蛋白质组学样品中寻找含量极低的目标蛋白，如在血清/血浆蛋白质组中筛查疾病的分子标记，Faca 等人使用三维分析系统分析人血浆样品，先后经过阴离子交换色谱、反相二维色谱，将样品分为 48 个蛋白亚组分；第三维分离时，将这些蛋白亚组分通过聚丙烯酰胺凝胶电泳进一步根据分子量分离，胶内酶解后，再用串联质谱检测生成的肽段。

2. 高效毛细管电泳法(high performance capillary electrophoresis，HPCE)

电泳法是以不同带电离子在电场中向与自身带相反电荷的电极移动的现象为基础进行分离分析的方法，是生物物质分离分析常用方法。琼脂糖凝胶电泳具有较大的凝胶孔径，特别适合于分离和鉴别核酸及蛋白质；醋酸纤维素薄膜电泳用于常规血清蛋白、脂蛋白的分离和定量测定；聚丙烯酰胺凝胶电泳用于胰岛素有关蛋白质的检查、基因工程药物 DNA 的分离回收。高效毛细管电泳是指以弹性石英毛细管为分离通道，以高压直流电场为驱动力，依据各组分样品之间淌度的差异而实现分离的一种液相分离技术。毛细管电泳具有多种分离模式，这对分离复杂样品提供了有利条件。

1）毛细管区带电泳(capillary zone electrophoresis，CZE)

毛细管区带电泳是毛细管电泳中最基本的分离模式，其分离的原理是基于各被分离物质的荷质比的差异，使其在高压电场中带不同电荷，由于电场力和电渗作用的影响，不同的带电粒子在电场中迁移的方向和速度不同从而分离开来。目前用 CZE 高分辨蛋白被酶解或化学裂解成的肽片段所得到的肽图，是对蛋白质进行鉴定和表征的最重要的手段之一。Messana 等人用 CZE 分离红细胞中的 S-亚硝基谷胱甘肽，并进行定量分析；李克等人利用 CZE 分离人血清蛋白质，并建立了分离血清蛋白质的 CZE 方法。另外，CZE 还可以和质谱联用，有研究小组利用 CZE-MS 分析了单个红血球细胞中的 α、β 两条球蛋白链。还可用 CZE-MS/MS 联用，不仅测定了糖蛋白的氨基酸序列，而且测定了其糖链部分的结构。Gamble 等利用 CZE/UV，分离并测定了氨基酸序列相同，只有残基磷酰化修饰不同的磷蛋白。

【实例五　毛细管区带电泳与 MALDI-TOF/MS 联用测定血清转甲状腺素蛋白的化学修饰】

转甲状腺素蛋白（transthyretin，TTR）90%以上来源于肝脏细胞合成、分泌，血浆中的 TTR 与甲状腺素、视黄醇蛋白结合以四聚体形式存在于血液中，参与甲状腺素的运输，血清 TTR 浓度在感染、营养障碍和肝实质性病变时降低，可以作为临床的评价指标之一；其血清浓度降低的幅度与肝实质损害的程度密切相关，可反映肝合成功能的早期损害。TTR 是家族性淀粉样多发淀粉样神经损害（familial amyloidositic polyneuropathy，FAP）和老年性淀粉样变（senile systemic amyloidosis，SSA）患者淀粉样变的前蛋白。

样品采集：收集 20 名健康志愿者血清，男性 8 例，女性 12 例，年龄为 50～67 岁，经过检查排除心、肝、肾疾病和代谢性疾病。选择原因不明脑出血、核磁共振影像表现脑前叶出血，影像学符合 SSA 患者 20 例，男 9 例，女 11 例，年龄 55～76 岁。空腹 8 h 采血 4 mL，2 h 内分离血清，用于测定 TTR 浓度和化学修饰。

样品制备：取样品血清 100 μL 加入 30 μL 兔抗人 TTR 抗体，涡旋混匀后，4℃反应 12 h。

电泳条件：HPE100 电泳仪；无涂层石英毛细管 25/33cm（有效长度/总长度），内径 75 μm；电泳缓冲液为 30 mmol/L 磷酸缓冲液（pH 值为 7.4）；电压 10 kV 条件下进行电泳分离 3s，检测波长：214nm。

血清 TTR 的 MALDI-TOF/MS 测定：选用 α-氰基-4-羟基-肉桂酸为基质液，脱辅基肌红蛋白（*m/z* 为 16952.27）作为相对分子质量标定品。取 2 μL 样本上样，利用仪器进行分析，获得不同 *m/z* 的蛋白峰构成的质谱图（图 11-4）。

随着蛋白代谢组学相关技术的发展，通过分析健康人群血清 TTR 蛋白，发现多种化学修饰，进一步分析 SSA 和 FAP 患者血清 TTR 蛋白，也可发生化学修饰，提示机体代谢能够使 TTR 发生化学修饰。利用毛细管电泳分离效果好的优势和 MALDI-TOF/MS 能分析结构信息的特点使分析方法同时具有高分离效率与高灵敏度，可作为探索淀粉样变性的发病机制的简便检测方法（图 11-5）。

2）胶束电动毛细管电泳（micellar electrokinetic capillary chromatography，MECC）

胶束电动毛细管电泳是将一些离子型表面活性剂（如十二烷基硫酸钠，SDS）加到缓冲液中，当其浓度超过临界浓度后就形成一个具有疏水内核、外部带负电的胶束。溶质在水相和胶束相之间产生分配，并依据分配行为的不同而分离。中性粒子的疏水性本不相同，在两相间分配存在差异而得以分离。MECC 使毛细管电泳可以用于中性物质的分离，拓宽

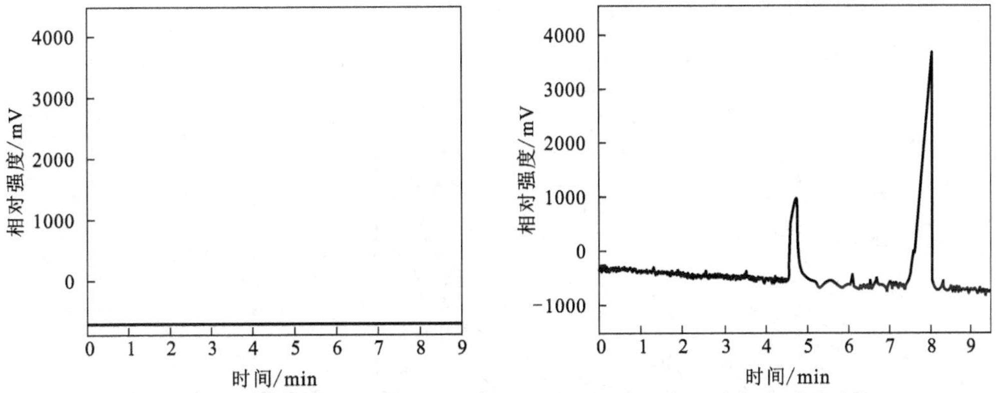

(a) 30 mmol/L磷酸缓冲液空白对照　　(b)为SSA患者血清

图 11-4　毛细管电泳分离血清 TTR 复合物

了毛细管电泳的应用范围。Viglio 等就利用 MEKC 研究了不同蛋白酶进行蛋白质水解的动力学过程。还可以应用 MECC 直接对血浆或尿样中的某些药物进行分离分析。如应用 MECC 直接测定血浆、尿、唾液中黄嘌呤时在 75 mmol/L SDS(pH 值为 9.0)溶液中得到良好的分离，待测药物的迁移时间为 7~12 min，15 min 后才出现血浆蛋白质的吸收峰，完全不构成对待测样品的干扰。

3)毛细管等电聚焦电泳(capillary isoelectric focusing，CIEF)

毛细管等电聚焦电泳是在分离毛细管内充满两性电解质溶液，随着溶液的迁移使得毛细管内部形成从阳极端到阴极端 pH 逐渐升高的 pH 梯度，蛋白质及多肽类的大分子物质因为自身等电点的差异而在梯度上相应的 pH 值处停下来，产生聚焦带而分离，常用于蛋白质等电点的测定和蛋白质的富集，鉴定异构酶以及研究多克隆抗体、单克隆抗体、血红蛋白亚基等。Shen 等以 CIEF 分离肽时，组分的浓缩和分离根据肽的等电点不同可同时进行。在最优条件下，肽可浓缩至 500 倍以上。CIEF 可与 MS 联用分析蛋白质，可以得到蛋白质的二维分析结果；CIEF/MS 还可以在线二维分析大肠杆菌蛋白。常规 CIEF 分离蛋白质费时且定量不够准确，1994 年，随着成像毛细管等电聚焦电泳技术的发明，使得分离时间大大缩短，分离度显著提高，分析结果重复性明显改善。王丽等人利用成像毛细管等电聚焦技术分析 3 种等电点分别为酸性、中性和碱性的糖蛋白生物技术药物聚乙二醇化重组人促红素(PEGlysated erythropoietin，PEG-EPO)、重组人组织性纤溶酶激活剂 TNK 突变体(Recombinant human TNK mutant of tussue type plasminogen activator' rh TNK-tPA)及全人源化单抗 A，成功地分析糖蛋白异构体和等电点。

4)毛细管凝胶电泳(capillary gel electrophoresis，CGE)

毛细管凝胶电泳是在毛细管中装入凝胶作为支持物进行电泳，使用的较多的介质是交联和非交联聚丙烯酰胺凝胶、琼脂糖凝胶、葡聚糖、聚乙烯二醇等。凝胶可使生物大分子如蛋白质、DNA 片段按体积量大小逐一进行分离。凝胶黏度大，能减少溶质的扩散，限制谱带的展宽，使峰形尖锐，达到最高柱效。CGE 常用于 DNA 片段的分离、测序，一级聚合酶链反应(PCR)的产物分析，在临床上可用于三方面的常规诊断：病原体、肿瘤和遗传病。

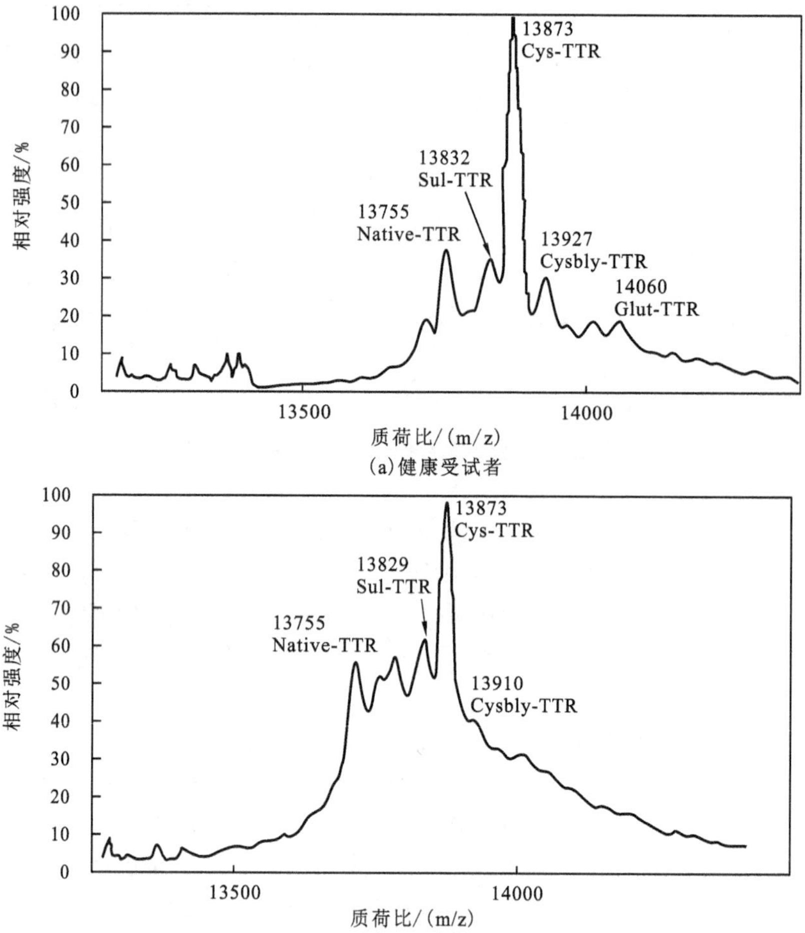

(a)健康受试者

(b)SSA患者

图 11-5 MALDI-TOF/MS 分析 TTR 的化学修饰

Cooke 等人详细研究了核酸一级结构在 CGE 中的迁移特征，并导出了其数学模式。CGE 的快速分离能力，使它成为核酸序列分析的有力工具，在高分离电场下，20 min 内可获得 433 个碱基对以上的碱基序列信息。在许多生物技术药物的分析过程中，常采用毛细管凝胶电泳与其他分析技术相结合的方式，先采用毛细管凝胶电泳对药物进行分离，再根据药物性质选择不同的定量方法。

5）亲和毛细管电泳(affinity capillary electrophoresis，ACE)

亲和毛细管色谱是在电泳过程中，具有生物专一性亲和力的两种分子之间，通常是在 CZE 缓冲液或 CGE 凝胶中加入抗原或抗体，发生特异性相互作用，形成受体-配体(抗原-抗体)复合物，通过研究作用前后电泳谱图的变化，可获得亲和力大小、结构变化等方面的信息。通常用于核酸片段的特性识别、蛋白相互作用研究、竞争性免疫分析、药物-受体和药物-蛋白质相互作用的研究。Rush 等人利用亲和机制，根据缓冲液中离子对实际庚烷磺酸与红细胞生成素的作用，改善了分辨率，所得谱图可区分糖肽和非糖基化合物肽，至少能分辨出 12 种糖肽类型。Liu 等利用 ACE 技术比较了 3 种细菌的五肽前体与万古霉素的亲和力大小，并经质谱分析证明其末端结构。方梅等人研究了一种在线微透析三电极系统 ACE 法，并在生理条件下分析了牛血清白蛋白组分。

高效毛细管电泳已经发展成为一种基础性的分析工具，广泛应用到各个领域。为了适应生命科学的研究需要，毛细管电泳技术将进一步向芯片化、集成化及自动化的方向发展。目前用于蛋白质和多肽类药物分析的仪器和方法，自动化程度不高，操作烦琐、耗时的凝胶电泳仍然是蛋白质分离的主要工具，随着毛细管电泳技术的不断发展成熟，自动化的毛细管电泳仪最终会取代凝胶电泳而广泛应用于蛋白质分析。毛细管电泳的诸多分离模式和优点，也使其有可能成为蛋白质及多肽类药物最有效的分离手段之一。

11.2.2　生化分析法

生化分析是使用生物、化学的原理和方法，研究生命现象的分析方法。生化分析是进行生命科学研究的一个重要手段，在生物医药研发、临床生化诊断、生化产品生产等领域起着越来越重要的作用。生物技术药物大多数为生物体内天然存在的活性物质，本身具有一定的生物活性，在分析的过程中可以选择多种生化分析法，比较常用的有同位素标记示踪法、免疫分析法及生物检定法。

1. 同位素标记示踪法(isotope label trace assay)

同位素标记示踪法是在被测分子上标记放射性同位素来区分内源性物质与外源性物质，在借助液闪仪等放射性探测设备读取生物样品的放射性计数，以此推断标记药物的血药浓度的分析方法。所使用的同位素有^{3}H、^{14}C、^{32}S、^{125}I 等，I^{125} 因其放射性高、半衰期适宜、标记制备简单而最为常用。标记方法有两种，一种是内标法，即把含有同位素的氨基酸加入生长细胞或合成体系，该法对生物活性的影响较小，但由于制备复杂而限制了其广泛应用；二是外标法，最常用的化学方法如氯胺 T 或 Lodogen 法将^{125}I 连接于大分子上，因相对简单而被首选。同位素标记失踪法灵敏度高、并能同时了解标记药物在生物体内的吸收、分布、排泄，因此在生物技术药物的组织分布分析上具有极为突出的优势。Plech 等用同位素^{125}I 标记的白细胞焦激肽研究其在大鼠脑部和内脏器官中的分布，发现其在肾上腺、下丘脑和大脑海马部位有很高的积聚。

同位素示踪法最大的瓶颈在于蛋白质多肽类药物进入生物体后会被降解代谢，生成的标记氨基酸可再重新合成蛋白质，或与其他蛋白质结合，所以总的放射性强度不能代表生物大分子药物的体内过程。因此同位素标记示踪常与其他分离手段，如 SDS -PAGE、HPLC 技术联用。王秀琴等采用同位素标记示踪法结合 SDS-PAGE 电泳法测定小鼠 G 蛋白抑制肽 GCIP-27 的血药浓度，^{125}I-GCIP 采用氯甘脲法标记，标记率为 93.27%，比活度为 688.2 kBq/μg，标记后的^{125}I-GCIP 经测定生物活性没有明显降低；将^{125}I-GCIP 与未标记的 GCIP 配制成系列浓度溶液后，利用 SDS-PAGE 电泳分离，考马斯亮蓝染色后，切割胶条置入测定管进行 γ 计数。方法线性良好，最低定量限为 2.0ng/mL；姜国华等人利用同位素示踪法研究^{125}I-NGF 在小鼠体内的吸收、分布及排泄。实验采用同位素示踪法与电泳法相结合，不仅具有较高的分辨率、灵敏度和准确性，而且可以准确识别原型药物。同位素标记示踪法与 HPLC 法结合可增强前者方法的特异性，应用非常广泛，不同类型的高效液相色谱法可以根据不同的原理分离样品中的待测组分，同时测定原药和降解产物，其中排阻 HPLC 可得到有关结合物的信息。Visich 等利用分子排阻 HPLC 法分离定量^{125}I 标记重组人凝血酶-内源性抑制子复合物、^{125}I 标记重组人凝血酶和游离的^{125}I，结果显示不管是静脉给药还是皮下给药，重组人凝血酶都会很快结合到内源性抑制子上，并在肝部积聚后被清除。

【实例六　放射性同位素示踪标记法测定大鼠血浆中重组水蛭素的浓度】

水蛭素是从医用水蛭的唾液中分离出来的一种具有抗凝血作用的蛋白，由 65 个氨基酸残基组成，分子量大约为 7000 Da，并且具有抗凝血酶活性。与肝素相比，水蛭素的抗凝血作用不需要抑制抗凝血酶活性因子。水蛭素是最强效的凝血酶抑制剂，并同时具有抗凝血及抗血栓的作用，在治疗血栓性疾病时要明显优于传统抗凝剂肝素。重组水蛭素是将野生型的 63 位组氨酸残基用 SO_3-碱基形式的残基所替代，表现出与野生型相似的药理学活性。

样品制备：重组水蛭素用^{125}I 进行放射性标记，在制备时采用改良的氯胺 T 法。得到的^{125}I-重组水蛭素的纯度，经高效液相色谱法检测可达到 99.4±0.47%。在进行放射性同位素标记时，得到的^{125}I-重组水蛭素的生物学活性并没有改变。

放射性同位素标记示踪分析：样品制备完成后，将得到的^{125}I-重组水蛭素用盐溶液进行稀释以制备成为特异性放射性为 725Bq/mL 的溶液。将重组水蛭素制备成为浓度为 0.4 g/L 的标准品母液，并将母液用大鼠空白血浆稀释成为浓度分别为 0.026 μg/mL，0.64 μg/mL，3.2 μg/mL，16 μg/mL，80 μg/mL 的系列溶液。每管中加入各浓度的标准溶液 100 μL。样品的放射性采用 γ 计数法测定，每份试样中加入 100 μL 三氯乙酸后以 10000 rpm 的转速离心 10 min，除去上清后测定沉淀物的放射性。

标准曲线的绘制：血浆样品分别采用放射性同位素标记示踪法（RA）和三氯乙酸预处理后的放射性同位素标记示踪法（TCA-RA）进行分析，以放射性对相应的重组水蛭素浓度作图得到标准曲线，重组水蛭素的浓度可根据得到的标准曲线方程计算。两条标准曲线，RA：$Y=141.4X-63.93$（$r=1.00$，$n=5$），分布相半衰期为 3.69±1.71 min，消除相半衰期为 701.9±198.8 min；TCA-RA：$Y=24.15X-6.95$（$r=1.00$，$n=5$），分布相半衰期为 4.58±1.73 min，消除相半衰期为 724.9±81.2 min；定量限为 0.026 μg/mL。放射性同位素标记示踪法测定重组水蛭素的回收率为 98.5±0.5%。

样品检测：雄性 SD 大鼠静脉注射 20 mg/kg 的^{125}I-重组水蛭素后，分别于给药后 5 min、15 min、30 min、45 min、60 min、90 min、120 min、180 min、240 min 和 300 min 的时间点取血浆。测得血浆中^{125}I-重组水蛭素的放射性，根据回归方程，求得大鼠血浆中重组水蛭素的血浆药物浓度。

在实际应用中，同位素示踪标记虽然具有很多优点，但是缺点也很明显：（1）由于标记物具有很强的放射性，无法进行人体药物动力学实验研究。（2）同位素标记后可能会引起药物的生物活性及其在生物体内的动力学行为发生变化。如 Sohoel 等用^{125}I 标记门冬胰岛素和未标记的门冬胰岛素进行皮下注射吸收速率的比较，通过测定血浆样品中的门冬胰岛素含量显示标记物明显影响了门冬胰岛素的皮下吸收。

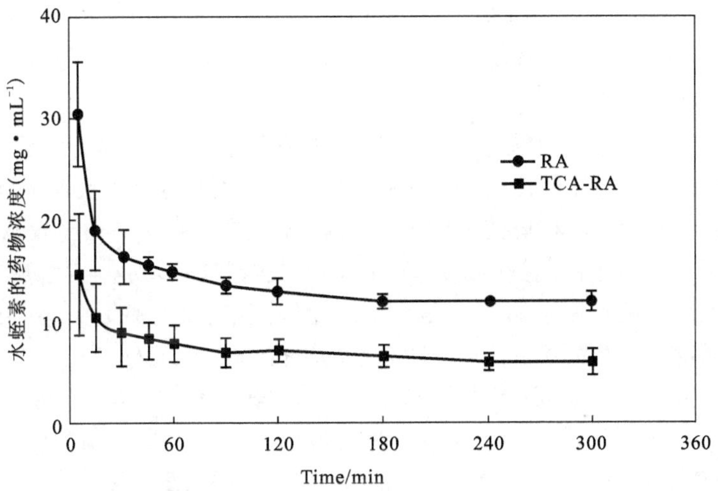

图 11-6 大鼠血浆中重组水蛭素的血浆药物浓度-时间曲线

2. 免疫分析法(immunoassays)

免疫分析法的原理是被分析药物(Ag)和标记后的该药物(Ag^*)与该药物的特异性抗体(Ab)竞争有限的结合部位，未标记药物(Ag)的浓度决定于标记药物(Ag^*)与特异性抗体结合的量。标记物可以是放射性同位素、酶、荧光物质或化学发光物质，依据标记物的属性，测定其放射性、酶反应后的 UV 吸收和荧光强度。免疫分析法具有较好的特异性、灵敏度，操作简便，特别适用于生物技术药物的分析。较为常用的有，酶联免疫分析法、放射免疫分析法和免疫放射分析法等。

1)酶联免疫分析法(enzyme-linked immunosorbent assay，ELISA)

酶是一种专一性强、催化效率高的生物催化剂。酶分析法在生物技术药物分析中的应用有两个方面：①以酶为分析对象，根据需要对生物技术药物生产过程中所使用的酶和生物技术药物样品所含的酶进行酶的含量或酶活力的测定，称为酶分析法。③利用酶的特点，以酶作为分析工具或分析试剂，用于测定生物技术药物样品中用一般化学方法难于检测的物质，如底物、辅酶、抑制剂、激动剂或辅助因子含量的方法。酶分析法的专一性使得当待测样品中含有结构和性质与待测物十分相似的共存物时，进行分离纯化往往非常困难。而如果有仅作用于被测物质的酶，利用酶的特异性，不需要分离就能辨别试样中的被测组分，从而对被测物质进行定性和定量分析。酶联免疫分析是将酶分析和免疫分析联用，在抗体或抗原分子上连接酶分子，进行免疫反应，免疫复合物上的酶将特定的底物转化为特定的颜色，用分光光度计测定，由颜色的深浅确定待测物的量，其催化底物可与核素一样起到信息放大的作用，具有很高的灵敏度，检测下限可达到 ng 甚至 pg 水平，有效期远远超过 ^{125}I 标记物，而且能减少放射性废物。

ELISA 特异性强、灵敏度高，可广泛应用于蛋白质和多肽类生物技术药物的药动学研究。主要的实验步骤分为：包被、洗涤、与特异性抗体反应、与酶联抗抗体反应、显色和测定。

刘秀文等应用 ELISA 研究静脉推注加滴注重组人碱性成纤维细胞生长因子后的药代动力学行为特征，获得药动参数；曾衍霖等用 ELISA 法对重组新型人白细胞介素-2 进行了大鼠体内药物代谢动力学的研究；鞠洋等应用 ELISA 研究新型重组人肿瘤坏死因子在小鼠体内的药动学特征，得出肿瘤坏死因子肌内给药的生物利用度为 48.84%，可考虑作为替代静脉的一种安全给药途径。

在 ELISA 中有一种双抗体夹心法能够选用单克隆或多克隆抗体，甚至两者可以同时使用，原理是利用连接于固相载体上的抗体和酶标抗体分别与样品中被检测抗原分子上的两个抗原决定簇结合，形成固相抗体-抗原-酶标抗体免疫复合物。由于反应系统中固相抗体和酶标抗体的量相对于待测抗原是过量的，因此复合物的形成量与待测抗原的含量成正比。测定复合物中的酶作用于加入的底物后生成的有色物质的 OD 值，即可确定待测抗原含量。陈金武等次用 2 株高亲和力、高特异性的单抗，建立了双抗夹心 ELISA 法检测聚乙二醇化重组人生长激素的浓度，定量限达 1 μg/L。马国昌等采用双抗体夹心 ELISA 测定血清中的重组人集落刺激因子(rhG-CSF，商品名：吉粒芬)、聚乙二醇化重组人粒细胞集落刺激因子(PEG-rhG-CSF)和重组人血清白蛋白-粒细胞集落刺激因子融合蛋白(rHSA-hG-CSF)的血药浓度，对比它们在小鼠体内的药动学行为。

【实例七　ELISA 法测定人血清中 Canakinumab 的浓度】

Canakinumab 是一种高亲和力的人克隆抗白介素-1β 抗体，Canakinumab 具有抗炎作用，可用于治疗 CAPS，目前已有商品名为 ILARIS 的产品上市，针对风湿性关节炎、哮喘和银屑病等疾病。

①特异性竞争 ELISA 法测定人血清中的 canakinumab。

实验在涂布了纯化后的抗 canakinumab 抗个体基因型抗体的微孔板上进行。血清样品(包括标准品、质控样品和未知浓度的待测样品)和生物素标记的 canakinumab 同时进行温孵，竞争结合到抗 canakinumab 抗个体基因型抗体上，没有结合的部分被洗涤后除去。洗脱之后通过与辣根过氧化酶连接的抗生蛋白链菌素温孵，再与 O-苯二胺卡匹帕明底物反应来检测结合型的生物素化的 canakinumab。方法的批间和批内的 RSD 值以及 RE 值都低于±20%；方法的最低定量限(LLOQ)可达到 100ng/mL。Canakinumab 在-20℃下在人血清中稳定性长达 12 个月。

②双抗夹心 ELISA 法测总的 IL-1β 的浓度。

人血清中总 IL-1β(游离 IL-1β 与 canakinumab 结合的 IL-1β)浓度测定采用双抗夹心 ELISA 法，具有高特异性，实验采用商品化试剂盒检测，最低检测限为 0.1pg/mL。实验结果显示，在 canakinumab 存在的样品中会部分抑制 IL-1β 的检测，原因可能是 canakinumab 与 IL-1β 的结合反应，抑制作用在 canakinumab 的浓度范围在 30ng/mL^{-1}～2 mg/mL 之间是恒定的。在此范围内，平均 IL-1β 的回收率为总 IL-1β 的 75%，CV 值为 5.9%。在此基础上的结果分析中，若样品中存在 canakinumab，且浓度大于 30ng/mL 时，测定 IL-1β 的浓度的校正因子为 1.33。

对 canakinumab 和总的 IL-1β 浓度测定结果表明，IL-1β 在高浓度时会干扰用特异性竞争 ELISA 法定量分析样品中的结合型 canakinumab 和生物素化的 canakinumab，说明该方法只适用于定量分析游离的 canakinumab，方法的准确度和精密度无法区分总 canakinumab 与游离 canakinumab。无论在 CAPS 患者或是健康志愿者体内，总 IL-1β 浓度在 canakinumab 给药后都会增加。

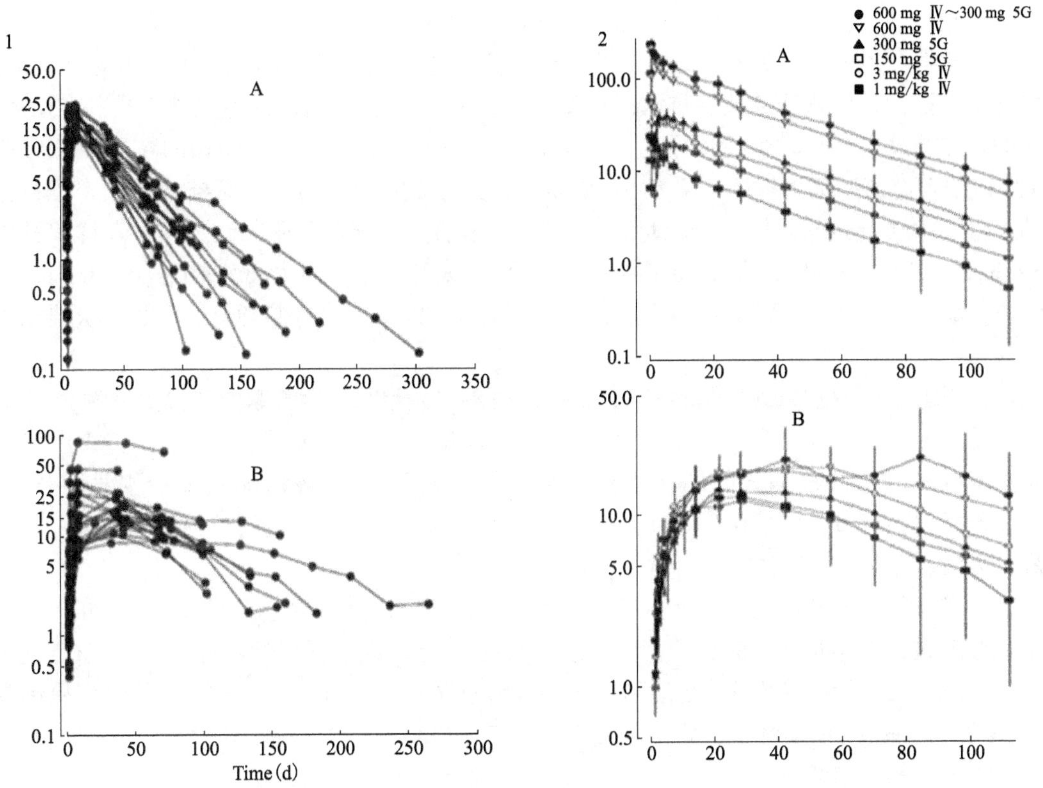

1 为 CAPS 患者皮下注射 150 mg canakinumab 后的血药浓度-时间曲线。
2 为健康受试者血清当中 canakinumab 和总 IL-1β 的血药浓度-时间曲线。
A 为 canakinumab；B 为总 IL-1β。

图 11-7　血药浓度-时间曲线

2）放射免疫分析法（radioimmunoassay，RIA）

放射免疫分析法是最早建立的一种免疫分析法，是放射性同位素测定法与免疫反应基本原理相结合的一种同位素分析技术。其原理是用已知的抗原与标本中可能存在的抗原竞争一定量的已知抗体，分别形成标记的和无标记的抗原抗体结合物。再经某种途径分离结合的和游离的标记物，并根据测得的放射性强度，算出结合率，与标本中抗原的量成反比。该法具有灵敏度高、特异性强、标记物容易制备以及放射性强度容易检测等优点，特别适合复杂样品中微量或痕量物质的分析，在体内药物分析中占有十分重要的地位。临床上使用放射免疫分析法测定胰岛素及 C-肽的含量来诊断 2 型糖尿病；Venturini 等用 RIA 法测定健康志愿者体内的黄体生成素。

放射免疫分析法具有低本底和高灵敏度；不受周围环境和样本内干扰物质的影响；与小分子量同位素的结合不影响免疫反应；具有完善的放射测量体系等优点。同时，由于同位素的半衰期使得试剂盒具有一定的使用期限而不便储存；结合与抗原或抗体分子上的 ^{125}I 体积有限，过高会引起结合物的自照射分解；试剂的使用，购买以及废物处理等均引起一定的辐射安全问题。

3）免疫放射分析法（immunoradiometric assay，IRMA）

在放射免疫分析发展的基础上，随着单克隆抗体的出现及固相化技术的巩固和发展，出现了以标记过量抗体与被测抗原或被测物的非竞争结合为基础的免疫放射分析，IRMA法的基本原理是试验时受检抗原与过量的标记抗体反应，然后加入固相的抗原免疫吸附剂，以结合游离的标记抗体，经离心后测定上清液中放射性强度，从而推算出标本中抗原的含量。IRMA 分析法快速、准确和有高度的特异性，临床上可用来测定胰岛素样生长因子（insulin-like growth factor I，IGF-1）以监测成年人和儿童体内生长激素（growth hormone，GH）的缺乏或过量，或测定血清促甲状腺激素（TSH）以检查甲状腺功能，诊断甲状腺功能疾病。

【实例八　免疫放射性分析法研究猕猴体内重组人甲状旁腺激素的药代动力学】

重组人甲状旁腺激素（recombinant human parathyroid hormone）的主要成分为人甲状旁腺激素（parathyroid hormone，PTH），PTH 是人体骨骼和肾脏内钙、磷代谢的主要调节物，主要作用包括调节骨的代谢、调节肾小管对钙和磷的重吸收、促进肠道钙的吸收，主要经肝脏灭活，代谢产物经肾脏排出体外。

甲状旁腺主细胞内先合成前甲状旁腺激素原，以后脱掉 N 端二十五肽，生成九十肽的甲状旁腺激素原，再脱去 6 个氨基酸，变成 PTH。目前重组人甲状旁腺激素（rhPTH）临床上主要用于治疗骨质疏松症，传统治疗主要是通过防止骨质流失，而 rhPTH 的治疗机制在于刺激成骨细胞，增加骨量，增大骨强度。在美国与欧洲许多国家，rhPTH 已成为治疗严重骨质疏松的常用药物。

①动物实验及样品处理。

猕猴被随机分为五组，分别单次皮下注射 10 μg/kg，20 μg/kg，40 μg/kg，多次皮下给药 40 μg/kg（每天一次，持续 2 周）和单次静注 20 μg/kg，分别于给药后 15 min、30 min、45 min、60 min、90 min、120 min、180 min、240 min、360 min、480 min 取血。多次给药组在给药第一天及最后一天于相同时间点取样，EP 管中加入 15% EDTA 作为抗凝剂，12000 rpm/min 后取血浆，每毫升血浆样品中加入 48 mL 的混合蛋白酶抑制剂后放入-80℃冰箱中保存。

②免疫放射分析。

取空白、标准品及待测样品各 200 mL 加入 96 孔板内，每孔内各加入 100 μL ^{125}I 标记的 PTH 兔抗，室温水平振荡后，以石蜡封板，在室温下孵育 18～24 h；孵育后，彻底洗板三次以除去未结合的抗体。最后，使用 γ 计数器计数并记录。

③方法学验证。

IRMA 法测定猕猴血浆中的 rhPTH 浓度，在 0.027～2.22ng/mL 浓度范围内线性良好（r^2=0.9996）。检测限为 0.010ng/mL，最低定量限为 0.027ng/mL。批间和批内精密度的 CV 值分别低于 15%和 10%。高、中、低（0.027 ng/L，0.247 ng/L，2.22 ng/L）三个浓度的回收率均在 93.0%±8.6%～116.5%±14.0%之间。

④生物利用度。

皮下注射 rhPTH 的生物利用度的研究，皮下注射测得的血浆药物浓度-时间曲线下面积与静脉注射 20 μg/kg rhPTH 后测得的血浆药物浓度-时间曲线下面积之比即为绝对生物利用度，约为 47%。

⑤rhPTH 在猕猴体内的药代动力学。

皮下注射 rhPTH 10 μg/kg，20 μg/kg，40 μg/kg 的 T_{max} 分别为 0.67 h，0.5 h，0.83 h，C_{max} 分别为 1.85±0.05，3.23±0.25，7.15±1.19 ng/mL；$AUC_{(0-\infty)}$ 分别为 3.4±0.6 ng/h/mL，10.7±1.3 ng/h/mL，12.6±1.5 ng/h/mL，随着给药剂量增加，AUC 随之增加；$T_{1/2}$ 分别为 0.72±0.10 h，1.15±0.10 h，1.03±0.06 h；V_{ss}/F 分别为 4.1±0.9 L/kg，1.5±0.3 L/kg，4.8±0.6 L/kg；CL_s/F 值在 1.9±0.2～3.2±0.4 L/h/kg 之间。

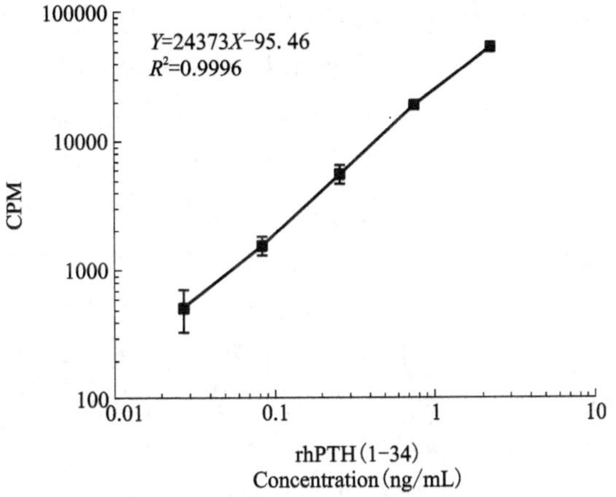

图 11-8　猕猴血浆中 rhPTH 的标准曲线

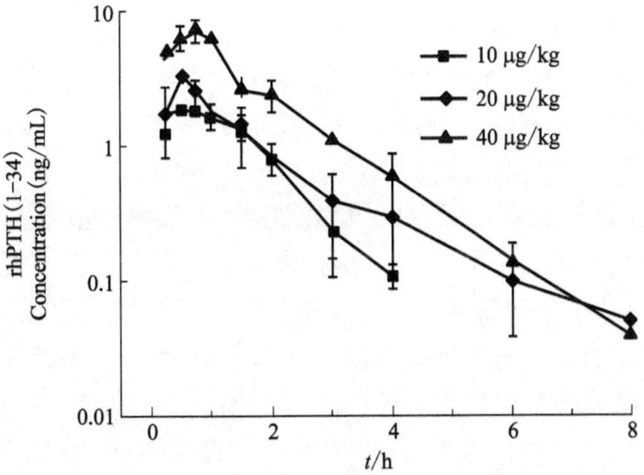

图 11-9　不同浓度的 rhPTH 的血浆药物浓度-时间曲线图

RIA 和 IRMA 都是通过放射性核素来定量的，它们的测定结果的优劣在很大程度上依赖于抗体的选择。内源性物质的干扰会降低 RIA 和 IRMA 的灵敏度，重组蛋白质药物与血浆蛋白所形成的结合蛋白质由于掩蔽显迹同位素而人为地增加或降低最终结果，从而干扰结果的准确测定。和酶联免疫分析相比，放射免疫分析的缺点就在于试剂寿命短、操作自动化低、具有潜在的健康危险。

4）化学发光免疫分析（chemmiluminescent enzyme immunoassay，CLEIA）

化学发光免疫分析是将具有高灵敏度的化学发光测定技术与高特异性的免疫反应相结合，用于各种抗原、半抗原、抗体、激素、酶等的检测分析技术。由两部分组成，免疫反应系统和化学发光分析系统。免疫反应依然是利用特异性的抗原–抗体结合反应，将标记物质直接标记在抗原或抗体上，经过反应后，形成抗原–抗体复合物，然后采用相应标记物的检测方法进行检测。化学发光分析部分是利用化学发光物质经催化剂的催化和氧化剂的氧化，形成一个激发态的中间体，当这种激发态中间体回到稳定的基态时，同时发射出光子，利用发光信号测量仪器光量子产率，从而进行分析。根据标记物的不同，化学发光免疫又可分为化学发光免疫分析、化学发光酶免疫分析和电化学发光免疫分析。

电化学发光免疫分析技术结合抗原抗体反应的高特异性和电化学发光检测的高灵敏度，适用于对生物组织、体液等复杂生物样品中极低含量的生化物质及药物的分析。电化学发光是通过在电极上施加一定电压以引发电化学反应，电化学反应释放的能量再激发发光体，当激发态发光体返回基态时便产生光发射，从而可以根据光发射强度来实现对被测物的分析。目前基于电化学发光免疫分析原理的检测仪器已成功商品化，如罗氏诊断公司（Roche Diagnostics）的 Roche Elecsys 型电化学发光免疫分析仪及其配套试剂盒，可快速检测多种疾病标志物。Yan 等人利用电化学发光免疫分析法成功检测人血清中 p53 抗体；另外还有促卵泡激素，催乳素等酶促化学发光免疫分析试剂盒。Wilson 等人将生物素及 2，4，6–三硝基甲苯（TNT）结构类似物结合到氨基化葡聚糖上，制备了抗原修饰的葡聚糖，并基于竞争免疫分析原理，加入电化学发光反应溶液，产生电化学发光用于分析 TNT 的含量，检测限达到了 31ppb。Yin 等人通过金电极表面上修饰的纳米金增大了抗体的固定量，并采用 4–（二甲基氨酸）丁酸作为示踪抗体的标记物，在电化学发光及 $Ru(bpy)_3^{2+}$ 的存在下，实现了对人 IgG 及牛血清白蛋白的测定。

【实例九　电化学酶联免疫法测定大鼠血清中聚乙二醇化重组人胰岛素的含量】

重组人胰岛素是人类历史上第一个生物技术药物，在此之前，人们是从家畜胰脏中提取胰岛素，主要是猪、牛、羊胰岛素，与人胰岛素的分子结构大致相同，如猪胰岛素与人胰岛素的结构差别仅在于 B_{30} 位的一个氨基酸的不同，猪胰岛素为丙氨酸，人胰岛素是苏氨酸，因此可利用酶促修饰法进行转化；另外随着生物技术的发展，可以应用重组 DNA 技术的微生物合成法。临床上主要用于糖尿病的治疗，糖尿病是由于多种原因引起胰岛素分泌不足和靶细胞对胰岛素敏感性降低而使糖、蛋白质、脂肪和水电解质代谢异常的一种综合征，是世界高发病率疾病之一。胰岛素是治疗糖尿病的主要药物，随着重组人胰岛素的上市，克服了动物胰岛素的副作用，明显提高了疗效。聚乙二醇化重组人胰岛（PEG-insulin）比普通重组人胰岛素半衰期更长，具有长效作用。

动物实验与样品处理：正常 SD 大鼠使用链脲佐菌素（Streptozocin，STZ）法造模，造模成功后给予 I 标记的 PEG-insulin，取大鼠血清样品进行检测；标准样品和质控样品的制备方法为在 STZ 处理的大鼠血清中加入 I 标记的 PEG-insulin。

电化学发光免疫分析：将单克隆 PEG 抗体置于 PBS 缓冲液中覆盖 96 孔板，在 4℃的条件下过夜；用 0.1%的吐温-20 所配置的 I 封闭剂封闭后，将标准样品、质控样品和待测样品用 SD1 溶液稀释 10 倍，并在 4℃下放置过夜。PEG-insulin 的测定使用生物素结合的胰岛素 R/CD220 试剂盒，生物素随后会与抗生蛋白链菌素-SulfoTag(MSD)连接。将 MSD 读数缓冲液加入 96 孔板的每个孔中，使用 MSD Sector Imager 2400 测定电化学发光免疫的荧光强度。以上操作步骤之间，均使用 0.02%吐温-20 所配制的咪唑缓冲盐洗板三次。

方法学验证：电化学发光免疫分析法测定大鼠血清中 PEG-insulin，方法的定量上限为 125ng/mL，定量下限为 2.09ng/mL，批间与批内的 CV 值在 3.07%~9.61%的范围内，相对回收率在-18.6%~1.57%的范围之间。

5）荧光免疫分析法(fluorescence immunoassay，FIA)

荧光免疫分析是以荧光物质作为标记物与待测药物结合，所形成的荧光标记

药物能与抗体发生免疫反应，引起荧光强度发生变化，通过对荧光强度的测定来进行分析的一种免疫分析方法。荧光免疫分析可分为时间分辨荧光免疫分析、荧光偏振免疫分析、荧光淬灭免疫分析、底物标记荧光免疫分析、荧光增强免疫分析等。

时间分辨荧光免疫分析是荧光免疫分析中的时间-分辨测量技术，通过测定标记物和干扰物荧光寿命的差异，选择性地测定标记物的荧光信号，在临床诊断中发挥着重要作用。如采用时间分辨荧光免疫分析法测定血清中甲胎蛋白的含量，用于肝癌的诊断；测定血清中乙型肝炎表面抗原(HBsAg)来诊断乙肝，方法由于传统的酶标法，可有效排除非特异荧光信号，动态范围宽、稳定性好、易于自动化；检测新生儿血液中促甲状腺素的浓度用于诊断原发性甲状腺功能低下症，并有相关试剂盒的研发及应用。

免疫分析法具有高特异性的优势，但是免疫学方法的主要缺点是不能够对生物技术药物作出完全的鉴定，如确切的生化组成和氨基酸序列等；也不能区别生物技术药物的活性形式和无活性形式；生物技术药物的部分降解可能改变或消除它与探针抗体的相互作用；不能够同时测定生物技术药物及其代谢产物；受到大量的内源性或外源性物质如结合蛋白质、代谢产物、抗体形成或混合物的干扰等，因而，在目前的各项研究工作中，以各种分析方法综合使用为主。

【实例十　ELISA 法研究 GLP2-2G-XTEN 在小鼠、大鼠和猴体内的药代动力学】

胰高血糖素样肽 2(Glucagon-like peptide 2，GLP2)是由 33 个氨基酸组成的蛋白质，由胰高血糖素翻译后加工得到，是一种特异性的胃肠道生长因子，GLP2 可以增加肠道吸收、消化营养物质的能力。GLP-2G 是人 GLP2 重组变异体，将 GLP2 的第二个氨基酸残基用丙氨酸替代，与 GLP2 相比，GLP2-2G 提高了在血浆中的半衰期和稳定性，但是临床上仍然需要每日给药；XTEN 是一种长效的，结构未知的具有亲水性的氨基酸序列，将 XTEN 利用基因融合技术连接到 GLP2-2G 上得到在大鼠肠道疾病模型中半衰期增加而给药剂量间隔降低的活性融合蛋白。

1. 融合蛋白 GLP2-2G-XTEN 构建、纯化后的分离与纯度测定具体方法如下。

①分子排阻色谱法分离 GLP2-2G-XTEN。

GLP2-2G-XTEN 完成基因构建、表达与纯化后进行分离，采用分子排阻色谱法，色谱条件为：色谱柱为 Phenomenex，BioSep-SEC-s4000（7.8 mm×600 mm）；液相色谱仪为 Shimadzu，LC2010，使用紫外/可见检测器；使用 pH 值为 6.5 的 50 mM 的 $NaPO_4$溶液平衡色谱柱和整个系统，流动相为 300 mM 的 NaCl，流速为 0.5 mL/min，温度为室温，进样量为 20 μL，样品浓度为纯化后的 1 mg/mL 的 GLP2-2G-XTEN，检测波长为 214 nm。

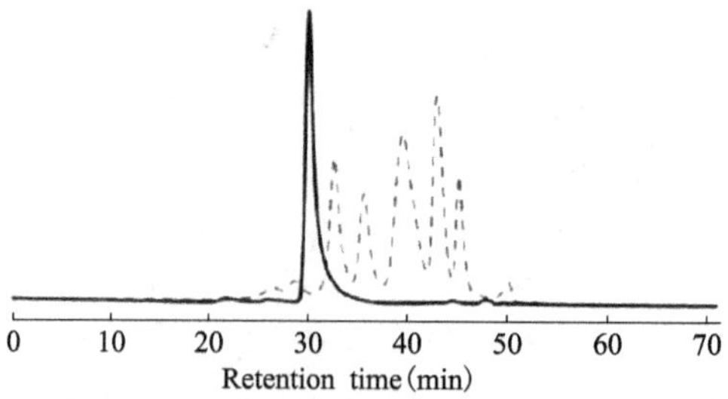

实线部分：GLP2-2G-XTEN 的色谱曲线，虚线部分：分子量标准，包括甲状腺球蛋白 670 kDa，IgG 156 kDa，BSA 66 kDa，卵白蛋白 45 kDa，肌红蛋白 17 kDa。

图 11-11　分子排阻色谱图

②ESI-MS 法对 GLP2-2G-XTEN 的浓度的测定。

将 200 μg 纯化过的 GLP2-2G-XTEN 蛋白用固相萃取柱除去盐分，使用 C_{18} 提取纯化柱（Discovery Sciences）。去除盐分后的蛋白溶解于 0.1%的甲酸中，50%的乙腈以 4 μL/min 的流速注入 QSTAR XL MS（AB sciex）。下图为经过 ESI-MS 分析的质谱图，图中纯化的 GLP2-2G-XTEN（计算分子质量为 83144 Da），质谱分析显示分子质量为 83142Da。唯一可检测出的杂质是一类缺乏氨基末端的组氨酸，实验测得分子质量为 83003Da。

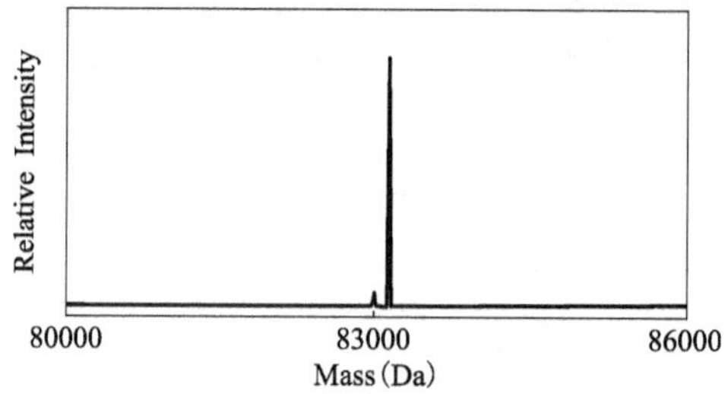

最大峰为 83142 Da-完整序列未受损的 GLP2-2G-XTEN。

最小峰为 83003 Da-N 末端丢失的 GLP2-2G-XTEN。

图 11-12　ESI-MS 分析谱图

2. GLP2-2G-XTEN 在不同生物体中的药代动力学研究

GLP2-2G-XTEN 药物代谢动力学的研究在三种不同的生物体内进行，分别为小鼠、大鼠和猴。所有实验动物均皮下注射 GLP2-2G-XTEN 25 nmol/kg，采用双抗夹心 ELISA 发测定不同时间点所取血浆样品中 GLP2-2G-XTEN 的浓度。在实验中，标准品、质控样品及待测样品均与固定在微孔板上，浓度为 8 μg/mL 单克隆鼠抗进行温孵之后，未发生结合的反应物通过洗板被洗掉，从而检测 GLP2-2G-XTEN，方法为采用以 1：20000 稀释的生物素化的 GLP2 多克隆兔抗，以及 0.1 μg/mL 抗生蛋白链霉菌-HRP，最后加入 TMB 过氧化酶底物，进行肉眼观察。测定结果显示，GLP2-2G-XTEN 在小鼠、大鼠和猴体内的末端消除半衰期分别为 34 小时，38 小时和 120 小时。为了测定 GLP2-2G-XTEN 皮下注射后的生物利用度，在猴体内进行了静脉注射和皮下注射 25 nmol/kg GLP2-2G-XTEN 的药物代谢动力学研究。结果如图所示，生物利用度高达 96%说明 GLP2-2G-XTEN 在皮下注射后快速完全吸收。

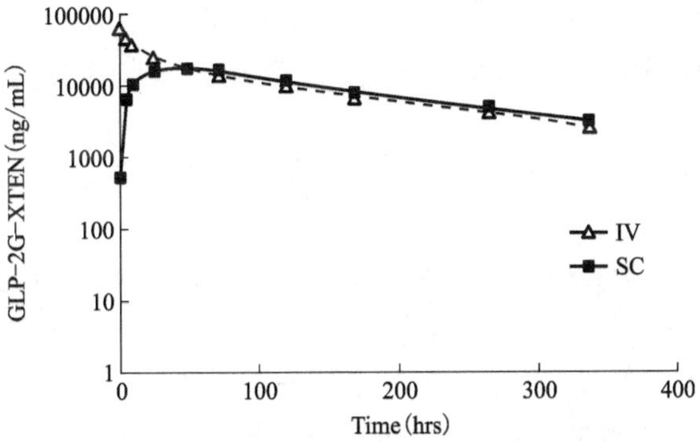

分别在静脉注射与皮下注射 25 nmol/ kg 的 GLP2-2G-XTEN 后，在各时间点取样后所测血药浓度值。

图 11-13　猴血浆中 GLP2-2G-XTEN 的血药浓度-时间曲线

6）分子印迹技术（molecular imprinting technology，MIT）

分子印迹技术是一种高选择性、特异性的分离和分析技术，这种技术的原理基于抗原-抗体专一性识别。基于分子识别的聚合物材料-分子印迹聚合物具有构效预定性、识别特异性、长期稳定性和广泛适用性等特点，且具有抗恶劣环境能力强、稳定性好、使用寿命长等优点。MIT 是一个为目标分子合成人工抗体的过程。分子印迹聚合物（molecular imprinted polymers，MIPs）的合成过程是以目标分子为模板，将具有结构互补的功能单体与模板分子结合后，使用交联剂聚合在一起，然后将目标分子去除，便会留下一系列大小、形状与目标分子相匹配的结合位点。MIPs 不仅具有类似天然抗体识别的特异性、高选择性和高结合能力等特点，还具有更好的稳定性、制备过程简单并可重复使用等优点。

目前，分子印迹作为一种新型的技术用于生物大分子分析还有一定的不足：①生物大分子和聚合物单体官能团间的相互作用缺乏系统研究；②目前还没有令人满意的聚合方法以得到高吸附量的 MIPs，这就使得 MIT 远远不能满足实际应用的需要；③尚未找到合适的方法洗脱蛋白质印迹分子，活性蛋白质很难得到回收利用。

11.2.3 配体结合分析——液相色谱串联质谱技术的分析方法

传统的生物大分子药物定量分析的金标准方法是配体结合分析是配体分析法(ligand-binding assay, LBA)，如ELISA、MSD等。但LBA方法开发过程冗长，成本较高，线性范围小，且易受交叉反应的干扰，特别是来自炎症患者和患有自身免疫疾病患者的血清中细胞因子和干扰因子之间的抗体交叉反应是使LBA分子复杂化的关键因素。LC-MS/MS是现如今小分子药物分析的通用方法，但其对大分子药物的分子存在诸多挑战，例如较低的灵敏度，内源性类似蛋白干扰等。作为LBA和LC-MS/MS的重要补充，LBA-LC-MS/MS技术应运而生并越来越多地用于大分子药物的生物分子中。在样品的前处理过程中加入对目标大分子药物的免疫亲和捕获步骤，不仅能降低背景复杂性，大大提高方法的选择性和灵敏度，还避免了交叉反应，且LBA-LC-MS/MS法所需的特异性试剂在亲和性和特异性方面的要求均不如LBA高。基于LBA-LC-MS/MS技术的生物大分子药物定量分析的开发内容主要包括选择指纹肽、选择内标、免疫捕获、酶切、色谱分离和质谱优化等。

【实例十一 LBA-LC-MS/MS法定量分析血清和鼻腔分泌液中SARS-CoV-2靶向抗体药物AZD7442】

AZD7442是预防和治疗新冠病毒的单克隆抗体混合物(由tixagevimab［AZD8895］和cilgavimab［AZD1061］组成)，通常单克隆抗体的生物分析是使用配体结合分析(LBA)进行的，其具有灵敏度、稳定性的特点。然而，LBA经常需要生成关键试剂，所需时间较长。而LBA-LC-MS/MS联合法通过选择多种反应监测、捕获试剂、磁珠，色谱条件、选择性评价和基质效应，最终测定使用病毒刺突蛋白受体结合结构域作为捕获试剂，并使用来自每个mAb互补性决定区的特征蛋白型肽进行检测。与其他灵敏度相似/优越的方法相比，该方法不需要多维分离，并且可以在分析流动状态下操作，确保了大规模临床分析所需的高通量和稳定性。

指纹肽选择：用PBS缓冲液或包膜糖蛋白稀释成不同浓度的混合人血清和空白人血清的标准品用于指纹肽选择。为了热灭活，将包膜糖蛋白稀释后的人血清样品在60℃水浴中孵育1小时，并于对照样品进行比较。用固定在SMART IA磁珠上的特异性捕获试剂(30 μL珠，150 μL缓冲液，室温，2小时)对样品(25 μL)进行免疫沉淀，用缓冲液多次洗涤以降低血清背景，然后与内标混合后进行消化(70℃，1.5小时)。随后将消化后的样品在Shimadzu LC上的Waters BEH C18柱上进行分离。

LBA-LC-MS/MS方法：取20 μL人血清样品用TBST/BSA缓冲液稀释后与蛋白受体结合域混合，涂布于高容量Promega磁珠用于捕获步骤。捕获步骤之后，充分洗涤磁珠以尽量降低血清背景，将磁珠转移到洗脱板上，变性、还原以及烷基化，随后混合物用胰蛋白酶消化(37℃，2小时)并于内标物混合，混合溶液酸解后通过多屏HTS过滤板，完成之后注入LCMS检测。

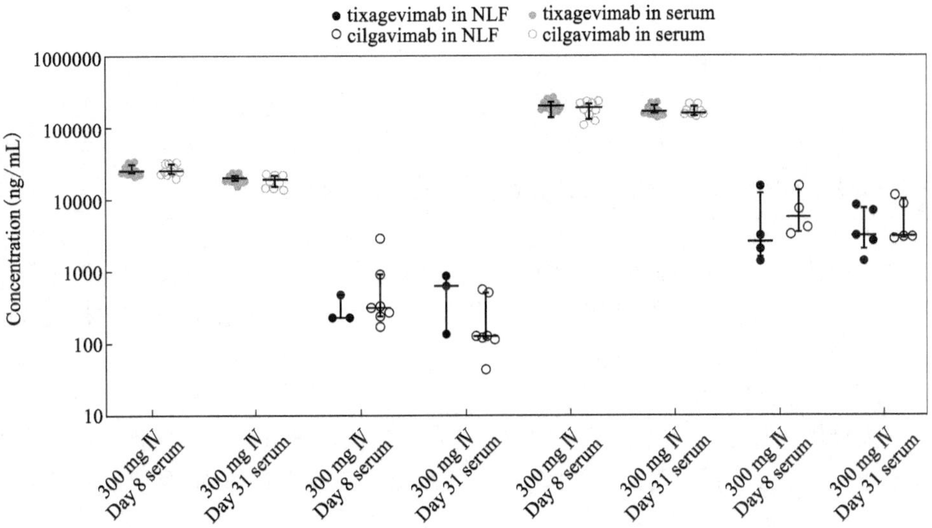

图 11-14　AZD7442 中单克隆抗体在血清和 NLF 中的药代动力学数据

11.2.4　生物检定法

生物检定法的基本原理是在体内和体外组织活细胞对被测生物技术药物的某种特异反应，通过剂量(或浓度)效应曲线对生物技术药物定量分析(绝对量或比活性单位)。将生物技术药物的生物活性如抗菌、抗肿瘤、降压、凝血等药理学作用，作为生物检定法的观察指标用于药动学研究。中国药典中以生物检定法测定肝素的效价，通过比较标准品与供试品延长新鲜兔血或兔、猪血浆凝结时间的作用，将标准品或供试品不同浓度的稀释液加入清洁干燥的小试管中，每种浓度不得少于 3 管，镉浓度的试管支数相等。取刚抽出的兔血或血浆适量，分别注入小试管中，立即混匀，避免产生气泡，并开始计算时间。将小试管置 37℃±0.5℃恒温水浴中，从动物采血时起至小试管放入恒温水浴的时间不得超过 3 min，观察并记录各管的凝结时间。药典中还以生物检定法测定胰岛素的效价，通过比较胰岛素标准品与供试品引起小鼠血糖下降的作用，将健康小鼠分组后，各组小鼠分别自皮下注入一种浓度的标准品或供试品稀释液，每组 0.2~0.3 mL，但各组的注射体积应相等。注射后 40 min，按给药顺序分别自眼静脉丛采血，用适应的方法，如葡萄糖氧化酶-过氧化酶法测定血糖值。

整体生物分析测定过程对实验条件的要求较严格，操作程序较多。细胞分析法常以细胞增殖、变异和细胞毒性为观察终点。与免疫分析方法相似，生物分析法也受到代谢产物、生物基质、血清中抑制因子的干扰以及种属特异性的限制，也不能提供关于分析药物体内降解过程的信息。柴彪新等研究了两种免疫学方法及生物检定法测定血浆肿瘤坏死因子衍生物，比较三种方法认为免疫学方法与生物检定法有一定的可比性，相对其他的方法来说免疫学方法测定的结果可能更接近于生物检定法。

11.2.5 生物技术药物分析新技术

1)功能代谢组学技术

功能代谢组学研究的是代谢组在某一时刻细胞内所有代谢物的集合，通过功能代谢组学的方法，研究生理病理过程中的微观代谢改变，揭示药物作用的新机制，为新药开发和基础研究提供新靶点、新思路，也为实现精准医疗提供强有力的工具。

2)质谱成像技术

质谱成像技术(mass spectrometry imaging)是以质谱技术为基础的成像方法，通过质谱直接扫描生物样品成像。其样品前处理过程简单，无须荧光或放射性同位素标记，即可同时提供多种分子空间分布与结构信息。

3)分子探针成像技术

分子探针成像技术的优势在于对疾病相关靶点有高度亲和力和特异性，利用分子探针成像技术不仅可作为药物载体，增加药物组织聚集，还能实现体内原位成像，用以动态、定量、无创地评价药物分布情况。

4)微流控芯片技术

微流控芯片技术即把生物、化学、医学分析过程的样品制备、反应、分离及检测等基本操作单元集成到一块微米尺度的芯片上，自动化分析全过程。微流控技术显著降低样品消耗并提高分析速度，可在任意目标位置执行精确处理和分析，实现细胞水平上的多功能操作，对未来临床研究有重要意义。

11.3 生物技术药物体内分析的发展趋势

自1982年第一个生物技术药物-重组人胰岛素上市之后，生物技术药物开始蓬勃发展起来，每年批准上市的生物技术药物的数量都在增加，种类在不断完善，临床应用更加广泛，使得药物分析的研究对象趋于多样化。生物技术药物多为大分子且结构较为复杂的化合物，同时具有多方面的生物活性，在分析方法的选择上需要考虑更多的因素；体内药物分析是测定来源于生物体的生物基质中药物及其代谢产物的方法，生物样品中药物的含量通常很低，对其分析方法也提出了更高的要求。

目前在对生物技术药物的分析方法中，主要有酶分析法、免疫分析法和电泳分析法等近20种。在体内药物分析的方法中，各种分析技术的联合使用是主要的发展方向，如在线微透析-毛细管电泳(on-line MD/CE)、液相色谱-质谱(LC/MS)，琼脂糖凝胶电泳-酶联免疫分析(SDS-PAGE/ELISA)，高效液相色谱-核磁共振(HPLC/NMR)等，广泛应用于各种生物技术药物的体内分析，在分析方法中所占的比重越来越大，联用技术的应用使常规生物技术药物分析方法更加准确、简便和自动化；对生物技术药物的体内分析方法趋于更加灵敏、专属和快速；分析方法发展迅速。

除了常规方法的使用或联合使用之外，随着生物医药领域及生物药物药代动力学研究领域发展的巨大要求，新的分析技术和方法也在快速的发展之中。表面加强激光解析电离化飞行时间质谱(surface enhanced laser desorption ionization time of flight mass spectrometry,

SELDI-TOF-MS)是一种全新的蛋白质组学研究技术，利用不同类型芯片捕获样本中的相关蛋白质，蛋白质吸附于特定的芯片表面后，洗去弱结合蛋白质，再加上特殊的能量吸收分子，利用激光脉冲辐射使吸附的蛋白质解析形成电荷离子；利用TOF-MS的分析特点，不同质荷比的离子在真空电场中，根据飞行时间的差异，导致检测器接收到先后及强弱均不同的电信号，得到质谱图；可以在少量的生物样本中同时发现多个低丰度的生物标记物；通过寻找和筛选不同样本之间蛋白质谱存的差异，从而获得对某些关键蛋白的定性和功能分析。SELDI-TOF-MS技术可以分析血清中蛋白质的完整信息，发现未知生物标记物，在临床上对肿瘤的早期诊断、发病机制和新药研发都有着重要的意义。基质辅助激光解析电离飞行时间质谱(MALDL-TOF-MS)，MALDL是一种质谱软电力技术，解决了非挥发性热不稳定的生物大分子的质谱离子化问题，结合TOF-MS的特点，不仅能在低于10~12mol的样品条件下和复杂混合物中准确测定生物大分子化合物，而且与生化方法结合，通过对酶解产物的质谱分析，得到结构信息和特征，对多肽和蛋白质类进行一级结构的确证，方法的灵敏度与准确度远高于常规的分析方法，在测定生物大分子方面发挥着重要的作用。各类传感器技术也在不断发展与应用于生物技术药物的体内分析，如电化学传感器、光学传感器、温度传感器以及力学传感器等。生物传感器(biosensors)又称为生物电极，目前已开发出酶传感器、免疫传感器等多种，利用发光反应的发光免疫传感器等。生物传感器技术利用对特异性反应的测定、生物催化反应的测定对生物样品的中生物大分子物质进行分析。

生物技术药物的快速发展以及其在临床上针对困扰人类健康的较难治愈的疾病上所发挥的不可替代的作用，使得对体内生物技术药物的分析方法不断地向更高的专属性、灵敏度、稳定性和分析效率的方向发展，每种分析方法都有着各自的优势和特点，多种分析技术的联用可以更加全面和完善地完成分析工作，依然是未来生物技术药物体内分析的主要方法。

【思考题】

1. 何为生物技术药物？说明生物技术药物与基因工程药物、生物制品的区别。
2. 简述生物技术药物的分类。
3. 与化学药物相比，生物技术药物体内药物分析方法的特点。
4. 免疫分析法的原理，列举主要的免疫分析方法及各自特点。
5. 免疫分析法在体内药物分析中的应用范围及其局限。
6. 列举常用的生物技术药物体内分析方法。

参考文献

[1]李好枝. 体内药物分析[M]. 北京：中国医药科技出版社，2011.
[2]何华. 生物药物分析[M]. 北京：化学工业出版社，2014.
[3]王贤淼. 生物技术药物分析检测技术的相关研究[J]. 生物化工，2019，5(4)：125-127.
[4]桂罗兰，董立厚，宋海峰，等. 基于配体结合分析-液相色谱串联质谱技术的生物技术药物定量分析方

法研究进展[J]. 药物分析杂志, 2020, 40(7): 10.

[5] Antonio D'Avolio, Amedeo De Nicolo, Danilo Agnesod, et al. A UPLC-MS/MS method for the simultaneous plasma quantification of all isomeric forms of the new anti-HCV protease inhibitors boceprevir and telaprevir [J]. Journal of Pharmaceutical and Biomedical Analysis. 2013; 217-223.

[6] Sarvutiene J, Prentice U, Ramanavicius S, Ramanavicius A. Molecular imprinting technology for biomedical applications. Biotechnol Adv. 2024 Mar-Apr; 71: 108318.

[7] Rudiger Nave, Atef Halabi, Rolf Herzog, et al. Pharmacokinetics of teduglutide in subjects with renal impairment[J]. Pharmacokinetics and disposition. 2013; 69: 149-1155.

[8] Irina Andriamanana, Ines Gana, Benedicte Duretz, et al. Simultaneous analysis of anticancer agents bortezomib, imatinib, nilotinib, dasatinib, erlotinib, lapatinib, sorafenib, sunitinib and vandetanib in human plasma using LC/MS/MS[J]. Journal of Chromatography B. 2013; 926: 83-91.

[9] Rajarshi Sarkar. Non-transference of biological reference interval of TSH by electrochemiluminescence immunoassay: an Indian population perspective[J]. Clinica Chimica Acta. 2013; 423: 130-134.

[10] Xiaoping Zhang, Ya-Chi Chen, Scott Fettner, et al. Pharmacokinetics and pharmacodynamics of tocilizumab after subcutaneous administration in patients with rheumatoid arthritis[J]. International Journal of Clinical Pharmacology and Therapeutics. 2013; 51(8): 620-630.

[11] Mu R, Huang Y, Bouquet J, et al. Multiplex Hybrid Antigen-Capture LC-MRM Quantification in Sera and Nasal Lining Fluid of AZD7442, a SARS-CoV-2-Targeting Antibody Combination. Anal Chem. 2022 Nov 1; 94(43): 14835-14845.

第 12 章

新药药物代谢动力学研究

药物代谢动力学(pharmacokinetics)是应用动力学的原理与数学处理方法，研究药物通过各种途径给药后，药物在生物体内的吸收(absorption)、分布(distribution)、代谢(metabolism)和排泄(excretion)(即 ADME)过程及规律的一门学科，致力于定量描述体内药物及代谢物浓度随时间变化的动态过程。

目前在创新药物的研究与开发中，药物代谢动力学与药效学、毒理学构成三位一体的格局，成为创新药物研究的重要组成部分。近年来围绕如何提高其开发效率、成功率、缩短开发周期和降低成本成了创新药物研发的关键。为了缩短药物开发时间，降低药物开发成本，在新药开发的早期阶段，让药物代谢动力学尽早介入其研发早期，预测其药代参数特征，尽早发现并终止药代参数不理想或被广泛代谢的候选化合物，从而提高新药研发的成功率。在经过筛选和结构优化得到候选化合物后，就步入新药的开发阶段，在药物代谢动力学领域包括系统的非临床药代动力学研究和临床药代动力学研究。另外在缓控释制剂及仿制药研发过程中的生物利用度和生物等效性研究亦属于药物代谢动力学的研究内容。

新药的非临床药代动力学研究，其目的是通过动物体内、外以及人体外的研究方法，获得药物在动物体内吸收、分布、代谢和排泄的动态变化规律，同时通过药物在动物体内生物转化情况，阐明代谢产物的结构、转化途径及其动力学过程，明确药物及其代谢产物的药效及其毒性的物质基础。其结果能对人体内的药代行为进行预测，并为临床研究提供可参考的实验依据。

新药的临床药代动力学研究旨在阐明药物在人体内的吸收、分布、代谢和排泄的动态变化规律。对药物上述处置过程的研究，是全面认识人体与药物间相互作用不可或缺的重要组成部分，也是临床制定合理用药方案的依据。主要包括健康志愿者药代动力学研究、目标适应证患者的药代动力学研究、特殊人群药代动力学研究等内容。

生物利用度(Bioavailability, BA)是反映药物活性成分吸收进入体内的程度和速度的指标。生物等效性(Bioequivalence, BE)是指药学等效制剂或可替换药物在相同试验条件下，服用相同剂量，其活性成分吸收程度和速度的差异无统计学意义。BA 和 BE 研究已经成为评价制剂质量的重要手段，借此来指导制剂的研究、开发和生产；指导临床上药物的合理使用；阐明药物疗效差甚至无效、产生严重不良反应的原因；同时为药物处方设计的合理性提供科学依据。

在新药药物动力学研究中，体内药物分析方法是药物动力学研究的前提，各种生物样品的分析方法、方法的建立和优化等内容详见第三章，本章主要对各种体内药物分析方法在新药药物动力学研究中的应用做详细介绍。

12.1 新药非临床药物代谢动力学研究

12.1.1 新药非临床药物代谢动力学研究的目的和意义

非临床药代动力学研究是通过体外和动物体内的研究方法，揭示药物在体内的动态变化规律，获得药物的基本药代动力学参数，阐明药物吸收、分布、代谢和排泄的过程和特征。

非临床药代动力学研究在新药研究开发的评价过程中起着重要作用。在药效学和毒理学评价中，药物或活性代谢物浓度数据及其相关药代动力学参数是产生、决定或阐明药效或毒性大小的基础，可提供药物对靶器官效应(药效或毒性)的依据；在药物制剂学研究中，非临床药代动力学研究结果是评价药物制剂特性和质量的重要依据；在临床试验中，非临床药代动力学研究结果能为设计和优化临床试验给药方案提供有关参考信息。

12.1.2 新药非临床药物代谢动力学研究的基本要求与内容

12.1.2.1 基本原则

进行非临床药代动力学研究，要遵循以下基本原则：试验目的明确、试验设计合理、分析方法可靠、所得参数全面、满足评价要求、对试验结果进行综合分析与评价、具体问题具体分析。

12.1.2.2 试验设计总体要求

1)受试物

中药、天然药物：受试物应采用能充分代表临床试验拟用样品和/或上市样品质量和安全性的样品。

化学药物：受试物应采用工艺相对稳定、纯度和杂质含量能反映临床试验拟用样品和/或上市样品质量和安全性的样品。

受试物应注明名称、来源、批号、含量(或规格)、保存条件、有效期及配制方法等，并附有研制单位的自检报告。化学药物试验过程中应进行受试物样品分析，并提供样品分析报告，成分基本清楚的中药、天然药物也应进行受试物样品分析。

2)试验动物

一般采用成年和健康的动物。常用动物有小鼠、大鼠、兔、豚鼠、犬、小型猪和猴等。动物选择的一般原则如下。

(1)首选动物：在考虑与人体药代动力学性质相关性的前提下，尽可能选择与毒理学和药效学研究相同的动物。

(2)尽量在清醒状态下试验，动力学研究最好从同一动物多次采样。

(3)创新性的药物应选用两种或两种以上的动物，其中一种为啮齿类动物；另一种为非啮齿类动物(如犬、小型猪或猴等)。其他药物，可选用一种动物，建议首选非啮齿类动物。

(4)经口给药不宜选用兔等食草类动物。

3)剂量选择

动物药代动力学研究应设置至少三个剂量组，低剂量与动物最低有效剂量基本一致，中、高剂量按一定比例增加。主要考察在所选剂量范围内，药物的体内动力学过程属于线性还是非线性，以利于解释药效学和毒理学研究中的发现，并为新药的进一步开发和研究提供信息。

4)给药途径

所用的给药途径和方式，应尽可能与临床用药一致。

12.1.2.3　研究内容

1)血药浓度-时间曲线

(1)受试动物数：以血药浓度-时间曲线的每个采样点一般不少于 5 个数据为限计算所需动物数。建议受试动物采用雌雄各半，如选择单一性别，应说明理由。

(2)采样点：采样点的确定对药代动力学研究结果有重大影响，若采样点过少或选择不当，得到的血药浓度-时间曲线可能与药物在体内的真实情况产生较大差异。给药前需要采血作为空白样品。为获得给药后的一个完整的血药浓度-时间曲线，采样时间点的设计应兼顾药物的吸收相、平衡相(峰浓度附近)和消除相。一般在吸收相至少需要 2~3 个采样点，对于吸收快的血管外给药的药物，应尽量避免第一个点是峰浓度(C_{max})；在 C_{max} 附近至少需要 3 个采样点；消除相需要 4~6 个采样点。整个采样时间至少应持续到 3~5 个半衰期，或持续到血药浓度为 C_{max} 的 1/20~1/10。为保证最佳采样点，建议在正式试验前进行预试验，然后根据预试的结果，审核并修正原设计的采样点。同时应注意采血途径和整个试验周期的采血总量不影响动物的正常生理功能和血流动力学，一般不超过动物总血量的 15%~20%。

(3)口服给药：一般在给药前应禁食 12 h 以上，以排除食物对药物吸收的影响。另外在试验中应注意根据具体情况统一给药后禁食时间，以避免由此带来的数据波动及食物的影响。

(4)药代动力学参数：根据试验中测得的各受试动物的血药浓度-时间数据，求得受试物的主要药代动力学参数。静脉注射给药，应提供 $t_{1/2}$(消除半衰期)、V_d(表观分布容积)、AUC(血药浓度-时间曲线下面积)、CL(清除率)等参数值；血管外给药，应提供 C_{max} 和 T_{max}(达峰时间)、$t_{1/2}$(消除半衰期)等参数，以反映药物吸收、消除的规律。另外，提供统计矩参数，如：MRT(平均滞留时间)、AUC_{0-t} 和 $AUC_{0-\infty}$ 等，对于描述药物药代动力学特征也是有意义的。

(5)多次给药：对于临床需长期给药且有蓄积倾向的药物，应考虑进行多次给药的药代动力学研究。多次给药试验时，一般可选用一个剂量（有效剂量）。根据单次给药药代动力学试验结果求得的消除半衰期，并参考药效学数据，确定药物剂量、给药间隔和给药天数。

（6）应提供的数据：

①单次给药：各个（和各组）受试动物的血药浓度-时间数据及曲线和其平均值、标准差及曲线；各个（和各组）受试动物的主要药代动力学参数及平均值、标准差；对受试物单次给药非临床药代动力学的规律和特点进行讨论和评价。

②多次给药：各个（和各组）受试动物首次给药后的血药浓度-时间数据及曲线和主要药代动力学参数。各个（和各组）受试动物的3次稳态谷浓度数据及平均值、标准差。各个（和各组）受试动物血药浓度达稳态后末次给药的血药浓度-时间数据和曲线，及其平均值、标准差和曲线。比较首次与末次给药的血药浓度-时间曲线和有关参数。各个（和各组）平均稳态血药浓度及标准差。对受试药物多次给药非临床药代动力学的规律和特点进行讨论和评价。

③ 吸收

对于经口给药的新药，应进行整体动物试验，尽可能同时进行血管内给药的试验，提供绝对生物利用度。如有必要，可进行体外细胞试验、在体或离体肠道吸收试验以阐述药物吸收特性。对于其他血管外给药的药物及某些改变剂型的药物，应根据立题目的，提供绝对生物利用度或相对生物利用度。建议采用非啮齿类动物（如：犬或猴等）自身交叉试验设计，用同一受试动物比较生物利用度。

3）分布

选用大鼠或小鼠做组织分布试验较为方便，但必要时也可在非啮齿类动物（如犬）中进行。通常选择一个剂量（一般以有效剂量为宜）给药后，至少测定药物及主要代谢物在心、肝、脾、肺、肾、胃肠道、生殖腺、脑、体脂、骨骼肌等组织的浓度，以了解药物在体内的主要分布组织。特别注意药物浓度高、蓄积时间长的组织和器官，以及在药效或毒性靶器官的分布（如对造血系统有影响的药物，应考察在骨髓的分布）。必要时建立和说明血药浓度与靶组织药物浓度的关系。参考血药浓度-时间曲线的变化趋势，选择至少3个时间点，分别代表吸收相、平衡相和消除相的药物分布。若某组织的药物浓度较高，应增加观测点，进一步研究该组织中药物消除的情况。每个时间点，至少应有6个动物（雌雄各半）的数据。

以下情况可考虑进行多次给药后特定组织的药物浓度研究：

（1）药物/代谢物在组织中的半衰期明显超过其血浆消除半衰期，并超过毒性研究给药间隔的两倍；

（2）在短期毒性研究、单次给药的组织分布研究或其他药理学研究中观察到未预料的，而且对安全性评价有重要意义的组织病理学改变；

（3）定位靶向释放的药物。

进行组织分布试验，必须注意取样的代表性和一致性。

同位素标记物的组织分布试验，应提供标记药物的放化纯度、标记率（比活性）、标记位置、给药剂量等参数；提供放射性测定所采用的详细方法，如分析仪器、本底计数、计数效率、校正因子、样品制备过程等；提供采用放射性示踪生物学试验的详细过程，以及在生物样品测定时对放射性衰变所进行的校正方程等。

4) 排泄

建议同时提供啮齿类和非啮齿类动物的排泄数据，啮齿类(大鼠、小鼠等)每个性别 3 只动物，非啮齿类(如犬)每个性别 2~3 只动物。根据药物特性，也可选择单一性别动物，但需说明。

(1) 尿和粪的药物排泄：一般采用小鼠或大鼠，将动物放入代谢笼内，选定一个有效剂量给药后，按一定的时间间隔分段收集尿或粪的全部样品，测定药物浓度。粪样品收集后按一定比例制成匀浆，记录总体积，取部分样品进行药物含量测定。计算药物经此途径排泄的速率及排泄量，直至收集到的样品测定不到药物为止。每个时间点至少有 5 只动物的试验数据。

应采取给药前尿及粪样，并参考预试验的结果，设计给药后收集样品的时间点，包括药物从尿或粪中开始排泄、排泄高峰及排泄基本结束的全过程。

(2) 胆汁排泄：一般用大鼠在麻醉下作胆管插管引流，待动物清醒且手术完全恢复后给药，并以合适的时间间隔分段收集胆汁(总时长一般不超过 3 天)，进行药物测定。尽可能同时建立回流通路，确保动物术后保持健康状态。

(3) 记录药物自粪、尿、胆汁排出的速度及总排出量(占总给药量的百分比)，提供物质平衡的数据。

5) 与血浆蛋白的结合

研究药物与血浆蛋白结合试验可采用多种方法，如平衡透析法、超过滤法、分配平衡法、凝胶过滤法、光谱法等。根据药物的理化性质及实验室条件，可选择使用一种方法进行至少 3 个浓度(包括有效浓度)的血浆蛋白结合试验，每个浓度至少重复试验三次，以了解药物的血浆蛋白结合率是否有浓度依赖性。

一般情况下，只有游离型药物才能通过脂膜向组织扩散，被肾小管滤过或被肝脏代谢，因此药物与蛋白的结合会明显影响药物分布与消除的动力学过程，并降低药物在靶部位的作用强度。建议根据药理毒理研究所采用的动物种属，进行动物与人血浆蛋白结合率比较试验，以预测和解释动物与人在药效和毒性反应方面的相关性。

对高血浆蛋白结合率，且安全范围窄的药物，建议开展体外药物竞争结合试验，即选择临床上有可能合并使用的高蛋白结合率药物，考察对所研究药物蛋白结合率的影响。

6) 生物转化

对于创新性的药物，尚需了解在体内的生物转化情况，包括转化类型、主要转化途径及其可能涉及的代谢酶。对于新的前体药物，除对其代谢途径和主要活性代谢物结构进行研究外，尚应对原形药和活性代谢物进行系统的药代动力学研究。而对主要在体内以代谢消除为主的药物(原形药排泄<50%)，生物转化研究则可分为两个阶段：临床前可先采用色谱方法或放射性核素标记方法分析和分离可能存在的代谢产物，并用色谱-质谱联用等方法初步推测其结构。如果 II 期临床研究提示其在有效性和安全性方面有开发前景，在申报生产前进一步研究并阐明主要代谢产物的代谢途径、结构及酶催化机制。但当多种迹象提示可能存在有较强活性或毒性的代谢产物时，应尽早开展活性或毒性代谢产物的研究，以确定开展代谢产物动力学试验的必要性。

应考察药效和毒性试验所用的实验动物与人体代谢的差异性，这种差异有两种情况，其一是量的差异，种属间的代谢物是一致的，但各代谢物的量不同或所占的比例不同；其二是质的差异，即种属间的代谢物是不一致的。这时应结合药效和毒性试验的结果来评价这种代谢的种属差异性是否会影响到其药效和毒性。建议在早期非临床药代动力学研究时，进行药物体外（如动物和人肝组织匀浆、原代肝细胞、肝 S9、肝微粒体等）代谢试验，以预测动物与人体体内代谢有无差异。

7）药物代谢酶及转运体研究

药物的有效性及毒性与血药浓度或靶器官浓度密切相关。一定剂量下的血药浓度或靶器官浓度取决于该药物的吸收、分布、代谢及排除过程（ADME），而转运体和代谢酶是影响药物体内过程的两大生物体系，是药物 ADME 的核心机制之一。因此，创新药物的研究开发应该重点关注药物主要清除途径的确定、代谢酶和转运体对药物处置相对贡献的描述、基于代谢酶或转运体的药物-药物相互作用的评估等。

体外试验体系是评价药物代谢酶和转运体作用机制的有力手段，应结合体内试验，综合评价药物的处置过程。非临床 ADME 研究应鉴定药物是否是代谢酶或转运体的底物或抑制剂。体外试验体系如肝微粒体、肝 S9、原代肝细胞及 P450 重组酶等可用于鉴定创新药物是否是 P450 同工酶的底物并进行代谢种属差异的比较。P450 同工酶之外的药物代谢酶，如葡萄糖醛酸结合酶、硫酸转移酶等，也应该在适当的情况下进行评估。药物体外代谢稳定性研究主要通过底物消耗法或代谢物生成法完成。各种不同的细胞体系，如 Caco-2，原代肝细胞及单一药物转运体转染的细胞株（MDCK、HEK、CHO）等，是鉴定外排和摄取转运体是否介导药物跨膜转运的有效方法。以外排转运体 P-gp 为例，若创新药物的外排比≥2，可以初步认为该药物是 P-gp 的底物。进一步的验证可以通过使用适当的抑制剂完成。确定一个创新药物是否是代谢酶或转运体的底物可以协助判断该药物的动力学特征是否会受到其他药物的影响。

非临床 ADME 研究应关注创新药物是否通过抑制或诱导代谢酶或转运体影响其他药物的动力学特征。对细胞色素 P450 同工酶（CYP1A2、CYP2B6、CYP2C8、CYP2C9、CYP2C19、CYP2D6、CYP3A4 等）抑制的考察可以通过使用类药性探针底物（Drug-like Probe Substrate）完成。抑制试验应该在酶动力学线性范围进行，即探针底物药物的浓度≤K_m（米氏常数），抑制强弱通过 IC_{50} 或 K_i 判断。P450 同工酶抑制试验的思路与方法适用于其他药物代谢酶和转运体的研究评价。创新药物对 P450 酶的诱导应该重点对人 CYP3A4 以及 CYP1A2、CYP2B6 进行评估。体外诱导试验可运用人肝细胞多次给药后相关 mRNA 表达和/或酶活性的变化进行评价。

创新药物非临床 ADME 研究还应该考虑到药物代谢酶和转运体基因多态性的存在、代谢酶与转运体之间的相互影响、主要代谢物（≥25%原药 AUC）的清除机制及潜在的相互作用、人特异性代谢物的评估等。

8）物质平衡

在临床前和临床早期阶段，特别是毒性剂量和有效治疗剂量范围确定的情况下运用放射性标记化合物，可通过收集动物的血浆、粪、尿以及胆汁以研究药物的物质平衡。这些研究能够获得化合物的排泄速率和途径等资料，而且有助于代谢产物的性质鉴定，并通过有限的数据比较它们的体内吸收和分布特点。通过体外和动物样品中分离出的代谢产物可用作参比品用于临床和非临床的定量研究。同时，大鼠组织分布研究和动物胆管插管收集的胆汁能够提供药物的组织分布资料和明确胆汁清除特点。一般应采用放射性同位素标记技术研究物质平衡。考虑到每一个化合物及其代谢产物具有各自的理化特性，在开展不同化合物的同位素标记研究时对试验方法作慎重的调整/修改是很有必要的。

12.1.3　新的缓、控释制剂的非临床研究的内容与方法

12.1.3.1　研究背景

在《药品注册管理办法》(2007 年)附件 2 中提出，对于存在明显安全性担忧的缓控释制剂应提供与已上市缓控释制剂或常释制剂比较的单次给药的动物药代动力学研究资料，但对于本身半衰期较长，或制成缓控释制剂后可能引起体内蓄积的药物，应考虑进行多次给药的药代动力学比较研究。从评价需求的角度出发，有如下考虑：

(1)与常释制剂相比，缓控释制剂的处方和工艺通常更加复杂，因此很难仅通过药学方面的质量控制，保证其在体内确实达到预期的缓、控释效果，或者与已上市缓、控释同品种一致。

(2)体外释放度研究仅能在一定程度上模拟体内条件，来推测药物在体内的溶解和释放过程，其人为控制的试验条件对试验结果的影响也比较大，因此不能完全准确地反映缓控释制剂在体内的释放吸收过程。

因此对于存在明显安全性担忧的缓控释制剂，需要考虑进行动物药代动力学研究，以初步提示其在体内的释放和吸收特征。

12.1.3.2　非临床药代动力学研究与安全性、有效性评价的关系

鉴于缓控释制剂在药学上存在上述不可控性，其体内缓、控释特征达不到预期效果时可能存在安全性和有效性方面的担忧。

在安全性方面，由于缓控释制剂的给药剂量通常高于常释制剂，若处方和工艺不能保证药物在体内缓释或控释，一旦突释，对于下述几种情况，就可能带来安全性方面的问题：①单次用药剂量超过常释制剂，且安全范围较窄的；②可能影响生命体征的(如降压药)；③用于某些特殊疾病和人群的(如避孕药)。

在有效性方面，若药物在体内的释放过于缓慢，缓释所致的体内药物浓度过低可能引起有效性的下降。因此在药学研究提示受试制剂有可能释放过慢时，也应考虑进行动物药代动力学研究。

尽管由于种属差异等因素的影响，动物药代动力学研究并不一定能完全反映药物在人体内的释放或吸收特征，但在上述情况下，非临床药代动力学研究与评价的提示价值仍然是重要的，特别是在安全性存在担忧时。

12.1.3.3　试验设计的基本原则

(1)实验动物的选择：为了使试验结果更好地提示药物在人体的释放和吸收特征，提高

其评价和预测价值，应尽量选择在药物代谢特征上与人体接近的动物进行试验(通常为非啮齿类动物，如Beagle犬、猴等)。通常采用成年Beagle犬，体重差异一般不超过1.5 kg。对于特殊制剂，可以根据具体情况选用合适的动物。

(2)参比制剂的选择：对于首次将常释制剂开发为缓控释制剂的药物，应以已上市常释制剂为对照进行血药浓度测定，通过比较二者的药时曲线和主要药代动力学参数，判断受试制剂是否具有预期的缓释特征。对于仿制已上市缓控释制剂的品种，可以已上市缓控释制剂为对照进行血药浓度测定，通过比较二者的药时曲线和主要药代动力学参数，判断受试制剂是否与已上市制剂具有相同的缓释特征。

3 给药的剂量和途径：一般采用与临床相同的剂量、剂型和给药途径。

12.1.3.4 研究内容与方法

(1)单剂量研究：试验采用双交叉实验设计，将动物随机分为两组，每组动物不应少于6只动物。动物禁食12 h以上，在清醒状态下，按每只动物等量给药，给药剂量参照人体临床用药剂量。给药过程中制剂不得破损。于给药前及给药后不同的时间点采血，血样的采集参照12.1.2研究内容中“采样点”项的原则设计。选用合适的分析方法测定经时过程中血浆中药物的浓度。血药浓度-时间数据可采用矩量法估算相应的药动学参数。至少应提供AUC、T_{max}、C_{max}、$T_{1/2}$、CL、MRT等参数，并与同剂量的常释制剂的参数进行比较，对试验制剂吸收程度是否等效进行初步评价，考察试验制剂是否达到了预期的缓、控释效果。

(2)多剂量研究：多剂量研究也采用双交叉实验设计，将动物随机分为两组，每组动物不应少于6只动物。如为每日1次给药时，动物应空腹给药；如为每日多次给药时，则每日首次应空腹给药，其余在进食前2 h或进食后至少2 h给药。连续给药7个半衰期以上(一般为4~5天)。分别于每日首次给药前采血，测定血药谷浓度，以确定药物是否达到稳态。当药物达到稳态后于最后一天给药一次，并取稳态时一个完整给药间隔内的血样测定分析，采用矩量法估算相应的药动学参数。提供有关多次给药的药动学参数，如AUC_{ss}、T_{max}、C_{max}、波动度(FD)和坪浓度(C_{ss})等。并与同剂量的常释制剂的参数进行比较，对试验制剂的缓、控释效果作进一步的评价，同时重点考察给药后缓、控释制剂的血药浓度波动情况及是否存在“突释”现象。为缓、控释制剂的临床人体研究提供依据，确保临床人体试验中受试者的安全。

12.1.3.5 结果评价

鉴于存在种属差异等方面的原因，且缓控释制剂在临床试验中必须进行人体药代动力学研究，因此非临床药代动力学研究结果通常仅作为安全性和/或有效性方面的提示。对于其试验结果，必须结合立题依据、药物本身的特性以及安全性有效性方面的信息综合评价。

12.1.4 应用实例

建立专属、灵敏、准确的体内药物浓度分析方法是进行药物代谢动力学研究的前提条件，体内药物分析贯穿药物的吸收、分布、代谢、排泄的整个研究过程。下面通过具体实例介绍 LC-MS/MS 方法在临床前药代动力学中的应用。

【实例 1：盐酸氯卡色林渗透泵控释片在 Beagle 犬中的血药浓度测定方法的建立及其药代动力学研究】

肥胖作为一种慢性疾病，其发展过程中会导致器官损伤、哮喘、心血管病变等疾病，当肥胖危及健康，药物是必须的治疗手段。氯卡色林（Lorcaserin hydrochloride，结构式见图 12-1）作为 5-HT2 受体激动剂，通过刺激神经元使机体产生饱腹感从而达到减重的目的。

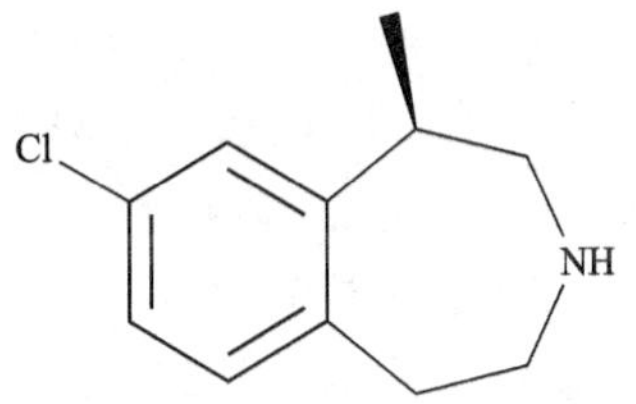

图 12-1　氯卡色林的结构式

2016 年氯卡色林骨架型缓释片 Belviq XR® 上市。但有研究发现，盐酸氯卡色林骨架型缓释片与食物同服可能会致使药物突释，其原因可能是进食后胃肠道的环境改变导致释药机理遭到破坏。而渗透泵控释制剂释药方式和速率不受释放环境的影响，其在体内能不依赖于胃肠道环境，保持恒速释放药物，有效规避了血药浓度的剧烈波动，用药的安全性得以增加。

Song 等制备了盐酸氯卡色林渗透泵控释片，其体外释放结果表明，盐酸氯卡色林渗透泵控释片在体外具有较好的控释效果，16 h 内，累计释放度达 95.69%。为考察其在体内是否具有控释效果，通过建立一种快速测定 Beagle 犬血浆中盐酸氯卡色林浓度的 UPLC-MS/MS 法，考察盐酸氯卡色林渗透泵控释片的体内释药行为。

1）仪器及色谱质谱条件

仪器：AB SCIEX4500 QTRAP 三重四级杆串联质谱（美国 AB 公司）；SCIEX ExionLC UPLC（美国 AB 公司）。

色谱条件：色谱柱：Phenomenex Polar C_{18}色谱柱（100 mm×2.1 mm，3 μm）；流动相：乙腈-水（含 10 mM 醋酸铵和 0.1%甲酸）（40∶60）；流速：0.2 mL·min^{-1}；柱温：40℃；进样量：5 μL。

质谱条件：电喷雾离子源；干燥气温度：350℃；停留时间：0.161 s；雾化气 N_2 流速：650 L·h^{-1}；电喷雾电压：1.1 kV；扫描方式：多反应检测模式。其中，盐酸氯卡色林离子对为 m/z 196.2→129.1，去簇电压（declustering potential，DP）：85 V，碰撞电压（collision energy，CE）：40 V，内标卡马西平离子对为 m/z 237→194.1，DP：30 V，CE：34 V。

2）样品处理

取 100 μL 血浆于离心管中，加入乙腈 200 μL（含 50 μg·L^{-1} 卡马西平）进行蛋白沉淀，涡旋 1 min，12000 r·min^{-1} 离心 5 min，取上清液，吹干，100 μL 50%乙腈复溶，离心取上清，进样分析。

3）实验方法

采取随机交叉设计实验，实验前 7 d 未受试其他任何药物的健康成年 Beagle 犬 6 只（实验前 12 h 禁食，自由饮水），随机分成 A、B 两组，A 组灌胃自制渗透泵 1 片（20 mg/片），B 组灌胃速释制剂 2 片（10 mg/片），并于给药后 0、0.25、0.5、1、1.5、2、4、6、8、

10、12、14、24、36、48 h 自犬后肘静脉处取血 3 mL 于真空采血管中，3500 r · min^{-1} 离心 10 min，移取上清液，-80℃冻存，7 d 后再进行交叉试验。

4）结果

（1）方法学验证

不同受试犬的空白血浆、含内标的空白血浆、含盐酸氯卡色林和内标的空白血浆、以及盐酸氯卡色林渗透泵控释片灌胃后的血浆样品的进样质谱图见图 12-2。盐酸氯卡色林的测定不受血浆中内源性物质或盐酸氯卡色林可能代谢物的影响，盐酸氯卡色林保留时间在 1.62 min 左右，内标卡马西平的保留时间在 2.27 min 左右，色谱分离效果良好。

A. 空白血浆 B. 空白血浆加入内标（25 μg · L^{-1}）C. 空白血浆加入盐酸氯卡色林（40 μg · L^{-1}）和内标（25 μg · L^{-1}）D. Beagle 犬灌胃 20 mg 盐酸氯卡色林渗透泵控释片后的血浆样品

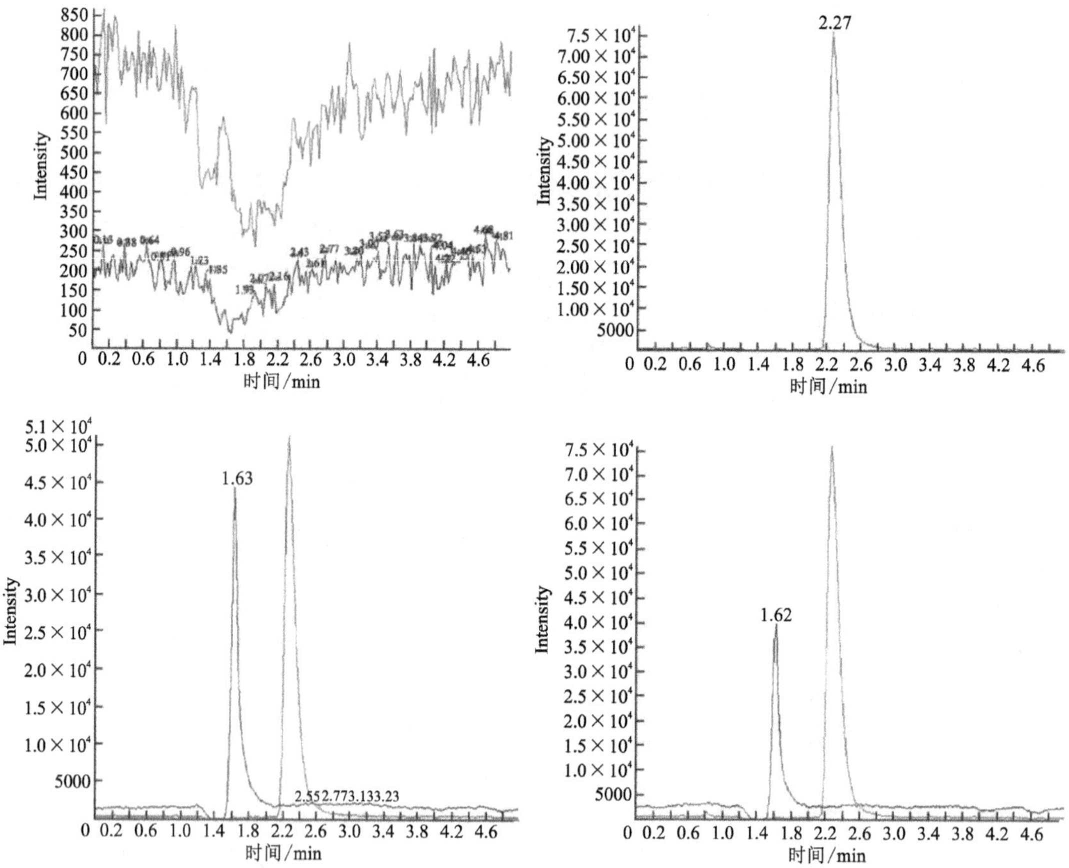

图 12-2 盐酸氯卡色林色谱图

盐酸氯卡色林浓度在 1～500 μg · L^{-1} 范围内呈良好的线性关系（r=0.9992），定量下限为 1 μg · L^{-1}（n=6，RSD=1.92%）；批内、批间的精密度分别在 5.70%～9.70%和 4.89%～8.10%范围内；准确度在 88.13%～102.21%和 92.25%～101.31%之间；提取回收

率在 87.7%～89.10%；基质效应在 85.5%～98.6%之间；储放于−20℃冰箱 45 d、反复冻融 3 次、室温放置 24 h 及处理后的样品在自动进样器中放置 6 h 的稳定性结果表明，盐酸氯卡色林具有良好的稳定性。以上结果均符合生物样品分析要求，该方法可以满足 Beagle 犬血浆中盐酸氯卡色林的浓度测定。

（2）药代动力学研究

盐酸氯卡色林渗透泵控释片与速释片灌胃给药后，平均血药浓度−时间曲线见图 12−3。数据经 DAS 2.1 软件处理，表 12−1 为灌胃给药后两种制剂的药动学参数。

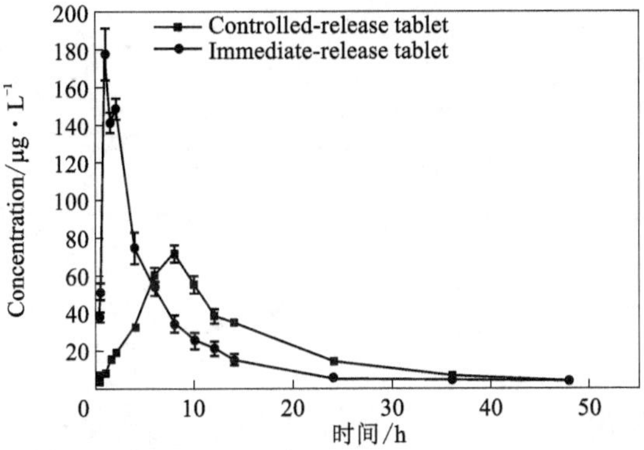

图 12−3　单剂量给药后的盐酸氯卡色林平均血浆浓度−时间曲线（$\bar{x}\pm s$，$n=6$）

表 12−1　单剂量胃内给药后盐酸氯卡色林渗透泵控释片和速释片的药代动力学参数（$\bar{x}\pm s$，$n=6$）

参数	渗透泵控释片组	速释片组
AUC_{0-t}/μg · h · L^{-1}	966.33±37.56	973.05±69.09
$AUC_{0-\infty}$/μg · h · L^{-1}	992.86±51.08	1041.54±89.74
C_{max}/μg · L^{-1}	70.56±3.73	176.33±16.73
T_{max}/h	8.00±1.27	1.00±0.13
$T_{1/2}$/h	7.10±1.13	5.65±0.28
MRT/h	13.84±0.46	8.22±0.15

药代动力学研究结果显示，与原研药速释片相比，渗透泵控释片的峰浓度 C_{max} 下降，达峰时间 T_{max} 延长，且 MRT 明显增大，说明其延长了药物在体内的驻留时间，表明所研制的氯卡色林渗透泵控释片具有控释作用。同时两种制剂的 AUC_{0-t} 接近，表明渗透泵控释制剂与速释制剂吸收程度相当。

【实例 2：HPLC−MS/MS 法手性拆分泮托拉唑钠对映体及大鼠血浆中药代动力学研究】

泮托拉唑（Pantoprazole，结构式见图 12−4）是一种选择性质子泵抑制剂（PPIs），通过抑制胃酸分泌，用于治疗活动性消化性溃疡反流性食管炎、卓一艾氏综合征等胃肠道疾病。所有 PPIs，包括奥美拉唑、泮托拉唑、兰索拉唑等，都具有手性苯并咪唑亚砜结构，现临床上使用药物多为其消旋体结构。手性化合物的拆分通常在正相色谱条件下可以获得较好的分离效果，但是，反相手性色谱具有毒性小、成本低的优点，并与实际样品具有很好的相容性。现已报道的泮托拉唑钠手性分离方法包括高效液相色谱-紫外检测（HPLC-UV）法和多维色谱分离法，但是这些方法的选择性差、灵敏度低、耗时相对较长。因此，有必要开发一种全新的量化方法对血浆中泮托拉唑钠对映体进行手性拆分。

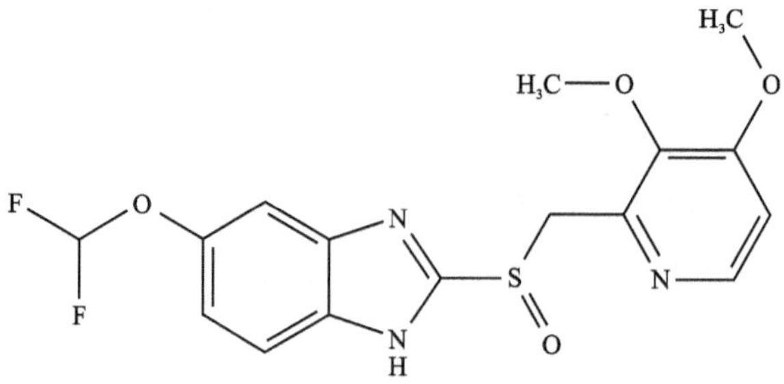

图 12-4　泮托拉唑的结构式

1）仪器及色谱质谱条件

仪器：Agilent 1260 高效液相色谱仪：美国 Agilent 公司产品，配有在线真空脱气机、自动进样器、柱温箱；API 4000$^+$三重四极杆质谱仪、电喷雾离子化源：美国 AB Sciex 公司产品，配有 Analyst 1.6.2 软件。

色谱条件：色谱柱：Chiralpak IE 柱（4.6 mm×250 mm，5 μm）；流动相：A 为 0.1%甲酸水溶液，B 为乙腈；等度洗脱：A-B（30∶70，*V/V*）；流速：0.9 mL · min^{-1}；柱温：室温；进样量：5 μL。

质谱条件：电喷雾离子源负离子模式（ESI$^-$）；电喷雾电压（IS）-4500 V；温度 550℃；源内辅助气 1（GS1，N_2）压力 344.7 kPa，源内辅助气 2（GS2，N_2）压力 344.7 kPa；气帘气（CUR，N_2）压力 172.4 kPa；碰撞气（CAD，N2）压力 48.3 kPa；解簇电压（DP）：左、右旋泮托拉唑-60 V，内标双氯芬酸钠-45 V；碰撞能量（CE）：左、右旋泮托拉唑-16 V，内标双氯芬酸钠-14 V；扫描方式为多反应监测模式（MRM）；用于定量分析的离子对：左、右旋泮托拉唑 *m/z* 382.0→229.8，内标双氯芬酸钠 *m/z* 293.9→249.6。

2）动物实验

选用 SD 大鼠，实验前禁食 12 h，不禁水，静脉推注给药，剂量为低（4 mg · kg^{-1}）、中（8 mg · kg^{-1}）和高（16 mg · kg^{-1}）。同时设立右旋对照组（8 mg · kg^{-1}）和消旋对照组（16 mg · kg^{-1}），每组 6 只动物，雌雄各半。通过大鼠眼底静脉丛采集全血（每只动物约 0.2~0.4 mL/次），采血时间为给药前 0 min，给药后第 2、5、15、30、60、90、120、150、180、240、300 min。血液采集至肝素钠（10 U）抗凝的 EP 管中，充分摇匀，离心后取出血浆，于-20℃保存，待测。

3）样品处理

待测血浆样品（-20℃）于室温下自然解冻后，精密吸取 25 μL，置于 1.5 mL 离心管中，精密加入 150 μL 内标溶液（500 μg · mL^{-1} 双氯芬酸钠），涡旋 3 min，以 16000 r · min^{-1} 离心 5 min，取 150 μL 上层溶液至 1.5 mL 离心管中，再次以 16000 r · min^{-1} 离心 5 min，取 5 μL 上层溶液进样分析。

4）结果

（1）HPLC-MS/MS 条件优化

本研究对检测模式及色谱条件进行优化，分别考察了 ESI^+、ESI^-模式下，大鼠血浆样本中泮托拉唑钠对映体的手性拆分。结果表明，ESI^+模式下基质效应比较明显；而 ESI^-模式无基质效应，灵敏度高，定量限可达 5 μg · L^{-1}，能够满足本研究检测要求。

以 5 mM 甲酸铵水溶液、5 mM 乙酸铵水溶液、0.1%甲酸水溶液、0.1%乙酸水溶液与甲醇、乙腈组成流动相体系，考察左、右旋泮托拉唑的分离效果。结果表明，左、右旋泮托拉唑在乙腈体系下的峰形及响应明显优于甲醇体系。5 mM 甲酸铵水溶液、5 mM 乙酸铵水溶液-乙腈体系在梯度条件下和 0.1%甲酸水溶液-乙腈体系在等度条件下均能较好地分离血浆中左、右旋泮托拉唑。但因等度洗脱条件较梯度条件简单，分析时间短，本实验最终选择 0.1%甲酸水溶液-乙腈等度洗脱体系。

（2）血浆样本预处理条件优化

本实验考察了液液萃取和蛋白沉淀方法对血浆样本进行预处理。分别采用乙酸乙酯、乙醚、正己烷、甲基叔丁基醚作为萃取剂，乙腈、甲醇作为沉淀剂，进行血浆样本预处理优化。结果表明，正己烷不能将泮托拉唑从血浆中提取出来，乙醚和甲基叔丁基醚的提取回收率约为 80%，而使用乙酸乙酯作为萃取剂时，提取回收率大于 85%。甲醇作为沉淀剂时存在基质干扰，乙腈则无基质干扰，提取回收率与乙酸乙酯液液萃取效率相当。因此，实验采用乙腈蛋白沉淀方法进行血浆样本预处理。

（3）方法学验证

空白血浆（图 a）、空白血浆添加左旋和右旋泮托拉唑钠（图 b、c）、空白血浆添加内标（图 d）的色谱图见图 12-5。左旋、右旋泮托拉唑保留时间分别为 6.43 min 和 5.03 min，二者均能实现基线分离，内标保留时间为 4.63 min，各检测物峰形良好。血浆中生物基质对左旋和右旋泮托拉唑无干扰，方法具有较高的特异性。

左旋和右旋泮托拉唑血浆样品的线性范围均为 5.0~5000.0 μg · L^{-1}，最低定量限均为 5.0 μg · L^{-1}。左旋和右旋泮托拉唑的批间和批内精密度均小于 10%，准确度在 85%~115%之间。左旋泮托拉唑的方法回收率在 96.4%~114.3%之间，基质效应在 96.4%~109.4%之间；右旋泮托拉唑的方法回收率在 91.1%~112.8%之间，基质效应在 96.1%~104.7%之间。稳定性实验结果表明，血浆中左旋和右旋泮托拉唑在反复冻融、血浆样本室温放置、进样瓶中放置和-20℃长期放置均能保持稳定。血浆样本稀释过程对测定结果并无影响，且样本检测无残留。

（4）药代动力学结果

大鼠静脉注射给予 4、8、16 mg · kg^{-1} 的注射用左旋泮托拉唑钠后，平均血药浓度-时间曲线示于图 12-6，药代动力学参数列于表 12-2。大鼠静脉注射给予消旋对照品后，左、右旋泮托拉唑平均血药浓度-时间曲线示于图 12-7，右旋泮托拉唑药代动力学参数列于表 12-3。

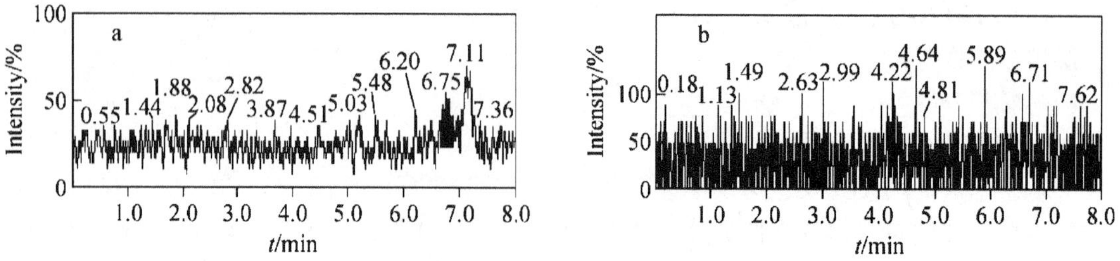

(a) 空白血浆图谱

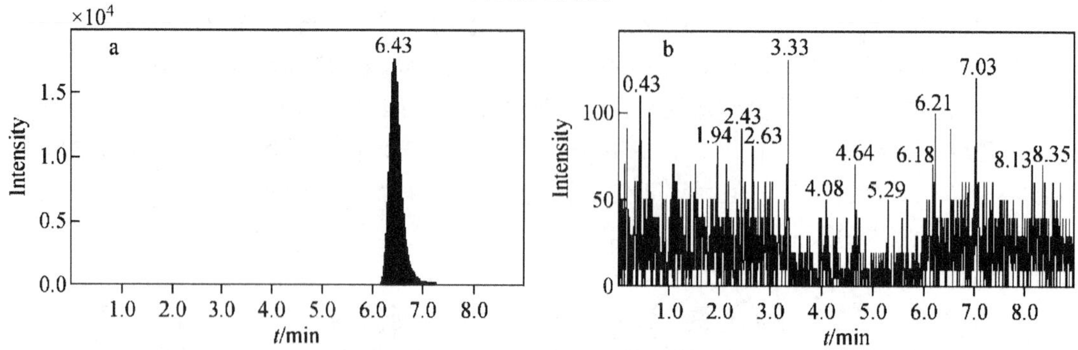

(b) 血浆样本中添加左旋泮托拉唑图谱

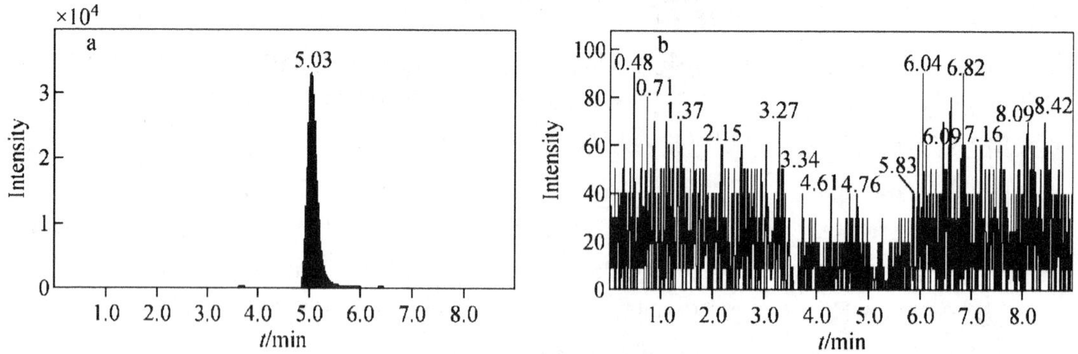

(c) 血浆样本中添加右旋泮托拉唑图谱

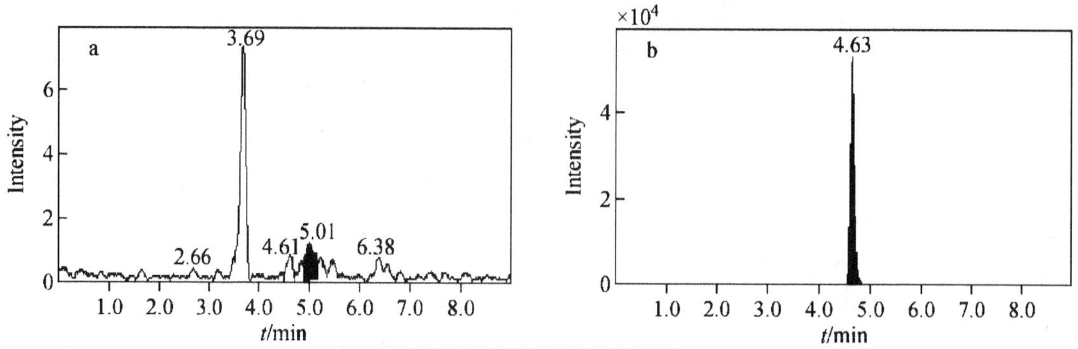

(d) 空白血浆样本中添加内标图谱

注：a. 左、右旋泮托拉唑离子对；b. 内标离子对

图 12-5　色谱图

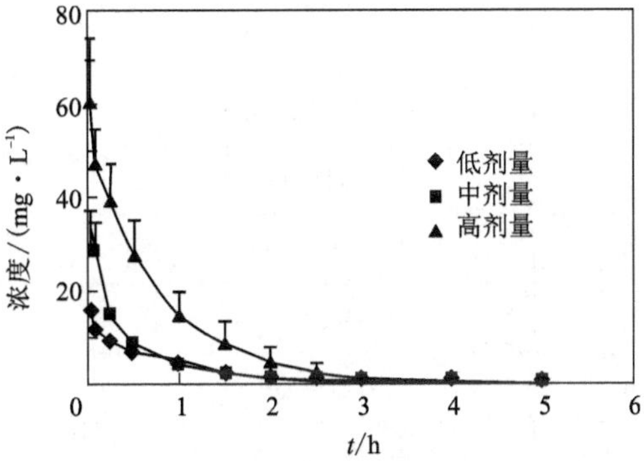

图 12-6　左旋泮托拉唑平均血药浓度-时间曲线($\bar{x}\pm s$, $n=6$)

表 12-2　左旋泮托拉唑药代动力学参数均值（$n=6$）

药代参数	单位	剂量组（均值±SD）			消旋对照组（均值±SD）
		低	中	高	
$AUC_{(0-t)}$	μg/L·h	10729.4±2396.2	14716.6±2134.7*	43008.2±13003.4**	21722.1±6943.9$^{\#}$
$AUC_{(0-\infty)}$	μg/L·h	10741.3±2404.7	14720.2±2134.2*	43076.2±13079.0**	21751.3±6990.3$^{\#}$
$MRT_{(0-t)}$	h	0.699±0.179	0.522±0.091	0.704±0.188	0.568±0.205
$t_{1/2z}$	h	0.496±0.064	0.483±0.103	0.480±0.083	0.432±0.145
T_{max}	h	0.033±0	0.033±0	0.033±0	0.033±0
CL_z	L/h/kg	0.389±0.092	0.554±0.090*	0.400±0.112	0.398±0.119$^{\#}$
V_z	L/kg	0.279±0.072	0.396±0.157	0.269±0.054	0.227±0.053$^{\#}$
C_{max}	μg/L	15433.3±2279.2	32466.7±4861.1**	60183.3±14205.3**	38966.7±5037.7$^{\#}$

注：t-test 与低剂量组相比，* 表示 $p<0.05$，** 表示 $p<0.01$；与中剂量组相比，#表示 $p<0.05$

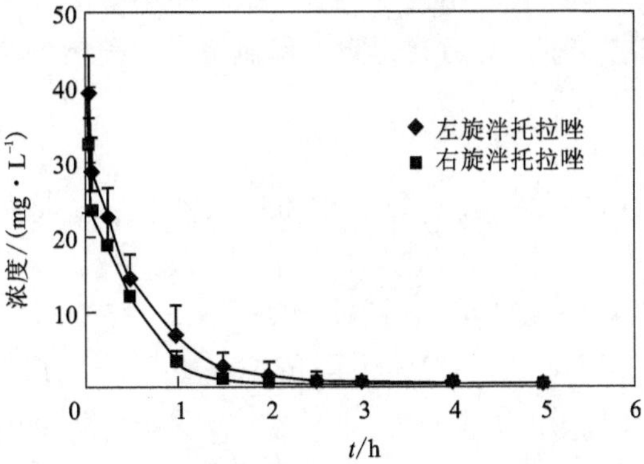

图 12-7　左、右旋泮托拉唑平均血药浓度-时间曲线($\bar{x}\pm s$, $n=6$)

表 12-3 右旋泮托拉唑药代动力学参数均值($n=6$)

药代参数	单位	右旋对照组（均值±SD）	消旋对照组（均值±SD）
$AUC_{(0-t)}$	μg/L·h	17976.7±2666.9	15386.1±2932.1
$AUC_{(0-\infty)}$	μg/L·h	17979.1±2668.5	15388.3±2933.1
$MRT_{(0-t)}$	h	0.473±0.050	0.431±0.079
$t_{1/2z}$	h	0.404±0.046	0.378±0.046
T_{max}	h	0.033±0	0.033±0
CL_z	L/h/kg	0.455±0.079	0.533±0.084*
V_z	L/kg	0.265±0.058	0.287±0.021*
C_{max}	μg/L	34800.0±4456.0	32366.7±3367.9*

注：t-test 与消旋对照组左/右对映体相比，* 表示 $p<0.05$

低、中、高剂量组药代动力学参数统计结果表明，在 4~16 mg·kg^{-1} 剂量范围内，左旋泮托拉唑在大鼠体内的暴露随剂量增大而增加，而 MRT、$t_{1/2}$、V_z 等参数不会随剂量出现明显的改变。

统计药代动力学参数发现，大鼠静脉给予注射用泮托拉唑钠后，左、右旋泮托拉唑在动物体内的药代动力学行为略有不同：左旋对映体暴露水平略高于右旋；右旋对映体存在时可增加左旋对映体在大鼠体内的暴露水平，降低其清除率；而左旋对映体对右旋对映体的药代动力学行为无明显影响。

【实例 3：用 UPLC-MS/MS 法定量检测大鼠血浆中司美格鲁肽含量及其药代动力学研究】

天然的人胰高血糖素样肽-1(glucagon like peptide-1，GLP-1)通过葡萄糖依赖的方式刺激胰岛素分泌，抑制胰高血糖素分泌。然而，GLP-1 的 $t_{1/2}$ 较短(1~2 min)，阻碍了其用于治疗 2 型糖尿病的潜力。司美格鲁肽(Semaglutide，结构式见图 12-8)为 GLP-1 类似物，通过结构修饰延长其 $t_{1/2}$，在人体内的 $t_{1/2}$ 约为一周，在小型猪体内约为 46 h，从而使司美格鲁肽更加符合临床需求。本研究旨在建立大鼠血浆中司美格鲁肽的定量方法，并应用于单次和多次给药的药代动力学研究。

1)仪器及色谱质谱条件

仪器：Waters XEVO TQ-XS 超高效液相质谱联用仪，沃特世科技(上海)有限公司产品。

色谱条件：采用 Waters CSH™ C_{18} 色谱柱(130 Å，2.1×50 mm，1.7 μm)，以含 0.1%甲酸的 5%乙腈-水溶液为流动 A，0.1%甲酸的 95%乙腈-水溶液为流动相 B，流速为 0.6 mL·min^{-1}，梯度洗脱：0~0.2 min，30% B；0.2~1.6 min，30%~65% B；1.6~1.65 min，65%~95% B；1.65~2.0 min，95% B；2.01 min，30% B；2.01~2.5 min，30% B；柱温为 60℃，进样量为 10 μL。

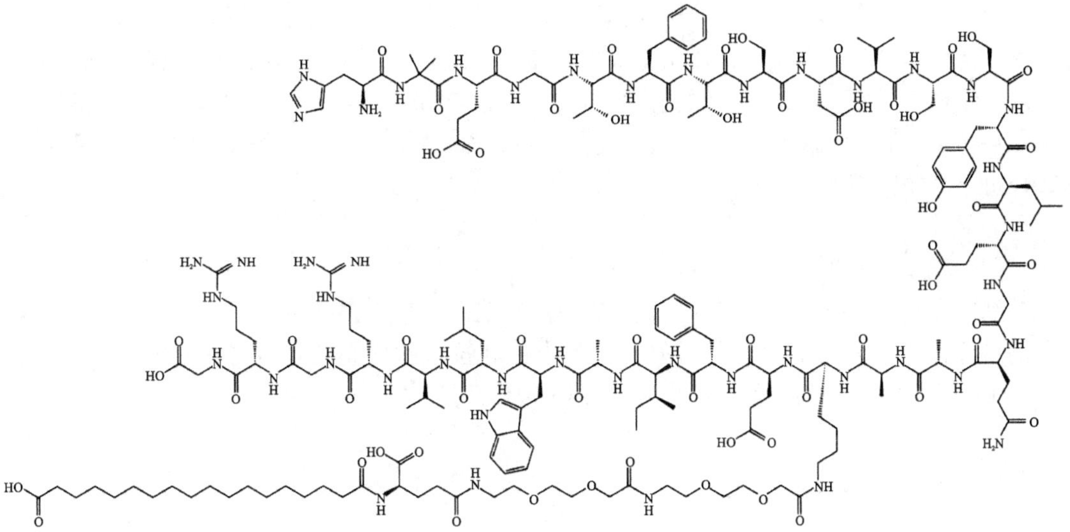

图 12-8　司美格鲁肽的结构式

质谱条件：采用电喷雾离子源，在正离子检测模式下，选择多反应监测模式进行二级质谱分析。离子源温度为 150℃，脱溶剂温度为 500℃，毛细管电压为 1.0 kV；用于定量分析的多反应监测通道：司美格鲁肽，*m/z* 1 029.3→*m/z* 1 238.2（锥孔电压为 40 V，碰撞能量为 36 eV）；利拉鲁肽（内标），*m/z* 938.6→*mz* 1 064.4（锥孔电压为 20 V，碰撞能量为 30 eV）。

2）动物实验

将 9 只大鼠分为 2 组，经皮下注射给予司美格鲁肽注射液。其中 6 只大鼠单次给药（剂量为 0.05 $mg \cdot kg^{-1}$），于给药前和给药后 15、30 min 和 1、3、4、6、8、24、32、48 h 采集血样。另外 3 只大鼠连续给药 15 天，每天给药 1 次（剂量为 0.05 $mg \cdot kg^{-1}$），于给药前和第一次给药后 0.5、1、3、4、6 和 24 h 以及 3（第 4 次给药前）、5、7、10 和 14 d（第 15 次给药前及给药后的 0.5、1、3、4、6、12、24 和 48 h）采集血样。每次从颈静脉采集全血 0.4 mL，置于含 EDTA-K_2 抗凝剂和 2000 kU（10 μL，33.3 $mg \cdot kg^{-1}$）抑肽酶的离心管中，于冰上保存，采集后 30 min 内离心 15 min（4℃，4000 $r \cdot min^{-1}$），分离血浆。

3）样品处理

取大鼠血浆 100 μL（或新配制的标曲样品和质控样品），加入利拉鲁肽内标溶液 5 μL，混匀，再加入甲醇-乙腈溶液（*v*∶*v*=3∶7）130 μL 混匀，于 1.4×10^4 $r \cdot min^{-1}$ 离心 10 min，取上清液 200 μL，加入 10%氨水-水溶液 200 μL，混匀。取制备的样品 400 μL 上样至 Oasis MAX μElution 96 孔板（预先用甲醇 200 μL 和水 200 μL 活化）。用 5%氨水-水溶液 200 μL 清洗 1 次，再用 50%乙腈溶液 200 μL 清洗 2 次，加入洗脱液（乙腈/水/乙酸=75/15/10，*v/v/v*）30 μL 洗脱 3 次，收集洗脱液，加入纯水 80 μL，取 10 μL 进样检测。

4)统计学处理

使用 MassLynx 4.2 软件对样品数据进行采集，TargetLynx 软件对司美格鲁肽和内标利拉鲁肽的峰面积进行积分，使用 $1/x$ 或 $1/x^2$ 加权最小二乘法进行线性回归拟合，求得标准曲线，计算司美格鲁肽浓度。根据血药浓度，通过 Phoenix 软件(8.3，Pharsight)以非房室模型(NCA)估算药代动力学参数，使用 GraphPad Prism 9 进行图形绘制，使用 Excel 2016 进行数据计算。

5)结果

(1)方法学评价

取空白血浆、空白血浆混合内标、空白血浆混合司美格鲁肽对照品、给药后 15 min 样品的进样色谱图见图 12-9。司美格鲁肽和内标利拉鲁肽均能较好地与基质中的物质分离开，在司美格鲁肽和利拉鲁肽的出峰位置均无干扰。

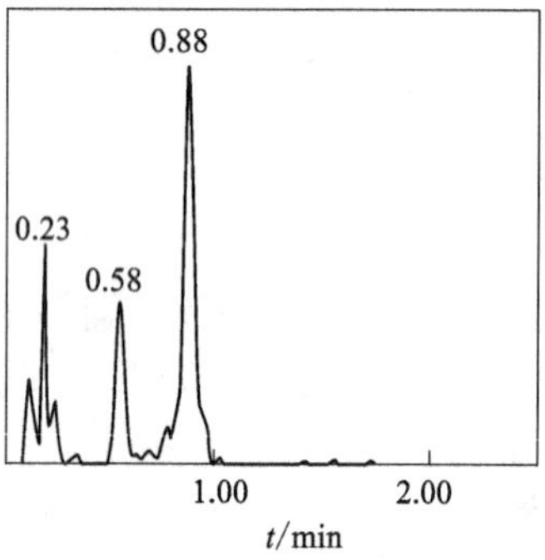

(a) 空白血浆色谱图

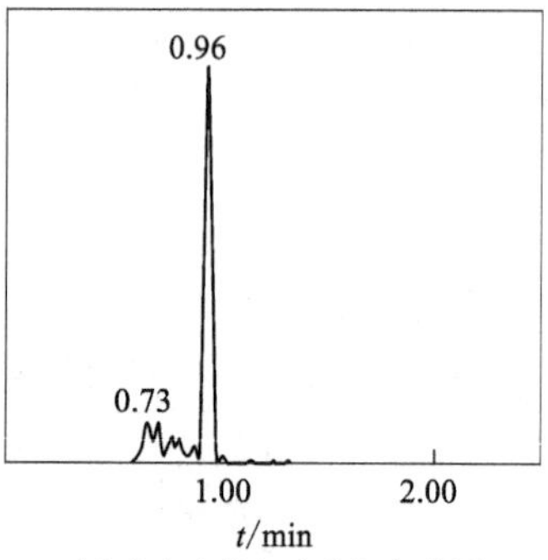

(b) 空白血浆混合内标色谱图

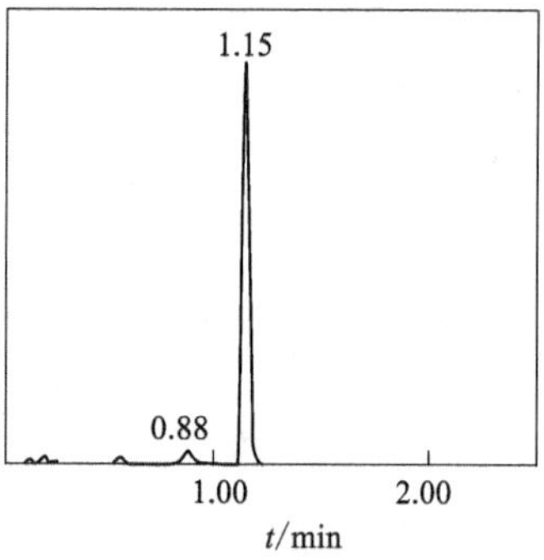

(c) 空白血浆混合司美格鲁肽对照品色谱图

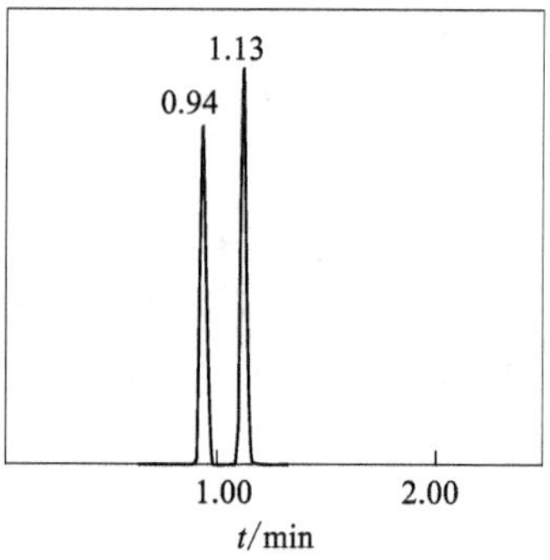

(d) 给药后15 min血浆样品色谱图

图 12-9　司美格鲁肽和内标利拉鲁肽的总离子流色谱图

司美格鲁肽血浆样品在 1.00~500 ng · mL^{-1} 线性关系较好，定量下限为 1.00 ng · mL^{-1}。回归方程标准曲线为 $y=0.5999x+0.0100$($R^2=0.9994$)，各标准曲线样品均符合要求。批内准确度和批间准确度在-9.5%~4.1%，批内和批间精密度在 1.2%~13.4%，提取回收率为 42.7%~45.5%，该方法准确度和重现性较好。低、高浓度的司美格鲁肽在 6 份基质中的内标归一化基质因子在 0.86~1.16，其 RSD 分别为 6.8%和 7.1%，说明采用该方法，司美格鲁肽在纯溶液和基质中的响应相近，无明显的基质效应。与新配制溶液的峰面积相比，储备液在-20℃条件下储存 1 个月和 3 个月后检测的峰面积偏差分别为-3. 7%和-2. 3%；工作溶液在4℃条件下储存1个月和3个月后的峰面积偏差分别为2. 1%和-7. 5%（20. 0 ng · mL^{-1}）、-9. 6%和-2. 9%（1. 0×10^{4} ng · mL^{-1}），结果说明实验所用司美格鲁肽储备液在-20℃条件下储存 3 个月内稳定，工作溶液在 4℃条件下储存 3 个月稳定。全血样品和血浆样品在上述条件下稳定，满足样品分析要求。

（2）药代动力学研究

将已建立的定量方法应用于 SD 大鼠皮下注射司美格鲁肽注射液的单次和重复给药 PK 研究，单次给药和多次给药后的大鼠平均血药浓度-时间曲线如图 12-10，单次给药和多次给药后的 PK 参数见表 12-4。

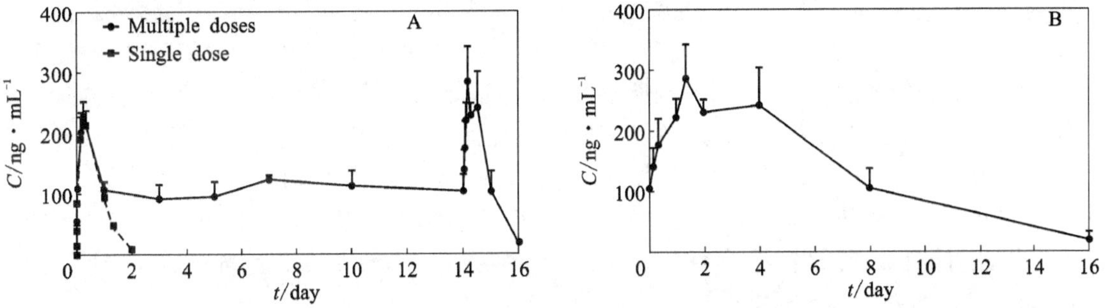

图 12-10　SD 大鼠单次皮下注射（0. 05 mg · kg^{-1}）和多次皮下注射司美格鲁肽注射液后（0. 05 mg · kg^{-1} · d^{-1}）血浆中司美格鲁肽平均血药浓度-时间曲线（A）和多次给药的最后一次给药后 48 h 内的平均血药浓度-时间曲线（B）

表 12-4　司美格鲁肽注射液单次和多次皮下注射给药后的药代动力学参数

参数	单剂量给药（n=6）	多剂量给药（n=3）*
$t_{1/2}$（d）	0. 32±0. 01	0. 38±0. 03
t_{max}（d）	0. 28±0. 07	14. 28±0. 19
C_{max}（ng · mL^{-1}）	219. 09±25. 78	314. 80±7. 78
AUC_{0-t}（d · ng · mL^{-1}）	203. 84±23. 43	270. 06±65. 77
V_z/F（mL · kg^{-1}）	112. 60±15. 43	139. 61±15. 54
CL/F（mL · day^{-1} · kg^{-1}）	241. 72±27. 29	255. 81±46. 3
MRT（d）	0. 65±0. 04	0. 79±0. 1

*：稳态药代动力学参数。

司美格鲁肽注射液重复给药的初次给药后的 t_{max}、C_{max} 与单次皮下注射的 t_{max}、C_{max} 相近，其药时曲线重合度较高。在达到稳态后达峰时间没有明显变化，$C_{max, ss}$和 $AUC_{0-t, ss}$升高，$t_{1/2, ss}$略微延长，平均驻留时间增加，另外两个参数（CL/F_{ss} 和 V_z/F_{ss}）没有明显变化。

连续给予 SD 大鼠 15 天司美格鲁肽注射液(0.05 mg · kg^{-1})达到稳态后的平均血药浓度为(199.80±36.16)ng · mL^{-1}，稳态波动度为 113%，蓄积指数为 1.21。

本研究中司美格鲁肽在大鼠体内的 $t_{1/2}$ 约 7.6 h，多次给药的 $t_{1/2,ss}$ 约 9.1 h，与文献报道的大鼠体内的 $t_{1/2}$(7 h，*iv*)相近，但在不同种属中差异较大，在小型猪体内为 46.1 h，在人体内为 165 h，约一周。结合药物的设计思路，通过替换氨基酸使其对主要的代谢酶二肽基肽酶更加稳定，通过侧链增强与血浆蛋白的亲和力，延长药物-蛋白复合物在体内循环时间从而延长半衰期。

【实例 4：新型红景天苷衍生物 pOBz 在大鼠体内的药代动力学及血脑屏障穿透性】

根据《中国药典》记载，红景天具有治疗"中风偏瘫"的功效，其主要有效成分和质量标志物是红景天苷(图 12-11a)。红景天苷具有抗炎、神经保护和促进神经干细胞生长等多重药理作用，作为治疗脑卒中的候选药物具有很大的潜力。然而，红景天苷是多羟基化合物，分子极性大，脂溶性较差，难以通过细胞脂质膜，不易被胃肠吸收，作用于中枢神经系统具有一定的局限性。因此，以提高脂溶性、增强药效为目的，对红景天苷进行结构修饰，发现了一种具有全新结构、对缺血性脑卒中模型具有保护作用，并且脂溶性优于红景天苷的衍生物：对苯甲酰红景天苷(p-benzoyl salidroside，pOBz)(图 12-11b)。

对作用于中枢神经系统的药物，血脑屏障的穿透性对药效的发挥具有至关重要的作用。因此对 SD 大鼠采用尾静脉注射 pOBz，初步研究其药动学以及血脑屏障的穿透性，为 pOBz 的进一步新药开发提供科学依据与数据支撑。

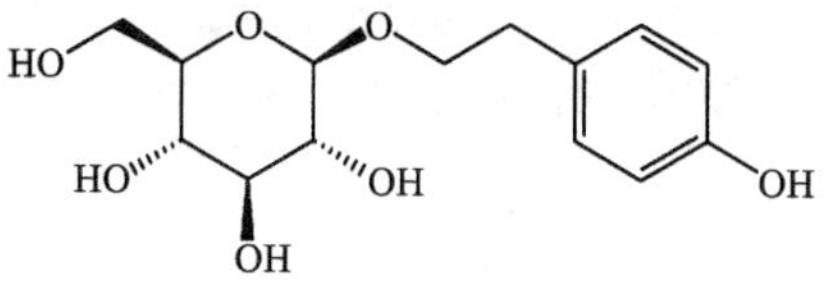

(a) 红景天苷

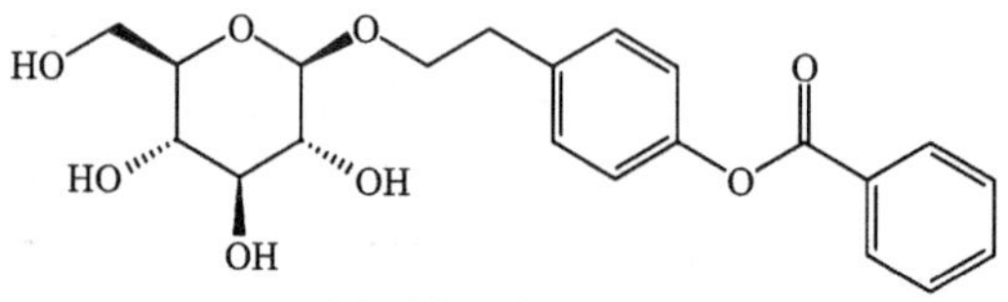

(b) 对苯甲酰红景天苷

图 12-11　化学结构

1)仪器及色谱质谱条件

仪器：Waters ACQUITY UPLC I-Class/Xevo TQ-S System(美国 Waters 公司)；Xevo TQS 三重四级杆质谱(美国 Waters 公司)。

色谱条件：色谱柱为 CORTECS UPLC C_{18} Column(2.1 mm×100 mm，1.6 μm，美国 Waters 公司)；柱温 40℃；进样体积 2 μL；流速为 0.2 mL · min^{-1}；流动相 A：0.5% 甲酸-水；流动相 B：甲醇；梯度洗脱程序为：0~0.5 min(10% B)→0.5~1 min(10%→75% B)→1~4 min(75% B)→4~4.5 min(75%→10% B→4.5~5 min(10% B)。

质谱条件：电喷雾离子源(ESI)，正离子方式检测，扫描方式多为反应监测(MRM)，温度为 150℃；喷雾电压 3.50 kV；脱溶剂气为氮气，体积流量 800 $L \cdot h^{-1}$，加热温度为 500℃；锥孔气为氮气，体积流量 150 $L \cdot h^{-1}$；二级锥孔萃取电压 3.00 V；碰撞气为氩气。pOBz 和内标水杨苷用于定量分析的离子对和碰撞能分别为和 427.5→224.9(pOBz)，碰撞能 35 V；285.2→123.1(水杨苷)，碰撞能 24 V。

2)动物实验

用含 5%吐温 80 的生理盐水溶解 pOBz，将其配制成 10 $mg \cdot L^{-1}$ 的溶液。SD 大鼠以 50 $mg \cdot kg^{-1}$ 的剂量，尾静脉注射给药。

血浆药代动力学实验：取 6 只 SD 大鼠，雌雄各半，分别于给药前和给药后 5、10、20、30、60、120、240、360、480 min 由眼眶下静脉丛取血 200 μL。

血脑屏障穿透性实验：取 SD 大鼠，分为 6 组，每组 6 只，雌雄各半，依次于给药前和给药后 5、15、30、60、120、180 min 取材。

3)样品的采集与前处理

血浆样品的采集：在相应时间点由眼眶下静脉丛取血 200 μL，移入肝素化 EP 管中，立即在 4℃下 15000 $r \cdot min^{-1}$ 离心 5 min，分离血浆，保存于-80℃待测。

血浆样品的前处理：取 50 μL 待测大鼠血浆，加入 200 μL 内标工作液，涡旋 1 min，在 4℃下以 15000 $r \cdot min^{-1}$ 离心 10 min；取上清液 50 μL，加入 200 μL 50%甲醇，涡旋 1 min，取样 200 μL 于内插管中，4℃下以 15000 $r \cdot min^{-1}$ 离心 5 min，进行 UPLC-MS/MS 定量分析。

脑组织样品的采集：在相应时间点取材，立即断头，取全脑组织，迅速用生理盐水清洗至表面无血液，再用滤纸吸干表面水分后称重。每克脑组织加入 5 mL 生理盐水，在冰浴下循环超声匀浆。超声功率为 1800 W，每个循环超声 2 s，关停 10 s，总时间为 10 min。将得到的脑组织匀浆分装后，保存于-80℃待测。

脑组织样品的前处理：取 300 μL 脑组织匀浆加入 850 μL 甲醇与 50 μL 内标工作液，涡旋 1 min，超声 10 min，以 15000 $r \cdot min^{-1}$ 离心 5 min。取 1 mL 上清，采用离心浓缩仪，60℃下真空离心，蒸干溶剂。加入 200 μL 50%甲醇，超声 10 min 复溶，转移至内插管中，4℃下 15000 $r \cdot min^{-1}$ 离心 5 min，进行 UPLC-MS/MS 定量分析。

4)结果

(1)方法学验证

pOBz 和 IS 在血浆与脑组织的典型色谱图见图 12-12，由图可知 pOBz 的保留时间为 4.05 min，空白血浆与脑组织中的内源性物质不干扰含量测定，本方法专属性良好。pOBz 在血浆和脑组织中的线性范围是 0.2~200 $mg \cdot L^{-1}$，线性关系良好($r^2=0.999$)，定量下限均为 0.2 $mg \cdot L^{-1}$。精密度、准确度、回收率和稳定性达到生物样品分析要求。

(2)pOBz 在大鼠体内药动学和血脑屏障穿透性研究

将测得的 pOBz 血药浓度-时间数据用 DAS 2.1.1 版进行统计拟合，采用非房室模型统计矩方法计算得出系列药代动力学参数 $T_{1/2}$、C_{max}、AUC_{0-t}、$AUC_{0-\infty}$、MRT_{0-t}、$MRT_{0-\infty}$、CL。

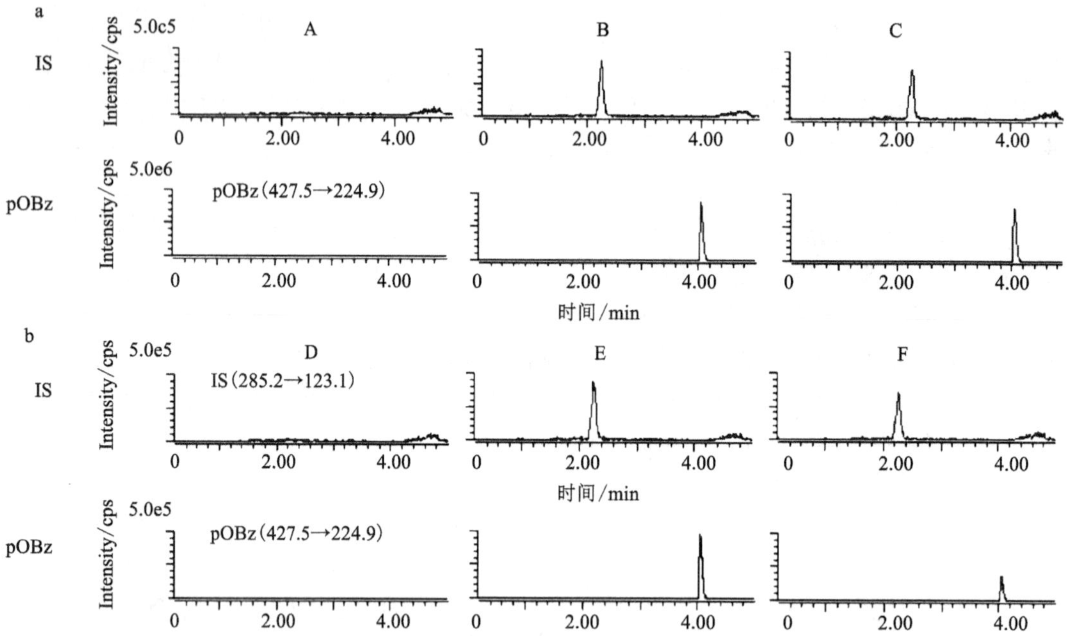

A：空白血浆色谱图；B：空白血浆加入 pOBz(4 mg·L^{-1})和 IS(4 mg·L^{-1})色谱图；C：注射 pOBz 3 小时后采集的大鼠血浆样本色谱图；D：空白脑组织色谱图；E：空白脑组织加入 pOBz(0.2 mg·L^{-1})和 IS(0.2 mg·L^{-1})色谱图；F：注射 pOBz 0.5 小时后采集的大鼠脑组织样本色谱图

图 12-12　大鼠血浆和大脑中 pOBz 和 IS 的典型 MRM 色谱图

大鼠体内血药浓度-时间关系与脑组织药物浓度-时间关系见图 12-13，其相关药代动力学参数见表 12-5。

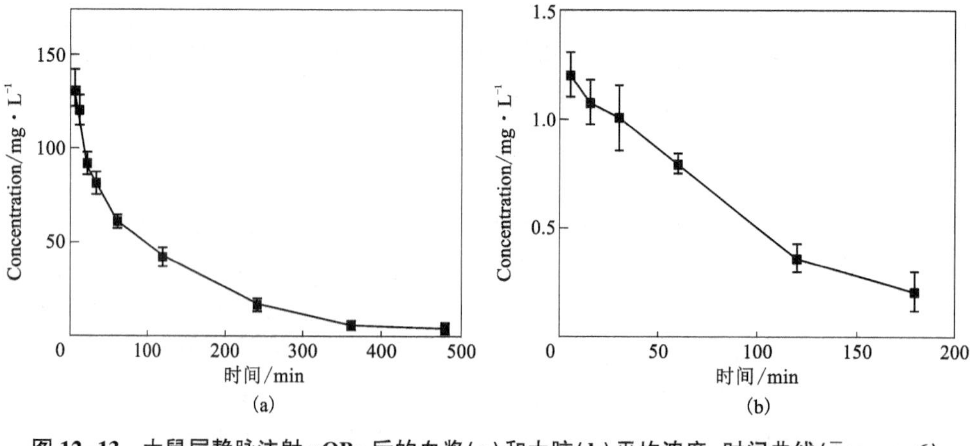

图 12-13　大鼠尾静脉注射 pOBz 后的血浆(a)和大脑(b)平均浓度-时间曲线($\bar{x}\pm s$，$n=6$)

表 12-5　大鼠尾静脉注射 pOBz 后的药代动力学参数($\bar{x}\pm s$，$n=6$)

参数	单位	结果
$T_{1/2}$	h	1.03±0.12
C_{max}	$mg\cdot L^{-1}$	132.2±9.8
AUC_{0-t}	$h\cdot mg\cdot L^{-1}$	198.4±8.9
$AUC_{0-\infty}$	$h\cdot mg\cdot L^{-1}$	203.3±13.1
MRT_{0-t}	h	0.87±0.09
$MRT_{0-\infty}$	h	1.46±0.11
CL	$L\cdot h^{-1}\cdot kg^{-1}$	0.246±0.027

研究结果显示，pOBz 在尾静脉注射后 5 min 内达到了最大血药浓度，并且可以穿透血脑屏障。pOBz 在血液中的 $T_{1/2}$ 为(1.03±0.12)h，相较于红景天苷($T_{1/2}$ 约 40 min)有了一定的提高。在给药 5 min 后，即可在脑组织中检测到的 pOBz，其含量达到(1.21±0.1)$mg\cdot L^{-1}$，且清除较慢，在给药后 3 h 仍可在脑组织中检测到 pOBz。而以往对红景天苷的组织分布研究显示，红景天苷虽然可以通过血脑屏障，但是在脑组织中含量较低(小于 0.1 $mg\cdot L^{-1}$)，并且在给药 30 min 后基本消除。以上结果提示，与红景天苷相比，pOBz 在体内具有更长的血浆半衰期，更容易穿透血脑屏障，进入中枢神经系统而发挥药理作用。

pOBz 由红景天苷的酚羟基经过酯化，被疏水性的基团苯甲酰氧基取代得到(图 12-11)。酚羟基的极性较大、化学性质活泼、易被氧化，被稳定性较好、极性小的苯甲酰基取代后，使得衍生物的体内稳定性提高，更容易透过血脑屏障。

12.2　新药临床药代动力学

12.2.1　临床药代动力学研究的目的和意义

临床药代动力学(clinical pharmacokinetics)主要研究药物在人体(主要是患者)内的吸收、分布、生物转化和排泄体内过程的动态变化规律。临床药代动力学不仅是临床药理学的主要内容，同样也是临床药学的重要组成部分。通过临床药代动力学研究，对指导新药设计、改进药物剂型、分析药物相互作用机制、拟定给药方案、个体化给药方案的制定等都具有十分重要的意义。

新药临床药代动力学研究是以人为对象的研究，根据《赫尔辛基宣言》和国际医学科学组织委员会颁布的《人体生物医学研究国际道德指南》的要求，所有以人为对象的研究必须符合“公正、尊重人格、力求使受试者最大程度受益和尽可能避免伤害”的原则。目前，我国已颁布《药物临床试验质量管理规范》(Good Clinical Procedure，GCP)，要求在药物临床试验过程中严格遵循 GCP 原则。

12.2.2 临床药代动力学的研究内容和研究方法

在药物临床试验阶段，新药的临床药代动力学研究主要包括健康志愿者药代动力学研究、目标适应证患者的药代动力学研究、特殊人群药代动力学研究(肝功能损害患者、肾功能损害患者、老年患者和儿童患者的药代动力学研究)等方面。

上述研究内容反映了新药临床药代动力学研究的基本要求。在新药研发实践中，可结合新药临床试验分期分阶段逐步实施，以期阐明临床实践所关注的该药药代动力学的基本特征，为临床合理用药奠定基础。

鉴于不同类型药物的临床药代动力学特征各不相同，故应根据所研究品种的实际情况进行综合分析，确定不同阶段所拟研究的具体内容，合理设计试验方案，采用科学可行的试验技术，实施相关研究，并作出综合性评价，为临床合理用药提供科学依据。

12.2.3 健康志愿者的药物动力学研究

本研究在Ⅰ期临床试验中进行，目的是探讨药物在体内吸收、分布和消除(代谢和排泄)的动态变化特点。由于各种疾病的病理状态均可不同程度地对药物的药代动力学产生影响，为了客观反映药物在人体的药代动力学特征，故多选择健康受试者。但如果试验药品的安全性较小，试验过程中可能对受试者造成损害，在伦理上不允许在健康志愿者中进行试验时，可选用目标适应证的患者作为受试者。

健康志愿者的药代动力学研究包括单次与多次给药的药代动力学研究、进食对口服药物制剂药代动力学影响的研究、药物代谢产物的药代动力学研究、药物-药物药代动力学相互作用研究。

12.2.3.1 单次给药药代动力学研究

(1)受试者的选择：健康受试者。在试验前应详细询问既往病史，作全面的体格检查及实验室检查，并根据试验药物的药理作用特点相应增加某些特殊检查。除有一些有性别针对性的药物外，一般男、女各半。年龄应为年满18岁以上，一般在18~45岁，体重一般不应低于50 kg，体重指数一般在19~24范围内。按照GCP原则制订试验方案并经伦理委员会讨论批准，受试者必须自愿参加试验，并签订书面知情同意书。受试者例数一般要求每个剂量组8~12例。

(2)对试验药物的要求：试验药品应当在符合《药品生产质量管理规范》条件的车间制备，并经检验符合质量标准。试验药品有专人保管，记录药品使用情况。试验结束后剩余药品和使用药品应与记录相符。药物剂量一般选用低、中、高三种剂量。剂量的确定主要根据Ⅰ期临床耐受性试验的结果，并参考动物药效学、药代动力学及毒理学试验的结果，以及经讨论后确定的拟在Ⅱ期临床试验时采用的治疗剂量推算。高剂量组剂量必须接近或等于人最大耐受的剂量。根据研究结果对药物的药代动力学特性作出判断，如呈线性或非线性药代动力学特征等，为临床合理用药及药物监测提供有价值的信息。

(3)研究步骤：受试者在试验日前进入Ⅰ期临床试验病房，晚上进统一清淡饮食，然后禁食10 h，不禁水过夜。次日晨空腹(注射给药时不需空腹)口服药物，用200~250 mL

水送服。如需收集尿样，则在服药前排空膀胱。按试验方案在服药前、后不同时间采取血样或尿样(如需收集尿样，应记录总尿量后，留取所需量)。原则上试验期间受试者均应在Ⅰ期临床试验病房内，避免剧烈运动，禁服茶、咖啡及其他含咖啡和醇类饮料，并禁止吸烟。

(4)采样点的确定：采样点的确定对药代动力学研究结果具有重大的影响。用药前采空白血样品，一个完整的血药浓度-时间曲线，应包括药物各时相的采样点，即采样点应包括给药后的吸收相、峰浓度附近和消除相。一般在吸收相至少需要 2-3 个采样点，峰浓度附近至少需要 3 个采样点，消除相至少需要 3~5 个采样点。一般不少于 11~12 个采样点。应有 3~5 个消除半衰期的时间，或采样持续到血药浓度为 C_{max} 的 1/10~1/20。如果同时收集尿样时，则应收集服药前尿样及服药后不同时间段的尿样。取样点的确定可参考动物药代动力学试验中药物排泄过程的特点，应包括开始排泄时间，排泄高峰及排泄基本结束的全过程。为保证最佳的采样点，建议在正式试验前进行预试验工作，然后根据预试验的结果，审核并修正原设计的采样点。

(5)药代动力学参数的估算和评价：应有效整合各项试验数据，选择科学合理的数据处理及统计方法。如用计算机处理数据，应注明所用程序的名称、版本和来源，并对其可靠性进行确认。

根据试验中测得的各受试者的血药浓度-时间数据绘制各受试者的药-时曲线及平均药-时曲线，进行药代动力学参数的估算，求得药物的主要药代动力学参数，以全面反映药物在人体内吸收、分布和消除的特点。主要药代动力学参数有：T_{max}(实测值)，C_{max}(实测值)，AUC_{0-t}，$AUC_{0-\infty}$，V_d，K_e、$t_{1/2}$，MRT、CL 或 CL/F。对药代动力学参数进行分析，说明其临床意义，并对Ⅱ期临床研究方案提出建议。

从尿药浓度估算药物经肾排泄的速率和总量。应根据试验结果，分析药物是否具有非线性动力学特征。主要参数(AUC)的个体差异较大者(RSD > 50%)，提示必要时需作剂量调整或进行血药浓度监测；AUC 集中于高低两极者提示可能有快代谢型、慢代谢型的遗传性代谢差异。

12.2.3.2　多次给药药代动力学研究

当药物在临床上将连续多次应用时，需明确多次给药的药代动力学特征。根据研究目的，应考察药物多次给药后的稳态浓度(C_{ss})，药物谷、峰浓度的波动系数(DF)，是否存在药物蓄积作用和/或药酶的诱导作用。

(1)受试者的选择标准、受试者例数、试验药物的要求：均同单次给药药代动力学研究。

(2)试验药物剂量：根据Ⅱ期临床试验拟定的给药剂量范围，选用一个或数个剂量进行试验。根据单次给药药代动力学参数中的消除半衰期确定服药间隔以及给药日数。

(3)研究步骤：试验期间，受试者应在Ⅰ期临床试验病房内进行服药、采集样本和活动。口服药物均用 200~250 mL 水送服，受试者早、中、晚三餐均进统一饮食。

(4)采样点的确定：根据单剂量药代动力学求得的消除半衰期，估算药物可能达到稳态浓度的时间，应连续测定三次(一般为连续三天的)谷浓度(给药前)以确定已达稳态浓度。一般采样点最好安排在早上空腹给药前，以排除饮食、时辰以及其他因素的干扰。当确定已达稳态浓度后，在最后一次给药后，采集一系列血样，包括各时相(同单次给药)，以测定稳态血药浓度-时间曲线。

(5)药代动力学参数的估算和评价：根据试验中测定的三次谷浓度及稳态血药浓度-时间数据，绘制多次给药后药-时曲线，求得相应的药代动力学参数，包括达峰时间(T_{max})、稳态谷浓度(C_{min}^{ss})、稳态峰浓度(C_{max}^{ss})、平均稳态血药浓度(C_{av}^{ss})、消除半衰期($t_{1/2}$)、清除率(CL 或 CL/F)、稳态血药浓度-时间曲线下面积(AUC_{ss})及波动系数(DF)等。

对试验结果进行分析，说明多次给药时药物在体内的药代动力学特征，同时应与单剂量给药的相应药代动力学的参数进行比较，观察它们之间是否存在明显的差异，特别在吸收和消除等方面有否显著的改变，并对药物的蓄积作用进行评价、提出用药建议。

12.2.3.3 进食对口服药物制剂药代动力学影响的研究

许多口服药物制剂的消化道吸收速率和程度往往受食物的影响，它可能减慢或减少药物的吸收，但亦可能促进或增加某些药物的吸收。本研究通过观察口服药物在饮食前、后服药时对药物代谢动力学，特别是对药物的吸收过程的影响，旨在为后续临床研究制订科学、合理的用药方案提供依据。因此，研究时进食高脂、高热量配方的试验餐，以便使得食物对胃肠道生理状态的影响达到最大。该项研究应在Ⅰ期临床试验阶段进行，以便获得有助于Ⅱ、Ⅲ期临床试验设计的信息。

进行本试验时，受试者的选择和要求，试验药物的要求均同健康志愿者单次给药的药代动力学研究。

试验设计及试验步骤：本试验通常可采用随机双周期交叉设计，也可以根据药物的代谢特性与单剂量交叉试验结合在一起进行。

(1)受试者例数：每组 10~12 例。

(2)药物剂量：选用Ⅱ期临床试验的拟定给药剂量。

(3)进食试验餐的方法：本试验应从开始进食试验餐起计时，这样才能排除进餐速度对服药时间的影响。试验餐要在开始进食后 30 min 内吃完。并且在两个试验周期应保证试验餐的配方一致。餐后服药组应在进餐开始 30 min 后给药，用 200~250 mL 水送服。

(4)采样点确定：原则上参考单次给药的采样方法，但应考虑食物影响的程度，其采样点分布可作适当调整。

根据试验结果对进食是否影响该药吸收及其药代动力学特征进行分析和小结。

12.2.3.4 药物代谢产物的药代动力学研究

根据非临床药代动力学研究结果，如果药物主要以代谢方式消除，其代谢物可能具有明显的药理活性或毒性作用，或作为酶抑制剂而使药物的作用时间延长或作用增强，或通过竞争血浆和组织的结合部位而影响药物的处置过程，则代谢物的药代动力学特征可能影响药物的疗效和毒性。

对于具有上述特性的药物，在进行原形药物单次给药、多次给药的药代动力学研究时，应考虑同时进行代谢物的药代动力学研究。

12.2.3.5　药物-药物的药代动力学相互作用研究

当所研究的药物在临床上可能与其他药物同时或先后应用，由于药物间在吸收、与血浆蛋白结合、诱导/抑制药酶、存在竞争排泌或重吸收等方面存在相互作用，特别是药物与血浆蛋白的竞争性结合、对药物代谢酶的诱导或抑制等均可能导致药物血浆浓度明显变化，使药物疗效和/或毒性发生改变需调整用药剂量时，应进行药物-药物的药代动力学相互作用研究，并尽可能明确引起相互作用的因素或机制，为制订科学、合理的联合用药方案提供依据。大多数药代动力学相互作用研究可在健康志愿者中进行。

12.2.4　目标适应证患者的药物动力学研究

患者的疾病状态可能会改变药物的药代动力学特性，如心力衰竭患者由于循环瘀血影响药物的吸收、分布及消除，内分泌疾病如糖尿病、甲亢或甲低会明显影响药物的分布和消除，其他如消化系统疾病、呼吸系统疾病均可影响药物的药代动力学特征。对于目标适应证患者，如其疾病状态可能对药物的药代动力学产生重要影响，应进行目标适应证患者的药代动力学研究，明确其药代动力学特点，以指导临床合理用药。一般这类研究应在Ⅱ期和Ⅲ期临床试验期间进行。本研究包括单次给药和/或多次给药的药代动力学研究，也可采用群体药代动力学研究方法。

许多药物的血药浓度与其临床药效、毒性反应密切相关。通过临床药代动力学与药效动力学的相关性研究，可探讨药物的药效学和药代动力学的相互关系、治疗血药浓度范围和中毒浓度，为临床用药的有效性安全性提供依据。

12.2.5　特殊人群的药物动力学

12.2.5.1　肝功能损害患者的药代动力学研究

肝脏是药物消除的重要器官，许多药物进入体内后在肝脏代谢，因此肝脏损害可能会对这些药物经肝脏的代谢和排泄产生影响。对于前药或其他需经肝脏代谢活化者，可使活性代谢物的生成减少，从而导致疗效的降低；对于经肝脏代谢灭活的药物，可使其代谢受阻，原形药物的浓度明显升高，导致药物蓄积，甚至出现严重的不良反应。

肝功能受损对口服且存在首过效应的药物影响较大，可使血药浓度增加、提高生物利用度；可使多数药物血浆蛋白结合率降低，游离型药物浓度增加，从而增加药效甚至引起毒性效应；由于肝药酶量明显减少或活性降低，使通过肝药酶代谢消除的药物代谢速率和程度明显减退，使原形药浓度升高，消除半衰期延长，从而增加药效甚至引起毒性效应；肝内淤胆型肝病，由于胆汁流通不畅而影响药物从胆汁排泄，因此主要从胆汁排泄的药物的消除将受到影响。

药物研发过程中，存在以下情况下应该进行肝功能损害患者的药代动力学研究：

(1) 肝脏代谢和/或排泄的量占原型药物或活性代谢产物清除量的相当大部分(大于所

吸收药物的 20%)；

(2)药品说明书或文献资料提示该药为一种治疗范围窄的药物时，即便该药物和/或活性代谢产物经肝脏消除的量较少(<20%)；

(3)药物的代谢情况不明，并且其他资料也不足以说明肝脏清除途径是次要途径时，则考虑该药在体内被广泛代谢。

12.2.5.2 肾功能损害患者的药代动力学研究

药物进入体内后，通过排泄或者代谢排出体外。尽管药物在体内的消除有多种途径，但是，大多数药物是以原型药物的形式，通过肾脏排泄和/或肝脏(和/或小肠)代谢来消除。如果一种药物主要通过肾脏排泄消除，肾功能损害可能会导致其 PK 发生一定程度的改变，因此，与肾功能正常的患者相比，这部分患者需要改变给药方案。

药物研发过程中，存在以下情况应该进行肾功能损害患者的药代动力学研究：

(1)当药物有可能被用于肾脏功能损害患者，且肾脏损害有可能从作用机理上显著改变药物和/或其活性代谢产物的药动学特征时，应在肾功能损害患者中进行药物的 PK 研究。最典型的情况是药物或一种主要活性代谢物大量经肾排泄，原形药物在尿中的累积排泄量超过了给药剂量的 30%。

(2)由于肾脏损害可能抑制药物在肝或肠代谢与转运的某些旁路，因此，即使一种药物主要通过代谢或随胆汁分泌来消除，也可能需要进行该研究。

(3)对于拟长期应用的大部分药物，都应该进行肾脏损害患者的药代动力学研究。

(4)一些短期使用的药物(如抗生素类药物等)，如果临床上可能会用于这些病人，也应考虑对肾功能损害患者开展研究，以便为合理地调整剂量提供依据。

12.2.5.3 老年人药代动力学研究

与正常成年人不同，老年人可存在胃酸分泌减少，消化道运动机能减退，消化道血流减慢，体内水分减少，脂肪成分比例增加，血浆蛋白含量减少，肾单位、肾血流量、肾小球滤过率均下降，肝血流量减少，功能性肝细胞减少等改变，以上因素均可导致药物在老年人体内吸收、分布、代谢、排泄发生相应改变。当拟治疗疾病是一种典型的老年病或拟治疗人群中包含相当数量的老年患者时，需要进行老年人药代动力学研究，从而可根据其药代动力学特点选择恰当的药物，并调整给药剂量或给药间隔。

老年人的药代动力学研究可选择老年健康志愿者或患者，酌情在Ⅰ~Ⅳ期临床试验期间进行。

12.2.5.4 儿童代动力学研究

儿童胃液的 pH 低，胃肠蠕动慢，各组织水分的含量高，血浆蛋白含量低，血脑屏障处于发育阶段，对药物代谢能力较弱，儿童的生长发育对药物的吸收、分布、代谢、排泄这四个过程均有影响，药物在儿童与成人体内的药代动力学特性可能存在较大差异。所以，当拟治疗疾病是一种典型的儿科疾病或拟治疗人群中包含儿科人群时，应在儿科人群中进行药代动力学研究。

通常情况下，在儿科人群中进行的药代动力学研究应能够确定药物在儿科人群中应用的剂量调整方法，以使药物的体内暴露水平能达到与成年人中使用的安全性和有效性的暴露水平相似的程度。由于有关新生儿或婴儿服用药物的给药剂量安全性的信息可能十分有限，需要对研究中采用的给药剂量进行仔细的考虑，包括新的制剂处方与成年人用制剂处方比较的药物相对生物利用度；儿科人群的年龄；药物的治疗指数；成人的药代动力学参数；儿科人群的体型等。起始剂量应由成人剂量外推得到，以 mg/公斤体重或 mg/体表面积(m^2)为单位，同时根据在成人中的 ADME 数据及其研究的儿科人群的生理发育的情况，修订起始剂量的计算结果。

在儿童药代动力学研究中，有标准药代动力学研究方法和群体药代动力学研究方法两种基本方法。标准药代动力学研究方法为药代动力学评价的常用方法，在该法中，选择受试者数量较少，采用单次或多次给药的方法，配合较频繁的多次采样。由于儿科人群多次采血比较困难，所以更倾向于采用群体药代动力学研究方法，采用比标准药代动力学研究更多的受试者、低频率的血样收集来测定参数，通常在接受药物治疗的患者中进行。

12.2.6　群体药物动力学

群体药物动力学(population pharmacokinetics，PPK)是将经典的药动学基本原理和统计学模型相结合，分析药物代谢动力学特性中存在的变异性(确定性变异和随机性变异)，研究药物体内过程的群体规律、药动学参数的统计分布及其影响因素。群体药代动力学即药代动力学群体分析法。

PPK 研究内容为观测病人群体的药物动力学整体特征，固定性变异(生理学因素、病理学因素、环境因素)对于群体药物动力学影响，以及随机性变异(个体间、个体内/实验间)对于群体药物动力学的影响。PPK 是个体化用药、生物利用度研究、新药开发(包括新药上市后的监测、群体药效学模型研究等重要的方法和手段。

群体药动学参数的估算方法可分为单纯聚集法(naive pooled data method，NPD)，迭代二步法(Iterat ive two sta ge method，ITS)，非线性混合效应模型法(nonlinear mixed effect model method，NONMEM)，非参数法(Nonparametric methods，NPM)和吉布斯取样法(Gibbs sampler，GS)。其中 NONMEM 法是迄今为止最被认可与采用的 PPK 参数测定法。NONMEM 法是上世纪 70 年代由 Sheiner 等药动学专家提出的一种临床药动学参数计算方法。与传统的药动学计算方法不同的是，该法将传统的药动学模型和群体模型结合起来，并将受试者的血药浓度时间数据和生理、病理因素(如性别、年龄、身高、体重、肝肾功能等)作为病人药动学参数变异的来源。在数据处理过程中，除个体误差外，还包括了其他来源的误差，如测定误差、计算误差等偶然误差对参数的影响。

12.2.7　应用实例

下面通过具体实例介绍 LC-MS/MS 等方法在临床人体药代动力学中的应用。

【实例1：CYP2C9及CYP2C19基因多态性与塞来昔布健康受试者的药代动力学研究】

塞来昔布是一种特异性环氧合酶-2(cyclooxygenase-2, COX-2, 图12-14)抑制药，临床主要用于缓解骨关节炎、成人类风湿关节炎的症状和体征以及用于治疗成人急性疼痛。塞来昔布主要通过细胞色素P4502C9(cytochrome P450 2C9, CYP2C9)在肝中代谢为人的羧酸和葡萄糖醛酸代谢物，临床用药后血药浓度个体差异较大，CYP2C9基因变异引起的非典型代谢活性在药物不良反应中起主要作用。研究发现，CYP2C9基因多态性直接影响塞来昔布的PK和药物反应的变异性，CYP2C9慢代谢者，例如CYP2C9*3等位基因携带者，将大大增加对塞来昔布的暴露。本研究旨在考察CYP2C9基因多态性对中国健康人体内塞来昔布药物代谢动力学的影响。

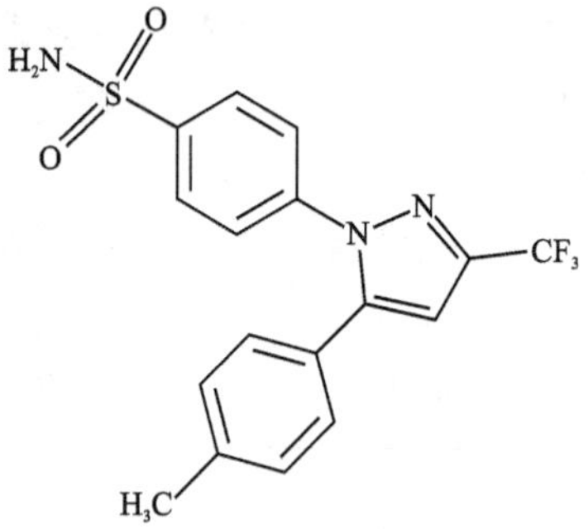

图12-14　塞来昔布的化学结构

1)仪器及色谱条件

仪器：Sciex API4000三重四极杆液质联用仪，美国AB Sciex公司产品。

色谱条件：色谱柱：Waters公司，Xterra MS C_{18}，(2.1 mm×50.0 mm，5 μm)，粒径5 micron，柱温：室温，流动相A：纯化水，流动相B：乙腈，进样量：5 μL，液相泵：起始流速：0.6 mL·min^{-1}，起始流动相B组分：45%，运行时间：5 min，自动进样器温度：5℃。流动相梯度程序：0~0.3 min，45% B；0.3~3.0 min，45%→98% B；3.0~4.0 min，98% B；4.0~4.1 min，98%→45% B。

质谱条件：离子源：Turboionspray®电喷雾离子源，离子化模式：负离子。离子喷雾电压：-4200 V，去簇电压：-109 V，碰撞气压力：-30 V，气帘气压力：25 V，喷雾气压力：55 V，离子源温度：550℃，塞来昔布和塞来昔布-d_7(内标)离子对分别为 m/z 380.0→316.1和 m/z 387.1→323.1。

2)血浆样品处理

取混合样本(50.00 μL)与内标工作溶液(25 μL、200 ng·mL^{-1})于96孔板中，96孔板于1000 r·min^{-1}涡旋约30 s，加入乙腈300 μL，置于1000 r·min^{-1}涡旋10 min后再以6000×g离心10 min。转移上清液100 μL至新的圆形深孔96孔板中。向每一含上清液的孔中加入复溶液(纯化水)150 μL。96孔板于1000 r·min^{-1}涡旋5 min后再以6000×g离心5 min。进样分析。

3)方法学考查与评价

塞来昔布和内标塞来昔布-d_7的保留时间分别为1.77 min和1.75 min，结果表明，塞来昔布和塞来昔布-d_7峰形良好，血浆基质对塞来昔布和内标塞来昔布-d_7均无干扰，具有良好的专属性。典型色谱图见图12-15。

分别以塞来昔布浓度为横坐标，塞来昔布与内标峰面积比值为纵坐标，塞来昔布的浓度范围为1~1000 ng·ml^{-1}，标准曲线为 $y=1.08\times10^{-2}x+7.56\times10^{-4}$($r^2$= 0.998 9)，定量下限为1 ng·mL^{-1}。取4个不同浓度塞来昔布的质控样品(1、3、75、750 ng·mL^{-1})，每一个浓度平行制备6份，进行3个独立分析批，测定本方法的精密度和回收率，结果均符合要求。

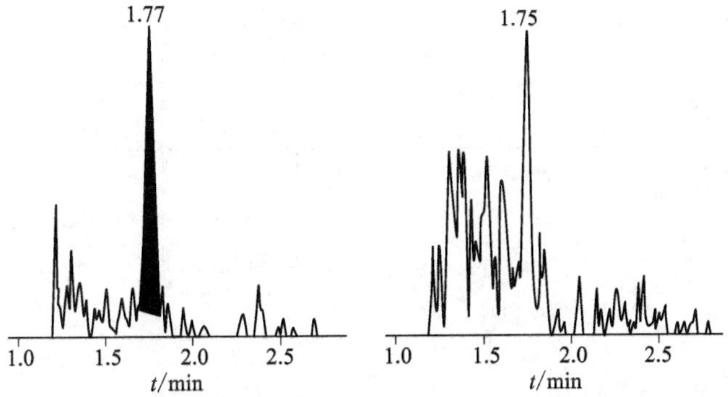

图 12-15　健康人血浆中塞来昔布和内标塞来昔布-d_7 的色谱图

塞来昔布的低、中、高浓度(3、75、750 ng · mL^{-1})质控样品浓度相当的标准品溶液及内标溶液进行分析，结果表明，3 个浓度经内标校正的平均基质因子分别为 0.99 ± 0.02、0.99 ± 0.01、0.89 ± 0.05，相对标准偏差分别为 2.0%、1.0%、5.6%，符合基质效应考察的要求。

配制 2 个质量浓度(3、750 ng · mL^{-1})的血浆质控样品各 6 份，室温下放置 20 h、自动进样器放置 72 h、5 次冻融循环及-80℃冻存 270 d，相对偏差均在 15%以内，结果表明，血浆样本在以上条件下均稳定。

4)受试者基因多态性：

收集受试者服药前 1 h 内取的空白血，在 4℃条件下以 1700×*g* 的离心 10 min，弃去上层清液，留取沉淀血细胞，用于检测基因位点。

Mann-Whitney U 检验表明，口服塞来昔布胶囊后(空腹组)，与 CYP2C9*3 为 AA 基因型的受试者相比，AC 基因型受试者中塞来昔布的 PK 参数 C_{max}($P<0.05$)、AUC_{0-t}($P<0.05$)和 $AUC_{0-\infty}$($P<0.05$)差异有统计学意义，对于 T_{max}($P>0.05$)、$t_{1/2}$($P>0.05$)的影响无统计学意义。CYP2C9*2 不同基因型间，主要 PK 参数均无统计学差异，见表 12-6。不同基因型受试者服用塞来昔布胶囊 0.2g 后的血药浓度-时间曲线，见图 12-16。

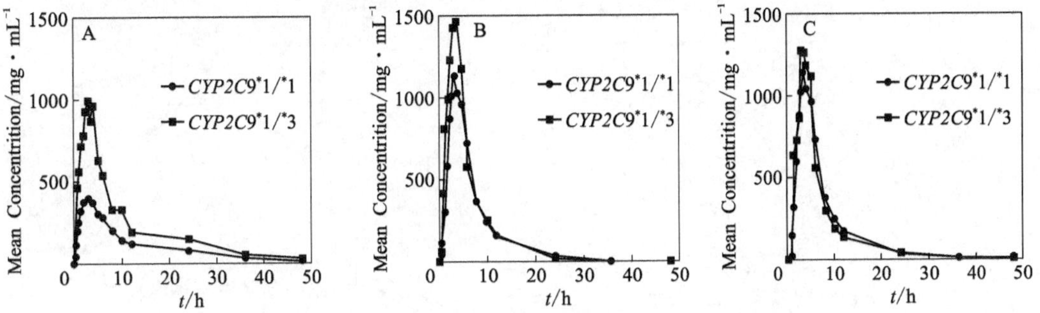

A：CYP2C9*3(空腹组)；B：CYP2C9*3(餐后组)；C：CYP2C9*2(餐后组)

图 12-16　不同基因型受试者服用塞来昔布胶囊血药浓度-时间曲线

表 12-6 CYP2C9 基因多态性对塞来昔布药代动力学影响的分析

Gene		Gene type	C_{max} (ng · mL⁻¹)	t_{max} (h)	$t_{1/2}$ (h)	AUC_{0-t} (h · ng · mL⁻¹)	$AUC_{0-\infty}$ (h · ng · mL⁻¹)
CYP2C9*3	Fasting	AA(*n*=28)	489.37±220.53	2.80±1.55	11.01±5.04	5346.36±1806.39	5673.39±1901.63
		AC(*n*=3)	1034.86±264.60	2.83±0.29	11.48±4.70	10112.46±2835.19	10695.99±2668.65
	Fed	AA(*n*=29)	1289.61±410.86	4.12±1.19	6.10±2.03	7496.90±2625.10	7572.48±2744.34
		AC(*n*=2)	1501.06±55.05	4.50±5.95	5.95±2.41	9941.29±2073.53	10009.91±2141.03
CYP2C9*2	Fed	CC(*n*=30)	1304.11±407.37	4.17±1.17	6.08±2.05	7666.83±2680.01	7743.39±2749.11
		CT(*n*=1)	1277.48	3.50	6.44	7287.80	7320.10

本研究通过对中国健康受试者 CYP2C9 基因型与主要 PK 参数的对比发现，CYP2C9 * 3 能够显著引起 CYP2C9 酶代谢活性降低，药物降解改变，血药峰浓度相对升高，引起 PK 参数显著变化。

【实例 2：阿兹夫定联用多替拉韦钠在中国健康受试者中的药代动力学研究】

阿兹夫定(azvudine，FNC，图 12-17)能抑制人类免疫缺陷病毒反转录酶与辅助蛋白病毒感染因子双靶点，选择性进入 HIV 靶细胞-外周血单核细胞中的 CD4、CD14 细胞抑制病毒复制。多替拉韦钠(dolutegravir，DTG，图 12-18)是第二代整合酶抑制药，世界卫生组织及中国抗病毒指南推荐现为首选一线治疗 HIV 抗病毒药物。本试验根据 FNC 药品注册审批意见开展药物相互作用临床研究，在健康受试者中评价 DTG 和 FNC 药代动力学的相互影响，为临床合理用药提供参考。

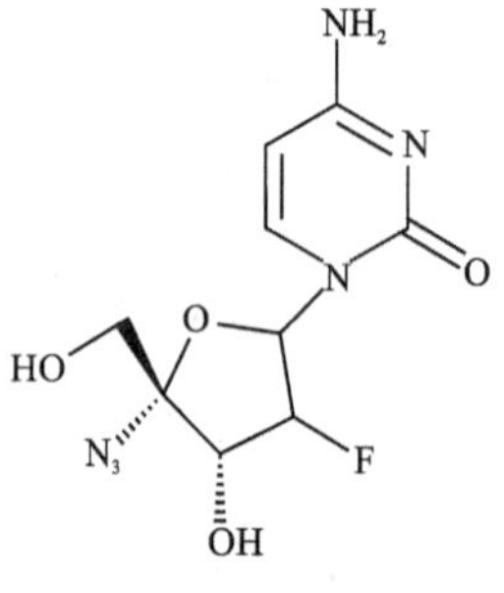

图 12-17 阿兹夫定结构式

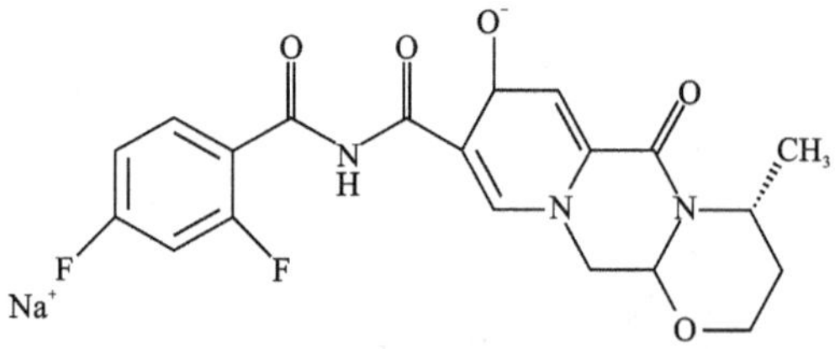

图 12-18 多替拉韦钠结构式

1)仪器及色谱质谱条件

仪器：ExionLC AC 高效液相色谱仪、TRIPLE QUAD 4500 三重四极杆液质联用仪

FNC 色谱条件：色谱柱：DIKMA Diamonsil C_{18} 柱(5 μm，100.0 mm×4.6mm)；柱温：40℃；流动相：A 为含 1 mM 乙酸铵和 0.1%甲酸的水溶液，B 为 0.1%甲酸的乙腈-甲醇= 4：1(*v/v*)溶液；进样量：5.00 μL；流速：0.50 mL · min^{-1}。梯度洗脱条件：0.00~0.50 min 10% B；1.70 min 20% B；2.40 min 40% B；4.50~5.50 min 95%B；5.51~6.50 min 10%B。

DTG 色谱条件：色谱柱：Agilent ZO RBAX Eclipse XDB－C_{18} 柱(5 μm，100.0 mm×4.6 mm)；柱温：40℃；流动相：A 为含 1 mM 乙酸铵和 0.1% 甲酸的水溶液，B 为含 0.1% 甲酸的乙腈溶液；进样量：2.00 μL；流速：0.60 mL · min^{-1}。梯度洗脱条件：0~0.50 min 60% B；1.80~2.80 min 95% B；2.81~3.50 min 60% B。

质谱条件：电喷雾离子源，正离子模式，多反应监测方式扫描，FNC 碰撞能量为 25 V，拉米夫定(3TC)碰撞能量为 15 V，DTG 和 DTG-d_5 碰撞能量均为 39 V。FNC 离子对为 *m/z* 287.20→112.20，拉米夫定离子对为 *m/z* 230.10→112.10，DTG 离子对为 *m/z* 420.30→277.10，DTG-d_5 离子对为 *m/z* 425.30→277.10。

2)血浆样品处理

样品在室温白光下融化后，涡旋混匀；移取 50 μL 于 96 孔板中，加入内标溶液 20 μL 和 0.5%甲酸的乙腈溶液 430 μL，充分振荡约 10 min，在 4℃条件下以 2000×*g* 离心 10 min。移取上清液 250 μL 于新的 96 孔板中，氮气 40℃吹干，加入乙腈-水＝ 1：4(*v/v*)溶液 250 μL，涡旋 10 min，在 4℃ 条件下以 2000×*g* 离心 5 min，得进样板 1，用于 FNC 进行液相色谱-串联质谱法分析。取进样板 1 的溶液 30.0 μL 于新的 96 孔板中，加入乙腈-水＝ 1：4(*v/v*)溶液 570 μL，充分振荡约 10 min，在 4℃条件下以 2000×*g* 离心 5 min，得进样板 2，用于 DTG 进行 LC-MS/MS 分析。

3)分析方法验证

在样品测定条件下，空白血浆样本处理后，FNC 和内标 3TC 的保留时间为 2.64 min 和 2.36 min，DTG 和内标 DTG-d_5 的保留时间均为 1.17 min，样品峰处均无干扰，血浆中内源性物质不干扰测定。色谱图见图 12-19。

FNC 的线性范围 0.20~100 ng · mL^{-1}，定量下限为 0.20 ng · mL^{-1}。DTG 的线性范围为 10.0~5000 ng · mL^{-1}，定量下限为 10.0 ng · mL^{-1}。计算批内、批间精密度，同时比较低、中、高 3 个质量浓度水平经提取与未经提取的待测物 FNC 及 DTG 的峰面积比值，计算回收率。批内批间精密度良好，精密度与回收率均小于 15%。

DTG，FNC 低、中、高浓度水平下内标归一化基质效应因子，变异系数均低于 15.0%，无基质效应。待测物在室温白光条件下放置 52 h、待测物冻融 5 次(-60~-90℃ /室温、白光)、待测物冻融 5 次(-10~-30℃ /室温、白光)、待测物在-10~0℃储存 137 d 和-90~60℃储存 137 d、制备后样品在自动进样器(6℃)放置 779 h(FNC)、774 h(DTG)以及自动进样器样品在自动进样器(6℃)放置 779 h(FNC)、758 h(DTG)的进样重现性，以上条件下稳定性良好。

4)药代动力学参数

受试者连续 5 d 口服 FNC 或 DTG 或 FNC+DTG 后，血浆中 FNC 和 DTG 的主要药代动力学参数，见表 12-7。受试者连续口服 5 d FNC 单药和 FNC+DTG 联用后血浆中 FNC 和 DTG 的平均血药浓度-时间曲线，见图 12-20。

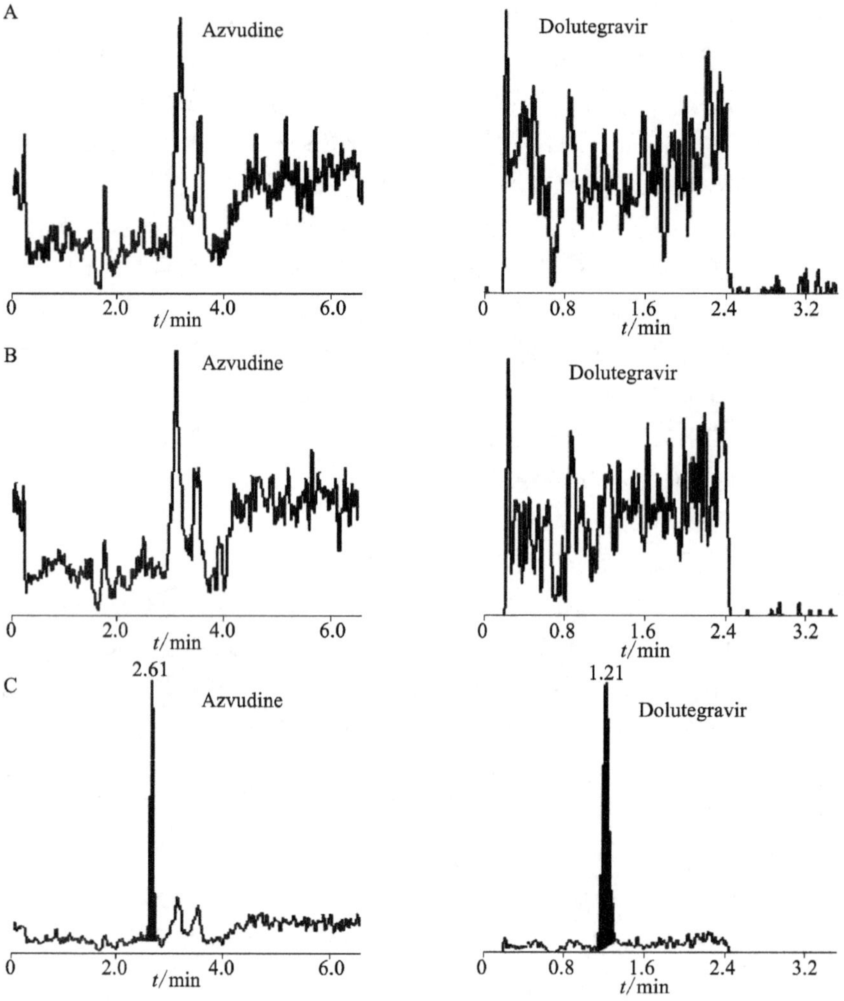

A：空白血浆；B：空白血浆加内标；C：定量下限（FNC，0.20 ng·mL^{-1}；DTG，10.0 ng·mL^{-1}）

图 12-19　血浆中阿兹夫定（FNC）和多替拉韦钠（DTG）的典型色谱图

表 12-7　单用 DTG、FNC 及 FNC+DTG 联用时血浆中 DTG、FNC 的药代动力学参数

参数	单位	单药口服		联合口服	
		FNC（n=15）	DTG（n=15）	FNC（n=15）	DTG（n=15）
$T_{max,SS}$	h	0.50（0.25，1.50）	1.50（0.75，4.00）	1.00（0.25，1.50）	1.50（0.50，3.00）
$T_{1/2}$	h	0.70±0.26	16.08±1.66	0.68±0.27	16.05±2.25
$C_{max,ss}$	ng·mL^{-1}	2.19±0.95	4621.33±1248.27	3.04±1.37	4728.67±980.58
$AUC_{0-t,ss}$	ng·h·mL^{-1}	2.72±0.85	97530.27±33757.28	3.25±1.03	101136.63±31214.96
$AUC_{0-\infty,ss}$	ng·h·mL^{-1}	3.28±0.76	97477.76±31426.55	3.37±0.85	105485.81±32827.57
λ_z	1/h	1.16±0.55	0.44±0.05×10^{-1}	1.28±0.80	0.04±0.06×10^{-1}

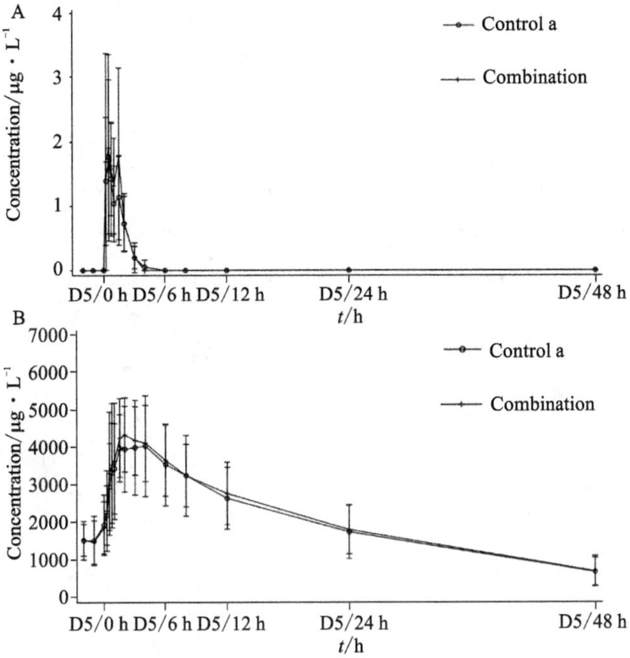

图 12-20　单次 FNC(3mg)和 DTG(50 mg)给药及 FNC(3mg)和 DTG(50 mg)联合给药时血浆中 FNC(A)和 DTG(B)的平均血药浓度-时间曲线

本试验结果显示：FNC 和 DTG 联合用药时血浆中 DTG 的暴露量无显著变化，而血浆中 FNC 的 C_{max}，ss 和 AUC_{0-t}，ss 分别升高了 37.04% 和 20.31%，提示 DTG 可能会促进 FNC 体内的吸收过程。FNC 主要经细胞色素 P450(CYP)3A、2D6/2D1、2C9/2C6 及 2C19/2C11 代谢，以原型及代谢物形式通过肾排泄；而 DTG 主要经尿苷二磷酸-葡萄糖醛酸转移酶 1A1 代谢，仅约 10%经 CYP 代谢，这或许是两药联合应用时 FNC 和 DTG 体内药代动力学过程有差异的原因。

【实例 3：基于超滤离心前处理的液相色谱-串联质谱法手性拆分人血浆中的亚叶酸和 5-甲基四氢叶酸非对映异构体及其药代动力学应用】

亚叶酸(leucovorin，LV，见图 12-21)为四氢叶酸在体内的次生代谢产物，一般以非对映异构体混合物的形式存在，临床试验证明，亚叶酸的生物活性物质为左旋体，称为左亚叶酸(6S-LV)，在体内会经肝脏迅速代谢为活性代谢产物 6S-5-甲基四氢叶酸(6S-methyltetra-hydrofolate，6S-5-MeTHF，见图 12-21)，右亚叶酸(6R-LV)则基本无药理活性。现有测定亚叶酸及 5-甲基四氢叶酸的分析方法多为液相色谱法和 LC-MS/MS 法。目前开发的液相色谱法能同时拆分亚叶酸和 5-甲基四氢叶酸两对非对映异构体，但其流动相采用磷酸盐缓冲体系，不适用于液相色谱-质谱联用系统，同时该方法灵敏度低。近期开发的 LC-MS/MS 法中，在仅达到基本基线分离的情况下，需使用两种方法才能将亚叶酸和 5-甲基因氢叶酸两对非对映异构体拆分；且样本前处理步骤繁琐、耗时长，不适用于大批量生物样本检测。早期献则采用复杂的标切换技术，方法耗时长且灵敏度低。

本研究建立了基于超滤离心前处理且能够同时定量拆分人血浆中亚叶酸和 5-甲基四氢

叶酸两对非对映异构体的 LC-MS/MS 法。该方法快速、简便、灵敏度高，已成功应用于人体药物代谢动力学研究，同时能为后期进行左亚叶酸制剂生物等效性研究提供技术支持。

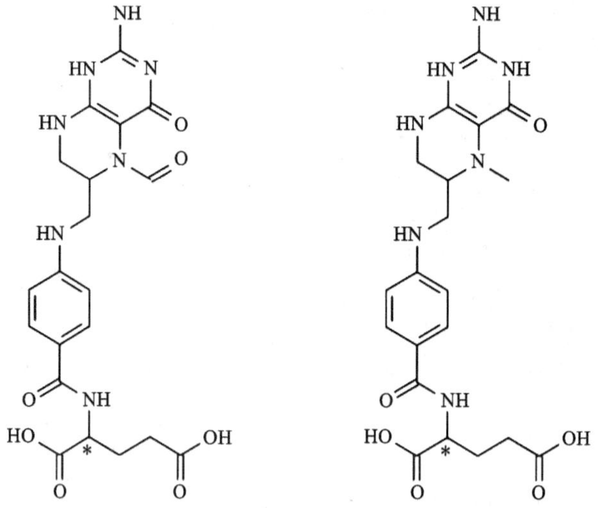

图 12-21　亚叶酸和 5-甲基四氢叶酸的化学结构

1）仪器及色谱质谱条件

仪器：安捷伦 1100 液相色谱仪（美国 Agilent Technologies）串联 API 4000 Q Trap 质谱（加拿大 AB Sciex 公司）。

色谱条件：色谱柱：手性 HSA 柱（150 mm×4 mm，5 μm，英国 Chrom Tech Inc）；柱温：25℃；自动进样器温度：4℃；流动相 A：10 mM 乙酸铵（用冰醋酸调节 pH 至 8.0）；流动相 B：乙腈；进样量：20 μL。梯度洗脱程序：0~0.5 min，100% A；0.5~2.5 min，100%A~85% A；2.5~10.0 min，85%A；10.0~12.0 min，85%A~100% A；12.0~14.0 min，100%A。

质谱条件：电正离子电喷雾离子（ESI^+）源；多反应监测模式；离子化电压为 5000V；离子源温度为 600℃；气帘气（CUR）流速为 25 L · h^{-1}；锥孔气（GS1）流速为 45 L · min^{-1}；去溶剂气（GS2）流速为 40 L · min^{-1}。

2）血浆样品处理

精密移取 200 μL 血浆，加入 50 μL 内标工作液（含 500 μg · L^{-1} 甲氨蝶呤）、500 μL 甲醇，涡旋 3 min，于 4℃以 12000 r · min^{-1} 的速度离心 10 min，取 450 μL 上清至孔径为 3 kDa 的 0.5 mL 超滤离心管中，于 4℃以 12000 r · min^{-1} 的速度离心 20 min，收集滤液待分析。

1）分析方法验证

为消除空白血浆中内源性亚叶酸和 5-甲基四氢叶酸的干扰，将空白血浆按如下方法处理：向空白血浆中加入适量甲酸，使内源性叶酸降解，然后用 0.1 mol · L^{-1} 氢氧化钠溶液调节 PH 至 7.4。

取空白血浆配制定量下限的血浆样品及健康受试者静脉 2.5 h 后的血浆样品进样，色谱图见图 12-22。结果显示，亚叶酸非对映异构体和 5-甲基四氢叶酸非对映异构体均完全分离，血浆内源性物质不干扰测定，同时待测物与内标的测定互不干扰。

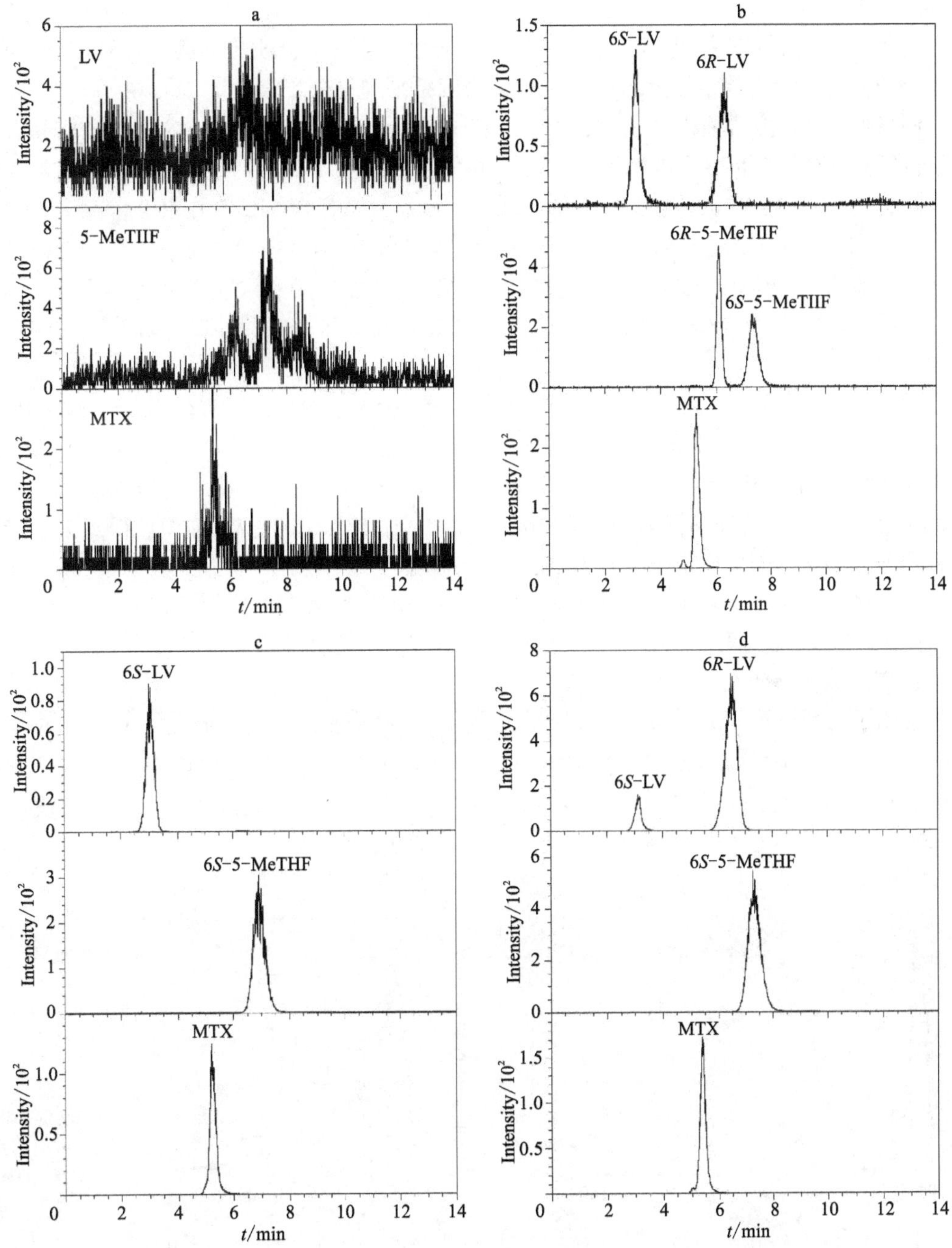

a. 空白血浆；b. 定量下限浓度的血浆样品（25 μg · L^{-1} 6R-LV、25 μg · L^{-1} 6S-LV、12. 5 μg · L^{-1} 6R-5-MeTHF、12. 5 μg · L^{-1} 6S-5-MeTHF）；c. 单次静脉注射 2. 5 小时后 6S-LV 色谱图（62. 5 mg · m^{-2}）；d. 单次静脉注射 2. 5 h 后 6R, S-LV 色谱图（125 mg · m^{-2}）

图 12-22　人血浆中亚叶酸、5-甲基四氢叶酸和甲氨蝶呤的典型 MRM 色谱图

配制相应浓度的标准曲线样品工作溶液，取 20 μL 工作溶液，加入 380 μL 空白血浆，稀释成标准曲线样品。以待测物与内标的峰面积比值 Y 为纵坐标、待测物血样质量浓度(单位 $\mu g \cdot L^{-1}$)为横坐标进行线性回归，得到待测物回归方程($r>0.998$)，结果显示各待测物线性关系良好。

配制相应浓度的质控样品工作溶液，每个浓度有 6 份重复质控样品。连续测定 3 批，至少分两天完成。实验结果显示准确度和精密度结果均符合要求。

制备低、高浓度质控样品(LQC、HQC)若干份，处理后立即进样，然后将该样品置于 4℃ 进样器，放置 52 h 后再进样测定。另取 6 份反复冻融 3 次，6 份避光于室温放置 4 h，6 份于-80℃下保存 30 d；同时考察储备液于-80℃下保存 30 d、工作液于室温放置 4 h 和-20℃下保存 3d 的检测结果，结果表明其偏差均在±15%范围内。可见，在以上条件下亚叶酸与 5-甲基四氢叶酸的稳定性均良好。对基质效应和提取回收率进行考察，内标甲氨蝶呤提取回收率为(78.9 ± 0.04)%，待测物的回收率均良好，血浆基质效应对测定无影响。

配制含 400 $mg \cdot L^{-1}$ 6T-LV、400 $mg \cdot L^{-1}$ 6S-LV、240 $mg \cdot L^{-1}$ 6R-5-MeTHF 和 240 $mg \cdot L^{-1}$ 6S-5-MeTHF 的工作溶液，取 20 μL 该工作溶液，加入 380 μL 空白血浆，配制成含 20 $mg \cdot L^{-1}$ 6R-LV、20 $mg \cdot L^{-1}$ 6S-LV、6 $mg \cdot L^{-1}$ 6R-5-MeTH、6 $mg \cdot L^{-1}$ 6S-5-MeTHF 的稀释质控样品(DQC)。取 50 μL DQC，加入 150 μL 空白血浆，得到进一步稀释后的 DQC，平行制备 6 份，按上述方法处理后进样。

结果显示，所有经稀释后的 DQC 检测结果的平均值相对于理论值的偏差在±15.0%以内，所有 DQC 检测结果标准偏差为 5.63%，表明该方法稀释准确性良好。

2)药代动力学研究

采用本方法测定 6 名健康受试者静脉滴注 125 $mg/m^2$6R，S-LV 和 62.5 mg/m^2 6S-LV 后的血药浓度，以时间(单位为 h)为横坐标、测定的血药质量浓度(单位为 $\mu g \cdot L^{-1}$)为纵坐标绘制标准曲线，活性成分 6S-LV 和 6S-5-MeTHF 的平均血药浓度-时间曲线见图 12-23；DAS 3.2.8 软件计算的药代动力学参数见表 12-8。

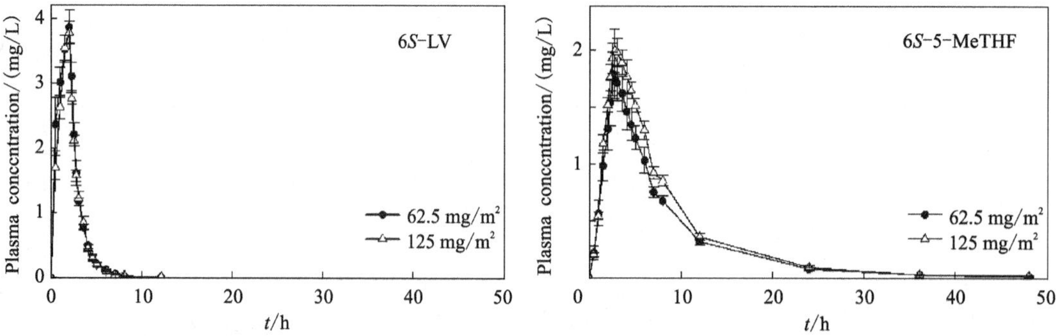

图 12-23 受试者静脉注射 62.5 mg/m^2 6S-LV 和 125 mg/m^2 6R，S-LV 后活性成分 6S-LV 和 6S-5-MeTHF 平均血药浓度-时间曲线($n=6$)

表 12-8　主要药代动力学参数

剂量	组分	参数					
		C_{max}/(μg/L)	AUC_{0-t}/(h·μg/L)	T_{max}/h	$t_{1/2}$/h	CL/(L/(h·5m²))	V/(L/m²)
62.5 mg/m² 6S-LV	6S-LV	3187.917±387.298	7426.664±854.825	2	6.025±19.962	6.736±0.344	13.713±2.166
	6S-5-MeTHF	1739.204±224.755	14884.331±1843.353	3	7.166±1.523	5.109±1.215	46.623±0.349
125 mg/m² 6R, S-LV	6S-LV	3137.917±408.837	7504.883±1185.101	2	8.413±20.834	7.621±0.083	10.367±1.931
	6R-LV	11493.750±1494.017	118753.775±17224.613	2	8.543±0.648	0.419±0.039	5.262±0.163
	6S-5-MeTHF	1679.633±244.132	14001.214±2868.949	3	7.146±2.386	3.835±0.117	35.174±1.706

以上结果证明，受试者给予 125 mg/m² 6R，S-LV 和 62.5mg/m² 6S-LV 后，体内有效成分 6S-LV 和 6S-5-MeTHF 的主要药物代谢动力学参数均无显著差异，药物代谢动力学特征一致，吸收的速度和程度一致。

【实例 4：进食对甲磺酸雷沙吉兰人体药代动力学的影响研究】

雷沙吉兰(rasagiline，结构式见图 12-24)是一种帕金森病治疗药物，属于不可逆性 B 型单胺氧化酶(MAO-B)选择性抑制剂，可以通过抑制 MAO-B 活性，升高体内多巴胺水平，提高多巴胺能活性，从而调节多巴胺能运动功能障碍。据国外文献报道，高脂饮食会影响雷沙吉兰的吸收速率和吸收程度。顾霄等采用 LC-MS/MS 法，测定 12 名健康中国受试者空腹和高脂餐后口服甲磺酸雷沙吉兰片 1 mg 后的血药与尿药浓度，估算药代动力学参数，评价饮食对雷沙吉兰在健康中国人体内的药代动力学影响，以期为临床应用提供依据。

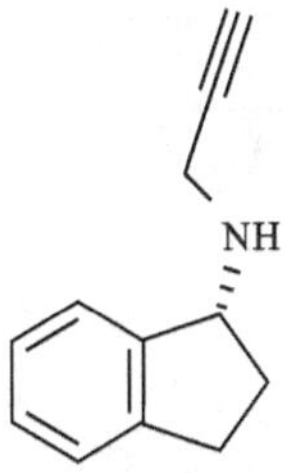

图 12-24　雷沙吉兰的化学结构

1)仪器及色谱质谱条件

仪器：TSQ Quantum Ultra AM LC-MS /MS 系统和 Xcalibur1.2 工作站(美国赛默飞世尔公司)。

色谱条件和质谱条件：LiChrospher C_{18}(4.6 mm ×250 mm，5 μm)；流动相：含 0.06% 氨水的 0.2% 醋酸铵溶液(pH 9.0)-甲醇(5：95)，流速：1 mL · min^{-1}；进样量：20 μL。柱尾 7：3 分流进行 MS/MS 检测，电喷雾正离子化多重反应监测，用于雷沙吉兰和内标罂粟碱检测的离子反应分别为 *m/z* 172→117 和 *m/z* 340→324，碰撞能量分别为 20 eV 和 30 eV。

2)血浆样品处理

精密吸取血样或尿样 0.4 mL 置 2 mL 离心管中，精密加入甲醇 40 μL 和内标溶液 40 μL(盐酸罂粟碱 10 μg · L^{-1})，涡旋混匀后，再分别加入 0.1 mol · L^{-1} NaOH 溶液 40 μL

和正己烷-甲基叔丁基醚（1：1）溶液 1 mL，涡旋混匀 3 min 后，4℃ 离心（16000 $r \cdot min^{-1}$）10 min，分取上清液 0.75 mL，加入 2.5% 甲磺酸-乙腈 40 μL，涡旋混匀后减压挥干，残留物加入乙腈-水（70：30）0.2 mL，涡旋混匀 3 min 后，4℃ 离心（16000 $r \cdot min^{-1}$）10 min，分取上清液 20 μL，进行 LC-MS /MS 分析。

3）分析方法验证

本试验条件下，雷沙吉兰和内标的保留时间均约为 4 min（图 12-25），血样与尿样中内源性物质对测定无干扰。在血样与尿样中，雷沙吉兰浓度在 0.0064 ~ 12.80 $\mu g \cdot L^{-1}$ 范围内线性关系良好（r=0.99）。最低定量限均为 6.4×10^{-3} $\mu g \cdot L^{-1}$。标准溶液 4℃ 避光放置 60 d，血样与尿样-20℃ 冰箱长期冰冻保存 60 d、经 3 次冻融和室温放置 8 h，处理后的血样与尿样 4℃ 放置 48 h 和室温放置 8 h 样品均稳定。在不同质控浓度水平（0.016 $ng \cdot mL^{-1}$，0.128 $ng \cdot mL^{-1}$，1.28 $ng \cdot mL^{-1}$，9.6 $ng \cdot L^{-1}$），血样与尿样的基质效应、精密度和准确度，均符合生物样本测定要求。

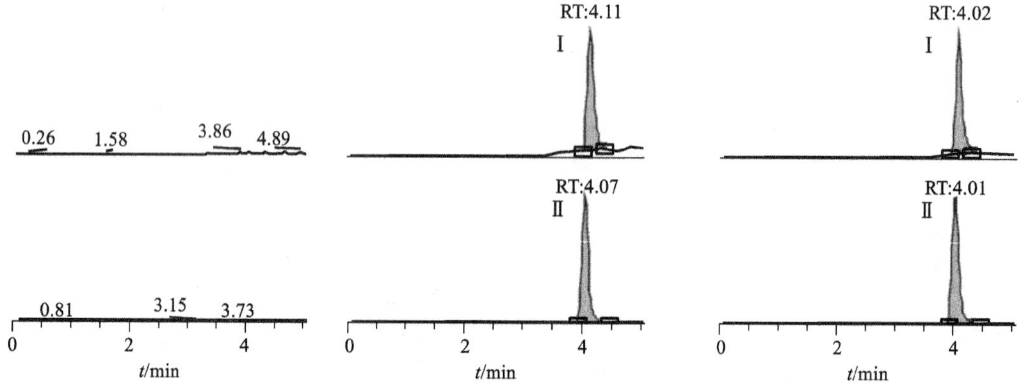

(a) 空白血浆色谱图

(b) 空白血浆加入雷沙吉兰（1.28 $ng \cdot mL^{-1}$）和内标（1.0 $ng \cdot mL^{-1}$）色谱图

(c) 受试者服药后血样的色谱图雷沙吉兰（4.18 $ng \cdot mL^{-1}$）和内标（1.0 $ng \cdot mL^{-1}$）

图 12-25　人血浆中雷沙吉兰（Ⅰ）和内标（Ⅱ）的典型色谱图

4）药代动力学研究

健康受试者均签署知情同意书，试验方案和知情同意书均经医院伦理委员会批准。采用开放、随机、自身对照交叉试验设计，清洗期为 1 周。12 名健康受试者（男女各半），随机分为 2 组，每组 6 例（男女各半）。分别空腹或进食高脂早餐后口服 1 mg 甲磺酸雷沙吉兰片，高脂早餐采用高脂肪、高热量饮食配方。服药前取空白血浆，服药后分别于 5、10、20、30、40、50 min 及 1、1.5、2、3、4、6 和 8 h 分别采集静脉血 4 mL，即置无菌肝素抗凝试管中，离心分取血清，于-20℃ 保存待测。各组受试者在服药前（0 h）排空膀胱，服药后分别收集 0 ~ 2、2 ~ 4、4 ~ 8、8 ~ 12、12 ~ 24 h 段尿样，记录各时段尿量后，留取尿样 5 mL，-20℃保存供测定用。服药 2 h 后方可饮水，4 h 统一进食标准餐。雷沙吉兰的平均血药浓度-时间曲线和雷沙吉兰原型经尿液的平均累积排泄百分率-时间曲线分别见图 12-26 和图 12-27。经 DAS 2.1 药代动力学软件非房室模型法求算药代动力学参数，其相应血浆药代动力学参数见表 12-11。结果表明建立的 LC-MS /MS 法准确可靠，高脂饮食对雷沙吉兰的吸收速率有显著影响，但对吸收程度、尿排泄率无显著影响。

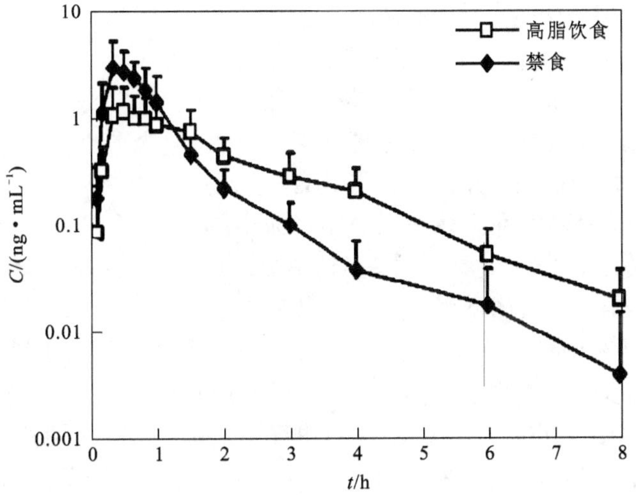

图 12-26　受试者单次口服甲磺酸雷沙吉兰片 1 mg 的平均血药浓度-时间曲线($\bar{x}\pm s$，$n=12$)

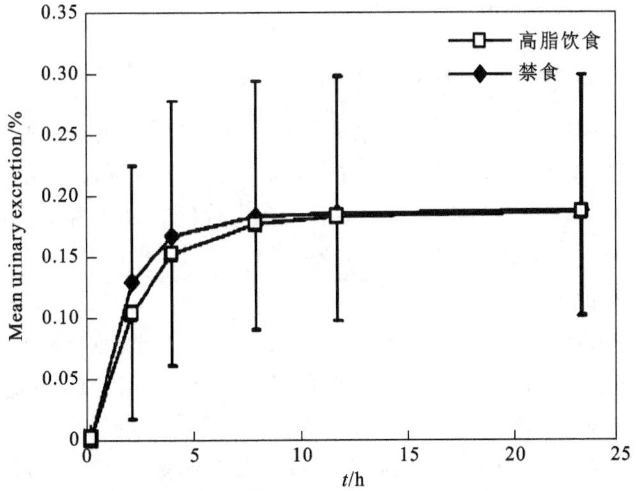

图 12-27　受试者单次口服甲磺酸雷沙吉兰片 1 mg 的平均尿液排泄率-时间曲线($\bar{x}\pm s$，$n=12$)

表 12-9　雷沙吉兰在受试者中的主要药动学参数($\bar{x}\pm s$，$n=12$)

Parameters	Fast	High fat postprandial
C_{max}(ng · L^{-1})	3.93±1.55	1.58±0.75**
t_{max}(h)	0.5±0.2	0.9±0.8
$t_{1/2}$(h)	1.08±0.78	1.51±0.63
AUC_{0-8}(h · ng · L^{-1})	2.81±0.92	2.43±0.77
$AUC_{0-\infty}$(h · ng · L^{-1})	2.85±0.92	2.51±0.71

** $P<0.01$ vs fast group

【实例5：吗啉硝唑在中度肝功能减退者中的药动学研究】

吗啉硝唑(morinidazole，结构式见图12-28)，为国内研制的5-硝基咪唑类抗菌新药，该药体外药效学结果显示，对临床分离厌氧革兰阴性无芽孢杆菌和革兰阳性球菌均具有较强的抗菌作用。健康受试者中药动学研究结果显示，吗啉硝唑在人体内以原型经尿中排出给药量的18.9%~41.1%，健康受试者药动学和相互作用的研究进一步显示，人尿中原形药物和代谢物总累积排出率为70.4%，原形药物仅占其中21.2%，提示该药主要经肝脏代谢消除为主。由于肝脏功能状态可改变该药的药动学特征，进而影响药物的安全性和药效学，陈钊等根据国内外相关指导原则研究肝功能减退对吗啉硝唑(M_0)及其代谢产物N-氧化代谢物(M_2)人体药动学过程的影响，结果为制订吗啉硝唑在肝功能减退患者中的给药方案提供参考。

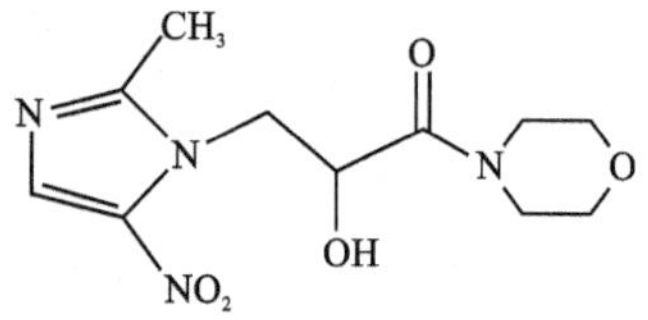

图12-28　吗啉硝唑的化学结构

1)仪器及色谱质谱条件

仪器：Waters Alliance 2690(美国Waters公司)，Finnigan TSQ Quantum质谱仪(美国赛默飞世尔公司)。

色谱条件和质谱条件：Shiseido MGII CAPCELL PAK色谱柱(2.0 mm ×50 mm，3 μm)；流动相：5 mmol·L^{-1}，甲酸铵：0.1%甲酸-乙腈，梯度洗脱；流速：0.3 mL·min^{-1}；进样量：5 μL。质谱条件：电喷雾正离子化多重反应监测，用于吗啉硝唑血样和尿样检测的离子分别为m/z 271.1→100.1和m/z 271.1→144.01，代谢物和内标奥硝唑的反应监测离子分别是m/z 287.0→100.01和m/z 220.0→128.01。

2)血浆或尿液样品处理

取0.2 mL血样或尿样中，加入0.01 mL内标溶液(奥硝唑1 mg·L^{-1})，涡旋混匀后，再加入0.6 mL乙腈，涡旋混匀5 min后，离心(12000 r·min^{-1})10 min，取上清液0.6 mL(血样)或0.3 mL(尿样)，挥干，残留物加入5 mmol·L^{-1}甲酸铵缓冲液0.15 mL(血样)或0.3 mL(尿样)复溶，12000 r·min^{-1}离心10 min，取上清液5 μL，进行LC-MS/MS分析。

3)分析方法验证

吗啉硝唑和M_2与内标奥硝唑色谱峰分离良好，空白血浆和空白尿液在吗啉硝唑和M_2出峰处无杂质峰干扰，见图12-29、图12-30。吗啉硝唑和M_2在血样和尿样中的LLOQ均为0.005 mg·L^{-1}。吗啉硝唑和M_2的血浆、尿液提取回收率均为100.3%~112.6%，批内、批间、周间测定结果相对标准差(RSD)均≤12%，空白血、尿样本对吗啉硝唑和M_2信号无明显基质效应影响(均在90%~110%)。吗啉硝唑和M_2血、尿质控样本室温放置6 h稳定，处理后在进样器内放置48 h稳定(吗啉硝唑尿质控样本处理后进样器内放置24 h稳定)。吗啉硝唑、M_2和内标奥硝唑贮备液在-80℃放置3个月内稳定，血、尿质控样本在-80℃放置6个月稳定，-80℃反复冻融3次稳定，稀释倍数方法稳定性亦良好。

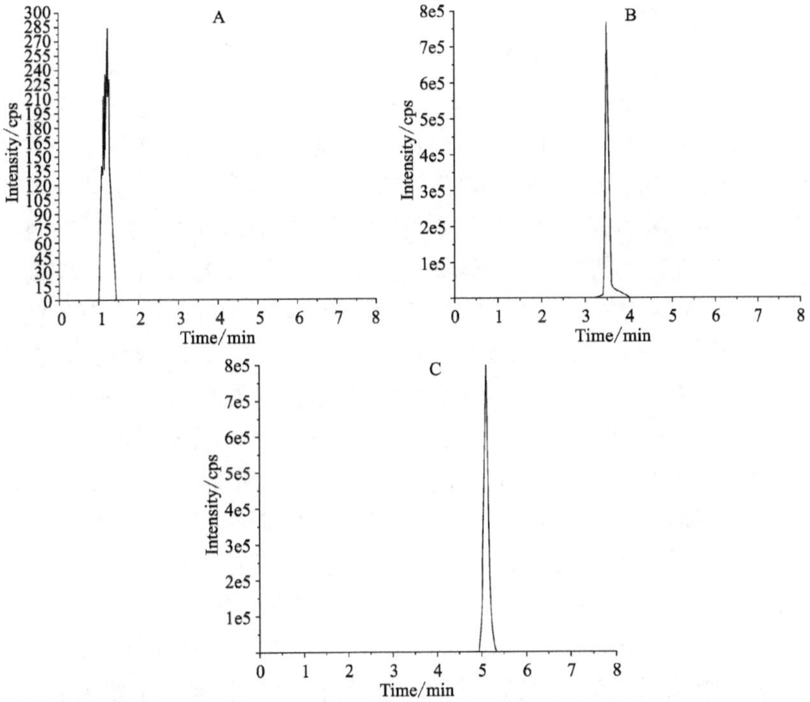

图 12-29　空白血浆典型色谱图(A)及配制 LLQC 吗啉硝唑(B)和内标奥硝唑后(C)的典型色谱图

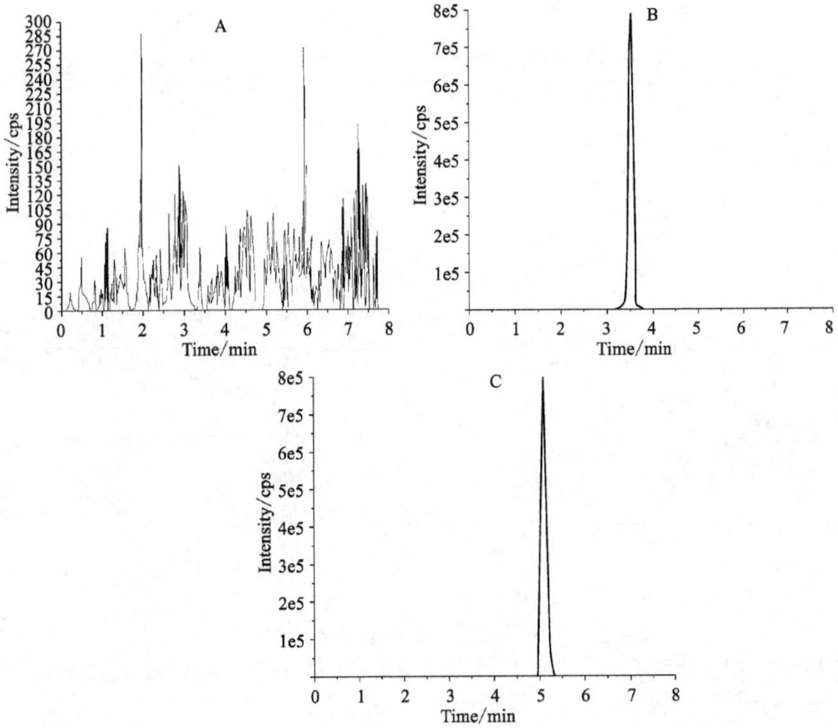

图 12-30　空白尿液典型色谱图(A)及配制 LLQC 吗啉硝唑(B)和内标奥硝唑后(C)的典型色谱图

4）人体药代动力学研究

本研究采用开放的平行对照研究设计，拟先招募中度肝功能减退患者（A 组）进行药动学研究，然后根据中度肝功能减退受试者的性别、年龄、体质量等特征，匹配相应的健康受试者（B 组）作为平行对照组进行药动学研究。A 组和 B 组受试者各 12 人，均需自愿签署书面知情同意书后入组，研究获医院伦理委员会批准。给药方法为 A、B 组均单剂静脉滴注吗啉硝唑 500 mg（吗啉硝唑氯化钠注射液，规格：500 mg/100 mL，滴注时间为 45 min。每例受试者于吗啉硝唑氯化钠注射液静脉滴注前、滴注开始后 22.5 min、滴注结束后即刻 0、0.25、0.5、1、2、4、6、8、12、24、36、48 h 时，各采集静脉血样 3 mL，置于抗凝管中混匀，4℃避光存放。采样后的 4 h 内，以 3000 r · min^{-1} 离心 10 min，取上清液分装 3 管（每管至少 0.5 mL），置于−80℃冰箱保存。采集吗啉硝唑氯化钠注射液静脉滴注前 2 h 及滴注结束后 0~2、2~4、4~8、8~12、12~24、24~48 h 的尿样，记录各时间段尿液体积，测定尿液 pH 值，并留取尿液分装 3 管（每管至少 1 mL），置于−80℃冰箱保存。其血药浓度−时间曲线如图 12−31、12−32 所示。采用 Phoenix WinNonlin 6.0（美国 Pharsight 公司）计算药动学参数其相应血浆药代动力学参数见表 12−12。采用 t 检验比较肝功能减退者和健康受试者药动学参数差异，$P<0.05$ 为差异有统计学意义。结果表明，对于轻、中度肝功能减退患者，吗啉硝唑的给药方案可不作调整，而对于肝功能减退同时伴有肾功能减退患者，建议调整给药方案，该类药物属浓度依赖性抗菌药物，药动学/药效学参数主要为 AUC/MIC，其给药剂量调整幅度需根据患者肝肾功能减退的程度进行，并有待进一步临床验证。

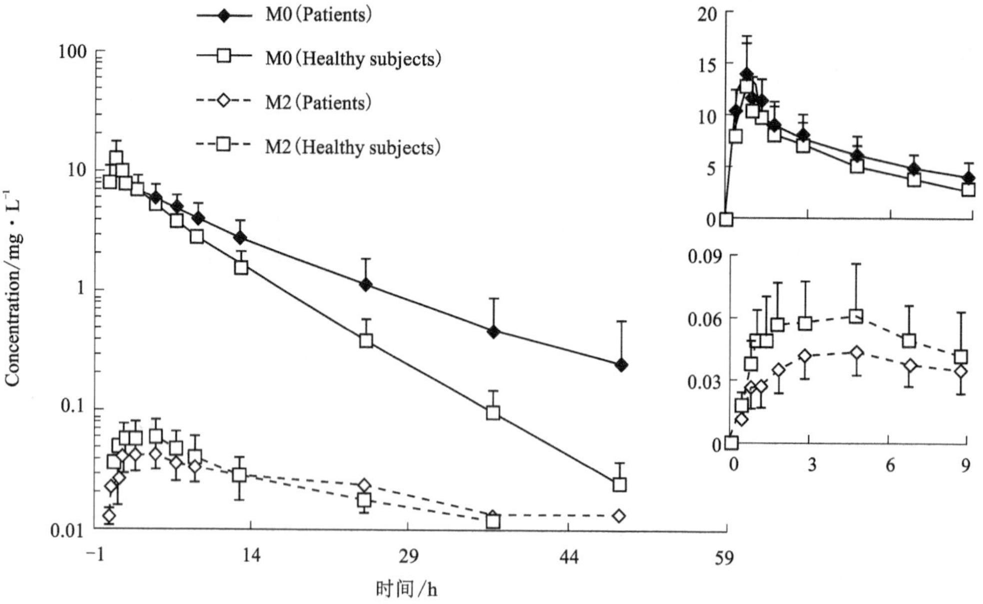

（右侧为 0~9 h 平均药时曲线放大图）

图 12−31　中度肝功能减退者和健康受试者单剂静脉滴注吗啉硝唑 500 mg 后药时曲线

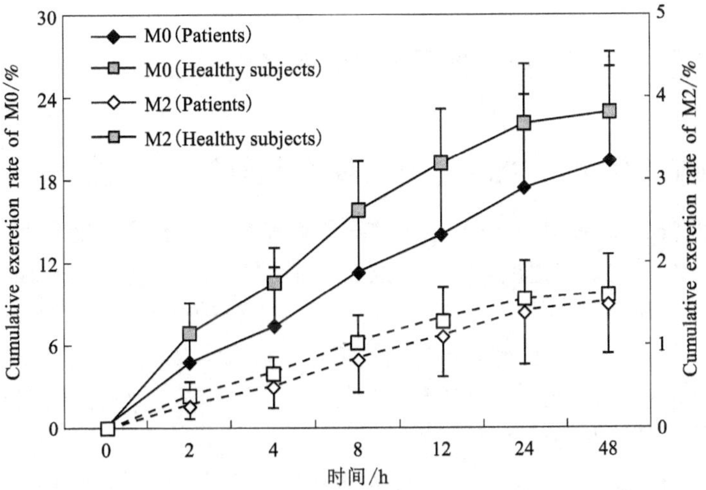

（图中左纵坐标表示 M_0 累积排泄率，右纵坐标表示 M_2 的累积排泄率）($\bar{x}\pm s$, $n=12$)

图 12-32　中度肝功能减退者和健康受试者单剂静脉滴注吗啉硝唑 500 mg 后 M_0 及 M_2 的平均累积排泄率

表 12-10　吗啉硝唑在中度肝功能减退者与健康受试者中的药动学参数($\bar{x}\pm s$, $n=12$)

Parameters	C_{max}/(mg·L^{-1})	$AUC_{0-48.75h}$/(h·mg/L)	$AUC_{0-\infty}$/(h·mg/L)	$t_{1/2}$/h	V_d/L	CL_t/(L/h)	CL_r/(L/h)
Group A (Patients)							
Total($n=12$)	14.17±2.93	110.8±33.6[a]	116.3±41.8[a]	9.50±4.69[a]	59.4±13.8	4.75±1.45[aa]	0.98±0.47[a]
Impaired renal function ($n=3$)	16.53±3.62	150.7±37.5[bb, cc]	166.7±52.1[bb]	13.59±8.59	57.4±22.9	3.24±1.16[b]	0.63±0.46
Nornmal renal function ($n=9$)	13.38±2.39	97.5±20.0	99.5±21.3	8.14±1.83[a]	60.0±11.4	5.25±1.20	1.09±0.44
Group B (Healthy subjects)							
Total($n=12$)	12.82±4.85	77.0±25.3	77.2±25.3	5.83±0.54	61.4±24.9	7.23±2.67	1.68±0.78
Impaired renal function ($n=3$)	12.13±4.61	74.6±27.3	74.8±27.3	5.76±0.69	62.6±30.9	7.35±2.78	1.66±1.12
Normal renal function ($n=9$)	13.05±5.18	77.8±26.3	78.0±26.3	5.86±0.52	61.0±24.7	7.19±2.81	1.69±0.73

[a] $P<0.05$, [aa] $P<0.01$ versus healthy subjects(total, $n=12$)

[b] $P<0.05$, [bb] $P<0.01$ versus healthy subjects with normal renal function($n=9$)

[c] $P<0.05$ versus healthy subjects with normal renal function ($n=9$), [cc] $P<0.01$ versus healthy subjects with impared renal function($n=3$)

12.3 药物制剂生物利用度及生物等效性评价

12.3.1 药物制剂生物利用度和生物等效性评价的目的与意义

生物利用度(Bioavailability, BA)：生物利用度是指活性物质从药物制剂中释放并被吸收后，在作用部位可利用的速度和程度，通常用血浆浓度-时间曲线来评估。一般分为绝对生物利用度和相对生物利用度。绝对生物利用度是以静脉制剂(通常认为静脉制剂生物利用度为100%)为参比制剂获得的药物活性成分吸收进入体内循环的相对量；相对生物利用度则是以其他非静脉途径给药的制剂(如片剂和口服溶液)为参比制剂获得的药物活性成分吸收进入体循环的相对量。

生物等效性(Bioequivalence, BE)：如果含有相同活性物质的两种药品药剂学等效或药剂学可替代，并且它们在相同摩尔剂量下给药后，生物利用度(速度和程度)落在预定的可接受限度内，则被认为生物等效。

通常意义的BE研究是指用BA研究方法，以药代动力学参数为终点指标，根据预先确定的等效标准和限度进行的比较研究。在药代动力学方法确实不可行时，也可以考虑以临床综合疗效、药效学指标或体外试验指标等进行比较性研究，但需充分证实所采用的方法具有科学性和可行性。

BA和BE均是评价制剂质量的重要指标，BA强调反映药物活性成分到达体内循环的相对量和速度，是新药研究过程中选择合适给药途径和确定用药方案(如给药剂量和给药间隔)的重要依据之一。BE则重点在于以预先确定的等效标准和限度进行的比较，是保证含同一药物活性成分的不同制剂体内行为一致性的依据，是判断后研发产品是否可替换已上市药品使用的依据。

BA和BE研究在药品研发的不同阶段有不同作用：

在新药研究阶段，为了确定新药处方、工艺合理性，通常需要比较改变上述因素后制剂是否能达到预期的生物利用度；开发了新剂型，要对拟上市剂型进行生物利用度研究以确定剂型的合理性，通过与原剂型比较的BA研究来确定新剂型的给药剂量，也可通过BE研究来证实新剂型与原剂型是否等效；在临床试验过程中，可通过BE研究来验证同一药物的不同时期产品的前后一致性，如：早期和晚期的临床试验用药品，临床试验用药品(尤其是用于确定剂量的试验药)和拟上市药品等。

在仿制生产已有国家标准药品时，可通过BE研究来证明仿制产品与原创药是否具有生物等效性，是否可与原创药替换使用。

药品批准上市后，如处方组成成分、比例以及工艺等出现一定程度的变更时，研究者需要根据产品变化的程度来确定是否进行BE研究，以考察变更后和变更前产品是否具有生物等效性。以提高生物利用度为目的研发的新制剂，需要进行BA研究，了解变更前后生物利用度的变化。

12.3.2　生物利用度及生物等效性试验原则和方法

BE 研究是在试验制剂和参比制剂生物利用度比较基础上建立等效性，BA 研究多数也是比较性研究，两者的研究方法与步骤基本一致，只是研究目的不同，导致在某些设计和评价上有一些不同，故在这部分主要阐述 BE 研究方法，该方法同样适合于 BA 研究，建议研究者根据产品研究目的来进行适当调整。

目前推荐的生物等效性研究方法包括体内和体外的方法。按方法的优先考虑程度从高到低排列：药代动力学研究方法、药效动力学研究方法、临床比较试验方法、体外研究方法。其中体内药物分析在生物利用度及生物等效性试验中的应用是药代动力学研究方法。药代动力学研究，即采用人体生物利用度比较研究的方法。通过测量不同时间点的生物样本（如全血、血浆、血清或尿液）中药物浓度，获得药物浓度－时间曲线（Concentration-Time curve，C-T）来反映药物从制剂中释放吸收到体循环中的动态过程。并经过数据处理，得出与吸收程度和速度有关的药代动力学参数如曲线下面积（AUC）、达峰浓度（C_{max}）、达峰时间（T_{max}）等，通过统计学比较以上参数，判断两制剂是否生物等效。

BA 和 BE 研究具体要求：以药代动力学参数为终点指标的研究方法是目前普遍采用的生物等效性研究方法。

12.3.2.1　生物样本分析方法的建立和确证

详细见“第四章体内分析方法的建立与确证”内容。

12.3.2.2　实验设计

1. 交叉设计

交叉设计是目前应用最多最广的方法，因为多数药物吸收和清除在个体之间均存在很大变异，个体间的变异系数远远大于个体内变异系数，因此生物等效性研究一般要求按自身交叉对照的方法设计。把受试对象随机分为几组，按一定顺序处理，一组受试者先服用受试制剂，后服用参比制剂；另一组受试者先服用参比制剂，后服用受试制剂。两顺序间应有足够长的间隔时间，为清洗期（Wash-out Period）。

根据试验制剂数量不同一般采用 2×2 交叉、3×3 交叉等设计。如果是两种制剂比较，双处理、双周期，两序列的交叉设计是较好的选择。如试验包括 3 个制剂（受试制剂 2 个和参比制剂 1 个）时，宜采用 3 制剂 3 周期二重 3×3 拉丁方试验设计。各周期间也应有足够的清洗期。清洗期一般不应短于 7 个消除半衰期。但有些药物或其活性代谢物半衰期很长时则难以按此方法设计实施，在此情况下可能需要考虑按平行组设计进行，但样本量可能要增加。而对于某些高变异性药物（Highly Variable Drug），根据具体情况，除采用增加例数的办法外，可采用重复交叉设计，对同一受试者两次接受同一制剂时可能存在的个体内差异进行测定。

2. 受试者的选择

受试者的选择应当尽量使个体间差异减到最小，以便能检测出制剂间的差异。试验方案中应明确入选和剔除条件。一般情况应选择男性健康受试者。特殊作用的药品，则应根据具体情况选择适当受试者。选择健康女性受试者应避免怀孕的可能性。如待测药物存在已知的不良反应，可能带来安全性担忧，也可考虑选择患者作为受试者。

年龄一般在18~40周岁，同一批受试者年龄不宜相差10岁以上。体重一般不应低于50 kg。按体质指数(Body Mass Index，BMI)=体重(kg)/身高^2(m^2)计算，一般应在标准体重范围内。受试者应经过全面体检，身体健康，无心、肝、肾、消化道、神经系统、精神异常及代谢异常等病史；体格检查示血压、心率、心电图、呼吸状况、肝、肾功能和血象无异常，避免药物体内过程受到疾病干扰。为避免其他药物干扰，试验前两周内及试验期间禁服任何其他药物。实验期间禁烟、酒及含咖啡因的饮料，或某些可能影响代谢的果汁等，以免干扰药物体内代谢。

受试者例数应当符合统计学要求，对于目前的统计方法，18-24例可满足大多数药物对样本量的要求。受试者采用随机方法分组，各组间应具有可比性。

3. 参比制剂的选择

为了保证基于BE试验获准上市的药品质量与原研发企业产品一致，BE试验的参比制剂原则上应选择原研发企业产品。在无法获得原研产品时，可考虑选用上市主导产品作为参比制剂，但须提供相关质量证明(如含量、溶出度等检查结果)及选择理由。参比制剂和受试制剂含量差别不能超过5%，并提供该制剂的体外溶出度、稳定性、含量或效价测定、批间一致性报告等。个别药物尚需提供多晶型及旋光异构体的资料。

4. 给药剂量

进行药物制剂生物利用度和生物等效性研究时，给药剂量一般应与临床单次用药剂量一致，不得超过临床推荐的单次最大剂量或已经证明的安全剂量。受试制剂和参比制剂一般应服用相等剂量，需要使用不相等剂量时，应说明理由并提供所用剂量范围内的线性药代动力学特征依据，结果可以剂量校正方式计算生物利用度。

一般情况下，普通制剂仅进行单剂量给药研究即可，但在某些情况下可能需要考虑进行多次给药研究，如：①受试药单次服用后原形药或活性代谢物浓度很低，难以用相应分析方法精密测定血药浓度时；②受试药的生物利用度有较大个体差异；③药物吸收程度相差不大，但吸收速度有较大差异；④缓控释制剂。进行多次给药研究应按临床推荐的给药方案给药，至少连续3次测定谷浓度确定血药浓度达稳态后选择一个给药间隔取样进行测定，并据此计算生物利用度。

5. 取样

取样点的设计对保证试验结果可靠性及药代动力学参数计算的合理性，均有十分重要的意义。通常应有预试验或参考国内外的药代文献，为合理设计采样点提供依据。应用血药浓度测定法时，一般应兼顾到吸收相、平衡相(峰浓度)和消除相。在药物浓度-时间曲线各时相及预计达峰时间前后应有足够采样点，使浓度-时间曲线能全面反映药物在体内处置的全过程。服药前应先取空白血样。一般在吸收相部分取2~3个点，峰浓度附近至少需要3个点，消除相取3~5个点。采样持续到受试药原形或其活性代谢物3~5个半衰期时，或至血药浓度为C_{max}的1/10~1/20，$AUC_{0-t}/AUC_{0-\infty}$通常应当大于80%。对于长半衰期药物，应尽可能取样持续到足够比较完整的吸收过程，因为末端消除项对该类制剂吸收过程的评价影响不大。

当受试药不能用血药浓度测定方法进行生物利用度检测时，若该药原形或活性代谢物主要由尿排泄(大于给药剂量的 70%)，可以考虑尿药法测定，以尿样中药物的累积排泄量来反映药物摄入量。试验药品和试验方案应当符合生物利用度测定要求。尿样的收集采用分段收集法，其采集频度、间隔时间应满足估算受试药原型药或活性代谢物经尿的排泄程度。但该方法不能反映药物吸收速度，误差因素较多，一般不提倡采用。某些药物在体内迅速代谢无法测定生物样品中原型药物，也可采用测定生物样品中主要代谢物浓度的方法，进行生物利用度和生物等效性试验。

6. 药代动力学参数计算

一般用非房室数学模型分析方法来估算药代动力学参数。用房室模型方法估算药代参数时，采用不同的方法或软件其值可能有较大差异。研究者可根据具体情况选择使用，但所用软件必须经确证并应在研究报告中注明所用软件。在生物等效性研究中，其主要测量参数 C_{max} 和 T_{max} 均以实测值表示。AUC_{0-t} 以梯形法计算，故受数据处理程序影响不大。

7. 研究过程标准化

整个研究过程应当标准化，以使得除制剂因素外，其他各种因素导致的体内药物释放吸收差异减少到最小，包括受试者的饮食、活动都应控制。试验工作应在 I 期临床试验观察室进行。受试者应得到医护人员的监护。受试期间发生的任何不良反应，均应及时处理和记录，必要时停止试验。

12.3.2.3 数据处理及统计分析

1. 数据表达

BA 和 BE 研究必须提供所有受试者各个时间点受试制剂和参比制剂的药物浓度测定数据、每一时间点的平均浓度(Mean)及其标准差(SD)和相对标准差(RSD)，提供每个受试者的浓度—时间曲线(C-T 曲线)和平均 C-T 曲线以及 C-T 曲线各个时间点的标准差。不能随意剔除任何数据。脱落者的数据一般不可用其他数据替代。

2. 药代动力学参数

1)单次给药的 BA 和 BE 研究

提供所有受试者服用受试制剂和参比制剂的 $AUC_{0\to t}$，$AUC_{0\to\infty}$、C_{max}、T_{max}、$t_{1/2}$、CL、V_d、F 等参数及其平均值和标准差。C_{max} 和 T_{max} 均以实测值表示。$AUC_{0\to t}$ 以梯形法计算；$AUC_{0\to\infty}$ 按公式计算：$AUC_{0\to\infty}=AUC_{0\to t}+C_t/\lambda_z$($t$ 为最后一次可实测血药浓度的采样时间；C_t为末次可测定样本药物浓度；λ_z 系对数浓度-时间曲线末端直线部分求得的末端消除速率常数，可用对数浓度-时间曲线末端直线部分的斜率求得；$t_{1/2}$用公式 $t_{1/2}=0.693/\lambda_z$ 计算。

以各个受试者受试制剂(T)和参比制剂(R)的 $AUC_{0\to t}$按下式分别计算其相对生物利用度(F)值：当受试制剂和参比制剂剂量相同时：$F=AUC_T/AUC_R\times100\%$受试制剂和参比制剂剂量不同时，若受试药物具备线性药代动力学特征，可按下式以剂量予以校正：

$$F=[AUC_T\times D_R/AUC_R\times D_T]\times100\%$$

(AUC_T、AUC_R 分别为 T 和 R 的 AUC；D_R、D_T分别为 T 和 R 的剂量)

2)多次给药的 BA 和 BE 研究

提供受试制剂和参比制剂的三次谷浓度数据(C_{min}),达稳态后的 AUC_{ss}、C_{ss-max}、C_{ss-min}、T_{ss-max}、$t_{1/2}$、F、DF 等参数。当受试制剂与参比制剂剂量相等时，F 值按下式计算：$F=AUC_{ss(T)}/AUC_{ss(R)}\times100\%$(式中 $AUC_{ss(T)}$ 和 $AUC_{ss(R)}$ 分别为 T 和 R 稳态条件下的 AUC)

3)统计分析

(1)对数转换：评价 BE 的药代动力学参数 $AUC_{0\to t}$ 和 C_{max} 在进行等效性检验前必须作对数转换。当数据有偏倚时经对数转换可校正其对称性。此外，统计中数据对比宜用比值法而不用差值法，通过对数转换，可实现将均值之比置信区间转换为对数形式的均值之差的计算。

(2)等效判断标准：当前普遍采用主要药代参数经对数转换后以多因素方差分析(ANOVA)进行显著性检验，然后用双单侧 t 检验和计算 90%置信区间的统计分析方法来评价和判断药物间的生物等效性。等效判断标准，一般情况下，受试制剂与参比制剂 AUC 及 Cmax 几何均值比值的 90%置信区间均应在 80.00%~125.00%范围内。

根据双单侧检验的统计量，同时求得$(1-2\alpha)\%$置信区间，如在规定范围内，即可有 $1-2\alpha$ 的概率判断两药生物等效。如有必要时，应对 T_{max} 经非参数法检验。

12.3.2.4 结果评价

生物等效性是指一种药物的不同制剂在相同的实验条件下，给予相同剂量，其吸收程度和吸收速度没有明显差异。故对受试制剂与参比制剂的生物等效性评价，应从药物吸收程度和吸收速度两方面进行，评价反映这两方面的 3 个药代动力学参数即 $AUC_{0\to t}$、C_{max} 和 T_{max} 是否符合前述等效标准。

对于 AUC，一般要求 90%可信区间在 80%~125%范围内。对于治疗窗窄的药物，这个范围可能应适当缩小，而在极少数情况下，如果经临床证实合理的情况下，也可以适当放宽范围。对 C_{max} 也是如此。而对于 T_{max}，一般在释放快慢与临床疗效和安全性密切相关时需要统计评价，其等效范围可根据临床要求来确定。

12.3.3 缓控释制剂的生物利用度与生物等效性研究

缓(控)释制剂因为采用了新技术改变了其体内释放吸收过程，因此必须进行生物利用度比较研究以证实其缓(控)释特征，但在实验设计和评价时与普通制剂都有不同。一般要求应在单次给药和多次给药达稳态两种条件下进行。由于缓(控)释制剂释放时间长，可能受食物影响大，因此必要时还应考虑食物对吸收的影响。

12.3.3.1 单次给药双周期交叉试验

(1)目的：旨在空腹条件下，比较受试制剂与参比制剂的吸收速率和吸收程度，确认受试制剂的缓(控)释与参比制剂是否生物等效，并具有缓释、控释特征药代动力学特征。

(2)试验设计方法与要求：同常释制剂。

(3)应提供药物代谢动力学参数：

①各受试者缓(控)释受试制剂与参比制剂不同时间点的血药浓度数据以及均数和标

准差；

②计算各受试者的药代动力学参数并计算均值与标准差：$AUC_{0\to t}$、$AUC_{0\to\infty}$、C_{max}、T_{max}、F 值，并尽可能提供其他参数如平均滞留时间(MRT)等体现缓(控)释特征的指标。

(4)结果评价：

缓(控)释受试制剂单次给药的相对生物利用度估算同普通制剂。如缓(控)释受试制剂与缓(控)释参比制剂比较，如 AUC、C_{max}、T_{max} 均符合生物等效性统计学要求，可认定两制剂于单次给药条件下生物等效；若缓(控)释受试制剂与普通制剂比较，一般要求 AUC 不低于普通制剂 80%，而 C_{max} 明显降低，T_{max} 明显延迟，即显示该制剂具缓释或控释动力学特征。

12.3.3.2　多次给药双周期交叉试验

1. 目的

旨在研究两种制剂多次给药达到稳态的速率与程度以及稳态血药浓度的波动情况。

2. 试验设计及过程

采用随机交叉实验设计方法多剂量口服参比制剂和受试制剂，受试者等随机分成两组。剂量设计与要求：参比制剂按照常规的临床用药剂量和方法。受试制剂按照拟定的临床给药剂量和方法。每日 1 次，通常受试者应每日空腹 10 h 以上，于早晨服药，服药后继续禁食 2~4 h；每日 2 次给药的制剂，首剂应空腹 10 h 后服药，服药后继续禁食 2~4 h，第二次在餐前或餐后 2 h 服药，服药后继续禁食 2 h。每次用 250 mL 温开水送服，一般要求服药后 1~2 h 后，方可再饮水。两周期至少间隔 7~9 个半衰期，通常 1~2 周。

3. 取样点的设计

连续服药时间至少经过 7 个消除半衰期后，至少连续测量三天的谷浓度，以确定是否达到稳态以及达稳态的速率和程度。取样点最好安排在不同天的同一时间，以抵消时辰对药物代谢动力学的影响，便于比较。达稳态后，在最后一剂量间隔内，参照单次给药采样时间点设计，采足够的血样，测定该间隔内稳态血药浓度-时间曲线。

以普通制剂为参比时，普通制剂与缓(控)释制剂应分别按推荐临床用药方法给药(例如普通制剂每日 2 次，缓(控)释制剂每日 1 次)，达到稳态后，缓(控)释制剂末次给药，参照单次给药采样时间点设计，然后计算各参数，而普通制剂仍按临床用法给药，按 2 次给药的药时曲线确定采样时间点，测得 AUC 是实际 2 次给药后的总和，稳态峰浓度、达峰时间及谷浓度可用 2 次给药的平均值。如用剂量调整公式计算 AUC(如以 1 次给药 AUC 的 2 倍计)，将会使测得的 AUC 值不能准确反映实际 AUC 值。

4. 应提供药物代谢动力学参数与数据

(1)各受试者受试制剂与参比制剂不同时间点的血药浓度数据以及均数和标准差。

(2)各受试者末次给药前至少连续 3 次测定的谷浓度(C_{min})。

(3)各受试者在血药浓度达稳态后末次给药的血药浓度-时间曲线。稳态峰浓度(C_{max}^{ss})、达峰时间(T_{max})及谷浓度(C_{min}^{ss})的实测值。并计算末次剂量服药前与达 τ 时间点实测 C_{min}^{ss} 的平均值。

(4)各受试者的稳态药时曲线下面积(AUC_{ss}^{τ})、平均稳态血药浓度(C_{av})。$C_{av}=AUC_{ss}^{\tau}/$

τ，式中 AUC_{ss}^{τ} 系稳态条件下用药间隔期 0-τ 时间的 AUC，τ 是用药间隔时间。

(5)各受试者血药浓度波动度(DF)。$DF=(C_{max}^{ss}-C_{min}^{ss})/C_{av}\times 100\%$。

5. 结果评价

一般同缓(控)释制剂的单次给药试验的统计。

当缓释制剂与普通制剂比较时，对于波动系数的评价，应结合缓释制剂本身的特点具体分析。另外，对于不同的缓(控)释剂型，如结肠定位片、延迟释放片等，还应当考虑剂型的特殊性来设计试验，增加相应考察指标以体现剂型特点。

12.3.3.3 饮食对药物代谢动力学的影响

(1)目的：研究饮食，尤其是高脂饮食对缓控释制剂吸收程度和速率的影响。

(2)试验设计：采用三周期、三种处理的交叉实验设计。即受试者随机等分成三组，分别按三周期接受三种处理，每种处理间隔应足够长。

处理 1：进食高脂饮食后服用受试制剂；

处理 2：进食高脂饮食后服用参比制剂；

处理 3：空腹服用受试制剂。

(3)服药方法：处理 1 和 2，受试者空腹 10 h，在食用高脂饮食后，即刻用 250 mL 左右水送服药物；处理 3，受试者空腹 10 h，用 250 mL 左右水送服药物。服药后 4 h 方可进食。

(4)结果评价：一般来说，空腹给药与进食后给药的 AUC 和 C_{max} 的差异，不超过 20%，则食物的效应可以忽略不计。

12.3.4 应用实例

【实例 1：他克莫司胶囊在健康人体内药动学一致性的预评估】

他克莫司(Tacrolimus，FK506，图 12-33)是从链霉菌属培养物中分离得到的大环内酯类新型免疫抑制剂，现已全合成制备，能有效抑制 T 淋巴细胞激活，与内源性细胞受体结合形成亲免素复合物，从而发挥药理作用，他克莫司为窄治疗指数药物，对于口服给药制剂工艺和一致性的要求极高，开发难度大，国内目前尚无企业成功获批本品的一致性评价虽有文献采用 LC-MS/MS 法研究他克莫司药代动力学，但其定量下限偏高(0.1 ng·mL^{-1}左右)，不能满足低剂量药动学研究的要求，且多采用类似物作为内标，检测误差较大。

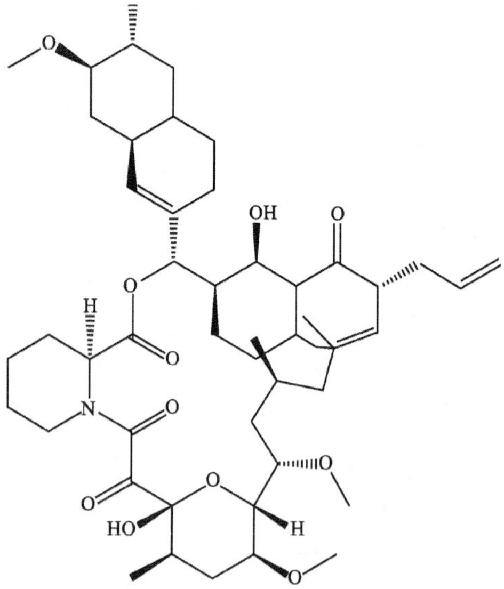

图 12-33 他克莫司结构式

本研究建立了他克莫司全血样品的专属、准确、灵敏的 LC-MS/MS 同位素内标测定法，针对他克莫司原研和自制口服胶囊剂，采取单剂量、四周期、双序列、完全重复的交叉设计，并以参比药物校正的平均生物等效性法（RSABE）进行药动学和生物等效性预评价，可为仿制药一致性研究提供参考。

1）仪器及色谱质谱条件

仪器：Vanquish - TSQ QuantisUPLC - 三重四极杆质谱仪（Thermo Scientific 公司，TraceFinder 软件）

色谱条件：色谱条件 HPLC 法进行分离。采用 Thermo BDS HYPERSIL C_8（100 mm×4.6 mm，2.4 μm）色谱柱，柱温 35℃；0.1%甲酸-0.05%乙酸铵-10%甲醇溶液为流动相 A，0.1%甲酸-0.05%乙酸铵-100%甲醇为流动相 B，线性梯度洗脱（0～2.9 min，90%B；2.9～3 min，90%B→60%B；3～4 min，60%B；4～4.1 min，60%B→90%B；4.1～5.5 min，90%B），流速 0.65 mL·min^{-1}；进样体积 20 μL。

质谱条件：电喷雾正离子化 MS/MS 法检测他克莫司。喷雾电压 4.5 kV，雾化器温度 100℃，吹扫气压力 3.4 kPa，鞘气压力 275.8 kPa，辅助气压力 34.5 kPa，离子传输毛细管温度 350℃。0.2 Pa 氩气 CID 定量检测的离子反应分别为他克莫司 $[M+NH_4]^+$ m/z 821.5@ 20 eV→m/z 768.3，他克莫司同位素-$^{13}C^2H_3$ $[M+NH_4]^+$ m/z 825.6@ 20 eV→m/z 772.3。

2）给药与样品采集

12 例健康成年男性志愿者随机平均分为 2 组，采用单剂量（1 mg）、四周期、双序列、完全重复的药代动力学试验设计。每周期分别于服药后 0、0.25、0.5、0.75、1、1.25、1.5、1.75、2、2.5、3、4、6、8、12、24、48、72、96 和 120 h 前臂静脉采血 4 mL，分别置 EDTA-K_2 的真空采血管中，于-70℃保存待测。清洗期为 21 d。

3）血浆样品处理方法

精密吸取全血样品 1 mL，置 10 mL 聚塑离心管中，精密加入甲醇 200 μL（标准全血样品和质控样品中加入对应浓度的工作溶液）和内标溶液（取内标物适量，以甲醇制备成 10 ng·mL^{-1}的溶液）200 μL，涡旋混匀 30 s，加入提取剂甲基叔丁基醚 3.5 mL，振荡涡旋 5 min 后，3000 r·min^{-1} 离心 5 min；取上清液于 EP 管中真空离心浓缩挥干，残留物加入 0.15 mL 80%甲醇涡旋复溶，12000×g 离心 10 min；取上清 20 μL 进行 LC-MS/MS 分析。

4）方法学验证

在本试验所采用的 LC-MS 条件下，他克莫司出峰时间约为 2.19 min，内标出峰时间约为 2.18 min。他克莫司和内标峰形良好，血浆中无杂峰干扰测定，基线平稳，见图 12-34。他克莫司血浆浓度在 0.02～20 ng·mL^{-1} 范围内线性关系良好（r=0.9991）；低、中、高三个浓度（0.05，2 和 16 ng·mL^{-1}）的平均提取回收率为 99.4%，日内和日间 RSD 均小于 15%。他克莫司血浆样品放置于-70℃冰箱，分别于 24、48、72 h 取出，室温解冻与反复冻融，室温条件下保存 4 h，在规定的实验条件下药物浓度无明显改变。

5）结果与讨论

12 例男性健康受试者口服参比或受试药物后，全血中他克莫司的半对数平均浓度-时间曲线，见图 12-35。

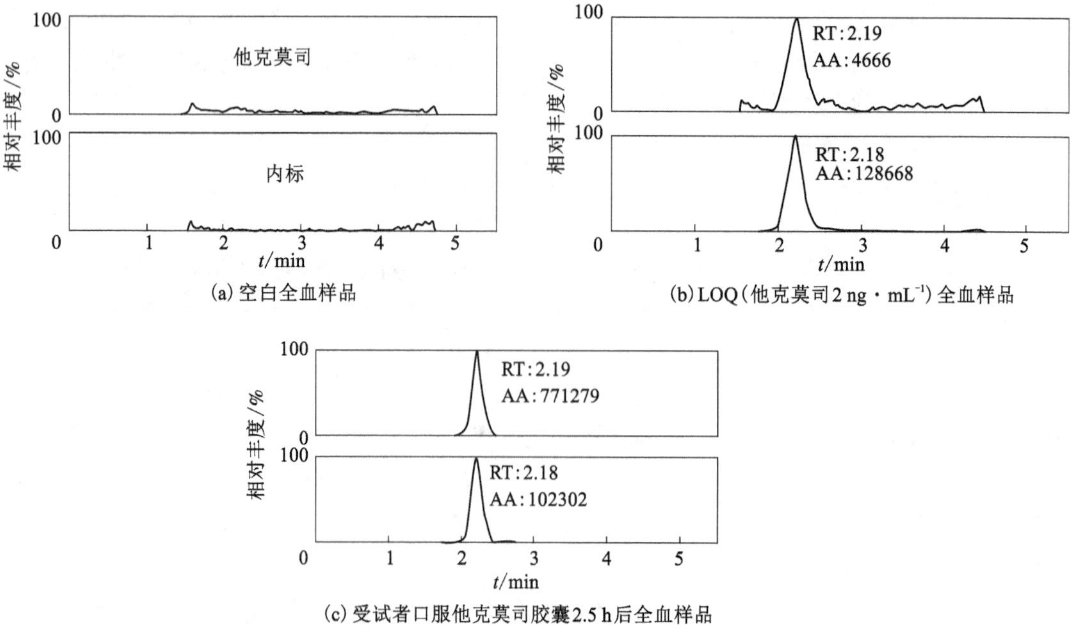

图 12-34　全血样品中他克莫司 LC-MS/MS 测定的色谱图

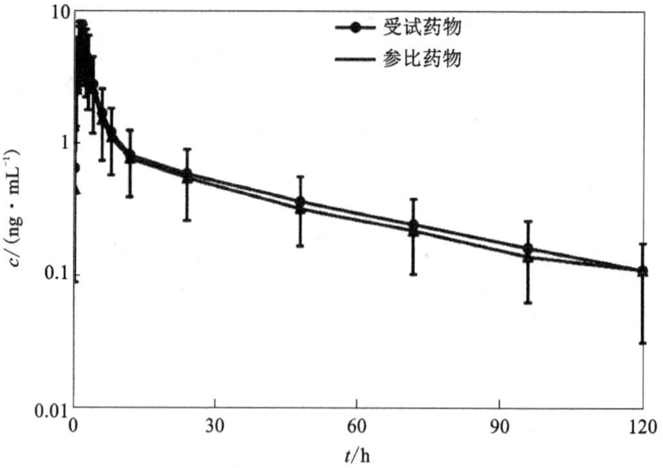

图 12-35　单剂量口服 1 mg 他克莫司胶囊后全血中他克莫司平均血药浓度-时间曲线($n=24$)

用 Phoenix WinNonlin 7.0 药动学软件、非房室模型计算，测得健康受试者口服 1 mg 他克莫司胶囊后的药代动力学参数，见表 12-11，12-12。

表 12-11　各受试者各周期单剂量口服 1 mg 他克莫司胶囊后全血中他克莫司的主要药代动力学参数

受试者编号	C_{max}/ng · mL^{-1}				$AUC_{0-\tau}$/ng · mL^{-1} · h				$AUC_{0-\infty}$/ng · mL^{-1} · h			
	周期				周期				周期			
	1	2	3	4	1	2	3	4	1	2	3	4
	T	R	T	R	T	R	T	R	T	R	T	R
1	4.85	4.22	4.03	3.46	61.3	41.3	58.6	69.5	73.3	48.9	71.1	73.8
3	7.76	6.01	4.25	3.32	94.5	64.6	54.3	23.2	104	73.3	58.3	27.3
5	7.94	7.65	6.46	9.15	63.4	53.3	60.0	69.2	74.4	59.9	55.1	81.4
7	9.64	7.96	11.4	9.32	118	85.8	106	86.8	129	95.2	117	97.0
9	3.98	4.08	3.71	5.27	39.2	35.1	26.9	34.8	44.3	37.6	28.8	36.8
11	7.16	10.2	5.18	10.6	80.1	100	66.9	93.5	90.8	108	72.8	106
	R	T	R	T	R	T	R	T	R	T	R	T
2	6.44	6.93	5.44	3.64	47.3	49.6	35.9	30.5	50.0	52.3	37.2	31.9
4	2.80	3.80	2.64	2.67	22.4	36.7	21.8	20.7	23.7	41.0	23.4	21.6
6	4.72	4.33	3.98	4.01	30.3	41.4	33.7	40.8	32.4	44.6	34.7	47.4
8	7.40	6.40	7.64	8.60	66.8	49.9	94.2	70.9	73.3	53.5	106	75.7
10	12.2	12.2	9.44	11.3	123	142	68.2	120	137	158	77.2	135
12	6.94	4.56	5.87	4.26	42.2	44.4	46.8	28.6	45.0	48.4	49.5	29.7

表 12-12　单剂量口服 1 mg 他克莫司胶囊后全血中他克莫司的主要药代动力学参数($\bar{x}\pm SD$, $n=12\times2$)

参数	参比药物	受试药物
C_{max}(ng · mL^{-1})	6.53 +2.67	6.21+2.78
T_{max}/h	1.48+0.52	1.35+0.45
$T_{1/2}$/h	38.8+9.3	40.9+8.8
AUC_{0-120}(ng · mL · h^{-1})	57.8+27.9	62.4+ 32.6
AUC_0-_{∞}(ng · mL · h^{-1})	63.9+31.8	69.1+ 36.5

根据 FDA 针对高变异和窄治疗窗药物的规定，采用 RSABE 方法评价临床一致性。计算结果如下：C_{max} 的单侧 95%置信区间上限(critbound)为-0.0921<0，估计值(pointest)为 1.1546；$AUC0_{-\tau}$ 的单侧 95% 置信区间上限为-0.0161<0，估计值为 1.0733；$AUC0_{-\infty}$ 的单侧 95% 置信区间上限为-0.0102<0，估计值为 1.0771。故他克莫司受试药物与参比药物主要药代动力学参数的几何均数比值(GMR)点估计值均在 0.80~1.25；判定受试药物与参比药物生物等效。满足仿制药一致性的基本特征，可以进行临床验证。

【实例2：醋酸地塞米松片在中国健康受试者中的生物等效性研究】

醋酸地塞米松(Dexamethasone Acetate，结构式见图12-36)是一种肾上腺皮质激素类药，在临床上多用于治疗过敏性和自身免疫反应及其他相关疾病，其抗炎、抗过敏、抗休克效果显著优于泼尼松，但对水钠潴留和促进排钾作用不大，并且具有强烈的垂体-肾上腺抑制作用。本研究比较了受试制剂醋酸地塞米松片(规格：0.75 mg)与参比制剂醋酸地塞米松片(商品名：DECTANCYL，规格：0.50 mg，批号：3030919，捷克ZENTIVA K.S.生产)在健康成年受试者体内的药代动力学特征，并对两者在空腹和餐后条件下的生物等效性进行分析，同时对两制剂的安全性进行评估。

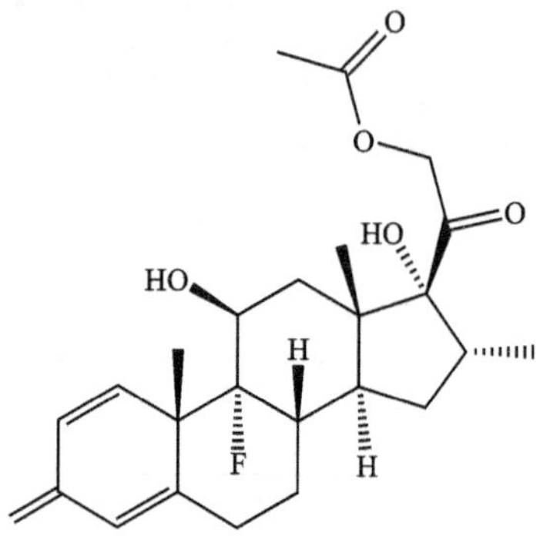

图12-36　醋酸地塞米松的化学结构

1)仪器及色谱条件

日本岛津公司研制的液相质谱联用仪、质谱仪LCMS-8060和LC-20ADXR液相系统。色谱柱：GL Sciences Inc.，Inert Sustain C_{18}HP(2.1 mm×50 mm，3 μm)；流动相A为含5 mM甲酸铵与0.01%三氟乙酸的水溶液，流动相B为100%乙腈溶液；流速：0.40 mL·min^{-1}；梯度洗脱；柱温：40℃；进样量：10.00 μL。质谱条件：离子化模式：电喷雾离子化源；接口温度：300℃；DL温度：250℃；雾化气流量：3.00 L·min^{-1}；加热气流量：10.00 L·min^{-1}；加热块温度：400℃；正离子方式检测：多反应监测(multiple reaction monitoring，MRM)的扫描方式；离子对：地塞米松：393.15→373.15，地塞米松-d_5：398.20→378.15；Q1 Pre偏差：地塞米松：-28.0，地塞米松-d_5：-27.0；CE：地塞米松：-10.0，地塞米松-d_5：-9.0；Q3 Pre偏差：地塞米松：-26.0，地塞米松-d_5：-27.0。

2)给药与样品采集

本试验按照随机、开放、单剂量、两周期双交叉的试验设计筛选合适的受试者并进行随机分组，按照1∶1比例随机分为两个给药序列(TR和RT)，每位受试者进行两个周期试验，各服用一次受试制剂和参比制剂，周期间设7 d清洗期。受试者服药前空腹过夜至少10 h。受试者在每周期第一天早上空腹状态或进食标准高脂餐后，使用240 mL温水送服醋酸地塞米松片受试制剂0.75 mg(2片)或参比制剂0.50 mg(3片)，服药前1 h至服药后1 h内禁水，服药后4 h内禁食。空腹试验在给药前0 h(给药前1.0 h内)和给药后0.25 h、0.5 h、0.75 h、1 h、1.25 h、1.5 h、1.75 h、2 h、2.5 h、3 h、4 h、5 h、6 h、9 h、12 h、16 h、24 h；餐后试验在给药前0 h(给药前1.0 h内)、给药后0.25 h、0.5 h、1 h、1.25 h、1.5 h、2 h、2.5 h、3 h、3.5 h、4 h、4.5 h、5 h、6 h、9 h、12 h、16 h、24 h采集上臂静脉全血4 mL至预冷的含EDTA-K_2抗凝剂的真空采血管中。血样采集后立即放置于冰浴条件下，于1 h内于4℃、2600 g的低温离心机中离心10 min，将血浆分离并装入2支冻存管中。而后将冻存管存放于-60℃及以下超低温冰箱直至样品转运。

3)血浆样品处理方法

将150.00 μL样品(校正标样，质控样品或测试样品；对于双空白样品或只含有内标的样品，加入150.00 μL空白基质)加样至96孔板中；将50.00 μL 50%甲醇溶液加样至双空白样品中并充分混匀；将 50.00 μL 内标溶液加入至其他样品中并混匀；加入 600 μL 的 100%甲基叔丁基醚，然后摇匀 10 min，在设置温度为 4℃条件下 2600 g 离心 10 min；转移 300 μL 上清溶液至新的 96 孔板中，经氮气吹干，加入 200.00 μL 含 0.10%甲酸的 30%乙腈复溶，摇匀 5 min，然后进样。

4）方法学验证

地塞米松和内标地塞米松-d_5 的预期保留时间为 1.3 min，具有良好的选择性，其典型色谱图见图 12-37。地塞米松在 0.50~30.0 ng・mL^{-1} 内，最低定量下限为 0.05 ng・mL^{-1}，线性关系良好（R^2=0.997 2）。每一质控浓度水平的地塞米松质控样品的批内精密度变异系数（%CV）小于 6.2%，批间精密度（%CV）小于 5.60%，表明本试验质控样品批内和批间的精密度达到了生物样品接受标准。提取回收率、基质效应和稳定性也均符合生物样本分析要求。

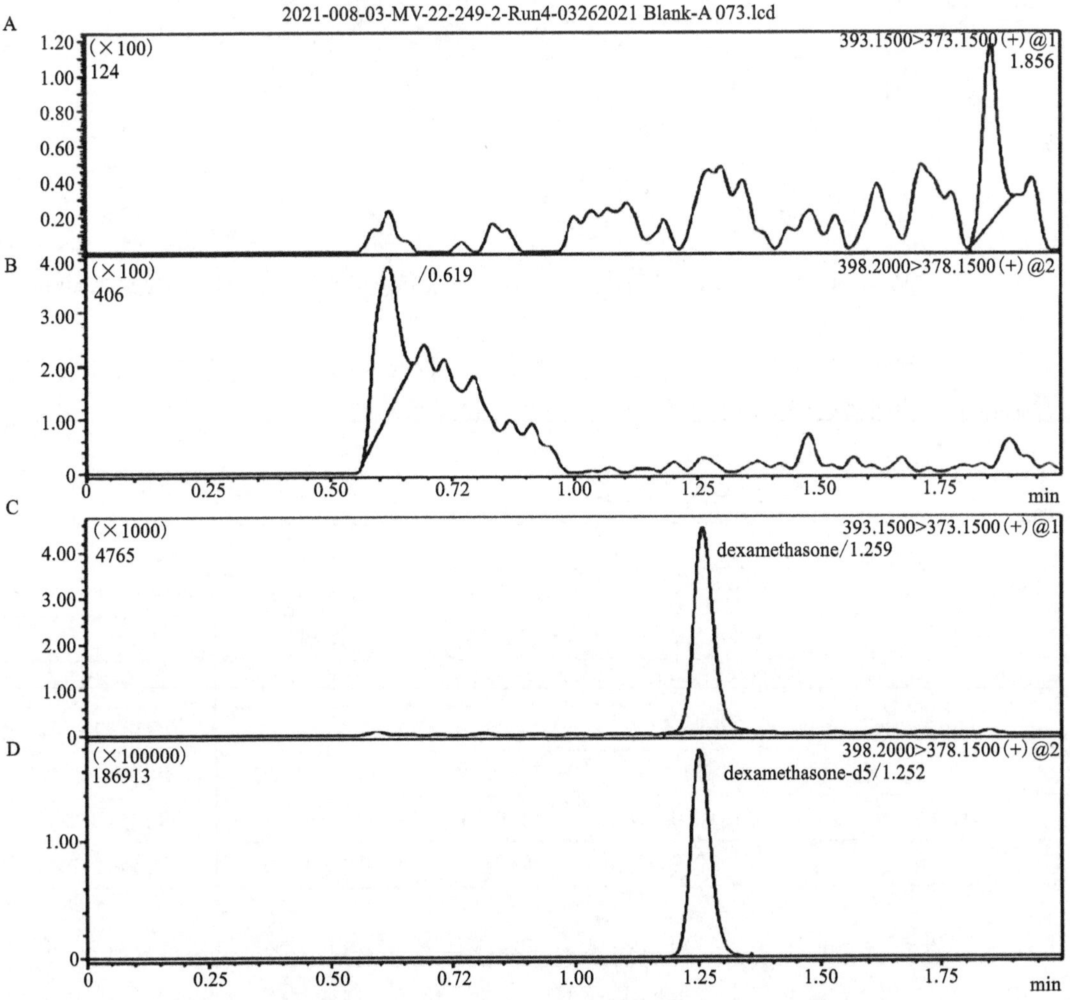

图 12-37　空白血浆地塞米松（A）和内标（地塞米松-d_5，B）的典型色谱图；地塞米松（C）和内标（地塞米松-d_5，D）的定量下限（0.05 ng・mL^{-1}）

5)数据处理及统计分析

使用 Win Nonlin®(8.0 版本)软件对非房室模型药代动力学参数进行估算分析，并对计算了受试制剂与参比制剂的主要药代动力学参数。所得数据经 SAS 9.4 软件处理后进行统计学分析。

6)药代动力学研究

空腹 24 名受试者和餐后 32 名受试者按照试验设计在空腹和餐后状态下服用醋酸地塞米松片受试制剂与参比制剂的血药浓度-时间曲线，见图 12-38。

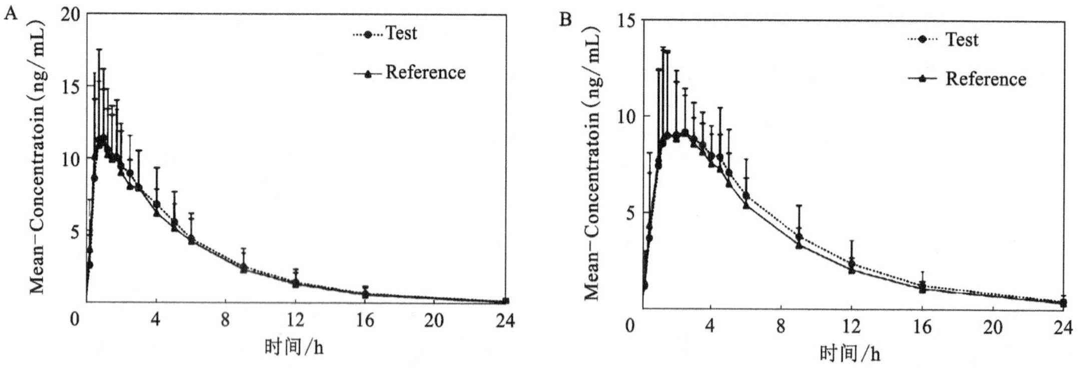

图 12-38 空腹(A)和餐后(B)状态下服用醋酸地塞米松片受试制剂与参比制剂的平均血药浓度-时间曲线

在空腹和餐后条件下，受试者口服受试制剂醋酸地塞米松片和参比制剂醋酸地塞米松片后血浆中待测物地塞米松的主要药代动力学参数详见表 12-13。

表 12-13 空腹和餐后状态下地塞米松的主要药代动力学参数

参数	空腹		餐后	
	Test(*n*=24)	Reference(*n*=24)	Test(*n*=32)	Reference(*n*=32)
T_{max}(h)	1.44±0.90	1.47±1.09	2.28±1.12	2.12±1.12
C_{max}(ng·mL^{-1})	14.53±4.51	14.52±3.68	12.14±3.21	11.93±2.78
AUC_{0-t}(h·ng·mL^{-1})	72.25±21.55	69.23±17.76	81.57±21.28	76.06±13.63
$AUC_{0-\infty}$(h·ng·mL^{-1})	74.63±23.01	71.32±19.12	85.12±23.92	78.95±14.99
Λ_z(1/h)	0.16±0.04	0.16±0.03	0.15±0.03	0.15±0.02
$t_{1/2}$(h)	4.39±0.90	4.39±0.78	4.75±0.90	4.77±0.76

在空腹和餐后条件下受试制剂醋酸地塞米松片和参比制剂醋酸地塞米松片的 C_{max}、AUC_{0-t} 和 $AUC_{0-\infty}$ 在药物间和周期间差异不具有统计意义。空腹试验组几何均值比的 90% 置信区间分别为 90.96%~108.35%，99.10%~106.45%和 99.15%~106.84%。餐后试验组几何均值比的 90%置信区间分别为 92.81%~109.89%，101.50%~109.82%和 101.54%~

110.33%。所有数据均在等效区间内，认为受试制剂醋酸地塞米松片与参比制剂醋酸地塞米松片二者为等效制剂。

【实例 3：普瑞巴林胶囊在中国健康受试者空腹和餐后状态下的生物等效性研究】

普瑞巴林胶囊(Pregabalin，结构式见图 12-39)是治疗神经病理性疼痛的药物，商品名为乐瑞卡®，目前已在全球 100 多个国家上市。参考 2016 年版《以药动学参数为终点评价指标的化学药物仿制药人体生物等效性研究技术指导原则》及《人体生物等效性试验豁免指导原则》中的相关要求，开展 150 mg 规格的生物等效性研究，豁免 75 mg 规格的生物等效性研究。本研究探讨普瑞巴林胶囊仿制药与原研药在中国健康受试者中单剂量空腹和餐后条件下给药的生物等效性。

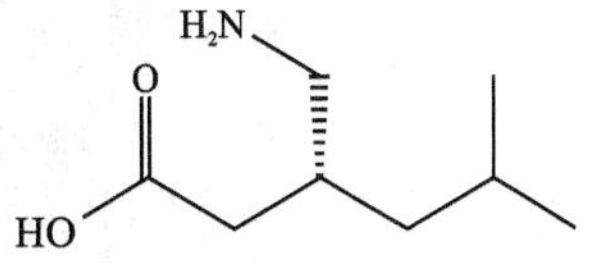

图 12-39　普瑞巴林的化学结构

1)仪器及色谱质谱条件

LC-30AD 高效液相系统，日本岛津公司产品；Inert Sustain AQ-C^{18} HP(3 μm，2.1 mm×50 mm)。流动相：水含 0.1%甲酸(A)-乙腈含 0.1%甲酸(B)；流速 0.45 mL · min^{-1}；柱温 30℃；进样量 20.0 μL；电喷雾离子源，正离子模式，多反应监测(multiple reaction monitoring，MRM)模式。离子源喷雾电压气：5500 V，离子源温度：550℃，离子源气体 1：344.74 kPa，离子源气体 2：413.69 kPa，气帘气：206.84 kPa。普瑞巴林和内标的离子通道分别选择 *m/z* 160.1→124.1 和 *m/z* 164.1→128.1。

2)血浆样品处理

室温黄光下，取血浆 50 μL，加内标工作液 50 μL 于 96 孔样本板中，涡旋 30 s 混匀，加入甲醇 200 μL，涡旋 10 min 混匀，4℃下以 4000 r · min^{-1} 离心 10 min，吸取上清液 50 μL，转移至干净的 96 孔聚丙烯板，加入溶液 450 μL，室温条件下振摇混匀。

3)分析方法验证

普瑞巴林和内标保留时间均为 1.20 min，见图 12-40。空白血浆中未检测到普瑞巴林和内标的干扰峰，空白血浆中的内源性物质不干扰普瑞巴林和内标的测定。普瑞巴林血浆样品浓度在 16.0~8000 ng · mL^{-1} 线性良好，本方法的最低定量下限为 16.0 ng · mL^{-1}，信噪比>10。各质量浓度水平普瑞巴林质控样品的批内 RSD<15%，批间 RSD<15%。每一种质量浓度的回收率均在 98.3%~102.2%，RSD 均不大于 15%，符合对回收率考察的要求。低、中、高质量浓度的内标归一化的基质因子分别为 1.02±0.01，1.02±0.01 和 1.04±0.03，RSD<15%。血浆样品在室温黄光放置 28 h、反复冻融 5 次、-20℃存放 69 d 及-80℃存放 96 d、处理后样品在 8℃存放 166 h 和全血样品室温白光放置 2 h 的稳定性良好。方法学确证结果表明，本方法准确、可重复，符合生物样品分析要求。

4)统计学处理

药代动力学参数计算用 WinNonlin 6.4 软件，其他分析及作图用 SAS 9.3 软件完成。根据人体生物等效性研究技术指导原则，主要评价指标分析。用生物等效性分析集，将 C_{max}、AUC_{0-t} 和 $AUC_{0-\infty}$ 经对数转换后进行方差分析(ANOVA)。方差分析模型中顺序、药物、周期作为固定效应，受试者(顺序)作为随机效应。计算 C_{max}、AUC_{0-t}、$AUC_{0-\infty}$ 几何均值比(受试制剂/参比制剂)的 90%置信区间，进行等效性比较，等效标准为 80.00%~

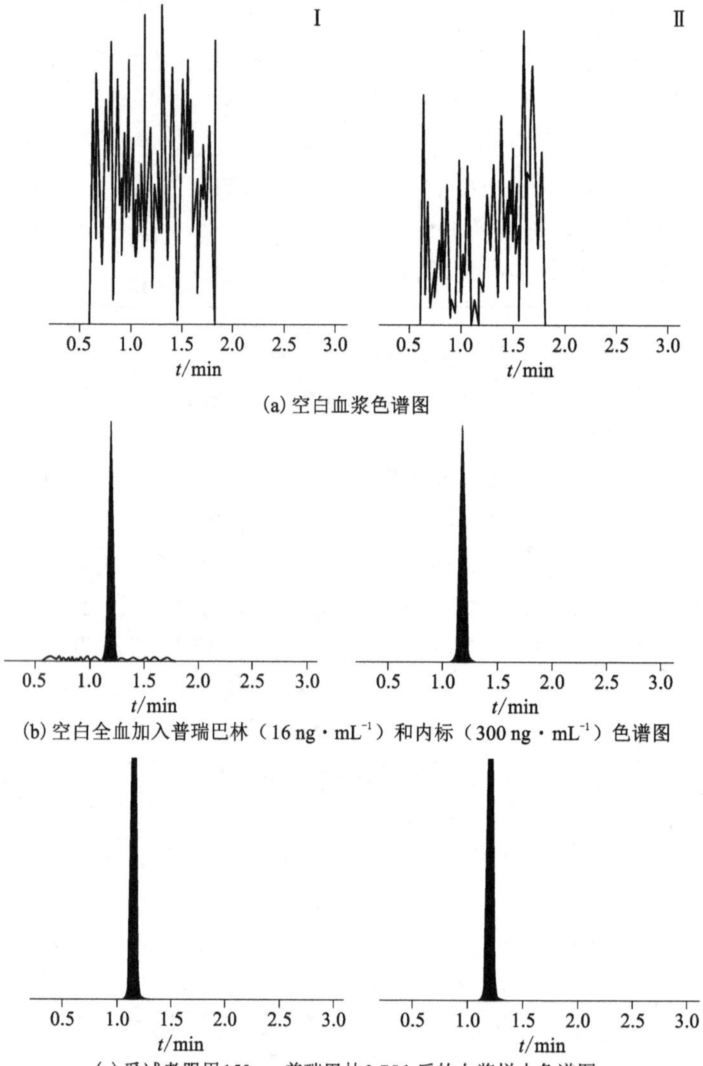

(a) 空白血浆色谱图

(b) 空白全血加入普瑞巴林（16 ng·mL^{-1}）和内标（300 ng·mL^{-1}）色谱图

(c) 受试者服用150 mg普瑞巴林2.75 h后的血浆样本色谱图

图 12-40　普瑞巴林(Ⅰ)和内标(IS；Ⅱ)的典型色谱图

125.00%。同时进行双单侧 t 检验分析，进行等效性评价。同时计算参数的个体内变异系数。若受试者的 AUC%ExtraP>20%，$AUC_{0-\infty}$ 不纳入分析。

1)药代动力学研究

本试验设计为随机、开放、两周期、两交叉、单剂量口服普瑞巴林胶囊，洗脱期为 3d。受试者于第 1 周期给药前一晚入住 Ⅰ 期病房，给药前禁食 10 h 以上。本试验分为空腹和高脂餐后 2 组，每组 24 例受试者，共入组 48 例受试者，每组受试者随机分为 T-R 服药序列和 R-T 服药序列，每个服药序列 12 例。空腹组试验当天早上按随机表单剂量口服受试制剂或参比制剂 150 mg，用温水 240 mL 送服。高脂餐后试验，在服药前 30 min 开始进食高脂餐，试验药物要在进餐后且以开始进餐时间计的(30±0.5) min 服用，按照随机表给药，受试者用温水 240 mL 送服。服药前后 1 h 须禁水(服药用水除外)，并在服药后继续空腹 4 h。4 h 后进食午餐，10 h 后进食晚餐。服药前后 1 h 内禁止饮水(服药水除外)。试验期间统一清淡饮食，每周期的用餐计划一致。

空腹试验分别于给药前 1 h 内(0 h)和给药后 0.25、0.5、0.75、1.0、1.25、1.5、1.75、2.0、2.5、3.0、4.0、6.0、8.0、10.0、12.0 h，餐后试验分别于 0 h(30 min 内)及给药后 0.25、0.5、1.0、1.5、2.0、2.5、3.0、3.5、4.0、5.0、6.0、8.0、12、16、24、36 和 48 h，每次取血 4 mL 至 EDTA-K_2 真空抗凝采血管中，离心后血浆样品，储存于-70℃冰箱，以供药代动力学分析。

(1)血样浓度测定结果

空腹组和餐后组 24 例均完成了 2 周期受试制剂普瑞巴林和参比制剂普瑞巴林胶囊的给药，并在规定时间内进行了血样采集，用 LC-MS/MS 方法对采集到的血样标本进行了血药浓度测定。空腹组和餐后组受试者的平均血药浓度-时间半对数曲线图，见图 12-41。

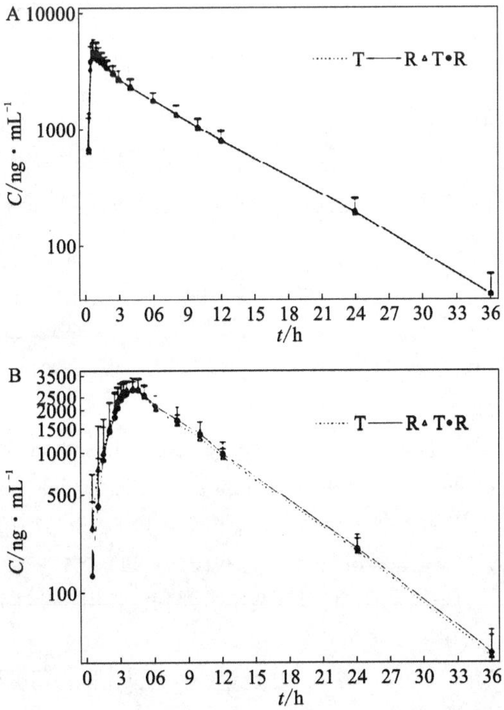

图 12-41　健康受试者空腹(A)或餐后(B)口服普瑞巴林胶囊 150 mg 后的平均药时半对数曲线

(2)药代动力学参数

空腹组和餐后组各有 24 例受试者完成试验，受试制剂和参比制剂的药代动力学参数，见表 12-14。

表 12-14 健康受试者空腹和餐后单次口服普瑞巴林 150 mg 后的平均药代动力学参数($\bar{x}\pm s$)

参数	空腹(n=24)		餐后(n=24)	
	Test	Reference	Test	Reference
C_{max}(ng · mL^{-1})	4 967.92±898.10	5 190.83±1 078.93	3 159.58±446.93	3 165.83±426.90
AUC$_{0-t}$(ng · mL^{-1} · h)	30 962.30±5474.72	31 236.29±4 571.08	28 440.85±2 881.43	28 736.69±3043.43
AUC$_{0-\infty}$(ng · mL^{-1} · h)	31 323.18±5 557.42	31 603.88±4 634.23	28 742.84±2 880.59	29 024.50±3057.91
T_{max}(h)*	1.0(0.50, 2.50)	0.88(0.50, 2.50)	3.50(1.00, 4.50)	4.25(2.50, 5.00)
$t_{1/2}$(h)	5.43±0.57	5.47±0.57	5.10±0.57 (11.17)	5.07±0.60
λ_z(1/h)	0.13±0.01	0.13±0.01	0.14±0.02(11.52)	0.14±0.016

*: Median(min, max)

受试制剂和参比制剂的药代动力学特点相似。T/R 几何均数的比值为 99.02%，90% CI 为 97.34%~100.73%，把握度大于 99.99%，受试者个体内变异为 3.45%，90% CI 在 80.00%~125.00%，药代动力学参数 AUC$_{0-t}$ 符合生物等效的判定标准。

参考文献

[1]国家食品药品监督管理总局. 药物非临床药代动力学研究指导原则. 2014.

[2]国家食品药品监督管理总局. 药品注册管理办法. 2007.

[3] Qiqi Song, Chengjun Jiang, Dianlei Wang, et al. Preparation and in Vitro Evaluation of Osmotic-Pump Lorcaserin-hydrochloride Controlled-Release Tablets[J]. Chem Pharm Bull. 2022; 70(3): 202-210.

[4]张苗苗，李真宝，汪电雷，等. 盐酸氯卡色林渗透泵控释片在 Beagle 犬中的血药浓度测定方法的建立及其药代动力学研究[J]. 中国药理学通报，2023，39(05): 993-997.

[5]袁艳娟，刘晶，乔红群，等. HPLC-MS/MS 法手性拆分泮托拉唑钠对映体及大鼠血浆中药代动力学研究[J]. 质谱学报，2019，40(03): 296-303.

[6]唐琦，劳淑华，王子哲，等. 用 UPLC-MS/MS 法定量检测大鼠血浆中司美格鲁肽含量及其药代动力学研究[J]. 中国临床药理学杂志，2023，39(09): 1316-1320.

[7]罗锐，洪桂祝，聂婧雯，等. 新型红景天苷衍生物 pOBz 在大鼠体内的药代动力学及血脑屏障穿透性[J]. 中国药理学通报，2023，39(03): 543-548.

[8]国家食品药品监督管理总局. 化学药物临床药代动力学研究技术指导原则. 2005.

[9]何旭，解染，周双，等. CYP2C9 及 CYP2C19 基因多态性与塞来昔布健康受试者的药代动力学研究[J]. 中国临床药理学杂志，2023，39(16): 2373-2377.

[10]汪云，吴金伶，马莎莎，等. 阿兹夫定联用多替拉韦钠在中国健康受试者中的药代动力学研究[J]. 中国临床药理学杂志，2023，39(13): 1938-1942.

[11]徐陈凤，惠文凯，孙莉莉，等. 基于超滤离心前处理的液相色谱-串联质谱法手性拆分人血浆中的亚

叶酸和 5-甲基四氢叶酸非对映异构体及其药代动力学应用[J]. 色谱, 2019, 37 (06): 581-588.

[12]顾霄, 张圆, 宋敏, 等. 饮食对甲磺酸雷沙吉兰人体药代动力学的影响[J]. 中国药科大学学报, 2013, 44(1): 85-88.

[13]陈钊, 武晓捷, 张菁, 等. 吗啉硝唑在中度肝功能减退者中的药动学[J]. 中国感染与化疗杂志, 2013, 13(3): 161-166.

[14]国家食品药品监督管理总局. 化学药物制剂人体生物利用度和生物等效性研究技术指导原则. 2005.

[15]国家药典委员会. 中华人民共和国药典(2020 版四部), 北京: 中国医药科技出版社, 2020.

[16]付晓婷, 姜净, 霍怡彤. 等. 他克莫司胶囊在健康人体内药动学一致性的预评估[J]. 药物分析杂志, 2021, 41(04): 613-618.

[17]肖雷, 徐媛媛, 黄晓青, 等. 醋酸地塞米松片在中国健康受试者中的生物等效性研究[J]. 中国临床药理学与治疗学, 2023, 28(12): 1365-1371.

[18]张吉刚, 查怡鑫, 金舒静, 等. 普瑞巴林胶囊在中国健康受试者空腹和餐后状态下的生物等效性研究[J]. 中国临床药理学杂志, 2023, 39(21): 3159-3163.

第 13 章

治疗药物监测研究

13.1 血药浓度的临床意义

13.1.1 药物治疗与药物效应的关系

临床用药的目的是利用药物作用来消除致病原因(如杀灭病原体)，帮助机体调整异常的功能，促进受损组织修复，使机体恢复健康。药物从给药部位进入机体后，经过分布、生物转化和排泄，在作用部位形成一定的药物浓度，而为生物体所摄取的药物必须在作用部位达到足够的浓度才能产生其特征性的药理效应。需要指出的是，药物的作用并非固定不变，而是会受到药物制剂工艺、病人机体状态以及环境条件等多方面因素的影响而产生一定的变化，这些变化可能是量变甚至也可能是质变。

表 13-1　影响药物临床效应的因素

一、药物方面的因素	5. 疾病状态
1. 药物的剂量	(1)疾病对药物体内过程的影响
2. 药物的剂型	(2)疾病影响机体对药物的反应性
3. 制剂工艺	6. 遗传因素
4. 复方制剂	三、环境条件方面的因素
二、机体方面的因素	1. 给药途径
1. 年龄	2. 时辰药理学
2. 性别	3. 连续用药产生耐药性
3. 营养状态	4. 联合用药的药物相互作用
4. 精神因素	5. 吸烟、嗜酒与环境污染

一般来说，给予机体一定剂量的药物后，药物分布到全身各组织中，并与相应的作用

部位结合，最终产生药理效应。药物疗效强弱与效应维持时间长短，理论上取决于在作用部位是否保持有活性药物的足够浓度。在临床研究中直接测得作用部位的药物浓度非常困难，由于血液中、细胞外液和细胞内的药物浓度存在着可逆平衡，因此通常用血药浓度来代替作用部位的药物浓度。影响血药浓度变化的因素较多，但可归纳为两个方面，一方面来自于药物，另一方面来自于患者本身。药物的化学结构、理化性质、剂型因素等决定了药物的吸收速度和吸收程度，也决定了其在体内的分布和消除特征；而患者的种族、性别、年龄、身高、体重及病理因素、遗传因素、营养状况等也会影响药物在体内的处置过程。上述这些因素综合作用的结果，导致临床病人血药浓度间往往存在较大的差异。

大多数药物的药理作用的强弱和持续时间，与药物在作用部位的浓度呈正比，早期的临床药动学研究通过对治疗药物的血药浓度监测(Therapeutic Drug Monitoring，TDM)来监测药物效应的变化，其理论基础是药物的浓度与效应呈现一一对应的关系，这里的药物浓度是指作用部位的药物浓度，在实际研究中大多为血药浓度。随着药代动力学和药效动力学研究的不断深入，人们逐渐发现血药浓度和效应之间并非简单的一一对应关系，出现了许多按传统理论无法解释的现象，如效应的峰值明显滞后于血药浓度峰值，药物效应的持续时间明显长于其在血浆中的滞留时间，有时血药浓度和效应的曲线并非像在体外药效动力学研究中观察到的 S 形曲线，而是呈现出一个逆时针滞后环。进一步研究发现血药浓度的变化并不一定平行于作用部位药物浓度的变化，因而出现了上述的一些现象，所以不能用血药浓度简单地代替作用部位的浓度来反映药物效应的变化情况。还有一些药物，它的效应一旦产生后，药效的持续并不需要在受体周围保持一定的药物浓度，也就是药物的效应与当时的血药浓度并不相关。甚至血浆及组织中药物早已消除，但药效却继续存在相当长的一段时间。例如：不可逆的抗胆碱酯酶药，与胆碱酯酶共价结合而使之失活；单胺氧化酶抑制剂使组织内单胺氧化酶失活；利血平使单胺类神经元突触后膜的胆碱酯酶结合而使之失活。这些药物从体内消除后，其药理作用还保持一段相当长时间，一直等到新的酶系重新生成或修复后，才能摆脱药物作用所引起的反应。但是，药效的产生仍然取决于最初的血药浓度，只有达到起效的血药浓度，对酶与受体产生不可逆抑制，药效才能形成并持久。

13.1.2　与血药浓度相关的药代动力学参数

药物代谢动力学研究旨在阐明药物在体内的吸收、分布、代谢、排泄及其经时过程，它通过数学的手段定量地描述机体对药物的处置。药物在体内经历吸收(absorption)、分布(distribution)、代谢(metabolism)和排泄(excretion)过程的处置(如图 13-1 所示)，自始至终都处于动态变化之中，且药物的体内处置过程较为复杂，受到体内外诸多因素的影响。为了揭示药物在体内的动态变化规律性，常常要借助数学的方法来阐明体内药量随时间而变化的规律性，根据体内药量和时间的数据，建立一定的数学模型，求得相应的药动学参数，通过这些参数来描述药物体内过程的动态变化规律性。药物的药动学研究一方面可以帮助我们了解药物作用的规律性，阐明药物的作用和毒性产生的物质基础，进而指导临床制定合理的给药方案，提高用药的安全性和合理性；另一方面对新药的开发研究和评价也有一定的指导意义。

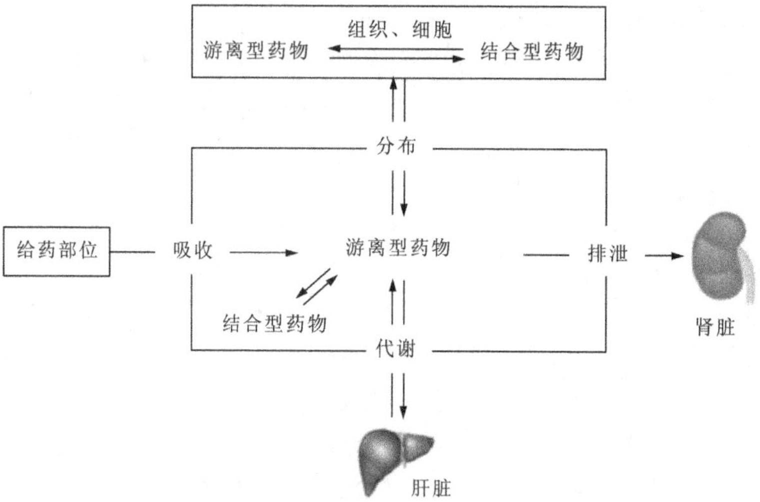

图 13-1 药物的体内过程

13.1.2.1 药-时曲线

以时间为横坐标，以药物的药量(如体内药量、血药浓度、累计尿药量等)为纵坐标绘制的曲线，称为药-时曲线(Drug Concentration-Time Curve)。如图 13-2 所示，药-时曲线动态地反映了药物在体内的经时过程，通过数学模型进行曲线拟合可以获得相关的药代动力学参数。

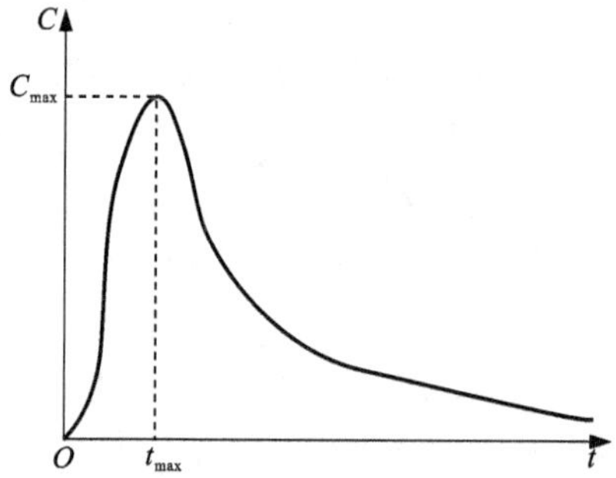

图 13-2 药物浓度-时间曲线

13.1.2.2 药峰时间和药峰浓度

药物经血管外给药吸收后出现的血药浓度最大值称为药峰浓度(C_{max})，达到药峰浓度所需的时间为药峰时间(t_{max})，如图 13-2 所示。两者是反映药物在体内吸收速率的两个重要指标，常被用于制剂吸收速率的评价。药物的吸收速度快，则其峰浓度高，达峰时间短，反之亦然。因此，吸收速度是影响药物疗效或毒性的一个重要的因素。C_{max} 常用于阐述血药浓度水平和毒性反应之间的关系。

13.1.2.3 药-时曲线下面积

药-时曲线下面积(Area Under the Curve，AUC)表示血药浓度-时间曲线下面积，它是评价药物吸收程度的一个重要指标，常被用于评价药物的吸收程度。AUC 可用梯形面积法进行估算。

13.1.2.4　半衰期

药物的消除半衰期（Half life，$t_{1/2}$）是指药物在血浆中最大浓度降低一半所需要的时间。半衰期是判断药物在体内残留的重要参数。当体内药物经过 5~6 个半衰期，药物在体内基本消除。连续给药经 5~6 个半衰期药物基本达到稳态水平，药物达到稳态的时间与给药次数和给药间隔无关。半衰期一般用下式计算：

$$t_{1/2}=\frac{0.693}{k}$$

按半衰期的长短，常用药物分为超快消除、快速消除、中等消除、慢消除、极慢消除等 5 类。欲使超快消除类药物（半衰期≤1 小时）在血浆中维持某一合适浓度，给药次数就得较其他类药物频繁些，但治疗指数大的药物可延长给药的间隔时间。为保证有效血药浓度的维持，无论超快或快速消除类药物（半衰期=1 小时~4 小时），都以静脉滴注为宜，如氨苄青霉素半衰期为 1.0~1.5 小时，因此可以持续滴注。中等消除类药物（半衰期=4 小时~8 小时）可取半衰期的时间作为给药间隔，如磺胺异恶唑半衰期为 6 小时，因此每隔 6 小时一次，即一日 4 次给药。又如灭滴灵的半衰期为 6.0~11.5 小时，因此给药每天 3 次。消除慢（半衰期=8~12 小时）的药物，如抗癫痫药扑痫酮半衰期为 8±4.8 小时，因此一日 2~3 次给药为宜。美西律半衰期是 10~20 小时，因此每天给药 2 次。极慢消除类药物（半衰期>24 小时）可按每天给药一次。因为在给药间隔期间内，这类药物浓度的波动幅度不会像快速消除类药物引起的幅度大，如磺胺甲基嘧啶半衰期为 15~45 小时，因此一日只给药一次。

13.1.2.5　稳态血药浓度

以一定的时间间隔，用相同的剂量多次给药，药物浓度在体内逐步增加。当药物的吸收速率与消除速率达到平衡时，血药浓度可维持在一定的水平内上下波动，该波动范围称之为稳态血药浓度（Steady-state plasma concentration，C_{ss}），包括稳态峰值血药浓度（C_{max}）$_{ss}$ 和稳态谷值血药浓度（C_{min}）$_{ss}$。临床上进行治疗药物监测时，通常采集患者稳态谷浓度血样以判断药物的疗效，而稳态峰浓度通常用来判断药物的毒副作用。

13.1.2.6　表观分布容积

表观分布容积（apparent volume of distribution，V_d）是指药物在体内达到动态平衡时，体内药量与血药浓度的比值，其本身不代表真实的容积，因此没有直接的生理学意义，主要反映药物在体内分布的程度，其单位为 L 或 L · kg^{-1}。

药物分布容积的大小取决于其脂溶性、膜通透性、组织分配系数及药物与血浆蛋白等生物物质的结合率等因素。如药物的血浆蛋白结合率高，则其组织分布较少，血药浓度高。我们可以根据体液的分布情况，由药物的分布容积粗略地推测其在体内的大致分布。例如某种药物的 Vd 为 3~5 L 左右，那么这种药物可能主要分布于血液并与血浆蛋白大量结合，如双香豆素、苯妥英钠和保泰松等。如果药物的 Vd 为 10~20 L 左右，则说明该药物主要分布于血浆和细胞外液，这类药物往往不易通过细胞膜，因此无法进入细胞内液，如溴化物和碘化物等。如果药物的分布容积为 40 L，则该药物可以分布于血浆和细胞内、外液，表明其在体内的分布较广，如安替比林。有些药物的 Vd 非常大，可以达到 100 L 以上，这一体积已远远地超过了体液的总容积，这类药物在体内往往有特异性的组织分布，如硫喷妥钠具有较高的脂溶性，可以大量地分布于脂肪组织，而 I^{131} 可以大量地浓集于甲状腺，因而其分布容积也很大。由此可见，我们可以通过分布容积来了解药物在体内的分布情况。

13.1.2.7 清除率

清除率(Clearance，CL)是指在单位时间内，从体内消除的药物的表观分布容积数，其单位为 L/h 或 L/h/kg，表示从血中清除药物的速率或效率，它是反映药物从体内消除的另一个重要的参数。清除率 Cl 与消除速率常数 k 和分布容积之间的关系可用下式表示：

$$CL = k \cdot V_d$$

13.1.3 血药浓度的临床应用

13.1.3.1 根据血药浓度判断药物的疗效和毒性

多数药物的血药浓度与其药理效应具有良好的相关性，药物浓度太低不产生治疗效应，浓度太高则产生难以耐受的毒性。因此，临床上一个理想的治疗方案可以定义为维持药物的血浆浓度在“有效血药浓度范围”内。有效血药浓度范围(或称为“治疗窗”，therapeutic range)是指最低有效浓度(minimum effect concentration，MEC)与最低中毒浓度(minimum toxic concentration，MTC)之间的范围。

13.1.3.2 根据血药浓度选择适当的药物

在临床药物治疗中，一般都会有多种药物可供临床治疗使用，并且普遍存在合并用药的现象，选择哪种药物能够达到最好的疗效是临床医生面临的问题。通过了解药物的血药浓度有助于选择适当的药物用于治疗。当几种药物合并使用时，应关注药物之间的相互作用，避免血药浓度因药物相互作用而低于有效浓度范围失去治疗效果，或者高于最低中毒浓度而产生毒性反应。例如，氯吡格雷是一种 ADP 受体拮抗剂，能够抑制血小板聚集，在体内经过肝脏 CYP2C19 转化为活性代谢产物，在使用氯吡格雷时要避免使用 CYP2C19 抑制性药物，如奥美拉唑等。

13.1.3.3 根据血药浓度选择合适的给药方式

血药浓度是否在治疗窗范围之内也受到给药方式的影响。如青霉素静脉给药，如果滴注时间过长，虽然体内维持药物浓度的时间较长，但达不到最小抑菌浓度(MIC)，不仅疗效差，还容易引起细菌耐药。因此，这类药物宜快速静滴以维持较高的血药浓度而达到治疗目的。氨基糖苷类抗生素也属于快速消除的药物，应当每日多次使用，但这类药物随着用药时间的延长，谷浓度升高，表明组织中有蓄积，因此造成耳毒性增加。因此，氨基糖苷类抗生素可用每日一次的用药方案，既降低了体内蓄积，又利用其较长的抗菌后效应

(PAE)，起到较好的杀菌作用。

13.1.3.4　根据血药浓度调整药物剂量

一定剂量的药物重复恒量给药，经 4~5 个半衰期可达稳定而有效的血药浓度，此时药物吸收速度与消除速度达到平衡，血药浓度相对稳定在一定水平，这时的血药浓度称为稳态血药浓度，也称坪值。当治疗效果不满意时或发生不良反应时，可通过测定稳态血药浓度对给药剂量加以调整。病情危重需要立即达到有效血药浓度时应给予负荷量，即首次剂量就能达到稳态血药浓度的剂量。给予首剂负荷剂量时，应该同时监测峰值血药浓度，以避免血药浓度过高引起严重的毒副作用。目前临床上通过监测血药浓度调整给药剂量更倾向于群体药代动力学的研究手段，通过收集病人的谷浓度数据以及各种病理生理信息建立药物的群体药代动力学模型，并预测相应给药剂量下能否在病人体内达到有效浓度，以此为依据调整给药剂量。

综上所述，血药浓度是临床用药的重要依据，它能够指导临床医生选择合适的药物，正确的给药途径，制定合理的给药剂量，从而实现合理用药。在我国，各大医院都已经开展了血药浓度监测，今后临床用药的趋势是将血药浓度的数据进一步量化，真正意义上地制定出符合每位患者的用药方案，实现高水平的个体化用药。

13.2　治疗药物监测

13.2.1　治疗药物监测的意义

治疗药物监测(therapeutic drug monitoring)简称 TDM，是一门研究个体化药物治疗机制、技术、方法和临床标准，并将研究结果转化应用于临床治疗以达到最大化合理用药的药学临床学科。通过测定患者体内的药物暴露、药理标志物或药效指标，利用定量药理模型，以药物治疗窗为基准，制订适合患者的个体化给药方案。其核心是个体化药物治疗。

TDM 工作内容包括药物(及其代谢物、药理标志物)分析、定量计算、临床干预三部分。TDM 基础主要涉及药理学、药剂学、药物分析学、生物化学与分子生物学、流行病与卫生统计学等多门二级学科。患者存在个体差异、药物治疗窗窄、药物毒性反应难以判断、药物暴露受多种因素影响是开展 TDM 的主要临床指征。TDM 的临床意义在于能够优化药物治疗方案，提高药物疗效、降低毒副作用，同时通过合理用药最大化应该能节省药物治疗费用。

13.2.2　治疗药物监测的范围

治疗药物监测能够提高药物的疗效和安全性，但并不是所有药物都需要进行 TDM。首先，毒性小的药物不需要进行血药浓度监测，如青霉素，大多数维生素等。其次，对那些有可能根据临床表现和生物化学指标判断疗效的药物(如降压药、降糖药、利尿药、抗凝血药等)，通常无须通过测定血药浓度来观察疗效，可通过明确的临床终点信息，如血压、血糖观察疗效，还有些药物可通过凝血酶原、尿量、肺通气功能等指标来观察疗效。另外，如果药物的药效并不与当时的血药浓度密切相关，血药浓度就不能成为评价指标，如某些抗肿瘤药。需要注意的是，血药浓度测定并不能代替临床观察，两者在评价疗效上是相辅相成的。

临床上需要进行 TDM 的药物通常有以下几种情况：

(1)有效血药浓度范围窄的药物：有明确的有效血药浓度范围或中毒范围的药物，或者治疗指数低、毒性大的药物。如地高辛、茶碱、抗心律失常药、氨基甙类抗生素、抗癫痫药、甲氨蝶呤、环孢素、锂盐等。

(2)同一剂量可能出现较大血药浓度差异的药物，如三环类抗抑郁药。

(3)具有非线性药代动力学特征的药物：这些药物在用到某一剂量后，体内药物代谢酶或转运体发生了饱和，出现了一级和零级动力学的混合过程，此时剂量稍有增加，血药浓度便急剧增加，$t_{1/2}$ 明显延长，而产生中毒症状，如苯妥英、普萘洛尔等。

(4)在某些疾病状态下，药物的体内过程可能发生改变，半衰期可能缩短或延长，从而造成血药浓度的降低或升高。如胃肠道疾病影响药物的吸收，肝、肾功能不全可能影响药物的代谢和排泄，在这些情况下，有必进行血药浓度监测。

(5)合并用药：药物之间的相互作用可能影响药物的体内过程，使血药浓度发生波动，也可能影响到药物的效应。

(6)需要长期服用的药物：长期用药的患者依从性差，此外，长期服用某种药物可能对肝药酶产生诱导或抑制作用，进而引起血药浓度的降低和升高，这种情况也应进行血药浓度监测，将病人的血药浓度调整到一个合适的浓度，保证长期用药的安全性和有效性，如抗癫痫药物等。

(7)中毒症状与疾病本身症状不易区分的药物：如地高辛、环孢素等。

(8)用于抢救治疗的药物：如强心药，抗心律失常药等。

(9)在某些情况下需确定病人是否按医嘱服药。

(10)需要提供治疗上的医学法律依据。

表 13-2 临床上常规需要进行监测的药物及其有效浓度范围。

药物	有效血药浓度	药物	有效血药浓度
洋地黄毒苷	14~30 μg · L^{-1}	普鲁卡因胺	4~8 mg · L^{-1}
地高辛	0.8~2 μg · L^{-1}	利多卡因	1.5~4 mg · L^{-1}
苯妥英钠	10~20 mg · L^{-1}	奎尼丁	2~5 mg · L^{-1}
苯巴比妥	20~40 mg · L^{-1}	普萘洛尔	20~50 mg · L^{-1}
丙戊酸	50~100 mg · L^{-1}	胺碘酮	0.2~2 g · L^{-1}
卡马西平	4~10 mg · L^{-1}	地西泮	0.5~2.5 μg · L^{-1}
乙琥胺	40~100 mg · L^{-1}	丙咪嗪	50~160 μg · L^{-1}
扑米酮	10~20 mg · L^{-1}	去甲替林	50~140 μg · L^{-1}

续表13-2

药物	有效血药浓度	药物	有效血药浓度
酰胺咪嗪	3～8 mg·L^{-1}	碳酸锂	0.8～1.5 mmol·L^{-1}
阿司匹林（水杨酸计）	镇痛：20～30 mg·L^{-1} 风湿性关节炎：100～300 mg·L^{-1} 风湿热：250～400 mg·L^{-1}	地昔帕明	0.15-0.25 mg·L^{-1}
茶碱	10～20 mg·L^{-1}	阿米替林	0.54-0.9 μmol·L^{-1}
甲苯磺丁脲	53～96 mg·L^{-1}	格鲁米特	0.2 mg·L^{-1}
华法林	1.8～2.6 mg·L^{-1}	甲丙氨酯	8～24 mg·L^{-1}L
环孢素	谷浓度：50～450 μg·L^{-1} 骨髓移植：100～200 μg·L^{-1} 肝移植：200～300 μg·L^{-1} 肾移植：100～200 μg·L^{-1}	甲喹酮	5 mg·L^{-1}
甲氨蝶呤	1×10^{-2}μmol·L^{-1}。 潜在中毒浓度：24 小时>4.54 mg·L^{-1}； 48 小时>0.454 mg·L^{-1}； 72 小时>0.045 mg·L^{-1}	磺胺嘧啶	80～150 mg·L^{-1}
他克莫司	5-20 μg·L^{-1}	磺胺异噁唑	90～100 mg·L^{-1}
丁胺卡那霉素（阿米卡星）	12～25 mg·L^{-1}	万古霉素	谷浓度：5～10 mg·L^{-1} 峰浓度：30～40 mg·L^{-1}

13.3　治疗药物监测的实施

13.3.1　TDM 实施的临床指征

在临床上，并不是所有的药物或在所有的情况下都需要进行 TDM。血药浓度只是药效的间接指标，当药物本身具有客观而简便的效应指标时，就不必进行血药浓度监测。一个良好的临床指标总是优于血药浓度监测的。

是否需要进行 TDM 有其临床指征，一般性原则为：

（1）病人是否使用了适应其病症的最佳药物？

（2）药效是否不易判断？

（3）血药浓度与药效间的关系是否适用于病情？

（4）药物对此类病症的有效范围是否很窄？

（5）药动学参数是否因病人内在的变异或其他干扰因素而不可预测？

（6）疗程长短是否能使病人在治疗期间受益于 TDM？

(7)血药浓度测定的结果是否会显著改变临床决策并提供更多的信息?

如果上述问题都得到了肯定的回答,则开展 TDM 将是合理和有意义的。

13.3.2 TDM 的实施方法

获得正确的血药浓度监测数据是将 TDM 正确地用于指导临床个体化给药的基础。一般来说,一项成功的 TDM 包括在具有合理临床指征的前提下,选择正确的采样时间获取临床样本,选择具有特异性的检测方法用于不同药物的测定,并且在灵敏度和准确度等方面达到规定的水平。

掌握正确的采样时间对获得正确的血药浓度监测数据极其重要。采样时间选择的一般原则为:①常规血药浓度监测的血样应在药物达到稳态浓度后浓度最低时采取,这是因为多剂量服药达到稳态血药浓度后,此时药物的吸收速率和消除速率达到平衡,血药浓度稳定在一定的范围内波动,此时观察血药浓度是否在有效血药浓度范围内才具有临床意义。②检测峰值只用于证实毒性作用的存在以及进行药动学研究之用。③对于急症病人,可以首剂给予负荷剂量后再采峰值血样,这是由于给予负荷剂量的目的是使血药浓度尽快达到治疗窗范围,但此时应当注意由于首剂翻倍造成血药浓度过高,而引起严重不良反应,因此一定要测定峰值血药浓度。多剂量给药后经过 5~6 个半衰期,可以认为已达到稳态浓度。在静注后 15~30 min,肌内注射给药后 1 h 及口服给药后 1 h(个别吸收慢的 2 h)取血,可以测定药物的稳态峰浓度($C_{ss,\ max}$),在下一剂量给药前取血可测得稳态谷浓度($C_{ss,\ min}$)。

采血注意事项:①采血时应准确记录病人服药时间、采血时间。根据药动学的原理,血浆药物浓度变化是一个经时的动态过程,如果不准确记录服药时间及采血时间,测得的结果难以分析和解释。②血样应立即送检测部门处理,以免放置过程出现药物分解或溶血而影响药物浓度测定的准确性。

13.3.3 常用分析方法

开展治疗药物监测,分析技术的发展是必要的先决条件。血浆或血清中药物的浓度低,取样量又要尽可能少,且有时患者体内会含有不止一种药物,因此用于血药浓度测定的方法较体外药物测定的方法需要考虑的问题要更复杂,要求也更高。同一种药物可以用多种方法测定,选用时需权衡各方面因素考虑。目前进行治疗药物监测的检测方法很多,最常用的有光谱法、色谱法和免疫法三大类。下面对三类方法进行简单介绍并将各种方法的优缺点做比较(见表 13-3)。

13.3.3.1 光谱法

光谱法包括比色法、紫外-可见分光光度法、荧光法等。这类方法专属性差,灵敏度比较低,只能检测体液中药物浓度在 1.0 μg · L^{-1} 以上的药物,而且容易受代谢物或结构相近化合物的干扰。此外,这类方法所需样品量大,限制了其在血药浓度监测中的应用。但是,这种方法具有操作简单、价格低廉、速度快等优点,当条件有限时,仍是一个值得推广采用的方法。

当体内药物或其代谢产物在 200~700 nm 有吸收峰时，样品浓度在 10^{-4}~10^{-3} g·L^{-1} 范围内，通常选用 UV 法测定。UV 法的优点是操作简便，费用低廉，测定速度快；缺点是专属性差，血液中的一些内源性杂质干扰大，测定前必须进行分离，因此，该方法单独用于 TDM 时常受到限制。但是，一些新的吸收光谱分析技术的不断开发已经使 UV 法得到优化，例如差示光度法、双波长法、三波长法、导数法、CPA 矩阵法等用于 TDM，极大地提高了 UV 法在 TDM 中的应用。

荧光(Fluor)法是基于物质的荧光性质所进行的定量分析方法。与 UV 法相比，该法具有灵敏度高、选择性强、取样量少的优点，但也存在着无法排除代谢物干扰的问题。同时，也因为许多药物本身不具有荧光特性而限制了荧光法的应用。因此，进一步强化生物样品的纯化手段、寻找适当的衍生试剂或者荧光衍生化方法才能扩大荧光法在 TDM 中的应用。

13.3.3.2　色谱法

色谱法是目前发展最快、适用性最强的一种方法。多数的检测技术对测量众多组分中某些低浓度的组分往往不理想，色谱技术是最适合测定体内药物浓度的分析技术之一。色谱法最大的优势就是它不仅具有优越的定量作用，更具有一次分离多种样品的作用，加之这种方法灵敏度高，能够测到的药物质量浓度可达 0.001 mg·L^{-1}~1 mg·L^{-1}，尤其是近年来质谱的发展使得监测范围更加扩展，达到 1.0×10^{-9} mg·L^{-1}~1.0×10^{-6} mg·L^{-1} 甚至更低。

高效液相色谱法(HPLC)是目前临床上用于监测血药浓度最常用的方法，80%以上的抗癫痫药物的血药浓度检测都是用了 HPLC 法。这种方法检测灵敏度高、专一性强，常用的检测器有紫外检测器、荧光检测器和电化学检测器等。紫外检测器最小检出量为 5×10^{-10} g/mL，适用于检测能吸收该波长紫外光的物质；荧光检测器最小检出量 10^{-6}g·L^{-1}，适用于某些生物物质及药物代谢物等；电化学检测器最小检出量为 20 nmol·L^{-1}，适用于检测一些可电离的物质。但是，HPLC 法对样品的前处理要求很高，样品中的大分子蛋白质及其他大分子物质必须处理完全，才能最大程度地减少对色谱柱柱效的影响，延长色谱柱的使用寿命。HPLC 法操作费时，费用也相对较高。虽然目前也有在线净化富集生物体液的填料柱，针对以往 HPLC 法的缺点，样品无须预处理而直接进样，但这种方法增加了样品检测的成本。

液-质联用技术的发展为样品分析提供了广阔的空间。采用液-质联用技术是近年来分析方法学上的主要特点，质谱的联用为色谱的进一步发展提供了更为灵敏、准确的技术支持，在很大程度上扩展了高效液相色谱的应用范围，如监测血清中替米沙坦的浓度时，单用高效液相色谱法监测时，最低检测限为 20 μg/L，但当应用液-质联用进行监测时，可将灵敏度提高到 0.5 μg/L。

气相色谱法(GC)是将被测样品在一定温度下瞬间气化，由移动相带入固定相，具有选择性强、灵敏度高、取样量少、分析速度快、分离效率高等优点。气相作流动相黏度小，在色谱柱内流动的阻力小，气体的扩散系数大，使被测组分在两相中的传递速度快，有利于高效、快速地分离。气相色谱可用于低沸点、易汽化、热稳定性好的化合物。气相色谱法的缺点是要求被测组分或其衍生物必须具有一定的挥发性和热稳定性，因此，对于热不稳定或极性大的样品无法实现 GC 检测。体内药物分析中的待测药物大多不具有挥发性，因此气相色谱在体内药物分析中应用相对较少。

13.3.3.3 免疫学方法

免疫学方法监测药物浓度主要是利用蛋白竞争结合的原理。免疫学方法中的放射免疫法（RIA）、酶免疫法（EIA）和荧光免疫法（FIA）是较常用于血药浓度检测的方法。

放射免疫测定法（RIA）是将高灵敏度的放射性核素示踪技术与高特异的免疫化学技术相结合的一种超微量免疫测定方法，即用放射性核素标记抗原后，使之与受检标本中的抗原竞争抗体，检测标记抗原抗体复合物的放射性强度，据此确定药物浓度。RIA 法有价格便宜、方法简单、结果可靠、灵敏度较高等优点，但也存在着一些缺点，如放射性污染、需要有同位素的防护设备、标记物半衰期短、批间 RSD 偏大、检测时间过长，容易受代谢产物的干扰。

酶免疫测定法（EIA）是在放射免疫分析理论的基础上，用酶标记抗原或抗体作为示踪物的非放射性免疫分析技术，其灵敏度与 RIA 法接近，具有特异性强、灵敏度高、操作简便快捷、酶标记物稳定、有效期长等优点，克服了 RIA 放射性危害和标记物半衰期短的缺点。缺点是必须有大量的样品源，否则会造成试剂盒的浪费，反而使成本提高。EIA 方法包括了酶联免疫吸附分析法（ELISA）和克隆酶免疫测定法（CEDIA）。

荧光免疫测定法（FIA）以荧光物质标记抗体而进行抗原定位，已广泛应用于微量、超微量物质分析测定。荧光免疫法灵敏度高，稳定性好。包括荧光偏振免疫测定法（FPIA）和时间分辨荧光免疫测定法（TRFIA）。荧光偏振免疫法（FPIA）既保留了荧光试剂的稳定性、又克服容易淬灭的缺点，直接测定抗原抗体反应，准确度高，重现性好，分析全自动化，大部分样品在 5～10 min 即可测出。虽然荧光偏振免疫法使用的仪器价格昂贵，试剂需要进口，但由于其获得结果快速、样品处理方法简单、灵敏度高而受到临床的重视。TRFIA 为一种新型非放射性免疫标记技术，利用了具有独特荧光特性的镧系元素及其螯合物为示踪物，代替荧光物、酶、同位素、化学发光物质，待反应体系发生后，用时间分辨荧光免疫分析检测仪测定反应产物中的荧光强度，根据产物荧光强度和相对荧光强度的比值，判断反应体系中分析物的浓度从而达到定量分析。

化学发光免疫测定法（CLIA）以化学发光剂、催化发光酶或产物间接参与发光反应的物质等标记抗体或抗原，当标记抗体或标记抗原与相应抗原或抗体结合后，发光底物受发光剂、催化酶或参与产物作用，发生氧化还原反应，反应中释放可见光或者该反应激发荧光物质发光，最后用发光光度计进行检测。

表 13-3 常用的血药浓度测定方法

	分析方法	灵敏度	精密度 *	专一性 *	价格 *
光谱法	紫外分光光度法	100 ng	++	−	−
	荧光分光光度法	1～10 ng	++	±	−
	原子吸收光谱法	1 ng	++	+	+

续表13-3

	分析方法	灵敏度	精密度 *	专一性 *	价格 *
色谱法	薄层色谱法	1～10 ng	+	++	+
	气相色谱法	0.01～1 ng	++	+++	+
	高效液相色谱法	0.01～1 ng	+++	+++	++
	色谱-质谱联用法	1 pg	+++	++++	++++
	高校毛细管电泳法	1 pg	+++	++++	+++
免疫法	放射免疫法	1 pg	+	++	++
	酶免疫法	1 pg	++	++	++
	荧光免疫法	1 pg	++	++	+++
	荧光偏振免疫法	1 pg	++	++	+++

* 由低到高顺序为：-，±，+，++，+++，++++

据统计分析，不同方法间测定结果的准确性相比：FPIA(荧光偏振免疫分析)法测定药物种类最多，准确性最高，稳定性最好；FIA(荧光免疫测定)法准确性也较好；UV(紫外)法主要用于茶碱测定，准确性一般，但高于 HPLC；HPLC 理论上是个精密度和准确度都很好的方法，但由于受操作人员的技术理论水平及仪器设备本身性能限制，误差通常更大。比较来看 RIA(放免法)的准确性和精密度是最差的。

总之，一个理想的血药浓度测定方法，除了应当具备灵敏度高、重现性好、专一性强的基本要求之外，还应具有操作简便、快速和价格低廉等优点，这是决定某项检测技术和仪器能否在临床上普及推广的重要因素。在目前的治疗药物监测工作中，液相色谱以其高分离及精确的定量，加上成本相对较低，在 TDM 中具有不可替代的地位。在本章内容中，我们会单独设章节讨论色谱法在 TDM 中应用的具体流程。免疫法是临床应用较为普遍的方法，FPIA、FIA、RIA 等方法也因其快速、灵敏而得到推广。其他检测方法如气相色谱、液-质、气-质联用技术在血药浓度监测中的应用不及以上两类。

13.3.4 质量控制

血药浓度测定结果的准确性直接影响到最终个体用药方案的质量。正确的测定结果，能为分析及制定个体化给药方案提供可靠依据，然而错误的结果只能误导临床制定错误的给药方案，甚至危及病人的生命。因此，要通过质量控制的科学管理方法将测定误差降低到最小，或者控制在临床允许的范围之内，才能确保血药浓度监测数据的准确性。

实行治疗药物监测的全面质量控制包括预防性质量控制和回顾性质量控制。回顾性质量控制分为室内质量控制和室间质量评价两个部分。室内质量控制是室间质量评价的基础，室间质量评价是检验室内质量控制实施效果的有效手段。两者交替循环使用，就能使血药浓度测定质量逐步提高，最终确保血药浓度测定准确性。

13.3.4.1 预防性室内质量控制

预防性室内质量控制包括研究和控制所有可能影响测定结果准确性的各方面因素，主要包括：

(1)加强实验室管理，建立健全实验规章制度；

(2)提高实验室人员素质，加强人员培训；

(3)定期检查和校正主要的仪器设备；

(4)对每一种方法进行严格的方法学评价和影响因素实验；

(5)建立规范的标本接收制度，按要求保存标本。

13.3.4.2 室内质量控制

在做好预防性室内质量控制的基础上，要考察在测定过程中建立的分析方法是否稳定、可靠，可以对所监测的药物分别用反复测定其质控血清，求其均值及偏差，做质量控制图，通过分析比较图形用以发现各种测定误差并分析和纠正误差。质控血清要求稳定、均一，一般包括低、中、高三个浓度。中浓度一般在有效血药浓度范围的中间，低、高浓度一般分别低于和高于有效血药浓度的下限和上限，这样就可以控制临床患者血药浓度测定的整个范围。目前 TDM 质控的允许误差范围在靶值的±15%，如果超过指定值的±15%则为失控，本次测定无效，测定结果不得发报告。

13.3.4.3 室间质量控制

室间质量控制又称室间质量评价，是由专门机构(如质控中心)组织，质控实验室共同进行的一种质量控制方式。室间质评衡量的是实验室结果的准确性、可靠性。由各实验室使用同一来源、同一批号的质控样品，要求在统一时间内测定各药物浓度，然后将测定结果反馈给质控中心。质控中心依据同一标准比较各参加实验室的工作质量，评价不同测定方法的准确性和可靠性。目前，我国合格评定认可委员会对医学领域的室间质评又可以理解为能力验证，即利用实验室间比对，按照预先制定的准则评价参加者的能力。

13.3.5 TDM 结果的临床应用

在临床工作当中，大多数情况是凭借临床医生多年的工作经验，根据临床症状，尽可能使用适合每一个患者需要的药物。这就不仅要求药物要有明确的药理反应作为指标，而且要求医生要有丰富的临床经验。当一些药物很难说清疗效、不好由剂量的大小所定时，单凭经验就不具有科学性而具有冒险性。如苯妥英钠常用剂量为每日 300 mg，对一部分患者尚不能预防癫痫发作，但对另一部分患者却已引起中枢神经系统的毒性反应。

根据 TDM 监测得到的药物浓度测定结果进行给药方案的制定和调整时，不仅需要有正确的血药浓度数据，也必须掌握病人的一些资料，包括病人的人口学信息(性别、年龄、身高、体重及体重指数等)、病史、合并用药、实验室检查值以及病人的依从性等。以测定的血药浓度作为指标，计算出具体患者体内的动力学参数，然后再根据这些参数计算出给药方案。首先，医生对患者要有一个明确的判断，根据诊断结果及患者的身体状况等具体因素，选择认为适合的药物及给药途径，再由临床医师和临床药师一起拟定初始给药方案（包括给药剂量和间隔等），患者按初始方案用药后，随时观察临床效果的同时，按一定时间采取血样标本，测定血药浓度，根据血药浓度—时间的数据，求出患者的药代动力学参数。再一次由临床医师和临床药师共同根据患者的临床表现和药动学参数，结合临床经验和文献资料对初始给药方案做必要的修改，制订出调整后给药方案，用于患者疾病的治疗。根据具体情况，可重复上述过程，反复调整给药方案（见图 13-3）。

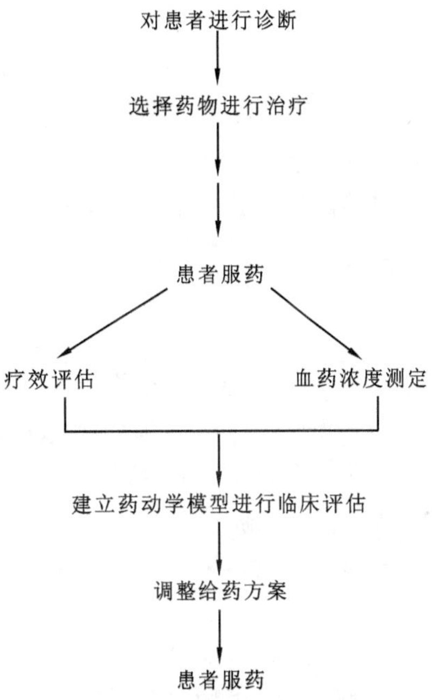

图 13-3　TDM 基本流程

13.3.6　给药剂量的调整方法

1）稳态一点法

只需在给一次初剂量后的某一时间取血，根据测定的结果及规定的稳态时平均血药浓度，推算出维持剂量。

$$D' = D \times C'/C$$

式中，D'为校正剂量；D 为原剂量；C'为目标浓度；C 为实测浓度。该方法无需求算药动学参数，允许患者间的半衰期有一定范围的波动。适用于具有线性药代动力学特征的药物，体内转运呈一级动力学过程，其吸收速率常数与表观分布容积不随浓度的改变而改变，误差的大小由 K 值或 $t_{1/2}$ 的波动程度而定，波动范围越大，误差也越大。此外，该方法对于半衰期长的药物，达到稳态血药浓度需耗费的时间较长。

2）重复一点法

重复一点法是对一点法的改进，需要给两个相同的试验剂量，每一个试验剂量后在消除相的同一时间，分别取两次血样，同时求出两个参数 K 和 Vd。

$$K = \ln[C1/(C2-C1)]/\tau$$

$$Vd = D \times e^{-k\tau}/C1$$

$$C_{min}^{ss} = (C1/e^{-kt1}) \times (e^{-k\tau}/1-e^{-k\tau})$$

式中，$C1$，$C2$ 分别为第一次和第二次给药后测得的血药浓度数据，D 为试验剂量，τ 为给药间隔。

此法需要注意的是①两次给药必须是初次给药和第二次给药，不是指在给药过程中的任一连续的两次给药，且不能达到稳态血药浓度；②血管外给药时，要在消除相固定时间点采血；③血药浓度测定的准确性对计算的参数误差影响较大。

3）血清肌酐法

对于一些以肾排泄为主的药物，如地高辛，当肾功能严重受损时，其消除速率常数 K 和消除半衰期 $t_{1/2}$ 显著增加，药物在体内蓄积，应根据肾功能校正剂量，避免发生毒性反应。肌酐清除率是评价肾功能的常用指标，通常由血清肌酐计算肌酐清除率，公式为：

$$CLcr,\ m=(140-A)\times BW/72\times Scr$$

$$CLcr.f=\ CLcr,\ m\times 0.9$$

CLcr，*m* 和 *CLcr*，*f* 分别代表男性、女性的肌酐清除率（mL/min），*A* 为年龄，*BW* 为体重（kg），*Scr* 为血清肌酐（mL/100 mL）。

肌酐清除率的正常值：男性为 120，女性为 108。肌酐清除率如低于正常值，表明患者的肾功能有损害，因此会影响对药物的清除功能，此时药物的清除速率常数需要进行相应的校正，公式为：

$$K'=K[\ (CL'cr/CLcr-1)\times Fu\ ]$$

*K'*和 *K* 分别为肾衰和正常情况下药物消除速率常数，*CL'cr* 和 *CLcr* 分别为肾衰和正常情况下的肌酐清除率，*Fu* 为药物的肾排泄分数，可从常用药物动力学参数表中查到。此公式适用于所有药物，如果能参考各种药物在肾衰时 *K* 值变化的资料，经数学处理，找出关系式，结果会更准确。由于本法是通过血清肌酐计算得出 *K* 值，因而此法对于主要由肾小球滤过排泄的药物结果较可靠，否则会有较大的误差，不适用本法。

4）定量药理学方法

TDM 的核心是个体化给药，即充分考虑到患者个体的生理、病理及环境因素，根据患者的具体情况制定更加安全、合理、有效的用药方案。个体化给药的关键是获得理想的个体参数，常用的方法需要在给药间隔内至少取 5 个血样，由测定的浓度数据估算个体参数，该方法结果较准确，但取样点太多，不易为患者接受。而稳态一点法和重复一点法及血清肌酐法虽然避免了取样点多的问题，但估算误差较大，结果可信度低，因而不易推广。

定量药理学以数学和统计方法来描述、理解和预测药物的药代动力学和药效动力学行为，并对其中的信息的不确定性进行量化。定量药理学研究使得药物治疗中基于血药浓度监测数据的给药方案制定更为合理。群体药代动力学的研究通过收集临床上病人的稀疏数据（一般为稳态谷浓度数据）以及病人的各项生理病理指标，包括性别、年龄、体重、肝肾功能、基因型等等，以统计方法描述某种药物在某一群体或亚群体的药代动力学特征，并定量描述各种病理生理因素、个体间和个体内变异对药物处置的影响，从而确定针对某一个体的给药方案。群体药代动力学研究一般需要借助软件来完成，目前比较常用的群体药代动力学建模软件为 ICON 公司的 NONMEN 软件和 Pharsight 公司出版的 NLME 软件。由于群体药代动力学研究是基于统计学的原理建立群体模型，因此它具有一定的前瞻性，可以预测某种给药方案在某个特定病人体内能否使血药浓度达到治疗窗，并以此为依据调整剂量，实现个体化给药。与传统的个体化给药方法相比，通过群体药代动力学实现的个体化给药由于实现了量化各种相关因素对药物处置的影响，使给药方案的制定更为灵活，也更为合理和可靠。

13.4 色谱技术用于治疗药物监测

目前，国内临床机构主要采用色谱技术（包括连接紫外、荧光和质谱等检测器）开展治疗药物监测工作。其实验条件与过程、样品与数据的管理要求等与一般的生物样品色谱分析方法建立过程有所不同，本部分内容重点介绍目前国内基于色谱技术进行治疗药物监测时的标准要求与具体实施方法。

13.4.1　基本条件

1）实验室条件

TDM 涉及临床生物样品，应符合临床医学实验室建设规范要求：①具备适合于临床样品分析的 2 级及以上生物安全防护条件和相应的应急和急救设施，对于含有或可能含有高致病性病原微生物的样品应当按照《病原微生物实验室生物安全管理条例》和《病原微生物实验室生物安全通用准则》的规定进行样品采集和开展实验室活动；②有完整的医学实验室功能分区且布局合理，不同功能区域需明确温湿度要求且定期登记，洁净区与污染区分离；③配备完善的实验设施，并处于良好运行状态，具备适合生物样品处理、色谱分析仪器运转和人员健康的实验室环境（整洁、通风、排气良好，温湿度符合要求），并定期对仪器设备和实验室环境消毒；④具备保存生物样品的设备和设施（具有冷藏、冷冻设备和温湿度监控系统）；⑤实验材料、试剂、标准物质等管理规范，储存符合相关 要 求（防 火、防 爆、防盗）；⑥具备处理医疗废弃物、废液的条件、途径和流程。

2）人员条件

开展 TDM 的实验室应设有质量控制负责人和/或质控员，其应参加过政府与 TDM 相关组织的培训，并达到要求。所有工作人员必须经过生物安全培训并取得培训合格证书。检测人员应进行 TDM 理论、色谱技术、质量控制实施方法和实验室相关标准操作规程（standard operating procedure，SOP）的岗前培训，按照实验室要求考核合格后上岗，并在工作中持续性接受相关继续教育活动。

3）对照标准物质、试剂和耗材要求

所有的对照标准物质、试剂和耗材应由专人专柜管理，具备安全标识，建立购买、验收入库、贮存和使用的 SOP，并有准确的入库登记、保存、使用和效期记录。同时，应根据健康和安全要求制订有毒有害物质、易制毒和管制物质储存、使用和 处理的纯度、级别、规格和来源应符合实验要求，可溯源，且在有效期内。应该科学论证对照标准物质的适用性，确认分析证书内容的完整性并留存。当使用质谱方法检测时，推荐使用稳定同位素标记的内标，并应具有满足分析要求的同位素纯度，不发生同位素交换反应。市售的体外诊断试剂盒和质控品，应当具备医疗器械注册证或为中国计量科学研究院、中国食品药品检定研究院等有资质单位提供的产品，且在有效期内使用。

4）TDM 相关质量保证标准操作规程：

TDM 检测机构应建立完善的与质量保证工作相适应的 SOP，对 TDM 全过程进行管理与质量控制。SOP 内容应包含但不限于：人员管理（人员资质、技术培训与考核、继续教育等）、样品管理（采集、运输、保存、使用和处置等）、仪器设备管理（仪器的采购、使用、维护、维修、检定、校准等）、试剂和材料管理（采购、制备、保存、使用和处置等）、检测方法的建立、验证和质量评价、分析项目管理（项目订立、计划、实施、操作流程和质控方法等）、检验报告的管理（编制、审核、发放、更改、归档和销毁等）。

13.4.2 样品管理

1)样品采集

TDM样品采集过程应综合考虑制剂的给药方式、目标分析物的药代动力学特征及检测方法学验证结果。实验室应制订SOP，规定采集样品类型、样品采集部位、采集时间、采集容器、采集量和预处理方法等，并严格按SOP执行。必要时，应对参与样品采集的临床护士进行培训。例如，对于静脉滴注的药物，SOP中应强调血液样品不能从给药的留置针管中采集以及不推荐在给药侧手臂采集。如无特殊要求，样品采集量应至少满足2次分析所需。样品应标明来源、类型、目标分析物并使用具有唯一性、可溯源性且适于保存的代码贴签(如条形码、二维码)。

2)样品运输

按照项目SOP要求的样品稳定性条件进行样品运输。院内转运要求样品转运箱正规、密封良好、有生物安全标识。对于涉及高致病性病原微生物样品应使用专用转运箱。转运箱应定期清洁消毒（推荐采用有效氯浓度500 $mg \cdot L^{-1}$消毒液或体积分数75%乙醇）。高致病性、高风险样品应使用密封标本袋，要求标本袋透明、有生物安全标识。对于感染性生物材料的国内运输，参照《危险品航空安全运输技术细则》按照分类(A类、B类)的包装要求进行包装和运输。

3)样品接收

TDM样品应由专人接收，在接收送检样品时，应核查样品状态(如采样管类型、采样时间、样品唯一性标识、外观、性状、数量等)和保存条件是否符合检验项目要求，并填写样品接收记录；对不符合要求的样品应拒收并填写样品拒收通知单。

4)样品保存

样品应当有专门的保存设施，对于反复冻融不稳定的生物样品，建议提前分装好后储存。储存温度和时间应当符合相应SOP的要求。明确存在感染性的样品应当密封包装，加注生物危害标识，放置于相应级别的保存设施中。高致病性样品不建议长期保存。

5)废弃样品的处置

废弃样品严格按照《医疗废物管理条例》和《医疗卫生机构医疗废物管理办法》要求进行处置。高致病性、高风险样品应进行消毒处理后销毁。

13.4.3 分析方法建立与验证

TDM立项时应先确认项目具备开展TDM的临床指征，确定目标分析物(药物及其代谢物或生物标志物)。方法建立阶段，首先应获取目标分析物的基本信息以建立符合TDM临床需求的基于色谱技术的检测方法，考虑包含但不限于：①所选择的检测样品(如全血、血清、血浆、尿液、脑脊液和唾液等)中包含的分析物浓度或相关的药动学参数是否可以作为个体化用药的参考指标；②样品采集、运输、使用和保存的过程对目标分析物的理化性质及其在生物基质中的稳定性的影响；③采血管中抗凝剂、促凝剂的存在，样品中药物代谢物、合并使用药物的存在，及溶血和高血脂等情况的发生对检测结果准确性的影响；④色谱分析仪器所配置的检测器是否与目标分析物的理化特性相适应并能够达到与样品中目标分析物浓度水平相匹配的检测灵敏度要求；⑤方法的检测线性范围是否能够覆盖治疗窗范围；⑥样品的前处理过程应考虑目标分析物在样品中的存在形式和分布状态，如游离型或结合型、血浆蛋白结合率等。

方法学验证建议参考中华人民共和国药典(2020 年版四部)《9012 生物样品定量分析方法验证指导原则》。对于已有国家和行业标准方法的项目，可以直接进行方法转移和方法学验证。对于尚无国家和行业标准方法的项目，需要实验室自行建立分析方法并验证。

13.4.4　室内质量控制

1)质控品

质控品应与待测样品具有相同或相似的基质。质控品应均一、稳定，如条件允许，可储存半年或以上的用量。建议使用获得医疗器械注册证的市售质控品或由中国计量院、中国食品药品检定研究院等有资质单位提供的产品。如果没有商品化质控品，实验室可以自制质控品，并建立 SOP 对其配制和质量控制进行要求。质控品中分析物的浓度一般至少选择低、中、高 3 个浓度水平，当定量检测浓度范围跨越多个数量级时，可考虑增加质控品浓度水平数量。同时，所选质控品的浓度应综合考虑药物治疗窗情况。

质控样品的性能评价：将质控品与临床实际样品进行可比性评价，要求色谱峰参数(保留时间，拖尾因子，半峰宽及分离度等)和内标峰面积等参数的变异在 SOP 规定的范围内。对于自制质控品，应当满足方法学验证对样品的稳定性要求。质控品批间变异性应符合实验室可接受标准。

2)系统适用性测试

在每个分析批次运行前、仪器维修和定期维护之后、仪器停机重新启动系统达到平衡后，均需采用一定浓度的标准溶液进行系统适用性测试。主要测试的参数有：色谱柱的理论塔板数、分离度、灵敏度、拖尾因子和重复性。

3)储备液和工作液的评估

自制标准曲线样品和质控品所使用的储备液应当为不同称量来源的。且每次重新制备储备液或工作液时，应当对新、旧批次的批间差异进行分析，符合 SOP 要求方可使用。

4)空白样品和零浓度样品

分析批应当包括空白样品(不含分析物和内标)和零浓度样品(含内 标)，其中分析物保留时间处的色谱峰积分面积应小于定量下限(LLOQ)峰面积的 20%。同时，空白样品内标保留时间处的色谱峰积分面积应小于正常样品内标峰面积的 5%。

5)标准曲线

分析批应当包括至少 6 个浓度水平的校正标样，各浓度点回算的浓度一般应该在标示值的±15% 以内，定量下限处应该在±20% 以内。至少 75%标准曲线样品，且最少 6 个有效浓度应满足上述标准。

6)残留效应

对易残留的分析物在定量上限（ULOQ)测定后加入空白样品观察是否有残留。判断标准同空白样品。

13.4.5 实验记录和数据管理

1)实验记录

实验记录主要包括但不限于：实验原始记录、仪器工作站内存储的各类数据以及仪器打印报告等。实验原始记录应采用专用记录本/记录纸对样品检测过程中的关键步骤和质控情况进行记录。记录内容应当及时、完整、准确、清晰、可溯源。内容更改时，应有改动原因、签名和时间。实验原始记录应于实验当日完成。仪器工作站内所有数据不得更改。

2)数据统计

每月或规定时间内对原始质控数据和除去失控数据后的质控数据进行汇总和统计处理，统计内容包括平均数、标准差、变异系数以及累积平均数、标准差和变异系数。

3)数据保存

每月或规定时间内对所有分析批原始数据、质控汇总和统计数据及质控失控报告单（包括违背失控规则项、失控原因、采取的纠正措施）等进行备份并存档保存。保存记录的媒介（如光盘、硬盘等），应注意防潮、防压、防光及防磁等，避免内容丢失。

4)数据上报和周期性评价：定期将所有测定项目质控数据和失控情况进行汇总，并对质控数据的平均数、标准差、变异系数及累积平均数、标准差、变异系数进行评价和回顾性分析。如果存在显著性变异要对操作环境和方法运行情况进行检查，并予以改进。

13.5 血药浓度测定种类

13.5.1 游离型和结合型药物总浓度的测定

血药浓度监测的理论基础是药物浓度与药物效应具有一定的相关性。这里所说的药物浓度应当是作用部位的药物浓度，然而，在临床研究中直接测得作用部位的药物浓度非常困难，由于血液中、细胞外液和细胞内的药物浓度存在着可逆平衡，因此通常用血药浓度来代替作用部位的药物浓度。目前，绝大多数血药浓度监测都是通过测定血清或者血浆中游离型和结合型药物的总浓度进行的。在监测药物总浓度时，样品的提取方法主要是有机溶剂提取和沉淀蛋白法。

有些药物由于在血液各成分中的分布不同，供监测的血液样品也有特殊要求。需要进行全血处理的药物，主要是由于这类药物在全血中分布广泛，不仅在血清中有分布，在血细胞中也有分布，因此，仅监测血清或血浆中的药物浓度不能反映该类药物的临床疗效。例如，环孢素A的血药浓度监测以全血为监测对象，这是因为，环孢素A进入体内后，约35%~40%存在于血浆中，6%存在于淋巴细胞中，50%~55%分布于红细胞内，血浆中90%的环孢素与血清蛋白结合。此外，免疫抑制剂他克莫司在人体内与血浆蛋白高度结合，血浆蛋白结合率大于98.8%，导致全血/血浆比约为20∶1，因此临床上监测全血中他克莫司的浓度。

13.5.2 游离型药物浓度的测定

药物进入血液后有两种存在形式：一种是结合型药物，与血浆中蛋白质结合，弱酸性药物与白蛋白结合，而弱碱性药物与 $\alpha 1$-糖蛋白结合；另一种是不与蛋白质结合的药物，称为游离型药物。只有游离型药物才能透过生物膜进入相应的组织或靶器官，产生效应或进行代谢与排泄，因此，结合型药物起着类似药库的作用，与游离型药物保持动态平衡。一般情况下，药物在有效血药浓度范围内的血浆蛋白结合率基本稳定，因此，测定游离型和结合型药物总浓度基本上可以反映游离药物浓度。然而，有些药物测得的血药总浓度并不反映游离药物水平，此时如果按照总浓度测定结果予以解释，将得到错误的结论，甚至导致治疗失败。

尿毒症病人体内弱酸性药物与白蛋白结合明显降低，此时如地西泮、苯巴比妥、苯妥英、丙戊酸、水杨酸盐、保泰松、华法林、氯霉素、呋塞米、硫苯妥钠等药物的游离浓度会显著增加。严重烧伤、肿瘤、炎性疾病、肾病等疾病状态下，低白蛋白水平会引起血中 $\alpha 1$-糖蛋白浓度升高。与 $\alpha 1$-糖蛋白结合的药物会受到影响，主要有普萘洛尔、阿米替林、丙咪嗪、去甲替林、奎尼丁、氯丙嗪、利多卡因等。此外，某些药物与血浆蛋白结合呈现浓度依赖性，当达到一定浓度以上时，出现非线性结合，血药浓度增加，游离药物浓度剧增。

目前，用于治疗药物监测中游离药物浓度测定的方法主要有平衡透析法、超离心法、凝胶过滤法和超滤法。

(1)平衡透析法：把半透膜做成袋状，其中加入含药血浆并扎住袋口，然后置于缓冲液中。放置达到平衡后，由于半透膜能够阻挡血浆蛋白以及与血浆蛋白结合的药物，而让血中游离型药物自由通过半透膜，此时，选择适当的体内药物浓度分析方法准确测定缓冲液中的药物浓度，然后按缓冲液和血浆样品的体积计算出的浓度，即为血浆样品中游离药物的浓度。

平衡透析法是测定游离药物浓度的经典方法，但由于透析平衡耗时长，不适用于游离血药浓度的常规监测。

(2)超速离心法：以超速离心机离心血样，分离蛋白，得到不含蛋白的上清液，测定其中的药物浓度即为游离血药浓度。该法需要超速离心机，价格昂贵，不易推广。

(3)凝胶过滤法：将起分子筛作用的载体装入层析柱中，当含有待纯化的蛋白质溶液通过层析柱时，该蛋白质即与配基发生特异性结合而被吸附在层析柱上，而其他蛋白质则流出柱外，再用缓冲液洗脱，测定其中的游离药物浓度。凝胶过滤法所用的柱子成本比较高，且凝胶对药物的吸附能力较强，整个实验过程耗时很长，不适宜用于临床病人血样中的游离药物浓度测定。

(4)超滤法：将血样放在超滤器中半透膜的一侧，然后离心、分离、过滤，测定超滤液中的药物浓度，即为游离血药浓度。由于超滤法是利用离心力强迫游离药物通过半透膜，同时血浆样品中的水分也不断被滤除，使样品管中的血浆样品不断浓缩，打破了药物与血浆蛋白结合的动态平衡。因此，超滤法测得的游离血药浓度与体内真实的游离血药浓度的吻合度会受到超滤速度、时间、超滤温度和超滤液体积的影响。

13.5.3 活性代谢产物浓度的测定

有些药物可以在体内形成比原型药物活性更高的活性代谢产物，因此这些药物的TDM除原型药外，还需检测具有药理活性的代谢物，此外，也有些药物本身没有药理活性(前体药物)，需在体内经过代谢激活才能发挥作用。对于前体药物以及产生较高浓度活性代谢产物的药物，在临床药物浓度监测时应当对活性代谢产物进行监测。

研究活性代谢产物的临床意义：①有利于深入指导临床的合理用药；②有利于解释血药浓度与药效间的矛盾，如浓度与效应间的不平行现象；③有助于解释和预防某些不良反应，即某些药物代谢物的治疗活性不一定很高，但是当肾功能障碍时，代谢物积蓄到一定程度时，就会出现不良反应。监测代谢物时应当考虑以下因素：①代谢物药理活性与原型药物的关系，它们的作用是相加、协同还是拮抗；作用强度比为多少。②代谢物与原型药物的代谢动力学有无异同。③肝肾功能障碍时，代谢物有无累积，程度如何。

在选择测定活性代谢物的方法时，要充分考虑原形药和活性代谢产物同时存在可能对测定产生的影响。如果用免疫法测定代谢产物时，由于原形药和活性代谢产物的母体结构相似，会产生原形药和活性代谢产物交叉抗原抗体反应而导致测定结果偏高。液相色谱-质谱联用技术是测定活性代谢产物的有效方法，其难点在于某些活性代谢产物缺乏相应的对照品，这种情况下，质谱只能用来对代谢产物的结构进行定性分析，而不能对代谢产物定量，这在一定程度上阻碍了活性代谢产物的测定。

目前进行活性代谢产物监测主要的有：胺碘酮及N-脱乙基胺碘酮、奎尼丁及3-羟基奎尼丁、扑米酮及苯巴比妥、普鲁卡因胺及乙酰普鲁卡因胺、普萘洛尔及4-羟基普萘洛尔、奥卡西平及10-羟基卡马西平等。

13.5.4 内源性活性化合物的测定

由于内源性活性化合物往往参与机体重要的生理过程，其浓度的变化也与某些疾病的发病机理密切相关，因此，TDM的内涵也扩展到监测内源性活性化合物的浓度，可以为疾病的诊断和治疗提供依据。内源性活性化合物的浓度往往很低(ng/L～μg/L)，因此，测定内源性化合物的检测方法必须具有高灵敏度。常用的方法有色谱法和免疫分析法。色谱法能够将内源性活性化合物与其他内源性物质分离，再通过一定的检测手段对其进行定量分析。由于色谱法可以具备多样化的检测器，因此色谱法的检测范围不断扩大。免疫分析法通常利用抗原抗体结合反应的原理，因此，通常适用于蛋白质、多肽的测定。

13.6 治疗药物监测研究的发展

在临床药物治疗过程中，同一药物同一剂量在不同的个体之间存在疗效和安全性上的差别，造成这一现象的原因主要有遗传和非遗传的因素，包括患者本身的病理生理特征以及环境因素等。治疗药物监测的目的，在于实现个体化药物治疗，在充分考虑每个病人的遗传因素、性别、年龄、体重、生理病理特征以及正在服用的其他药物等综合情况的基础上制定安全、合理、有效、经济的药物治疗方案。传统的治疗药物监测主要就是指血药浓度测定，而随着药动学原理、分析技术的发展和计算机软件的发展，TDM 必将不断发展。例如分析技术的发展，使代谢物、对映体及游离药物的测定成为可能，深化了治疗药物监测的内涵；群体药动学的出现，使零散的血药浓度测定结果可用于估算群体药动学参数，定量地描述病人个体的药动学特征，方便临床制定个体化的给药方案；计算机的普及以及软件的应用，使复杂的公式和计算简单化，加快了群体药动学研究在临床用药中的发展和普及，加速了个体化给药的进程。如今的个体化药物治疗，在治疗药物监测的基础上，涉及了多个相关研究领域，包括药物基因组学、药物蛋白组学等多个前沿领域。

13.6.1　治疗药物监测中分析技术的发展

分析技术一直是治疗药物监测工作顺利开展的保证。近年来，分析技术的不断推陈出新，分析方法更加灵敏、简便、迅速、可靠，使 TDM 的应用范围进一步拓展，也使个体化给药的研究进一步深入。色谱方法中以 HPLC 方法在 TDM 中最为常用，技术更新最为迅速。在线柱切换技术在 TDM 中的应用，使色谱法将样品预处理与定量分析一体化，大大缩短了分析时间，抗杂质干扰能力也增强。液质联用技术(LC-MS)是具有高效、快速分离效能的 LC 与灵敏、准确的 MS 或 MS^n 的结合，被广泛应用于难挥发性化合物、极性化合物、热不稳定化合物和大分子化合物(包括蛋白质、多肽、多糖、多聚物等)的分析，既可定性，也可定量，是最具前途的研究技术之一。免疫分析技术也从 70 年代初的 RIA 发展为 EIA，80 年代后的荧光免疫法又提高了免疫学方法的稳定性和灵敏度，目前广泛使用的荧光偏振免疫分析技术更以其灵敏度高、检测迅速易操作的优点，成为 TDM 的主要检测手段之一。

13.6.2　群体药代动力学研究方法的发展

群体药物代谢动力学研究的不断深入，使零散的常规血药浓度监测结果用于药物群体参数的估算，以统计学的原理描述药物在某一人群中的参数特征，并定量分析各种因素对药物处置的影响。个体化用药程序软件的开发，使临床医生及临床药师能够针对具体的患者迅速得到准确的估算浓度，及时调整给药剂量或选择合理的给药方案，更提高了个体化治疗的准确性和实用性，进一步做到临床合理化用药、减少药物毒副反应、提高医疗质量。

13.6.3　药物基因组学在治疗药物监测中的应用

药物基因组学作为继人类基因组计划成功后的新兴学科，是临床药物监测的新的研究方向。药物治疗的个体差异始终是临床上面临的一个严峻的问题。据统计，对于同样的药物治疗方案，总有 30%~60%的患者无效。此外，在所有的住院患者中，会有 6%~7%的患者发生严重不良反应。近代研究认为，基因多态性是药物治疗效果因人而异的重要因素。药物基因多态性表现为药物代谢酶、药物转运蛋白以及药物作用靶位的多态性。由变异基因编码的各种药物代谢酶、转运蛋白、受体、离子通道等的多态性，通过改变酶的活性或者效应蛋白的功能，从而导致药物治疗效果的差异。因此，以基因为导向的个体化用药将为临床更安全、有效和更经济地合理使用药物提供重要的途径。下表列出了通过基因检测完善治疗药物监测的代表性药物。

表 13-4 基因多态性为导向的个体化用药代表药物

药物	基因组生物标识
阿巴卡韦	HLA-B * 5701
三环类抗抑郁药	CYP2D6
传统抗精神病药	CYP2D6
硫唑嘌呤	TPMT
卡马西平	HLA-B * 1502(亚洲人群)
西妥昔单抗	EGFR,K-RAS
达沙替尼	Ph1 染色体
依菲韦伦	CYP2B6 * 6
伊马替尼	Ph1 染色体, c-KIT
伊利替康	UGT1A1 * 28
马拉韦罗	CCR5
6-巯基嘌呤	TPMT
帕尼单抗	EGFR,K-RAS
苯妥英	CYP2C9, HLA-B * 1502(亚洲人群)
他克莫司	CYP3A4
他莫昔芬	CYP2D6
曲妥珠单抗	HER2/NEU
华法林	CYP2C9, VKORC1

注：HLA，人类白细胞抗原；CYP，细胞色素 P450 酶；TPMT，S-甲基巯基嘌呤；EFGR，上皮生长因子受体；UGT，尿苷二磷酸葡萄糖醛酸转移酶；CCR，趋化因子受体；HER，人上皮生长因子受体；VKORC，维生素 K 环氧化物还原酶复合物；c-KIT，原癌基因 C-kit 编码的Ⅲ型受体酪氨酸激酶家族；K-RAS，原癌基因的一种，RAS 基因家族成员之一，编码 K-ras 蛋白

药物基因治疗通过先进的分子生物学技术对患者的相关药物代谢及转运的基因和受体进行基因分型，依据机体的相关药物基因及受体的遗传变异机制来进行个体化的药物治疗，能真正实现临床治疗的个体化用药。但由于相关基因研究在数量及技术上的限制，使得相关的临床研究结果的准确性仍需要进一步的考证。相关基因的研究由于涉及大量的基因型，目前临床实际工作中仍需要大样本的基因检测试验及更高效的基因检测技术的发明和推广。

13.6.4 中药治疗药物监测及个体化给药的发展

随着中药现代化研究的深入，各种中药制剂的应用也越来越广泛，有关其不良反应及毒副作用的报道也逐年增多，如过量服用甘草发生“甲醛固酮症”，党参过量服用发生中毒等，中药应用的安全性问题已引起了高度重视。此外，有些中药本身有剧毒，有效浓度范

围小，易过量而中毒，如乌头、砒石、雄黄等。为避免或减少中药不良反应及其毒副作用的发生，提高药物疗效，中药治疗药物监测非常必要。由于中药成分复杂，绝大多数有效成分未明或影响因素太多，因此，对中药的治疗药物监测的研究目前仍处于探索阶段。

13.6.5　人工神经网络在治疗药物监测中的应用

人工智能(artificial intelligence，AI)于 1950 年由 Alan Turing 首次提出，旨在通过计算机模拟智能的行为和批判性思维。机器学习(machine learning，ML)是一种实现 AI 的方式，ML 算法包括人工神经网络(artificial neural network，ANN、决策树、随机森林和支持向量机等。ANN 能够分析复杂的算法和自学习，通过风险评估模型应用于临床实践，在临床决策支持、医学影像分析、药物结构筛选、治疗药物浓度监测等方面取得显著成果。目前，ANN 技术已经运用于多项 TDM 临床研究(如：免疫抑制剂、抗菌药物、抗癫痫等药物)，并且表现出广阔的应用前景。

比如，霉酚酸酯(Mycophenolate mofetil，MMF)是霉酚酸（MPA)的 2-乙基酯类衍生物，MMF 的个体间和个体内药动学差异较大，因此建议在使用 MPA 的患者中开展 TDM。临床上 MPA 的 TDM 采用有限采样法，采集 3 或 4 个时间点的血样监测血药浓度，使用多元线性回归（Multivariable linear regression model，MLR 估算 MPA 的药时曲线下面积(Area under curve，AUC)，该方法的难点在于针对不同人群(如成人、儿童、老年人等)需要不同的计算公式。分析工作者采用 BPNN 建模，以采样点 MMF 剂量、术后时间、是否联用 CsA、FK506 等为变量，以 0、0.5、2 h 血药浓度数据预测 AUC0-12，结果表明 ANN 的平均预测误差(Mean prediction error，MPE)与平均绝对误差(Mean absolute prediction error，MAE)分别为-1.53%和 9.12%，MLR 的 MPE 与 MAE 分别为-5.15%和 12.64%，ANN 的预测结果优于 MLR。此外，以采样点 MMF 剂量、有限时间点 MPA 血药浓度等为变量建立 BP 神经网络模型用于 MPA 的药动学参数预测。该模型用于浓度预测 MPE 与 MAE 分别为(0.39±1.24) $\mu g \cdot mL^{-1}$、(0.90±0.94) $\mu g \cdot mL^{-1}$，预测相关系数(Predicted correlation coefficient，PCC)为 0.913；以模型预测浓度计算的药动学参数 与实际浓度计算的药动学参数无显著差异。该模型采用统一函数用于不同人群的预测，能解决 MLR 不同人群需要不同计算公式的难点。

【思考题】

1. 简述药物浓度与药物效应的关系。
2. TDM 的应用范围及相关指征是什么？
3. 简述色谱法与免疫法在 TDM 中各自的优缺点。
4. 以 250 mg 为维持剂量，每 6 小时给某患者静脉注射某药物。第一次给药后经 5 小时取血一次，第二次给药后经 5 小时再取血一次，两次浓度分别为 6.6 $mg \cdot L^{-1}$ 和 10 $mg \cdot L^{-1}$，已知该药有效浓度范围为 5~13 $mg \cdot L^{-1}$，此给药方案是否达到治疗要求？应如何调整？

参考文献

[1]徐叔云. 临床药理学[M]. 北京：人民卫生出版社，2000.

[2]王广基. 药物代谢动力学[M]. 北京：化学工业出版社，2005

[3] Gervasini G，Benítez J，Carrillo JA. Pharmacogenetic testing and therapeutic drug monitoring are complementary tools for optimal individualization of drug therapy [J]. Eur J Clin Pharmacol. 2010，66(8)：755-774.

[4]李纯，韩华，冯宇飞，等. 中药治疗药物监测及个体化给药的研究现状与展望[J]. 江苏中医药. 2008，40(6)：91-92

[5]Gao S，Miao H，Tao X，et al. LC-MS/MS method for simultaneous determination of valproic acid and major metabolites in human plasma. J Chromatogr B Analyt Technol Biomed Life Sci[J]. 2011，879(21)：1939-1944.

[6]Fung FH，Tang JC，Hopkins JP，et al. Measurement of teicoplanin by liquid chromatography-tandem mass spectrometry：development of a novel method [J]. Ann Clin Biochem. 2012，49(5)：475-481.

[7] McCann SJ，White LO，Keevil B. Assay of teicoplanin in serum：comparison of high-performance liquid chromatography and fluorescence polarization immunoassay [J]. J Antimicrob Chemother. 2002，50(1)：107-110.

[8]管思宇. 治疗药物监测研究概述及进展[J]. 临床合理用药，2024，17(02)：177-180.

[9]中国药理学会治疗药物监测研究专业委员会，治疗药物监测工作规范专家共识（2019版）[J] 中国医院用药评价与分析，2019，19(8)：897-902

[10]中国药理学会治疗药物监测研究专业委员会，中国药学会医药生物分析专业委员会，中国科学院大连化学物理研究所，色谱技术用于治疗药物监测质量保证的专家共识（2021版）[J]，中国药学杂志，2021，56(17)：1443-1448.

[11]陈静，陈璐，张丽娟，等，人工神经网络在治疗药物监测中的应用[J]，医药导报，2023

[12]任斌，何秋毅，许琼，等. 人工神经网络预测肾移植受者霉酚酸体内暴露药量[J]. 药学学报，2009，44(12)：1397-1401.

[13]叶毅芳，容颖慈，李敏薇，等. 肾移植患者霉酚酸血药浓度人工神经网络预测模型[J]. 中国 药学杂志，2013，48(14)：1200-1203.

第 14 章

药物滥用检测

14.1 药物滥用

14.1.1 概述

药物滥用(drug abuse)是指反复、大量地使用具有依赖特性或依赖性潜力的药物。这种用药与公认的医疗需求无关，属于非医疗目的的用药。滥用的药物有非医药制剂和医药制剂，其中包括禁止医疗使用的违禁物质和列入管制的药品。药物滥用是国际通用的概念，在我国习惯称为吸毒，滥用的药物即为毒品。根据《中华人民共和国刑法》第 357 条规定，毒品是指鸦片、海洛因、甲基苯丙胺(冰毒)、吗啡、大麻、可卡因以及国家规定管制的其他能够使人形成瘾癖的麻醉药品和精神药品。

根据国际禁毒公约，滥用药物主要分为三大类：麻醉药品、精神药品和其他非管制药物。

1)麻醉药品(narcotic drugs)

麻醉药品是指对中枢神经系统有麻醉作用，连续使用、滥用或不合理使用易产生身体依赖性和精神依赖性，能成瘾癖的药品。麻醉药品包括阿片类、可卡因和大麻三大类。

(1)阿片类：阿片类药物属于麻醉性镇痛剂，包括阿片、吗啡、海洛因以及具有与吗啡作用相似的化合物如杜冷丁、美沙酮、埃托啡等。未经加工的粗制阿片称为鸦片。阿片类药物极易成瘾，戒断综合征十分强烈。

(2)可卡因：又称古柯碱，最早是从古柯属植物树叶中提取出来的，是国家严格控制的一类中枢神经兴奋剂。临床上，它被用作局部麻醉药或血管收缩剂。可卡因具有强烈的交感神经和中枢神经系统兴奋作用，少量使用可起到消除疲劳、提高情绪、增加活力的作用。吸食或注射一定剂量后，可产生欣快感，并伴有幻听幻视，使人极度兴奋。持续摄取可卡因可增加药物依赖和耐药性，从而导致滥用。

(3)大麻：大麻是一种统称，包括大麻植物的各部分(如根、茎、叶、种子)以及提取物。大麻制剂中最主要的活性成分是 Δ^9-四氢大麻酚，此外还有大麻酚和大麻二酚等。吸食大麻后可产生独特的精神反应，如宁静、欣快、幻觉等。一般认为大麻的用量决定大麻的精神活性作用，低剂量时大麻同时具有中枢兴奋和抑制作用，高剂量时则以抑制作用为主。

2）精神药品（psychotropic drugs）

精神药品是指直接作用于中枢神经系统，使之兴奋或抑制，连续使用能产生药物依赖性的药品。根据药理作用，精神药品可分为中枢兴奋剂、镇静催眠药和致幻剂。

（1）中枢兴奋剂：主要为苯丙胺类药物。苯丙胺类药物具有兴奋中枢神经和周围神经、抑制食欲、致幻等作用，是最常见的滥用药物之一。该类药物具有极强的精神依赖性，持续滥用可导致严重的精神病。停用后可出现较强的抑郁状态，并常伴有精神病复发。常见的苯丙胺类药物有苯丙胺、甲基苯丙胺（俗称“冰毒”）、亚甲基苯丙胺、二甲氧基苯丙胺、N-甲基-3，4-亚甲基二氧基苯丙胺等。

（2）镇静催眠药：是一类对中枢神经系统有抑制作用的药物，包括巴比妥类、苯二氮䓬类和非苯二氮䓬类。由于巴比妥类药物中枢抑制作用过强，耐药性和成瘾性极高，依赖性潜力大等问题，目前已逐渐被淘汰。苯二氮䓬类药物包括地西泮、氯氮䓬、氟硝西泮、艾司唑仑、阿普唑仑等。相对于巴比妥类药物，苯二氮䓬类药物具有高效、不良反应少等特点。常见的不良反应有头昏、嗜睡、乏力等，长期服用会产生耐受性和成瘾性。非苯二氮䓬类药物包括唑吡坦、佐匹克隆、扎来普隆等。相对于巴比妥类药物和苯二氮䓬类药物，非苯二氮䓬类药物的作用效果更好，起效更快，成瘾性更低。

（3）致幻剂：是指能够影响人的中枢神经系统，可引起感觉和情绪上的变化，对时间和空间产生错觉、幻觉，直至导致自我歪曲、妄想和思维分裂的药物，其典型代表是麦角酰二乙胺。

3）其他非管制药物

某些处方药中含有阿片类麻醉成分，长期服用易产生依赖性，尤其是某些阿片类止痛药。常见的易被滥用的处方药有地芬诺酯、复方甘草片、联邦止咳露等。此外，还有一些解热镇痛药，如布洛芬、去痛片、阿司匹林、泰诺等，长期使用也易产生药物依赖性。

14.1.2 药物滥用的危害

在大多数国家，药物滥用情况普遍存在且日益严重。近年来，药物滥用已逐渐发展成为全球性的社会问题。《2023 年世界毒品报告》显示，2021 年全球有超过 2.96 亿人使用毒品，比十年前高出 23%；全球因滥用药物患病人数达到 3950 万，十年内增加了 45%。

药物滥用对人的身心健康均造成严重危害：①神经系统损伤：可兴奋或抑制神经系统，造成精神异常，如焦虑、欣快、激动、幻觉、精神错觉等，严重时会损伤判断能力，造成中枢神经系统不可修复的损伤。②诱发某些心血管和呼吸系统疾病：以静脉注射的方法滥用药物，极易因药物或注射器污染引发心血管疾病，如心内膜炎、血栓静脉炎等。采用烫吸的方式滥用药物，可引入某些呼吸系统疾病，如支气管炎、咽炎、肺水肿等。③肝脏功能受损。④免疫功能下降。⑤易感染肝炎、艾滋病、性病等严重传染性疾病。药物滥用不仅损害个人的身心健康，还会导致药物滥用者的家庭失和，对社会的稳定和经济增长带来消极影响。

14.1.3　药物滥用检测

药物滥用检测是指通过各种分析技术手段对生物样品中的滥用药物进行定性定量分析。

1)样品类型

药物滥用检测中最常用的生物样本为血液和尿液[1]，此外，唾液，汗液及头发等样本也可用于检测。其中，血液样本为药物滥用检测的金标准[2]，用以测定典型的违禁药物。尿液样本可无创采集，样本量较多，且内源性干扰较少，滥用药物及其代谢物在尿液中富集，可广泛应用于药物滥用检测[1]。唾液样本可反映药物近期摄入，具有易于采集和检测时间窗口窄的特点，在工作场所药物检测[4]和药物影响驾驶项目中得到了广泛的应用。角质样本如头发和指甲可用于评价药物长期摄入量，建立用药时间线或评价历史用药情况。根据样本获取及检测难易程度，以上几种生物样本类型各具优缺点(表 14-1)。与常用生物样本相比，呼出气体(exhaled breath，EB)样本具有易获取且样本前处理简单的特点，此外，样本获取不具侵袭性、依从性更高。近年来，研究者开发出越来越多的呼出气冷凝液(exhaled breath condensate，EBC)装置，加速了呼出气体样本在阿片类药物、大麻、苯丙胺、可卡因等药物滥用检测中的应用[2]。

表 14-1　药物滥用检测常用的生物样本类型及优缺点

样本类型	优点	缺点
血液	药物浓度与生物效应相关性强，不易掺假	生物基质复杂，黏度高，获取方式具有侵袭性
尿液	易获取，非侵袭性采集，成本低，可获取样本量大，内源性干扰较少	易掺假，药物浓度与生物效应相关性弱
头发	易获取，非侵袭性采集，稳定，易于储存及运输，可进行回顾性分析及历史用药评价	样本前处理较复杂
唾液	易获取，非侵袭性采集，不易掺假	黏度高，组成复杂，取样成本高
汗液	易获取，非侵袭性采集	无法准确衡量样品收集量
指甲	易获取，非侵袭性采集，稳定，易于储存及运输	药物在指甲中分布的机制不明

2)样品前处理方法

样品前处理是药物滥用检测中的关键步骤，不同的生物样本所含生物基质不同，适用的前处理方法也不同，其核心是提取出目的化合物以供后续分析并排除生物基质干扰。理想的样品前处理方法应该具备以下特点：①通过较少操作步骤可达到对目标化合物的较高提取效率；②快速且低成本；③与分析仪器适配；④符合低溶剂、低毒、环保的绿色化学理念。最常用的前处理方法是液-液萃取及固相萃取，但是这两种方法耗时长、操作烦琐、有机溶剂消耗量大且所需样本量多[7]。近年来，固相微萃取由于操作简单、与分析仪器兼容性强、易于自动化、样本用量少(一般<100 μL 或<10 mg)等优点广泛用于药物滥用检测。此外，其他前处理方式如微波辅助萃取，超声辅助萃取[9]也在药物滥用检测中发挥重要作用。在多种生物样本中，头发样本作为特殊的角质类样本，需要进行预处理去除污染后才能进行目的化合物提取，预处理常用水、丙酮、石油醚等溶剂进行清洗，进一步进行样品破碎。

3)药物滥用检测方法

药物滥用检测主要包括筛选和确认检测两个步骤。筛选分析要求在最短的时间内得到初步的检测结果，目前普遍应用的是初步免疫筛选技术。由于免疫检测分析的特异性受限，其筛选结果只能作为假定的阳性结果，必须再采用特异性更好、精密度和准确度更佳的检测方法进行确认检测。

(1)初步免疫筛选：免疫检测法(immunoassay，IA)是目前国际公认的药物滥用分析的初步筛选方法。免疫分析法通过利用抗原抗体反应检测标本中的微量物质。基于抗原抗体反应的特异性和敏感性，任何物质只要能获得相应的特异性抗体，即可采用免疫法进行测定。免疫分析法具有操作简便、分析快速、可用于大批量操作且易实现自动化检测等优点。目前常用的免疫分析方法有放射免疫分析、酶放大免疫分析、荧光偏振免疫分析、金标免疫分析、酶联免疫分析等。每种免疫方法都有对应的自动化仪器或与之配套的商品化试剂盒。此外，不同的方法在其免疫特异性、灵敏度、线性、临界值附近的反应斜率以及对干扰物质的易感性等方面都不尽相同。

筛选方法具有特定的临界值，即阳性结果和阴性结果的分界线。样品中的药物浓度≥临界值即为阳性，反之则为阴性。合理的临界值是实现准确筛选的基础，临界值设定过高或过低就会出现假阴性或假阳性的结果，因此筛选结果报告中必须有临界值的说明。大量实验结果表明，降低临界值能明显提高阳性率，因此降低临界值可增加检测窗口期并降低漏检率。商品化的免疫试剂盒一般将检测临界值设定在检测方法的灵敏度之上，以减少假阳性结果的可能。

(2)确认检测：免疫检测法虽具有较高的灵敏度，但由于免疫检测对分析物缺乏绝对的特异性(所用抗体易与抗原类似物发生交叉反应)，可能会出现假阳性结果。为了确保检测结果的可靠性，需对初步免疫检测的阳性结果进行确认检测。确认检测通常采用具有更好的特异性、相当于或优于初步检测的灵敏度、足够好的精密度和准确度的分析方法。目前常用的确认分析方法有气相色谱法(gas chromatography，GC)、液相色谱法(liquid chromatography，LC)、毛细管电泳法(capillary electrophoresis，CE)、气相色谱-质谱联用法(gas chromatography-mass spectrometry，GC-MS)、液相色谱-质谱联用法(liquid chromatography-mass spectrometry，LC-MS)等。

14.2 典型麻醉药品的检测

14.2.1 阿片类

阿片类药物是指由罂粟中获取的天然生物碱以及全合成或半合成的生物碱，包括吗啡(morphine)、可待因(codeine)、海洛因(heroin)、羟考酮(oxycodone)等吗啡类似物以及结构上与吗啡无关，但具有阿片受体亲和力的化合物，如美沙酮(methadone)、曲马多(tramadol)、丁丙诺菲(buprenorphine)、芬太尼(fentanyl)、喷他佐辛(pentazocine)、哌替啶(pethidine)等。阿片类药物可通过口服、吸食、静脉注射等多种形式被滥用，其中口服途径滥用占比 72%~97%，为阿片类药物最常见的滥用形式。

吗啡是阿片中最主要的有效成分，具有极性强、组织分布慢、在体内分布范围广等特点。本品口服后主要经胃肠道吸收，吸收后可分布至肝、肺、脾、肾等多个组织器官中。仅有少量吗啡可透过血脑屏障，但已足够产生高效的镇痛作用。吗啡主要经肝脏代谢，60%~70%吗啡在肝内与葡萄糖醛酸结合生成吗啡-3-葡萄糖醛酸苷和吗啡-6-葡萄糖醛酸苷，约 10%吗啡经去甲基作用生成去甲吗啡(图 14-1)。吗啡及其代谢产物主要经肾脏排出，少量经胆汁和乳汁排出。

可待因是从阿片中提取出来的一种天然生物碱，其在阿片中的含量约为 0.5%~1%。作为一种弱效阿片类药物，其镇痛作用强度仅为吗啡的 1/12。本品口服后吸收快而完全，约 1 h 血药浓度达到峰值，其生物利用度为 40%~70%。吸收后主要分布于肺、肝、肾和胰等组织中，易透过血脑屏障，也能透过胎盘屏障。大部分可待因在肝脏与葡萄糖醛酸结合，约 15%可待因经去甲基作用后代谢为吗啡而发挥作用(图 14-1)，主要以葡萄糖醛酸结合物的形式经肾排出。

对疑似阿片滥用者的检测，首先利用各种商品化的阿片类免疫试剂盒进行快速简便的筛选分析。因为这类药物及其代谢产物主要通过肾脏进行排泄，故采用的检测标本多为尿样。目前市面上的阿片类免疫试剂盒测定的分析物主要是吗啡和可待因，与其他阿片类药物的交叉反应性随免疫试剂的不同而不同。如吗啡金标免疫试剂盒对可待因、海洛因、单乙酰吗啡、二氢可待因等具有较高的交叉反应，但对美沙酮、曲马多、芬太尼等药物的反应性较差。随着其他阿片类药物的流行性滥用，针对这些药物的免疫试剂盒也越来越多。

阿片类药物及其代谢产物的常用确认检测方法有气相色谱法、液相色谱法、毛细管电泳法和色谱-质谱联用法。其中，气相色谱-质谱联用法是目前阿片类药物检测最常用的方法，该方法具有灵敏度高、分析速度快，鉴别能力强等优点。需要注意的是，部分阿片类药物(如吗啡)的极性较强，分析测定前需先进行衍生化。

【应用实例：基于分散固相萃取技术的 GC-MS 法同时测定尿液及血液样品中的可待因、吗啡、曲马多、6-乙酰吗啡等 6 种阿片类药物】

SaraYasien 等人利用分散固相萃取技术联合 GC-MS 分析尿液和血液样品中可待因、吗啡、曲马多、氢溴酸右美沙芬、6-单乙酰吗啡和纳布啡的含量。该方法大大降低了生物基质干扰，实现了 6 种阿片类药物的高灵敏测定。

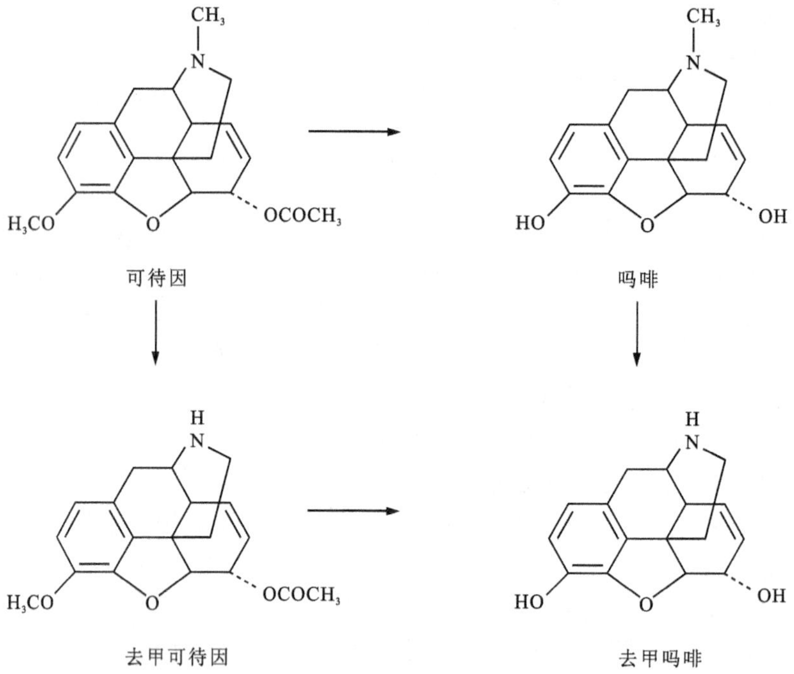

图 14-1　可待因和吗啡在体内的去甲基化代谢

(1)样品前处理：取 1.0 mL 尿样或血样置于洁净聚丙烯试管中，分别加入 2 mL 磷酸钠缓冲盐溶液(pH=6)、50 μL 纳洛啡内标溶液、4 mL 乙腈及 100 mg 氯化钠，涡旋混合均匀后，加入 2 g 无水硫酸镁，振摇 5 min，3500 rpm 离心 3 min。取有机相转移至洁净玻璃试管中，于蒸发器中干燥，残留物中加入 50 μL 乙腈和 100 μL 正己烷，涡旋混匀。微量移液器移取滴状乙腈，并转移到螺旋盖玻璃管中，管中加入 25 μL 双(三甲基硅烷基)三氟乙酰胺，60℃孵育 20 min。待样品冷却后，取上清至 GC-MS 系统分析。

(2)GC-MS 检测：色谱柱为 Agilent J&W 毛细管柱(15 m×0.25 mm×0.25 μm)；载气为氦气，载气流速为 1.5 mL/min；采用程序升温，先以 50℃/min 的速率升温至 250℃，保持 2 min，再以 60℃/min 的速率升温至 310℃，保持 5 min。质谱检测采用选择离子监测(SIM)模式，可待因、吗啡、曲马多、氢溴酸右美沙芬、6-单乙酰吗啡、纳布啡和内标纳洛啡的监测离子分别为：*m/z* 178 和 *m/z* 234(可待因)，*m/z* 236 和 *m/z* 287(吗啡)，*m/z* 320 和 *m/z* 245(曲马多)，*m/z* 270 和 *m/z* 214(氢溴酸右美沙芬)，*m/z* 287 和 *m/z* 340(6-单乙酰吗啡)，*m/z* 518 和 *m/z* 428(纳布啡)，*m/z* 414(纳洛啡)。

(3)方法学考察：可待因、吗啡、曲马多、氢溴酸右美沙芬、6-单乙酰吗啡、纳布啡和内标纳洛啡的保留时间分别为 10.73 min、10.99 min、6.88 min、8.56 min、11.35 min、13.43 min 和 11.62 min。在考察的浓度范围内，各分析物线性关系良好($r^2 \geq 0.985$)。6-单乙酰吗啡的定量限为 5 ng/mL，其余分析物的定量限为 10 ng/mL。

(4)实际应用：将方法应用于阿片类药物成瘾者血液和尿液分析，总离子流图如图 14-2 所示。结果显示其血样中含有 125 ng/mL 吗啡和 203 ng/mL 氢溴酸右美沙芬，尿样中含有 158 ng/mL 吗啡、128 ng/mL 6-单乙酰吗啡及 264 ng/mL 氢溴酸右美沙芬。

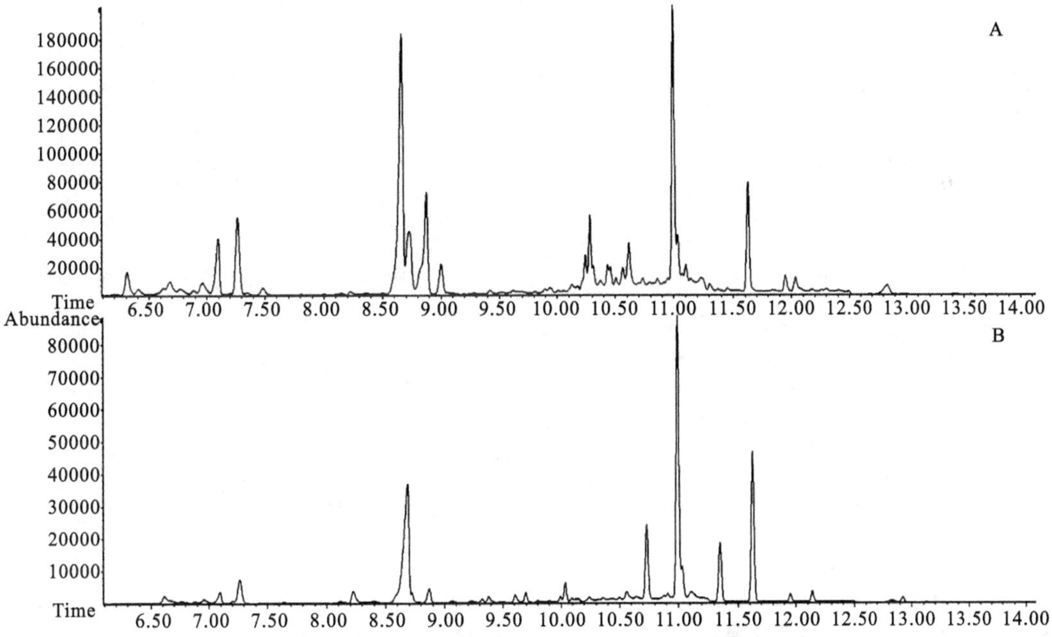

图 14-2　血液(A)和尿液(B)样本总离子流图

14.2.2　可卡因

可卡因化学名为苯甲酰甲基芽子碱，是由芽子碱的羧基氢被甲基取代和羟基氢被羰基苯基取代构成的双酯型生物碱。可由呼吸道和消化道的黏膜吸收进入体内，在体内迅速吸收代谢，经酯酶水解或自发水解生成芽子碱甲酯或苯甲酰芽子碱(图 14-3)。在血样和尿样中很少检测到原型药物，尿液中的主要存在形式是苯甲酰芽子碱。

对可卡因疑似滥用者的初步免疫筛选测定的物质都是尿中的主要代谢产物苯甲酰芽子碱，免疫检测方法对可卡因或其他代谢产物的反应性都比较低。

可卡因常用的确认检测方法有气相色谱法、高效液相色谱法以及色谱-质谱联用技术等。

【应用实例：液-液萃取技术联合 LC-MS 法测定全血样本中可卡因及其 3 种代谢产物[12]】

JulianaTakitanea 等人利用液液萃取法提取全血中的可卡因及其 3 种代谢产物(苯甲酰茶碱，古柯乙烯和脱水爱康宁甲酯)，并采用 LC-MS 对萃取液中的目标分析物进行定量检测。方法专属性好、灵敏、准确，可用于可卡因滥用的日常监测。

(1)样品前处理：取 100 μL 全血样本，加入 25 μL 甲醇-水溶液(1∶1，*v/v*)及 25 μL 内标溶液，涡旋混匀。加入 100 μL 碳酸盐缓冲液(pH 9.3)和 1000 μL 甲基叔丁基醚-异丙醇溶液(70∶30，*v/v*)，涡旋混匀，4000 rpm 离心 4 min。取上层有机层 900 μL，氮气吹干，残渣用 60 μL 5 mM 甲酸盐缓冲液-甲醇溶液(95：5，*v/v*)复溶，取上清用于 LC-MS 分析。

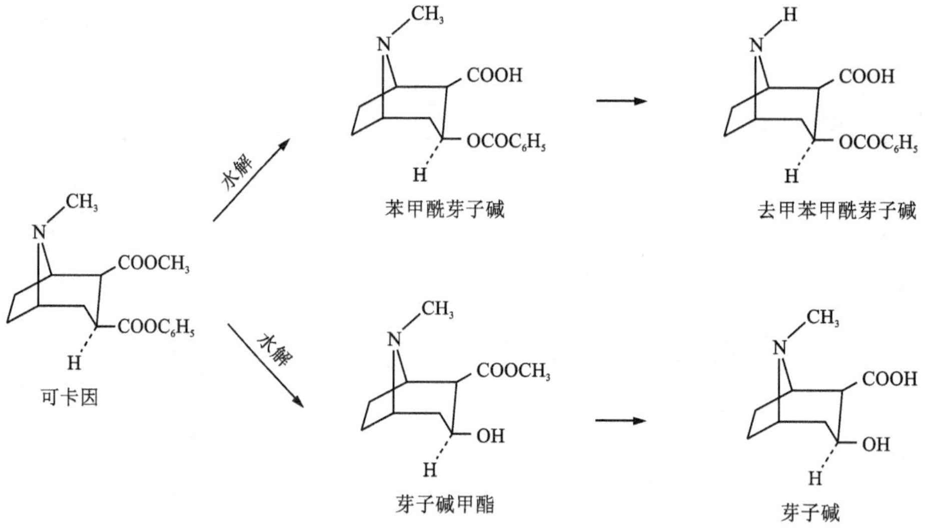

图 14-3　可卡因在体内的主要代谢途径

(2)LC-MS 检测：色谱柱为 Kinetex 联苯核壳柱（2.1 mm×100 mm I.D.，1.7 μm）；流动相 A 相为 10 mM 甲酸铵缓冲液(pH=3.1)，B 相为甲醇，流动相流速为 0.5 mL/min，洗脱梯度为：0~0.2 min，2%B；0.2~0.3 min，2%~10%B；0.3~2.3 min，10%~55%B；2.3~2.4 min，55%~98%B；2.4~5 min，98%B；5.0~5.1 min，98%至2%B。柱温为 60℃，自动进样器温度为 15℃。质谱采用正离子模式检测，离子源温度为 150℃，离子电压为 1 KV。

(3)方法学考察：可卡因及其 3 种代谢物在 2~2500 ng/mL 的浓度范围内线性良好，最低定量限为 0.3~0.5 ng/mL。所有质控样本的准确度均在±12%范围内，精密度 RSD 均低于 10%。

(4)实际应用：所建方法应用于 22 份血浆样本中可卡因及其代谢物的测定，结果显示，可卡因、苯甲酰茶碱、古柯乙烯和脱水爱康宁甲酯分别在 19、21、10 和 10 份样本中的检出浓度高于定量限。

14.2.3　大麻

大麻最早来源于桑科植物大麻的提取物，其成分非常复杂，主要包括大麻素类、黄酮类、萜类、木脂素和生物碱类等。目前已知的化学成分共有 400 多种，已确认的大麻素类化合物共有 70 多种。Δ^9-四氢大麻酚是大麻中最主要的致幻成瘾成分，此外还有大麻二酚和大麻酚(化学结构式见图 14-4)。大麻活性成分的含量随产地以及提取部位的不同而存在很大的差异。

大麻最常见的滥用方式为吸食，偶见口服或静脉注射。吸食大麻后，Δ^9-四氢大麻酚进入肺部后很快入血，3~10 min 内血药浓度达到峰值。口服吸收会受到多种因素的影响，一般 1~2 h 后达到最高血药浓度。Δ^9-四氢大麻酚具有很强的脂溶性，进入体内后快速分布到各个组织中，可在脂肪、脑和脊髓等组织器官中蓄积。Δ^9-四氢大麻酚主要经肝脏代

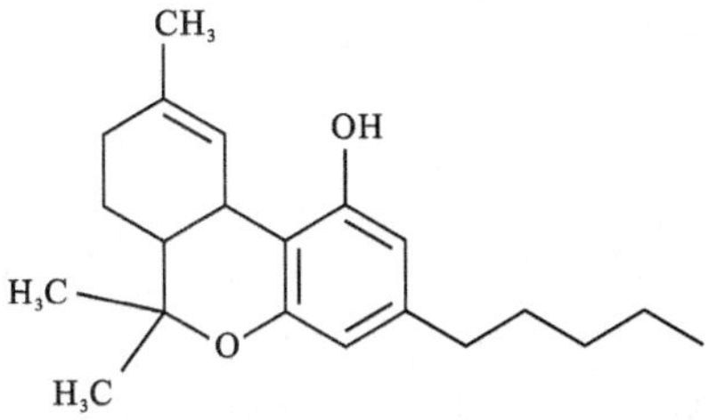

四氢大麻酚

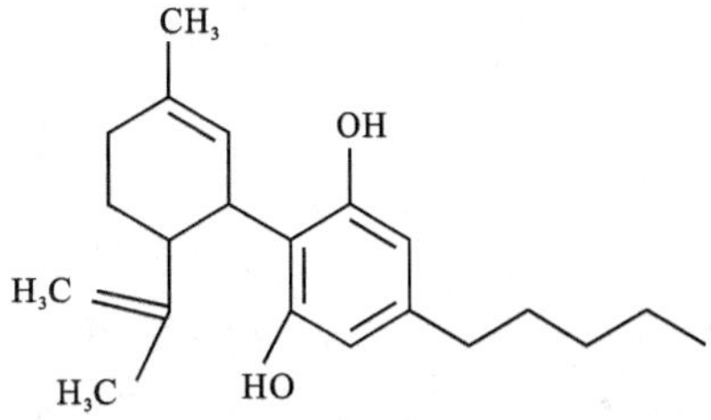

大麻二酚

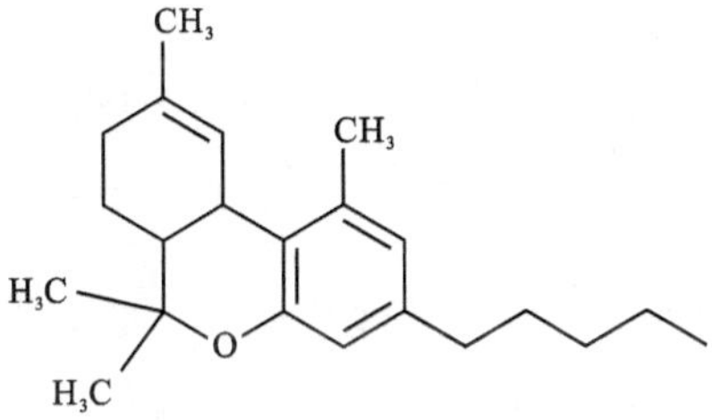

大麻酚

图 14-4　四氢大麻酚、大麻二酚和大麻酚的化学结构

谢，在细胞色素 P450 酶的作用下水解生成 11-羟基-Δ^9-四氢大麻酚，后者再进一步氧化生成 Δ^9-四氢大麻酚酸。Δ^9-四氢大麻酚酸还能与葡萄糖醛酸结合生成单葡萄糖或双葡萄糖醛酸结合物。Δ^9-四氢大麻酚及其代谢产物主要通过肠道和肾脏排泄，也可从乳腺、唾液腺、汗腺和呼吸道等排泄。尿液中 Δ^9-四氢大麻酚酸的检测是目前确证是否吸食大麻的主要手段。

疑似大麻滥用者的免疫筛选分析主要针对的是其代谢产物 Δ^9-四氢大麻酚酸，但需要注意该方法与其他大麻物质存在交叉反应。大麻的主要活性成分 Δ^9-四氢大麻酚的确认检测方法有气相色谱法、液相色谱法以及色谱-质谱联用技术，其中以气相色谱法最为常用。但由于其色谱行为较差，一般需进行衍生化处理。此外，Δ^9-四氢大麻酚酸在高温时易发生脱羧生成 Δ^9-四氢大麻酚，从而导致 Δ^9-四氢大麻酚的定量分析结果偏高，故在分析时须注意控制温度。

【应用实例：基于固相萃取的 LC-MS 法测定唾液样本中 Δ9-四氢大麻酚、大麻二酚等 13 种大麻素类化合物及代谢产物的含量】

LinLin 等人利用一步固相萃取法提取唾液样本 13 种大麻素类化合物及代谢产物，包括：(-)-反式-Δ^8-四氢大麻酚(Δ^8-THC)、(-)-反式-Δ^9-四氢大麻酚(Δ^9-THC)、大麻二酚(CBD)、Δ^9-四氢大麻酚酸-A(Δ^9-THCA-A)、大麻二酚酸(CBDA)、11-羟基-Δ^9-四氢大麻酚(11-OH-Δ^9-THC)、11-去甲-9-羧基-Δ^9-四氢大麻酚(Δ^9-THCCOOH)、四氢大麻素(THCV)、大麻二酚(CBDV)、大麻二酚(CBD-C1)、大麻色烯(CBC)、大麻酚(CBN)和大麻萜酚(CBG)，并采用 LC-MS 法测定其含量，该方法灵敏度高，选择性好。

(1)样品前处理：取 1 mL 唾液样本，加入 3 mL Quantisal™ 提取缓冲液，涡旋混匀。取 400 μL 上述溶液，加入 10 μL 内标溶液和 400 μL 2%磷酸溶液。将上述所得溶液上清分次转移至活化后的固相萃取小柱(Oasis © PRiME HLB 96-well)，用 400 μL 水-甲醇溶液

(95∶5, v/v)淋洗两次，用400 μL甲醇-乙腈溶液(10∶90, v/v)洗脱，收集洗脱液，蒸发干燥，残渣用200 μL水(0.1%甲酸)-乙腈溶液(95∶5, v/v)复溶，取上清进行LC-MS检测。

(2)LC-MS检测：色谱柱为CORTECS © C18+色谱柱（2.1 mm×50 mm，1.6 μm）；流动相A相为0.1%甲酸水-乙腈溶液(95∶5, v/v)，B相为0.1%甲酸乙腈溶液，流动相流速为0.5 mL/min，洗脱梯度为：0~7.5 min，55%B；7.5~8.3 min，55%~100%B；8.3~8.6 min，100%B；8.6~9 min，55%B，柱温26℃。质谱条件：正离子模式监测，离子源温度为150℃，离子电压为4.5 KV。

(3)方法学考察：所有化合物线性良好(r^2>0.990)，所有分析物的最低检出限在0.10~2.0 ng/mL范围内。准确度在88.7%~113.9%范围内，精密度RSD均低于15%。目标物提取离子色谱图如图14-5所示。

(4)实际应用：所建方法应用于200份真实人唾液样本中大麻素类化合物的测定，在200份受试者口腔液样本中，每个样本中至少检测到了一个待测物。11个样本中测到了Δ^8-THC。在三个样本中检测到高浓度的11-OH-Δ^9-THC或Δ^9-THCCOOH(>400 ng/mL)。在179个Δ^9-THC阳性的样本中，分别有74、39、44、107和112个样本检测到CBD、Δ^9-THCA-A、THCV、CBN和CBG。

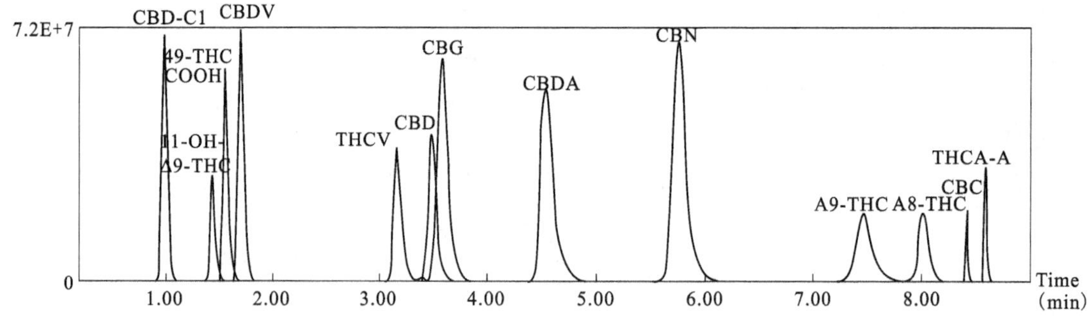

图14-5　13种目标物提取离子色谱图

14.3　典型精神药品的检测

14.3.1　苯丙胺类药物

苯丙胺类药物，又称为苯丙胺类兴奋剂，是一类具有神经兴奋作用的小分子人工合成苯丙胺衍生物。苯丙胺类药物属于拟交感胺类中枢兴奋剂，通过释放中枢及外周神经末梢中贮存的去甲肾上腺素和多巴胺，并抑制儿茶酚胺的再摄取而达到兴奋中枢和周围神经、抑制食物、致幻等作用。目前常见的苯丙胺类药物有苯丙胺、甲基苯丙胺、亚甲基苯丙胺、3，4-亚甲基二氧基苯丙胺、3，4-亚甲基二氧基甲基苯丙胺、去甲麻黄碱、伪麻黄碱(化学结构式见图14-6)等。苯丙胺类药物的常见滥用方式为口服，此外还有鼻吸、烫吸、注射或掺入乙醇饮料一起饮用等。甲基苯丙胺还可在熏燃后以烟雾的形式抽吸。

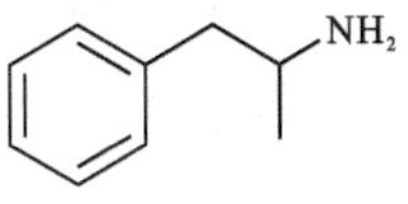
苯丙胺

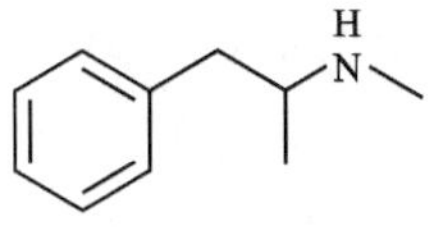
甲基苯丙胺

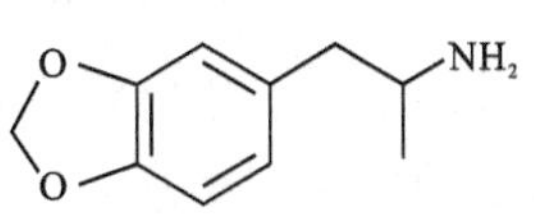
3,4-亚甲基二氧基苯丙胺

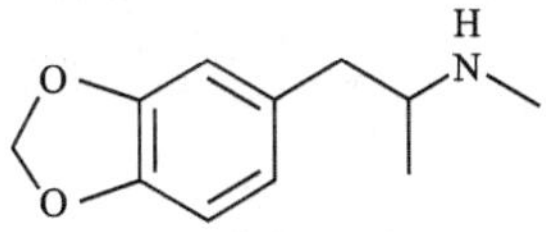
3,4-亚甲基二氧基甲基苯丙胺

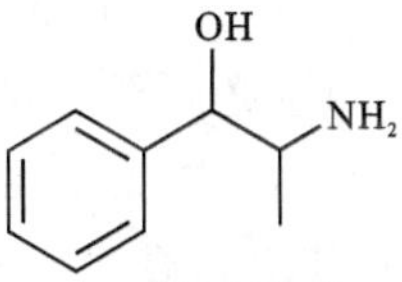
去甲麻黄碱

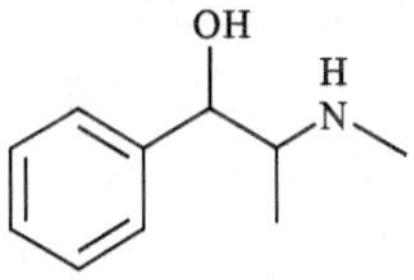
伪麻黄碱

图 14-6　常见的苯丙胺类药物化学结构

苯丙胺和甲基苯丙胺主要经胃肠道吸收。吸收后，甲基苯丙胺可经去甲基和细胞色素酶氧化生成苯丙胺和对羟基甲基苯丙胺。苯丙胺作为甲基苯丙胺的主要活性代谢产物，还可进一步脱氨基代谢为苯丙酮，继续氧化为苯甲酸。苯丙胺和甲基苯丙胺在体内的消除和排泄受 pH 的影响很大，如在正常状况下，服用甲基苯甲胺 24 h 后约有 43%的药物以原型形式从尿液中排出，酸性尿液(pH<5)中甲基苯丙胺原型增加至 76%，而碱性尿液中药物原型仅有 2%。

3，4-亚甲基二氧基苯丙胺和 3，4-亚甲基二氧基甲基苯丙胺(俗称摇头丸)均是我国规定管制的精神药品，都具有兴奋和致幻的作用。3，4-亚甲基二氧基甲基苯丙胺是许多混合型毒品的主要成分，3，4-亚甲基二氧基苯丙胺是其在体内的主要活性代谢产物。服用 3，4-亚甲基二氧基甲基苯丙胺后，其主要以原形形式经肾脏排出体外。

目前针对苯丙胺和甲基苯丙胺的免疫分析方法的特异性相对较差，对于多数苯丙胺或甲基苯丙胺结构相似的化合物具有较好的交叉反应性。因此，在选择免疫分析方法时需特别注意其选择性，尽可能减少假阳性率。

苯丙胺类药物大多是挥发性物质，故最常使用的检测方法是气相色谱法。值得注意的是，在药物萃取和分析过程中需采取适当的预防措施防止或减少苯丙胺类药物的挥发。由于 GC-MS 法能提供更多的定性定量信息，因此被广泛应用于生物样本内苯丙胺类药物的检测。用 GC-MS 法检测苯丙胺类药物时，通常会先对其进行衍生化处理，以降低待测组分的挥发性、改善色谱分离性能、形成较高分子量的碎片、减少干扰物的影响等。苯丙胺类药物分析中常用的衍生化试剂有七氟丁酸酐、五氟丙酸酐、三氟醋酐等。

【应用实例：基于 GC-MS 方法测定头发样本中苯丙胺，甲基苯丙胺和亚甲二氧基甲基苯丙胺的含量】

Mariana A. O. Madia 等人利用 GC-MS 技术，建立了人头发样本中苯丙胺(AMP)，甲基苯丙胺(MA)和亚甲二氧基甲基苯丙胺(MDMA)的含量测定方法。方法简单、特异、灵敏，可用于以上药物的滥用监测。

(1)样品前处理：头发样本用中性洗涤剂和水清洗，置于二氯甲烷中 35℃浸泡 15 min，室温干燥后剪碎至<1 mm 长。取 50 mg 头发样本，加入 2 mL 甲醇和 10 ng/mL 内标溶液，加入 1 mL 浓度为 1mol/L 的氢氧化钠溶液，于 70℃孵育 15 min。冷却至室温，加入 10 mg 氯化钠，所得溶液进行液相微萃取，残渣加入 50 μL 三氟乙酸酐和 50 μL 乙酸乙酯于 90℃孵育 30 min。样本冷却后于 40℃ 干燥，加入 50 μL 乙酸乙酯复溶，离心后取上清进行 GC-MS 分析。

(2) GC-MS 检测：色谱柱为 Phenyl Polysilphenylene-Siloxane (TR-5MS) 毛细管柱 (30 m×0.25 mm×0.25 μm)；载气为氦气，载气流速为 1 mL/min；采用程序升温，先以 70℃保持 1 min，再以 10℃/min 的速率升温至 250℃，保持 2 min，以 25℃/min 的速率升温至 280℃，保持 8 min。质谱条件：采用 SIM 模式检测。

(3) 方法学考察：所有的目标分析物在 0.2-20 ng/mg 的浓度范围内线性良好(r^2 > 0.990)，检测限为 0.01 ng/mg，定量限为 0.2 ng/mg，准确度均在±10%范围内，精密度 RSD 小于 8%，分析物及内标的色谱图如图 14-7 所示。

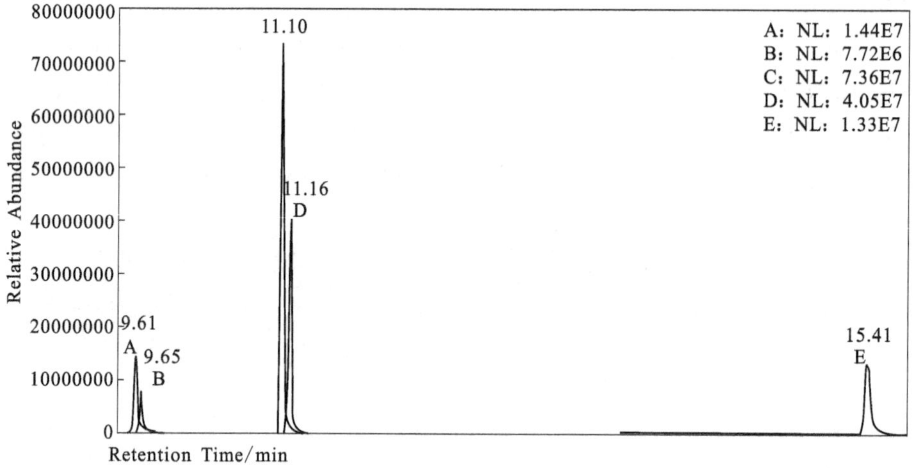

图 14-7　目标物及其内标色谱图

(4) 实际应用：应用所建分析方法，测定了 10 名药物滥用者头发中三种待测物 AMP、MA 和 MDMA 的含量。结果显示，MDMA 在 7 份样本中检出，浓度范围为 0.8~13 ng/mg，MA 在 5 份样本中检出，浓度范围为 1.8~12.6 ng/mg。

14.3.2　镇静催眠类药物

镇静催眠药是一类对中枢神经系统具有抑制作用，可引起镇静和催眠效果的药物，主要包括巴比妥类(第一代)、苯二氮䓬类(第二代)和非苯二氮䓬类(第三代)。这类药物小剂量使用时可发挥镇静作用，中剂量可产生催眠作用，大剂量产生抗惊厥、麻醉效应。合理使用镇静催眠药能有效提高睡眠质量，避免失眠损害人体健康和正常生活。镇静催眠药属于第二类精神药品，大部分具有耐受现象和依赖性潜力，且相对容易获得，故该类药物的滥用十分普遍。

巴比妥类药物是十九世纪末发展起来的一类重要镇静催眠药。因为其极为有效的镇静催眠效果，从 20 世纪初到 70 年代一直是使用最为广泛的安眠药。但这类药物普遍存在中枢抑制作用过强、极易发生耐受现象、成瘾性高、毒副作用强、依赖性潜力大等问题，目前已逐渐被淘汰。常见的巴比妥类药物有巴比妥、苯巴比妥、异戊巴比妥、司可巴比妥、硫喷妥等。

苯二氮䓬类药物是一类直接作用于中枢苯二氮䓬受体，具有镇静、催眠、抗焦虑和抗惊厥等作用的药物。它是 20 世纪 60 年代初发展起来的镇静催眠药，最早应用于临床的是氯氮䓬。相对于巴比妥类药物而言，苯二氮䓬类药物具有起效快、耐受性良好、毒副作用小、安全性高等优点。长期使用苯二氮䓬类药物会导致耐受现象的发生，产生成瘾性和精神上的依赖性，需加大剂量方可发挥治疗作用。此外，骤然停药可出现失眠、烦躁不安、紧张、焦虑等戒断症状。目前常用的苯二氮䓬类药物有地西泮、氟西泮、硝西泮、氟硝西泮、艾司唑仑、阿普唑仑、氯普唑仑、咪达唑仑等。

非苯二氮䓬类药物是第三代镇静催眠药，代表药物有唑吡坦、佐匹克隆、右美托咪定、扎来普隆等。相对于第一代和第二代镇静催眠药而言，非苯二氮䓬类药物具有作用效果更好、起效更快、没有宿醉症状、药物依赖和停药反应少等特点，是目前治疗失眠的一线药物。虽然目前普遍认为这类药物的滥用和成瘾倾向很低，但在一些国家和地区已经出现滥用成瘾和戒断并发症的个案报道。

镇静催眠药一般为口服，偶见肌内注射或静脉注射，有时会被掺入食品或饮料中使用。镇静催眠药物一般在血样中含量较高，常以原型药物或代谢产物的形式存在，因此血样是检测这类药物的常用检材之一。尿样中多以代谢物尤其是代谢物的葡萄糖醛酸苷结合物形式存在，需先用葡萄糖醛酸苷酶水解结合物使代谢物游离后方可进行测定。

镇静催眠药常用的检测方法有免疫筛选法、气相色谱法、高效液相色谱法，色谱-质谱联用法等。

【应用实例：GC-MS 法同时测定人尿液样本中 11 种苯二氮䓬类镇静催眠药浓度】

André Valle de Bairros 等人利用液相微萃取和 GC-MS 检测技术，建立了人尿液样本中 11 种苯二氮䓬类镇静催眠药(美达西泮、地西泮、去甲西泮、氟硝西泮、氯氮䓬、奥沙西泮、硝西泮、7-氨基氟硝西泮、劳拉西泮、氯硝西泮、7-氨基氯硝西泮)的定量测定方法。方法灵敏度高，选择性高，可用于临床和法医毒理学分析。

(1)样品前处理：取尿液样本 2 mL，加入 200 ng 内标化合物，2 mol/L 醋酸钠缓冲溶液(pH= 4.5)200 μL 及 25 μL 葡萄糖醛酸酶，55℃孵育 90 min。所得溶液用 2 mol/L NaOH 水溶液碱化至 pH=10，加入 10%的 NaCl 溶液。所得样本进行液相微萃取，加入 50 μL 三氟乙酸酐后，60℃衍生化 10 min，加入 35 μL 硅烷化试剂 N-叔-丁基二甲基硅基-N-甲基三氟乙酰胺(MTBSTFA)，90℃衍生化 45 min，离心后取上清进行 GC-MS 分析。

(2)GC-MS 检测：色谱柱为 HP-5MS fused-silica 毛细管柱(30 m×0.25 mm×0.1 μm)，载气为氦气，载气流速为 1 mL/min，程序升温：150℃保持 1 min，以 30℃/min 的速率升温至 220℃，保持 1 min；以 20℃/min 的速率升温至 300℃，保持 3 min。质谱条件：采用 SIM 模式检测。

(3)方法学考察：分析物在考察的浓度范围内线性良好(r^2>0.990)，定量限范围为

0.5~30 ng/mL，准确度在 91.5%~119.6%范围内，精密度 RSD 均低于 16%。

(4)实际应用：应用所建分析方法，测定了 4 名志愿者尿液中苯二氮䓬类镇静催眠药及代谢产物(图 14-8)。所得结果与志愿者服用药物种类、药物剂量及采样时间相匹配。

14.4 致幻剂的检测

致幻剂是一种天然的或人工合成的精神药品。这类药物可以通过影响人的中枢神经系统，引起感觉或情绪上的变化，对时间和空间产生错觉、幻觉，甚至导致自我歪曲、妄想和思维分裂。与其他作用于中枢神经系统的药物不同，致幻剂所产生的效应难以预测，常常取决于使用者自身的心理预期以及所处的环境。此外，致幻剂不产生依赖性或成瘾，一般不具有强化效应，许多长期使用致幻剂的人在停用后并无渴求现象。致幻剂的代表药物有麦角酰二乙胺、裸盖菇素、氯胺酮等。

14.4.1 麦角酰二乙胺

麦角酰二乙胺(Lysergic acid diethylamide，LSD)，俗称“摇脚丸”，是目前已知的药力最强的致幻剂之一。它是由从麦角真菌中提取出来的麦角酸与其他物质合成而得，能造成使用者 6~12 h 的感官、感觉、记忆和自我意识的变化。麦角酰二乙胺的迷幻效应主要由 5-HT2A 受体位点的激动作用介导，间接调节谷氨酸能神经传递以产生作用。麦角酰二乙胺的常用滥用方式为口服，也可通过掺入食物或饮料服用。小剂量使用可刺激交感神经和副交感神经引起恶心、头晕、瞳孔放大、体温升高、心率加快、血压上升、运动失调、抽搐等反应。长期或大量滥用会导致吸食者严重精神错乱，情绪变化无常，记忆受损，出现时空扭曲、幻觉，突发危险、荒谬的强迫行为。此外，麦角酰二乙胺对中枢神经系统有持续的影响，在不服药期间会出现“反刍”现象，造成大脑损伤。麦角酰二乙胺口服后主要经胃肠道吸收，1.5 h 后血浆浓度达到峰值。经肝脏代谢，通过去甲基化和羟化生成无活性的代谢产物后，通过尿液排出体外。

免疫分析方法常用于筛选血样、尿样中是否存在麦角酰二乙胺。但该方法的特异性相对较差，与麦角酰二乙胺的代谢产物存在交叉反应，故测定的麦角酰二乙胺浓度通常显著高于质谱法测定的浓度。

麦角酰二乙胺常用的确认检测方法有气相色谱-质谱联用法和液相色谱-质谱联用法。由于麦角酰二乙胺挥发性低，热稳定性差，采用 GC-MS 法测定需要进行衍生化。液相色谱-质谱联用法灵敏度高、特异性好、且不需要进行衍生化，目前已成为麦角酰二乙胺确认检测的首选方法。

14.4.2 氯胺酮

氯胺酮(ketamin)俗称 K 粉，是苯环己哌啶的衍生物。它是一种中枢神经抑制剂，可抑制 N-甲基-D-天门冬氨酸受体使神经元活动减弱，产生分离性麻醉作用(感觉和知觉分离状态)，并可致幻觉。临床上氯胺酮多用于小手术、小儿外科手术的麻醉，也可作为其他的诱导剂、全麻药、局麻药的辅助用药。

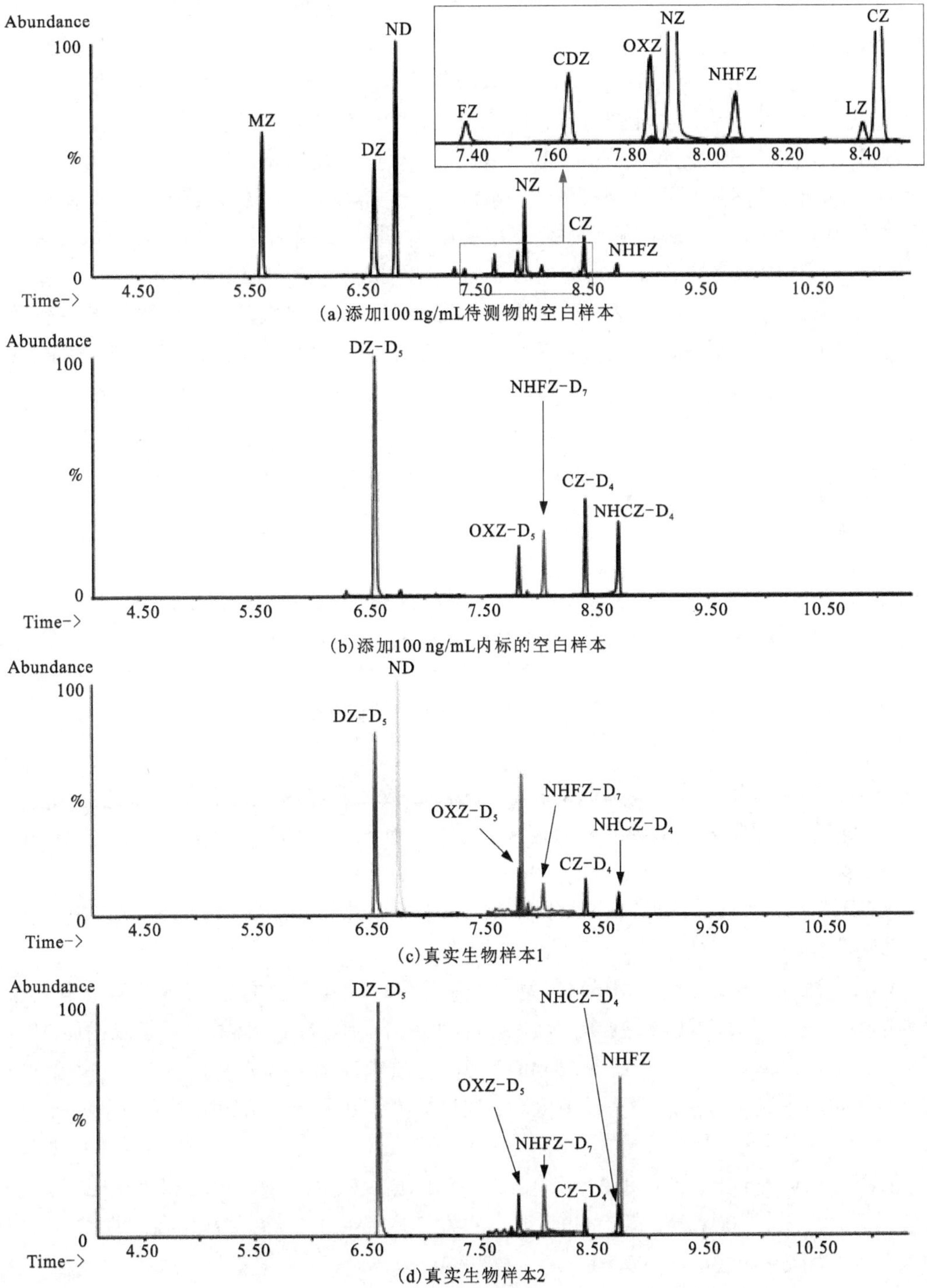

(a)添加100 ng/mL待测物的空白样本

(b)添加100 ng/mL内标的空白样本

(c)真实生物样本1

(d)真实生物样本2

图 14-8　选择离子监测色谱图

氯胺酮具有温和的致幻作用，并可产生做梦感、漂浮感和兴奋感等，长期使用可产生精神依赖性，但与其他毒品相比成瘾性较低。20 世纪 70 年代初，氯胺酮首先在美国发生流行性滥用。20 世纪 90 年代以来，我国氯胺酮滥用者急剧增加，滥用对象以青少年为主。氯胺酮最常见的滥用方式为鼻吸，还有口服、肌注、静脉注射等方式。此外，还经常与海洛因、冰毒、摇头丸等毒品一起滥用，以增加药效。研究表明，长期使用或过量使用氯胺酮可造成记忆缺失、认知功能损害和精神病等，甚至会对脑部造成永久性损害。

氯胺酮在体内的代谢较快，由于其脂溶性高，很少与血浆蛋白结合。进入血液循环后迅速进入脑组织，然后再逐渐分布至全身组织中。主要在肝脏内代谢，在肝微粒体酶的作用下去甲基化生成去甲氯胺酮，然后去甲氯胺酮进一步脱氢生成脱氢去加氯胺酮（图 14-9），这两种代谢物均具有一定的生理活性。氯胺酮和这两种代谢物可进一步羟基化，然后与葡萄糖醛酸结合，生成无活性的葡萄糖醛酸结合物。氯胺酮及其代谢物主要经肾脏排泄，尿液中的氯胺酮大部分为羟基化后的葡萄糖醛酸结合物，仅有 2%左右为药物原型。

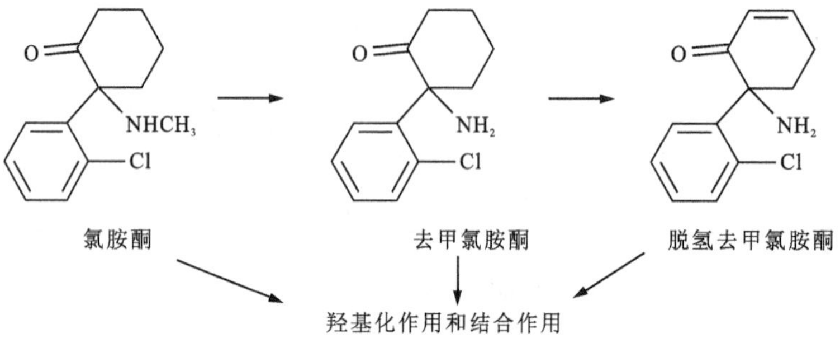

图 14-9　氯胺酮在体内的代谢途径

目前国内外氯胺酮的免疫筛选方法主要为酶联放大免测测试法和胶体金免疫层析法。生物样品中氯胺酮及其代谢物的常用确认检测方法有气相色谱法、高效液相色谱法、毛细管电泳法和色谱-质谱联用技术等。

【应用实例：微波辅助提取联合化学衍生化 LC-MS 对单根头发中包括氯胺酮在内的 8 种非法药物同时定量测定】

Hsiu-Chuan Chen 等人利用微波辅助萃取和化学衍生化结合的 LC-MS 检测技术，建立了人单根头发中 8 种非法药物（苯丙胺 AMP、甲基苯丙胺 MA、亚甲二氧基苯丙胺 MDA、亚甲二氧基甲基苯丙胺 MDMA、吗啡 MOR、6-乙酰吗啡 6-AM、氯胺酮 K、去甲氯胺酮 NK）的同时定量测定方法。方法灵敏度高，选择性高，可用于临床和法医毒理学分析。

（1）样品前处理：将头发样本放入二氯甲烷中浸泡 3 min，45℃ 干燥后取单根头发称重，剪碎至 0.4 mm 长，加入 0.2 mL 甲醇-三氟乙酸溶液（85∶15，*v/v*）和 200 pg/mg 内标溶液，于微波仪中 700 W 孵育 3 min。取出头发样本，用 0.2 mL 甲醇清洗，收集清洗液，加入 50 μL 甲醇-盐酸溶液（99∶1，*v/v*），氮气吹干。

（2）丹磺酰氯衍生化：吹干样本用 100 μL 碳酸氢钠缓冲液（100 mM，pH 9.5）复溶，加入 100 μL 丹磺酰氯溶液（1.0 mg/mL），涡旋混匀，于 60℃ 孵育 10 min，加入 1 mL 己烷-乙酸乙酯溶液（3∶1，*v/v*），震荡 3 min。转移有机相层，重复提取一次，合并有机相层，氮气吹干。残渣用 40 μL 水-乙腈溶液（1∶1，*v/v*）复溶，离心后取上清进样至 LC-MS 分析。

(2)LC-MS 检测：色谱柱为 Kinetex C18（2.1 mm×50 mm I.D.，2.6 μm）；流动相 A 相为 0.5%甲酸水溶液，B 相为 0.5%甲酸乙腈溶液，流动相流速为 0.6 mL/min，洗脱梯度为：0~0.1 min，1%B；0.1~2.0 min，1%~30%B；2.0~4.0 min，30%~99%B；4.0~4.5 min，99%B，4.5~4.6 min，99%至 1%B；4.6~7.0 min，1%B。柱温为 40℃，自动进样器温度为 4℃。质谱条件：电喷雾离子化(ESI)，正离子模式，采用选择反应监测(SRM)模式，加热块温度为 400℃，离子电压为 4 KV，雾化气流速 3 L/min，脱溶剂管温度 250℃，干燥气流速 10 L/min。

(3)方法学考察：分析物在考察的浓度范围内线性良好（r^2>0.997），检测限范围为 15~50 pg/mg，定量限范围 45~125 pg/mg，准确度范围 96.1%~113.6%，精密度 RSD 均小于 15%。目标物衍生化前后的提取离子色谱图如图 14-10 所示。

(4)实际应用：应用所建分析方法，测定了药物滥用者单根头发中的药物含量。结果显示，MA 浓度为 2004.6 ± 94.3 pg/mg，AMP 浓度为 258.8 ± 13.7 pg/mg。

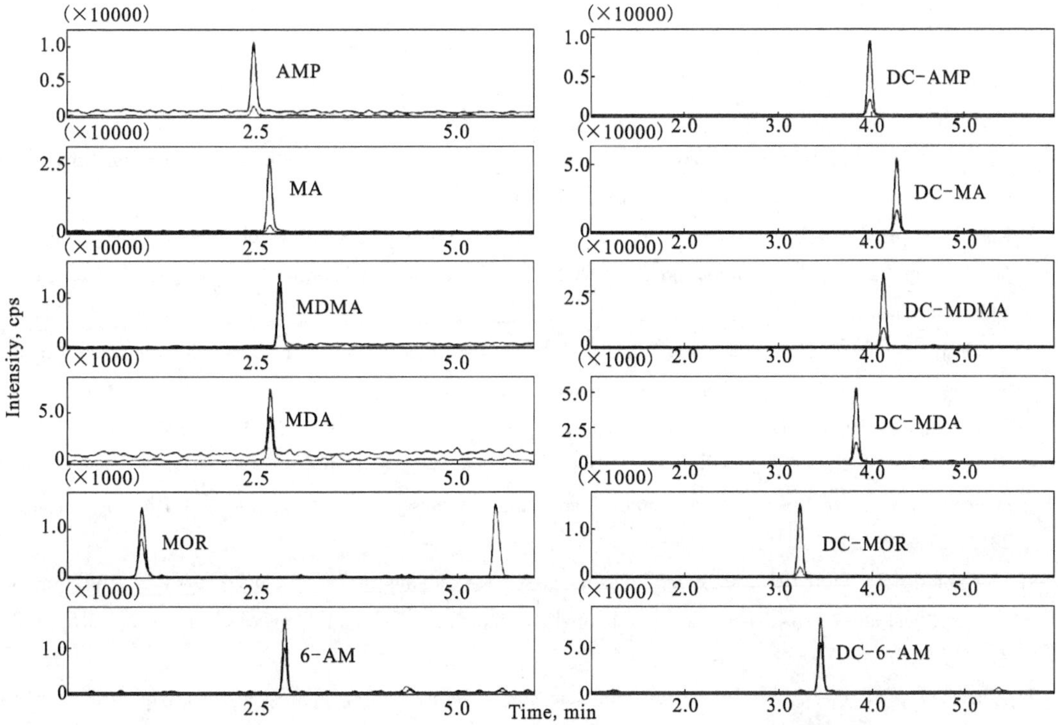

(a)目标物原型　　(b)衍生化后

图 14-10　目标物原型(a)和衍生化后(b)提取离子色谱图

【思考题】

1. 药物滥用可能造成哪些危害？
2. 简述常用的药物滥用检测方法及各自的特点。

3. 简述镇静催眠药的分类、特点和代表药物。

4. 抗生素滥用或激素滥用是否属于药物滥用的范畴？请简述原因。

参考文献

[1] Scanferla D. T. P. , Sano Lini R. , Marchioni C. , et al. Drugs of abuse: A narrative review of recent trends in biological sample preparation and chromatographic techniques[J]. Forensic Chemistry 2022, 30.

[2] Xu F. , Zhou J. , Yang H. , et al. Recent advances in exhaled breath sample preparation technologies for drug of abuse detection[J]. TrAC Trends in Analytical Chemistry 2022, 157.

[3] Ellefsen K. N. , Concheiro M. , Pirard S. , et al. Oral fluid cocaine and benzoylecgonine concentrations following controlled intravenous cocaine administration[J]. Forensic Science International 2016, 260, 95-101.

[4] Edvardsen H. M. , Moan I. S. , Christophersen A. S. , et al. Use of alcohol and drugs by employees in selected business areas in Norway: a study using oral fluid testing and questionnaires. Journal of Occupational Medicine and Toxicology 2015, 10, 46.

[5] Anzillotti L. , Castrignano E. , Strano Rossi, S. , et al. Cannabinoids determination in oral fluid by SPME-GC/MS and UHPLC-MS/MS and its application on suspected drivers[J]. Sci Justice 2014, 54 (6), 421-426.

[6] Nielsen M. K. , Johansen S. S. , Linnet K. , Evaluation of poly-drug use in methadone-related fatalities using segmental hair analysis. Forensic Science International 2015, 248, 134-139.

[7] Gorynski K. , A critical review of solid-phase microextraction applied in drugs of abuse determinations and potential applications for targeted doping testing[J]. TrAC Trends in Analytical Chemistry 2019, 112, 135-146.

[8] Petrie B. , Smith B. D. , Youdan J. , et al, Multi-residue determination of micropollutants in Phragmites australis from constructed wetlands using microwave assisted extraction and ultra-high-performance liquid chromatography tandem mass spectrometry[J]. Analytica Chimica Acta 2017, 959, 91-101.

[9] Vinatoru M. , Mason T. J. , Calinescu I. , Ultrasonically assisted extraction (UAE) and microwave assisted extraction (MAE) of functional compounds from plant materials[J]. TrAC Trends in Analytical Chemistry 2017, 97, 159-178.

[10] Mercolini L. , Protti M. , Biosampling strategies for emerging drugs of abuse: towards the future of toxicological and forensic analysis[J]. Journal of Pharmaceutical and Biomedical Analysis 2016, 130, 202-219.

[11] Yasien S. , Ali E. , Javed M. , et al. Simultaneous Quantification of Opioids in Blood and Urine by Gas Chromatography-Mass Spectrometer with Modified Dispersive Solid-Phase Extraction Technique. Molecules 2022, 27 (19).

[12] Takitane J. , Leyton V. , Andreuccetti G. , et al. Berg, T. , Determination of cocaine, metabolites and a crack cocaine biomarker in whole blood by liquid-liquid extraction and UHPLC-MS/MS[J]. Forensic Science International 2018, 289, 165-174.

[13] Lin L. , Amaratunga P. , Reed J. , et al. Quantitation of Δ-THC, Δ-THC, Cannabidiol and 10 Other Cannabinoids and Metabolites in Oral Fluid by HPLC-MS-MS[J]. Journal of Analytical Toxicology 2022, 46 (1), 76-88.

[14] Madia M. A. O. , de Oliveira L. O. , Baccule N. S. , et al. Amphetamine, methamphetamine, and MDMA in hair samples from a rehabilitation facility: Validation and applicability of HF-LPME-GC-MS[J]. Journal of Pharmacological and Toxicological Methods 2023, 119.
[15] de Bairros A V. , de Almeida R. M. , Pantaleao L. , et al. Determination of low levels of benzodiazepines and their metabolites in urine by hollow - fiber liquid - phase microextraction (LPME) and gas chromatography-mass spectrometry (GC-MS)[J]. Journal of Chromatography B 2015, 975, 24-33.
[16] Chen H. C. , Lee P. D. , Chang Y. Z. , Development of a rapid and sensitive LC-MS/MS assay for the quantification of commonly abused drugs in Asia in a micro-segment of a single hair using microwave-assisted extraction and dansyl chloride derivatization[J]. Journal of Pharmaceutical and Biomedical Analysis 2022, 213.
[17] 姚彤炜. 体内药物分析[M]. 杭州：浙江大学出版社,2012.
[18] 邓远雄, 李晓宇. 体内药物分析[M]. 长沙：中南大学出版社,2022.
[19] 于治国. 体内药物分析[M]. 3 版. 北京：中国医药科技出版社,2017.

第 15 章

药物相互作用研究

15.1 药物相互作用研究概述

药物相互作用(drug interaction)有狭义和广义两种情况，前者是指两种或两种以上药物(化合物)同时或前后给药时所产生的相互影响，包括药物的理化性质、药动学、药效学所发生的改变；后者还包括药物与内源性物质、添加剂、烟酒、食物之间的药物相互作用。发生在体外的药物相互作用对机体不会产生不良影响，发生在体内的药物相互作用是药学研究工作者需要重点关注的范围，它所产生的效应对机体将产生不同程度的影响。体外药物相互作用的研究方法、思路和结果可以指导我们开展体内药物相互作用研究。体内药物相互作用的产生与多种因素有关，包括给药途径、剂量、临床给药间隔、给药途径等。此外，药物相互作用还与患者的种族、年龄、性别、病理生理、日常饮食、遗传背景等诸多因素有关，开展药物相互作用的基础与临床研究对于确保患者的临床治疗的效果和依从性具有重要的意义。

15.1.1 药物相互作用基本类型

药物相互作用根据作用结果可以分为有益的(beneficial)、无益的(adverse)和无关紧要(inconsequential)三种；根据作用机制的不同可以分为体外药物相互作用(extraorgan drug interaction)、药动学相互作用(pharmacokinetic drug interaction)和药效学相互作用(pharmacodynamic drug interaction)三种。有益的药物相互作用是常产生相加作用(summation)和协同作用(synergism)，是人们希望达到的临床效果。临床上经常采用两药或多药联合应用的方案来达到药物间疗效的增加、毒副作用的减少或药物耐药性的延缓，如人参皂苷 Rh2 与化疗药合用可以起到对化疗药的减毒增效作用，雌激素与孕激素一起产生避孕作用，利尿药与 β 受体合用产生更好的降血压作用，铁制剂与叶酸制剂合用可以预防妊娠贫血。无益的药物相互作用在临床上常发生，表现为药物不良反应，需要我们尽量去避免。无益的药物相互作用轻者患者产生不适，重者产生拮抗作用，带来严重的、危及生命的后果，如单胺氧化酶抑制剂与拟肾上腺素药及三环类抗抑郁药合用会引起肾上腺素的大量堆积而导致高血压危象的发生。无关紧要的药物相互作用在临床中占大多数，对机体不会产生不良影响。

体外药物相互作用是指两种或两种以上药物在机体外合用所产生的直接可见或不可见的理化反应而导致药物性质和作用发生改变的现象。研究型体外药物相互作用和潜在临床型体外药物相互作用，前者对药物相互作用研究具有重要的指导意义，后者包括配伍禁忌、注射剂的配伍变化等。注射剂的配伍禁忌中需要关注溶媒的种类、pH 值变化、电解质的盐析作用、组分间的化学反应(络合反应、酸碱中和反应、水解反应、氧化还原反应、结合反应等)、离子化作用等因素对药物相互作用产生影响。

药动学相互作用是指两药或两药以上合用时，一种药物对其他药物的吸收、分布、代谢和排泄产生变化，影响血浆药物浓度而进一步改变药物强度或毒性。药动学相互作用可以通过对各种药物的药动学性质来加以预测和避免。根据发生的机制不同可以表现为胃肠道吸收的改变、血浆蛋白结合、代谢酶抑制或诱导和肾脏的竞争性排泄等，其中代谢性药物相互作用占药动学相互作用比重接近 50%，具有重要的临床意义。一般而言，参与代谢性药物相互作用的机体因素主要包括药物代谢酶(Ⅰ相代谢酶如 CYP450 酶、Ⅱ相代谢酶如 UDP-葡萄糖氨基转移酶、甲基转移酶等)、药物转运蛋白(P-gp、OATP、CAT 等)。

药效学相互作用是指药物联合应用后一种药物改变了其他药物对机体的敏感性、反应性，导致药物出现相加、协同或相反(拮抗)的药理效应，一般对药物血药浓度无明显影响。药效学相互作用按机制可分为受体的竞争性结合、改变作用部位的递质和酶活力、敏感化作用。按作用效果可分为相加作用(如快速抑菌剂与慢效抑菌剂合用)、协同作用(如繁殖期杀菌剂与静止期杀菌剂合用)和拮抗作用(如快速抑菌剂与繁殖期杀菌剂合用)，上述三类药效学相互作用均可能产生严重不良药物相互作用，应引起我们的高度重视。

15.1.2　开展药物相互作用研究的意义

药物相互作用后果有些较为轻微，机体可以自行恢复，有些则产生药物不良反应甚至较为严重的后果，需要积极、有效、科学地进行治疗。掌握药物相互作用研究的基本技术方法，常用药物的配伍禁忌和影响因素具有重要的临床意义，有利于医生合理用药、规避风险，确保用药的安全性和有效性。

在药物研发阶段，开展药物相互作用研究，有利于制药企业对产品研究命运的抉择。20 世纪 90 年代以前，药物代谢动力学(吸收、分布、代谢、排泄)的研究主要是在药物研发的晚期阶段进行，以满足或支持新药在监管机构注册的需要，但是大量的案例研究表明，不良的药动学相互作用是药物研发失败和从市场召回的主要原因，药物研究的监管机构越来越重视新药研发中“药物相互作用”研究的重要性。美国 FDA 于 1997 年发布了“药物开发过程中药物代谢/相互作用实验：体外实验”，1999 年发布了“体内代谢及药物相互作用实验：实验设计、数据分析、推荐剂量和说明书”。这些相关指导原则发布以来，使得美国制药企业在药物研发早期阶段由于药物相互作用及药物代谢导致的失败大为减少，制药企业与监管机构的积极互动对于新药的研发产生了积极的影响。随着对药物相互作用的认识不断加深和对药物相互作用研究在新药研发中的重要性不断加强，FDA 于 2006 年发布了关于“药物相互作用实验指导原则新草案”(FDA，2006a)，草案中给出了用于体外和体内药物相互作用研究的 CYP 特异性探针底物、抑制剂和诱导剂的选择，同时在 FDA 网站上还提供了对药物转运体影响的实验设计相关的详细信息；人用药物注册技术国际协调会议 ICH 亦于 2006 年发布“药物相互作用：实验设计、数据分析对剂量和说明书的作用”(ICH，2006a)。药物监管机构已经接受了在新药研发早期阶段采用 CYP 酶体内外实验预测药物临床上可能发生的药物相互作用这一技术。美国药物研究和制造协会(PhRMA)于 2009 年发布了“开展体外实验以解决药物代谢酶的时间依赖性问题：PhRMA 观点”和“体外和体内 CYP 诱导：当前实践调查和建议：PhRMA 观点”的白皮书和会议报告。欧洲药品管理局(European Medicine Agency，EMA)于 2010 年发布了法规性指南文件“药物相互作用考察草案”(EMA，2010)，国际转运体协会(International transporter Consortium，ITC)则发布了“药物开发中的膜转运体”(2010)白皮书，将药物相互作用研究提到了一个新的高度。基于是否应进行某项特定的试验取决于药物的特征及拟定的适应证；药物相互作用除了发生在代谢过程中外，也可能发生在吸收、分布和排泄过程；药物相互作用与转运体相关，是新药开发过程中应该考察的因素之一；药物相互作用还可能改变药代动力学/药效动力学(PK/PD)的相互关系等几点认识，我国国家食品药品监督管理总局已于 2012 年 5 月发布了“药物相互作用研究指导原则”，要求药物研究机构根据体外/体内研究发现潜在的药物相互作用，在具备可行性的情况下，鼓励申办者设计较大的临床试验并对获得的安全性和有效性数据库进行调查分析，以便于：确认或发现早期研究探测到的相互作用；和/或验证针对潜在相互作用进行的剂量调整或用药方法的其他改变是否可有效地避免药物相互作用的不良后果。指导原则中发布了药物相互作用研究的“一般策略”(体外研究、特定临床研究、群体药动学筛查)、“体内药物相互作用研究设计”(研究设计、研究人群、底物和相互作用药物选择、给药途径、剂量选择、研究终点、样本量和统计学考虑)和“对产品说明书的相应要求”等相关规定，为我国创新药物研究提供了较为完善的技术标准。

在临床中开展药物相互作用研究，有利于临床医生正确用药，最大限度保护患者用药安全。在临床实践中，绝大多数治疗存在两药以上的联合使用，如何规避临床合并用药风险，获得治疗收益/用药风险最大化是当前新医疗形势下临床药学研究的重要方向。由于伦理学方面的限制，临床药学工作者通常是借助体外研究模型(如 Caco-2、rBMEC、肝微粒体等)获得的相关数据，在计算机辅助药物相互作用研究系统的帮助下来进行药物体内相互作用的风险评估。临床药物相互作用研究范畴是一种广义上的药物相互作用研究，包括药物-药物相互作用研究、药物-食物相互作用研究、药物-饮料相互作用研究、化学药-中药相互作用研究、药物-基因相互作用研究，甚至药物对临床检验和化验指标的影响也纳入到临床药物相互作用研究范畴来。在临床药物相互作用研究中，尽管配伍禁忌不属于药物相互作用的范畴，但还是需要密切关注配伍禁忌的发生(包括药物-药物配伍禁忌、药物-溶媒配伍禁忌、给药顺序配伍禁忌等方面)。由于药物相互作用影响因素众多，因此老年患者、婴幼儿患者、孕妇患者药物相互作用的发生率，对于进一步规避药物临床使用的风险具有重要的意义。

15.2 药物代谢动力学相互作用

15.2.1 药物代谢动力学相互作用的相关环节

药物进入机体后，机体即对药物开始进行处置。这一过程是药物与机体产生相互作用的重要部分。如前所述，机体内产生的药物代谢动力学相互作用发生的主要环节包括影响到药物在体内的吸收、分布、代谢和排泄几个过程。药动学相互作用的结果仅仅是药物药理效应大小和持续时间的改变，而药理效应类型本身之间不发生改变。发生在上述四个环节的药动学相互作用主要与药物本身的理化性质和机体自身的生理、生化等因素有关，具有重要的临床意义。

(1)吸收环节。药物进入机体后通过胃和肠道等主要途径吸收入血产生药理效应。影响药物吸收的因素很多，药物方面包括溶解度、晶型类型、剂型、油水分配系数、解离度、肠道吸附等；机体方面包括生理病理状态、生化因素等。一般来说，吸收环节的药物相互作用研究需要关注以下一些因素：胃肠道 pH 值，pH 值的大小对药物的解离度产生重要影响，临床上弱酸性药物不宜与弱碱性药物同时服用，H_2 受体拮抗剂、质子泵抑制剂和抗胆碱药由于抑制胃酸分泌不宜与氟喹诺酮类药物合用；胃肠道运动机能的改变将影响药物在胃肠道中的停留时间，进而使机体对药物的吸收产生影响，临床上如与胃肠动力药合用拟慎重；肠道中含有大量的肠道菌群、代谢酶和药物转运蛋白，任何改变肠道菌群药、代谢酶的抑制剂、诱导剂和转运蛋白的抑制剂进入机体后，会对酶的活性和数量、蛋白功能的改变产生影响，从而影响到其他药物在机体的吸收，改变药物的疗效，这是药动学相互作用研究所关注的重点。此外，改变肠道的吸收功能、离子化作用、饮食等因素均会对药物在机体内的吸收环节产生影响。

(2)分布环节。药物在分布环节所产生的相互作用可表现为相互竞争蛋白结合部位、改变游离型药物比例或改变药物的组织分布量。白蛋白占人血浆蛋白的 60%，在药物与血浆蛋白结合中起到重要作用，药物与血浆蛋白的结合具有差异性、无药理活性、可逆性、饱和性和非特异性与竞争性等特点，开展药物与血浆蛋白结合的相关研究，有助于我们预测药物的作用、产生的毒性反应和药物间的相互作用，及时调整药物给药剂量，促进临床合理用药。如口服抗凝血药双香豆素由于血浆蛋白结合率高(99%)，当与磺胺类、水杨酸类、甲苯磺丁脲、保泰松等高蛋白结合率药物合用时会被置换出来而成游离型药物发挥药理效应，其抗凝作用大大加强，可造成出血而危及生命；长半衰期药物如地高辛、安定、氯丙嗪、甲氨蝶呤等易被蛋白亲和力强的药物如阿司匹林、磺胺类、苯妥英钠等置换而导致作用加强临床联合应用时应注意给药剂量的调整。

(3)代谢环节。药物的代谢部位包括肝脏、胃肠道、血液、肺部、皮肤、肾脏和脑等。其中肝脏是最重要的代谢器官。参与药物代谢的主要酶系有 Ⅰ 相代谢酶(主要是 CYP450 酶系)和Ⅱ相代谢酶(主要是葡萄糖醛酸转移酶)。根据Ⅰ相代谢酶的作用结果，可以将药物分为酶代谢抑制剂(酶活性或浓度下降)和诱导剂(酶活性或浓度增加)，酶抑制剂引起的药物相互作用使得其他药物代谢减弱和作用增强，约占全部代谢性药物药物相互作用的 70%，酶抑制剂作用临床研究意义重大；酶诱导剂引起的药物相互作用使得其他药物代谢增强和浓度作用减弱，葡萄糖醛酸转移酶的底物与诱导剂和抑制剂合用时可改变其体内的药动学过程，影响药物在体内的消除，临床合用时需要密切关注。

(4)排泄环节。药物在机体内主要是通过肾脏排泄，此外，胆汁、汗腺、唾液腺、乳腺及泪腺亦参与药物的排泄。药物排泄的快与慢将影响到药物在机体内的血药浓度，导致疗效的降低或增加。排泄环节对药物相互作用的影响需要关注到肾脏排泄过程中的药物相互作用(肾小球滤过、肾小管重吸收与分泌对药物相互作用的影响)、胆汁排泄的药物相互作用(肝肠循环对药物相互作用的影响)及其他排泄途径的药物相互作用。

15.2.2 Ⅰ相代谢酶与药物相互作用

15.2.2.1 Ⅰ相代谢酶生物学特性与临床意义

药物代谢酶即药酶，也称肝微粒体混合功能氧化酶，主要存在于肝细胞平滑肌内质网内，由血红素蛋白(P450)、黄素蛋白(NADPH-细胞色素 C 还原酶)及磷脂三部分组成，分子量约为 45~55 kDa，P450 酶系由 Klingberg 和 Gorfinkle 在 1958 年发现的，由于它在还原状态下可以与 CO 结合，并在波长为 450nm 处产生最大吸收峰，因此而得名。近 60 年来药物代谢酶的研究取得了很大的进展，细胞色素 P450 及其同工酶在药物代谢、毒理学、肿瘤生化、药物相互作用研究中有着极为广泛的应用。

细胞色素 P450(CYP)是Ⅰ相代谢酶，可催化多种药物的氧化反应和还原代谢。是药物代谢酶介导的药物-药物相互作用的主要参与酶。根据药物对酶的作用结果，又可以分为酶抑制作用和酶诱导作用两种，一般来说，前者的临床意义要大于后者。

CYP 是一超基因家庭，编码 500 多种酶蛋白，人体内 CYP450 酶主要存在于肝脏和小肠中，其中参与药物代谢的 CYP 包括 CYP3A4、CYP2D6、CYP2C8、CYP2C9、CYP2C19、CYP2E1、CYP1A2、CYP2A6。

目前人体内的 CYP3A 占肝脏全部 P450 酶和小肠中 P450 酶的 30%，有 CYP3A3、CYP3A4，CYP3A5 及 CYP3A7 共四种亚型。CYP3A 有广泛的底物，其中 CYP3A4 是最主要的同工酶，主要分布在肝和小肠中。CYP3A4 的底物较多，且十分复杂。据统计大约 38 个类别共 150 多种药物是 CYP3A4 的底物。研究 CYP3A4 活性常采用的探针药物包括硝苯地平、氢化可的松、红霉素、咪达唑仑及右美沙芬等。利用 HPLC 或 HPLC-MS/MS 法测定尿中 6β-氢化可的松/可的松的比率，可以定量研究 CYP3A4 的活性；也可以通过咪达唑仑羟化法和红霉素呼吸实验来评价 CYP3A4 的活性。目前公认的 CYP3A4、5、7 的底物常见的有克拉霉素、红霉素、奎尼丁、阿普唑仑、地西泮、咪达唑仑、三唑仑、环孢素、他克莫司、茚地那韦、阿司咪唑、阿托伐他汀、西立伐他汀、洛伐他汀、辛伐他汀、氢化可的松、非那雄胺、芬太尼、美沙酮、利多卡因、那格列奈、普萘洛尔、特非那定、长春新碱、利培酮、伊立替康、硝苯地平、西沙必利、维拉帕米右美沙芬等，CYP3A4、5、7 的强抑制剂常见的有茚地那韦、那非那韦、利托那韦、克拉霉素、伊曲康唑、酮康唑、萘法唑酮、泰利霉素等，CYP3A4、5、7 的诱导剂常见的有奥卡西平、苯巴比妥、苯妥英、吡格列酮、卡马西平、利福喷汀、利福平、奈韦拉平、曲格列酮、糖皮质激素等。

CYP2D 是由 CYP2D6、CYP2D7P 和 CYP2D8P 共同构成，其中 CYP2D7P 和 CYP2D8P 是假基因，只有 CYP2D6 可以在肝脏和其他组织(如肠、肾和人脑)中表达，CYP2D6 具有遗传多态性的特征，能代谢多种临床用药且有较大的个体差异性。根据人肝微粒体酶中 CYP2D6 含量的多少，可以将人类分为快代谢型(EM)和慢代谢型(PM)人群，前者含 CYP2D6 量多而后者含 CYP2D6 少。CYP2D6 由 497 个氨基酸组成，可以催化异喹胍、右美沙芬、普萘洛尔、司巴丁、美托洛尔和可待因等 30 多种药物的代谢。CYP2D6 临床常见的底物卡维地洛、氯丙嗪、噻吗洛尔、美托洛尔、普萘洛尔、普罗帕酮、恩卡尼、氟卡尼、利多卡因、美西律、阿立哌唑、阿托西汀、度洛西汀、氟西汀、文法拉辛、昂丹司琼、甲氧氯普胺、非那西丁、米帕明、氟哌啶醇、利培酮、硫利达嗪、羟考酮、曲马多、可待因、右美沙芬、异丙嗪等，CYP2D6 常见的强抑制剂有氟西汀、帕罗西汀、奎尼丁等，CYP2D6 常见的诱导剂有地塞米松和利福平等。

CYP2C9 亦具有遗传多态性，大量研究表明 CYP2C9 在人类存在几种等位基因突变体，其中最主要的有三种即野生型(CYP2C9*1)、R144C 突变体(CYP2C9*2)和 I359L 突变体(CYP2C9*3)，并已在不同的种族得到证实。许多物质均可以作为 CYP2C9 的底物，甲苯磺丁脲、华法林、苯妥英、非甾体类抗炎药、噻吩利尿酸、磺胺类抗菌药磺胺甲基异恶唑、镇静催眠药如环己烯苯、巴比妥；拟精神病药四氢大麻酚；抗肿瘤药环磷酰胺；性激素孕酮睾丸酮；前致癌物多环芳香族碳氢化合物；致突变剂杂环胺类；非肽类血管紧张素Ⅱ受体 AT1 的拮抗药洛沙坦，新型 HIV-1 蛋白酶抑制剂 amprenavir 等。上述药物经 CYP2C9 代谢后，有些活性减弱，如磺胺甲基异戊唑、S-华法林等，有些则活性增强，如抗肿瘤药环磷酰胺。其中甲苯磺丁脲是目前最常用的 CYP2C9 的探药之一，用于检测人体内的 CYP2C9 酶活性。由于 CYP2C9 基因的多态性，导致了苯妥英钠在临床上使用时产生的疗效不一，有的患者用到最大耐受剂量时仍不能控制发作，有的常规剂量就出现严重的药物副作用；洛沙坦是血管紧张素Ⅱ受体亚型拮抗剂，属于联苯四唑类化合物的衍生物，在肝脏中经 CYP2C9 和 CYP3A4 氧化代谢为具药理活性的 EXP3174，它在人体中的代谢有很强的个体差异性，在 CYP2C9*2/*2 和 CYP2C9*1/*3 的个体中，洛沙坦代谢为 EXP3174 的转化率比 CYP2C9*1/*1 低 2-3 倍，CYP2C9*3/*3 的纯合子个体比 CYP2C9*1/*1 低 9 倍。大量等位基因的存在是细胞色素 P450 引起药物氧化代谢个体差异和种族差异的生化基础。CYP2C9 常见抑制剂有氟康唑、胺碘酮、保泰松、丙磺舒、伏立康唑、舍曲林和异烟肼等。CYP2C9 常见的诱导剂有卡马西平、强的松、利福平等。

CYP2C19 主要存在于肝微粒体中，CYP2C19 分子由 490 个氨基酸组成，具有分子多态性。分子机制研究发现 CYP2C19 除了野生型(wild type，WT)等位基因 CYP2C19*1 外，还存在 CYP2C19*2、CYP2C19*3、CYP2C19*4、CYP2C19*5、CYP2C19*6、CYP2C19*7、CYP2C19*8 等多种突变等位基因，其中 CYP2C19*2 和 CYP2C19*3 为 CYP2C19 基因的主要突变体，其他几种在人类中较为罕见。CYP2C19 的临床常见底物有兰索拉唑、奥美拉唑、泮托拉唑、雷贝拉唑、苯妥英、地西泮、阿米替林、卡利普多、西酞普兰、氯霉素、氯米帕明、丙咪嗪、吲哚美辛、普萘洛尔和华法林等，CYP2C19 临床常见的酶抑制剂有奥卡西平、奥美拉唑、丙磺舒、氟西汀、兰索拉唑、雷贝拉唑、氯霉素、酮康唑、西咪替丁和吲哚美辛等，CYP2C19 临床常见的诱导剂有卡马西平、强的松、利福平等。

CYP2C8 基因与 CYP2C9、CYP2C19 基因一样具有遗传多态性，并且可能是引起药物个体化差异甚至毒副反应的主要原因。自 2001 年 Dai 发现 CYP2C8 的两个突变体 CYP2C8*2 和 CYP2C8*3 以来，已经发现了超过 14 种不同的 CYP2C8 突变体，各突变体的活性、发生频率不易存在明显的种族差异性。CYP2C8*2、CYP2C8*3 和 CYP2C8*4 发生频率较高。CYP2C8*2 突变发生在 5 号外显子上，主要发生在非洲人中，突变率为 15%~20%，欧亚人群中鲜有发生；CYP2C8*3 突变发生在两个 SNP 的紧密连接上的 3、5 号外显子上，白种人发生频率高为13%~23%，亚洲人群鲜有发生；CYP2C8*4突变主要发生在5号外显子上，欧洲人群突变发生率约8%。通过研究发现，CYP2C8临床常见的底物有紫杉醇、托拉塞米、阿莫地喹、西立伐他汀、瑞格列奈、胺碘酮等；吉非贝奇、甲氧苄啶、孟鲁斯特、槲皮素、酮康唑、阿米替林、特非那定、三唑仑、依法韦仑、沙奎那韦、洛匹那韦和替拉那韦分别对CYP2C8酶有不同程度的抑制作用，FDA在《药物相互作用研究指南中》建议体外实验抑制剂首选孟鲁斯特和槲皮素，体内试验建议首选选用吉非贝齐；目前已知利福平、苯巴比妥、地塞米松和皮质醇则为CYP2C8酶的诱导剂。

CYP2E1最早于1984年从兔肝微粒体中分离纯化出来，其特征为能被乙醇诱导，并命名为P450 LM3a。人的CYP2E1主要分布在成人肝脏，并且富集于肝小叶中心区域。在某些肝外组织(如肺和肠)也有发现而在胚肝中未检测到。目前已经确定为CYP2E1的底物大部分为前致癌物和前毒物如恩氟烷、氟烷、异氟烷、苯胺、苯等，少部分为药物如对乙酰氨基酚、氯唑沙宗、茶碱等，CYP2E1临床常见抑制剂有二乙基氨磺酸盐，4-甲基吡唑等，CYP2E1临床常见诱导剂有乙醇、异烟肼、利福平等。

与其他CYP1A不同的是，控制CYP1A2基因表达的分子机制不完全清楚，肝内CYP1A2的表达可以通过芳烃受体依赖性机制来诱导，然而CYP1A2的肝内诱导也存在芳烃受体非依赖性机制。CYP1A2在肝组织中有特异性表达。CYP1A2临床常见的酶底物有阿米替林、氯氮平、氟哌啶醇、普萘洛尔、维拉帕米、美西律、咖啡因、昂丹司琼、对乙酰氨基酚、非那西丁、利鲁唑、茶碱、R-华法林等，CYP1A2临床常见的酶抑制剂有氟伏沙明、环丙沙星、西咪替丁、胺碘酮、呋拉茶碱、甲氧沙林和米贝地尔等，CYP1A2临床常见的酶诱导剂有β-萘黄酮、奥美拉唑、莫达非尼、萘夫西林、胰岛素等。

CYP2A6仅占人类肝CYP2%，是一个香豆素7-羟化酶，具有基因多态性特征，到目前为止CYP2A6共有17种等位基因变异体，包括*1-*16和*1×2基因复制体，大部分在体内外实验中得到了确证，它们主要参与尼古丁、氟烷等的代谢。通过代谢使尼古丁含量降低，从而降低对烟草的依赖性。CYP2A6的化学抑制药可用于吸烟依赖者戒烟，CYP2A6临床常见诱导剂有巴比妥类药物和地塞米松等。

15.2.2.2 Ⅰ相代谢酶抑制、诱导与药物相互作用的评价体系

Ⅰ相代谢酶活性被抑制后游离药物在机体内的清除率(clearance，CL)就降低。这一现象将带来严重的药物相互作用后果，是药物相互作用研究中需要点关注的环节。一般来说，药物代谢酶的抑制作用包括竞争性抑制(competitive inhibition)和非竞争性抑制(noncompetitive inhibition)。若发生竞争性抑制时由于抑制剂和酶底物竞争同一结合位点，因此可以通过增加底物浓度来达到最大反应速度，这是最常见的抑制作用类型，特征为底物的K_m增加但V_m不变；若发生非竞争性抑制时由于抑制剂和底物分别作用于酶的不同部位，因此通过增加底物浓度确不能消除抑制作用，这类抑制作用不常见但很重要，特征为底物的K_m不变但V_m降低。血浆药物清除率和底物暴露量(AUC)是评价酶抑制剂的重要参数。当主要底物的代谢途径被抑制时，暴露量能提高5倍及以上的底物成为探针底物。根据探针底物AUC的增大和CL的降低，可以将酶抑制剂分为强、中、弱三类，见表15-1：

表 15-1　I 相代谢酶抑制剂的分类

酶抑制剂的分类	探针底物	
	AUC 增大	CL 降低
强抑制剂	>5 倍	80%
中等抑制剂	>2 倍，但<5 倍	50%~80%
弱抑制剂	>1.25 倍，但<2 倍	20%~50%

竞争性抑制具有等级效应特征，即抑制剂对底物的作用不是全或无的关系，而是一种等级效应，酶抑制程度与抑制剂的血药浓度或剂量有关。即抑制作用将随着剂量的增加，在这种情况下，抑制剂半衰期越长，该药停药后抑制作用仍将维持一段时间，提示临床用药时应注意底物剂量的调整。如茶碱合用依诺沙星出现的恶心症状；合用奎尼丁时去氧丙咪嗪 CL 降低而半衰期延长；青霉素和丙磺舒合用时前者血药浓度增高；西司他丁与亚胺培南合用，后者尿中原型药物浓度提高而疗效增加等现象均属于竞争性抑制作用结果。

尽管 I 相代谢酶在机体内诱导现象较少见，但是一些敏感酶的诱导能够引起严重的药物相互作用。多数酶被诱导的本质是酶蛋白合成的增加包括 mRNA 翻译活性增加；mRNA 稳定性增加致翻译后降解减少；DNA 转录增加。人体中除 CYP2D6 未发现诱导外，其他大部分 I 相代谢酶均可以不同程度发生诱导现象。其中核受体组成型雄烷受体（constitutive androstane receptor，CAR）、孕烷受体（pregnane X receptor，PXR）、过氧化物酶体增殖体激活受体（peroxisome proliferators-activated receptor，PPAR）等分别在 CYP2、CYP3 等同工酶的诱导中发挥作用。

近些年来，科学家们一直致力于药物相互作用研究评价。在早期药物研发阶段，由于要评价各种化合物对 CYP 酶代谢影响工作量大，亟需建立高通量的筛选模型来进行研究。鸡尾酒法（cocktail）应运而生，该法采用各种酶探针底物同时加入到 I 相代谢反应体系中与受试化合物一起孵育，用 HPLC 或 HPLC-MSMS 分析各底物的浓度变化，间接计算受试化合物对特定 CYP 酶活性的抑制作用。如常见的鸡尾酒方法有采用咖啡因、氯唑沙宗、氨苯砜、异喹胍和美芬妥英同时测定 CYP1A2、CYP2E1、CYP2D6、CYP2C19 等的活性；咖啡因、奥美拉唑、右美沙芬、咪达唑仑同时测定 CYP1A2、CYP3A、CYP2D6、CYP2C19 等活性；咖啡因、氯唑沙宗、美芬妥英、美托洛尔和咪达唑仑同时测定 CYP1A2、CYP2E1、CYP2D6、CYP2C19 和 CYP3A4 的活性。

在新药研发中，由于研究经费、对药物的安全性的关注及法规的要求大大限制了任何具有显著药物-药物相互作用（Drug-Drug Interaction，DDI）的风险新化学实体的研究。因此体外 CYP 代谢的表型数据的获得至关重要，它可以对体内 DDI 的研究进行优先排序，见表 15-2 所示。

表 15-2　体外 CYP 表型对临床 DDI 研究的判别

体外 CYP 代谢表型	后续临床研究
$f_{mCYP3A4}>0.5$	酮康唑、利福平对底物 PK 的影响
$f_{m,CYP2C9}>0.5$	氟康唑、利福平、基因型对底物 PK 的影响
$f_{m,CYP2D6}>0.5$	奎尼丁、基因型对底物 PK 的影响
$f_{m,CYP2C19}>0.5$	基因型对底物 PK 的影响
$f_{m,CYP2C8}>0.5$	基因型对底物 PK 的影响
$f_{m,CYP1A2}>0.5$	氟伏沙明对底物 PK 的影响

$f_{m,CYP}$ 是指每个 CYP 亚型相对于总 CYP 酶代谢的分数

15.2.3　Ⅱ相代谢酶与药物相互作用

Ⅱ相代谢是指药物或Ⅰ相代谢产物与内源性小分子发生的结合反应。反应的类型有葡醛酸化、硫酸化、甲基化、乙酰化、氨基酸结合、谷胱甘肽结合、脂肪酸结合等类型。参与反应的酶主要包括尿苷－5’－二磷酸葡糖醛酸转移酶（Uridine－5’－Diphosphate Glucuronosytransferase，UGTs）、硫酸转移酶（Sulfotransferase，SULT）、甲基转移酶、乙酰基转移酶、谷胱甘肽-S-转移酶等，Ⅱ相代谢所介导的结合反应中以葡醛酸结合反应最为普遍，很多底物均可以发生这一类型的反应，所生成的产物一般水溶性增大，易于从体内排出，但经过甲酰化和乙酰化后的反应产物水溶性反而降低。

15.2.3.1　Ⅱ相代谢的反应类型

葡萄糖醛酸结合反应：参与反应的酶为 UGTs，最常用的糖原是尿苷二磷酸葡萄糖醛酸（Uridine Diphosphate Glucuronic Acid，UDPGA）。在 UGTs 作用下，UGPDA 与醇、酚、羟胺、磺酰胺和硫醇等反应，分别生成 O-、N-、S-、C-葡醛酸苷。如：

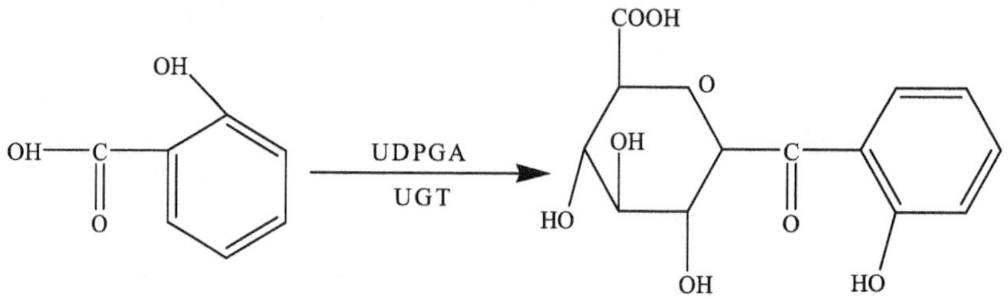

硫酸化反应：硫酸化反应是指 3’-磷腺苷-5’-磷酸硫酸盐（3’-Phosphoadeno sine-5’-Phosphosulfate，PAPS）在 SULT 催化下发生的代谢反应。一般来说，经过硫酸化后的代谢产物活性下降，肾排泄加快；但有时代谢产物活性也增高。如：

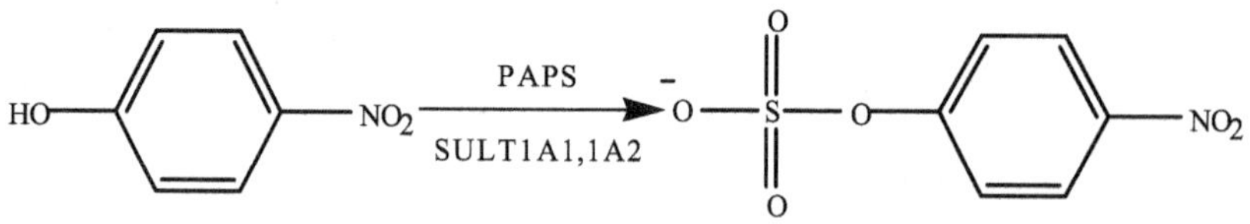

甲基化反应：甲基化反应中主要包括 N、O、S 的甲基化。一般来说一些内源性化合物如儿茶酚类、含巯基或氮原子的化合物以及一些结构与内源性物质相似的外源性化合物如木犀草素、槲皮素等在甲基转移酶催化下，以 S-腺苷甲硫氨酸为甲基供体所发生的反应。如：

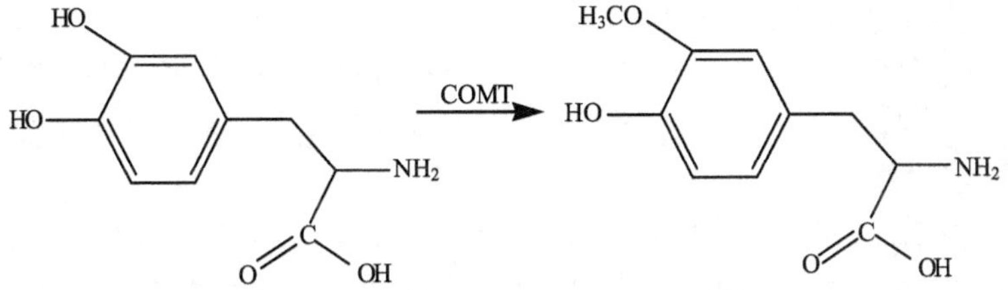

谷胱甘肽结合反应：在谷胱甘肽-S-转移酶作用下，还原型谷胱甘肽与环氧化物等结合，生成水溶性结合物的过程。如依他尼酸所进行的结合反应：

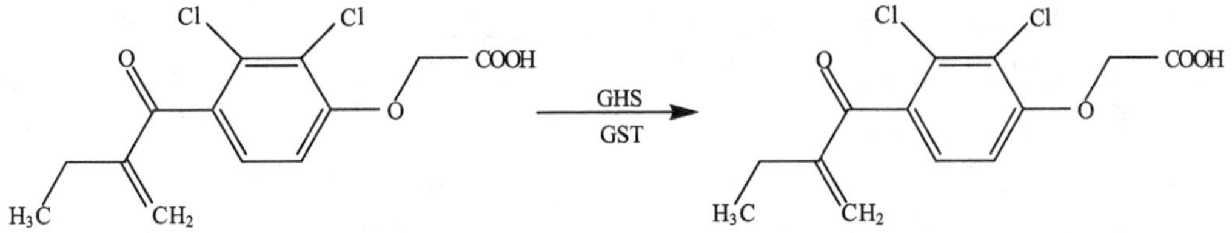

此外，常见的反应类型还有在乙酰基转移酶作用下，芳伯胺类药物或肼类药物以乙酰辅酶 A 为能量生成酰胺类化合物的乙酰化反应等。

15.2.3.2　Ⅱ相代谢酶特性与药物相互作用

尿苷二磷酸葡萄糖醛酸转移酶(UGTs)是体内许多内源性和外源性物质在体内进行Ⅱ相生物转化的重要酶。UGT 广泛分布于机体的各种组织如肾脏、脑、肠道、皮肤、胸腺和心脏中，其中以肝脏分布最高。哺乳动物的 UGTs 超基因家族由 117 个同工酶组成。根据氨基酸序列的不同，UGT 可以分为 UGT1、2、3、8 四个亚族，UGT1 中同工酶的氨基酸同源性很高，而 UGT2、UGT3、UGT8 则在羧基末端序列有很高的相似性，被认为是葡醛酸的结合位点。在这些同工酶中，UGT1 家族与外源性物质代谢密切相关，主要代谢酚类物质和胆红素的代谢；UGT2 家族主要参与了类固醇、胆汁酸、脂肪酸和苯并芘等致癌物的代谢。UGT1 家族主要成员有 UGT1A1、UGT1A2、UGT1A3、UGT1A4、UGT1A6、UGT1A9、UGT1A10 等；UGT2 家族主要成员 UGT2B1、UGT2B4、UGT2B7、UGT2B8、UGT2B10、UGT2B11、UGT2B15、UGT2B17、UGT2B28 等。人类 UGT3 家族近些年才发现，包括 UGT3A1、UGT3A2 两个成员，它的催化、生理功能及组织分布还有待于进一步研究。人类 UGT8 家族仅包括 1 个基因，UGT8 编码的蛋白为神经酰胺半乳糖转移酶。UGTs 具有以下一些特点：UGTs 分布有明显的组织特异性，如 UGT1A 主要在肝、肠内表达，UGT2B 主要在肝内表达；UGTs 表达具有明显的个体差异，不同肝微粒体中 UGTs 活性相差 6~15 倍、肠微粒体可相差 10-100 倍，提示我们在研究中要慎重选择相应的组织来开展实验；UGTs 含量随年龄变化而变化，刚出生时最低，青春期直线增长，成年至平稳，老年下降，如灰婴综合征患者由于肝内缺乏 UGT 酶导致氯霉素的Ⅱ相结合和排出受阻引起相关临床症状；

UGTs 有自己最适合的底物，如 UGT1A1 最适底物为 SN38（伊立替康代谢物）、丁丙诺啡、炔雌醇、霉酚酸等，UGT1A3 最适底物为炔雌醇、槲皮素、木犀草素、山柰酚、双氯芬酸等，UGT1A4 最适底物为丙咪嗪、阿米替林、三氟拉嗪、奥氮平、拉莫三嗪、他莫昔芬等，UGT1A6 最适底物为对乙酰氨基酚和萘普生，UGT1A8 最适底物为霉酚酸、异丙酚和雷诺昔芬等，UGT1A10 最适底物为霉酚酸，UGT2B7 最适底物为吗啡、可待因、纳洛酮、丁丙诺啡、丙戊酸、劳拉西泮、萘普生、酮洛芬、齐多夫定和双氯芬酸等，UGT2B15 最适底物为 S-奥沙西泮和劳拉西泮等。从上述底物特异性中可以看出 UGTs 既存在底物水平的竞争又存在底物重叠的特性。

UGTs 可以被诱导，参与诱导 UGTs 的核受体主要包括孕烷 X 受体（PXR）、组成型雄甾烷受体（CAR）、过氧化物酶体增殖物激活受体（PPAR），此外还有肝 X 受体（LXR）、hFXR、肝细胞核因子、芳烃受体等也参与 UGTs 的诱导。PXR 是一种特殊的核受体，可被孕烷衍生物、利福平、胆汁酸和灌叶金丝桃素等激活产生对 UGT1A 的诱导作用，UGT2B 不受 PXR 的影响。CAR 主要在肝脏中表达，当细胞接触苯巴比妥类药物后，即启动 CAR 对 UGT 的诱导作用，提高肝脏中与胆红素代谢有关的基因表达。PPARs 主要包括 PPAR-α、PPAR-β 和 PPAR-γ 三种亚型，PPAR-α 在肝脏、肌肉、肾脏和心脏高表达，PPAR-γ 在脂肪组织中高表达，UGT1A9 是两种亚型的靶基因，当 PPAR-α 和 PPAR-γ 激活后，UGT1A9 的活性就增强。UGT1A1 常见的诱导剂有利福平、苯妥英钠，抑制剂为丙磺舒和丙戊酸钠；UGT1A3 诱导剂为苯巴比妥，抑制剂为氟康唑；UGT1A4 诱导剂为卡马西平，抑制剂为雷尼替丁；UGT1A6 诱导剂为口服避孕药，抑制剂为双氯芬酸。

在体内药物相互作用研究中，需要关注到 UGT1A 的基因多态性。人类的 UGT1A 基因位于 2 号染色体长臂 3 区 7 带，全长 200 个 kb，UGT1A 酶蛋白羧基端是由 246 个氨基酸组成的保守序列，酶蛋白的氨基端是由 285 个氨基酸残基组成的底物结合部位，决定了 UGT1A 的底物特异性。UGT1A1 有两个突变位点，G71R 突变使得 UGT1A1 活性下降 70%，是新生儿高胆红素血症的高危因素；TATA 盒的突变使得 UGT1A1 活性下降 66%，可能与 SN38 在机体内的代谢有关；UGT1A1 的基因多态性影响到 β-雌二醇代谢，是乳腺癌的高危因素。UGT1A6 基因的突变发生在 T181A 和 R184S 两个位点上，命名为 UGT1A6 3＊2，突变型的代谢能力是野生型的 27%～75%，表明 UGT1A6 的基因多态性与药物反应和毒副反应有密切相关。UGT1A7、UGT1A8、UGT1A9 和 UGT1A10 均发现有一定的基因多态性，可能对香豆素类药（1A7）、霉酚酸（1A8、1A9）等药物的代谢产生一定的影响。

谷胱甘肽-S-转移酶（Glutathione S-transferases，GST）先后在胞质和微粒体中发现，目前共有 α、μ、π、θ 和 δ 五种，分别以 *A*、*M*、*P*、*T* 和 *Z* 来表示。GST 的表达具有组织特异性，人源和鼠源性的 GST 在肝脏、肾脏、心脏、肺部、小肠、胰腺、脾脏、大脑、前列腺及骨骼肌中均有不同程度的分布。异硫氰酸丙烯酯、奥替普拉、硫糖苷水解物、苯巴比妥等可以升高 GSTA 的水平；GST1P1 与乳腺癌耐药有关，体外研究表明依他尼酸、双硫仑具有 GST 的抑制作用但缺乏酶选择性，目前只有依他尼酸用于临床上乳腺癌抗肿瘤药的增敏作用。临床上，依他尼酸、白消安、环磷酰胺、米托蒽醌、多柔比星、对乙酰氨基酚、硝酸甘油和磺溴酞钠等均为 GSTs 的常见底物。

硫酸转移酶（SULT）和甲基转移酶（MT）在多个方面具有相同的属性，主要表现为：均为胞质酶；催化活性均依赖于 ATP 与供体的结合体，如 SULT 的供体为 PAPS，MT 供体为 SAM(S-腺苷蛋氨酸)；供体的代谢物均为酶的抑制剂；两种酶均参与外源性和内源性物质的代谢；SULT 转化产物水溶性强，MT 转化产物水溶性低。关于 SULTs 和 MTs 的基因多态性、酶的诱导和抑制研究在逐渐开展中，目前已知雌二醇作为底物，催化 SULT1A1、SULT1E1 和 SULT2A1，对乙酰氨基酚作为底物催化 SULT1A1 和 SULT1A3，米诺地尔催化 SULT1A1、SULT1A3、SULT1E1 和 SULT2A1 等。临床上对于这两种酶所产生的药物相互作用研究得较少，有待于进一步的探索。

15.2.4　转运体与药物相互作用

15.2.4.1　概述

转运体介导的药物相互作用研究日益得到学者们的关注与重视。国际转运体协会(International Transporter Consortium，ITC)2008 年发表了“药物开发中的膜转运体”白皮书，将机体膜转运体研究在药物开发中的价值提到了一个新的高度。该报告概述了药物吸收和处置涉及的关键转运体，提供了在药物转运体相关 DDI 研究中的各种技术及采用计算机方法构建的各种预测模型，为设计和实施转运体相关的 DDI 临床试验提供标准。

转运体介导的临床药物相互作用研究包括对转运体的抑制或诱导作用。一般来说，转运体介导的药物相互作用可能改变药物的药效或者毒性反应。当转运体被诱导或抑制时，会对底物在靶器官的分布与消除过程产生影响，使得底物药物作用部位浓度发生改变，此时产生的药物相互作用具有重要的临床意义。转运体介导的药物相互作用可以分为以下几个类型：药物转运体底物间的竞争性抑制；药物转运体底物间的非竞争性抑制；对转运体蛋白表达的诱导作用；对转运体蛋白表达的抑制作用。

常见的转运蛋白包括 P-糖蛋白(P-glycoprotein，P-gp)、多药耐药相关蛋白(Multidurg Resistance-associated Protein，MRP)、有机阴离子转运蛋白(Organic Anion Transporter，OAT)、有机阴离子转运多肽(Organic Anion Transporting Peptide，OATP)、有机阳离子转运蛋白(Organic Cation Transporter，OCT)和乳腺癌耐药相关蛋白(Breast Cancer Resistant Protein，BRCP)几种。其中对临床药物吸收、分布、消除起重要作用的转运体亚型有 P-gp、BRCP、OATP1B1、OATP1B3、OAT1、OAT3 和 OCT2 等 7 种，在进行药物研发和注册时，推荐对这 7 种转运体进行体外和进一步的体内 DDI 试验。

15.2.4.2　与药物相互作用有关的常见药物转运体

(1)P-糖蛋白。1970 年 Biedler 与 Riehm 在小鼠白血病细胞 P388 及中国仓鼠肺细胞中首次发现多药耐药(Multidurg Resistance，MDR)现象，1976 年，科学家在中国仓鼠卵巢细胞表面能表达一种含磷的糖蛋白，即 P-糖蛋白(P-gp)，它是一类位于细胞膜上的糖蛋白，分子质量为 170KD，是 ATP 结合盒蛋白转运蛋白超家族成员之一。目前证实人类有两种 P-gp 基因家族，即 MDR1 和 MDR3。MDR1 基因编码的 P-gp 发挥体内药物外排泵的作用，而 MDR3 基因编码的 P-gp 可能与磷脂的转运有关。P-gp 与底物的结合是在整个跨膜部位。它能够识别并转运许多化学结构与相对分子量各异的药物，如西咪替丁(MW：

210)和环孢素(MW：1202)。P-gp 具有遗传多态性，这是造成药物药动学个体差异性的重要原因。在人 MDR1 基因外显子 26(C3435T)、外显子 21(G2677T/A)及 12(C1236T)存在单核苷酸多态性。P-gp 在药物的相互作用研究中具有积极重要的作用。具有一定临床意义的底物包括地高辛、非索非那定、茚地那韦、长春新碱、秋水仙碱、托泊替康、紫杉醇等；抑制剂包括利托那韦、环孢素、维拉帕米、红霉素、酮康唑、伊曲康唑、奎尼丁等。

P-gp 介导的药物相互作用主要表现在对药物吸收、分布、代谢和排泄的影响。吸收方面，P-gp 主要定位于肠细胞的刷状缘上，体外实验中采用 Caco-2 模型研究表明 P-gp 通过限制药物的肠腔转运而对药物吸收产生重要的重要，它在胃、十二指肠、空肠、结肠中的含量逐渐增高，通过对口服药物生物利用度的影响来改变机体对药物吸收程度。P-gp 对药物的泵出有一定的饱和性，低剂量时 P-gp 对药物的外排作用对生物利用度影响较大，导致药物吸收不完全；高剂量时影响较小；在新药研究中，任何口服新分子实体研发中必须开展体外抑制性的 DDI 试验研究或底物分析，当 P-gp 抑制剂的$[I]_1/C_{50}$大于等于 0.1 或$[I]_2/C_{50}$大于等于 10 时，或当 P-gp 底物溶解度差、渗透性有限或代谢稳定性好时需要启动体内药物相互作用的相关研究。分布方面，机体中存在的生理屏障是影响药物分布的重要因素，常见的生理屏障有血脑屏障(Blood Brain Barrier，BBB)和胎盘屏障等。一般来说，P-gp 在 BBB 中主要定位于脑毛细血管内皮细胞与血液循环接触的腔面上即顶侧上表现的生物学功能就是将细胞内药物泵出，抑制 P-gp 的功能，可以将脑内药物浓度升高，显然分布在脑内的 P-gp 将影响到药物在血液与脑组织中的分布。当新化学实体在脑中有药理学靶标时则需要开展相关底物及抑制剂相互作用研究。同样，分布在胎盘滋养细胞层中的 P-gp 可以将胎盘细胞内的药物或外源性毒物泵出，使得胎儿免遭毒物的损害。如果孕妇在孕期内服用了 P-gp 抑制剂使 P-gp 功能受损，其他药物就可能对胎儿产生影响，在临床药物相互作用研究中需要密切关注。代谢方面，机体主要的代谢器官如肝脏、肾脏中均有 P-gp。其中肝细胞面向胆小管的腔膜面上有 P-gp 的分布。抑制剂可以反向提高药物的生物利用度，产生明显的药物相互作用。排泄方面，肾脏是排泄药物的主要器官，相关实验已经证实，定位于近端肾小管顶端的刷状缘膜上的 P-gp 参与了某些药物的肾脏排泄，同时 P-gp 还参与了其底物的胆汁排泄，如柔红霉素在胆小管的转运可被 P-gp 抑制剂维拉帕米所阻断。

开展 P-gp 介导的药物相互作用研究具有重要的临床意义。抑制 P-gp 的功能常引起底物清除率的降低或生物利用度的增加而，带来的临床后果就是药物疗效降低甚至毒性反应出现，临床上主动抑制 P-gp 功能在治疗上具有重要意义，例如化疗药的多药耐药现象是化疗失败的主要原因，这一现象可以通过抑制剂与抗癌药物合用的方式得到一定程度的解决。另外 P-gp 的诱导也需要引起关注，对 P-gp 的诱导常使底物药物的清除率增加、生物利用度减少、血药浓度降低而使得疗效下降。

(2)多药耐药相关蛋白(MRPs)。MRPs 是一个超大家族，在人体内有广泛的分布，MRPs 已被证实介导了抗肿瘤药物多药耐药，但大多数生理功能依然不清楚。MRPs 常见的亚型有 MRP1、MRP2、MRP3、MRP4、MRP5 和 MRP6 等。肠上皮细胞的 MRP1 转运作用依赖于谷胱甘肽(Glutathione，GSH)的存在来外排药物，主要功能是作为降低药物在肠上皮细胞上的积累，保护肠上皮细胞不受损害，长春新碱是 MRP1 的底物，MRP1 基因敲除小鼠给予长春新碱后肠腔损害较大可能与肠上皮细胞累积长春新碱有关。MRP2 主要在肝、肾和肠道中表达，介导机体内废物或毒性产物的排出，例如 MRP2 介导了 SN-38 及丙磺舒的胆汁排泄，丙磺舒可以使得 SN-38 的 AUC 增加 1.5 倍，胆汁排泄量降低 1.5 倍；MRP2 可以被利福平通过激活 PXR 诱导，在治疗 Dubin-Johson 综合症治疗中发挥积极作用。MRP3 是一种重要的胆酸外排转运体，PXR 激动剂如克霉唑、利福平、硝苯地平等可以剂量依赖性诱导 MRP3 的表达，应密切关注药物临床相互作用。小肠上皮细胞主要表达的 MRPs 主要是 MRP1、MRP2 和 MRP3；肝细胞表达的 MRPs 主要包括 MRP3、MRP4 和 MRP6；肾近曲小管上皮细胞表达的 MRPs 主要包括 MRP2 和 MRP4；血脑屏障上表达的 MRPs 主要包括 MRP4 和 MRP5。

（3）有机阴离子转运多肽（OATP）。OATP 是一类特异性的膜转运体家族，主要介导机体内源性和外源性物质的转运，常见的底物包括有机阴离子如磺溴酞钠、胆盐、胆红素；类固醇结合物；甲状腺激素；阴离子寡肽等。目前人体内发现的 OATP 亚型包括 A、B、C、D、E、F、I、H 及 8 等 9 种。其中 OATP-A 是一类非 Na^+ 依赖型转运蛋白，在调节血脑屏障通透性中起到积极作用，主要底物包括四溴酚酞磺酸钠、胆汁酸盐等，相关研究还提示一些食物易抑制 OATP-A 的功能而引起药物-食物相互作用；OATP-B 在肝脏中主要分布在肝细胞窦状隙膜上，介导肝细胞对药物和内源性物质的主动摄取，主要转运 3-硫酸雌酮、四溴酚酞磺酸钠和普伐他汀等；OATP-C 为肝脏特有转运蛋白，分布于肝细胞窦状隙膜上，底物广泛，包括胆红素、胆汁酸、甲状腺激素、多肽、普伐他汀、氨甲蝶呤等，OATP-C 介导肝脏主动摄取药物，OATP-C 的变异是不同个体间药物分布差异的原因之一，OATP-C 可以被 PXR 诱导；OATP-D 在大脑和全身组织器官中均有分布，主要转运前列腺素 E1、E2、E2α；OATP-E 底物主要有前列腺素 E2 和牛黄胆酸等，介导了 T3/T4 的摄取；OATP-F 对甲状腺素有很高的亲和力，可能与甲状腺素在大脑中的分布有关；OATP-H、OATP-I 尽管已经发现，但相关的功能还在研究中；OATP-8 与 OATP-C 具有许多相同之处，底物基本相同，可以介导除未结合胆红素外的多种内源性物质转运，此外也可以介导地高辛。OATPs 介导的药物相互作用会导致该药 AUC 显著上升，消除减少，例如丙磺舒对青霉素或头孢类抗菌药物的相互作用即由 OATPs 介导。

（4）乳腺癌耐药蛋白（BCRP）。BCRP 是药物转运体中唯一的半转运体，可能是通过形成同型或异型二聚体来发挥功能，在体内分布广泛，包括小肠、结肠上皮组织、肝细胞膜胆小管面以及血脑屏障中脑微血管内皮细胞顶侧等，介导了托泊替康、米托蒽醌、阿霉素、柔红霉素的肠道吸收及药物的透血脑屏障作用，BCRP 的底物还有道诺霉素、依托泊苷、匹伐他汀、哌唑嗪、瑞舒伐他汀和齐多夫定等，环孢素、伊马替尼、利托那韦、沙奎那韦和他莫昔芬等是 BCRP 的常见抑制剂，在开展药物相互作用研究时需要考虑到上述因素。

（5）肽转运体（PEPT）。PEPT 是 H^+-依赖型寡肽转运体家族成员之一，由 729 个氨基酸组成，含 12 个跨膜结构域，目前在该家族中，仅发现 PEPT1 和 PEPT2 具有转运活性，前者主要在机体小肠和肾近曲小管中表达，后者在肾近曲小管细胞、肺部、脑细胞、乳腺中表达较多。底物与 PEPT1 依赖于 H^+ 的梯度和膜电位差，在细胞内则取决于 pH 值的变化。PEPT1 的转运具有双向性，生理条件下为吸收型转运体，能为 PEPT1 识别的药物包括 β-内酰胺抗生素、ACEI 药、肾素抑制剂、凝血酶抑制剂、阿昔洛韦、更昔洛韦和左旋多巴等。PEPT1 的转运活性受 pH 值影响较大，一般来说，在 pH 值小于 6 时最佳。PEPT2 的转运同样受 H^+ 梯度的影响，是以质子梯度为动力的跨膜转运，不以 Na^+ 梯度为驱动力。PEPT2 的底物主要有小肽、仿肽类药物(β-内酰胺抗生素、抗肿瘤药物血管紧缩素、ACEI 等)。开展的药物相互作用研究需要关注 PEPT2 介导的抗生素、表皮生长因子、甲状腺抑制剂、降血糖药、降血压药、抗肿瘤药及其他低渗透性非类肽药物(如抗溃疡药瑞巴匹特等)相互作用。

15.3 药效学相互作用

15.3.1 概述

药效学相互作用(pharmacodynamic interactions)是指药物联合应用时一种药物改变了机体对另一药物的敏感性或反应性，导致药物出现相加、协同或相反(拮抗)的药理效应。这种相互作用一般对药物的药动学过程和作用部位浓度无明显的影响，主要影响药物与受体作用的各种因素。

15.3.2 药效学相互作用类型

根据相互作用结果，药效学相互作用可分为相加作用、协同作用和拮抗作用。

(1)相加作用。药理效应相同或相似的药物，联合应用的效果(包括疗效、毒副作用)等于单用效果之和，称为药物效应的相加作用(additive interaction)。一般来说，作用机制相同的同类药物联合应用时，相互作用的结果是相加。从药物效应上来说，相加作用是一种药物对另一种药物效应的补充，而不是增效。相加作用的结果产生单一药物全量的等同效应。例如快效抑菌剂(如四环素类、大环内酯类、氯霉素类、林可霉素类等)与慢效抑菌剂(如磺胺类药物)合用可产生抗菌效果的相加作用。

(2)协同作用。两种或两种以上药物联合应用时，其效应大于各药物单独应用时效应的总和，称为药物效应的协同作用(synergetic interaction)。阿司匹林和鸦片类药物的镇痛机制完全不同，但阿司匹林可明显增强阿片类药物的作用。

(3)拮抗作用。药物效应相反，或发生竞争性或生理性拮抗作用的药物合用，表现为联合用药时的效果小于单用效果之和，即为药理效应的拮抗作用(antagonistic interaction)。药物可在靶位上通过直接竞争特殊受体产生拮抗作用，如在 M 胆碱受体上阿托品拮抗乙酰胆碱与受体结合；酚妥拉明拮抗肾上腺素对受体的作用；如青霉素类、头孢菌素等细菌繁殖期的杀菌药与大环内酯类、四环素、氯霉素等快效抑菌剂合用可呈现拮抗作用。再如镇静药与中枢兴奋药咖啡因药物效应相反，合用则药理作用相互抵消。

根据发生机制不同，药效学相互作用可分为受体的竞争性结合、影响神经递质释放、组织或受体对药物的敏感性增强。

受体的竞争性结合。药物效应的发挥一般可视为它与机体中存在的受体或效应器相互作用的结果，不同性质的药物对于同一受体可起到激动或抑制两种相反的作用。因此，作用于同一受体的药物联合应用，在效应上可产生加强或减弱的不同结果。如 β 受体拮抗剂盐酸普萘洛尔与利血平同用，两者作用相加，β 受体阻滞作用增强，有可能出现心动过缓及低血压。

(4)敏感化作用。同时应用两种以上药物时，其中一种药物本身并无某种药理效应，但可使受体或组织对另一种药物的敏感性增加，结果增强另外一种药物的作用，这种现象称为敏感化作用(potentiation)。例如，氟烷本身并不引起心律失常，但可使心肌对外源性儿茶酚胺的敏感性增加，当氟烷麻醉时同时应用肾上腺素或去甲肾上腺素等药物，有可能引起严重的心律失常，可合用 β 受体拮抗剂预防或治疗。

(5)药理效应的协同或拮抗。药理效应相同或相反的两药合用时，它们的效应可能协同或减弱，需要调整剂量，否则有可能中毒或无效。如阿托品与氯丙嗪合用时，可引起胆碱能神经功能过度低下的中毒症状；抗凝血药华法林和抗血小板药阿司匹林合用可能导致出血反应。

15.4　药物相互作用研究技术方法

15.4.1　药动学相互作用研究技术方法

15.4.1.1　体外实验

代谢性药物相互作用研究基本思路主要是遵循由体外研究指导体内研究的基本策略。如前所述，FDA、EMA、CFDA 等监管机构非常重视药物研发早期进行药物相互作用研究，主要是基于新药研发早期进行的药物相互作用研究结果可以为未来进行的体内研究提供依据，例如如果在早期发现受试药物在机体内的 ADME 过程与人体内几种主要代谢酶 CYP1A2、CYP3A4、CYP2C8、CYP2C9、CYP2C19、CYP2E1 无关，则可以在体内研究中不考虑上述酶抑制剂和诱导剂对受试药物消除的影响，也可以不考虑上述酶底物与受试药物合用时可能产生的竞争性抑制作用；同样在评价转运体介导的药物相互作用时往往首先要在体外确定受试药物是否为 P-gp、BRCP、OATP1B1、OATP1B3、OCT2 或 OAT3 的底物或抑制剂，为体内药物相互作用研究提供相关数据，这样可以大大缩短药品研发周期；在早期体外研究中还应考察受试药物主要是通过肾脏排泄还是肝脏代谢来进行消除的以确定其主要代谢途径；体外研究中选择合适探针所获得的实验结果有助于在进一步体内研究中选择合适药物进行药物相互作用研究。一旦在早期进行的研究发现潜在的药物相互作用则应根据前期的研究结果开展大规模的临床验证。

在进行 CYP 抑制剂的体外评价研究中，需要关注：探针底物的选择性(底物必须是由单一酶催化)、代谢情况的简单性(代谢产物为最终产物)；抑制实验中要考虑底物浓度、微粒体蛋白浓度、实验条件的标准化、反应时间、阳性对照剂等因素；根据 FDA 指南标准来预测受试药物是否具有潜在的药物相互作用，是否需要进一步开展体内相关研究，见表 15-3。

表 15-3 $[I]/K_i$ 值在药物相互作用研究中的价值

$[I]/K_i$ 值	药物相互作用判断	结果与措施
$[I]/K_i>1$	很可能存在药物相互作用	必须进一步开展体内研究
$0.1<[I]/K_i<1$	有可能存在药物相互作用	需要进一步开展体内研究
$[I]/K_i<0.1$	不太可能产生药物相互作用	无需开展体内研究

注：[I]是抑制剂对 CYP 酶的抑制浓度，K_i 为抑制常数，由体外实验测定

在进行 CYP 诱导剂体外评价研究中，需要考虑：诱导实验设计中所选肝细胞系的 CYP1A2、CYP3A4 酶可以被阳性诱导剂诱导，所选受试药物至少需要含有效浓度在内的三个以上浓度进行试验，且一个浓度至少比平均血药浓度高一个数量级（即 10 倍以上）；诱导作用的评价可以选用 EC_{50}（EC_{50} 为产生 50%最大诱导作用时的有效药物浓度）作为指标来比较不同药物的诱导能力，有研究表明，CYP3A4、CYP2C8、CYP2C9 和 CYP2C19 可以被受试药物共同诱导，因此，如果受试药物实验结果显示不是 CYP3A4 的诱导剂时，可以不必再行 CYP2C8、CYP2C9 和 CYP2C19 的诱导实验；亦可根据以下公式来判断是否需要进行体内研究。

$$\text{阳性对照}=\frac{\text{试验药处理后细胞酶活性}-\text{阴性对照的酶活性}}{\text{阳性对照的酶活性}-\text{阴性对照的酶活性}}\times 100\%$$

注：当受试药物引起酶活性的增加大于或等于阳性对照组 40%时，可以认为受试药物可能为酶的诱导剂，提示应进行体内研究

15.4.1.2 体内试验

设计合理的药动学相互作用体内试验能够提供代谢途径及其对总清除率贡献的重要信息，与体外实验的结果一起将为药品说明书的制定提供主要依据，因此进行体内药物相互作用研究试验设计时，应考虑以下一些因素：试验设计，可以采取随机交叉法、单序列交叉法或平行组设计进行，也可以采用单剂量/单剂量、单剂量/多剂量、多剂量/单剂量或多剂量/多剂量 4 种给药方案来进行，相互作用研究中所用剂量应为最高推荐治疗量；给予抑制剂的时间，取决于抑制机制类型（可逆性抑制包括竞争性抑制、反竞争性抑制、非竞争性抑制和混合性抑制，基于机制的不可逆性抑制）；长半衰期药物需要达到稳态血药浓度时一般不宜选择随机交叉对照法进行实验；研究群体以选择健康志愿者为宜，但在受试前两周不得食用除规定外的其他食品和饮料，如葡萄柚汁、葡萄汁、乙醇、苹果汁等以免影响机体内代谢酶和转运体的表达而带来试验误差；试验中探针底物或底物的选择极为重要；给药途径、给药剂量亦是需要在试验设计中考虑到；体内药动学相互作用研究的评价指标一般选择药时曲线下面积 AUC、峰浓度 C_{max}、达峰时间 T_{max}、清除率 CL_{cr}、表观分布容积 V_d 和血浆药物半衰期 $T_{1/2}$，除此之外，某些重要的参数如 INR 值、QT_c 等指标如有必要亦应考虑其中。

15.4.1.3 药动学药物相互作用研究中常选的研究模型和技术方法

一般来说，药物进入机体后有的以原型药物排出体外，但绝大多数还是要经过结构修

饰，即药物代谢排除体外。药物在体内发生代谢通常包括Ⅰ相代谢和Ⅱ相代谢。Ⅰ相代谢反应主要包括氧化反应（主要由微粒体细胞色素 P_{450} 混合功能酶系即 CYP_{450} 催化，如甲苯磺丁脲经 CYP2C9 的代谢、普萘洛尔经 CYP2D6 的代谢、吗啡和氯丙嗪经 CYP3A4 的代谢等）、还原反应（主要由微粒体 CYP 酶系参与以及部分非微粒体酶如酮醛还原酶催化，如氯霉素和华法林的还原反应）、水解反应（酯类、酰胺类及糖苷类药物）三类；Ⅱ相代谢为结合反应；转运体参与了机体内许多药物的及其代谢物的摄取和排泄，摄取转运体多为溶质型转运体（solute carrier，SLC），外排转运体多为 ATP 依赖型转运体（ATP binding cassette，ABC），这些专业难题常存在于肠道、肝脏、肾脏、血脑屏障中，对药物在机体内的吸收、分布和排泄产生极为重要的影响。

研究药物在机体内产生的Ⅰ相代谢和Ⅱ相代谢反应特征可以借助肝微粒体、肝细胞系、S9、肠微粒体等培养体系来进行；研究药物在机体内的药物转运特性（摄取和外排）往往在 Caco-2 细胞模型、rBMEC 模型、P-gp 高表达模型培养体系来进行。肝微粒含有丰富的 CYP1A2、CYP2A6、CYP2B6、CYP2C8、CYP2C9、CYP2C19、CYP2D6、CYP2E1、CYP3A4 代谢酶，用于药物相互作用研究的微粒体包括人肝微粒体和鼠肝微粒体两种，制备方法较为简单，取肝组织适量，经研磨匀浆、分段高速离心后所得粉红色沉淀即为肝微粒体，实验时加入相应的温孵剂即可开展相关的实验；Caco-2 细胞系（the human colon adenocarcinoma cell lines）来自人类结肠癌细胞，培养成熟的 Caco-2 细胞可形成紧密的单细胞层组织，其结构和生化功能类似于人体小肠上皮细胞屏障，在细胞单层分化出绒毛面 A 侧（apical side，肠腔侧）和基底面 B 侧（basolateral side，肠内壁侧）。A 侧面含有典型的小肠微绒毛水解酶和各种营养物质转运载体，可发挥主动转运物质的作用，并保持了 P-糖蛋白（P-glycoprotein，P-gp）高表达的特征，Caco-2 细胞单层模型是目前被公认的最为理想的体外吸收、转运研究模型，广泛用于口服药物肠道吸收转运评价、药物代谢转运、P-gp 作用底物鉴别以及 P-gp 介导的药物相互作用研究，为快速评价药物穿过细胞屏障转运的程度，阐明药物吸收转运及药物相互作用机制提供了一种非常有用的工具。常见的 P-gp 高表达模型包括 MDCK/MDR1、LLC-PK1/MDR1 细胞模型、K562-ADR、MCF-ADR 肿瘤耐药细胞模型，常用于药物转运研究。

药物分析研究中常见的技术手段包括高效液相色谱仪（HPLC）、液质联用仪（HPLC-MS、HPLC-MS/MS），可以对生物样本如血液、尿液、唾液、微粒体温孵液、重组酶和细胞培养液中的受试药物进行检测，通过对受试药物、酶底物含量的分析，计算代谢酶的活力，判断存在药物相互作用可能的可能性。对于待测物浓度较高的分析样本，研究者可以用 HPLC 进行测定，检测器可以选择二极管阵列检测器、荧光检测器、电化学检测器等。但绝大多数药物代谢或高通量筛选研究中，由于受试药物给药剂量低，HPLC 难以满足微量浓度检测的需要，由于 HPLC-MS、HPLC-MS/MS 具有稳定性好、分离效率高、选择性高和高灵敏度等优点，近年来已经成为药物代谢研究和药物相互作用研究中首选分析方法，其中 HPLC-MS/MS 可以轻松完成纳克级甚至皮克级药物浓度的检测，为药物相互作用的研究带来极大的便利，目前这一技术已经越来越广泛应用于新化学实体筛选研究中。

亲和色谱法（affinity chromatography，AC）是采用生物物质作为亲和色谱的固定相，利用生物大分子与亲和色谱固定相表面的配位体之间所存在的生物学及生物化学过程的特异性亲和吸附作用来进行选择性分离生物分子的一种分离方法。属于液相色谱方法中的一种。与其他液相色谱技术原理不同，它采用化学键合法，并依据不同作用机理制备出亲和色谱固定相，这些色谱固定相与目标分子的相互作用为范德华力(包括取向力、诱导力及色散力)、静电吸引力、疏水相互作用力、螯合作用力等。生物大分子(如多肽、核酸和蛋白质等)的一个共同特点是它们具有以独特高效的方式识别或键合到其他分子上的能力，可以和生物分子产生可逆及特异性的亲和作用，通过选择性或特效性洗脱过程，实现对不同分子量生物活性分子的分离及分析。因此，近年来，亲和色谱法已应用于临床医学、基因组学、分子生物学、生物化学、生物工程、蛋白质组学、新型高效药物的研究中，成为常规的分离、分析和制备的有效技术，并成为生物大分子结构、功能研究中一种普遍方法，尤其是亲和色谱法具有更加复杂的多模式和多点相互作用的分离机制常用于功能蛋白和药物相互作用研究。

生理药代动力学模型(physiologically based pharmacokinetic model，PBPK)是根据药物的理化性质和生物学性质、动物的解剖生理学、生物化学知识，模拟机体循环系统的血液流向，将药物处置相关的组织器官连接成一个统一的整体。近些年来，PBPK 模型的应用逐渐增多，在群体药代动力学、药物相互作用研究中显示其优越性来。在药物相互作用研究中，通过 PBPK 的建模，不仅能描述观测数据，也能将研究数据外推至生物系统，以表现人体处理药物的动力学过程，评估药物对人体的作用。PBPK 可以应用于基于代谢酶的 DDI 和基于转运体的 DDI。与静态机械模型方法相比较，PBPK 可反映 DDI 的动力学过程，评价受试药物对酶底物的 ADME 过程的影响；可以评价多种机制并行的 DDI 过程；群体 PBPK 模型的出现，可以有效分析评估 DDI 时不确定性和变异来源，用于多因素影响的复杂 DDI 研究。

分子生物学技术手段广泛地用于药物相互作用研究中，最为常用的方法如 Western-blotting 和 RT-PCR 技术，前者常用于用于肝脏、肠道 CYP 代谢酶表达的测定和转运体表达的研究，后者常用于组织中靶蛋白 mRNA 水平的研究。日益发展的生物学手段为药物相互作用研究带来了极大的便利。

15.4.1.4 应用实例

【实例：RP-HPLC 法同时测定大鼠血浆中 4 种 CYP450 酶探针底物浓度】

咖啡因、甲苯磺丁脲、美托洛尔、氨苯砜分别为 CYP1A2、CYP2C9、CYP2D6、CYP3A4 的底物，通过测定四种底物的血药浓度，可以预测 CYP1A2、CYP2C9、CYP2D6、CYP3A4 四种代谢酶在机体的活性。使得经过多个代谢途径的相关信息在单个实验中获得，为药物代谢性相互作用的研究提供了相关的技术手段，对于确保临床合理用药具有重要的意义。

(1)实验材料：Waters-2010 型高效液相色谱仪，CAY-1 型液体快速混合器，LD4-2 型离心机；酒石酸美托洛尔、非那西丁、咖啡因的对照品(购自中国食品药品检定研究院)，氨苯砜对照品(购自美国 Sigma 公司)，甲苯磺丁脲对照品(购自德国 Dr. Ehrenstorfer 公司)，甲醇，吐温-80；清洁级 wistar 大鼠；色谱柱(Diamonsil C18，4.6 mm ×200 mm，

5 μm)，流动相为甲醇-水-冰乙酸-三乙胺(40：60：0.4：0.5)，柱温 35℃；检测波长为咖啡因 271 nm，甲苯磺丁脲 229 nm，美托洛尔 225 nm，氨苯砜 295 nm，梯度洗脱。分别制备 1.0 mg/mL 的石酸美托洛尔、非那西丁、咖啡因、氨苯砜对照品和甲苯磺丁脲储备液备用。

(2)实验方法：大鼠 8 只，按照咖啡因 10 mg/kg，甲苯磺丁脲 15 mg/kg，美托洛尔 20 mg/kg，氨苯砜 10 mg/kg 的给药剂量，精密称取 4 种探针药物，加适量吐温 80，于研钵内充分研磨，加生理盐水制成均匀乳浊液，该药液用于大鼠腹腔注射。上述操作均在无菌条件下进行。血样分别于给药采集后 0.17、0.5、0.83、1.17、1.5、2、3、5、8、12、24 h，尾静脉取血 0.3 mL，置于肝素抗凝的试管中，分离得到血浆，-20℃冰箱保存待测；血浆样品制备方法如下，取大鼠血浆 100 μL，加入非那西丁内标溶液(100 μg/mL)20 μL，涡旋振荡 2 min，加入二氯甲烷-正丁醇(10：1)1 mL，涡旋振荡 3 min 后，3000 r/min 离心 5 min，取有机层 900 μL，剩余溶液再加入二氯甲烷-正丁醇(10：1)1 mL，涡旋振荡 3 min 后，3000 r/min 离心 5 min，取有机层 900 μL，合并 2 次有机层溶液，40℃水浴氮气流下挥干，残留物准确加入 100 μL 流动相振荡溶解，取 20 μL 进样测定。实验中对咖啡因、甲苯磺丁脲、美托洛尔、氨苯砜在大鼠血浆中的专属性、线性范围及检测限、精密度、回收率、稳定性进行了确证用于大鼠体内药动学研究。

(3)实验结果：在上述色谱条件下测得色谱图见图 15-1，咖啡因、甲苯磺丁脲、美托洛尔、氨苯砜与内标非那西丁、自身代谢产物、空白血浆中的内源性物质分离良好，表明该方法专属性高，适于上述四种探针底物的分离测定。咖啡因、甲苯磺丁脲、美托洛尔、

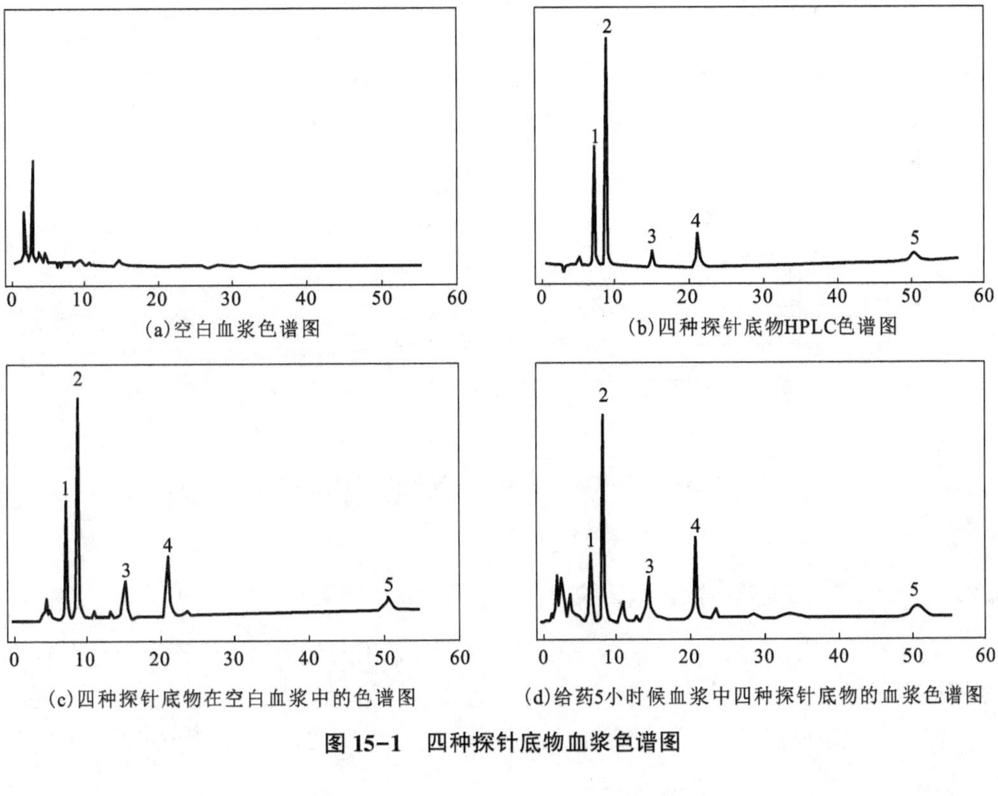

(a)空白血浆色谱图

(b)四种探针底物HPLC色谱图

(c)四种探针底物在空白血浆中的色谱图

(d)给药5小时候血浆中四种探针底物的血浆色谱图

图 15-1　四种探针底物血浆色谱图

氨苯砜四种探针底物在大鼠血浆中线性范围分别为：0. 1～100、0. 25～25、0. 05～20、0. 05～50 μg/mL 且关系良好；血浆样品回收率为 67. 46～98. 47%；精密度及稳定性试验均符合生物样品测定要求。

运用上述分析方法，对四种探针药物给药后的血药浓度进行了测定，绘制药时曲线，见图 15-2。四种探针底物呈现了不同的药物代谢动力学特点，通过药时曲线可以很直观地描绘不同探针底物的药动学特征从而预测药物代谢动力学相互作用。

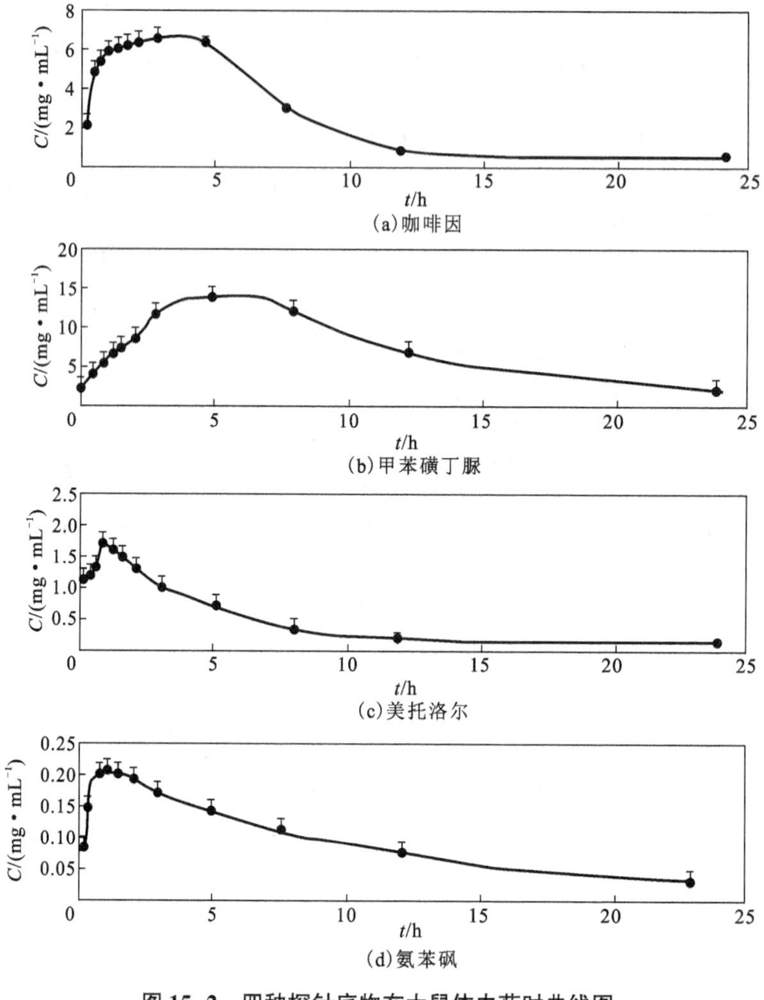

图 15-2　四种探针底物在大鼠体内药时曲线图

15. 4. 2　药效学相互作用研究技术方法

研究两种及以上药物体内的药效学相互影响，可采用药效学模型计算和评价药物单用及联用的药效学参数，应用各种模型定量评价药效学的相互作用，使药物之间关系更为数量化、科学化和直观化，给临床用药提供依据，并进行剂量优化研究。理想药效学相互作用模型的特征表现为数学模型支持下的可定量描述性及好的模型扩展性。描述药效学及相互作用的模型有很多种：Loewe 相加模型（Loewe Additivity，LA）、Bliss 独立模型（Bliss Independence，BI）、周氏的中效模型（Median Effect Principle）、等辐射图示法（isobologram）、线性设计（Ray design）、反应曲面法（Response surface methodology，RSM）和纯描述性方法（Purely descrip ive method）等。

Isobologram 方法是最为常用却也经常产生错误的，又称等效应法、等高线法、等辐射分析法等。Isobologram 分析方法的应用前提和基础是两种药物能够产生类似效应，也就是说采用某一特定测量指标（比如镇痛实验中动物的反应潜伏期、强迫游泳实验中动物的不动时间等）时，二者的效应类似。二者产生最大效应相同的情况（最大效应不同时需要引入一个新的变量）。应用这种方法进行药物相互作用分析时，有两种实验设计方法：一种是固定一类药物剂量的同时，改变第二类药物的剂量（固定剂量法）；一种是两类药物的剂量同时进行等比例变换（固定比例法）。不管应用何种方法，首先需要确定两种药物本身单独的剂量效应曲线和半数有效剂量（ED_{50}），为后面的 Isobolograph 作图做准备。

固定剂量法较为简单，用一个以上固定的一类药物剂量与第二类药物的不同剂量组合，确定新的量效曲线和 ED_{50}。计算出第二类药物新的 ED_{50}，并代入 Isobolograph 图的直方坐标系中，来判断药物相互作用的结果。在 Isobolograph 图中，横轴为一个药物的 ED_{50} 和标准误（或者使用 95%置信区间），纵轴为另一个药物的 ED_{50} 和标准误（或者使用 95%置信区间），将两个均值用直线连接后即为相加线。如果实际测得的 ED_{50} 落在相加线上则相互作用为相加，落在左下方则为协同，落在右上方则为拮抗。

固定比例法较为复杂，与上面的方法相同的是，需要先确定两类药物单独的量效曲线和 ED_{50}。然后，选择几个不同的固定比率，将两种药物在混合物的情况下再次确定新的量效曲线和 ED_{50}，分别求得在新的混合物的情况下各自的新的 ED_{50}，同样在 Isobolograph 图中标明。需要注意的是，选择固定比率时应以两类药物的效强差异作为参考，比例范围应尽量包含两种药物含量相当以及两种药物分别占主导地位的情况，以全面评价两种药物的相互作用。

固定剂量法与固定比例法有一个显著差别。前者因为固定剂量的药物仅为一个数值，不存在变异度，因此便不能与实际求得的混合药物 ED_{50} 进行统计学比较，只能依靠直观作图的方式进行主观判断。而后者中，因为两种药物混合后新的 ED_{50} 和实际求得的 ED_{50} 都是一组数据，因此可以对二者进行统计学分析。常用的分析方法有两种：一种是采用 95%置信区间是否互相重叠进行比较。若无重叠，则存在显著性差异，否则就没有差异。另一种方法是对预期的混合物的 ED_{50} 和实际测得的 ED_{50} 进行配对检验，以确定是否存在显著性差异。

15.5　药物相互作用的预测及影响因素

人体内代谢药物的主要酶是细胞色素 P450 超家族（Cytochrome P450 proteins，CYP），它们是一类主要存在于肝脏、肠道中的单加氧酶，多位于细胞内质网上，催化多种内、外源物质的（包括大多数临床药物）代谢。P450 酶能通过其结构中的血红素中的铁离子传递电子，氧化异源物，增强异源物质的水溶性，使它们更易排出体外。药物通过抑制 CYP 同工酶可显著影响其他药物经此酶的代谢过程，有时可能会产生严重的临床后果。CYP 同工酶如果受到不同药物的抑制，就可以对其他药物代谢过程产生显著影响，有时可能会造成较为严重的后果。因此，对药物在体内的相互作用进行研究，就显得尤为重要。全部采用健康受试者或患者进行药物相互作用的体内研究，从伦理和临床可行性上来说是不现实的。但是，我们可以从新药开发和临床研究中，获得大量的体外研究和体内研究的数据和信息。因此，如何利用这些体外研究数据和信息，对药物是否可能存在体内相互作用及其严重程度进行预测，成为药物相互作用方面研究的重点。本章将主要介绍如何利用体外试验数据对体内药物相互作用进行预测和影响其预测的因素。

15.5.1 体外数据对药物体内相互作用的预测

15.5.1.1 预测模型的建立

酶反应动力学(kinetics of enzyme-catalyzed reactions)主要研究酶催化的反应速度以及影响反应速度的各种因素。是体外数据对药物体内相互作用的预测模型建立的基本依据。这种预测给出的体内药物抑制性相互作用的结果，通常是在理想情况下产生的。这种方法，因其操作简单便捷，被认为是很有潜力的预测方法。但是，这种数学拟合的结果和体内复杂的代谢微环境相差较大，预测的结果对于临床药物治疗来说，警示意义远大于临床的实际意义。

根据酶反应动力学理论，当药物(底物)的代谢被另一个药物(抑制剂)可逆性的抑制时，底物的固有清除率或内在代谢清除率(CL_{int})将减小，酶所处的微环境中抑制剂有效浓度[S]及抑制常数(K_i)与 CL_{int} 受到的影响程度与有关(15-1)。通过动物实验的拟合，此理论及公式 15-1 的准确性已经得到验证。当底物浓度[S]远远低于酶促动力学常数 K_m 时，竞争性抑制与非竞争性抑制都符合线性动力学过程。由于在体内，底物的浓度远远小于酶的 K_m 值是最常见的情况，因此，非竞争性抑制，可以采用与可逆性抑制类似的方法进行处理。

$$CL_{int,I}=CL_{int}/(1+[I]/K_i) \quad (15-1)$$

其中，$CL_{int,I}$ 是指存在抑制剂情况下药物的内在清除率；[I]为抑制剂有效浓度，K_i 为抑制常数。

在药物体内相互作用研究中，多剂量口服给药后，设定有抑制剂参与和不参与时，各个时间点的药物浓度，绘制血浆药物浓度-时间曲线，以底物药-时曲线下面积(AUC)的变化描述药物相互作用的严重程度。美国食品药物管理局(Food and Drug Administration，FDA)2006 年在其发布的相互作用研究指南(草稿)中规定：受试药的影响，同时服用的其他药物的 AUC 升高程度大于等于 5 倍，则受试药为该酶的强抑制剂，如果大于等于 2 倍，则为中等强度抑制剂，如果 $1.25 \leq AUC<2$ 倍则为弱抑制剂。在一个充分平衡的肝脏灌注模型中，假设酶的抑制剂不影响底物在肠道的吸收和底物与血浆蛋白的结合过程，而且底物只经一种 CYP 同工酶代谢，则在该酶抑制剂存在和不存在时，口服给药的 AUC 的变化可以反映药物的固有清除率的变化(公式 15-2)。

$$AUC_I/AUC = (F_{a.I}\,D_I/F_a\,D)\times(f_u\,CL_{int}/f_{u,I}\,CL_{int,I}) = CL_{int}/CL_{int,I} \quad (15-2)$$

其中，AUC_I表示抑制剂存在时药物的血浆曲线下面积；F_a 表示从肠内到门静脉的吸收分数；$F_{a.I}$ 为抑制剂存在时从肠内到门静脉的吸收分数；D 为剂量；f_u 为血浆中游离的药物分数；$f_{u,I}$ 为抑制剂存在时血浆游离药物分数。

基于以上假设，根据公式 15-1 可以得到公式 15-3，其中 R 表示抑制剂存在和不存在时 AUC 的比值。

$$R = AUC_I/AUC = 1+[I]/K_i \quad (15-3)$$

公式 15-3 在预测体内相互作用时满足条件：①底物的酶促动力学为一级动力学过程，即[S] << Km；②抑制作用为可逆性抑制，如竞争性抑制和非竞争性抑制，而对于不可逆抑制[机制基础抑制，mechanism-based inhibition]，比如红霉素对 CYP3A4 的抑制，该模型预测会低估 R 值；③底物在体内清除率只依赖于 CYP 活性，如果药物的体内清除过程是肝门静脉灌注率依赖性的，特别是肝清除率高的静脉应用的药物，本模型不适合；④不考虑小肠黏膜 CYP3A4 和 P-gp 对药物清除的影响。

理论上，抑制剂在作用部位的浓度与底物的 K_i 相当或超过 K_i 时(此时 $R=1+[I]/K_i \geq 2$)，才能产生明显的抑制效应。公式 $R=1+[I]/K_i$ 中，[I]代表酶促反应部位抑制剂的浓度，K_i 是抑制常数。目前，绝大多数的研究都采用公式 15-3 来描述两种药物的体内相互作用情况，K_i 可以方便地利用肝微粒试验法从体外获得。虽然$[I]/K_i$ 可以预测抑制性的相互作用，但是目前无法准确测定酶促反应部位(微环境中)抑制剂的浓度，即[I]，因此学者们考察了不同的[I]模拟参数选择对 R 值和最终预测结果的影响。

15.5.1.2　[I]估算值的选择

体内 CYP 同工酶微环境中的抑制剂浓度[I]的测定，在实际工作中是比较困难的。常用的估算方法有：血浆药物峰浓度($[I]_{max}$)、血浆游离药物峰浓度($[I]_{max,u}$)、肝门静脉药物峰浓度($[I]_{in,max}$)、肝门静脉游离药物峰浓度($[I]_{in,max,u}$)、肝组织-血浆分配比与血浆药物峰浓度的乘积、肝内游离药物峰浓度($[I]_{in,max,u}$)。然而，对于在公式 15-3 中使用哪一个[I]值更能有效而准确地预测体内结果，还没有形成定论。

目前学者普遍认为，AUC_I/AUC 的比值升高是否大于 2 倍，可以作为区分是否存在药物相互作用的标准。FDA 发布的指南也采用这个标准，即体内相互作用的可能性通过$[I]/K_i$ 来推断。如果 AUG/AUC>2，根据公式 15-3，则$[I]/K_i$>l，因此规定，$[I]/K_i$>l 很可能存在药物相互作用，而当 1>$[I]/K_i$>0. 1 存在药物相互作用可能性(possible)，但还需要进一步根据临床情况判断，而当$[I]/K_i$<0. 1 时则不太可能存在相互作用。如果通过 AUC_I/AUC 比值(AUC_{ratio})对$[I]/K_i$ 作曲线图(图 15-3)，可以将预测结果分为四个区域：真阳性区(true positive，T+)，AUC_{ratio}>2，$[I]/K_i$>l；真阴性区(true negative，T-)，AUC_{ratio}<2，$[I]/K_i$<l；假阳性区(false positive，F+)，AUC_{ratio}<2，$[I]/K_i$>l；假阴性区(false negative，F-)，AUC_{ratio}>2，$[I]/K_i$<l。

Ito 等也利用公开发表的数据，比较了不同的[I]值<$[I]_{max}$、$[I]_{max,u}$ 和$[I]_{i,max,u}$，)预测的药物相互作用严重程度($[I]/K_i$)。结果发现，对于大部分药物，有体内(或临床)研究报道显示存在药物相互作用时，$[I]_{i,max,u}/K_i$<0. 25，而当$[I]_{max,u}/K_i$<0. 25 或$[I]_{max}/K_i$<

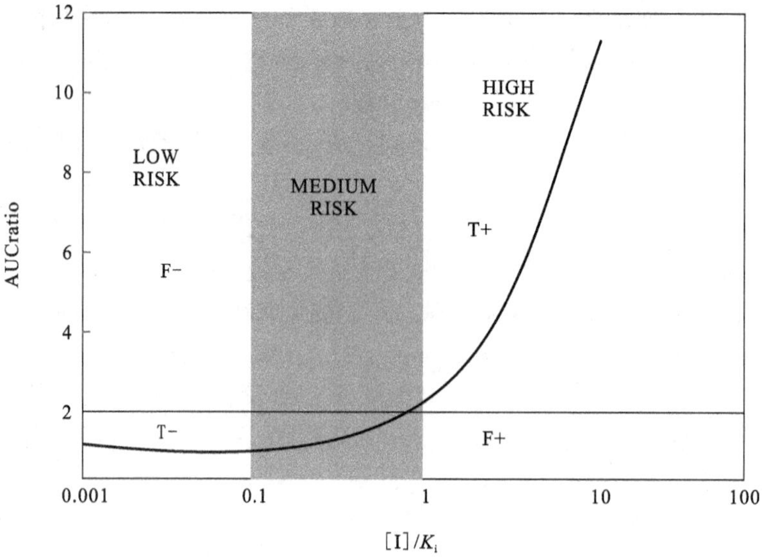

图 15-3　以 AUC_{ratio} 和[I]/K_i 作图区分预测结果

0.25 时，则有 30%的临床研究报道，因药物相互作用导致 AUC 升高>1.25。这就提示我们，相比$[I]_{in,\ max,\ u}$当利用$[I]_{max,\ u}$或者$[I]_{max}$估算 R 比值时，会出现假阴性结果，即低估体内药物相互作用的程度。

2004 年研究人员利用公开发表的体外药物相互作用的数据，建立了一个数据库，根据公式 15-3 来预测体内相互作用，较为系统地评估选择不同的[I]估算值对预测结果的影响。Ito 等从文献中收集涉及抑制 CYP3A4、CYP2D6 和 CYP2C9 的体内药物相互作用的研究，共计 321 项，多次口服给予抑制剂后，结果显示，有 193 项底物的 AUC 有所增加(CYP2D6，$n=58$；CYP3A4，$n=109$；CYP2C9，$n=26$)。有 94 项研究的 AUC 比值大于 2，99 项研究的 AUC 比值小于 2。同时收集体外研究 K_i 值和相应抑制剂的药代动力学参数，选择抑制剂的平均血浆浓度($[I]_{av}$)、最大血浆浓度($[I]_{max}$)和肝脏最大灌注浓度($[I]_{in,\ max}$)(包括肝内结合药物浓度和最大游离药物浓度$[I]_{in,\ max,\ u}$)来估算[1]/K_i 值，并根据体内研究所观察到的 AUC 比值和估计的[I]/K_i 比值作图，来预测相互作用发生情况的定性区域，见图 15-4。

上述研究均未见抑制剂浓度($[I]_{av}$、$[I]_{max}$和$[I]_{in,\ max}$)的报道。因此需要计算各种形式抑制剂浓度。各种抑制剂的浓度通过文献中的药动学参数估算。多次口服给药后，$[I]_{av}$、$[I]_{max}$和$[I]_{in,\ max}$分别用公式 15-4-公式 15-6 计算。

$$[I]_{av}=(D/\tau)/(CL/F) \quad (15\text{-}4)$$

$$[I]_{max}=([I]_{av}K_{\tau})/[1-\exp(-K_{\tau})] \quad (15\text{-}5)$$

$$[I]_{in}=[I]_{av}+(K_a F_a D/Q_h) \quad (15\text{-}6)$$

其中，D 表示抑制剂剂量，τ 表示抑制剂给药间隔，K 表示消除速率常数，K_a 表示吸收速率常数，F_a 表示从肠吸收入门静脉的吸收分数，Q_h 表示肝血流速率。

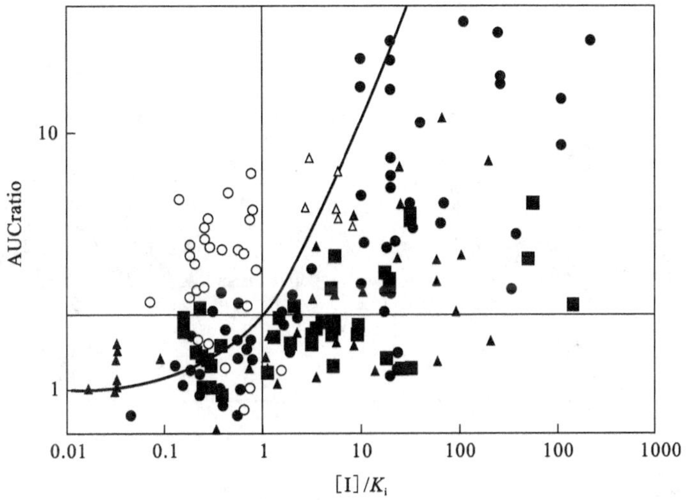

图 15-4　预测体内 CYP3A4、CYP2D6 和 CYP2C9 的可逆性抑制剂(实心)和不可逆性抑制剂(空心)相互作用的准确性，其中圆点为 CYP3A4，三角为 CYP2D6，正方形为 CYP2C9

K_a、F_a、Q_h、R_B(全血与血浆浓度的比值)分别假定为 0.1/min、1、161 mL/min、1。用“[I]×fu”来计算相应的多次 U 服给药后的游离血浆浓度(如$[I]_{av,u}$)。酶抑制剂的药动学参数如口服清除率(CL/F)、半衰期($t_{1/2}$)和血浆游离分数(fu)则来源于文献报道，用于计算各种形式的抑制剂浓度[I]。

对于 CYP 抑制剂的体外 K_i 数值，通常有多个体外数据可以选择。对于 CYP3A4，当文献中可收集多个人肝微粒体研究数据时，采用其平均值；对于 CYP2C9 和 CYP2D6，当存在多个数据供选择时，选择公认底物的数据代替缺失的首选底物数据。

使用上述各种不同[I]值来计算每个体内相互作用研究的$[I]/K_i$。由于抑制剂的代谢产物也抑制同一 CYP 酶，因此$[I]/K_i$ 值是母体药物及其代谢产物的加和，用不同[I]值预测的结果通过 X 检验进行比较。

由于公式 15-3 仅适用于可逆性抑制，因此这种机制基础的抑制(不可逆抑制)要首先确定并排除，如最近研究认为帕罗两汀为 CYP2D6 不可逆抑制剂。数据处理后的各个区域预测准确性有明显的提高，几乎没有假阴性的预测，见图 15-5。

结果显示，CYP3A4 的体内相互作用平均程度最大(4.5 倍)，CYP2D6(2.6 倍)为中等，程度最小为 CYP2C9(2.0 倍)。A 图中，有接近 78%的数据$[I]/K_i$ 值小于 1，22%的数据[I]/K; 值大于 1。对比 B 图($[I]_{av,u}$ 数据)和 A 图($[1]_{av}$ 数据)，可以看出 B 图中的所有数据点左移，这就导致实际上不能预测大多数研究，然而在 C 图中使用$[I]_{max}$，结果与使用$[I]_{av}$ 基本相同。相反，在 D 图中使用$[I]_{in,max}$ 数据点右移，可以更可信地预测阴性及阳性结果。

结果发现，假阴性(AUC_{ratio}>2，$[I]/K_i$<l)预测的发生率，使用 CYP 抑制剂的平均游离血浆浓度($[I]_{av,u}$)估算时最大，而用肝脏灌注时的血浆药物浓度($[I]_{in}$)来估算最小。除机制基础的抑制外，使用肝血流中药物的总浓度($[I]_{in}$)预测药物相互作用几乎没有假阴

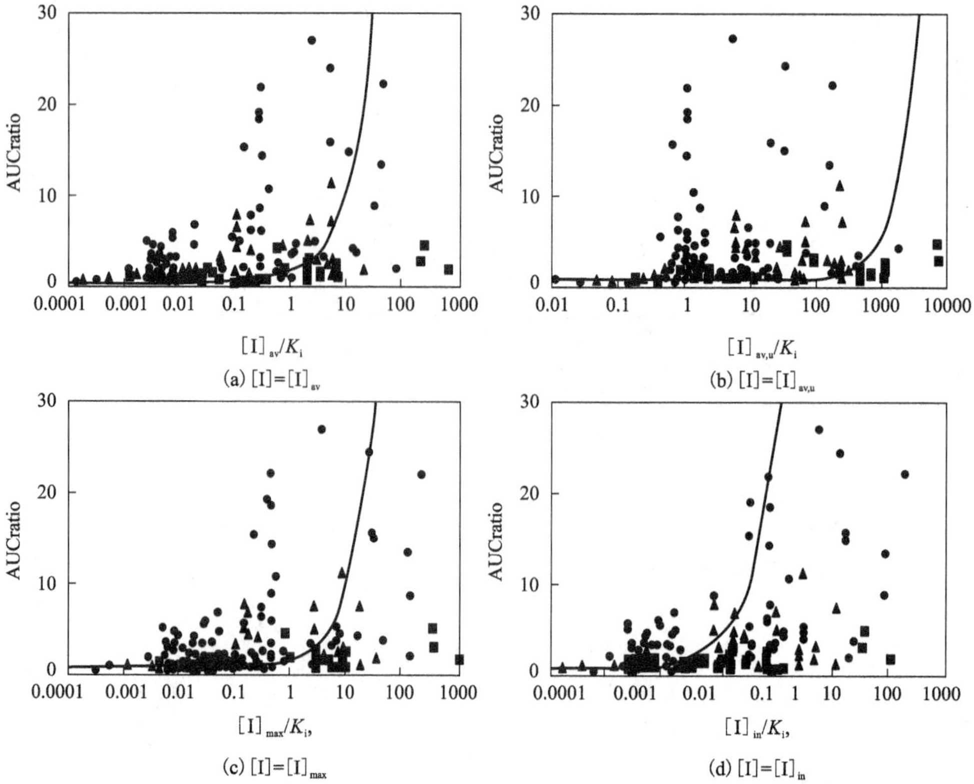

图 15-5　黑色圆点为 CYP3A4，黑色三角为 CYP2D6，黑色正方形为 CYP2C9

性发生，但是会出现假阳性预测结果($AUC_{ratio}<2$，$[I]/K_i>1$)。用肝灌注药物总浓度($[I]_{in}$)来预测时，真阳性($AUC_{ratio}>2$，$[1]/K_i>1$)预测的发生率也最高，见表 15-4。

表 15-4　4 种不同[I]估算值得到的药物相互作用所在区间

	CYP3A4				CYP2D6				CYP2C9			
	$[I]_{av}$	$[I]_{av,u}$	$[I]_{max}$	$[I]_{in}$	$[I]_{av}$	$[I]_{av,u}$	$[I]_{max}$	$[I]_{in}$	$[I]_{av}$	$[I]_{av,u}$	$[I]_{max}$	$[I]_{in}$
阳性	16	5	17	36	10	0	10	15	6	4	6	8
阴性	31	31	30	24	33	36	33	13	12	11	9	6
假阳性	2	3	3	9	3	0	3	23	5	5	8	11
假阴性	23	34	22	3	5	15	5	0	3	5	3	1
总计	72	72	72	72	51	51	51	51	26	25	26	26

因此认为，使用抑制剂的人肝总浓度($[I]_{in}$)及体外 K_i 值估算，是对 CYP 抑制剂分类及预测有无药物相互作用的最成功的方法。然而，这种方法只能看作是一种起始的筛选方法，需要随后的体内临床研究来对这个阳性结果进行综合评价。

同时，多个研究也证实，虽然对多数药物来说，游离血浆药物浓度近似肝细胞胞质浓度，但是，某些药物在肝细胞内的浓度和游离血浆药物浓度存在显著的差异。对于某些药物，血浆蛋白结合可能影响药物进入肝细胞。一般来说，药物与血浆蛋白结合后，能将药物暂时储存起来，限制了药物在血液或进入肝脏等相关器官进行代谢。现在研究发现，药物与血浆蛋白结合后，可能存在四种情况：完全限制、部分限制、不影响或者促进药物的组织或器官特异性的转运。

即对于特定药物来说，与血浆蛋白结合可能促进了肝脏通过某些特殊转运机制，主动摄取而增加了肝细胞中药物浓度。比如酮康唑，虽然其在大鼠体内血浆游离分数为 $f_u=0.01$，但其肝内血浆药物浓度近似血浆药物总浓度，远远高于其游离血浆浓度。因此对于酮康唑，选择血浆药物总浓度比血浆药物游离浓度作为[I]估算值更好。同理，对于伊曲康唑，虽然 $f=0.002$，但是肝脏存在对伊曲康唑的主动浓集作用，如果用游离血浆药物浓度作为[I]估算值，会低估伊曲康唑与其他药物相互作用的程度。

另外，某些抗抑郁药物如舍曲林、阿米替林等也存在肝脏浓集机制。有研究通过一个间接的方法估算了体内 CYP3A4 微环境中伊曲康唑或氟康唑的[I]。具体方法为：先测定体外伊曲康唑和氟康唑对咪吡坦(经 CYP3A4 代谢)生物转化的 IC50 值，接着根据体内药物相互作用试验得到伊曲康唑和氟康唑使咪吡坦代谢清除率降低的分数，然后估算酶微环境中的抑制剂浓度[I]。结果发现，酶微环境中伊曲康唑+羟基伊曲康唑的[I]是血浆药物总浓度的 20.4 倍，而氟康唑的[I]为血浆药物总浓度的 0.43 倍。

因此，有学者提出，以肝内最大游离药物浓度 $[I]_{in,\,max,\,u}$ 作为[I]的估算值，如公式 15-7 和 15-8：

$$[I]_{in,\,max,\,u}=f_u\times[I]_{in,\,max} \tag{15-7}$$

$$[I]_{in,\,max}=[I]_{max}+(K_a+D/Q_h)F_a \tag{15-8}$$

其中，f_u 为血浆游离分数；$[I]_{in,\,max}$ 为肝内最大药物浓度；$[I]_{max}$ 为循环中药物最大浓度；K_a 为一级吸收速率常数。D 为口服剂量；Q_h 为肝血流速率；F_a 为口服药物进入肝门静脉的吸收分数。

以 $[I]_{in,\,max,\,u}$ 作为[I]的最佳估算值是目前认为最准确和可靠的选择，但是有时要计算获得 $[I]_{in,\,max,\,u}$ 有一定的困难。

15.5.2　影响预测准确性的因素

15.5.2.1　K_i 和半数抑制浓度(IC_{50})

一般来说，在求算 K_i 和 IC_{50} 时，通常以代谢物的形成速度来表示反应活性；如果代谢物有酶抑制作用，则以底物的消耗量表示反应活性。为提高准确率，底物的消耗量应该>20%。测定时间应该选择在试验初期，此时代谢物的形成速率与酶浓度和孵育时间呈线性。

受试药如果是高亲脂性酶抑制剂，则微粒体中蛋白成分可能非特异地吸附受试药而使 K_i 或 IC_{50} 偏高。另外，底物与孵育系统中某些成分也可以非特异结合影响实测的 K_i 或 IC_{50}。底物和抑制剂的代谢消耗也将影响 K_i 的准确性。

由于体外肝微粒体试验中，底物浓度一般远远超过治疗时体内酶微环境中的药物浓度。药物在较高浓度时，酶对底物的选择性降低，可能有多种 CYP 参与药物代谢；而体内酶的微环境中药物浓度极低，药物的代谢以某个 CYP 为主。这种情况下，在底物浓度较高时，受试药作为某个具体酶的抑制剂，不能对所有参与底物代谢的 CYP 同工酶都产生抑制效应，因此试验得到的 K_i 值会偏高。有学者建议采用重组的人 CYP450 酶来进行相关研究。但是，重组的人 CYP 同工酶体外试验缺乏体内试验的敏感内环境，缺乏重要的调控蛋白、pH 环境和细胞因子等，也不能模拟真实的体内代谢环境。因此，尽可能降低底物药物浓度是获得相对准确的 K_i 值的关键。

另外，CYP 同工酶如 CYP3A4 具有底物依赖性，即体外抑制剂和 CYP3A4 敏感探针底物之间的相互作用，并不能完全代表抑制剂和其他 CYP3A4 底物之间的相互作用情况。比如酮康唑对 CYP3A4 的抑制作用，以不同的底物如睾酮-6β-羟基化或咪达唑仑-1-羟基化为标准，其 IC_{50} 在 0. 0037 ~ 0. 18 μnol/L 之间变化，相差近 50 倍。因此，利用体外 CYP3A4 代谢抑制数据预测体内药物相互作用时，推荐使用尽可能多的探针底物的相关数据的均值或公认值。

15. 5. 2. 2　药物半衰期和疗程

研究发现，药物半衰期和疗程也影响预测的准确性。比如酮康唑、伊曲康唑和氟康唑的消除半衰期分别为 8 h、32 h 和 24 h，特比萘芬为 16. 5 天。酮康唑停药后 24~48 h 就丧失了代谢抑制能力，而伊曲康唑、氟康唑和特比萘芬则需要数周的时间消除对酶的抑制。研究发现，特比萘芬对右美沙芬-O-去甲基反应(CYP2D6)的抑制 K_i = 0. 035 mmol/L。特比萘芬 250 mg/d 服用 4 同后，抑制 CYP2D6 底物的消除率，下降分数为 99%，停药 2 周后达到 90%，停药 8 周后，特比萘芬的血浆浓度仍然 > K_i 值 3 倍，消除率下降分数仍然 >75%。

目前，利用体外数据定量预测体内药物代谢酶抑制所导致的相互作用程度，方法学上是可行的，但是由于涉及具体的数学模型公式参数的选择，学者们仍然在探索和摸索，以期将预测结果更准确和可靠。迄今为止，选择抑制剂的肝灌注血药浓度 $[I]_{in}$ 计算得到的 $[I]/K_i$ 能够确定真阴性，消除假阴性，真阳性也能很好预测，尽管假阳性率很高，为進一步进行体内研究提供信号和线索。

利用肝灌注血药浓度 $[I]_{in}$ 预测体内相互作用，特别是在药物筛选中有特殊意义，可以排除假阴性预测。然而，目前的分析是完全依靠经验的，而且，由于忽视了肠内代谢相关的相互作用及特定底物/抑制剂的性质，因此必须将预测结果看作是相互作用研究的起始步骤。对于真阳性结果的预测，将需要从全球大样本量分析中获得重要的个体差异证据。为了定量预测 CYP 抑制性相互作用，在计算 $[I]/K_i$ 值时需要考虑其他因素的作用如肝脏对药物摄取或转运、多种代谢消除途径、CYP3A4/5 的多位点动力学影响及底物的非线性动为因素。

【思考题】

1. 药物相互作用有哪几种类型？各有何特点？

2. 试述 CYP3A4 在药物相互作用中的意义，其表现出有临床意义的底物、抑制剂和诱导剂分别有哪些？

3. P 糖蛋白(P-gp)可能介导哪些药物相互作用？

4. 试述哪些分析技术可能用于药物相互作用研究？

参考文献

[1]Barrett YC, Wang J, Song Y, et al. Arandomised assessment of the pharmacokinetic, pharmacodynamic and safety interaction between apixaban and enoxaparin in healthy subjects[J]. Thromb Haemost. 2012, 107(5): 916-924.

[2]陈东生，黄璞. 临床药代动力学与药效动力学[M]. 4 版. 北京：人民卫生出版社，2012.

[3]刘晓东，刘李. 药代动力学的药物相互作用[M]. 北京：科学出版社，2020.

[4]刘治军，韩红蕾. 药物相互作用基础与临床[M]. 3 版. 北京：人民卫生出版社，2019.

[5]文爱东，罗晓星，张琰. 药物相互作用原理与临床应用指南. 北京：人民军医出版社，2011.

[6]姚彤伟. 体内药物分析[M]. 浙江：浙江大学出版社，2012.

[7]国家药品监督管理局. 药物相互作用研究技术指导原则. 2021.

[8] Tröster A, Ihmsen H, Singler B, Filitz J, et al. Interaction of fentanyl and buprenorphine in an experimental model of pain and central sensitization in human volunteers. [J]. Clin J Pain. 2012, 28(8): 705-711.

[9]陈西敬. 药物代谢动力学研究进展[M]. 北京：化学工业出版社. 2008.

[10]Zhang W, Han F T, Guo P, et al. Simultaneous determination of tolbutamide, omeprazole, midazolam and dextromethorphan in human plasma by LC-MS/MS-A high throughput approach to evaluate drug-drug interactions. JChromatogra B. 2010, 878: 1169-1177.

[11]张香凝，李想，刘高峰. RP-HPLC 法同时测定大鼠血浆中 4 种 CYP450 酶探针底物浓度[J]. 药物分析杂志，2012，32(11)：1903-1907.

[12]Yiannakopoulou ECh. Does pharmacodynamic interaction of nonenzymatic antioxidants modify response to antioxidant therapy in the process of atherosclerosis[J] J Cardiovasc Pharmacol Ther. 2012, 17(4): 366-372.

[13]诸敏，姚彤伟，曾苏. 银杏黄铜的体外葡醛酸反应及其药物相互作用[J]. 浙江大学学报(医学版)，2004，33(1)：15-20.

[14]Stergiopoulou T, Meletiadis J, Sein T, et a; . Synergistic interaction of the triple combination of amphotericin B, ciprofloxacin, and polymorphonuclear neutrophils against Aspergillus fumigatus[J]. Antimicrob Agents Chemother. 2011, 55(12): 5923-5929.

[15]谢海棠，黄晓晖，史军. 定量药理与临床评价[M]. 北京：人民军医出版社，2011.

[16]Pawaskar D K, Straubinger R M, . Fetterly G J, et al. Synergistic interactions between sorafenib and everolimus in pancreatic cancer xenografts in mice[J]. Cancer Chemother Pharmaco. 2013, 71(5): 1231-1240.

[17]Kudo T, Hisaka A, Sugiyama Y, Ito K. Analysis of the repaglinide concentration increase produced by

gemfibrozil and itraconazole based on the inhibition of the hepatic uptake transporter and metabolic enzymes. DrugMetab Dispos. 2013; 41(2): 362-371.
[18] 王瑛蕾，赵静，赵雍，等. 芍药甘草汤对 Caco-2 细胞 P-糖蛋白功能和表达的影响[J]. 中国中药杂志，2012，37(7): 991-996.
[19] Ito K, Brown HS, Houston JB. Database analyses for theprediction of in vivo drug-drug interactions from in vitro data. Br J Clin Pharmacol. 2004; 57(4): 473-486.
[20] 武新安. 药物转运体基础与应用[M]. 北京：科学出版社，2017.